The Integrated Traditional Chinese and Western Medicine In Occupational Medicine

中西医结合职业病学

名誉主编 葛 明 刘家民

主 编 郑 心 李光杰 叶秀香 尤家平

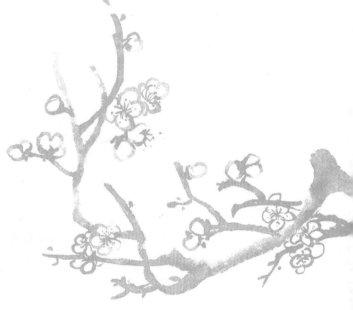

山东科学技术出版社

图书在版编目（CIP）数据

中西医结合职业病学/郑心等主编. —济南：山东科学技术出版社，2017. 1（2021.1 重印）

ISBN 978-7-5331-8458-2

Ⅰ.①中… Ⅱ.①郑… Ⅲ.①职业病 – 中西医结合疗法 Ⅳ.①R135

中国版本图书馆 CIP 数据核字（2016）第 191681 号

中西医结合职业病学
ZHONGXIYI JIEHE ZHIYEBING XUE

责任编辑：李志坚

主管单位：山东出版传媒股份有限公司
出 版 者：山东科学技术出版社
　　　　　地址：济南市市中区英雄山路189 号
　　　　　邮编：250002　电话：（0531）82098088
　　　　　网址：www.lkj.com.cn
　　　　　电子邮件：sdkj@sdcbcm.com
发 行 者：山东科学技术出版社
　　　　　地址：济南市市中区英雄山路189 号
　　　　　邮编：250002　电话：（0531）82098071
印 刷 者：北京时尚印佳彩色印刷有限公司
　　　　　地址：北京市丰台区杨树庄103号乙
　　　　　邮编：100070　电话：（010）68812775

规格：大 16 开(787mm×1092mm)
印张：31. 25　字数：700 千
版次：2021 年 1 月第 1 版 第 2 次印刷
定价：125. 00 元

郑心简介

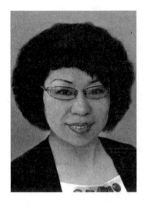

　　郑心,医学博士,二级教授,博士生导师,主任医师,享受国务院特殊津贴,是山东省名中医、山东省名老中医、齐鲁杰出医师、山东省十佳女医师、泉城十大名医、山东省政协常委、山东中医药大学第二附属医院副院长。

　　目前担任国家临床重点专科肺病科项目负责人及专科带头人,国家中医药管理局"十二五"重点专科预防保健中心学术带头人,国家中医药管理局"十二五"中西医结合肺病重点专科学术带头人。同时担任中国卫生管理治未病(预防保健)协会副会长、山东省科学养生协会副会长、世界中医药学会联合会亚健康专业委员会常务理事、中华中医药学会第六届理事会理事、山东省抗癌协会中西医结合分会主任委员、山东省抗癌协会中西医结合分会青年委员会主任委员、山东中医药学会膏方专业委员会副主任委员、山东省医师协会呼吸医师分会副主任委员、山东省抗癌协会肺癌分会副主任委员、山东中西医结合学会肿瘤专业委员会副主任委员、山东中西医结合学会呼吸病专业委员会副主任委员、山东省医师学会女医师分会理事、山东省抗癌协会理事、《中华临床医师杂志》特聘审稿专家。

《中西医结合职业病学》编委会

序

职业病是劳动者在职业活动中,因接触粉尘、放射性物质和其他有毒、有害因素而引起的疾病,也是威胁劳动者身体健康及其相关权益的社会问题。职业病防治工作关系到劳动者身体健康和生命安全,关系到劳动力资源和经济的可持续发展,关系到社会的和谐与稳定。

山东中医药大学第二附属医院(山东省中西医结合医院)职业病科作为国家临床重点专科和国家中医药管理局"十二五"中西医结合重点专科建设单位,在职业病防治工作中,充分发挥中西医结合优势,积累了丰富的临床经验,彰显了中西医结合诊治的魅力,为职业病患者康复做了大量行之有效的医疗工作。为总结经验、相互交流、共同提高,他们组织有关专家编撰了《中西医结合职业病学》一书。

编者参考了大量国内外资料,提出了中西医结合职业病诊治的新学说、新进展、新技术,介绍了各种职业病的种类、发病机理、临床表现、诊断治疗原则及职业病诊治适宜技术,并突出了中西医结合的优势。实践证明,中西医结合治疗职业性疾病,优势突出,疗效可靠。

山东中医药大学第二附属医院

党委书记:

2016 年 9 月于济南

前　言

职业医学(occupational medicine)既属临床医学,又是预防医学的分支,常统称职业卫生(occupational health)。近年来,职业医学已纳入综合性医院医疗范围。山东中医药大学第二附属医院在长期临床实践中积累了丰富的中西医结合职业病诊治经验。为了总结经验,进一步规范并完善中西医结合诊断与治疗方案,提高从事本专业医师的中西医诊疗技术能力与水平,充分发挥中西医结合的优势,彰显中西医结合治疗的魅力,在郑心院长的带领下,组织职业病科全体医师编写了此书,目的是对国内有关职业病中西医结合的诊疗技术、手段、方法进行全面汇总,以供同道们参阅借鉴。

本书共有五篇四十二章,在编写的过程中,力求创新,避免重复,努力以临床为重点,突出当今职业病的新进展、新学说,以中医适宜技术作为介绍的重点。对于新出现的疾病,如刺激性化学物所致慢性阻塞性肺疾病、金属及其化合物粉尘肺沉着病(锡、铁、锑、钡及其化合物等)、硬金属肺病等,以及新增加的两种职业病传染病——艾滋病和莱姆病,均做了详尽的描述。本书适于不同层次的临床内科、职业病专业、预防医学专业人员阅读参考,相信会对同道们有所帮助。

在本书编写过程中参考了大量国内外同道的最新文献和临床诊疗经验,但由于篇幅所限,参考文献未能逐一列出,请予谅解。限于编者的学术水平和经验,本书中难免有疏漏和不当之处,衷心希望同道们惠予纠正。

编　者

目 录

第一篇 总 论

第一章 绪 论

第一节 职业医学概述

在生产工艺过程、劳动过程和工作环境中产生和(或)存在的对职业人群的健康、安全和作业能力可能造成不良影响的一切要素或条件,统称为职业性有害因素(occupational hazards)。职业病(occupational diseases)是指企业、事业单位和个体经济组织等用人单位的劳动者在职业活动中,因接触粉尘、放射性物质和其他有毒、有害因素而引起的疾病。

职业性有害因素种类繁多,它们可以作用于人体不同的器官,所引起的疾病可能涉及多个临床学科,如呼吸内科、神经科、皮肤科、眼科、耳鼻喉科等,因此职业病涉及这些临床学科。

一、职业医学的概念

现代观点认为,职业医学不仅是研究职业性病伤的病因、诊断、治疗和劳动能力鉴定的一门临床医学,而且也是以接触职业有害因素人群为对象,研究解决如何发现和防治职业有害因素引起人体健康早期不良效应或亚临床病变、长期效应和对子代影响,以及职业有害因素与其他有害因素联合造成人体健康损害的预防医学。职业医学既属临床医学,又是预防医学的一个分支学科,是一门介于临床医学和预防医学间的边缘学科。医学的各个专科中,都有职业医学的内容。生物因素所致的职业病,以微生物学与寄生虫学为基础;物理及化学因素所致疾病,以毒理学为基础。临床学科所设立的职业病科,目前着重于对尘肺病(尘肺)和职业中毒的防治,而其他如工业外伤、皮炎、噪声性耳聋以及工作有关疾病等则多列入内、

外、皮肤、耳鼻咽喉等科的工作范围。所以职业医学是临床医学各科必须关注的新兴学科,各科临床医师应熟悉职业性因素对人体健康的影响。

二、职业医学的范畴

职业医学研究和服务的范畴既包括防治职业病,还包括防治职业性相关疾病、职业性外伤、职业有害因素引起人体健康的亚临床病变和防治职业有害因素的长期效应及对子代的影响。

1.法定职业病 《中华人民共和国职业病防治法》所称职业病即指企业、事业单位和个体经济组织等用人单位的劳动者在职业活动中,因接触粉尘、放射性和有毒、有害物质等因素而引起的疾病。

法定职业病是指国家公布的职业病分类和目录所列的,并享受工伤医保待遇的职业病。

国家卫计委、人力资源社会保障部、安全生产监督总局、全国总工会四部门于 2013 年12 月 23 日颁布《职业病分类和目录》,调整后职业病分为 10 类共 132 种(含 4 项开放性条款),新增 18 种。

新增加的职业病包括:金属及其化合物粉尘肺沉着病(锡、铁、锑、钡及其化合物等),刺激性化学物所致慢性阻塞性肺疾病,硬金属肺病,白斑,爆震聋,铟及其化合物中毒,溴丙烷中毒,碘甲烷中毒,氯乙酸中毒,环氧乙烷中毒,激光所致眼(角膜、晶状体、视网膜)损伤,冻伤,艾滋病(限于医疗卫生人员及人民警察),莱姆病,毛沸石所致肺癌、胸膜间皮瘤,煤焦油、煤焦油沥青、石油沥青所致

皮肤癌,β-萘胺所致膀胱癌,以及股静脉血栓综合征、股动脉闭塞症或淋巴管闭塞症。

为了正确诊断职业病,防止误诊发生,国家已公布了部分职业病的诊断标准。国家卫计委还颁发了《职业病诊断管理办法》及《职业病报告办法》,同时还规定了这类疾病需由国家认定的有职业病诊断权的医疗卫生机构进行诊断。确诊为职业病的患者,可根据国家社会保险法规的规定,享有相应的劳保待遇。

2.工作有关疾病 工作有关疾病的发生与工作有关,但职业性有害因素不是其唯一的直接病因,而是该病发生与发展中的多种因素之一,或是使潜在疾病显露与加重的一个因素。与工作有关疾病的种类较多,常见的有:

(1)与职业有关的肺部疾病:吸烟、工作场所空气污染和不良气象条件等所致慢性非特异性呼吸系统疾病、慢性支气管炎、肺气肿或支气管哮喘等。

(2)心理精神障碍:多由社会心理紧张(职业性紧张)因素引起。例如:①超负荷工作或工作责任过重形成精神压力;②重复、单调和毫无兴趣的工作,使作业者精神不振;③不合适的轮班制工作影响食欲、日常生活、家庭关系、社会活动和睡眠规律,使作业者情绪低落;④人际关系紧张,陷于矛盾和苦恼;⑤个体素质,如知识、技术水平、工作经验、体力等与所从事职业的要求不相适应等可致心理精神障碍。

(3)骨骼及软组织损伤:如腰痛、肩颈痛等。主要由外伤、提重或负重、不良体位及不良气象条件等引起。常见于建筑、煤矿、搬运工人等。

(4)心血管疾病:长期接触噪声、震动和高温可导致高血压患病率增高。过量铅、镉等有害因素使肾脏受损可致继发性高血压;高度精神紧张的作业、噪声及寒冷等可诱发冠心病。

(5)生殖紊乱:常常接触铅、汞、砷及二硫化碳等职业性有害因素者,早产及流产发病率增高。

(6)消化道疾患:如高温作业工人因出汗过多,可导致消化不良,溃疡病患病率高;重体力劳动者和精神紧张的脑力劳动者消化性溃疡多发。

与工作有关疾病的范围比职业病更为广泛,故基层卫生机构应将该类疾病列为控制和防范的重要内容,以保护和促进工人健康。

3.职业性外伤 在生产劳动过程中发生的外伤称为职业性外伤(occupational injuries)。和非职业性外伤一样,它一般需由有关的临床外科处理,且诊断和治疗方法相同,但其工伤性质的确定,与患者的劳动能力鉴定和劳动保险待遇有关,许多国家都将一些职业性外伤列为需补偿的工伤。

4.职业有害因素引起的人体早期效应或亚临床病变 改进生产技术设备和防护条件,积极加强法规管理与安全卫生教育,以消除或控制生产环境与劳动过程中的职业有害因素,可减少一些常见职业病的发生,但仍不可避免地存在低浓度或低强度的职业有害因素长时间作用下对人体健康带来的影响。这些影响虽未使接触者出现临床可以察觉的症状和体征,但可使人体产生不良的早期的或亚临床的功能性或器质性病变。如接触铅的作业工人,早期可仅有血铅和尿铅的增高,或卟啉代谢的若干异常,而无临床症状或体征。此时,需应用灵敏的方法进行生物标志物检测等有关检查,并及时予以防治。

5.职业有害因素的长期效应和对子代的影响 1998年国际癌症研究机构(IARC)曾根据834种化学物质和生产过程已有的致癌性评定资料,认定了75种化学物和生产过程对人有致癌性。同时,在啮齿类动物提示为阳性致畸物的1 400种化学物中,肯定为人类致畸物的约30种,我国已将石棉所致肺癌与间皮瘤、氯甲醚所致肺癌、焦炉工人肺癌、铬酸盐制造业工人肺癌、砷所致肺癌与皮肤癌、联苯胺所致膀胱癌、氯乙烯所致肝血管肉瘤、六价铬化合物所致肺癌、毛沸石所致肺癌、胸膜间皮瘤、3-萘胺所致膀胱癌和苯所致白血病纳入职业病名单。但许多职业性有害因素在长期作用下对人体的致癌与致畸作用,尚需进一步研究。

三、职业医学的任务

1.职业性医学筛检(健康筛检) 与健康监护 对接触职业有害因素的作业者,有必要进行医学筛检（Medical screening）或健康筛检（health screening），以便查明作业者受检当时的健康状况。

健康监护着重于早期检测在特定的生产环境中职业人群的健康状况、健康受损的性质和程度，结合环境监测，可获得接触水平—效应（反应）关系。健康监护一般通过就业前和定期健康检查实施，发现早期病损、及时处理，防止继续接触职业性有害因素；对已患职业病者，积极治疗，促使其早日康复。因此，职业性健康检查和健康监护是职业医学的重要任务，也是职业病第二级预防的有效手段。

2. 职业流行病学调查 目的主要是在于找出接触职业性有害因素与健康损害之间的联系或因果关系。对一些尚未明确的问题，如混杂因素的影响、职业性有害因素的联合作用等可应用流行病学方法进行分析，为预防措施提供科学依据。在现场调查过程中，宏观调查和微观实验室研究应相互密切结合，以提高调查的深度和质量。因此，开展职业流行病学（occupational epidemiology）的调查研究，是职业医学中的重要手段和经常性任务。

3. 职业性病伤的诊断 除依据相应的临床表现与实验室检查结果外，必须获得可靠的职业史，并结合劳动卫生现场调查或流行病学调查资料，排除其他疾病后，方可确定诊断。对已有国家诊断标准或行业诊断标准的职业病，应遵循诊断标准进行职业病的诊断。职业病诊断是一项严肃的工作，它不仅关系到患者的治疗及预后，也涉及现场的处理和对其他接触者的及时预防；同时，它还是工伤保险处理的医学依据，因此与工人、企业和国家的利益密切相关。

4. 职业性病伤的治疗与康复 包括去除或对抗病因的治疗、对症治疗、支持治疗和康复治疗等。其中绝大多数对症、支持和康复的治疗方法来源于临床有关学科，应用于治疗职业性病伤患者亦取得良好的效果。

5. 劳动能力鉴定 遵照国家法规的要求，依据必要的医学检查结果，在职业性病伤者医疗终结时，对劳动能力已经受损者，应做出劳动能力鉴定，并按劳动保护条例规定处理，目的为保障劳动者在工作中遭受事故伤害和患职业病后获得医疗救治、经济补偿和职业变动的权利，是企业实施职工工伤保险的医学依据。

6. 职业病的法规管理 有关职业病范围的确定、职业病的诊断标准、医疗卫生机构职业病诊断权的考核认定、职业性健康监护的实施、职业病发病情况的报告，以及职业病患者的管理等工作，都需要完善的法规和科学的管理，目的是为了保护职工的健康，提高劳动生产率，体现国家的卫生政策，并提高职业病的防治水平。

7. 职业性病伤的预防 对职业病、工作有关疾病和职业性外伤的预防，应包括原生级和三级预防。加强原生级预防（包括对企业管理者和工人预防观念的教育、生产过程的自动化与合理化等）和第一级预防，即从根本上消除或尽可能减少和职业性有害因素的接触，如用无毒物质代替有毒物质，改进生产工艺，制定容许接触水平，对人群中的易感者定出就业禁忌证，对职业人群进行健康教育等。第二级预防指在第一级预防未达到要求，职业有害因素开始损害劳动者健康时，应及时发现，采取补救措施；其主要工作内容为早期检测损害、早期诊断和早期处理，防止病损的进一步发展。第三级预防对已经患病者，做出正确的诊断、及时处理，包括脱离接触、进行治疗、促进康复和防治并发症等。

第二节 职业医学发展史

人类自开始生产活动以来，就出现了因接触生产环境和劳动过程中有害因素而发生的疾病。追溯国内外历史，最早发现的职业病都与采石、开矿和冶炼生产有关。

从埃及木乃伊中发现矽肺,可以推测古代给法老修建金字塔的石工因接触矽尘而罹患矽肺。欧洲人于公元前即开始铅、汞金属矿的开采,据记载,Hippocrates(公元前460－前337)似乎是第一个认识到铅是腹绞痛的原因的人。公元14～16世纪,意大利出现文艺复兴,西欧科技开始兴起,意大利Ramazzini(1633－1714年)出版了《手工业者疾病》(1700年)一书,描述了50多种职业病,包括矿工、陶工、制玻璃工、油漆工、磨面粉工、石工等的疾病和金属中毒等,成为职业病的经典著作,因此Ramazzini也被誉为"欧洲职业医学之父"。

18世纪英国纺织机械的革新和蒸汽机的出现引发了第一次工业革命,由于当时劳动条件恶劣,职业病及传染病流行。19世纪,德国因电力的广泛应用又产生第二次工业革命,推动了大规模的采矿和冶炼,还发明了合成染料等,但也出现了工人的急性苯胺染料中毒、煤焦油引起阴囊癌等问题。尤其自20世纪开始,欧美发达国家工业发展迅速,合成生产了许多种有机化合物包括农药、医药、石油化工产品等,并出现了多种急、慢性化学中毒和职业性肿瘤等新问题。20世纪以来,多数发达国家又兴起了以原子能、高分子化合物和电子计算机为标志的第三次工业革命。如X线、原子能、高频、微波、红外线等技术,还有其他新原料、新化学物质和高科技等被应用于生产,随之出现劳动方式的变化,带来了新的职业卫生问题。

自19世纪末起,职业性危害就受到西方社会的广泛关注,并依靠科学技术的进步,进行职业性病伤的防治。一些国家的政府制定了职业安全卫生以及劳动保险的法规,并开展防治职业病的服务与研究。20世纪后期,一些发达国家的职业卫生水平得到显著的提高,并使不少古老或传统的职业病在大型企业中得到有效的控制。然而,许多发展中国家在工业化的过程中,由于仍存有各种职业危害,职业病流行仍在进行。这些事实说明,防治职业病的需求始终与工农业生产的发展伴存;职业医学的发展,与国家或地区的经济建设水平密切相关。

我国早在4 000年前即夏末商初时,青铜冶炼和铸造业就达到较高水平,开始使用锡、铅、汞的化合物。汉代王充(27～100年)在《论衡》中提到,冶炼时可产生灼伤和火烟侵害眼鼻;11～12世纪北宋孔平仲在《谈苑》中述及,"后苑银作镀金,为水银所熏,头手惧颤",分别反映了冶炼作业中的烧伤、刺激性气体中毒和汞中毒等职业病。公元7世纪,隋代巢元方的《诸病源候论》中记载古井和深坑多有毒气,则是对窒息性气体中毒的描述。北宋·孔平仲的《谈苑》中所述"贾谷山采石人,石末伤肺,肺焦多死"等句,反映了当时石工所得的矽肺。明代李时珍在所著的《本草纲目》(1593年)中明确提到铅矿工人的铅中毒。17～18世纪,宋应星在《天工开物》(1637年)中述及煤矿井下简易通风方法,并指出烧砒(三氧化二砷)工人应站在上风向操作,并应保持十余丈的距离,以免发生中毒。但是,由于长期封建统治和外国殖民主义的压迫,长期以来,我国职业医学基本上是处于空白状态。

第三节 近代职业医学

一、职业病防治网络的建立

1949年后,我国进入经济恢复初期。由于缺乏劳动卫生知识,劳动保护措施不力,出现了矽肺、急性及慢性中毒等较多的职业病,政府对此给予高度重视,并从1954年起,开始建立职业病防治的专业机构。1980年后,卫生部以中国预防医学科学院劳动卫生与职业病研究所为全国中心,建立了七大行政区的劳动卫生与职业病防治中心,各省、市及各工业部门相继成立劳动卫生与职业病防治研究所,形成了全国的职业病防治网络;在各地开展了生产环境中职业有害因素的监测,接触职业有害因素职工的健康检查与职业性健康监护,开展职业病的诊断、治疗及劳动能力鉴定、职业病统计报告,以及工人的健康促进与健康教育等工作。

此外,国内还确定了6个医学院校为劳动卫生与职业病的培训中心;在全国建立劳动卫生与职业病硕士点17个及博士点7个。世界卫生组织在北京与上海先后建立了两个职业卫生合作中心。我国从事职业医学的专业队伍较20世纪40~50年代已有了明显的壮大与提高。

二、职业病范围的修订和职业病诊断标准的研制

1957年我国公布的职业病名单中,确定了14种法定职业病。1987年给予了修订,新的职业病名单中规定的职业病为9类102种。与此同时,卫生部组织全国卫生标准委员会职业病诊断标准分委员会,在充分总结国内临床经验和参考国外资料的基础上,研制职业病的国家诊断标准(GB),至1997年底,已制订74种职业病的国家诊断标准,形成了我国特有的职业病诊断标准系统。1996年颁布的《职工工伤与职业病致残程度鉴定标准》(GB-T16180-1996),2006年新颁布的《劳动能力鉴定职工工伤与职业病致残等级》(GB-T16180-2006),为职业性病伤患者提供全国统一的劳动能力鉴定标准和实施劳动保险的医学依据。

三、全国职业病报告统计分析

我国曾对重点职业病的发病情况组织过数次全国范围的调查。1986年全国尘肺流行病学调查查明我国尘肺患者近40万,这些大型调查对了解当时全国主要职业病的发病情况做出了重要的贡献,并为国家制定预防对策提供可靠依据。根据国家卫计委颁布的《职业病报告办法》(1983年)的规定,通过各地建立的职业病诊断组和全国职业病防治网络,我国自1986年起较好地执行了职业病报告制度,并每年公布全国职业病的统计报告。

四、职业医学的科学研究

20世纪80年代起,为了研制职业病诊断标准,我国对近80种职业病的诊断和治疗进行深入的研究,取得了极大的成就。自国家第七个五年计划时期开始,一些重点职业病(如尘肺、职业中毒性神经系统疾病、中毒性肝病、职业性哮喘和混配农药中毒等)的诊断、发病机制与防治研究,被列为国家科技攻关课题,获得较好的科研成果,研究结果通过我国十余种职业医学专业刊物进行交流。

五、职业病的法规管理

为预防职业病,我国自1979年颁布执行《工业企业设计卫生标准》(TJ36-79),迄今发布有关化学毒物、粉尘及物理因素的国家劳动卫生标准已达200余个。1983年发布《职业病报告办法》后,推动了全国的职业病报告工作。在《职业病诊断管理办法》(1984年)中,明确规定了职业病诊断机构的职责和对职业病患者的管理原则。为了及时掌握职业病的发病情况,以便采取预防措施,我国在2002年5月正式开始实施《职业病防治法》。卫生部还修改并重新颁发《职业病诊断与鉴定管理办法》(卫生部令第24号,2002年3月28日发布)及《职业病报告办法》(88卫防字第70号),主要要求有:①急性职业中毒和急性职业病应在诊断后24小时以内报告,卫生监督部门应会同有关单位下厂进行调查,提出报告,以便督促厂矿企业做好职业病预防工作,防止中毒事故再次发生;②慢性职业中毒和慢性职业病在15天内会同有关部门进行调查,提出报告并进行登记,以便及时掌握和研究职业中毒和职业病的动态,制定预防措施。

六、我国职业医学展望

我国经济改革与对外开放的方针,成功地促进了国民经济快速的增长;与此同时,我国的职业

病防治工作也面临许多机遇和挑战。例如,职业性有害因素的种类不断增加,并出现一些新的职业性有害因素等,这些都有待于去认识和解决。故今后的研究重点为以下几个方面。

1. 深入研究职业性有害因素对劳动者健康的影响 对职业性有害因素对劳动者健康影响的认识,不能满足于传统的工作方法和概念,应从致死效应到致病效应、亚临床效应,乃至远期效应如致癌作用,以及对子代的影响如致畸作用等方面进行研究;同时将宏观的现场流行病学和微观的临床、实验室研究有机地结合起来进行分析,以便采取预防对策,保障职业人群的健康。

2. 产业结构变化所致的职业卫生问题 由于国民经济和生产能力迅猛发展,从事第二产业和第三产业的人数相应增多,尤其是乡镇企业、涉外企业和第三产业的快速发展,吸引了大量农村劳动力转移到城镇。20 世纪末,全国共有 2.5 亿农村劳动力外出务工。这些被临时雇用的工人,不少来自比较贫穷落后的地区,文化水平较低,往往从事比较艰苦或危险的工作并缺乏足够的自我保护意识,势必造成许多职业危害有待研究和解决,第三产业比重大幅度增加及由此可能产生的职业卫生问题,也需要探索。另外,我国已经实行了社会主义市场经济,随之引起工作变动频繁和人口大量流动,故流动劳力的职业危害防护和管理是当前和将来所面临的一个重大课题。

3. 科技进步产生的职业性有害因素 21 世纪是高新技术不断开拓和应用的时代。随着知识经济的来临,信息技术的发展将使很多职业人群从体力密集型劳动转向智力密集型脑力劳动者。如由于工作节奏加快、工作单调和对职工整体素质要求的提高而导致的心理负荷过重、脑力疲劳问题;家用电器如移动电话、计算机等普及应用,以及高压变电站与其输送线路产生的极低频率(extra-low frequency)的电磁场(工频电磁场)对职业人群的潜在健康危害;大楼广泛运用空调,导致室内的空气质量恶化,从而引起室内职业人群所谓的"大楼综合征"等,需要深入研究和探索。

生物基因工程的发展和应用将为人类创造巨大的财富,但基因重组甚至发生突变可能产生新的生物致病原的潜在危害,以及生物基因产品对人体的安全性问题,是需要公众关注并加以研究解决的。

4. 老龄职业人群的保健 由于生活条件的改善和医疗卫生水平的不断提高,人的寿命也相应地不断延长。但步入老龄期以后,老年人生理功能存在不同程度的衰退,容易患常见的老年性疾病,如心血管疾病、糖尿病等。这些疾病除年龄因素外,还可能涉及职业因素,因此对老年劳动者的保健问题应该给予足够的重视。

良好的工作环境可以促进健康,延年益寿;但不良的劳动条件,则可加快衰老。例如铝与老年性痴呆、皮肤接触有机溶剂与皮肤衰老之间可能存在一定的联系,如何预防职业性衰老极为重要。

5. 职业心理和紧张 在生产劳动过程中,除存在化学、物理、生物性职业有害因素外,还有职业性紧张与心理因素。如工作量超负荷、工作环境照明不足和噪声强度大、人际关系不和谐等,则可引起不利于健康的心理行为与紧张效应。

所以,上述一些因素常可导致职业人群产生焦虑、紧张、忧郁、烦躁等不良的心理行为,久之可形成心身疾病。因此,如何防治职业心理紧张及其危害,是迫切需要研究的问题。

服务对象和工作内容的拓宽。进入 21 世纪以来,第三产业所占的比例和从业人员的数量明显增加,因此职业卫生服务的对象应包括所有的职业人群,包括各种服务性行业,如营业员、驾驶员等。近年来,国内外职业卫生工作者已经在此领域开展调查研究工作。

第四节　职业性有害因素

生产工艺过程、劳动过程和工作环境中产生和(或)存在的,对职业人群的健康、安全和作业能力可能造成不良影响的一切要素或条件,统称为职业性有害因素(occupational hazards)。职业性有害因素是职业性损害的致病原,其对健康的影响主要取决于有害因素的性质和接触强度(剂量)。按其来源可分为以下三大类。

一、生产工艺过程中产生的有害因素

1.化学因素

(1)有毒物质:如铅、汞、苯、一氧化碳、有机磷农药等;

(2)生产性粉尘:如二氧化硅粉尘、石棉粉尘、煤尘、有机粉尘等。

2.物理因素

(1)异常气象条件:如高温、低温、高湿等;

(2)异常气压:如高气压、低气压;

(3)噪声、震动;

(4)非电离辐射:如射频辐射、红外线、紫外线、激光等;

(5)电离辐射:如 X 线、α 射线、β 射线、γ 射线等。

3.生物性因素　如附着于皮毛上的炭疽杆菌、草尘上的霉菌等。

二、劳动过程中的有害因素

1.劳动组织和劳动作息制度不合理等。

2.职业心理紧张。

3.劳动强度过大,与劳动者生理状况不相适应等。

4.个别器官或系统的过度紧张。

5.长时间处于不良体位或使用不合理工具等。

三、工作环境中的有害因素

包括自然环境因素(如太阳辐射)、厂房建筑或布局不符合职业卫生标准(如通风不良、采光照明不足、有毒无毒工段同在一个车间)和工作环境空气污染等。

在实际工作场所,往往同时存在多种有害因素,对职业人群的健康可能产生综合影响。

职业性有害因素是职业病的致病原,但职业性有害因素能否引发职业病还取决于职业人群个体特征及作用条件。21 世纪是高新技术,尤其是生命科学技术飞速发展的时代,也是我国国民经济大发展时期,随着社会经济的发展和高新工艺技术、新材料、新产品的引进、生产和使用以及"清洁生产""前期预防"的推广,来自生产工艺过程的有害因素将被有效控制,作业环境可望大大改善;而劳动过程中存在的有害因素,如工效学问题、生物节律问题、职业心理紧张等将逐渐成为我国职业卫生工作的重要内容。生物工程技术的开发和应用目前虽未有重大职业危害事故发生,但基因重组或突变所致的生物安全性或病原的潜在危害性,以及基因工程产品对人的安全性评价也将是职业卫生的一个新课题。目前,威胁我国职业人群健康的职业性有害因素仍以生产性粉尘(硅尘、石棉尘等)、化学性毒物(铅、苯及有机溶剂等)和某些物理因素(噪声、放射性物质等)为主。

第五节　生产性毒物

在一定条件下,以较小剂量即可引起机体急性或慢性病理变化甚至危及生命的化学物质称为毒物(poison)。生产过程中产生的,存在于工作环境空气中的毒物称为生产性毒物(productive toxicant)。劳动者在生产劳动过程中过量接触生产性毒物可引起职业中毒。

一、生产性毒物的来源和存在形态

生产性毒物的来源有多种形式,可来自于原料、中间产品(中间体)、辅助原料、成品、夹杂物、副产品或废弃物,有时也可来自热分解产物及反应产物,例如聚氯乙烯塑料加热至 160~170℃ 时可分解产生氯化氢,磷化铝遇湿分解生成磷化氢。

在生产环境中的毒物可以固体、液体、气体或气溶胶的形式存在。

气体指常温、常压下呈气态的物质,如氯气、一氧化碳、二氧化硫等;固体升华、液体蒸发或挥发可形成蒸气,前者如碘,后者如苯、甲苯等。凡沸点低、蒸气压大的液体都易产生蒸气。

雾为悬浮于空气中的液体微粒,蒸气冷凝或液体喷洒可形成雾,如电镀铬时的酸雾、喷漆作业时的漆雾。

烟是指悬浮于空气中直径小于 $0.1~\mu m$ 的固体微粒,金属熔融时产生的蒸气在空气中迅速冷凝、氧化可形成烟,如熔炼铅、铜时的铅烟、铜烟;有机物加热或燃烧时,也可形成烟。

固体物质经碾磨或机械粉碎时可产生粉尘,粉尘为能较长时间悬浮在空气中的固体微粒,其粒子大小多在 $0.1~10~\mu m$。飘浮在空气中的粉尘、烟和雾,统称为气溶胶。

二、接触机会

接触生产性毒物主要有以下环节,如原料的开采与提炼,加料和出料;成品的处理、包装;材料的加工、搬运、储藏;化学反应控制不当或加料失误而引起冒锅和冲料,储存气态化学物钢瓶的泄漏,作业人员进入反应釜出料和清釜,物料输送管道或出料口发生堵塞,废料的处理和回收,化学物的采样和分析,设备的保养、检修等。

此外,有些作业虽未应用有毒物质,但在一定条件下亦有机会接触到毒物,甚至引起中毒。例如,在有机物堆积且通风不良的场所(地窖、矿井下的废巷、化粪池、腌菜池等)作业接触硫化氢,含砷矿渣的酸化或加水处理时接触砷化氢而发生急性中毒。

三、生产性毒物进入人体的途径

在生产中毒物主要经呼吸道吸收进入人体;其次可经皮肤和消化道进入。

1. 呼吸道　蒸气和气溶胶状态的毒物均可经呼吸道迅速进入人体,大部分生产性毒物均由此途径进入人体。经呼吸道吸收的毒物未经肝脏的生物转化解毒过程即直接进入体循环并分布全身,故其毒性作用发生较快。气态毒物经过呼吸道吸收受许多因素的影响,首先与毒物在空气中的浓度或肺泡气在血浆中的分压有关。浓度高,则毒物在呼吸膜内外的分压差大,进入机体的速度就较快。其次,与毒物的分子量及其血/气分配系数有关。分配系数大的毒物,易吸收。例如,二硫化碳的血/气分配系数为 5,苯为 6.85,甲醇为 1 700,表明甲醇较二硫化碳和苯更易被吸收入血。气态毒物进入呼吸道的深度还取决于其水溶性程度,水溶性较大的毒物如氨,易在上呼吸道吸收,除非浓度较高,一般不易到达肺泡;水溶性较差的毒物如光气、氮氧化物等,因其对上呼吸道的刺激较小,故易进入呼吸道深部。此外,劳动强度、肺的通气量与肺血流量以及生产环境的气象条件等因素也影响毒物在呼吸道中的吸收。

气溶胶状态的毒物在呼吸道的吸收情况颇为复杂,受气道的结构特点、粒子的形状、分散度、溶解度以及呼吸系统的清除功能等多种因素的影响。

2. 皮肤 皮肤对外来化合物具有屏障作用，但有些毒物如苯胺、三硝基甲苯等氨基和硝基化合物、有机磷酸酯类化合物、氨基甲酸酯类化合物、金属有机化合物（四乙铅）等可通过完整皮肤进入体内而引起中毒。毒物主要通过表皮细胞，也可通过皮肤的附属器，如毛囊、皮脂腺或汗腺进入真皮而被吸收入血；但皮肤附属器仅占皮肤表面积的 0.1% ~ 0.2%，只能吸收少量毒物，故实际意义并不大。经皮吸收的毒物也不经肝脏的生物转化解毒过程即直接进入体循环。

此外，毒物的浓度和黏稠度、接触皮肤的部位和面积、环境的温度和湿度等均可影响毒物经皮吸收。

3. 消化道 在生产过程中，毒物经消化道摄入所致的职业中毒甚为少见，常见于意外事故。但由于个人卫生不良或食物受毒物污染时，毒物可经消化道进入体内。有的毒物如氰化物可被口腔黏膜吸收。

四、毒物在体内的过程

1. 分布 毒物被吸收进入血液以后，随血液循环分布到全身。毒物在体内分布的情况主要取决于其进入细胞的能力及其与组织的亲和力。大多数毒物在体内分布是不均等的，相对集中于体内某些组织器官，如铅、氟集中于骨骼，一氧化碳集中于红细胞。在组织器官中相对集中的毒物呈动态变化，随时间的推移而有所变动。最初，常分布于血液循环充沛且易透过细胞膜的组织器官，随后逐渐移向血液循环较差的部位。

2. 生物转化 进入机体的毒物，能在体内蓄积，因为它被吸收后，较难被排出。有的直接作用于靶部位产生毒效应，可以原形排出。但多数毒物吸收后发生生物转化（biotransformation），即在体内代谢酶的作用下，其化学结构发生一系列改变，形成其衍生物以及分解产物，亦称代谢转化。

毒物在体内的生物转化主要包括氧化、还原、水解和结合（或合成）四类反应。毒物经生物转化后，亲脂性化合物最终变为更具极性和水溶性的物质，更有利于经尿或胆道排出体外；同时，也使其透过生物膜进入细胞的能力以及与组织成分的亲和力减弱，从而消除或降低其毒性。但是，也有不少毒物经生物转化后其毒性反而增强，或由无毒而成为有毒。许多致癌物如芳香胺、苯并芘（a）等，均可经代谢转化而被活化。

3. 排出 毒物可以原形或代谢物的形式从体内排出。排出的速度对其毒效应有较大影响，排出缓慢的，其潜在的毒效应相对较大。

（1）肾脏：是排泄毒物及其代谢物极有效的器官，许多毒物均由此排出，其排出速度除受肾小球滤过率、肾小管分泌及重吸收作用的影响外，还取决于被排出物本身的分子量、脂溶性、极性和离子化程度。尿中排出的毒物或代谢物的浓度常与其在血液中的浓度密切相关，所以测定尿中毒物或其代谢物水平，可间接衡量毒物的体内负荷情况，结合临床征象和其他检查，有助于诊断。

（2）呼吸道：气态毒物可经呼吸道以原形排出，例如乙醚、苯蒸气等。排出的方式为被动扩散，排出的速率主要取决于肺泡呼吸膜内外有毒气体的分压差，通气量也影响其排出速度。

（3）消化道、肝脏：也是排泄外源物质的重要器官，尤其对经胃肠道吸收的毒物更为重要。肝脏是许多毒物的生物转化部位，其代谢产物可直接排入胆汁随粪便排出。有些毒物如铅、锰等，可由肝细胞分泌，经胆汁随粪便排出。有些毒物排入肠道后可被肠腔壁再吸收，形成肠肝循环。

（4）其他排出途径：有的毒物如汞可经唾液腺排出；有的如铅、锰、苯等可经乳腺排入乳汁；有的还可通过胎盘屏障进入胎儿，如铅等。头发和指甲虽不是排出器官，但有的毒物可富集于此，如铅、砷等。

毒物在排出过程中也可损害排出器官和组织，如镉可引起肾近曲小管损害，汞可产生口腔炎。

4. 蓄积 毒物或其代谢产物在接触间隔期内，如不能完全排出，则可逐渐蓄积于体内，这种现象称为毒物的蓄积。毒物的蓄积作用是引起慢性中毒的基础。若毒物的蓄积部位与其靶器官一致时,则易发生慢性中毒,例如有机汞化合物蓄积于脑组织,可引起中枢神经系统损害。非其毒性作用靶器官的蓄积部位则成为该毒物的"储存库",如铅蓄积于骨骼内。储存库内的毒物处于相对无活性状态,故此种蓄积在一定程度上属保护机制,对毒性危害起缓冲作用。但在某些生理条件下,如感染、服用酸性药物等,体内平衡状态被打破时,库内的毒物可释放入血液,有可能诱发或加重毒性反应。

有些毒物,停止接触后,因其代谢迅速,在体内的含量很快降低,难以检出,但反复接触仍可引起慢性中毒。例如反复接触低浓度有机磷农药,由于每次接触所致的胆碱酯酶活力轻微抑制的叠加作用,最终引起酶活性明显抑制,而出现所谓功能性蓄积。

五、影响毒物对机体毒性作用的因素

1. 毒物的化学结构　物质的化学结构不仅直接决定其理化性质,也决定其参与各种化学反应的能力;而物质的理化性质和化学活性又与其生物学活性和生物学作用有着密切的联系,并在某种程度上决定其毒性。

目前已了解一些毒物的化学结构与其毒性的关系。例如,脂肪族直链饱和烃类化合物的麻醉作用,在 3~8 个碳原子范围内,随碳原子数增加而增强。据此,可推测某些新化学物的大致毒性和毒性作用特点。

毒物的理化性质对其进入机体的机会及其在体内过程有重要影响。分散度高的毒物,从呼吸道进入的机会多,化学活性也大。挥发性高的毒物,吸入中毒的危险性大,一些毒物绝对毒性虽大,但其挥发性很小,其吸入中毒的危险性并不高。毒物的溶解度也和其毒性作用特点有关,氧化铅较硫化铅易溶解于血清,故其毒性大于后者;苯易溶于有机溶剂,进入体内主要分布于含类脂质较多的骨髓及脑组织,因此,对造血系统、神经系统毒性较大。刺激性气体因其水溶性差异,在呼吸道的作用部位和速度也不尽相同。

2. 剂量、浓度和接触时间　不论毒物的毒性大小如何,都必须在体内达到一定量才会引起中毒。空气中毒浓度高,接触时间长,若防护措施不力,则进入体内的量大,容易发生中毒。由于作业时间相对固定,因此降低空气中毒物的浓度,减少毒物进入体内的量是预防职业中毒的重要环节。

3. 联合作用　在生产环境中常有几种毒物同时存在,并作用于人体。此种作用可表现为独立、相加、协同或拮抗作用。进行卫生学评价时应注意的是毒物和其他有害因素的相加和协同作用,还应注意生产性毒物与生活性毒物的联合作用。已知环境温度、湿度可影响毒物对机体的毒性作用。在高温环境下毒物的毒性作用一般较常温大。高温环境下毒物的挥发性增加,机体呼吸、循环加快,出汗增多等,均有利于毒物的吸收;体力劳动强度大时,毒物吸收多,机体耗氧量也增多,对毒物更为敏感。

4. 个体易感性　毒物对人体的毒性作用有较大的个体差异,接触同一剂量的毒物,不同个体所出现的反应可相差很大。造成这种差异的个体因素很多,如年龄、性别、健康状况、生理状况、营养、内分泌功能、免疫状态及个体遗传特征等。例如葡萄糖-6-磷酸脱氢酶(G-6-PD)缺陷者,对溶血性毒物较为敏感,易发生溶血性贫血;在相同接触条件下,不同 ALAD 基因型者对铅毒性作用的敏感性亦有明显差异,携带者(AIAD2,铅中毒易感基因)较 ALAD1 者易发生铅中毒。

六、生产性毒物危害的控制原则

职业中毒的致病原是职业环境中的生产性毒物,故预防职业中毒必须采取综合治疗措施,从根本上消除、控制或尽可能减少毒物对职工的侵害。生产中应遵循"三级预防"原则,具体控制措施可概括为以下几个方面。

1. 根除毒物　从生产工艺流程中消除有毒物质,可用无毒或低毒原料代替有毒或高毒原料,但替代物不能影响产品质量,并需经毒理学评价,其实际危害性较小方可应用。由于工艺要求必须使用高毒原料时,应加强通风排毒措施,实行特殊管理。

2.降低毒物浓度 降低人体接触毒物水平，以保证毒物不对接触者产生明显健康危害是预防职业中毒的关键。

(1)技术革新:生产有毒物质的作业,原则上应尽可能应用先进的技术和工艺,采取密闭生产,消除毒物逸散的条件。

(2)通风排毒:在有毒物质生产过程中,如密闭不严或条件不许可,仍有毒物逸散进入作业环境空气中时,应采用局部通风排毒系统,将毒物排出。其中最常用的为局部抽出式通风。为了充分发挥其通风排毒效果,应同时做好毒物发生源的密闭和含毒空气的净化处理。

3.工艺、建筑布局 生产工序的布局应符合职业卫生要求;有毒物逸散的作业,应根据毒物的毒性、浓度和接触人数等对作业区实行区分隔离,以免产生叠加影响。

4.个体防护 是预防职业中毒的重要辅助措施。个体防护用品包括呼吸防护器、防护帽、防护眼镜、防护面罩、防护服和皮肤防护用品等。

在有毒物质作业场所,还应设置必要的卫生设施,如盥洗设备、淋浴室、更衣室和个人专用衣箱。对能经皮吸收或局部作用危害大的毒物还应配备皮肤和眼睛的冲洗设施。

5.职业卫生服务 职业卫生人员除积极参与以上工作外,应对作业场所空气中毒物浓度进行定期或不定期的监测,对接触有毒物质的人群实施健康监护,认真做好上岗前和定期健康检查,排除职业禁忌,发现早期的健康损害,并及时采取有效的预防措施。

6.安全卫生管理 管理制度不全、规章制度执行不严、设备维修不及时及违章操作等往往是导致职业中毒的主要原因。用人单位应依法向卫生行政部门及时、如实申报存在的职业中毒危害项目;使用高毒物品作业的用人单位还应提交"职业中毒危害控制效果评价报告"和"职业中毒事故应急救援预案"等资料,卫生行政部门应当对用人单位所提交的报告及时做出审核决定并书面通知用人单位。未提交有关资料或者未经审核同意的,不得批准该项目的建设、投产和使用。同时应做好管理部门和作业者的职业卫生知识宣传教育工作,使有毒作业人员、企业及安全卫生管理者共同参与职业中毒危害的控制和预防工作。

第六节 生产性粉尘

粉尘(dust)是指直径很小的固体微粒。生产性粉尘是指在生产过程中形成的,并能长时间飘浮在空气中的固体微粒。它是损害劳动者健康的重要职业性有害因素,可引起包括尘肺在内的多种职业性肺部疾患。

一、生产性粉尘的来源与分类

1.来源 多种工业或生产过程,例如矿山开采、凿岩、爆破、运输、隧道开凿、筑路等;冶金工业中的原材料准备、矿石粉碎、筛分、配料等;机械制造工业中原料破碎、配料、清砂等;耐火材料、玻璃、水泥、陶瓷等工业的原料加工;皮毛、纺织工业的原料处理;化学工业等防尘措施不够完善,均可产生大量粉尘,污染生产环境。

2.分类 生产性粉尘的分类方法很多,按粉尘的性质可概括为两大类:

(1)无机粉尘(inorganic dust) 主要包括矿物性粉尘,如石英、石棉、滑石、煤等;金属性粉尘,如铅、锰、铁、铍、锡、锌等及其化合物;以及人工无机粉尘,如金刚砂、水泥、玻璃纤维等。

(2)有机粉尘(organic dust) 包括动物性粉尘,如动物饲养及粪便处理的皮毛、丝、骨粉尘;植物性粉尘,如农业生产中农作物收获的棉、麻、谷物、亚麻、甘蔗、木、茶的粉尘;人工有机粉尘,如炸药、有机染料、农药、合成树脂、橡胶、人造有机纤维粉尘等。

（3）在生产环境中，往往不直接接触某一种粉尘，多数情况下为两种以上粉尘混合存在，一般称之为混合性粉尘（mixed dust）。

二、生产性粉尘的理化特性及其卫生学意义

粉尘的理化特性不同，对人体的危害性质和程度亦不同，所以其理化特性有重要卫生学意义。从卫生学角度出发，主要应考虑以下内容。

1. 粉尘的化学成分、浓度和接触时间　根据化学成分不同，粉尘对人体可有致纤维化、刺激、中毒和致敏作用。如二氧化硅粉尘致纤维化，但游离型和结合型、结晶型和非结晶型的作用各异。某些金属（如铅及其化合物）粉尘通过肺组织吸收，进入血液循环，引起中毒。另一些金属（如铍、铝等）粉尘可导致过敏性哮喘或肺炎。同一种粉尘，作业环境空气中浓度越高，暴露时间越长，对人体危害越严重。

2. 粉尘的分散度　分散度是指物质被粉碎的程度，以粉尘粒径大小（μm）的数量或质量组成百分比来表示，前者称为粒子分散度，粒径较小的颗粒越多，分散度越高；后者称为质量分散度，粒径较小的颗粒占总质量百分比越大，质量分散度越高。

粉尘粒子分散度愈高，其在空气中浮游的时间愈长，被人体吸入的机会就愈多；而且，分散度愈高，比表面积愈大，愈易参与理化反应，对人体危害愈大。但是，在吸入尘粒数相同，质量不等时，质量愈高，病变愈重。可见在矽肺的发生发展中，粒子大小虽有一定意义，但进入肺内粉尘的质量起着更重要的作用，换言之，质量分散度的卫生学意义更大。

粉尘分散度与其在呼吸道中的阻留有关。由于粉尘的粒子直径、比重、形状不同，呼吸道结构以及呼吸的深度和频率等差异的影响，粉尘在呼吸道各区域的阻留沉积是不同的。为了相互比较，采用空气动力学直径（aerodynamic equivalent diameter，AED）参数来表示。假设粉尘粒子 a 不论其几何形状、大小和比重如何，如果它在空气中与一种比重为1的球形粒子 b 的沉降速度相同时，则 b 的直径即为 a 的 AED。一般认为，直径小于 15 μm 的粒子可进入呼吸道，其中 10～15 μm 的粒子主要沉积于上呼吸道，因此把直径小于 15 μm 的尘粒称为可吸入性粉尘（inhalable dust）；5 μm 以下的粒子可达呼吸道深部和肺泡区，称之为呼吸性粉尘（respirable dust）。

3. 粉尘的硬度和溶解度　坚硬的尘粒能引起呼吸道黏膜机械损伤，而进入肺泡的尘粒，由于质量小、环境湿润，并受肺泡表面活性物质影响，可以减轻机械损伤程度。

石英粉尘很难溶解，在体内持续产生危害作用。正常情况下，呼吸道黏膜 pH 是 6.8～7.4，吸入的粉尘溶解，引起 pH 改变，可导致黏液纤毛上皮装置排除功能障碍，致使粉尘阻留。

4. 粉尘的荷电性　物质在粉碎过程和流动中相互摩擦或吸附空气中离子而带电。一般说来，荷电尘粒在体内易被阻留。

5. 粉尘的爆炸性　可氧化的粉尘，如煤、面粉、糖、亚麻、硫黄、铝、锌等，在适宜的浓度下（如煤尘 35 g/m^3 面粉、铝、硫黄 7 g/m^3，糖 10.3 g/m^3）一旦遇到明火、电火花和放电时，会发生爆炸，导致重大人员伤亡和财产损失。

三、粉尘对健康的影响

1. 粉尘在呼吸道的沉积　含尘气流进入呼吸道后，主要通过撞击、重力沉积、布朗运动、静电沉积、截留而沉降。在大气道中主要是撞击作用，随着气道变小总截面积增大，气流减慢，重力沉积成为主要方式。直径大于 1 μm 的粒子大部分通过撞击和重力沉积而沉降；直径小于 0.5 μm 的粒子主要通过布朗运动沉降；纤维状粉尘则常通过截留作用沉积；物质破碎新产生的粉尘粒子带较多电荷，易在呼吸道表面产生静电沉积。

2. 粉尘对人体的致病作用　生产性粉尘根据其理化特性和作用特点不同，可引起不同的疾病。

（1）尘肺：是长期吸入生产性矿物粉尘并在肺内潴留而引起的以肺组织纤维化为主的全身性疾病。我国早在北宋（10 世纪）即有采石人"石末伤肺"的记载。国际上直至 18 世纪 70 年代才确认

"尘肺"一病,但概念和认识不统一。曾一度认为尘肺即矽肺,除矽肺外无其他尘肺。经多年观察研究,目前,大多数学者认为长期吸入高浓度粉尘可导致多种类型尘肺。在我国通常按其病因,将尘肺分为五大类,列入我国职业病名单的有12种(表1-1)。

表1-1 我国尘肺分类

病因	类型	列入职业病范围的尘肺
矽尘	游离性二氧化硅粉尘,如石英尘	矽肺
硅酸盐	结合型二氧化硅粉尘,如石棉尘、滑石尘、云母尘、水泥尘等	石棉肺、水泥肺、滑石肺、云母肺
石炭尘	如煤尘、石墨、炭黑尘、活性炭尘等	活性炭尘肺
混合尘	游离性二氧化硅粉尘和其他粉尘	陶工尘肺、煤矽肺、电焊工尘肺、铸工尘肺
金属粉尘	某些致纤维化的金属粉尘	铝尘肺、锡粉尘肺沉着病等

截至2001年底,我国累计发生尘肺病人569 129例,其中已死亡135 951例;尘肺现患者43.3万例,约为全球其他国家尘肺病例之和,目前仍以每年近万例新发病例递增,尘肺病例约占我国职业病患者总人数的2/3,其中危害最大的是矽肺和石棉肺。尘肺是我国重点防治的职业病之一。

(2)粉尘肺沉着病:有些生产性粉尘(如锡、钡、铁、锑等)吸入后,沉积于肺组织中,呈现一般异物反应,可继发轻度的纤维性改变,对健康无明显危害;脱离粉尘作业后,病变无进展,X线胸片阴影可逐渐消退。

(3)有机粉尘引起的肺部病变:吸入棉、亚麻、大麻等粉尘可引起棉尘症,吸入被霉菌、细菌或血清蛋白污染的有机粉尘可引起职业性变态反应性肺泡炎(过敏性肺炎);吸入聚氯乙烯、人造纤维粉尘、化学性刺激物可引起慢性阻塞性肺疾病等。

(4)呼吸系统肿瘤:石棉、放射性矿物、铬、砷、焦炉逸散物、毛沸石等粉尘均可致肺部肿瘤。

(5)其他:粉尘性支气管炎、肺炎、哮喘性鼻炎、支气管哮喘等。

(6)局部作用:吸入的生产性粉尘首先作用于呼吸道黏膜,早期引起其功能亢进,黏膜下毛细血管扩张、充血,黏液腺分泌增加,以加强对粉尘的阻留作用。久之酿成肥大性病变,然后由于黏膜上皮细胞营养不足,最终造成萎缩性病变,呼吸道抵御能力下降。体表长期接触粉尘还可导致堵塞性皮脂炎、粉刺、毛囊炎、脓皮病。

金属磨料可引起角膜损伤、混浊。沥青粉尘可引起光感性皮炎。

(7)中毒作用:吸入铅、砷、锰等粉尘可在呼吸道黏膜很快溶解吸收,导致中毒。

四、生产性粉尘的控制

粉尘虽是对工人健康危害十分严重的职业性有害因素,但粉尘毕竟是人类生产活动所产生的,无论发达国家还是发展中国家都有,尤以发展中国家为甚,全世界大约有上亿劳动者接触粉尘。我国情况也不乐观,全国登记的接尘人员近2 000万人,国有企业粉尘监测合格率一般在60%左右,乡镇企业约在35%,这还不包括未登记接尘人数的部分私有企业,这些企业的粉尘危害异常严重且几乎没有粉尘监测记录。所以,我国欲达到ILO和WHO提出的目标,必须采取强有力和效果明显的措施。

1.法律措施 多年来,我国政府在控制粉尘危害方面做了大量的工作,颁布了一系列旨在防止粉尘危害、保护工人健康的法令和条例,将尘肺防治工作逐步纳入了法制管理轨道。尤其是2002年5月1日开始实施的《中华人民共和国职业病防治法》,充分体现了预防为主和防治结合的方针,明确分清用人单位、劳动者和政府行政管理部门在职业病防治中的责任,对从宏观到微观控制粉尘危害、防治尘肺提供了明确的法律依据。各级地方政府、企事业主管部门及厂矿企业十分重视尘肺防治工作,根据这些法规条例,组织领导和专业人员,开展粉尘监测监督工作,认真审查新建企业设计的防尘降尘措施,采取综合措施,治理粉尘危害。

2.技术措施　用工程技术措施消除或降低粉尘危害,是预防尘肺最根本的措施。

(1)改革工艺过程、革新生产设备是消除粉尘危害的根本途径。如遥控操纵、计算机控制、隔室监控等可避免接触粉尘;采用风力运输、负压吸砂等减少粉尘外逸;用石英含量低的石灰石代替石英砂作为铸型材料,可减轻粉尘危害。

(2)湿式作业为一种相对经济又简单实用的防尘措施。如采用湿式碾磨石英、耐火原料,矿山湿式凿岩、井下运输喷雾洒水、煤层高压注水等,可在很大程度上防止粉尘飞扬,降低环境空气中粉尘浓度。

(3)密闭、抽风、除尘。对不能采取湿式作业的场所,应采用密闭抽风除尘办法。如采用密闭尘源与局部抽风相结合,防止粉尘外逸。抽出的含尘空气经除尘装置处理后排入大气。

3.卫生保健措施

(1)接尘工人健康检查:依据"粉尘作业工人医疗预防措施实施办法"的规定,从事粉尘作业工人必须进行就业前和定期健康检查,脱离粉尘作业时还应做脱尘作业检查。

1)就业前检查:做好就业健康体检也应该是第一级预防的内容。检查项目有职业史;自觉症状和既往病史;结核病接触史;一般临床检查;拍摄胸片,进行必要的实验室检查。严禁不满18岁以及有活动性结核、严重慢性呼吸道疾病、显著影响肺功能的胸部疾病和严重的心血管系统疾病者参加接尘作业。

2)定期检查:原则是接触情况重的每1～2年检查1次,接触情况轻的每2～3年检查1次,接触更轻者每3～5年检查1次。发现患有不宜再继续从事接尘作业的疾病者,应及时调离。对于已脱离粉尘作业的职工,尘肺患者和诊断观察对象需每年复查1次。凡因故调离接尘作业的工人,在脱尘前应进行一次脱尘作业健康检查,记载职业史,拍摄胸片。这不仅可了解脱尘时的健康状况,也为以后随访观察是否发生晚发型尘肺存留档案资料。

(2)个人防护和个人卫生:做好个人防护,在生产现场防尘、降尘措施难以使粉尘浓度降至国家卫生标限所要求的水平时,应佩戴个人防尘护具作为辅助防护措施。

我国在防尘、降尘工作中将上述措施简洁地概括为"革、水、密、风、护、管、教、查"八字方针,行之有效,应当更好地理解并贯彻执行。

第七节　物理性有害因素

在生产和工作环境中,与劳动者健康密切相关的物理性因素包括气象条件,如气温、气湿、气流、气压;噪声和震动;电磁辐射,如X线、γ射线、紫外线、可见光、红外线、激光、微波和射频辐射等其他因素。

物理因素在一般条件下,若强度低、剂量小或作用时间短,对人体无害;有一些则是人体生理活动所必需的外界条件,但当强度、剂量超过一定限度或接触时间过长,则会对人体产生不良影响,甚至引起病损。各因素的物理特性不同,其生物学作用除了非特异性影响外,也表现出各自的特殊作用。

一、高温作业

1.高温生产环境中的气象条件及其特点　生产环境中的气象条件主要指气温、气湿、气流和热辐射,由这些因素构成了工作场所的微小气候。

(1)气温:生产环境中的气温除取决于大气温度外,还受太阳辐射和生产性热源散热等的影响。辐射虽不直接加热生产环境中的空气,但可加热四周的物体,从而形成二次热源。这使受热空气的面积增大,温度进一步升高。

(2)气湿:生产环境中的气湿以相对湿度表示,相对湿度在80%以上称为高气湿,低于30%称为低气湿。高气湿主要是由于水分蒸发和蒸汽释放所致,如纺织、印染、造纸、制革、缫丝、屠宰和潮湿的矿井、隧道等作业。低气湿可见于冬季高温车间中的作业。

(3)气流:生产环境中的气流除受自然界风力的影响外,多与厂房中的热源有关。热源使空气受热而上升,室外的冷空气从门窗空隙或通风处进入室内,造成空气对流。室内外温差愈大,产生的气流也愈强。

(4)热辐射:主要指红外线及一部分可见光的辐射。太阳和生产环境中各种热源均能产生大量热辐射;红外线不直接加热空气,但可加热周围物体。当物体表面温度超过人体表面温度时,则向人体辐射而使人体受热,称为正辐射;反之,称为负辐射。热源辐射的能力(E)大小取决于辐射源的温度,并与其绝对温度(T)的 4 次方成正比($E = KT^4$)。其中,K 为热辐射系数,除受温度影响外,它与辐射源的表面积和表面热度等因素有关。热源温度愈高,表面积愈大,辐射能量也愈大。另一方面,辐射能量与辐射距离的平方成反比,故离辐射热源越远,物体受到的辐射强度也越小。热辐射强度以每分钟每平方厘米表面接受多少焦耳(J)热量来表示[$J/(cm^2 \cdot min)$]。

生产环境中的气象条件不仅受厂房建筑、通风设备、工艺过程和热源情况的影响,而且与地理位置、自然季节和昼夜时间有关。

因此,在不同地区和不同季节,生产环境的气象条件差异很大,同一工作场所在一天内的不同时间和同一工作地点的不同高度,气象条件也会有显著的变化。

2.高温作业的类型与职业接触　高温作业系指工作地点有生产性热源,当室外实际出现本地区夏季通风室外计算温度时,工作地点的气温高于室外2℃以上的作业。一般也将热源散热量大于 23 W/m^3 的车间称为高温车间。

(1)高温、强热辐射作业:如冶金工业的炼焦、炼铁车间,机械工业的铸造、锻造车间等,这些生产场所的气象特点是气温高、热辐射强度大,而湿度较低,呈干热环境。

(2)高温、高湿作业:其特点是高气温和高气湿,而热辐射强度不大,呈湿热环境。主要是由于生产过程产生大量蒸汽或生产上要求车间内保持较高湿度所致,如印染、缫丝、造纸、深矿井作业等。

(3)夏季露天作业:夏季农田劳动、建筑、搬运等露天作业,除受太阳辐射外,还受被加热的地面和周围物体的热辐射,可形成高温、强热辐射的作业环境。

二、低温作业

1.低温作业对机体的影响

(1)体温调节:寒冷刺激皮肤,冷感受器发放神经冲动传入脊髓和下丘脑,反射性地引起皮肤血管收缩、寒战、立毛并动用贮存的脂肪和糖,这导致机体散发到环境的热量减少、代谢产热增加,因而体温能够维持恒定。人体具有适应寒冷的能力,但有一定的限度,若在寒冷(-5℃以下)环境下工作时间过长,或浸于冷水中(可使皮肤温度及中心体温迅速下降),超过适应能力,体温调节发生障碍,则体温降低,甚至出现体温过低,影响机体功能。

(2)中枢神经系统:低温条件下,脑内高能磷酸化合物代谢降低,可出现神经兴奋与传导能力减弱,并与体温有依赖关系:当体温降至 35 ~ 32.2℃时,可出现手脚不灵、运动失调、反应减慢及发音困难。寒冷引起的这些神经效应可致低温作业工人易受机械和事故的伤害。

(3)心血管系统:低温作用初期,心率加快,心输出量增加,后期则出现心率减慢、心输出量减少。体温过低并不降低心肌收缩力而是影响心脏的传导系统,房室结的传导障碍表现为进展性心动过缓,进而表现为心收缩不全,传导障碍可在心电图上有明显变化。

(4)体温过低:通常将中心体温降低到35℃或以下称为体温过低。此时寒战可达到最大程度,体温再下降,寒战则停止。体温34℃时,意识受到一些影响;32.2～31.1℃时,呈半昏迷状态;28℃时可出现心室纤颤;27℃时自发动作停止,瞳孔对光反应消失,肌肉强直;26℃时意识完全丧失;24℃时可出现肺水肿;23～21℃时室颤加重;20℃时心脏停止跳动;18℃时恢复可能性甚低。

在寒冷环境时,大量血液由外周流向内脏器官,外周与中心之间形成很大的温度梯度,所以中心体温尚未至过低时,即可表现四肢或面部的局部冻伤。此外,体温降低和血液循环不足还可引起其他疾患。

2.防寒保暖措施

(1)做好防寒保暖工作:设置必要的采暖设备,使低温作业地点保持合适的温度。冬季露天作业时,应在工作地点附近设立取暖室,供工人取暖休息之用。此外,应加强健康教育:①让工人知道体温过低的危险性及其预防知识;②劳动强度不可过高,防止过度出汗;③禁止饮酒,因酒精可使血管扩张,减少寒战,增加身体散热而诱发体温过低。

(2)注意个人防护:为低温作业人员提供御寒服装,其面料应具有导热性低、吸湿和透气性强的特性。在潮湿环境下劳动,应发给防湿劳保用品;工作时若衣服浸湿,应及时更换。

(3)增强耐寒体质:在长期寒冷作用下,人体皮肤表皮会增厚,御寒能力增强,而适应寒冷。此外,可适当增加富含脂肪、蛋白质和维生素的食物。

三、异常气压

有些特殊工种需要在异常气压下工作,如高气压下的潜水或潜函(沉箱)作业、低气压下的高空或高原作业等。由于工作气压与正常气压相差较大,如不注意防护,可发生严重的生理功能障碍。

1.高气压 高气压作业包括以下几种。

(1)潜水作业:为最常见的高气压作业、如水下施工、打捞沉船或海底救护等。潜水员在水下工作,须穿特制潜水服,通过一条导管将压缩空气送入潜水服内,其压力等于从水面到潜水员作业点的绝对压。潜水员下潜和上升到水面时,需要不断调节压缩空气的阀门。

(2)潜函作业:又称沉箱作业,如建桥墩时,将潜函逐渐下沉,到一定深度时需通入等于或大于水下压力的高压空气,以保证水不至于进入潜函内。

(3)其他:如临床上的加压治疗舱和高压氧舱、气象学上高气压科学研究舱的作业等。

2.低气压 一般地说,海拔在3 000 m以上的地区,称为高原地区。海拔越高,氧分压越低。在海拔3 000 m时,气压为70.66 kPa,氧分压为14.67 kPa。而当海拔达到8 000 m时,气压降至35.99 kPa,氧分压仅为7.47 kPa。此时肺泡气氧分压和动脉血氧饱和度仅为前者的一半。在高山与高原作业,还会遇到强烈的紫外线和红外线、昼夜温差大、温湿度低、气候多变等不利条件。

低气压下进行的作业主要见于高原考察、地质勘探、登山等。飞行员短时间快速升到万米左右的高空,如果机舱密封不良或泄露,气压在短时间内大幅度降低,可发生航空减压病。

四、噪声

噪声是发声体做无规则震动时发出的声音,是一种人们不希望听到的声音,经常会影响人的情绪和健康,干扰工作、学习和正常生活,已成为社会公害之一。

1.生产性噪声的概念和分类

(1)生产性噪声的概念:生产过程中产生的声音其频率及强度没有规律,听起来使人感到厌烦,称为生产性噪声或工业噪声。

(2)生产性噪声的分类:方法有多种,按照来源,生产性噪声可以分为以下几类。

1)机械性噪声:由于机械的撞击、摩擦、转动所产生的噪声,如冲压、打磨等发出的声音。

2)流体动力性噪声:气体压力或体积的突然变化或流体流动所产生的声音,如空气压缩或施放(汽笛)发出的声音。

3)电磁性噪声:如变压器所发出的声音。

根据噪声随时间的分布情况,生产性噪声又可分为连续噪声和间断噪声。前者包括稳态噪声和非稳态噪声。随着时间的变化,声压波动小于 5 dB 的称为稳态噪声,否则则为非稳态噪声。后者又称为脉冲噪声,即声音持续时间小于 0.5 秒,间隔时间大于 1 秒,声压有效值变化大于 40 dB 的噪声。

对于稳态噪声,根据频率特性,又可分为低频噪声(主频率在 300 Hz 以下)、中频噪声(主频率在 300~800 Hz)和高频噪声(主频率在 800 Hz 以上)。此外,还可以分为窄频带和宽频带噪声等。

生产性噪声的特点是声级高,多属宽频带,中、高频噪声的比例大。有些作业还可能接触脉冲噪声或强度较大的连续性噪声。当强噪声与震动、不良气象条件、有害物质联合作用于人体时,增加了对健康的危害。

2.噪声评价的物理参量及卫生学意义

(1)声压与声压级

1)声压:声波使空气致密时压强增高,稀疏时压强降低,这种声波对空气产生的压力称为声压。声压可以看作垂直于声波传播方向上单位面积所承受的压力,声压的单位为帕(Pa)或牛顿/米²(N/m²)。$1 Pa = 1 N/m^2$。声压大小可反映声音音响程度的强弱。

2)声压级:指被测声压与基准声压的倍比关系的对数值,单位为分贝(dB)。

声压级(dB) = 20 lg(被测声压/基准声压)

基准声压指 1 000 Hz 纯音的听阈声压,其值为 20 μPa。

(2)声频、频带和频谱

1)声频:引起音响感觉的声波振动的频率范围为 20~20 000 Hz,称声频。小于 20 Hz 称次声,大于 20 000 Hz 称超声。

2)频带(又称频程):由单一频率发出的声音

称纯音,由各种不同频率组成的声音为复合音。将声频范围(20~20 000 Hz)内所有频率按大小次序排列,并按一定比例划分为若干小频段称频带或频程。通常按等比的方法分为 1/1 倍频带、1/2 倍频带、1/3 倍频带,每个频带以其中心频率为代表,最常采用的是 1/1 倍频带和 1/3 倍频带。

3)频谱:把组成复合音的各种频率由低到高进行连续排列,可绘制出该复合音的频谱。

(3)响度和响度级

1)响度:人对声音产生音响感觉的大小称为响度,是声压和频率两者综合对人耳引起的一种主观感觉。响度的单位是宋。以频率为 1 000 Hz、声压级为 40 dB 的声音,由听者所感觉的响度为基准,定为 1 宋。若某声音听起来比基准音响 n 倍,则该声音的响度为 n 宋。

2)响度级:是一个相对量,由响度引出响度级,将 1 000 Hz 纯音的声压级的 dB 值定为响度级的基准值,单位为方。如 1 000 Hz 基准音的声压级为 10 dB、50 dB 和 100 dB,其响度级相应为 10 方、50 方和 100 方。其他频率的声音其响度与基准音的声压级等响时,则其声音的响度级就等于该基准音的响度级,如 100 Hz 纯音的声压级 62 dB 的响度听起来与 1 000 Hz 纯音的声压级 40 dB 的响度一样,那么 100 Hz、62 dB 的响度级则为 40 方。

3)等响曲线:通过与基准音 1 000 Hz 比较,可以给出各种不同频率主观感觉响度相同的等响度曲线,由等响曲线可以看出人耳对高频声敏感,而对低频声不敏感。

(4)计权声级:采用声级计测试声音时,考虑人不对高频声敏感的特性,以等响曲线为基础,设计出 A、B、C 三种计权网络即三种类型的滤波器,所测出的声级称计权声级。

A 声级(A 计权网络):模拟人耳对 40 方纯音的响应曲线,对低频声较大幅度衰减,而对高频声不衰减,这与人耳对高频声敏感,对低频声不敏感的感音特性相似。故 A 声级作为噪声评价指标。

B 声级(B 计权网络):模拟人耳对 70 方纯音的响应曲线,对低频声有一定程度的衰减。

C声级(C计权网络):模拟人耳对100方纯音的响应曲线,对高频声和低频声都不衰减,故C声级为总声级。

五、振动

振动(vibration)是一种物理现象,是指一个质点或物体在外力作用下沿直线或弧线围绕平衡位置来回重复地运动。振动普遍存在于自然界中,与人们的工作和生活关系密切。由生产或工作设备产生的振动称为生产性振动。

1.振动的物理量 描述振动物理性质的基本参量包括振动的频率、位移、速度和加速度。频率指单位时间内物体振动的次数,单位为赫兹(Hz)。位移指振动体离开平衡位置的瞬时距离,单位为mm,而振动物体离开平衡位置的最大距离称振幅。速度指振动体单位时间内位移变化的量,单位为m/s。加速度指振动在单位时间内速度变化的量,单位为W/s^2。

位移、速度、加速度均是代表振动强度的物理量,其中加速度是目前评价振动强度大小最常用的物理量。加速度可用平均值和有效值表示,平均值是振动物理量随时间变化的各点绝对值的平均数,而有效值是按能量平均的方法,取各点的平方值进行平均,再将此均值开方,故也称均方根值。

生产中产生的振动,很少由单一频率构成,绝大多数都含有极其复杂的频率成分,而且不同频率的振动强度比不相同。为了解振动源的特性,需要对振动的频谱进行分析。振动频谱是按频带大小分别测振动强度(加速度有效值),将测得数值按频带大小排列起来并绘制成图形,即为频谱图。常用的频带有1/3倍频带和1/1倍频带(简称倍频带)两种,按中心频率,前者的频率范围为6.3~1 250 Hz,后者为8~1 000 Hz。

2.振动的分类与接触机会 生产性振动可根据作用于人体的部位和传导方式,划分为局部振动和全身振动。这种分类具有重要卫生学意义,因为无论从对机体的危害还是所采取的防治措施方面,两者都存在很大的差别。

局部振动常称为手传振动或手臂振动,是指手部接触振动工具、机械或加工部件,振动通过手臂传导至全身。使用风动工具(如风铲、风镐、风钻、气锤、凿岩机、捣固机或铆钉机)的作业,使用电动工具(如电钻、电锯、电刨等)的作业,使用高速旋转工具(如砂轮机、抛光机等)的作业,都涉及局部振动。

全身振动是指工作地点或座位的振动,人体足部或臀部接触振动,通过下肢或躯干传导至全身。在交通工具上作业如驾驶拖拉机、收割机、汽车、火车、船舶和飞机等,或在作业台如钻井平台、振动筛操作台、采矿船上作业时,作业工人主要受全身振动的影响。

有些作业如摩托车驾驶,可同时接触全身振动和局部振动。

六、非电离辐射

在电磁辐射中量子能量小(12电子伏特以下),不足以致组织电离的辐射线称为非电离辐射,如紫外线、可见光、红外线、高频电磁场和微波。

1.高频电磁场和微波

(1)高频电磁场:我国的民用交流电频率为50 Hz,在其导线周围存在有交变的电场和磁场。当交流电的频率经高频振荡电路提高到10 kHz以上时,电场和磁场就能以波的形式向周围空间发射传播,称电磁波。频率从100 kHz到300 MHz的频段范围称高频电磁场。其接触机会主要见于以下两种情况。

1)高频感应加热:高频淬火、金属熔炼、热轧工艺、钢管焊接等,使用频率通常在300 kHz~3 MHz。

2)高频介质加热:对非导体如塑料的热合,高频融合,木材与电木粉加热,粮食干燥与种子处理,纸张、布匹、皮革、棉纱及木材烘干,橡胶硫化等,其频率一般在1~100 MHz。

(2)微波:当高频振荡电流的频率达300 MHz以上时,作业人员处于辐射场区内。此区的特征是电磁能量以波的形式向四周空间辐射,人们受到的是辐射波能的作用。通常把波长在1 mm~

1 m 的电磁波称微波,也属非电离辐射。微波的强度常用功率密度表示,其单位为毫瓦/平方厘米（mW/cm²）或微瓦/平方厘米（$\mu W/cm^2$）。

微波广泛应用于雷达导航、测距、探测雷达和卫星通信等方面;在工农业上主要用微波加热干燥粮食、木材及其他轻工业产品;在医学上主要用于理疗、诊断和治疗癌瘤等。家用微波炉的普及,使接触微波机会增多,但由于功率很小,只要屏蔽质量合格,通常不引起危害。

微波的波长短、频率高、量子能量大,其生物学效应大于高频电磁场。微波随频率、波长不同又分成分米波、厘米波和毫米波。由于厘米波段应用最多,故目前所述的微波生物学效应,多数是根据厘米波的研究所得。近年来,毫米波段的应用日趋增多,关于它的生物学效应特点逐渐引起人们的重视。

2. 红外辐射 即红外线,亦称热射线。可分为长波红外线（远红外线）、中波红外线和短波红外线（近红外线）。长波红外线波长为 3 μm～1 mm,能被皮肤吸收,只产生热的感觉。中波红外线波长为 1 400 nm～3 μm,能被角膜及皮肤吸收。短波红外波长为 760～1 400 nm,可被组织吸收引起烧伤。

(1)接触机会:自然界中最强的辐射源是太阳。工业上产生红外线的作业很多,如加热金属、熔融玻璃、炼钢、锻铁、轧钢、冶炼、电焊等。

(2)红外线对皮肤的作用:红外线照射皮肤时大部分被吸收,使局部皮肤温度升高,毛细血管扩张,血循环加快,皮肤发红,出现红斑反应;当机体受过量的辐射,除发生皮肤急性灼伤外,还可产生过热,甚至引起中暑。

(3)红外线对眼睛的损伤:①慢性充血性睑缘炎;②虹膜损伤及瞳孔括约肌痉挛;③角膜的热损伤;④红外线白内障（热性白内障）;⑤红外线视网膜灼伤。

(4)防护措施:严禁裸眼注视强光源。工人应戴红外线防护镜。对各种红外线热辐射源应加以屏蔽,工作时远离炉口,以降低辐射强度,减少接触红外线的时间。对接触红外线的工人应定期检

查眼睛。

3. 紫外辐射 波长范围在 100～400 nm 的电磁波称为紫外辐射（ultraviolet radiation,UV）,又称紫外线,可分为远紫外线（190～300 nm）和近紫外线。太阳是紫外线的最大天然源。根据生物学效应可将紫外线分为三个区带:①远紫外区（短波紫外线,UV-C）,波长 100～290 nm,具有杀菌和微弱致红斑作用,为灭菌波段;②中紫外线区（中波紫外线,UV-B）,波长 290～320 nm,具有明显的致红斑和角膜、结膜炎症效应,为红斑区;③近紫外区（长波紫外线,UV-A）,波长 320～400 nm,可产生光毒性和光敏性效应,为黑线区。波长短于 160 nm 的紫外线可被空气完全吸收,而长于此波段则可透过真皮、眼角膜,到达晶状体。

(1)接触机会:自然界的紫外线是由太阳辐射产生的。生产中的辐射源有以下两类:①温度在 1 200～2 000℃的生产性辐射源（高炉、马丁炉）,产生波长 320 nm 以上的长波紫外线,其生物学作用弱;②温度在 3 000℃以上的生产性辐射源（电焊、气焊、电炉炼钢）,可产生短于 280 nm 的短波紫外线,生物作用强。

(2)紫外线对皮肤的作用:不同波长的紫外线被不同深度的皮肤组织所吸收,波长 297 nm 的紫外线对皮肤作用最强,能引起明显的红斑反应,皮肤接触沥青后,再经紫外线照射,皮肤呈现高度过敏,能产生严重的光感性皮炎。长期受波长 340～280 nm 紫外线辐射,尤其是 300～280 nm 波长的紫外线可诱发皮肤癌。

(3)紫外线对眼睛的作用:电焊时产生 3 000℃以上的高温,有大量的中、短波紫外线形成（波长 320～250 nm）,可致急性角膜结膜炎,称为电光性眼炎。

(4)防护措施:电焊弧所产生的紫外线辐射是致眼紫外线伤最多、最直接的原因。电焊时电焊弧光能产生相当大强度的光辐射,除有一定量的紫外线外,还有大量的红外线。因此,所戴的防护镜不仅要能完全防止紫外线的透射,还要能防止红外线的透射。

4. 激光 激光是物质受激辐射发出的光放大

(light amplification by stimulated emission of radiation, LASER),故称激光。它是一种人造的、特殊类型的非电离辐射,具有高亮度、方向性和相干性好等优异特性。在工业、农业、国防、医疗和科学研究中都得到广泛应用。

激光器由产生激光的工作物质、光学谐振腔及激励能源三部分组成。激光器按其工作物质的物理状态,分为固体、液体及气体激光器;根据发射的波谱,分为红外线、可见光、紫外线激光器及近年新发展的 X 线、γ 射线激光器;因激光输出方式不同,分为连续波激光器、脉冲波激光器,并包括长脉冲、巨脉冲及超短脉冲激光器。

(1)接触机会:工业上应用激光打孔焊接、切割、画线。军事上用于通讯、测距、追踪或制导弹。科学研究方面用于微量元素分析、等离子研究、热核程序控制、全息技术、大气污染测定和地质测量等。医学上用于眼病、外科、皮肤科、肿瘤科等多种疾病的治疗。

(2)对机体的影响

1)对眼睛的伤害:激光能烧伤生物组织,尤以对视网膜的灼伤多见。

2)对皮肤的损害:激光对皮肤的危害仅次于眼睛。大功率激光器在较远距离即可灼伤皮肤。皮肤损伤的表现有多种形式,从红斑到水疱、溃疡、结疤。

(3)防护措施

1)安全教育与安全制度:做好参加激光作业的人员安全防护知识教育。作业场所应制定安全操作规程,必须确定操作区与危险带,要有醒目的警告标志。

2)防护设施:操作室围护结构用吸光材料制成,色调宜稍暗;工作区照明应充足,室内不得设置和安放能较强反射、折射光束的设备、用具和物件;激光束防光罩应用耐热、阻燃、不透光材料制成,它的开启应与光束制动闸、光束放大系统截断器相连。

3)个体防护用品:穿着阻燃工作服,颜色略深以减少反光。防护眼镜使用前必须经专业人员选择、鉴定,并需定期测试其效率。

七、电离辐射

凡能使受作用物质发生电离的辐射,称电离辐射。它可由不带电荷的光子组成,具有波的特性和穿透能力,如 X 线、γ 射线和宇宙射线,而 α 射线、β 射线、中子、质子等属于能引起物质电离的粒子型电离辐射。电离辐射来自自然界的宇宙射线及地壳岩石层的铀、钍、镭等,也可来自各种人工辐射源。与职业卫生有关的辐射类型主要有五种,即 X 线、γ 射线、α 粒子、β 粒子和中子(n)。

1. 接触机会

(1)核工业系统:核原料的开采、冶炼和加工,以及核反应堆、核电站的建立和运转。

(2)射线发生:铅的生产,以及使用加速器、X 线和 γ 射线的医用和工农业生产用辐射源。

(3)放射性核素的加工生产和使用:核素化合物、药物的合成,及其在实验研究及诊疗上的应用。

(4)天然放射性核素:伴生或共生矿生产,如磷肥、稀土矿、钨矿等开采和加工。

2. 电离辐射对机体的影响　电离辐射过量照射人体可致严重后果,如急性放射病、慢性放射病、白血病、肺癌、甲状腺癌、乳腺癌、骨癌、结肠癌、染色体畸变等。

3. 防护措施

(1)放射卫生防护的基本原则

1)实践正当化:任何产生电离辐射的工作都应经过论证,不符合卫生标准者则不应进行。

2)放射防护最优化:使必要的防护措施,符合卫生要求。

(2)个人剂量限值

1)放射工作人员的剂量限值:为了防止有害的非随机效应,机体所受的年剂量当量不得超过 150 mSv(0.15 Sv),其他任一器官或组织的年剂量当量不得超过 500 mSv(0.5 Sv)。为了防止随机效应,放射工作人员受到全身均匀照射时的年剂量当量应不超过 50 mSv(0.05 Sv)。任何单个组织或器官应不超过 50 mSv(0.05 Sv)。

2)公众中个人的剂量限值:公众中个人受到

的年剂量当量全身不应超过 5 mSv(0.005 Sv),任何单个组织或器官不应超过 50 mSv(0.05 Sv)。

当长期、持续受到电离辐射的照射时,公众中个人在其一生中每年的全身照射的年剂量当量应不高于 1 mSv(0.001 Sv)。

(3)放射卫生防护的基本措施

1)控制辐射源。

2)外防护:主要采用屏蔽防护、距离防护和时间防护三种。

3)内防护:基本措施为封闭隔离、除污保洁和个人防护等综合性防护措施。

4.放射卫生防护管理　国务院颁布的《放射性同位素与射线装置放射防护条例》是我国放射卫生防护管理的重要法规。规定要求从事放射工作的单位需获得许可,进行登记,并划定放射性工作场所;应定期进行放射卫生防护监测,包括个人剂量监测、工作场所监测、环境监测和电离辐射源监测;要做好放射工作人员的健康监护,进行就业前和定期健康检查,建立健康档案,禁止有职业禁忌证者参加此项工作;同时要积极开展放射卫生防护知识的宣传教育。

第八节　生物性有害因素

生产原料和生产环境中存在的危害职业人群健康的致病微生物、寄生虫及动植物、昆虫等及其所产生的生物活性物质统称为生物性有害因素。

一、人畜共患疾病、虫媒疾病与寄生虫病

林牧民及兽医技术人员在生产活动中常接触野生动物及饲养禽畜,容易感染炭疽病、布氏杆菌病、类丹毒、钩端螺旋体病、沙门菌、破伤风、狂犬病等人畜共患疾病;此外,出于生产及农村生活条件所限,农业生产人员容易罹患某些寄生虫病和虫媒疾病,如出血热、病毒性脑炎、丝虫病、血吸虫病等。

预防措施:结合牲畜检疫与农村初级卫生保健工作,做好疫情预报、检疫隔离、疫源地消毒和作业人员的预防接种和个人防护。

二、农业皮炎

农业皮炎可由生物性因素(如尾蚴皮炎、毒毛皮炎)、物理因素(如日光皮炎)或化学因素(如农药和化肥所致化学性皮炎)引起。

1.尾蚴皮炎　由禽畜类血吸虫,如毛毕血吸虫和鸟毕血吸虫的尾蚴侵入皮肤所致,虫卵可随禽畜粪便排出,如在水田饲放鸭、鹅或施用未经无害化处理的羊、牛畜粪,虫卵可孵化成毛蚴。毛蚴钻进椎实螺发育增殖成尾蚴,并在适宜条件下逸出螺体,进入水体。人下田劳动时,尾蚴可钻入皮肤引起皮炎。

预防措施:结合施肥消灭椎实螺(如每亩田用氨水 20 kg),畜粪无害化处理并加强个人防护。化学肥料的普遍使用,已使此类皮炎得到相当程度控制。

2.毒手皮炎　常见的有三化螟卵块皮炎和桑(松)毛虫皮炎。前者是由于摘除附有三化螟虫卵稻叶时,接触卵块鳞毛所致,皮肤出现红斑,伴密集丘疹和水疱疹,轻微水肿,病损局限;后者多见于在遭受桑毛虫或松毛虫害的园林区作业,飘逸的毒毛穿透衣服或直接黏着于暴露部位,刺入皮肤所致,皮肤出现黄豆大小的红色斑疹、斑丘疹或风疹团,中心可见毒毛刺入的小点或大水疱,抓破后成为溃烂面。

预防措施:诱蛾、捉虫,作业时注意个人防护,如扎好"三口"(袖口、裤脚口和领口)等。

此外,在拔秧、栽秧和水稻耕种季节,由于手脚皮肤长时间浸泡于水温较高的水中,加上机械性摩擦,可引起另一类农业皮炎,即浸渍溃烂型皮炎。

预防措施:改进作业方式,合理安排作业时间,实施干湿作业轮换等。

第九节　职业性心理因素

职业性有害因素的心理因素涉及范围广,普遍存在于下述作业中:单调作业、夜班作业、物理因素作业、高速作业、脑力劳动、视屏终端作业、空调环境作业以及接触粉尘和毒物作业等。

一、单调作业

单调作业在现代工业生产中极为常见,可分为两种类型。第一种是在现代集体生产劳动中,将复杂的生产过程,分解为若干细小的阶段任务,每位劳动者要完成的工作内容有限,操作活动较为简单、刻板,并需不断地重复。第二种是在生产过程中被分配在密切注视感官信息量极其有限的自动化或半自动化生产控制台(室)前,从事观察、监视仪表的工作,任务只是在发现某一或某些数值异常时及时调整。通常即使生产正常,亦需注意观察,以防万一。

长期从事单调作业的劳动者,除产生疲劳症状外,常见身心健康水平下降、劳动能力与生产能力下降、工伤事故增多、因病缺勤率增高、创造精神受到抑制,下班后不想参加社会活动等症状。因此,从心理卫生的角度看,应把单调作业作为一种职业性有害因素来认真对待,特别是对那些耐受性较差的人,危害更为明显。

二、夜班作业

夜班作业是指在一天中通常用于睡眠的这段时间里进行的职业活动,是轮班劳动中对劳动者身心影响最大的作业。夜班作业对劳动者的心理功能会产生明显的不良影响,对社会和家庭生活也有明显影响。长期值夜班的劳动者,白天需要休息不能参加社会活动,断绝了社会信息,使他们常常产生与世隔绝的孤独感。此外,由于与家庭成员有着不同的作息时间表,因此与家人团聚、组织家庭生活的时间较少,对家庭幸福甚至家庭和睦都可能产生影响,尤其是夫妻双方都要轮流参加夜班劳动时,情况就更为不妙,由于彼此难以见面和交流,家务工作未安排好,小孩生活学习无人照顾,久之,常互相抱怨而造成家庭不和。

三、物理因素作业

各种物理因素(包括噪声、振动、高低气压、高低气温以及辐射等)对劳动者的心理也有不同程度的影响。

1. 噪声　在噪声环境下工作常使人产生烦恼。其程度与噪声的强度、频谱及其持续时间的变化有一定关系,接触噪声的强度越高,对心理状态的负性影响越大,且在强迫、人际关系敏感、抑郁、偏执、恐怖、精神病性等因子的得分上,有随接触噪声工龄的延长而增高的明显趋势;随着噪声强度的增大,情绪化、对立倾向和人格外向者也明显增多,特别是具有神经质个性及对噪声高度敏感的人更易患精神病。

2. 高温　高温环境的热作用可降低中枢神经系统的兴奋性,使机体体温调节功能减弱、热平衡易遭受破坏,而促发中暑。

高温作业对神经心理和脑力劳动能力均有明显影响。人体受热的,首先会感到不舒适,然后体温逐渐升高,产生困倦感、厌烦情绪、不想动、无力与嗜睡等症状,进而使作业能力下降、错误率增加。

四、生产性毒物作业

很多毒物可引起神经系统的损害,产生一系列的神经和精神症状。接触毒物作业人员一般有以下几种类型:①对所接触的毒物缺乏认识,没有基本的防护知识,对毒物掉以轻心,不按正常的操作规程作业,以致造成严重后果;②对所接触的毒物有正确的认识,能按操作规程作业,采取正确有效的预防措施,保持积极良好的心理状态;③对所接触的毒物有不正确的认识,过高地估计了毒物的危害,对毒物产生恐惧心理,影响了正常的工作、学习和生活,产生一系列心理问题。

接触神经性毒物可引起精神障碍,主要以类精神分裂症、癔症样发作、类躁狂—忧郁症、痴呆症、忧郁症和焦虑症较为多见,前三种精神障碍以意识功能障碍、认识功能障碍和情感反应障碍为主。

五、粉尘作业

接尘工人的工作环境中常同时存在着多种职业性有害因素,它们不仅损害了工人身体的功能(如肺功能),还可引起生理和心理紧张反应,使工作能力进一步下降,最终可导致尘肺病的发生和劳动能力丧失。

从事粉尘作业,尤其是高浓度粉尘作业的工人,其文化水平大多不高,缺乏自我保护意识,认为只要能够挣足够多的钱,什么工作都可以干。有的工人为了贪图方便、快速完成工作任务,不按粉尘作业规定操作,致使防尘设施遭到破坏。

由于上述原因,工人常表现为下列行为改变:作业时不愿佩戴防护用品;贪图便利摘掉密闭尘源的装置;将湿式操作改为干式作业,导致粉尘浓度大大升高;出现心理障碍,产生自卑情绪,导致无生产积极性且工作草率马虎。

六、脑力作业

现代工农业与国防现代化和科学技术的迅速发展,导致生产结构的转变与信息化产业的突飞猛进,劳动者的作业方式已由过去的单纯体力劳动、脑力劳动和体脑相结合的劳动方式逐渐向以脑力劳动为主的方式过渡。因此,脑力劳动者的人数将会迅速增多。但是,脑力劳动的范围很广、职业种类繁多,不同岗位的脑力作业都有不同的任务与要求,存在着不同的苦与乐,产生不同的心理卫生问题。

(李光杰 叶秀香)

第二章 职业病的诊断与治疗原则

第一节 职业病的临床特点

职业病是可预防的疾病,其发生发展有其特有的规律和临床特点。掌握这些规律和特点有助于职业病的正确诊断、治疗。

一、病因明确

职业病是由于生产中的各种职业危害因素所致,这些危害因素一般都较明确,大多是可以检测证实的。如铅中毒,其病因是吸入较高浓度铅烟、铅尘或食入含高剂量铅的化合物所致;矽肺是因为长期吸入高浓度游离二氧化硅粉尘(矽尘)所致等。但职业病可由一种或多种有害因素所致,有时甚至难以判定其病因。由于劳动者在其职业活动中,可在毫无觉察情况下接触过量的未知化学物或其他有害因素而致病,患者就诊时如不能提供有害因素接触史,则病因诊断难以确立。此时首先应根据病史及临床表现特点综合分析,从中找出可疑病因线索,再深入工作场所调查了解生产工艺是否改变,是否使用新材料、新化学物等,对可疑因素进行定性和定量分析。

二、接触水平—反应关系

接触职业性有害因素需达到或超过一定强度(剂量)时才对人体产生危害,接触的强度(剂量)愈大,职业病发病率愈高,病情愈严重。但有些职业性有害因素,如致敏物,接触极小剂量即可使敏感个体产生严重的变态反应。

三、群体发病

在接触同一因素的人群中常有一定的发病率,即使多人同时或先后发病,很少只见个别人发病。

四、靶器官损害与多脏器损害

某些有害因素可选择性地损害某一器官系统,或抑制某种酶的活性而出现相应的特异综合征。如慢性锰中毒主要损害锥体外系而出现以锥体外系功能障碍为特征的临床表现;肝血管肉瘤常见于氯乙烯中毒;有机磷农药与氨基甲酸酯类农药以乙酰胆碱酯酶(ChE)为靶酶,ChE 活性抑制后出现以胆碱能神经过度兴奋为主的临床表现等。但某些职业性有害因素,尤其是化学毒物,如铅及其化合物、汞及其化合物,除损害靶器官外,往往同时引起全身多器官系统的损害。

五、多数职业病尚无有效治疗方法

许多职业病如能获得早期诊断并及时合理治疗,其预后良好;但多数职业病目前尚无有效治疗方法,如矽肺、噪声性耳聋、局部振动病、苯中毒所致再生障碍性贫血、职业性肿瘤等。因此,对于这类职业病更应强调一级预防、早期诊断和及时合理的治疗。

第二节　职业病的诊断原则

职业病的诊断,无论是在方法学上,还是在其意义上都与一般疾病不尽相同,这是因为职业病的诊断涉及职业人群的健康权益、企事业单位应尽的法律义务及国家劳动保障政策的贯彻执行。职业病病因诊断对指导临床合理用药和正确治疗具有极其重要意义。如病因未明,如按定位诊断对症治疗。例如,铅中毒所致低色素性贫血,临床表现类似缺铁性贫血,如果不能做出铅中毒性贫血的病因诊断,按缺铁性贫血治疗则构成误诊误治,其后果是进入人体内的铅不仅不能及时排出,还可能继续铅作业,摄入更多的铅,而使病情进一步加重。因此,职业病诊断的核心问题是明确职业有害因素与所患疾病之间是否存在确切因果关系,即必须得出明确的病因诊断。只有依据详细可靠的职业接触史、现场职业卫生调查资料、临床表现及必要的实验室检查,并排除其他原因(职业性或非职业性)所致类似疾病,综合分析才能做出准确可靠的诊断。

一、诊断原则

1.病因学资料　通过下述途径取得职业危害因素的品种及其有关作用方式等资料。

(1)职业史:职业病与非职业病鉴别的关键就在于有无职业病危害接触史。因此,应详细询问职业史,包括接触职业危害的种类、生产流程、工龄、每日接触时间、是连续接触还是间断接触,以及工作环境中防护措施等。按开始工作到目前的时间顺序询问,如同一时间内接触一种以上职业危害,也要一一询问并重点记录。同时了解就业前及历年动态体检检查资料,以及是否发生生产事故等。

(2)现场职业卫生调查资料的收集:现场职业卫生调查的目的是为了查明职业性有害因素实际接触情况,判定所患疾病的发生与实际接触有害因素的强度和时间是否相符,补充和修正患者提供的职业接触史。应深入作业现场,重点了解生产工艺、操作方式,尤其是生产环境中有害因素的种类、接触强度和接触时间,根据历年作业环境监测资料,必要时实测有害因素的浓度或强度,结合工时记录等估计人体实际接触剂量和接触时间。

(3)实验室检查

1)化学因素:有两大类检测:①作业环境空气中毒物监测:通常有个体采样、呼吸带采样和定点采样等三种方法。采样后进行检验分析。②生物监测:生物监测系指系统、连续和重复地检测生物材料中外源性物质及其代谢产物的浓度或它们所致非损害性生物效应水平,并与合适的参考标准相比较,以评价接触量和健康受损的危险度。此外,在活体组织检查标本或尸解主要脏器中进行毒物含量测定,对明确诊断具有重要意义。

2)粉尘:测定工作场所粉尘含量是环境监测常用指标。测尘以计重法为主。对空气中矿物纤维(如石棉)以及植物纤维(如棉尘)等样品,我国采用滤膜重量法测定。肺组织内粉尘定性定量测定也有诊断价值。

3)物理因素:测定工作场所物理因素的强度,如工业环境中的噪声强度,高温作业环境的气温、气湿、热辐射、风速等。对于照射放射剂量,除测定现场放射性污染的剂量外,还可测定呼出气中放射性气体的浓度或尿、粪中放射性物质含量。其他如振动、电离辐射、高气压等因素亦皆有测定其强度的方法(详见各有关章节)。

4)生物学检查:职业性传染病可通过病毒、细菌等病原体分离或做血清学检查,如凝集反应、补体结合试验等明确病因。

(4)明确病因的其他检查

1)职业性皮肤病:应用皮肤斑贴试验来检测引起变应性接触性皮炎的变应原,应用光斑试验检测引起光敏性皮炎的光毒物或光变反应原。

2)职业性哮喘:应用抗原特异性实验室指标

如变应原皮肤试验、支气管激发试验及抗原特异性抗体检查等法检测致敏原。

2.临床资料

(1)病史的询问:详尽了解患者的主诉,让患者自己按时间顺序讲述症状的发生、起病时间和方式;症状的性质、程度、持续时间、频率、诱因、加重因子、缓解因子、伴随症状;病情发展情况及治疗效果。

询问发病与工作的关系,要注意同一作业环境工作的人员有无相似的疾病;有无烟、酒嗜好。吸烟可提高机体对一氧化碳、氮氧化物、高温、振动等多种职业性有害因素的易感性;酒不仅与多种毒物有协同作用,增大毒物的毒性,还可诱发某些职业中毒。例如,饮酒可使储存于骨内的铅游离入血,使血铅短时间内增高,从而诱发慢性铅中毒急性发作。既往史、个人嗜好、家族史及用药史等都是职业病病史询问不可缺少的内容,其中家族史的询问在职业病的诊断上具有重要鉴别诊断的价值。例如,家族性血卟啉病常易误诊为铅中毒。治疗癫痫、牛皮癣、淋巴结核、类风湿等疑难杂症的民间单方、验方和秘方,某些医院自配的方剂中可能含有不同剂量的铅、汞、砷等一种或多种金属毒物,过量服用可致金属中毒。

(2)体格检查:按常规要求系统地做好体格检查,应根据患者所接触的职业因素对机体可能产生的危害,以及病史中提供的主要症状重点进行检查。

对阳性体征,必须结合病史、实验室检查结果进行综合分析、判断,方可正确评价其临床意义及其与疾病主要诊断的关系。

某些阳性体征在职业病诊断中有特殊意义:①职业特征:如野外作业者皮肤变黑,摩擦与压力所致胼胝等。②接触指标:表示有职业危害接触但不一定表示已患职业病。例如铅、汞作业者齿龈的铅线、汞线;高原地区工作者的黑红色皮肤;接触钒引起的墨绿色舌苔等。③表示职业接触已引起机体危害的体征:如铊、氯丁二烯所致脱发;铬所致鼻中隔穿孔;急性有机磷中毒所致瞳孔缩小、肌肉震颤;高铁血红蛋白血症皮肤呈典型紫红色(巧克力色);砷、铊中毒所致指甲米氏纹;慢性三硝基甲苯所致白内障以及局部振动病的雷诺现象等。以上体征都具有一定特异性,为病因诊断提供了依据。

(3)实验室检查:包括常规检查、生化检查以及其他辅助检查等。

1)生物材料中毒物的测定:即血、尿、粪便、毛发、唾液、呼出气中有毒物质含量的测定,借此可判定患者是否接触过有关毒物和体内毒物的负荷量是否足以引发职业病。例如,24小时尿铅≥0.39 μmol/L(0.08 mg/L)或0.48 μmol/24 h(0.1 mg/24 h)时,不仅表明患者体内铅负荷量较高,结合职业接触史和临床表现还可作为铅吸收或铅中毒诊断的重要依据。

2)生物材料中毒物代谢产物的测定:如苯经体内代谢生成的酚类物质,甲苯经体内代谢形成的马尿酸均可经尿排出,但因苯等有机溶剂及其代谢产物在接触后较短时间内即排出体外,尿酚、尿马尿酸含量增高仅反映短时间内接触过苯或甲苯,只能作为诊断的参考依据,无重要诊断学意义。

3)病原体检查:包括病原微生物的培养、分离和鉴定。

4)效应指标的测定:反映毒性作用的指标,如铅中毒可检测尿 δ-氨基-γ-酮戊酸(δ-ALA)、红细胞游离原卟啉(FEP)、血锌原卟啉(ZPP)等;有机磷农药中毒可检测血液胆碱酯酶(ChE)活性等。

5)一般非特殊效应的指标:检查项目的选择和结果评价与一般疾病相同,包括血、尿常规,肝、肾功能,以及心电图、X线、脑电图、肺功能、放射免疫、放射性核素等检查。检查的结果可作为人体健康受损部位及严重程度的评价指标,但对病因学诊断无特殊意义。

(4)活体组织检查:应用活检作为诊断职业病的指标之一,国内外已有较多报道。近年来由于医疗器械的进展和取材方法的改进,活检涉及面不断扩展,加上病理诊断应用很多新技术,提高了其在诊断中的作用。

3.综合分析 即对职业病危害因素接触史、现场职业卫生学调查资料及临床症状、体征和实验室检查等各种资料进行综合分析,重点是:①职业危害因素的危害作用与临床表现是否相符;②剂量(强度)与疾病严重程度是否一致;③接触时间、方式是否符合职业病发病规律。根据以上资料综合分析、判断职业危害因素与疾病是否有因果关系,同时做好鉴别诊断才能得出诊断结论。

对一时不能确诊的可疑职业病,须随访观察,定期复查。随访期间可酌情给予必要的处理。

二、其他诊断方法

1.职业流行病学调查 职业流行病学是研究工作环境作为职业人群疾病危险因素的学科,是流行病学基本原理和方法在职业卫生与职业医学学科中的实际应用。流行病学是研究疾病的频率与分布及其影响因素,探究病因与疾病流行规律,借此制定相应的预防措施,并对措施效果进行考核评价。流行病学始终是预防医学研究的基础和重要手段,其原理与方法是预防医学研究及因果推断的重要理论基础和方法学。

职业流行病学作为流行病学的一个分支,在方法学上与其他急慢性疾病流行病学并无特别差异。职业流行病学围绕职业人群(人口学)、个人生活与居住环境及社会环境、工作环境(接触性质、强度、时间、防护等)、健康结局(疾病以及有关健康指标)4个方面收集资料,在控制有关因素的影响之后,客观评价工作环境与健康之间的关系。职业病和(或)职业有关疾病概念的出现,正是职业流行病学的重要贡献,前者职业接触与疾病的因果关系是肯定的,不接触不发病;后者职业接触是疾病发生病因链上的一个重要环节,职业接触引发、加重、加速了疾病发展。只有通过职业流行病学调查,才能确定这种"因",并估计确定的"因"的"贡献率"。

2.健康监护 对有毒有害作业者进行规范化的健康监护,既可贯彻一级预防又可全面探讨职业危害对接触者健康影响的特点。要做好这一工作,要求有规范化的设计,合理选择观察项目及检查指标,并掌握正确的检查、监测方法,系统观察,按时总结,从而掌握作业者就业时、就业期较完整的动态健康检查情况,为诊断慢性职业病、工作相关疾病等提供有价值的基础资料。

第三节 职业病的鉴别诊断

一、病因鉴别

某些疾病之所以发生有许多病因可究,职业性危害因素仅是其中之一。例如苯与再生障碍性贫血、锰与震颤麻痹、局部振动与雷诺病、噪声与听力障碍等,因而必须做好病因的鉴别诊断,详细询问职业接触史并全面收集临床资料,为综合分析、准确诊断提供可靠依据。

二、与类同疾病相鉴别

某些职业病应与其他病因所致类同疾病相鉴别,例如化学物所致急、慢性中毒性肝病应与急性、慢性病毒性肝炎相鉴别;急性化学物中毒性脑病应与急性细菌性、病毒性、外伤性脑部病变相鉴别;矽肺应与肺结核相鉴别等。

三、症状鉴别诊断

某些职业病的症状与常见内科疾病相似,但却属两种不同类型的疾病。例如金属烟热发病时先有畏寒、寒战,继以高热,伴有头痛、周身不适等,1~2小时后大汗淋漓而退热,临床颇似疟疾发作;铅绞痛患者有腹部绞痛,伴有胃肠道症状,易误诊为阑尾炎、胆囊炎、肠梗死等疾病;急性五氯酚钠中毒起病时仅有低热、出汗、乏力等症状,而无明显体征,易误诊为感冒、中暑。因此,必须做好症状鉴别诊断,以防误诊误治。

不论是职业病病因鉴别,还是疾病性质和症状的鉴别,鉴别诊断仍然必须坚持职业病诊断的基本原则与方法,其要点如下。

1.肯定的职业接触史和非职业接触(毒物、药物、其他病原物质)史。

2.临床表现特点(性质和程度、变化规律)与可疑职业性有害因素的作用规律相符合。

3.工作场所职业性有害因素的强度(浓度),血、尿和其他生物材料中职业性有害物质及其代谢产物的检测结果,和(或)生物效应指标的变化等是鉴别诊断的重要依据。

4.必要时可用诊断性治疗或疾病诱发试验,如诊断性驱铅试验和变应原皮肤试验等,协助进行病因鉴别诊断。

第四节　职业病的治疗原则与方法

一、治疗原则

根据职业病的发病规律及临床特点,职业病的治疗要遵循以下原则。

1.病因治疗　尽可能消除或减少致病的物质基础,并针对有害因素致病的机制进行处理。

2.早期治疗　职业病的早期病理生理变化往往是可逆的,故及早进行合理治疗效果好、费用少。对于矽肺、局部振动病、噪声性耳聋等进行性疾病来说,早期治疗更为重要。

3.以整体观指导治疗　职业性有害因素所致疾病,虽常以某一靶器官的损害较突出,但多数常引起多器官系统功能性或器质性改变。除消除病因及针对靶器官损害的治疗外,也应重视对症和支持疗法。尤其对于目前尚无特效病因治疗的职业病,对症和支持疗法不可忽视,即使有特效治疗药物或方法,对症与支持疗法也有利于提高机体整体抗病能力,在抢救患者生命、减轻痛苦、促进各器官系统功能康复等方面发挥着极为重要的作用。

4.贯彻个体化治疗原则　即使是同一作业环境下引发的同一职业病,由于个体差异的存在,不同患者的病情和药物的疗效等仍有较大不同。尽管已有针对某一职业病的规范治疗方案,但在施治时仍应根据不同患者的具体情况拟定治疗方案,并根据病情变化及时调整。

5.预见性治疗措施　在治疗时综合分析致病因素的性质、发病机制、临床表现、严重程度以及实验室检查资料,常可评估与预见病情演变趋势,并针对可能发生的病变,包括并发症或后遗症等,采取有效措施,防止其发生或减轻其严重程度。这类治疗措施有明确的针对性,对控制病情发展常起重要作用。如急性苯胺类化学物重度中毒时,如果周围血象中含赫恩滋小体红细胞比率很高,则可预计二三日后发生严重溶血,应立即采取换血等措施,防止溶血的发生或减轻溶血的程度,阻止病情恶化;急性一氧化碳中毒时,应根据中毒程度,结合患者年龄、原健康状况等资料分析,及时采取应用高压氧以及改善脑部供血、促进脑功能恢复等治疗措施,预防迟发性脑病的发生。

二、治疗方法

1.病因治疗　即去除致病因素。中断与致病因素的接触,防止有害因素被继续吸收或持续作用,应用针对病因的治疗药物是病因治疗的基本方法。

(1)防止职业危害因素继续侵入人体:急性职业病,尤其是急性化学物中毒时,脱离接触是防止危害因素继续入侵的最主要、最简单的措施。虽然职业危害因素因现场条件而异,现场抢救方法、方式也不尽相同,但必须强调急性职业病患者务必立即脱离现场,以彻底避免再接触。此外,不合适的抢救方法不但达不到目的,且可使抢救人员受害,这是应严加重视的。对于慢性职业病,不论病情轻重,治疗期间都应终止接触致病因素。按有关规定,重症职业病,如重度铅中毒、重度汞中毒等治疗后必须调离原作业环境;尘肺病、慢性苯中毒等一经诊断即应调离有害作业环境,给予积极的综合治疗,以防尘毒继续作用,加重病情或使疾病复发。

(2)应用针对病因的治疗药物:这是重要的病因治疗措施。治疗时应尽早使用解毒排毒药物加速体内毒物的代谢转化和排泄过程,必要时还可采用透析疗法和换血疗法等,以达到解毒排毒,保护组织器官免受器质性损害的目的。针对病因的解毒排毒药物可分为特殊解毒药与通用解毒剂两大类。

2.特殊解毒药

(1)金属中毒解毒药

1)氨羧类络合剂:即氨基多羧酸络合剂(complexing agent),能与多种金属离子络合成无毒的易溶性金属络合物,又称螯合物(chelate),随尿排出体外。络合剂与金属的络合能力用络合常数($\log K$)表示,络合常数越大,其与金属络合的能力越强,并能取代络合常数较低的金属。常用的氨羧络合剂如下。

依地酸二钠钙($CaNa_2$-EDTA):能与多种金属离子络合成无毒的、可溶于水的金属络合物,经尿排出体外。主要用于铅中毒、锰中毒等。用法:一般用 $CaNa_2$-EDTA 1 g 加入 5% 葡萄糖注射液 250~500 mL,静脉滴注,每日 1 次,连用 3 日,间隔 3~4 天为一疗程。视体内金属负荷量高低及临床反应情况确定其疗程数。用药过程中,可能出现乏力、发冷发热、头痛等症状,偶见恶心、呕吐,偶有出现过敏性休克反应者。长期大量用药可导致锌、锰、铜等微量元素排出增多。最重要的不良反应是肾脏损害,但早期停药可恢复。

二乙烯三胺五乙酸钠钙($CaNa_3$-DTPA):其化学结构和解毒原理与依地酸二钠钙大致相似,但其络合常数较 $CaNa_2$-EDTA 大,常用于治疗铅、钴、铬、锌、锰、铁等中毒。对体内放射元素,如钚、钇、镧、铈、钍、锶、镅、钶、铀等亦有促排作用。

用法:一般用 $CaNa_3$-DTPA 0.5 g 溶于生理盐水 250 mL 内,静脉滴注,每日 1 次,连续 3 天,间歇 3~4 天为一疗程,根据病情决定是否继续下一疗程。用药过程中可出现头晕、乏力、恶心、咽炎、口腔溃疡和皮疹等。该药具有致畸作用,孕妇禁用。

2)巯基类解毒药:其碳链上的巯基可与进入人体内的金属结合形成稳定的络合物,并可夺取已与含巯基的酶(或蛋白质)结合的金属离子形成金属硫醇盐从尿排出,保护巯基酶免受某些金属的抑制作用,并使被抑制的巯基酶恢复活性,从而达到解毒的目的。临床上常用于治疗铅、汞、砷、铬、镉、铋、锑、铜、锌、钴、镍等中毒。常用巯基类金属解毒药的用法及注意事项如下。

二巯丙磺酸钠(Na-DMPS):可与多种金属形成络合物,为治疗急、慢性汞中毒的首选药物。治疗砷中毒,其疗效明显优于二巯丙醇(BAL),但对砷化氢中毒无效。

用法与用量:①治疗急性中毒:静注 5 mg/kg,每 4~5 小时 1 次。第 2 天,每日 2~3 次;以后每日 1~2 次,7 天为一疗程。②治疗慢性中毒:2.5~5 mg/kg,每日 1 次,用药 3 天、停 4 天为一疗程。一般应用 3~5 个疗程。

注射速度过快时可出现恶心、头晕、心悸、口唇发麻等反应,一般可在短时间内消失。个别患者可见皮疹和发热反应。

二巯丁二钠(Na-DMS):用法:Na-DMS 1 g,用生理盐水或 5% 葡萄糖注射液 20 mL 稀释缓慢静脉注射。急性重金属中毒病例,视病情适当增加用药次数。慢性汞中毒,每日 1 次,连用 3 天,间隔 4 天为一疗程,根据病情确定总疗程数。

二巯丁二酸(DMSA)为 Na-DMS 的游离酸,性能稳定,是一种广谱的新型金属络合剂,对外源性金属中毒有良好的解毒性作用,可口服,也可静脉给药,常用于治疗铅、汞、砷、锑中毒,是铅中毒和有机汞中毒的首选药物之一。治疗砷中毒较 BAL、DMPS 更有效,但对砷化氢中毒无效,对锑的解毒能力为 BAL 的 10 倍。DMSA 与镉的亲和力很强,但因其不能进入细胞内夺取已与金属硫蛋白牢固结合的镉,故不能用于镉中毒。用法:注射:①急性中毒:常用静脉给药,首次用 DMSA 2 g 加入 10～20 mL 5% 葡萄糖注射液,缓慢静脉注射(10～15 分钟);以后每次 1 g,每日 4～5 次,直至急性症状缓解。②慢性中毒:用 DMSA 1 g,静脉注射,每日 1 次,连用 3 天,间隔 3～4 天为一疗程;肌肉注射,用 DMSA 0.5 g,每日 2 次;口服,每次 0.5～1.0 g,每日 3 次,连续 3 天,间隔 3～4 天为一疗程。主要不良反应有恶心、呕吐、腹泻、食欲不振、血清转氨酶一时性增高和皮疹等。

(2)高铁血红蛋白血症解毒药:美蓝(Methlene Blue)又称亚甲蓝,是一种氧化还原剂。在体内,美蓝在酶的作用下起递氢作用。对血红蛋白的作用则根据浓度的不同,作用正好相反。高浓度时(5～10 mg/kg),美蓝直接使血红蛋白转为正铁血红蛋白,临床上用于治疗氰化物中毒,但必须和硫化硫酸钠合用,效力远低于亚硝酸钠。低浓度时(1～2 mg/kg),使正铁血红蛋白还原为血红蛋白,临床上用于治疗正铁血红蛋白血症(如醌类、醌亚胺类、亚硝酸盐、苯胺类及硝基苯等引起的正铁血红蛋白血症)。本品尚可使膀胱结石溶解,临床上用于治疗尿路结石、神经性皮炎和闭塞性脉管炎。

用法与用量:①氰化物中毒:1% 溶液 50～100 mL,然后 25%～50% 硫代硫酸钠溶液 25～50 mL 静注,两者交替使用。②治疗某些药物中毒引起的高铁血红蛋白症:50～300 mg/d,分次口服;或 1～2 mg/kg,用 25% 葡萄糖稀释后缓慢静注,必要时 1～2 小时重复。注意每次不超过 0.2 g,每日不超过 0.6 g,用量不宜过大,以免加重高铁血红蛋白血症。③肾功能测定:肌注 2.5% 溶液 2 mL,约半小时后排出尿液呈蓝色表示肾功能正常。④治疗尿道感染:口服每次 0.1 g,每日 3 次。⑤治疗尿路结石:口服,每次 65 mg,每日 3 次。

大剂量静脉注射可引起恶心、腹痛、胸痛、头痛、眩晕、神志不清、多汗;皮下注射可产生局部坏死性脓肿;椎管内注射易引起中枢神经系统永久性器质性损害,故不能皮下或椎管内注射。严重肾功能不良者慎用。

(3)氰化物中毒解毒药:氰化物在体内可释出 CN^-,很易与体内氧化型细胞色素氧化酶中的 Fe^{3+} 结合,阻碍铁的还原,抑制酶的活性,导致细胞缺氧窒息。亚硝酸盐属高铁血红蛋白形成剂,进入人体内后,在短期内可使血中高铁血红蛋白达 10%～20%,MHb 分子中的 Fe^{3+} 可迅速与体内 CN^- 结合,并夺取已与细胞色素氧化酶分子中的 Fe^{3+} 结合的 CN^-,从而有效地解除氰对细胞色素氧化酶的抑制,恢复其活性。硫代硫酸钠属供硫剂,进入人体后硫与游离的 CN^- 或已与高铁血红蛋白结合的 CN^- 结合,形成低毒的、较稳定的硫氰酸盐随尿排出体外,从而达到解毒的目的。

急性氰化物中毒时,解毒药物的具体用法及步骤如下。

1)一旦发现中毒患者,迅速脱离有毒环境,吸氧,立即用亚硝酸异戊酯安瓿折断吸入,每 2 分钟 1 次,至静脉注射亚硝酸钠为止。呼吸停止者,则在人工呼吸下吸入,并肌注苯甲酸钠咖啡因 0.5 g。

2)立即用 3% 亚硝酸钠 10～20 mL 缓慢静注(每分钟 2～3 mL),然后用同一针头注射 25% 硫代硫酸钠 50 mL,必要时在 1 小时后重复半量或全量。本药不能与亚硝钠同时注射。

3)细胞色素 C 15～13 mg,肌注或静滴,每日 2～3 次。

4)注意吸氧,防止肺水肿、脑水肿、休克和呼吸衰竭。皮肤灼伤处先用高锰酸钾溶液冲洗,再用硫化铵溶液洗涤。

(4)农药中毒解毒药

1)有机磷农药解毒药

阿托品:阿托品可拮抗乙酰胆碱对交感神经和中枢神经系统的作用,减轻毒蕈碱样症状及中枢抑制,但对烟碱样症状和胆碱酯酶活力恢复无效。治疗原则是早期、足量、反复使用,迅速达到阿托品化,并进行维持量治疗。在用药过程中应密切观察患者瞳孔大小和全身反应,随时调整用药时间和间隔。阿托品化的表现是瞳孔散大、颜面潮红、口干、皮肤干燥、心跳加快、肺部湿啰音消失。出现上述症状应减少阿托品的剂量，或延长给药时间，一般维持用药至症状消失24小时后才可停药。如出现瞳孔显著散大、颜面绯红、神志模糊或狂躁不安、抽搐、心动过速和尿潴留等症状，提示阿托品中毒，应停用阿托品。

①轻度中毒：阿托品1 mg，皮下注射或口服，每1~2小时1次。"阿托品化"后每4~6小时0.5 mg皮下注射，或0.3~0.6 mg口服。

②中度中毒：阿托品2~4 mg静脉注射，以后每15~30分钟重复1次。"阿托品化"后改为每2~4小时0.5~1 mg静脉注射。

③重度中毒：阿托品5~10 mg静脉注射，以后每10~30分钟重复1次。"阿托品化"后改为每1~2小时0.5~2 mg静脉注射。

胆碱酯酶复活剂：有机磷与体内胆碱酯酶结合，形成磷酰化胆碱酯酶，失去水解乙酰胆碱的活力。而胆碱酯酶复活剂可使磷酰化胆碱酯酶脱磷酰化，从而恢复胆碱酯酶的活性，具有水解乙酰胆碱的能力。

胆碱酯酶复活剂对抗烟碱样毒性作用较明显，与抗胆碱药合用可增强解毒效果。胆碱酯酶复活剂的使用应做到：早期使用，首次足量，重复使用及联合应用。

①解磷注射液：疗效迅速，效果良好。轻度中毒0.5~1支，肌注。中度1~2支、重度2~3支，静脉注射。0.5~1小时后复查胆碱酯酶活力，若未恢复到60%以上，则中度中毒1支、重度中毒2支，肌注。1~2小时后再复查胆碱酯酶活力，以确定是否再重复应用。

②氯磷定：轻度用0.25~0.5 g，中度0.5~0.75 g，肌注。重度0.75~1 g，静脉注射。视病情于0.5~2小时后可按原量重复1次。

③解磷定：轻度0.4 g，中度0.8~1.2 g，重度1.2~1.6 g，静脉注射。

④双复磷：轻度0.125~0.25 g，肌注。中度0.5 g，肌注或静脉注射。重度0.5~0.75 g，静脉注射。视病情于0.5~2小时可按原量重复1~3次。

注意事项：胆碱酯酶复活剂系肟类化合物，在碱性溶液中可水解产生具有剧毒的氰化物；用量过大、注射过快或未稀释注射会抑制肌肉—神经传导、抑制呼吸，类似有机磷中毒。

有机磷杀虫药中毒最理想的治疗是胆碱酯酶复活剂与阿托品两药合用。轻度中毒亦可单独使用胆碱酯酶复活剂。两种解毒药合用时，阿托品的剂量应减少，以免发生阿托品中毒。

2）有机氟农药中毒解毒药：乙酰胺（Acetamide）又名解氟灵。其化学结构与氟乙酰胺相似，在体内其乙酰胺可与氟乙酰胺竞争酰胺酶活性基团，夺取酰胺酶，使氟乙酰胺不能脱氨形成氟乙酸，从而减轻或消除氟乙酸对三羧酸循环的抑制作用。首次用量2.5~5 g，肌肉注射，连用5~7天。

3. 通用解毒药物　目前应用于临床的特效解毒药物品种有限，有待进一步研究开发。因此，非特效的通用解毒排毒药在临床上应用较多，如使用及时得当可发挥较好疗效，不可忽视。例如急性苯中毒时供给葡萄糖醛酸和足量蛋白质可为苯在体内的代谢提供较多的葡萄糖醛酸根和硫酸根，后者与苯的代谢产物酚类结合形成可溶性无毒化合物随尿排出体外。含CN^-化合物与含硫氨基酸可生成易溶性化合物随尿排出而解除CN^-的毒性，因此胱氨酸、半胱氨酸、谷胱甘肽和甲硫氨酸等对含CN^-化合物，如氰化物、腈类化合物（如丙烯腈等）中毒有一定解毒作用。大剂量维生素C、硫代硫酸钠和中草药等均为通用解毒药，对许多毒物中毒有一定解毒和排毒作用。

（1）葡萄糖酸钙：钙剂可与乙二醇、草酸（乙二酸）结合成草酸钙，与氟化物结合形成氟化钙，因其水溶性减小，吸收率降低，毒性也降低。乙二醇、草酸（乙二酸）等急性中毒时，可用钙剂洗胃或口服葡萄糖酸钙0.1~0.2 g，每日3次。铅绞痛发作时，静脉注射葡萄糖酸钙可缓解症状。

（2）硫酸钠：10%硫酸钠10 mL静脉注射，或1%溶液500~1 000 mL静脉滴注。口服中毒时可用5%硫酸钠溶液洗胃，口服20%~30%硫酸钠100 mL，连用2~3天。机制是硫酸钠能迅速与钡离子结合生成难溶性硫酸钡,阻止钡的吸收。

(3)普鲁士蓝(Prussian Blue):因铊、铯等可置换普鲁士蓝中的钾,形成难溶性铊盐或铯盐,随粪便排出体外,故对口服急性铊中毒、铯(^{137}Cs)内照射有明显的排毒作用。用法:250 mg/kg溶于15%甘露醇200 mL中,分4次口服或灌胃。

(4)葡萄糖醛酸内酯:又名肝泰乐,在体内水解后生成葡萄糖醛酸,葡萄糖醛酸根在肝内可与化学毒物的羟基、氨基、羧基结合形成无毒或低毒的葡萄糖醛酸结合物随尿排出。用于苯、甲苯、苯甲酸、酚、酚酞、苯胺、对氨基水杨酸盐等多种化学毒物中毒。口服:0.1～0.2 g,每日3次,肌肉注射或静脉注射:0.1～0.2 g,每日1～2次。

(5)谷胱甘肽(Glutathione,GSH):肝细胞胞质中含量高,主要通过:①GSH中的巯基(SH)与毒物或其代谢产物结合生成可溶性物质随尿排出;②保护重要的巯基酶;③清除自由基,抑制脂质过氧化等作用机制对外来化学物发挥解毒性作用。卤代芳香烃、不饱和脂肪烃和环氧化物等均可与GSH结合,经生物转化迅速排出体外而解毒。用法:每日300～600 mg,肌肉或静脉注射,也可加入5%葡萄糖注射液中静脉滴注。

(6)硫代硫酸钠(Sodium Thiosulfate):化学式Na$_2$S$_2$O$_3$,为供硫体。硫代硫酸钠在硫氰酸酶(硫转酶)的参与下,与体内游离的或与MHb结合的氰离子结合,生成基本无毒的硫氰酸盐随尿排出而解毒(见氰化物中毒解毒剂药物)。因硫代硫酸钠能与多种金属离子或非金属化合物形成无毒或低毒的化合物排出体外,故作为通用解毒剂而被广泛使用。用法:10%硫代硫酸钠溶液5～10 mL,静脉注射,每日1次,1～2天为一疗程。

(7)乙醇(Ethanol):乙醇、甲醇、乙二醇在体内竞争醇脱氢酶,但乙醇与该酶的亲和力大于甲醇和乙二醇,可阻止甲醇、乙二醇转化为毒性更大的甲酸和乙二酸(草酸),故可用乙醇治疗甲醇和乙二醇中毒。用法:口服,首次50%乙醇(或白酒)30 mL,以后每4小时口服15 mL,连用4天。用药剂量和次数应根据患者具体情况而定,如患

者已处于明显抑制状态时禁用乙醇治疗。

(8)氧吸入:氧可加速气态毒物经呼吸道排出;吸入高浓度氧能增加血液中物理溶解性氧,维持组织合氧作用,可有效地纠正窒息性毒物,如一氧化碳、硫化氢、氰化物中毒等引起的缺氧;吸氧可促使COHb解离;重度中毒者应考虑高压氧疗法。高压氧可使肺泡内氧分压明显增加,提高血液和组织内氧饱和度,及时纠正缺氧,降低颅内压,预防或减缓脑水肿、肺水肿的发生和发展。

(9)其他

1)呼吸道或皮肤黏膜灼伤:①酸灼伤可用1%～5%碳酸氢钠溶液雾化吸入或清洗皮肤黏膜;②碱灼伤可用0.5%～4%硼酸溶液雾化吸入或清洗皮肤黏膜;口服中毒时,用5%醋酸洗胃。

2)氢氟酸皮肤烧伤:用10%氨水浸泡;静脉注射葡萄糖酸钙可拮抗其毒性作用。

3)黄磷皮肤烧伤:可用1%硝酸银或硫酸铜涂敷创面,但应注意后者用量大时可致溶血反应。

4)酚烧伤:用25%～75%乙醇擦洗。

4.对症治疗 职业病治疗中,对症治疗是主要治疗原则。应针对急性职业中毒或高温中暑、急性高原病等随时出现的临床现象,如昏迷、惊厥、肺水肿、哮喘、休克、心肌损害、心律失常、心搏骤停、急性肾衰竭、酸中毒、低钾血症、高钾血症、高热等症状进行对症治疗。慢性职业病常见的症状有类神经症、精神障碍、震颤麻痹综合征、周围神经病、慢性呼吸衰竭、慢性肝或肾功能损害、白细胞减少、再生障碍性贫血、接触性皮炎、雷诺现象等,均应给予及时合理的对症治疗。

5.支持治疗 目的是提高机体整体抗病能力和促进受损组织器官功能的恢复,对于慢性职业病和急性职业病恢复期的患者,支持治疗极为重要。支持治疗的具体措施包括以下几点。

(1)加强营养:如铅中毒患者应注意补充维生素C和足量的优质蛋白质。因为维生素C和蛋白质可减少铅吸收,促进铅的排泄,直接参与解毒过程,提高机体的抗氧化能力和促进受损组织的修复,苯中毒患者应在平衡膳食基础上加强优质蛋

白质、铁、维生素 C、维生素 B_6、维生素 B_{12} 及叶酸等的供给,以促进骨髓造血功能的恢复。

(2)康复治疗:例如,局部振动病患者,加强理疗、温水浴、红外线照射等,是促进手和肢体功能恢复的主要措施。要鼓励患者持之以恒,坚持功能锻炼。

(3)心理治疗与护理:对尘肺、苯致再生障碍性贫血等预后欠佳的职业病患者尤应加强心理治疗,解除其心理负担,树立延长寿命、提高生活质量的信念而坚持治疗。应精心护理,细心观察病情的变化,严防并发症、药物过敏、交叉感染等情况的发生,对已发生的并发症及时处理,以免影响疾病的恢复过程。

(李光杰　叶秀香)

第三章 职业病诊断与鉴定机构

第一节 概 述

职业病诊断、鉴定管理以《中华人民共和国职业病防治法》为依据,遵循科学、合法、公开、公正、客观、真实、及时、便民的原则。职业病诊断机构和职业病诊断鉴定组织应当按照《职业病防治法》的规定和职业病诊断标准独立进行职业病诊断与鉴定,并对诊断与鉴定结论负责,不受任何单位和个人的干涉。职业病诊断机构的设置应当遵循区域覆盖、合理配置的原则。县级以上地方人民政府卫生行政部门负责本行政区域内的职业病诊断与鉴定工作。省级人民政府卫生行政部门应当制定职业病诊断机构设置规划,县级以上地方人民政府卫生行政部门应当加强职业病诊断机构的建设,设区的市应当有经批准设立的职业病诊断机构。国家卫计委成立国家职业病诊断鉴定技术指导委员会,对全国职业病诊断与鉴定工作进行指导。

第二节 诊断机构的设置

职业病诊断应当由省级人民政府卫生行政部门批准的取得职业病诊断资格的医疗卫生机构承担。从事职业病诊断的医疗卫生机构,应当拥有3名以上职业病诊断医师,具备与所开展职业病诊断项目相适应的仪器设备,并符合省级人民政府卫生行政部门规定的其他条件。

医疗卫生机构从事职业病诊断,应当向省级人民政府卫生行政部门提出申请,并提交以下资料:①诊断机构申请表;②医疗机构执业许可证;③与职业病诊断相关的人员资料;④与职业病诊断相关的仪器设备资料,本单位职业病诊断方面的规章制度;⑤省级人民政府卫生行政部门规定提交的其他资料。

从事职业病诊断的医师应当具备下列条件,并取得省级人民政府卫生行政部门颁发的资格证书:①有医师执业证书;②熟悉职业病防治法律法规和职业病诊断标准;③从事职业病诊断、鉴定相关工作3年以上;④具备工作场所职业病危害防治专业知识;⑤按规定参加职业病诊断医师相应专业的培训,并考核合格。

职业病诊断机构的职责:①在省级人民政府卫生行政部门批准的职业病诊断项目范围内开展职业病诊断;②报告职业病;③报告职业病诊断工作情况;④承担《职业病防治法》中规定的其他职责。

第三节 职业病诊断

劳动者可以选择用人单位所在地(本人户籍所在地)或者本人经常居住地的职业病诊断机构申请诊断。劳动者无行为能力或死亡的,可由其法定继承人或监护人提起职业病诊断申请。职业病诊断需要下列资料:①职业史和职业病危害接触史(包括在岗时间、工种、岗位、接触的职业病危害因素名称等);②职业健康检查结果;③工作场所职业病危害因素检测结果;④职业性放射性疾病诊断需要个人剂量监测档案等资料;⑤与诊断有关的其他资料。

劳动者依法要求进行职业病诊断时,应当填写《职业病诊断就诊登记表》,并提交其掌握的相关职业病诊断资料。

职业病诊断需要以下资料:①职业史和职业病危害接触史(包括在岗时间、工种、岗位、接触的职业病危害因素名称等);②职业健康检查结果;③工作场所职业病危害因素检测结果;④职业性放射性疾病诊断需要个人剂量监测档案等资料;⑤与诊断有关的其他资料。

以上职业病诊断资料应由用人单位提供,职业病诊断机构进行职业病诊断时,应当书面通知劳动者所在的用人单位提供其掌握的职业病诊断资料,用人单位应当在接到通知后的10日内如实提供。

用人单位未在规定的时间内提供职业病诊断所需资料的,职业病诊断机构应当依法提请用人单位所在地的安全生产监督管理部门,督促用人单位提供。

经安全生产监督部门督促,用人单位仍不提供工作场所职业病危害因素检测结果、职业健康监护档案等资料或者提供资料不全的,职业病诊断机构应当结合劳动者的临床表现、医学检查结果和劳动者的职业史、职业病危害接触史,并参考劳动者自述、安全生产监督部门提供的日常监督检查信息等,做出职业病结论。

职业病诊断机构进行职业病诊断时,应当书面通知劳动者所在的用人单位提交其掌握的职业病诊断资料。

职业病诊断应当依据《职业病防治法》和《职业病诊断、鉴定管理办法》的有关规定,依据职业病诊断标准,结合职业病危害接触史、工作场所职业病危害因素检测与评价、临床表现和医学检查结果等资料,综合分析其疾病的特征和发展变化是否符合相应的职业病特征、发生、发展规律和流行病学规律,做出诊断结论。没有证据否定劳动者的职业危害接触史、接触剂量、职业病危害因素与患者临床表现之间的必然联系的,且没有证据证明非职业因素与患者健康损害的必然关系的,应当诊断为职业病。

诊断机构根据需要,可以进行必要的现场调查,对疑似职业病患者进行医学检查、住院观察或诊断性治疗后,再做出诊断。疑似职业病患者在职业病诊断和医学观察期间的费用,由用人单位承担;在此期间,用人单位不得解除或者终止与其订立的劳动合同。诊断机构的诊断结论一经明确,疑似职业病状态结束。

诊断机构进行职业病诊断时,应当组织3名以上单数的职业病诊断医师进行集体诊断。职业病诊断医师对职业病诊断有意见分歧的,应当进行表决,并按多数人的意见诊断;对不同意见应当如实记录;参加诊断的职业病诊断医师不得投弃权票。诊断机构可以根据需要,聘请其他单位有资格的职业病诊断医师参与诊断。受聘请的诊断医师参与诊断结论的讨论和表决,并在《职业病诊断证明书》上签名。

诊断机构应当及时做出诊断结论,并出具职业病诊断证明书。职业病诊断证明书应当明确劳动者是否患有职业病;对患有职业病的,应当载明所患职业病的名称、程度(期别)、处理意见;需要复查的应当载明复查时间。职业病诊断证明书还应当载明当事人申请职业病诊断鉴定权利、申请期限和职业病鉴定办事机构的名称、地址和联系方式。职业病诊断证明书应当由参加诊断的职业病诊断医师共同签署，并经诊断机构审核盖章。职业病诊断证明书应当一式三份，劳动者、用人单位各执一份，诊断机构存档一份。职业病诊断证明书应当在做出诊断之日起 20 日内发送当事人。职业病诊断证明书的格式由国家卫计委统一规定。

诊断机构应当建立职业病诊断档案并长期保存，档案内容应当包括：①职业病诊断证明书；②职业病诊断过程记录：包括参加诊断的人员、时间、地点、讨论内容及诊断结论；③用人单位、劳动者和其他机构提交的有关资料；④临床检查与实验室检验等资料；⑤与诊断有关的其他资料。

用人单位发现职业病患者或者疑似职业病患者时，应当报告所在地县级人民政府卫生行政部门。确诊为职业病的，用人单位还应当向所在地县级人民政府劳动保障行政部门报告。

职业病患者需要复查的，用人单位应当按照职业病诊断证明书上注明的复查时间安排复查。职业病的复查，原则上应当在原诊断机构进行。劳动者回原诊断机构复查确有困难的，可以选择在居住地诊断机构进行复查，居住地诊断机构应当受理并进行复查。复查结论应当及时告知原诊断机构。复查机构需要原诊断机构提供有关资料的，原诊断机构应当予以提供。

第四节 职业病鉴定组织

省级人民政府卫生行政部门应当设立职业病诊断鉴定专家库，为职业病诊断鉴定提供鉴定专家。职业病诊断鉴定专家库由具备下列条件的专业技术人员组成：①具有良好的业务素质和职业道德；②具有相关专业的高级专业技术职务任职资格；③熟悉职业病防治法律法规和职业病诊断标准；④身体健康，能够胜任职业病诊断鉴定工作。

职业病诊断鉴定办事机构的职责是：①接受当事人申请；②组织当事人或者接受当事人委托抽取职业病诊断鉴定委员会专家；③建立并管理鉴定档案；④承办与鉴定有关的事务性工作；⑤承担卫生行政部门委托的有关鉴定的其他工作。

参加职业病诊断鉴定的专家，由当事人在职业病诊断鉴定办事机构的主持下，从专家库中以随机抽取的方式确定，组成职业病诊断鉴定委员会。在特殊情况下，鉴定办事机构根据鉴定工作的需要，经当事人同意，可以在本地区以外的专家库中邀请专家作为鉴定委员会成员。当事人也可以委托职业病诊断鉴定办事机构抽取专家；当事人不按照鉴定办事机构安排的时间抽取专家且无正当理由的，视为放弃抽取专家的权利。

诊断鉴定委员会组成人数为 5 人以上单数，鉴定委员会设主任委员 1 名，由鉴定委员会推举产生。鉴定委员会专家有下列情形之一的，应当回避：①是职业病诊断鉴定当事人或者当事人近亲属的；②与职业病诊断鉴定有利害关系的；③与职业病诊断鉴定当事人有其他关系，可能影响公正鉴定的。

第五节 职业病鉴定

当事人对诊断结论有异议的，在接到职业病诊断证明书之日起 30 日内，可以向做出诊断结论的诊断机构所在地设区的市级卫生行政部门申请鉴定。设区的市级职业病诊断鉴定委员会负责职业病诊断争议的首次鉴定。当事人对设区的市级职业病诊断鉴定委员会的鉴定结论不服的,在接到职业病诊断鉴定书之日起 15 日内,可以向原鉴定机构所在地省级人民政府卫生行政部门申请再鉴定。省级职业病诊断鉴定委员会的鉴定为最终鉴定。

当事人申请职业病诊断鉴定时,应当提供以下材料:①职业病诊断鉴定申请书;②职业病诊断证明书,申请者做鉴定的还应当提交首次职业病诊断鉴定书;③卫生行政部门的鉴定办事机构要求提供的其他有关资料。对被鉴定人进行医学检查、对被鉴定人的工作场所进行现场调查取证等工作,由职业病诊断鉴定办事机构安排、组织。

鉴定办事机构应当自收到申请资料之日起 5 个工作日内完成材料审核,对材料齐全的发给受理通知书;材料不全的,通知当事人 15 日内补充。鉴定办事机构应当在受理鉴定申请之日起 60 日内组织鉴定。

鉴定办事机构应当向原诊断机构或首次鉴定办事机构调取诊断或鉴定档案,原诊断机构或首次鉴定办事机构应当按照鉴定办事机构的要求及时提交档案。鉴定工作结束后 20 日内,鉴定办事机构应当将档案退回原诊断机构或首次鉴定办事机构。

鉴定委员会根据需要可以向用人单位索取与鉴定有关的资料,用人单位应当如实提供;鉴定委员会必要时可以听取当事人的陈述和申辩,对被鉴定人进行医学检查,对被鉴定人的工作场所进行现场调查取证。鉴定委员会可以根据需要邀请其他专家参加职业病诊断鉴定。邀请的专家可以提供咨询意见和有关资料,但不参与鉴定结论的表决。

鉴定委员会应当认真审阅有关资料,依照有关规定和职业病诊断标准,依据科学原理和专业知识,独立进行鉴定。在事实清楚的基础上,进行综合分析,做出鉴定结论,并制作鉴定书。鉴定结论应获得鉴定委员会成员的过半数通过。参加鉴定的专家不得投弃权票。

职业病诊断鉴定书应当包括以下内容:①劳动者、用人单位的基本信息及鉴定事由;②鉴定结论及其依据,如果为职业病,应当注明职业病名称,程度(期别);③鉴定时间。鉴定书加盖职业病诊断鉴定办事机构印章。职业病诊断鉴定书应当于鉴定结束之日起 20 日内由职业病诊断鉴定办事机构发送当事人。

职业病诊断鉴定过程应当如实记录,其内容应当包括:①专家组的组成;②鉴定所用资料;③鉴定专家的发言及其鉴定的意见;④表决的情况;⑤经鉴定专家签字的鉴定结论;⑥鉴定时间;⑦与鉴定相关的其他资料。

如果组织当事人进行陈述和申辩的,应当包括当事人的陈述和申辩记录。鉴定结束后,鉴定记录应当随同职业病诊断鉴定书一并由鉴定办事机构存档,长期保存。

职业病诊断鉴定有关的现场调查、检测、健康检查等费用由用人单位承担。

(李光杰 叶秀香)

第二篇 各 论

第四章 中医对尘肺的认识

第一节 概 述

在传统中医典籍中未见到与尘肺病完全相对应的病名,根据临床表现,与中医学"石瘅""肺痹""肺痿""虚劳"及"哮病"较为相似。宋代《孔氏谈苑》有"贾谷山采石人,末石伤肺,肺焦多死"的记载,后世医家又有"金石燥热""金石之物,其性燥有毒"等致病论说。《素问·痹论》:"肺痹者,烦满喘呕……淫气喘息,痹聚在肺",《素问·玉机真脏论》:"肺痹者,发咳上气",《金匮要略》对肺痿的描述"寸口脉数,其人咳,口中反有浊唾涎沫者……为肺痿之病",与尘肺更为相近。尘肺病特别是二期以上尘肺,咳嗽、咳痰黏稠或灰黑,喉中哮鸣,甚则气喘短促不能平卧,又与"哮病"颇为相似。

中医对病因病机的认识,认为粉尘被吸入肺,沉积肺内,燥伤肺津,肺气受损,呼吸不利,从而出现咳嗽、胸闷、气急等症状。矽尘沉积不去,化热灼津为痰,痰塞气滞,阻于肺脉,则出现咳痰、胸部刺痛。久则耗气伤阴,导致肺气虚和肺阴虚,出现气短、乏力、口干咽燥等症。肺病日久不愈,伤及脾胃。肺脾相资,脾为气血生化之源、"后天之本",肺气虚衰使脾失健运,出现气短懒言、痰多、面浮足肿等脾气虚症状。肺肾相生,肺主呼气,肺气虚进一步可致肾虚症状,呼多吸少、动则喘甚等肾不纳气的证候。可见,尘肺病的发生发展是肺、脾、肾三脏俱损的慢性演变过程。

第二节 从肺痹论尘肺

一、肺痹的中医文献记载

肺痹病名最早记载于《黄帝内经》(简称《内经》),共有五篇论及此病。《素问·痹论》曰:"五脏皆有所合,病久而不去者,内舍于其合也。……皮痹不已,复感于邪,内舍于肺,所谓痹者,各以其时重感于风寒湿之气也。"又云:"凡痹之客五脏者,肺痹者烦满喘而呕。淫气喘息,痹聚在肺……痹……其入脏者死。"《素问·玉机真脏论》:"风寒客于人,使人毫毛毕直,皮肤闭而为热,当是之时,可汗而发也,或痹不仁肿痛,当是之时,可汤烫及火灸刺而去之,弗治,病入舍于肺,名曰肺痹,发

咳上气。"《素问·五脏生成》:"白,脉之至也,喘而浮,上虚下实,惊,有积气在胸中,喘而虚,名曰肺痹,寒热,得之醉而使内也。"《素问·四时刺逆从论》:"少阴有余,病皮痹隐痿,不足,病肺痹。"《灵枢·邪气脏腑病形》:"微大,为肺痹,引胸背,起恶见日光。"综合上述可知,《内经》所论肺痹主要是因少阴不足、房劳伤肾、营卫气逆、风寒湿邪入舍于肺而成,临床可见咳喘上气、烦满、胸背痛等症,预后不良。后世医家在《内经》基础上,对肺痹的病因病机、证治等做了进一步的论述。如王冰注曰:"足少阴脉从肾上贯肝入肺中,故……不足病肺痹也。"《症因脉治》曰:"肺痹之成因,或形

寒饮冷,或形热饮热,肺为华盖,恶热恶寒,或悲哀动中,肺气受损,而肺痹之症作矣"。《中藏经》曰:"痹者,风寒暑湿之气中于人之脏腑之为也……风寒暑湿之邪……入于肺,则名气痹。……气痹者,愁忧思喜怒过多,则气结于上,久而不消则伤肺,肺伤则生气渐衰,则邪气愈胜"。清代医家王子接指出:"《内经》言:'淫气喘息,痹聚在肺,'盖谓妄行之气,随各脏之内因所主而入为痹。"《辨证录》曰:"肺痹之成于气虚尽人而不知也……肺气受伤而风寒湿之邪遂填塞肺窍而成痹矣。"清代医家罗美指出:"凡七情过用,则亦能伤脏气而为痹,不必三气入舍于其合也。所以然者,阴气静则神藏,躁则消亡,故气不养而上逆喘息,则痹聚在肺。"沈金鳌曰:"痹既入肺,则脏气痹而不通。"

上述医家所论明确指出肺痹的发生与肺肾不足尤其是肺虚之内因关系密切,致病因素则包括情志、房劳、外感风寒暑湿等。清朝叶天士《临证指南医案》一书将"肺痹"独列一门,比较完整、系统地阐述了"肺痹"的证因脉治。叶氏"肺痹"案共16则,其病因分外感内伤两种:"肺为娇脏,不耐邪侵,凡六淫之气,一有所著,即能致病。其性恶寒恶热、恶燥恶湿,最畏火风,邪著则失其清肃之令,遂痹塞不通";也可因"得之忧愁思虑,辛热酒毒,所以肺脏受病,上焦不行,下脘不通,周身气机皆阻",而成"肺痹"。在症状学方面则既论及肺痿咳嗽、咳痰、寒热等轻症,又述及"风温不解,邪结在肺,鼻窍干焦,喘息腹满,上下交阻而厥,声音不出"等外邪所致肺痹中的急病、险证,还可见痹痛、肌肉着席而痛转加之外候。叶氏关于"肺痹"的论述极大地发展和丰富了"肺痹"的内容,对后世产生了较大的影响。

二、肺痹的病因病机

1. 肾气不足,感受外邪 《内经》所论肺痹主要是因足少阴肾气不足、房劳伤肾、营卫气逆、风寒湿邪入舍于肺而成。肺痹证之重症,六淫邪气、饮食失节、七情所伤皆可致病,可因皮痹不已、内舍于脏,也可本脏自虚、肾气亏虚而病,其证候特点为虚实夹杂,其病本为虚,标为肺气闭郁不行,

气郁于上焦,肺气亏虚,为其病之根本;气虚气滞,气虚血瘀,气滞血瘀,脉络闭塞,痰浊湿热阻滞,致脏痹持续发展。

2. 肺肾亏虚,络脉闭塞 肺痹的发生,首先与肺肾不足,尤其是肺虚关系密切,致病因素则包括情志、房劳、饮食、外感风寒暑湿等。邪乘肺虚而入,舍于肺,以致肺气痹而不通,痹肺之邪可自外而入,亦可由内而生。说明了痹证之病机特点为经络壅闭,气血凝滞。在肺肾不足等内因基础上,某些致病因素作用于人体,或因肺对某些邪气(风寒湿邪)的特殊易感性,或经历由皮痹而致肺痹过程,或饮食伤脾,痰浊内生,或肺肾的进一步损伤等原因,导致肺气滞、肺络瘀阻或痰阻等而发为肺痹。由于个人体质差异、不同的发病诱因或不同病变阶段,病机侧重可能有所不同,肺痹可有不同证型,但均有共同病机,即肺肾不足,邪痹阻于肺,终致肺失主气、宣肃等功能。

三、肺痹的辨证治疗

历代治疗肺痹集中于补益、理气、健脾化痰、活血化瘀等。肺痹在不同的发展阶段表现出寒、热、虚、实不同病机,治疗不能拘泥于一方一法。

"治肺痹以轻开上",作为肺痹总的治疗原则;"清邪在上,必用轻清气药,如苦寒治中下,上结更闭。"遣方用药:一是不轻易使用苦寒之品。"苦寒直降,攻其肠胃,与温邪上郁无涉。""膏、连、芩、栀之属,药性直降,由胃达肠,药过病所"。二是辛苦开降不可太过。过辛泻肺,肺气散,咳嗽不已;苦味以降,难免戕伤脾胃,甚则损伤肾脏封藏纳固之职,烦喘反而更剧。三是内伤肺痹,可用紫菀、枇杷叶、杏仁、瓜蒌皮等辛润通肺。至于气机阻滞,宜从微苦宣降、微辛开达入手,而标实中之湿热痰浊等,均宜在宣通气机基础上随证施治。方选升陷汤、宣痹汤或苇茎汤加减。

治病当求其本,宗气虚、胸中大气下陷则重补其大气,脉络痹阻则活血通络,益气活血通络贯穿其治疗始终。在补虚方面,有养阴、温肺、益气、补肾等,较为常用的是滋阴润肺、温肺益气。在祛邪方面,不可拘于前人"不可用攻法"之论而贻误病

情,肺痹虽然总属虚证,但在其发展演变过程中,因肺脏的生理特点所决定,各种外邪"首先犯肺";或由其主气之功能下降,气不足以推血而产生血瘀等。

治疗肺痹方剂包括《辨证录》肺痹汤、助气散痹汤;《圣济总录》当归汤、橘皮丸、杏仁丸;《症因脉治》生脉散加味、泻白散、人参平肺散;《普济方》石膏汤;《证治准绳》五痹汤加味等。所用药物按使用次数较多依次为:人参、甘草、半夏、肉桂、白术、陈皮、茯苓、苏子等。

第三节　从肺痿论尘肺

一、肺痿的中医文献记载

肺痿是指肺叶枯萎,整个肺脏功能处于低下状态的一种慢性衰弱性疾病。《内经》中有诸多关于"痿"的论述,并有痿病专篇,如《素问·痿论》曰:"肺热叶焦,则皮毛虚弱急薄,著则生痿也。"肺痿病名首见于《金匮要略·肺痿肺痈咳嗽上气病脉并治第七篇》,对肺痿的病因病机、临床表现及治疗等作了论述:"息张口短气者,肺痿唾沫。""热在上焦者,因咳为肺痿,肺痿之病,从何得之?师曰:或从汗出,或从呕吐,或从消渴,小便利数,或从便难,又被快药下利,重亡津液,故得之。寸口脉数,其人咳,口中反有浊唾涎沫者何?师曰:为肺痿之病。……脉数虚者为肺痿……""肺痿吐涎沫而不咳者,其人不渴,必遗尿,小便数。所以然者,以上虚不能制下故也。此为肺中冷,必眩多涎唾,甘草干姜汤以温之"。《脉经》收入了《伤寒杂病论》《金匮要略》的许多内容,增加其他脉证、预后判断及鉴别诊断:"寸口脉不出,而反发汗,阳脉早索,阴脉不涩,三焦踟蹰,入而不出,阴脉不涩,身体反冷,其内反烦,多唾,唇燥,小便反难,此为肺痿。……肺痿,其人欲咳不得咳,咳则出干沫,久久小便不利,甚则脉浮弱。师曰:肺痿咳唾,咽燥欲饮水者,自愈。自张口者,短气也。"《诸病源候论》曰:"大发汗后,因复下之,则亡津液,而小便反利者,此为上虚不能制于下也。虚邪中于肺,肺痿之病也。欲咳而不能,唾浊涎沫,此为肺痿之病也。""肺主气,为五脏之盖。气主皮毛,故易伤于风邪。风邪伤于脏腑,而血气虚弱,又因劳役大汗之后,或经大下而亡津液,津液竭绝,肺气壅塞,不

能宣通诸脏之气,因成肺痿也。其病,咳唾而呕逆涎沫,小便数是也。咳唾咽燥,欲饮者必愈。欲咳而不能咳,唾干沫而小便不利者难治。诊其寸口脉数,肺痿也,甚则脉浮弱。"《外台秘要》:"肺气嗽者,不限老少,宿多上热,后因饮食将息伤热,则常嗽不断,积年累岁,肺气衰便成气嗽,此嗽不早疗,遂成肺痿,若此将成,多不救矣。"其临床症状及转归为:"不限四时冷热,昼夜嗽常不断,唾白如雪,细沫稠黏,喘息气上,乍寒乍热,发作有时,唇口喉舌干焦,亦有时唾血者,渐觉瘦悴,小便赤,颜色青白毛耸,此亦成蒸。"

综上所述,这些古代文献对肺痿的症状及病因病机、预后进行了论述。症状多为张口短气,咳吐浊唾涎沫,消瘦,脉数,多因或从汗出,或从呕吐,或从消渴,小便利数,或从便难,又被快药下利,重亡津液得之,或是肺中虚冷导致。预后上,咳唾咽燥、欲饮者必愈,唾干沫而小便不利者难治。

二、肺痿的症状

肺痿除有吐浊唾涎沫、短气、脉虚数等症以外,尚应有骨蒸盗汗、五心烦热、痰中带血、干枯消瘦或声哑喉痹等。临床可见久咳,痰稠浊或稀,色白,量大或很少,口干舌燥津少,咽部不适,脉细弱,或数或稍弦;并强调若见上述症状患者在舌面左右两侧有两条平行的、由极黏稠"细碎"唾液形成的带状"白线",则基本可以肯定诊断为"肺痿"。自汉代以来有关论述肺痿的文献,统计有代表性的28位医家的62条论述,论及症状处48条,出现各种症状130余条次,涉及症状10余种,重

复出现者为咳嗽25条,唾涎沫25条,喘息23条,咯血11条,寒热9条,烦渴8条,咽不利8条,汗出4条,消瘦食少4条。另有提及的是眩、毛枯等。其中最为集中的是咳嗽(52.08%),唾涎沫(52.08%),喘息(47.92%)。

三、肺痿的病因病机

肺中燥热及肺中虚冷,《金匮要略》记载皆因误治损伤津液所致。虚热肺痿不仅仅是强调肺阴虚火旺一方面的病理因素,还应当包含肺气虚损的病理因素,即指气阴两虚。

肺痿为上焦肺热咳嗽或治疗不当,耗伤肺津,抑或继发于其他疾病,致阴虚燥热,津液耗损,肺失濡润,而枯萎不荣。即肺痿是热在上焦、重亡津液、脉虚数的燥热证,而非寒在上焦、津液不化的虚寒证。故甘草干姜汤证乃"肺中冷",非"肺痿"。

气虚痰壅:肺病日久,子耗母气,脾运失健,聚湿成痰,痰浊停留,阻塞气道,久则化热,痰热塞阻而成肺痿。

气虚血瘀:肺病日久,肺气亏耗,精津不化,痰涎郁肺,宣降失利,脉络瘀滞;气为血帅,气虚则血行无力,以致血行瘀滞运行受阻,气虚而夹血瘀,阻塞气道而成肺痿。

肺痿的主要成因是"久咳伤气"和"误治伤阴":肺气受损常因于久咳,肺阴受损常因于误治。误治伤阴是肺痿的发病基础,而久咳伤气则促成

了肺痿的发生,当其两者相互结合,共同为患之时,就很容易形成肺痿。

四、肺痿辨证论治的几种观点

将肺痿分为虚热型肺痿及虚寒型肺痿进行论治,方选麦门冬汤及甘草干姜汤。另有认为虚热肺痿治宜调气解郁、生津润肺,予生华饮;虚寒肺痿治宜温肺益气、活血化瘀,予生金饮。

将肺痿分为四个证型,在肺燥伤津型及肺气虚寒型的基础上添加了两个证型,即气虚痰壅型,方用清金化痰汤加减;气虚血瘀型,方用生脉散合活血化瘀汤加减。

将肺痿在《金匮要略》基础上添加了六个证型:肝火刑肺型、肺肾阴虚型、肺脾气虚型、肾不纳气型、大气下陷型、阴阳离决型。

认为临床肺痿多为阴虚肺伤所致,主张以清热润肺法治疗,拟清热润肺汤加减,药物由石膏、麦冬、沙参、玄参、生地、百合、竹叶、款冬花、桔梗、当归、枇杷叶组成。

认为肺痿以气阴两虚为主,治疗时建议慎用、少用或不用宣肺解表药;不可纯用滋阴润燥药,要有足够的补气药;不可多用温阳化痰药,注意顾护胃、肾,适当加清肺之品;药物用生黄芪、南沙参、北沙参、天麦冬、制半夏、炒子芩、野百合、炒白术、生甘草、生姜。

从中焦、脾、胃来论治肺痿,采用补脾益气,补土生金的治疗方法。

第四节 从络病论尘肺

一、络脉理论与肺络脉理论

络脉较早见于《内经》,是经脉支横别出的脉络,"经脉为里,支而横者为络,络之别者为孙"(《灵枢·脉度》)。由此逐层细分为别络、系络、孙络、缠络,孙络之间有缠绊,末端呈片状、面状、网状分布的循环通路;络脉贯通营卫,不仅使经脉

气血流溢于络脉,而且由络脉支别,按照一定的时速、长度和空间分布规律,将气血津液散布渗灌于脏腑肌腠,具有面性弥散、运行缓慢、末端连通、津血互换、双向流动及功能调节的特点。

肺络有广义狭义之分。狭义的肺络是指散布于肺和肺系的络脉,广义的肺络指肺经所有的络脉,包括气络和血络。气络行气,温煦机体,感传

信息,推动津血流动;血络营养肌肤,输灌脏腑,渗润百骸,化生精气,即"气主煦之,血主濡之"(《难经·二十二难》)。肺主气司呼吸,主宣发肃降,肺所主为一身之气,通过吸入自然界清轻之气,经过肺内气体交换,吐故纳新,与脾胃运化的水谷精气构成血中络气,由肺宣发于经脉,渗溢输灌至络脉,达到"薰肤、充身、泽毛,若雾露之溉"(《灵枢·决气》)的功效;肺气又是推动经脉之气流向络脉的原动力,络脉气血必须在肺气功能正常的情况下才能逐级濡润渗灌,并摄吸回流至肺,即"肺朝百脉"(《素问·经脉别论》)。

二、尘肺病因病机

肺为娇脏,其位最高,"只受得本然之正气,受不得外来之邪气"(《医学三字经·咳嗽》)。外邪犯肺,正不胜邪,肺经脉受阻,络脉不通,气血失和,络病由生。机体正气虚弱,卫外不固,防范乏力,尘浊邪实乘虚侵袭是导致尘肺病发病的主要原因,即所谓"邪之所凑,其气必虚"。《灵枢·百病始生》曰:"风雨寒热不得虚,邪不能独伤人",亦即此理。若适时防护,体健身壮,卫外坚固,邪气虽盛亦不能侵及机体,"正气存内,邪不可干",形象解释了大多从事粉尘煤矽作业者并未罹患尘肺病的原因。

"邪既入络,易入难出,势不能脱然无累",肺纤维化病程久,缠绵难愈,与"久病入络""废弃沉疴""经年累月"等病邪入络后临床表现缠绵难愈、常规治疗很难取效的络病表现颇为相似。故认为它属于中医络病范畴。

1.病因 病因有以下五个方面。

(1)外感疫毒、粉尘及药毒之邪:疫毒、粉尘及药毒之邪犯肺,耗伤肺阴致肺燥津枯,或损伤脾胃,滋生痰湿,上犯阻肺致肺络痹阻。

(2)反复受六淫之邪侵:感受时邪后急性发作。

(3)先天禀赋不足:脏腑虚损,或肺气阴不足,或真阴不足,可致肺叶痿弱不用。

(4)七情因素:忧思、郁怒、惊恐、悲喜过度,均可引起营卫失和,气血受阻,生痰,生饮。七情为

病,多从肝起。肝主疏泄,郁怒伤肝,肝气横逆既乘脾土,影响脾胃的运化功能;而肝郁化火,又可炼液为痰,甚至反侮肺金,暗耗肾水,致肺津亏损,痰瘀阻肺而发肺痹。

(5)误诊、误治:一般发生在起病早期或缺医少药的地区。

2.病机 大概有五种观点:根据尘肺的分期来论述其病因病机、本虚标实、上实下虚、毒邪伏络和肺络痹阻。

(1)分期论述病机:尘肺急性发作期属于中医"肺痹"范畴,络脉瘀阻、气血不通是尘肺急性发作期的基本病机特点,常因外感六淫诱发、加重和恶化,以风邪久稽,痰、湿、热、瘀、毒等阻滞肺络最为多见。尘肺从急性发作到慢性迁延存在着由肺痹—肺痿的临床演变过程,在慢性迁延期阶段常可见到痹中有痿、痿中有痹、痹痿共存的复杂病理状态,以正虚邪实,虚实夹杂,络虚不荣,痰、热、瘀、毒等阻络为主要病机特点。尘肺反复发作,迁延不愈,痰瘀胶结,痹阻肺络,伤津耗气,损精败血,气血不充,络虚不荣,"络虚则痿"。

根据病程该病分早、中、晚 3 期,早期以痰瘀阻络、肺失宣降为主,中期以痰瘀阻络、肺气亏虚为主,晚期以痰瘀阻络、肾气亏虚为主。根据病情分为急性加重期和缓解期:急性加重期以痰热阴亏为主,缓解期以肺、肾、脾亏虚为主。

肺泡炎期病机是肺虚为本,痰、饮、水与气互结为标,以标实为主的本虚标实证;肺损伤期病机是痰瘀互阻,湿痰胶结;尘肺期是疾病发展到慢性期,痰瘀胶结,水湿停滞,气血不畅,痰瘀水湿互结,损伤肺气,痰瘀水湿互结日久化热,煎熬津液,耗伤肺气肺阴,从而形成肺气耗伤,顽痰血瘀互结的局面;病情反复,日久及肾。

(2)本虚标实:本病之始,或因禀赋不足及饮食劳倦内伤,先有肺肾两虚或肺脾两虚之基础,而复感外邪,宣解不彻,邪气稽留于肺,或反复外感,肺气先伤,日久累及脾肾。故其病机当于本虚标实中求之,肺脾肾气虚、阴虚或气阴两虚、阴阳两虚为本虚一方,痰浊痰饮及痰热、瘀血为标实一面,日久肺脾肾阳虚水泛,水饮瘀血凌心犯肺,渐

成肺水、肺衰等危候，病机总以虚、痰、瘀为关键，寒热为其病性的主要临床转化。本病证属本虚标实，本虚为肺肾气阴两虚，标实为痰、热、瘀蕴肺，但以本虚为主。

（3）上虚下实：发病早期以上实为主，即痰浊壅肺，或外邪袭肺致痹塞不通；反复迁延发展为下虚，导致肺肾亏损而痿弱不用。因此，上实下虚为其病机特点，因痹而痿为其病理机制。"上盛"即指邪毒挟湿，壅塞肺脏；"下虚"是指肾之阴阳虚损。上盛下虚的病位主要在肺和肾，其病机重点为邪和虚两方面。

（4）毒邪内伏：热毒为发病的始动因素，而痰热和瘀血皆为其病理产物。后期由于热毒耗气伤阴，导致肺肾两伤，形成本虚标实之证。毒邪贯穿了尘肺疾病的整个病理过程，并是本病迁延不愈、变证丛生的主要因素。毒邪内伏，可导致肺卫不固，营卫失和，气血亏虚，脏腑损伤，由此可进一步加重正衰，增加内毒化生、痰浊瘀血等代谢产物堆积，从而促进纤维化进程。

（5）肺络痹阻：尘肺属典型的络脉病变，络脉瘀阻与络虚不荣是其不同发展阶段的病理变化特征，虚、痰、瘀、毒阻络为其基本病机特点。肺络病变，既可由外受毒邪引起继发性亦可由内生毒邪所致或加重特发性，盖其皆缘二毒损肺络、络脉瘀阻之故，最终皆可导致虚、痰、毒互结，络脉痹阻或络虚不荣的病理结局。

肺纤维化病位在肺络，肺络痹阻是肺纤维化的基本病机。究肺络痹阻之因，多因肺肾亏虚致络中气血不足，或因邪毒入络，肺络中血行迟滞、络脉失养，痰瘀互结阻于络中而成。

三、从络病治疗尘肺

尘肺病造成的弥漫性肺纤维化，可归属于中医络病范畴，络病治疗当以通为用，叶天士的"络以辛为泄"目前仍指导着络病的中医治疗。

1. 尘肺病早期　尘浊邪实，肺络初虚，治则当以培土生金，补脾益肺，化痰清浊通络，方用补肺汤和六君子汤加减。

2. 尘肺病中期　尘浊阻痹肺窍，肺络气滞，气不行津，津凝为痰，肃降无力，传导失司，又可致腑气不通，治宜宣肺降气，平喘开闭，行气通络，方用苏子降气汤和四七汤加减。

3. 尘肺病后期　尘浊闭阻肺络，络气不通，气无力行血。

（1）络脉瘀阻，血不养心，治宜益气养阴，活血通络，方用生脉饮合血府逐瘀汤加减，芪苈强心胶囊，对于本期慢性心功能不全治疗效果较好。

（2）气络蒸腾，气化失司，血络润泽灌输开合失用，先天失养，水湿泛溢，出现面目四肢或全身皆肿，治当培补肺肾，化气行水通络，方用真武汤合补中益气汤加减。

（3）痰瘀互结，凝为瘰疬，或为积聚，治当补虚化瘀，散结通络，方用化积丸合八珍汤加减。

（李光杰　孟宪志）

第五章　中医对尘肺的证候学分析

第一节　尘肺中医症状分析

一、尘肺常见症状

尘肺是由于在职业活动中长期吸入生产性粉尘(灰尘),并在肺内潴留而引起的以肺组织弥漫性纤维化(瘢痕)为主的全身性疾病。我国法定的12种尘肺有:矽肺、煤工尘肺、石墨尘肺、碳墨尘肺、石棉肺、滑石尘肺、水泥尘肺、云母尘肺、陶工尘肺、铝尘肺、电焊工尘肺、铸工尘肺。中医学虽无尘肺这个病名,但在中医文献中早有论述,如宋代《孔民淡苑》记载:"贾谷山采石人,石末伤肺,肺焦多死。"指的就是本病。这一见解,精辟地阐明石末入肺而得病。中医学认为:肺主气,其意有二,一是指呼吸之气,二是指人身的"真气"。《五味篇》指出:人之呼吸,通天地之精气,以为吾身之"真气"。故"真气"者,所受于天,与谷气并而充身也。然天地之气,从吸而入,谷食之气,从呼而出……在人类生产活动过程中,散布于空气中的石尘可随呼吸而吸入于肺。石尘属于金石,其性燥烈,既能耗阴伤气,又会阻塞肺络,因而出现石末伤肺的一系列症状。

尘肺病无特异的临床表现,其临床表现多与并发症有关,以下列出尘肺最常见的三个症状。

1.咳嗽　早期尘肺患者咳嗽多不明显,但随着病程的进展,患者多合并慢性支气管炎,晚期患者多合并肺部感染,均可使咳嗽明显加重。咳嗽与季节、气候等有关。

2.胸痛　尘肺患者常感觉胸痛,胸痛和尘肺临床表现多无相关或平行关系。部位不一且常有变化,多为局限性。一般为隐痛,也可胀痛、针刺样痛等。

3.呼吸困难　随肺组织纤维化程度的加重,有效呼吸面积减少,通气/血流比例失调,呼吸困难也逐渐加重。并发症的发生可明显加重呼吸困难的程度和发展速度。

二、尘肺中医症状分析

1.咳嗽　是指外感或内伤等因素,导致肺失宣肃,肺气上逆,冲击气道,发出咳声或伴咳痰为临床特征的一种病症。历代将有声无痰称为咳,有痰无声称为嗽,有痰有声谓之咳嗽。临床上多为痰声并见,很难截然分开,故以咳嗽并称。

咳嗽的病位,主脏在肺,无论外感六淫或内伤所生的病邪,皆侵及于肺而致咳嗽,故《景岳全书·咳嗽》说:"咳证虽多,无非肺病。"这是因为肺主气,其位最高,为五脏之华盖,肺又开窍于鼻,外合皮毛,故肺最易受外感、内伤之邪,而肺又为娇脏,不耐邪侵,邪侵则肺气不清,失于肃降,迫气上逆而作咳。正如《医学三字经·咳嗽》所说:"肺为五脏之华盖,呼之则虚,吸之则满,只受得本脏之正气,受不得外来之客气,客气干之则呛而咳矣;亦只受得脏腑之清气,受不得脏腑之病气,病气干之,亦呛而咳矣。"《素问·咳论》说:"五脏六腑皆令人咳,非独肺也。"说明咳嗽的病变脏腑不限于肺,凡脏腑功能失调影响及肺,皆可为咳嗽病证相关的病变脏腑。但是其他脏腑所致咳嗽皆须通过肺脏,肺为咳嗽的主脏。肺主气,咳嗽的基本病机是内外邪气干肺,肺气不清,肺失宣肃,肺气上逆迫于气道而为咳。《医学心悟·咳嗽》指出:"肺体属金,譬若钟然,钟非叩不鸣,风寒暑湿燥火六淫之邪,自外击之则鸣,劳欲情志,饮食炙煿之火自内攻之则亦鸣。"提示咳嗽是肺脏为了祛邪外达所产生的一种病理反应。

外感咳嗽病变性质属实,为外邪犯肺、肺气壅遏不畅所致,其病理因素为风、寒、暑、湿、燥、火,以风寒为多,病变过程中可发生风寒化热,风热化燥,或肺热蒸液成痰等病理转化。

内伤咳嗽病变性质为邪实与正虚并见,他脏及肺者,多因邪实导致正虚,肺脏自病者,多因虚致实。其病理因素主要为"痰"与"火",但痰有寒热之别,火有虚实之分,痰可郁而化火,火能炼液灼津为痰。他脏及肺,如肝火犯肺每见气火耗伤肺津,炼津为痰。痰湿犯肺者,多因脾失健运,水谷不能化为精微上输以养肺,反而聚为痰浊,上贮于肺,肺气壅塞,上逆为咳。若久病,肺脾两虚,气不化津,则痰浊更易滋生,此即"脾为生痰之源,肺为贮痰之器"的道理。久病咳嗽,甚者延及于肾,由咳致喘。如痰湿蕴肺,遇外感引触,转从热化,则可表现为痰热咳嗽;若转从寒化,则表现为寒痰咳嗽。肺脏自病,如肺阴不足每致阴虚火旺,灼津为痰,肺失濡润,气逆作咳;或肺气亏虚,肃降无权,气不化津,津聚成痰,气逆于上,引起咳嗽。

外感咳嗽与内伤咳嗽可相互影响为病,病久则邪实转为正虚。外感咳嗽如迁延失治,邪伤肺气,更易反复感邪,而致咳嗽屡作,转为内伤咳嗽;

肺脏有病,卫外不固,易受外邪引发或加重,特别在气候变化时尤为明显。久则从实转虚,肺脏虚弱,阴伤气耗。由此可知,咳嗽虽有外感、内伤之分,但有时两者又可互为因果。

2.胸痛　是指胸部正中或偏侧疼痛的自觉症状。胸居上焦,内藏心肺,所以胸病以心肺病变居多。胸病总由胸部气机不畅所致。胸痛、壮热面赤、喘促鼻煽者,为热邪壅肺、肺失宣降所致。胸痛、潮热盗汗、咳痰带血者,属肺阴虚证,因虚火灼伤肺络所致。胸闷咳喘、痰白量多者,属痰湿犯肺,因脾虚聚湿生痰,痰浊上犯所致。胸胀痛、走窜,太息易怒者,属肝气郁滞。

根据胸痛的性质可以细分,胀痛多因气机郁滞所致;疼痛如针刺,称为刺痛,其特点是疼痛的范围较小,部位固定不移,多因瘀血所致;痛而隐隐,绵绵不休,称隐痛,其特点是痛势较轻,可以耐受,隐隐而痛,持续时间较长,多因气血不足或阳气虚弱,导致经脉气血运行滞涩所致。

3.呼吸困难　呼吸困难当属于短气之症状,指呼吸气急而短促,气短不足以息,数而不相接续的症状。其表现似喘而不抬肩,气急而无痰声,即只自觉短促,他觉症状不明显。短气有虚实之别,虚证短气,兼有形瘦神疲、声低息微等,多因体质衰弱或元气虚损所致;实证短气,常兼有呼吸声粗,或胸部窒闷,或胸腹胀满等,多因痰饮、胃肠积滞或气滞或瘀阻所致。

第二节　尘肺中医证候学分析

中医认为,尘肺是因粉尘毒物即邪毒侵犯人体,浊气壅塞胸中、肺气不宣、肺络阻塞,瘀滞凝积成结节。长期毒物吸入导致机体阴阳平衡失调,脏腑功能紊乱,气血不和。肺失宣降,肝失疏泄,肾不纳气,脾失健运聚湿生痰,心阳不振,气机不畅而诸证产生。游离二氧化硅属金石燥烈之品,郁于肺内可灼液为痰,又可化热伤阴。肺为气之

主,肾为气之根,喘咳迁延日久必损及于肾,肾精亏虚无以化出元气,气根不固则气难于归根,咳喘更甚。呼吸困难尘肺可分虚实,尘肺属实者,是肺气不宣、肝郁气滞血瘀;尘肺属虚者,多由于心、肺、脾、肾气血不足。在临床上实证日久气血耗伤可导致虚证,虚证中可夹杂实证,本虚标实。

一、尘肺常见中医证候分析

按照中医辨证理论,根据尘肺患者具体临床表现,将此病证分为以下几种类型。

1. 肺气虚型

临床表现:胸闷不舒,咳嗽,气喘,咳声无力,气短懒言,声音低微,自汗,面色苍白,舌淡苔白,脉弱。

证候分析:本证一般以咳喘无力,气少不足以息和全身功能活动减弱为辨证要点。肺主气,司呼吸,肺气不足则咳喘气短,气少不足以息,且动则耗气,所以喘息益甚。肺气虚则体倦懒言,声音低怯。肺气虚不能输布津液,聚而成痰,故痰多清稀。面色㿠白为气虚常见症状。肺气虚不能宣发卫气于肌表,腠理不固,故自汗畏风,易于感冒。舌淡苔白,脉虚弱为气虚之证。

2. 肺阴虚型

临床表现:胸闷不舒,干咳无痰,咽喉干燥,形体消瘦。阴虚火旺者还可出现痰中带血丝,手足心热,午后潮热,舌红少苔,脉细数。

证候分析:本证以肺病常见症状和阴虚内热证共见为辨证要点,肺阴不足,虚火内生,灼液成痰,胶固难出,故干咳无痰,或痰少而黏。阴液不足,上不能滋润咽喉则口燥咽干,外不能濡养肌肉则形体消瘦。虚热内炽则午后潮热,五心烦热。热扰营阴为盗汗,虚热上炎则颧红,肺络受灼,络伤血溢则痰中带血;喉失津润,则声音嘶哑。舌红少津,脉象细数,皆为阴虚内热之证。

3. 肺肾气虚型

临床表现:咳嗽,咳痰,气短,喘促动则喘甚,呼多吸少,腰膝酸软,脉沉弱尺甚。

证候分析:肺为气之主,肾为气之根,肺司呼吸,肾主纳气。肺气虚,呼吸功能减弱,则咳嗽无力,气短而喘,吐痰清稀;宗气不足,卫表不固,则语声低怯,自汗,乏力;肾气虚,不主摄纳,气不归原,则呼多吸少;耳窍失充,则耳鸣;腰膝失养则腰膝酸软;肾气不固,可见尿随咳出;动则耗气,肺肾更虚,故喘息加剧;舌淡,脉弱,为气虚之证。

4. 肺肾阴虚型

临床表现:咳嗽或喘,咳痰不爽,胸闷气短,形体消瘦,眩晕耳鸣,潮热盗汗,舌红少津,脉细数。

证候分析:本证一般以久咳痰血,腰膝酸软,遗精等症与阴虚证共见为辨证要点。肺肾阴液互相滋养,肺津敷布以滋肾,肾精上滋以养肺,称为"金水相生"。在病理变化上,无论病起何脏,其发展均可形成肺肾阴虚证。阴虚肺燥,清肃失职,故咳嗽痰少;热灼肺络,络损血溢,故痰中带血甚或咯血;津不上承,则口干咽燥。喉为肺系,肾脉循喉,肺肾阴亏喉失滋养兼虚火熏灼会厌,则声音嘶哑;肌肉失养,则形体日渐消瘦。虚火上浮则颧红,虚热迫津外泄则盗汗,阴虚生内热,故骨蒸潮热。腰为肾府,肾阴亏虚,失其濡养,则腰膝酸软。舌红少苔,脉细数为阴虚发热之证。

5. 肺脾两虚型

临床表现:痰多清稀,食后胃脘满闷,腹胀便溏,倦怠无力,舌淡苔白,脉濡细。

证候分析:本证主要以咳喘,纳少,腹胀便溏与气虚证共见为辨证要点。脾为生气之源,肺为主气之枢。久咳肺虚,肺失宣降,气不布津,水聚湿生,脾气受困,故脾因之失健。或饮食不节,损伤脾气,湿浊内生,脾不散精,肺亦因之虚损。久咳不止,肺气受损,故咳嗽气短而喘;气虚水津不布,聚湿生痰,则痰多稀白。脾运失健,则食欲不振,腹胀不舒;湿浊下注,故便溏。声低懒言,疲倦乏力,为气虚之象。肌肤失养,则面色㿠白,水湿泛滥,可致面浮肢肿。舌淡苔白,脉细弱,均为气虚之证。

6. 心阳虚型

临床表现:胸闷痛,心悸,咳痰,气短,畏寒,四肢不温,舌淡脉弱。

证候分析:心气虚证,以心脏及全身功能活动衰弱为辨证要点;心阳虚证,以在心气虚证的基础上出现虚寒症状为辨证要点;心气虚衰,心中空虚惕惕而动则心悸怔忡。心气不足,胸中宗气运转无力则胸闷气短。劳累耗气,故稍事活动后症状加重。气虚卫外不固则自汗。气虚血运无力不能上荣,则面色淡白或㿠白,舌淡苔白;血行失其鼓动,则脉虚无力。若病情进一步发展,气虚及阳,阳虚不能温煦肢体,故兼见畏寒肢冷;心阳不振,胸中阳气痹阻,故见心痛;舌淡胖苔白滑,是阳虚寒盛之证;阳虚无力推动血行,脉道失充,则脉象微细。

7. 气阴两虚型

临床表现:咳嗽气喘无力,神疲乏力,咽干鼻燥,咳嗽少痰或咯血,舌红、脉细。

证候分析:肺气虚则体倦懒言,且动则耗气,所以喘息益甚。肺气虚则体倦懒言,声音低怯。兼之肺阴不足,虚火内生,灼液成痰,胶固难出,故干咳无痰,或痰少而黏。阴液不足,上不能滋润咽喉则口燥咽干,外不能濡养肌肉则形体消瘦。虚热内炽则午后潮热,五心烦热。虚热上炎则颧红,肺络受灼,络伤血溢则痰中带血。舌红少津,脉象细弱,当为气阴两虚之证。

8. 外邪犯肺型

临床表现:来势稍快,微恶寒,鼻塞,咳喘,痰白泡多,胸闷胀或咽痒干不适。

证候分析:本证以咳嗽兼见风寒表证为辨证要点。感受风寒,肺气被束不得宣发,逆而为咳;寒属阴,故痰液稀薄色白。肺气失宣,鼻窍通气不畅致鼻塞流清涕。邪客肺卫,卫气郁遏则恶寒,正气抗邪则发热,毛窍郁闭则无汗。舌苔白,脉浮紧为感受风寒之证。

9. 气滞型

临床表现:胸闷胁痛、攻窜不定,咳嗽食少、嗳气,多与情志有关,精神刺激可加重。

证候分析:本证以胀闷,疼痛为辨证要点。气机以畅顺为贵,一有郁滞,轻则胀闷,重则疼痛,而常攻窜发作,无论郁于脏腑经络还是肌肉关节,都能反映这一特点。同时由于引起气滞的原因不同,因而胀、痛出现的部位状态也各有不同。如食积滞阻则脘腹胀闷疼痛;若肝气郁滞则胁肋窜痛;当然气滞于经络、肌肉,又必然与经络、肌肉部位有关。因其病位在肺胃,故出现咳嗽、食少、嗳气等症状。

10. 血瘀型

临床表现:胸胁闷痛,如针刺样固定不移,舌质紫暗有瘀斑,脉涩。

证候分析:本证以痛如针刺,痛有定处,拒按,有肿块,唇舌爪甲紫暗,脉涩等为辨证要点。由于瘀血阻塞经脉,不通则痛,故疼痛是瘀血证候中最突出的一个症状。瘀血为有形之邪,阻碍气机运行,故疼痛剧烈如针刺,部位固定不移。由于夜间血行较缓,瘀阻加重,故夜间痛甚。积瘀不散而凝结,则可形成肿块,故外见肿块色青紫,内部肿块触之坚硬不消。瘀血内阻,气血运行不利,肌肤失养,则见面色黧黑,肌肤甲错,口唇、舌体、指甲青紫色暗等体征。丝状红缕、青筋显露、脉细涩等,皆为瘀阻脉络、血行受阻之象。舌体紫暗,脉象细涩,则为瘀血之证。

11. 痰瘀互结型

临床表现:胸痛,胸闷,咳嗽有痰而黏,舌质稍紫,脉结代或弦滑或弦涩。

证候分析:血为有形之邪,阻碍气机运行,故疼痛剧烈如针刺,部位固定不移。由于夜间血行较缓,瘀阻加重,故夜间痛甚。瘀血内阻,气血运行不利,肌肤失养,则见面色黧黑,肌肤甲错,口唇、舌体、指甲青紫色暗等体征。加之体内痰瘀互结,痰阻于肺,宣降失常,肺气上逆,则咳嗽咳痰,胸痛伴有胸闷。脉结代或弦滑或弦涩皆为痰瘀互结之证。

12. 肺热咳喘型

临床表现:多见尘肺合并肺内感染,症见咳喘、痰黄或脓血痰、胸痛、发热、舌尖红、苔黄腻、脉数。

证候分析:肺热炽盛,肺失清肃,气逆于上,故见咳嗽、气喘,甚则鼻翼煽动,气粗息灼;邪气郁于胸中,阻碍气机,则胸痛;肺热上熏于咽喉,气血壅滞,故咽喉疼痛;里热蒸腾,向外升散,则发热较甚;热盛伤津,则口渴欲饮,大便秘结,小便短黄;舌红苔黄,脉数均为邪热内盛之证。

13. 肺寒咳嗽型

临床表现:多见尘肺合并慢性支气管炎、肺气肿,症见咳嗽痰白、形寒肢冷、口不渴、咳喘胸闷、舌苔白滑、脉紧。

证候分析:寒痰阻肺,肺失宣降,肺气上逆,则咳嗽,呼吸喘促,咳痰色白而黏稠、量多易咳;寒饮停肺,肺气上逆,则痰色白而清稀,量多易咳;痰气搏结,上涌气道,故喉中痰鸣,时发哮喘;痰浊或寒饮凝闭于肺,肺气不利,故胸部满闷;寒性凝滞,阳

气被郁而不能外达,故恶寒、肢冷;舌淡,苔白滑,均为寒饮停肺之证。

第三节 肺痹、肺痿与尘肺的相关性

一、肺痹与尘肺相关性

尘肺表现出的动则气短、呼吸浅快以及限制性通气功能障碍,肺功能检查中肺总量、肺活量及功能残气量下降即应是肺痹气虚之本质,其喘憋、发绀和血氧分压下降、弥散功能降低,通气—灌流比值失衡则彰示肺痹气血失和。尘肺患者表现出的进行性呼吸困难,伴有咳嗽、胸痛等往往与肺痹息息相关。

尘肺伴有肺间质纤维化,早期阶段为炎性渗出,晚期大量纤维组织增生,毛细血管数量减少甚至闭锁,这些都与肺痹的病机肺络痹阻相同。尘肺患者早期肺泡腔内有吸入的粉尘,伴有浆液蛋白和脱落的上皮细胞,肺泡壁由于血管扩张、渗出、细胞浸润呈弥漫性增厚,即早期为炎症表现。与肺痹早期外邪侵犯,机体正气抗邪,正邪交争相似炎症的病理产物,如血管渗出、细胞浸润等,正是"痰"等病理产物,这也与肺痹相似。晚期肺泡数量明显减少、变形、闭锁或残留不规则裂隙,细支气管代偿、扩张呈蜂窝肺,受累肺组织由于大量纤维结缔组织增生而收缩,毛细血管数量减少甚至闭索,这些均与肺痹晚期肺肾亏虚、瘀血阻络相似。

肺痹为肺气虚无力输布津液,水液停聚则为痰为湿,痰浊内生。肺气虚无力推动血行则易致血瘀,痰瘀互结交阻于肺,则加重肺气闭阻,导致肺气无力宣发肃降。痰浊、血瘀导致的病理变化并不是孤立的,而是相互影响、相合致病。瘀血、痰湿为痹阻于肺络的基本病理产物,瘀血常与痰湿共同形成痹阻于肺间质的浊邪。浊邪闭阻于肺,肺络不通,肺失宣降,肺肾亏虚,失于主气,故而出现咳嗽、喘憋、气不得吸、气短动则加重等症状。由于浊邪闭阻于肺,肺络不通,临床除常见气短、神疲乏力等气虚证外,还多见口唇、爪甲紫暗、舌质瘀斑或紫暗,脉细涩等血瘀证。而尘肺在上述病理基础上,由于吸入有形燥烈实邪,常常出现燥烈实邪、血瘀、痰湿三者杂合的浊邪,较之血瘀、痰湿二者所胶结之浊邪更甚,并且因有燥烈之性,更易灼伤肺阴,上述咳嗽、喘憋、气不得吸、气短动则加重、神疲乏力、口唇、爪甲紫暗、舌质瘀斑或紫暗、脉细涩等症状更甚于肺痹。

在预后方面,尘肺与肺痹的预后都是很差。尘肺所造成的肺间质纤维化除了糖皮质激素与免疫抑制剂外,无其他很有效的治疗手段,且前两者疗效也不确切,预后不良,均与肺痹相似,正如《内经》曰:"痹入脏者死"。正是说明肺痹的预后很差。

综上所述,在证候学上,肺痹与尘肺有着很大的相关性,均具有咳嗽、咳痰、憋闷、气短,甚或胸痛等症状。

二、肺痿与尘肺的相关性

尘肺后期出现的咳嗽、进行性呼吸困难、劳力性气促以及恶病质状态,均与古代文献中对肺痿的描述"肺气咳经久将成肺痿,……唾白如雪,细沫稠黏……渐觉瘦悴……"相同,故此病应归属中医学"肺痿"的范畴。

肺痿是肺气痿而不振。痿者萎也,这与尘肺全肺弥漫性纤维化后期肺脏体积缩小是相类似的。现代研究也表明,尘肺纤维化患者由于广泛的肺间质纤维化使肺体积缩小,弹性减低,肺的收缩和膨胀受到限制,削弱了换气效能。本病早期的病理变化为肺泡壁增厚,随着病情的发展,肺泡壁内出现增生的成纤维细胞、网织纤维和单核细

胞。到慢性阶段,肺泡壁中细胞成分减少,结构致密,为纤维组织所代替,增生的毛细血管被纤维组织破坏,数量减少,肺小动脉内膜增生,管壁增厚。到晚期肺间质中的纤维组织收缩,平滑肌成分为轻至中度增生,肺呈实变,体积缩小。从形态而言,尘肺中晚期双肺变小而硬如象皮,与肺痿原意"肺热叶焦"相吻合。晚期呈蜂窝肺,甚至毁损肺,肺功能丧失殆尽,此恰似肺痿沉疴之肺叶痿弱不用。

尘肺、肺痿是肺系疾病迁延不愈的结果,同时肺痿的病机是肺热叶焦、津血不足、失于濡养,与肺纤维化缠绵不愈,病机转化由气及血,由肺及肾,肺肾两虚,气血补充,络虚则痿是相同的。肺痿中的气虚血瘀之证候,是由外界致病邪毒内侵,导致肺气宣降失司,壅郁不宣,气滞血瘀肺络受阻,与尘肺感受燥烈粉尘之邪毒,耗伤肺气,血瘀实邪互结阻塞肺络从而导致的气虚血瘀之证候是相同的。肺痿后期正气内虚,肾不纳气,乃人体久病,邪气与正气长期纠葛,导致脏腑阴阳失调,正气内虚,肺、脾、肾三脏皆受累,阴液内耗,肺阴不存,升降失调与尘肺病后期邪毒久存与肺,耗伤正气,损及肺、脾、肾三脏,气血阴阳具虚是相类似的。

在预后方面,尘肺往往很难治愈,随着疾病的迁延不愈,肺纤维化不断加重,肺功能逐渐丧失,最终导致机体死亡,这点与古代对肺痿的描述中所述"……遂成肺痿,若此将成,多不救矣。"相类似,均为预后较差之病。

综上所述,在证候学上,肺痿与尘肺有着很大的相关性,均具有咳嗽、进行性呼吸困难、劳力性气促以及恶病质状态等相类似。

(李光杰　孟宪志)

第六章　尘肺中医辨证论治

肺主气,司呼吸。粉尘其尘燥热。粉尘被吸入肺,沉积肺内,燥伤肺津,肺气受损,呼吸不利,从而出现咳嗽、胸闷、气急等症状。矽尘沉积不去,化热灼津为痰,痰壅气滞,阻于肺脉,则出现咳痰、胸部刺痛。久则耗气伤阴,导致肺气虚和肺阴虚,出现气短、乏力、口干咽燥等症。肺病日久不愈,伤及脾胃。肺脾相滋,脾为气血生化之源,"后天之本"。肺气虚衰使脾失健运,出现气短懒言、痰多、面浮足肿等脾气虚症状。肺肾相生,肺主呼气,肺气虚进一步可致肾虚症状。可见,尘肺病的发生发展是由肺及脾,由脾及肾,由轻转重,最后形成肺、脾、肾三脏俱损的慢性的演变过程。

针对此类疑难病中医采用辨证论治从整体观念出发,从中医角度解释粉尘对机体的诸多损害,研究相应对策来辨证分型、分期论治。中医药治疗尘肺是从辨证论治、立法选方和针灸治疗三个方面阐述的。

第一节　尘肺的辨因论治

一、中医之辨因论治

所谓病因,就是指引起疾病的原因,又称为致病因素。《医学源流论》说:"凡人之所苦,谓之病;所以致此病者,谓之因。"中、西医学理论中皆有对病因的论述,由于中医学中的病因属于辨证论治的范畴,故辨因论治所辨之"因",是指现代医学科学所认识的病因。

在疾病的发展过程中,病因与结果是相对的,在一定条件下,可以相互转化。在某一阶段是结果的东西,如病理产物,在另一阶段可成为新的致病因素。如结石、高脂血症等,皆是由于各种致病因素侵犯人体,导致机体功能失调所形成的病理产物;这种病理产物停留体内又可作为新的病因,导致其他病症的发生,成为这些病症的病因。故从广义的角度讲,病因包括了原始病因和病理产物。

二、尘肺的病因

尘肺是由于在职业活动中长期吸入生产性粉尘(灰尘),并在肺内潴留而引起的以肺组织弥漫性纤维化(瘢痕)为主的全身性疾病。我国法定的12种尘肺有:矽尘、煤工尘肺、石墨尘肺、碳墨尘肺、石棉肺、滑石尘肺、水泥尘肺、云母尘肺、陶工尘肺、铝尘肺、电焊工尘肺、铸工尘肺。中医学虽无尘肺这个病名,但在中医文献中早有论述,如宋代《孔民淡苑》记载:"贾谷山采石人,石末伤肺,肺焦多死。"指的就是本病。这一见解,精辟地阐明石末入肺而得病。中医学认为肺主气,其意有二,一是指呼吸之气,二是指人身的"真气"。《五味篇》指出:"人之呼吸,通天地之精气,以为吾身之'真气'。故'真气'者,所受于天,与谷气并而充身也。然天地之气,从吸而入,谷食之气,从呼而出……"在人类生产活动过程中,散布于空气中的石尘可随呼吸而吸入于肺。石尘属于金石,其性燥烈,既能耗阴伤气,又会阻塞肺络,因而出现石末伤肺的一系列症状,如咳嗽、气短、胸闷、胸痛等。

三、尘肺的辨因论治

中医对尘肺病因的辨证,就是把人体看成对立统一的整体。对于尘肺病因的发生、发展和归宿,不仅看到致病因素的一面,而且看到了机体对抗疾病的变化和适应的一面。尘肺的病因病机,主要是石尘伤肺,气血凝聚,痰瘀互结而成。肺为娇脏,主气而开窍于鼻。肺主呼气,主出,肾主纳气,主入,一出一入,始能完成人体内气与外气交换的过程。在交换的过程中,散布于空气中的石尘则随呼吸而吸入于肺。石尘属于金石,其性燥烈,蕴积于内,既能耗阴伤气,又会阻塞肺络,气血失和,运行阻滞,导致气滞血瘀,肺失肃降,而见气短干咳,胸闷而痛。石尘蕴积不解,气血失调日久,渐致肺心功能随之减弱,部分血不同程度地留聚,成为瘀血,失去生理作用,转变为有害于健体的病邪之一,遂致气愈滞血愈瘀而愈虚,愈虚而愈气滞血瘀,有者为实,无者为虚,一实一虚,互为因果,愈演愈烈而致气血滞涩,影响"肺朝百脉"输布失司,酿致脾胃气机升降失调,失其营运,不能化生水谷精微,气血来源日竭,脏腑失养,整个"新陈代谢"功能衰减,津液的代谢调节失常,遂致停聚成痰。正如《济生方》中所说:"人之气道贵于顺,顺则津液流通,决无痰饮之患。"《明隐集》亦指出:"痰之来由非一端,脾虚肺燥内结涎,气不胜湿经络滞,运行不周液即痰。"痰浊上渍于肺,与石尘、血瘀交结,客而不去,而成症结。病程日久,气阴两亏,脏腑亏损,正气虚弱,复招致各种邪气,变生或并发多种疾病。

故而尘肺的病因论治当从石尘、血瘀、痰湿三者而论治。

1. 温阳益气,活血祛痰 适用于胸阳失宣,气机闭阻,气阴两伤,脉络不通,以胸痛为主症的胸痹型。症见胸痹,心前区疼痛,甚则痛引彻背,喘息不得平卧,心悸不宁,舌淡、苔白腻,脉弦或结代。常用瓜蒌薤白半夏汤合生脉散和四物汤。

2. 补脾益肺,燥湿化痰 适用于脾肺两虚水湿内停的证候。症见胸闷,咳嗽痰多、清稀带泡沫,形体虚胖,气短懒言,不思饮食,口黏不渴或渴喜热饮,甚则恶心呕吐,四肢无力,大便溏薄,舌体胖嫩而质淡苔白腻,脉缓或细弱。常选用参苓白术散、陈夏六君汤合四苓汤等加减。

3. 活血祛瘀,软坚散积 适用于患者体质较好,自觉症状不多且不明显,多见早期尘肺病者,血瘀与痰湿尚未结实,仅为石尘所伤者。常用二陈汤加赤芍、藕节、昆布、海藻、牡蛎、丹参、三棱、莪术、白芥子等。

第二节 尘肺的辨证论治

一、尘肺的中医病因病机

尘肺是因粉尘毒物(邪毒)侵犯人体,浊气壅塞胸中、肺气不宣、肺络阻塞,淤滞凝积成结节。长期毒物吸入导致机体阴阳平衡失调,脏腑功能紊乱,气血不和。肺失宣降,肝失疏泄,肾不纳气,脾失健运,聚湿生痰,心阳不振,气机不畅而诸证产生。游离二氧化硅属金石燥烈之品,郁于肺内可灼液为痰,又可化热伤阴。肺为气之主,肾为气之根,喘咳迁延日久必损及于肾,肾精亏虚无以化出元气,气根不固则气难于归根,咳喘更甚,呼吸困难。尘肺可分虚实,尘肺属实者,是肺气不宣、肝郁气滞血瘀;尘肺属虚者,多由于心、肺、脾、肾气血不足。在临床上实证日久气血耗伤可导致虚证,虚证中可夹杂实证,本虚标实。

二、中医证型、症状及传统治疗方药

中医学认为尘肺是由于异邪侵入肺经,造成经络阻断,血脉不通,聚成结节致病,日久则肺肾之阴耗损。治宜扶正祛邪,活血化瘀,疏通脉管,软坚散结,化痰通络。

1.外邪犯肺型　来势稍快,微恶寒,鼻塞,咳喘,痰白泡多,胸闷胀或咽痒干不适。治法:祛邪利肺。方药:风热用银翘散。风寒用苏杏散,咽痒加枇杷叶、蝉蜕,痰多加川贝、浙贝,喘甚加紫菀、款冬花。

2.气滞型　胸闷胁痛,攻窜不定,咳嗽食少嗳气,多与情志有关,精神刺激可加重。脉象多弦。

治法:疏肝理气。方药:柴胡疏肝散加减。若气郁化火兼烦热、胸胁掣痛、口干,加栀子、银花、金铃子散之类。

3.血瘀型　胸胁闷痛,如针刺样固定不移,舌质紫暗有瘀斑、脉涩。治法:活血化瘀,行气止痛。方药:血府逐瘀汤加减。治疗时配理气药尤为重要。取其气为血帅,气行则血行,气滞则血瘀。

4.痰瘀互结型　胸痛、胸闷、咳嗽有痰而黏,舌质稍紫,脉结代或弦滑或弦涩。治法:化痰祛瘀。方药:化痰逐瘀汤。瘀重加桃仁、红花、丹参。

5.肺气虚型　胸闷不舒,咳嗽,气喘,咳声无力,气短懒言,声音低微,自汗,面色苍白,舌淡苔白,脉弱。治法:补肺益气。方药:补肺汤加减、八珍益肺片或人参补肺丸。

6.肺阴虚型　胸闷不舒,干咳无痰,咽喉干燥,形体消瘦。若伴阴虚火旺者则痰中带血丝、手足心热、夜寐盗汗、午后潮热、舌红少苔、脉细数。治法:滋阴养肺降火。方药:百合固金汤加减、二冬膏或养阴清肺糖浆。

7.肺热咳喘　多见尘肺合并肺内感染,症见咳喘、痰黄或脓血痰、胸痛、发热、舌尖红、苔黄腻、脉数。治法:清肺化痰,治咳定喘。方药:尘肺宁片、热毒清或消咳喘糖浆。

8.肺寒咳嗽　多见尘肺合并慢性支气管炎、肺气肿,咳嗽痰白、形寒肢冷、口不渴、咳喘胸闷、舌苔白滑、脉紧。治法:温肺止咳,化痰平喘。方药:通宣理肺片或寒喘丸。

9.肺肾气虚型　咳嗽,咳痰,气短,喘促,动则喘甚,呼多吸少,腰膝酸软,脉沉弱尺甚。治法:补肺肾纳气。方药:人参蛤蚧加减、金匮肾气丸、八珍益肺片。

10.肺肾阴虚型　咳嗽或喘,咳痰不爽,胸闷气短,形体消瘦,眩晕耳鸣,潮热盗汗,舌红少津,脉细数。治法:滋补肺肾。方用桑杏汤加减。咯血加白茅根、仙鹤草,大便干结加瓜蒌仁、草决明,肾阴虚明显加山萸肉、大熟地。

11.肺脾两虚　痰多清稀,食后胃脘满闷、腹胀便溏,倦怠无力,舌淡苔白,脉濡细。治法:补脾益肺。方药:真武汤加减、人参补肺丸、参苓白术丸。

12.心阳虚型　胸闷痛,心悸,咳痰,气短,畏寒,四肢不温,舌淡脉弱。治法:益心气,通心阳。方药:瓜蒌薤白半夏汤加人参、桂枝。

13.气阴两虚型　咳嗽气喘无力,神疲乏力,咽干鼻燥,咳嗽少痰或咯血,舌红、脉细。治法:补气养阴。方药:先用清燥救肺汤,后用月华丸。失眠加五味子、酸枣仁,便秘加火麻仁、草决明。注意是否伴有结核。

第三节　尘肺的分期论治

一、尘肺的分期

职业性尘肺根据新标准,X线胸片表现分为三期。

一期尘肺是指有总体密集度1级的小阴影,分布范围至少达到2个肺区。

二期尘肺是指有总体密集度2级的小阴影,分布范围超过4个肺区;或有总体密集度3级的小阴影,分布范围达到4个肺区。

三期尘肺是指有下列情形之一者:有大阴影出现,其长径不小于20 mm,短径不小于10 mm;有总体密集度3级的小阴影,分布范围超过4个肺区并有小阴影聚集;有总体密集度 3 级的小阴影,分布范围超过 4 个肺区并有大阴影。

二、关于分期的中医释义

中医认为石尘蕴积于肺,因性燥烈,既能耗阴伤气,又会阻塞肺络,气血失和,运行阻滞,血脉不通,肺失肃降;气血失调日久,导致气滞血瘀,遂渐停聚成疾,痰浊上溃于肺而成症结(即石结节),病程日久,气血两亏,气血滞结加重,造成症结融合(石结节融合块)。这与尘肺病理过程的三部曲,即"首先是患部出现弥漫性间质纤维化(这是尘肺早期的病理表现),接着便是纤维结节形成(这是尘肺中期的病理表现),最后是融合块出现(这是与尘肺晚期的病理表现)"是近似的。但是必须强调指出尘肺病理过程的三个发展阶段有着连续性的有机联系,不能截然分开。

三、尘肺的分期论治

尘肺的分期特点:Ⅰ期尘肺临床无明显体征,仅舌质红,脉小弦或带数。Ⅱ期及Ⅲ期尘肺开始出现明显体征。①阴虚者,面色或黄或白,时有潮红,精神不宁,多烦善怒,咽干口渴,溺赤便燥或秘,舌光红,脉象弦数,或细而带数。②阳虚者,面色苍白少华,精神萎靡,喜热恶冷,溺清,便溏,舌淡白,脉象迟缓微弱,或浮大无力。在临床上阴虚阳亢者比较多见。如有头昏、心悸、耳鸣、眼花、脉象弦小,两尺较弱等症者,是为"阴虚而阳不潜藏"之症。

1. 燥伤上焦,肺津耗损　症见形体消瘦,干咳少痰,或痰中带血,晚间咳甚,口干咽燥,胸部灼痛,潮热盗汗,舌质红干,脉细数。治法:养阴清热,润肺化痰。方药:月华丸加减。

2. 胸阳失宣,气阴两伤　症见胸痹,心前区疼痛,甚则痛引彻背,喘息不得平卧,心悸不宁,舌淡、苔白腻,脉弦或结代。治法:温阳益气,活血祛痰。方药:参苓白术散、陈夏六君汤合四苓汤等加减。

3. 气阴两虚型　症见咳嗽气喘无力,神疲乏力,咽干鼻燥,咳嗽少痰或咯血,舌红,脉细。治法:益气养阴。方药:先用清燥救肺汤,后用月华丸。注意是否有结核。失眠加五味子、酸枣仁,便秘加火麻仁、草决明。

第四节　尘肺的中医其他疗法

一、针灸耳针

1. 对症取穴法

咳嗽:取穴:①天突、曲池、内关、丰隆。②肺俞、尺泽、太白、太冲。每日取 1 组,两组交替使用,每日 1 次,10～15 次为一疗程,中等刺激,或针后加灸。

气急:取穴:膻中、气海、足三里、丰隆、肺俞。每日 1 次,10～15 次为一疗程,中等刺激,平补平泻法。

胸痛:取穴心俞、膻中、通谷、巨阙、太仓、神府、郄门、曲泽、大陵。心俞、郄门均应导出气至针感达前胸,巨阙针法同膻中。心俞、巨阙施补法,并以艾卷温灸针柄,其余平补平泻。

2. 耳针疗法　取胸、交感、肾、肾上腺等。

二、穴位贴

三伏贴:白芥子涂法治疗咳喘病。即应用白芥子(炒)、甘遂、元胡、细辛等药研面,再取生姜汁调涂于背部肺俞、心俞、膈俞穴位上,暑伏当天贴 1 次;二伏、三伏各贴 1 次,每次贴 4～6 小时,可有改善咳、痰、喘症状的作用。

三、外用给药方法

1. 雾化吸入疗法　硝石、枇杷叶、穿山甲珠、砂仁、鸡内金、五味子、桔梗、西蓬砂、乌梅、贯众、金钱草、沙参、麦冬、杏仁、木贼、蒲公英、甘草,水煎去渣过滤,雾化吸入。

2. 中药电离子透入疗法　柴胡、乳香、没药、胆星、川郁金、丹参、土鳖虫、青皮、血竭、红花等。

四、食疗

1. 青榄煲白萝卜汤　选用青榄（又称橄榄、青果）250g，白萝卜1 000g。先将青榄洗净去除杂皮；白萝卜洗净去皮，切块。二者同放砂锅内，煲汤代茶分次饮用。汤中青果生津止渴、清肺利咽，白萝卜健胃消食、顺气、止咳化痰，二者配合煮汤则能顺气化痰、润肺利咽，减少粉尘对呼吸道黏膜的刺激和伤害。但对于体质虚寒或脾胃虚寒者，此汤不宜饮用。

2. 南杏仁炖雪梨　选用南杏仁10g，鲜雪梨1个，冰糖30g。先用清水洗净南杏仁（皮可去可不去），雪梨去皮去核，切块。然后将雪梨、南杏仁、冰糖同放入炖盅内，加入适量清水，隔水炖1小时。待温后，食雪梨饮汤。汤中雪梨生津润燥、化痰，南杏仁消痰润肺、止咳平喘，冰糖清润咽喉。三者配合能消痰止咳、润肺利咽。本汤男女老少皆宜。

3. 鱼腥草煲猪肺汤　选用新鲜鱼腥草60g，鲜猪肺250g。先将鲜猪肺用水洗净，切成小块，再用手挤除泡沫。鲜鱼腥草洗净，去除泥沙杂质。然后将二物放砂锅内，加适量清水煲汤。汤成后，加少许食盐调味，饮汤食猪肺。汤中鱼腥草清热解毒消炎，猪肺可养肺止咳。二者配合具有清热止咳、解毒消炎的功效。

第五节　尘肺合并肺心病的辨证论治

一、概述

慢性肺源性心脏病（肺心病）是在肺气肿的基础上形成的一种比较严重的并发症，病程长，治疗难度大，病死率比较高。因此，在尘肺早期，慢性支气管炎、哮喘和肺气肿阶段，患者应及时治疗，阻止其并发肺心病。

对于慢性肺源性心脏病这样一种复杂而又涉及广泛的疾病，要"辨证分析"肺的咳、痰、喘、炎的症状和表现为心力衰竭、呼吸衰竭、肺性脑病以及血证、昏迷、电解质紊乱等的肿、迷、绀、血等的证候，正确灵活应用中医治则精神及治法。急性发作期要重于寒热的调治，强调肺心病自始至终有瘀血征象，如口唇发绀、气虚血液运动不畅以及血液流变学的改变等表现，所以益气活血应贯彻于肺心病防治的始终。各期证候的治法有解表、化痰、止咳、平喘、利水，还有通下、开窍、固本、活血、益气、补肾纳气等不同。

二、尘肺合并肺心病辨证论治

1. 阳虚水泛　主要针对反复发作的肺心病心衰患者。此类患者无发热而以下肢浮肿为主，心悸气短、不能平卧、口唇发绀、肝大、四肢不温，有的大便清稀，脉见沉缓或结或代。治法：温阳利水，益气健脾。方药：真武汤合苓桂术甘汤加减。若脉结代者可加炙甘草、桂枝、苦参等。

2. 痰浊阻肺，蒙蔽心窍　症见神昏谵语，甚至昏迷、呼吸急促，喉中痰声辘辘、汗出如油、口唇青紫、舌下静脉曲张严重、脉弦数。治法：清宫涤痰，醒脑开窍。方药：涤痰汤加减。成药可服安宫牛黄丸。静脉点滴可用清开灵注射液、醒脑静注射液。

3. 痰热腑实证　肺心病肺性病患者表现神志时有模糊、呼吸急促、有黄痰不易咳出、口唇发绀、发热汗出、目赤口干、大便秘结、舌苔黄腻、舌下瘀筋曲张粗乱、脉滑数。治法：清热通腑，化痰开窍。方药：承气汤加味，有的应用凉膈散效果也较好，静脉可给丹参注射液、醒脑静注射液。

4. 阳气暴脱　针对休克型患者，即肺心病患者表现四肢厥冷、气微喘促、冷汗淋漓，或汗出如油、神昏谵语，或循衣摸床、血压下降，呈休克状态，舌紫暗，舌苔薄或少苔，脉微欲绝或沉细而数，或结或代,舌下瘀筋曲张扭曲严重。治法:益气复脉,回阳救逆。方药:益气复脉与回阳救逆之剂参附汤合生脉散加味鼻饲,或生脉注射液点滴。

5.脾虚痰盛 针对肺心病缓解期但素有慢性咳嗽、咳痰,晨起稍重,伴食少纳呆、气短懒言、易感冒、舌苔白或微腻,脉细滑。治法:健脾化痰。

方药:六君子汤加减。

6.肺肾两虚,肾不纳气 主要针对肺心病缓解期患者,易于感冒反复发作,平时稍有咳嗽、咳痰,伴喘息动则气喘加剧,舌质淡、脉细弱。治法:补肾纳气,扶助正气。方药:参蛤散、都气丸配合应用,另外还可用补肺丸等。

第六节 尘肺中成药治疗

一、常见治疗尘肺中成药临床运用特点

1.矽肺宁片 为杭州胡庆余堂研制的治疗尘肺的纯中药制剂。功能为活血散结、清热化痰、止咳平喘。经临床观察该药具有改善、稳定尘肺病情,延缓病变进展的作用。适用于煤工尘肺引起的胸闷、胸痛、气短和乏力诸症,特别是以实证为主的Ⅰ期和Ⅱ期尘肺患者似乎更为适宜。

2.八珍益肺片 由重庆煤矿工人疗养院研制的一种治疗煤工尘肺为主的新药,该药由八味中药配伍,攻补兼施,扶正固本,多方兼顾,能抑制尘肺病灶进展,药理实验表明有镇痛、消炎、抗肿瘤的作用。临床用于以虚证为主的煤工尘肺患者疗效为著。

3.热毒清静脉注射针剂 由同济医科大学研制。原为消炎、治疗多种急性感染的中药针剂,新近研究证实该药具有多种生物学效应,如对溶酶体的保护作用、对矽肺的防治作用等,具有明显的抗矽尘毒性效应。该药用于治疗煤工尘肺属中成药的延伸应用,尤其适用于煤工尘肺合并肺内感染患者。

二、运用辨证论治选择中成药治疗尘肺病

1.肺气虚 症见咳嗽无力、气喘、声音低微,倦怠乏力,痰多清稀,舌质淡红,苔薄白,脉虚弱为主。治以补肺益气,可选用八珍益肺片或人参保肺丸。

2.肺阴虚 症见干咳无痰,痰中带血,潮热颧红,手足心热,盗汗,声音嘶哑,消瘦疲乏,舌质红干,脉细数。常见于尘肺合并肺结核。治以滋阴润肺,可选用二冬膏或养阴清肺糖浆。

3.肺热咳喘 多见于尘肺合并肺内感染、支气管炎等。症见咳喘,痰黄或脓血痰,胸痛,发热,舌尖红,舌苔黄腻,脉数。治以清肺化痰、止咳定喘为主,可选用矽肺宁片、热毒清或消咳喘糖浆。

4.肺寒咳喘 多见于煤工尘肺合并慢性支气管炎、肺气肿,咳嗽痰白,形寒怕冷,口不渴,咳喘胸闷,舌苔白滑,脉紧。治以温肺止咳、化痰平喘,用通宣理肺片或寒喘丸。

5.肺肾气虚 症见咳嗽喘息,气短,声音低微,神疲,舌淡苔薄白,脉沉弱。治以补肺气、纳肾气,可选用金匮肾气丸、八珍益肺片。

6.肺脾两虚 症见痰多清稀,食后胃脘满闷,腹胀便溏,倦怠无力,舌淡苔白,脉濡细。治以补脾益肺,可选用人参保肺丸、人参白术丸等。

三、病证结合选用中成药

尘肺合并肺结核除前所述外,还可选用百合固金丸配合抗结核药物;合并肺内感染还可选用双黄连注射液、蛇胆川贝液,配以西药抗生素治疗;合并慢性支气管炎、肺气肿也可选用玉屏风散等;合并肺心病可选用定喘丸、蛤蚧定喘丸、苏子降气丸和心宝丸等;合并心律失常当选天王补心丹、人参归脾丸、心宝等,宁心宝胶囊治疗窦性心动过缓、期前收缩更为对症。

(李光杰 孟宪志)

第七章　尘肺各论

第一节　矽　肺

职业性尘肺病是在职业活动中长期吸入生产性矿物性粉尘并在肺内潴留而引起的以肺组织弥漫性纤维化为主的疾病。国家颁布的 GBZ270 − 2015 中所列的各种尘肺病即矽肺、煤工尘肺、石墨尘肺、炭黑尘肺、石棉肺、滑石尘肺、水泥尘肺、云母尘肺、陶工尘肺、铝尘肺、电焊工尘肺、铸工尘肺及其他尘肺。

矽肺(silicosis)又称硅肺,是尘肺中最为常见、进展最快、危害最严重的一种类型,是由长期吸入大量含有游离二氧化硅粉尘所引起,以肺部广泛的结节性纤维化为主的疾病,也是我国目前危害劳动者健康最为严重的疾病。矿山开采、石料开采加工、隧道掘进、耐火材料生产和玻璃生产等行业的劳动者,都有可能接触二氧化硅粉尘,导致矽肺病。常见的并发症有肺结核、呼吸道感染、呼吸功能不全、肺源性心脏病和气胸等。

一、病因

矽肺发病与下列因素有关:

1. 粉尘中游离二氧化硅含量越高,发病时间越短,病变越严重。

2. 矽肺发生及病变程度与肺内粉尘蓄积量有关。蓄积量主要取决于粉尘的浓度、分散度、接尘时间和防护措施。粉尘浓度越高,分散度越大,接尘工龄越长,防护措施差,吸入并蓄积在肺内的粉尘量越大,越易发生矽肺,病情越严重。

3. 生产性环境中很少有单纯石英粉尘存在,通常是多种粉尘存在。应考虑混合粉尘会有联合作用。

4. 工人的个体因素和健康状况对尘肺发生也起一定作用。

既往患有肺结核,尤其是接尘期间患有活动性肺结核、其他慢性呼吸系统疾病者易患矽肺。

矽肺发病比较慢,接触低浓度游离二氧化硅粉尘多在 15 ~ 20 年后发病。但发病后即使脱离粉尘作业,病变仍可继续发展。少数由于持续吸入高浓度、高游离二氧化硅含量的粉尘,经 1 ~ 2 年即发病者,称为"速发型尘肺"。在脱离接尘作业若干年后诊断为矽肺,称为"晚发型矽肺"。

二、发病机制

矽肺是由于在生产过程中长期吸入游离二氧化硅(石英)含量过高的粉尘而引起的以肺组织纤维化为主的疾病。矽结节形成是矽肺纤维化病理变化的形式,发病机制仍不清楚,国内外学者在探索其发病机制方面做了大量的研究。

1. 矽肺发病机制　石英是如何引起肺纤维化的,学者们曾提出过多种假说,如机械刺激学说、化学中毒学说和硅酸聚合学说,近年又提出了表面活性学说和免疫学说,但都难以圆满地解释发病过程,现概括如下。

(1)石英颗粒表面的羟基活性基团与肺泡巨噬细胞、多核白细胞等构成氢键,产生氢的交换和电子传递,使细胞膜流动性降低,通透性增高,进而破裂。

(2)石英在粉碎过程中,硅氧键断裂产生硅载自由基,与空气中的 O_2、CO_2、水或液体中水反应生成自由基和过氧化氢。参与生物膜过氧化反应,引起膜损伤。

(3)石英损害巨噬细胞膜 $Na^+ - K^+ - ATP$ 酶和 $Ca^{2+} - ATP$ 酶失活,线粒体和内织网 $Ca^{2+} - ATP$ 酶失活,钙离子由细胞器释放入胞质,细胞外的钙离子大量进入细胞内,形成"钙超载",导致细胞死亡、破裂。

(4)巨噬细胞受损后,释放多种细胞因子,包括白细胞介素 Ⅰ、肿瘤坏死因子、纤维粘连蛋白、转化生长因子等。这些因子参与刺激成纤维细胞增生或网织纤维及胶原纤维的合成。

(5)肺泡 Ⅰ 型上皮细胞在石英的作用下,变性肿胀,崩解脱落;当肺泡 Ⅱ 型上皮细胞不能及时修补时,基底膜受损松解,暴露间质,激活成纤维细胞增生。

(6)巨噬细胞功能改变及受损后,启动免疫系统,形成抗原抗体复合物,沉淀在网状纤维上,形成矽结节透明样物质。

2.矽肺纤维化发生中的细胞机制 肺泡巨噬细胞是矽尘作用的主要靶细胞。矽尘进入肺泡后,肺泡巨噬细胞吞噬矽尘颗粒,细胞活化并产生大量炎性因子和致纤维化因子,如活性氧(ROS)、活性氮(RNS)、脂多糖(LPS)、细胞因子[如白细胞介素 IL-1、IL-2、肿瘤坏死因子 α(TNF - α)、纤维粘连蛋白(FN)、转化生长因子(TGF - α)]、趋化因子以及巨噬细胞源性生长因子等。近年来的研究表明,肺巨噬细胞除了通过分泌一系列生物活性介质参与矽肺纤维化外,其细胞凋亡在矽肺炎症/纤维化发生发展中也具有重要的意义。在矽肺病变早期,肺巨噬细胞凋亡有利于清除受损细胞,消除炎症,重塑肺组织结构以及维持肺功能;但晚期阶段,随着巨噬细胞凋亡的增多,又不利于这一保护过程。对矽肺病变中肺巨噬细胞凋亡机制的研究发现,IL-1β、诱导型一氧化氮合酶(iNOS)基因敲除鼠暴露于矽尘,其肺细胞(包括肺巨噬细胞)凋亡数量、炎症反应程度与野生型鼠相比明显减轻;体外培养的巨噬细胞系(IC-21),IL-1β 抗体和 iNOS 抑制剂(左旋精氨酸甲酯 L-NAME)均能抑制矽尘诱导的细胞凋亡,提示 IL-1β、NO 对矽肺病变中的细胞凋亡起重要的调控作

用。吴逸明等对实验性矽肺肺泡巨噬细胞类胰岛素样生长因子-1(IGF-1)表达水平进行研究,结果表明:肺泡巨噬细胞(PAM)受到石英粉尘激活后,会参与矽肺结节形成。随着染尘后时间的延长,矽结节 IGF21 着色强度逐渐加深,说明 IGF-1 分泌增加,从而也就说明 IGF-1 在矽肺纤维化形成和维持过程中发挥着重要作用。研究还发现受矽尘刺激的肺泡巨噬细胞分泌大量炎性因子作用于肺成纤维细胞,使之增生、活化。如 TNF-α、转化生长因子 β(TGF-β)能促进培养的人肺成纤维细胞增生、胶原产生增加,并促进矽肺患者肺成纤维细胞 IL-6 的产生。矽尘可上调小鼠肺上皮细胞系(MLE-15)内单核细胞趋化蛋白-1(MCP-1)、巨噬细胞趋化蛋白-2(MCP-2)mRNA 水平,从而促进炎症反应。矽尘还可直接对肺成纤维细胞起作用,当矽尘与人肺成纤维细胞系(WI21003)共培养时,细胞吞噬矽尘,细胞内 IL-1αmRNA 水平上调。另外,淋巴细胞、肥大细胞等炎症细胞通过释放多种细胞因子也参与矽肺纤维化过程。在实验性近交小鼠矽肺模型中,发现其支气管肺泡灌洗液及肺内结节性病灶中有大量淋巴细胞聚集。也有人认为,矽肺局部有大量干扰素 γ(IFN-γ)产生,归因于肺淋巴细胞总数增加及产生 IFN-γ 的淋巴细胞比例上调。同时,矽肺病变组织中肥大细胞也很丰富,可能主要通过分泌 bFGF 参与肺纤维化过程。

3.相关介质在肺纤维化中的作用 目前认为与肺纤维化有关的活性分子主要有:细胞因子、生长因子、细胞黏附分子、基质金属蛋白酶/组织金属蛋白酶抑制剂(MMPs/TIMPs)等。细胞因子和生长因子类是调控肺部炎症(纤维化过程)的最重要的活性介质,其中 TNF、IL-6、巨噬细胞炎性蛋白-1(MIP-1)、MIP-2、白三烯 B4(LTB4)、PGE2 参与炎症反应过程,TNF-α、TGF-β、血小板源性生长因子(PDGF)、胰岛素样生长因子-1(IGF-1)、内皮素-1(ET-1)被认为是促进肺纤维化的因子,而 IFN-γ、肝细胞生长因子(HGF)则是抑制纤维化的因子。在矽肺纤维化中,TNF-α、TGF-β 研究最多,也最重要。TNF-α 对多种炎

细胞有趋化作用,并诱导肺血管内皮细胞、上皮细胞产生趋化因子、黏附分子等,还可刺激肺成纤维细胞增生。TGF-β 因调节 ECM 生成和降解,决定了其在器官纤维化损伤中的重要地位。研究发现,TGF-β1、TGF-β3 作用于原代人肺成纤维细胞,可诱导多种胶原蛋白等细胞外基质的合成。TGF-β 表达水平在矽肺细胞模型、动物模型中均升高,矽肺患者纤维化损伤的肺组织中 TGF-β 表达也呈强阳性。

4.细胞信号转导途径在肺纤维化过程中的作用 ROS 和 RNS 是与矽肺组织破坏、炎症反应、肉芽肿形成和纤维化进展密切相关的一类信号分子。MAPK 家族是与细胞生长、分化、凋亡等密切相关的信号转导途径中的关键信号分子,其主要成员包括细胞外调控激酶(ERK)、Janus 激酶(JNKs)、P38 激酶。同时,多种刺激因子均可激活 MAPK 分子,随后反式激活核转录因子(如 NF2κB、AP-1),参与基因表达调控。研究发现,吸入的颗粒物质可与呼吸道上皮细胞相互作用,上调 JNK1 和 ERK2 活力,促进细胞增殖。有学者证实,新破碎的晶体硅能诱导大鼠肺上皮细胞内 ERK1、ERK2、P38 激酶磷酸化,进而导致转录因子 AP21 的激活。矽尘也可刺激大鼠成纤维细胞内 ERK 激酶(ERKkinase/MEK)和 ERK 磷酸化,MEK/ERK 通路则能改变成纤维细胞的增殖活性,导致肺纤维化。核转录因子(NF2κβ)和激活蛋白 1(AP-1)通过与靶基因上游启动子特定的结合位点作用,调节炎症相关基因 mR2NA 转录和翻译等。总之,矽尘进入肺内,尘粒、效应细胞、细胞因子等之间彼此相互影响,构成复杂的细胞分子网络。胞内信号分子通过多种信号传导途径,最终激活细胞内转录因子,调控肺炎症(纤维化)进程。

矽肺的发病机制是一个复杂的过程,应考虑到二氧化硅本身的理化特性和巨噬细胞的坏死作用,亦应考虑到机体本身免疫反应的存在。在矽肺的整个发病过程中,矽尘与肺泡细胞之间的相互作用是矽肺发病的关键,矽尘破坏巨噬细胞生物膜是矽肺发病的起点,巨噬细胞释放的多种因子是形成矽肺的必要条件。

三、病理生理

目前认为肺泡巨噬细胞在矽肺的发病过程中起关键作用。二氧化硅尘(矽尘)吸入肺泡后被肺巨噬细胞(尘细胞)吞噬后形成吞噬小体,含有矽尘的吞噬小体与溶酶体合并成次级溶酶体。石英表面的羟基与酶体膜的磷脂或蛋白质形成氢键,导致膜通透性的改变,从而引起吞噬细胞溶酶崩解,水解酶释放,细胞溶解、死亡,释放矽尘,又可被其他巨噬细胞吞噬,如此反复进行。吞噬细胞崩解时释放出致纤维化因子,激活成纤维细胞,导致胶原纤维增生。吞噬细胞崩解时释放出来的二氧化硅也可作为抗原,刺激免疫活性细胞,产生抗体;抗原与抗体反应产生复合物和补体一起,沉积在胶原纤维上,使新形成的结缔组织呈透明样外观。在矽结节的发展中,其周围有较多的浆细胞。另外,当石英粉尘的剂量较大时,大量的石英粉尘也可吸附于巨噬细胞膜上,直接损伤细胞膜导致细胞的不可逆损伤。

四、病理

矽肺的基本病变是特征性病灶——矽结节的形成和弥漫性间质纤维化。尘细胞聚集在一起,周围有成纤维细胞增生,网状纤维出现、增粗、变性而成为胶原纤维,最后形成胶原结节,部分出现玻璃样变。肉眼观察肺脏多呈灰褐色,体积增大,硬度增加,弹性降低,触之有砂粒感和硬皮感。肺切面可见大小不等的结节或硬块,边界分明,质地较硬。镜下矽结节位于支气管和血管周围,直径为 0.3~1.5 mm。典型的矽结节为呈同心圆排列的玻璃样变的胶原纤维。胶原纤维之间可有矽尘颗粒,矽尘随组织液流向他处引起新的矽结节。所以脱离粉尘作业后,矽肺仍可继续发展。随着继续暴露于游离矽尘,多个结节聚集成大结节,很多大结节融合成大的玻璃样团块,称为进行性块状纤维化。

矽尘在肺泡被巨噬细胞吞噬后,经淋巴管可达肺门淋巴结。由于尘细胞的不断沉积,造成淋巴管的阻塞及淋巴液淤滞并逆流至胸膜下淋巴管,从而使肺泡间隔和血管、支气管周围尘细胞聚集,发生结节性纤维化。纤维团块的挤压或收缩,使肺间质扭曲、变形,导致细小支气管和毛细血管管腔狭窄而影响通气和血流。

肺门淋巴结形成矽结节时,出现肺门淋巴结肿大、硬化,可见淋巴结内或其周围出现钙盐沉着,在 X 线胸片上出现透明样变。胸膜纤维化引起胸膜增厚、粘连。

五、临床表现

临床表现有三种形式:慢性矽肺、急性矽肺和介于两者之间的加速性矽肺。临床表现与接触粉尘浓度、矽尘含量及接尘年限有显著关系。临床表现以慢性矽肺最为常见。

一般早期可无症状或症状不明显,随着病情的进展可出现多种症状。症状无特异性,而且症状轻重往往与矽肺病变并不一致。气促表现常较早出现,呈进行性加重。早期常感胸闷、胸痛,胸痛较轻微,为胀痛、隐痛或刺痛,与呼吸、体位及劳动无关。胸闷和气促的程度与病变的范围及性质有关。早期由于吸入矽尘可出现刺激性咳嗽,并发感染或吸烟者可有咳痰。少数患者有血痰。合并肺结核、肺癌或支气管扩张时可反复或大量咯血。患者尚可有头昏、乏力、失眠、心悸、胃纳不佳等症状。

早期矽肺可无异常体征。随着病情进展及并发症的出现而产生相应的体征。Ⅲ期矽肺由于大块纤维化使肺组织收缩,导致支气管移位和叩诊浊音。若并发慢支、肺气肿和肺心病,可有相应的体征。

六、并发症

1. 肺结核　是矽肺常见的严重并发症,高达20%～50%;尸检较生前发现得更多,占36%～80%。随着矽肺病期的进展而增加,Ⅰ～Ⅱ期并发肺结核率为10%～30%,Ⅲ期达50%～90%或以上。矽肺直接死因中肺结核占45%。矽肺并发肺结核时,会相互促进,加速恶化。常出现发热等毒性症状,咯血是症状之一。痰中可找到结核菌。

结核空洞常较大,形态不规则,多为偏心性,内壁有乳头凸出,形如岩洞。结核病变周围胸膜增厚。

2. 肺部感染　是矽肺最常见的并发症,可促进矽肺发展,诱发呼吸衰竭和死亡。因此,应积极预防和治疗呼吸道感染,尤其对晚期矽肺具有重要意义。

3. 慢性支气管炎及阻塞性肺气肿　长期吸入粉尘使支气管纤毛上皮受损,肺弥散性结节纤维化,使支气管狭窄,引流不畅,易发生感染;并发慢支和肺心病、严重感染时,可诱发呼吸衰竭和右心衰竭。

4. 自发性气胸　多见于并发肺气肿和肺大疱的患者,尤其是晚期矽肺患者。肺部感染、剧咳、用力为常见诱因。常见的症状为突然呼吸困难加重伴胸痛,也可以无症状。矽肺并发气胸复发率高,局限性气胸多见,体征不典型。因肺组织和胸膜纤维化,破口较难愈合,气体吸收缓慢。

七、诊断检查

1. 肺功能检查　因肺组织代偿能力强,早期患者肺功能检查无异常。肺纤维化增多,肺顺应性减退,可出现限制性通气功能障碍,如肺活量、肺总量、残气量和最大通气量均降低,一般Ⅰ期矽肺患者肺活量较正常人降低10%～20%,Ⅱ期降低20%～30%,Ⅲ期降低30%～50%。同时有弥散功能障碍,严重时可有低氧血症。若患者合并慢支、肺气肿时,可伴阻塞性通气功能障碍,表现为混合性通气功能障碍。肺功能测定在诊断上意义不大,主要是作为劳动能力鉴定的依据。

2. X 线表现　X 线胸片是诊断矽肺的主要方法。主要表现为肺部结节阴影(直径一般在 1～3 mm)、网状阴影或(和)大片融合病灶。其次为肺门改变、肺纹理改变和胸膜改变。接触矽尘含量高和浓度大的矽肺患者,常以圆形或类圆形阴影为主,早期出现于两侧中下肺的内中带,以右侧为多,随后逐渐向上扩展,亦可先出现在两侧上叶。含矽尘量低或为混合性粉尘,多以类圆形或不规则阴影为主。大阴影一般多见于两肺上叶中外带,常呈对称性八字形,其外缘肺野透亮度增高。因大块肺纤维化收缩使肺门上移,使增粗的肺纹理呈垂柳状,并出现气管纵隔移位。肺门阴影密度增加,有时可见"蛋壳样钙化"的淋巴结。胸膜可有增厚、粘连或钙化的改变。

3. 诊断 根据患者有密切的矽尘接触史,结合临床表现及必要检查进行综合分析,以排除其他肺部疾病,再对照尘肺高千伏胸片标准片及 DR 胸片,做出诊断分期(GBZ70 – 2009, GBZ70 – 2015)。

八、治疗

1. 治疗原则 矽肺患者一旦确诊,即应脱离粉尘作业,并给予积极综合治疗。对于矽肺合并肺结核者,由于治疗见效慢,对肺结核应采用标准化疗方案而非短程化疗。

2. 治疗方案 对矽肺患者应采取综合性措施,包括脱离粉尘作业,另行安排适当工作,在药物治疗的基础上加强营养和妥善的康复治疗,生活规律化,以延缓病情进展和预防并发症的发生。

目前尚无能使矽肺病变完全逆转的药物,药物的治疗主要是早期阻止或抑制矽肺的进展。

(1)克矽平(聚 2 – 乙烯吡啶氮氧化合物,简称 P204):是高分子氮氧化合物,作用机制是在矽尘破坏巨噬细胞过程中起到保护作用,具有阻滞和延缓矽肺进展的作用,可用于治疗和预防。临床应用克矽平后,X 线胸片示病变发展延缓,故对Ⅰ、Ⅱ期矽肺有一定疗效,Ⅲ期矽肺疗效不佳。对改善患者的一般情况及呼吸道症状作用较明显。用法:每周 30 mg/kg 肌注,或以 4% 克矽平水溶液 8～10 mL,每日雾化吸入 1 次,3 个月为一疗程,间隔 1～2 个月后,复治 2～4 个疗程,以后每年复治 2 个疗程。本品雾化吸入副作用甚少。少数患者可有一过性转氨酶升高。

(2)汉防己碱:是中药汉防己科中提取的双苄基异喹啉类药物,能使矽肺内胶原合成量减少,每日口服 200～300 mg。用药后患者临床症状改善,X 线胸片也有好转。对急性矽肺疗效较好。副作用主要为食欲减退、转氨酶升高、心率减慢等。

(3)其他:有哌喹类(哌喹、羟基磷酸哌喹

等)、铝制剂等药物。经治疗后,矽肺患者主观症状有不同程度改善,有的可延缓病情进展。

九、预后

矽肺患者一旦确诊,即应脱离粉尘作业,并给予积极综合治疗,寿命可以延长到一般人的平均水平,但劳动力可能有不同程度的丧失。矽肺的致死常因并发严重肺结核、自发性气胸和呼吸衰竭。

十、预防

长期接触各种金属、煤粉、耐火材料、石粉、水泥、玻璃、陶瓷等工种的工人,可采取以下措施预防尘肺:

1. 控制或减少矽肺发病,关键在于防尘。工矿企业应落实改革生产工艺、湿式作业、密闭尘源、通风除尘、设备维护检修等综合性防尘措施。

2. 加强个人防护,遵守防尘操作规程。定期监测生产环境中空气中粉尘浓度,并加强宣传教育。做好就业前体格检查,包括 X 线胸片。

3. 凡有活动性肺内外结核,以及各种呼吸道疾病患者,都不宜进行接触矽尘的工作。加强对接触矽尘工人的定期体检,包括 X 线胸片、肺功能等检查。

4. 加强工矿区结核病的防治工作。对结核菌素试验阴性者应接种卡介苗;阳性者应给予预防性抗结核治疗,以降低矽肺合并结核的发病率。

5. 对矽肺患者应采取综合性措施,包括脱离粉尘作业,另行安排适当工作,加强营养和妥善的康复锻炼,以增强体质。预防呼吸道感染和其他并发症的发生。

十一、矽肺民间疗法

1. 萝卜三汁治矽肺

方剂:大白萝卜、鲜茅根、荸荠各适量,鸡内金、麻黄、贝母、牛蒡子、桔梗、枳壳、石斛、枇杷叶(随症加减,咨询医师)。

制法:将鲜萝卜、茅根、荸荠洗净,捣烂取汁,再将鸡内金等八味中药煎汤,然后与三汁混合一

起饮用。

功效:治矽肺。

验证:据《岭南草药志》介绍,服此方治疗矽肺21人,疗效显著。一般在1个月内黑痰消失,9个月新痰消失,1年左右症状消失,体重增加,恢复健康。

备注:如每日不拘量吃鲜萝卜及鲜荸荠,日久黑痰减少,咳嗽必轻。

2.石榴花、夏枯草治肺痈

方剂:白石榴花、夏枯草各50g,黄酒少许。

制法:白石榴花与夏枯草同煎汤。服时加少许黄酒饮用。

功效:清肝火,散瘀结,消炎。用于治疗肺痈、肺结核。

3.腊八蒜治肺痈

方剂:陈醋、大蒜。

制法:我国民间农历腊月初八有用醋泡"腊八蒜"之习俗,用这种陈醋泡过的腊八蒜,每天佐餐或早晚食蒜数瓣并饮醋1盅。

功效:宣窍通闭,解毒消炎。用于治疗肺痈。

验证:《家庭医生》杂志介绍以上两方,效果理想。

4.猪肺萝卜汤清热补肺

方剂:猪肺1具(去气管),青萝卜2个。

制法:洗净,切块,加水共煮熟,分次服食。

功效:清补肺经,消肿散瘤。用于治疗肺脓肿。

验证:据《健康报》读者反映,该法效果很好,值得推广。

5.云母膏治肺痈

方剂:云母、焰硝、甘草各128g,槐枝、桑白皮、柳枝、侧柏叶、橘皮各64g,川椒、白芷、没药、赤芍、肉桂、当归、黄芪、血竭、菖蒲、白芨、川芎、白薇、木香、防风、厚朴、桔梗、柴胡、党参、苍术、黄芩、龙胆草、合欢皮、乳香、茯苓各15g。

制法:麻油熬,黄丹收,加松香32g搅匀。用时每取适量,贴敷患处,外以纱布盖上,胶布固定。每日换药1次。

功效:清肺、化痰、消痕、排脓,兼以补虚。

验证:屡用神效。

备注:引用《理瀹骈文》。

6.金草桔梗治矽肺

方剂:石上柏(全草)20g,桔梗15g,鱼腥草12g,生甘草10g。

加减:临床应用本方时,可根据病情灵活加减。若气血两虚者,加党参、黄芪各20g;若咳嗽剧烈者,加川贝母、前胡、蝉衣、橘络各10g;若大便秘结者,加生川军(后下)10g。

制法:将上药水煎,每日1剂,分3~4次口服。2个月为一个疗程。可连服2~3个疗程,直至症状消失为止。

验证:本方治疗矽肺患者135例,经用药1~2个疗程后,效果显著,胸痛消失者占72.5%,头痛、气促、心悸改善者占61.4%,咳嗽、咳痰改善者占62.7%。应用本方未见副作用,仅个别患者出现一时性头晕加重,但在继续用药中自然消失,不必停药和惊慌。

7.蒲公英等治矽肺

方剂:蒲公英、半枝莲各30g,浙贝母、前胡、麦门冬、制川军、三棱、莪术、路路通各10g,栝蒌、苏子、青皮、白果、枳壳各12g,鸡内金、杜仲、川续断、山萸肉、枸杞子各15g,生甘草8g。

制法:将上药水煎,分早、中、晚次温服。每日1剂。2个月为一个疗程。

验证:用本方治疗矽肺患者276例,总有效率为78.62%,其中显效率为52.54%。服药20天左右症状开始好转,尤以胸痛、咳嗽、气喘、咳痰的改善比较显著。疗程中未见不良反应。

十二、矽肺忌食物品

1.胡椒　大辛大热食物。元代名医朱丹溪曾说:"胡椒性燥,大伤脾胃肺气,久则气大伤,凡病气疾人,益大其祸也。"矽肺者肺气不足,切忌食椒。

2.槟榔　性温,味苦辛,能杀虫破积,伤人正气。正如《本草蒙筌》中所说:"槟榔,久服则损真气,多服则泻至高之气。"久患矽肺之人,体质羸弱,元气亏损,切不可多食久食。

3. 香烟 矽肺患者应绝对禁烟。香烟的主要毒性成分为烟碱，矽肺之人原本呼吸困难，肺泡氧气交换能力下降，吸烟后由于烟碱的腐蚀作用可引起黏膜发炎，会加重尘肺患者的病情。

4. 食盐 性寒，味咸。《别录》中记载："多食伤肺喜咳。"《本草衍义》也告诫："病嗽禁之。"所以，有慢性矽肺之人，饮食宜淡，不宜过咸。

5. 杏子 性温热。根据古代医家经验，多食易助热生痰，不利于矽肺患者。《本草衍义》中说："多致疮痈及上膈热。"《饮食须知》也指出："多食昏神，令膈热生痰，动宿疾。"民谚中还说："桃饱人，杏伤人。"所以，矽肺患者应忌食之。

6. 石榴 虽有甜石榴与酸石榴之分，但两者都能损肺气。如《别录》中说："石榴损人肺，不可多食。"《日用本草》中还说："其汁恋膈成痰，损肺气，患者忌食。"清·王孟英也指出："多食损肺，助火生痰，最不益人。"矽肺之人肺气已虚，又有痰浊粉尘阻肺，更不可多吃石榴。

7. 砂仁 性温，味辛，是一味民间常用的药食兼用的调味品。虽有开胃之功，但辛香燥热，有耗气伤阴、助热上火之弊。肺气虚和肺有热者皆不宜食。《得配本草》中还告诫："气虚肺满禁用。"矽肺之病是一种"气虚肺满"之证，食之弊多利少，切忌多食久食。

此外，矽肺病患者还应忌食白酒、大蒜、樱桃以及花椒、辣椒、茴香、桂皮等辛辣刺激性食物。

第二节 煤工尘肺

一、概述

煤尘中含有 5% 以下游离二氧化硅的粉尘，被称为单纯性煤尘。在生产过程中长期吸入煤尘引起的尘肺称为煤肺。煤肺多见于煤矿采煤工、选煤厂选煤工、煤球制造工、车站和码头煤炭装卸工等工种。长期以来对煤尘能否引起煤肺问题，认识不一致。有人认为，煤矿工人多因工种不固定，煤尘中所含二氧化硅的致病作用比煤尘更为重要，所谓煤肺，实际上不过是一种轻型煤矽肺。但目前公认，长期吸入煤尘也可以引起肺组织纤维化，并存在剂量—反应关系。煤肺发病工龄多在 20～30 年以上，病情进展缓慢，煤尘致纤维化作用较矽尘轻。

在煤炭开采过程中，由于煤矿岩层含游离二氧化硅量有时可高达 40% 以上，矿工作业工种调动频繁，故采矿工人所接触的粉尘多为煤矽混合性粉尘。生产中长期吸入大量煤矽粉尘所引起的以肺纤维化为主的疾病，称为煤矽肺，是煤矿工人尘肺最常见的一种类型。发病工龄多在 15～20 年，病变发展较快，危害较重。除此，煤矿工人还可罹患矽肺，多为接触岩石的开拓建井工人，发病工龄 10～15 年，进展快，危害严重。综上所述，我国煤工尘肺是煤肺和煤矽肺的总称。

1972 年国际尘肺会议总结报告中提出：如肺内粉尘中游离二氧化硅含量大于 18% 时，其病理形态改变为矽肺；小于 18% 时，则为煤工尘肺。它既包括由纯煤尘引起的尘肺，又包括了由煤和岩石的混合粉尘引起的煤矽肺以及肺部进行性大块纤维化。

煤工尘肺（coalminer's pneumoconiosis）系指煤矿工人长期吸入生产环境中粉尘所引起的肺部病变的总称。包括采煤和造煤工人吸入纯煤粉尘所致的煤肺，约占 10%；岩石掘进工吸入矽尘所引起的矽肺，约占 10% 以下；以及吸入煤尘和矽尘等混合性粉尘所引起的煤矽肺，主要发生在既掘进又采煤的混合工种中，约占 80% 以上。煤矿中以煤矽肺最为多见。煤工尘肺主要发生在地下开采工中，露天煤矿开采工中患病率很低。大量接触煤粉的其他作业工人，如码头卸煤工、煤球制作工中也可发生煤肺，因影响劳动能力不大，目前研究不多。

二、病因

煤是由沼泽地中腐烂植物沉积,地理条件使植物受到高压、高温的作用引起化学变化而成。不同地理条件产生不同类型的煤。大约经历 2.5 亿年以上,泥煤逐渐变成褐煤,再转变为烟煤,最后形成无烟煤。煤的起源与沉积岩层密切相关,如砂岩、泥岩、页岩、淤泥、耐火石和石灰石。由于岩石不同,不同煤矿或同一煤矿不同煤层的粉尘成分也不相同。煤本身所含游离二氧化硅通常很低,但可能有少量的其他伴生的矿物,同一煤矿开采不同岩层部位时空气中粉尘成分也不尽相同。在煤矿生产过程中,煤尘和矽尘同时存在,对这两者的作用,多年来一直存在着不同的观点。开始多认为煤尘只在肺部沉着,所谓煤工尘肺的纤维性变是由于煤尘中含有矽尘所致。后来有人在单纯从事卸煤工作的码头工人中见到除煤尘沉着外,尚有进行性大块纤维化,因此认为煤尘本身可致尘肺。

由于煤层是夹埋在岩层中的,因此开采时要在岩层中凿岩、掘进、打巷道,再在煤层中采煤。岩尘中含游离二氧化硅 10% ~80%,一般为 30% ~50%;煤尘中含少量(1% ~5%)游离二氧化硅。煤矿工人工种多不固定,常既接触煤尘,又接触矽尘。

煤矿生产粉尘是引起煤工尘肺的基本原因。煤尘的致病作用和危害程度与其中游离二氧化硅的含量直接相关,另外也与煤尘中所含金属含量有关,如其中镍、铅、铜等含量越高,煤工尘肺发病率越高,而锌、钛、铁则反之。不同变质期,不同品位的煤尘致病能力不同,高变质期比低变质期的煤尘致病力强,且与其粉尘表现活性、分散度等相关。

煤工尘肺常见于井下单纯采煤工、选煤厂的选煤工、煤球制造工、码头煤粉装卸工及煤炭粉碎工等工种。

三、病理改变

煤工尘肺的病理改变基本上属于混合型,多兼有间质性弥漫性纤维化型和结节型两者特征。主要病理改变有:

1. 煤斑 是煤工尘肺最常见的原发性特征性病变,虽非特异性,但应列为诊断的基础指标。肉眼观察煤斑呈灶状,黑色,直径 2 ~5 mm,圆形或不规则形,多在肺小叶间隔和胸膜交角处,表现为网状或条索状。镜下可见,有的相邻肺泡腔、肺泡管内充满煤尘细胞,肺泡间隔消失,致使煤斑增大融合,局部气腔扩大。煤尘及煤尘细胞沉积多在呼吸性细支气管以及相应的小血管周围,呈袖套状。有的煤斑与周缘的肺泡壁相连接,成为星芒状或蜘蛛网状。煤斑周围有灶周性肺气肿。煤斑主要由煤尘颗粒、煤尘细胞、成纤维细胞、网织纤维和少量的胶原纤维组成。

2. 肺气肿 煤工尘肺常见的灶周肺气肿有两种:其一是散在分布于煤斑旁扩大气腔,为局限性肺气肿;其二是在肺内煤斑的中心或煤尘灶的周边有扩张的小气腔,居小叶中心,称为小叶中心型肺气肿,是煤工尘肺病理的又一特征。镜检可见呼吸性细支气管壁平滑肌及弹力纤维减少或消失,从而导致呼吸性细支气管扩张,引起肺气肿。如果病变进一步向肺泡管、肺泡道及肺泡发展,波及全小叶,即可引起全小叶肺气肿。此时临床上会出现明显症状和呼吸功能损害,严重时便可导致肺心病。

3. 煤矽结节 煤矽肺时出现煤矽结节,肉眼观察呈类圆形或不规则形,直径 2 ~5 mm 或略大,色黑、质实,肺切面上稍向表面凸起。镜下所见典型煤矽结节,中心部为同心圆排列的胶原纤维,有时发生透明性变,之间有煤尘沉着,其周围较宽的外壳中有大量煤尘细胞、成纤维细胞、网状纤维和少量的胶原纤维;沿邻近的肺泡间隔或其他间质向四周延伸呈放射状。非典型的煤矽结节组成成分与典型结节类同,只是无胶原纤维核心,纤维排列不规则并较为松散。煤工尘肺病例,有时镜下可见矽结节,合并结核时有煤矽结核结节。

4. 弥漫性纤维化 在肺泡间隔、小叶间隔、小血管和小支气管周围以及胸膜下,早期大量煤尘沉积,巨噬细胞集聚增生并吞噬粉尘,随后纤维增生,间质增宽变厚,晚期形成粗细不等的条索和弥漫性纤维网架,肺间质纤维增生。

5.块状纤维化 大块纤维化或进行性块状纤维化是晚期煤矽肺的一种表现。其直径大于1 cm,多出现于两肺的上、中野,右肺多于左肺。病灶多不规整,少数呈圆形或类圆形,色黑质硬,稍有弹性,边界清楚。镜下病理改变分两种类型:其一是弥漫性纤维化,病灶中见不到结节样改变;其二则是弥漫性纤维化,病变中可见结节性改变。在上述两种病变的间质纤维化组织中和大块融合性病灶周围,沉积了大量煤尘和煤尘细胞。有时在团块病灶中见到空洞形成,洞内积贮墨汁样坏死物质。大块病灶周围可见明显的代偿性肺气肿,在肺的边缘可见边缘性肺气肿。

胸膜改变一般较矽肺为轻,在脏层胸膜下,特别是与小叶间隔相连处有数量不等的煤尘沉着、煤斑、煤尘纤维灶及煤矽结节等。肺门和支气管旁淋巴结多肿大,色黑质硬。镜下可见煤尘、煤尘细胞灶和煤矽结节。

四、煤工尘肺临床表现

首先应注意接触粉尘的期限和职业史。

一般发展为单纯性煤工尘肺时,在井下接尘时间为 10～12 年或以上。在这期间肺功能通常无异常变化,临床表现是非特异性的。

病程进展缓慢,早期常无症状,只有当病变明显进展、合并支气管或肺部感染时,才出现呼吸系统症状和体征,如气短、胸痛、胸闷、咳嗽、咳痰等;此时,咳嗽加重,伴咳痰,可咳出含煤尘或胆固醇结晶的黏痰,少有咯血。咳嗽一般为轻微干咳,但煤工中慢性支气管炎患病率较高,一般矿工中也多见咳嗽。

晚期并发呼吸道感染和慢性阻塞性肺部疾患时,有较明显的咳嗽、咳痰和呼吸困难。逐渐出现进行性加重的呼吸困难,从事稍重劳动或爬坡时,气短加重。秋冬季咳嗽、咳痰增多。

煤工尘肺患者大多有不同程度的胸闷或胸痛感觉,表现为间断隐痛或针刺痛,劳动后或剧咳时更明显。突发剧烈胸痛并伴有呼吸困难者,应考虑自发性气胸可能。

有些病例呼吸道症状与 X 线表现不相称,X 线片上表现轻微,但气急症状却很严重。随着接触粉尘时间的增加,可出现气短和咳嗽加重。胸片表现也随之明显。呼吸困难加重与大块肺纤维化发展往往相一致,痰呈黑色,量较多。有大块纤维化时,一般咳少量痰。当大块纤维化部位发生缺血坏死形成空洞时,则经常咳出大量黑痰。合并急性感染时也可咳出大量脓痰。多数煤工尘肺患者甚至到贰、叁期也无阳性体征,偶有发绀和杵状指。少数患者两肺可闻及呼吸音粗糙或减弱和干啰音。有各种并发症时才出现相应的体征。

五、煤工尘肺并发症

1.呼吸道感染 有呼吸道感染时可咯出大量黏液样和灰白色痰,很少咯血。有时因缺血性坏死组织进入支气管,引起阵发性咳嗽,咳出较多含煤尘和胆固醇结晶的黏液,随后咳少量痰。体征无异常,偶可闻及干啰音。伴阻塞性支气管炎时,啰音较多。大块纤维组织收缩,使气管偏向患侧,在吸气和呼气时可闻哮鸣音。煤矿工人中慢性非特异性呼吸道疾病的患病率比其他人群高。呼吸道反复发生感染、肺炎和并发支气管扩张,对劳动力影响很大。以吸入煤尘为主时,在呼吸性细支气管周围形成弥漫性煤尘细胞灶和煤尘纤维灶,以网状纤维为主,病灶边有肺气肿;煤尘和矽尘同时存在时,形成以肺间质为主的弥漫性煤尘灶和弥漫性间质纤维化,部分病例有少量煤矽结节,其核心为不规则排列的胶原纤维。病变继续发展,结节融合,融合灶大于 2 cm 者称为大块纤维化。大块纤维化是煤工尘肺的晚期表现,但不是晚期必有的表现。它一般出现在两肺上叶或下叶上部,右肺多于左肺,呈圆形或类圆形。大块纤维化的组织结构,以弥散性纤维化为主,在纤维组织中和病灶周围有很多煤尘,有的有间质纤维化和煤尘结节形成。病灶周围可见明显的代偿性肺气肿,也见边缘性气肿。大块纤维化的直径大小不等,甚至可超过一侧肺的1/3。有缺血性坏死或合并结核时,易形成空洞。由于大块纤维化的收缩,可引起余肺代偿性充气过度,使未受累的肺细小阴影较前减少。

煤工尘肺合并真菌感染:①肺部基础疾病表现;②有不同程度的喘憋加重,咳嗽、咳痰,痰黏稠不易咳出,有时有痰血,胸闷、胸痛;③体温升高或体温持续不退或退而复升。肺部干湿啰音明显或闻及哮鸣音,有单纯煤工尘肺患者的呼吸道症状经抗感染治疗无缓解或进一步加重。

2. Caplan 综合征 在煤矿工人中有时可见 Caplan 综合征,表现为肺内有胶原纤维和粉尘组成的巨大结节,中心为坏死组织,周围有炎性细胞和巨噬细胞浸润。可在肺内只有少量粉尘时发生,是矿尘和类风湿因子反应的结果。Caplan 综合征往往在圆形阴影基础上,短期内(数周)出现单个或数个边界清楚的圆形块影,直径 0.5 ~ 5 cm,通常位于肺的边缘。阴影可在短期内增大或缩小,甚至消失。有的病例伴有胸腔积液。Caplan 综合征者,偶有少量痰血。Caplan 综合征病例大多有关节炎、风湿性皮下结节,有时有胸腔积液;大多伴有类风湿性关节炎,血清中类风湿因子 70% 阳性,而进行性大块纤维化仅为 30% ~40%。

3. 肺结核 是煤工尘肺常见的严重并发症,发病率高达 20% ~50%,并且随着尘肺病期的进展而增加,壹、贰期并发肺结核为 10% ~30%,叁期达 50% ~90% 或以上。煤工尘肺直接死因中肺结核占 45%。煤工尘肺并发肺结核时,会相互促进,加速恶化。煤工尘肺患者由于:①二氧化硅粉尘可增强结核菌毒力,二氧化硅与结核菌可互为抗原,相互促进病情发展;②尘肺破坏了结核获得性免疫;③尘肺患者自然抵抗力下降而易受结核菌感染;④尘肺广泛肺部纤维化。肺部血液循环和淋巴系统受损,血液循环不良,淋巴系统破坏,对结核菌抵抗力下降等,造成煤工尘肺易并发结核。

4. 胃黏膜损害 煤工尘肺合并肺结核患者的胃黏膜损害发生率较高(76.7%),病变弥漫而广泛,以胃底、胃体部损害为主。胃黏膜损害主要表现为充血、水肿,红白相间。病变一般局限于黏膜浅层,无明显腺体增生、萎缩、不典型增生及肠上皮化生,可见淋巴细胞和浆细胞,有时有少量的嗜酸性粒细胞和中性粒细胞,与一般的慢性胃炎、肝炎、流行性出血热等所致的胃黏膜损害不同。

肺结核患者的胃黏膜损害可能是由于结核杆菌侵袭的结果。当机体受到结核杆菌感染时,免疫功能发生紊乱,加之患者长期发热、咳嗽、反复咯血、食欲低下以及营养不良等,机体耗能大,免疫力下降,胃黏膜天然屏障功能减弱,因而导致胃黏膜损害。部分抗结核药物如吡嗪酰胺、乙胺丁醇、利福平等对胃黏膜的直接损害也不可忽视。

对肺结核患者的胃黏膜病变进行观察,有利于估计病情、确定综合治疗措施。在加强抗结核治疗的同时,应兼顾胃黏膜的保护性治疗。出现消化道不良反应时,除采用更改药物方案或给药途径外,还应用了抑制胃酸分泌和保护胃黏膜的药物。根据胃镜检查结果,选用甲氰咪胍、氢氧化铝等抗酸制剂减轻胃酸对胃黏膜的损害,并口服助消化类药物,增加患者的食欲,更有利于肺结核患者抗结核治疗的顺利进行,以促进肺结核的治疗和康复。

5. 煤工尘肺肺心病并发肺部感染 肺部感染是煤工尘肺最常见的并发症,可促进尘肺发展,诱发呼吸衰竭和死亡。尘肺患者因肺部广泛纤维化,导致肺气肿、肺动脉高压,最终发展为右心室肥厚、扩张,致右心功能不全。晚期患者尤易引起呼吸道感染的反复发作,加重机体的缺氧与二氧化碳潴留,导致肺心功能失代偿,常常是引起死亡的重要原因。当其并发肺部感染时有以下特点:

(1)临床症状多变,全身反应明显呈多脏器损伤表现。可有气急咳嗽较前加重(100%),痰量增多或痰色变黄(92.6%),心悸、胸闷(80.9%),发热(39.7%),痰中带血(5.9%),胸痛(14.7%),发绀(91.2%);肺部可闻及干性啰音(51.5%),湿性啰音(23.5%),或干、湿性啰音均有(25%);出现功能失代偿或其他严重并发症(48.5%),其中包括心力衰竭(27.3%)、呼吸衰竭(27.3%)、肺性脑病(21.2%)、心律失常(21.2%)、多脏器功能衰竭(9.1%)、感染性休克(3.0%)。

（2）白细胞增多等反应不明显。因大多数患者已是或接近老年，其呼吸道的防御机能遭到削弱或破坏。实验室检查：WBC 异常升高（38.2%），不升高（61.8%），低于正常（10.3%）。胸部 X 线片示肺纹理增强、粗乱（35.3%），散在的片状阴影（14.7%）。

（3）病情复杂多变。由于多脏器损害，常可迅速发展为多脏器功能衰竭而死亡，加之年老体弱，易于发生窒息而突然死亡。

（4）并发症多，尤易并发呼吸衰竭、心衰、肺性脑病、感染性休克、心律失常、急性肾衰及 DIC 等。

（5）治疗效果差。由于反复发生呼吸道感染，部分患者长期使用广谱抗生素及肾上腺皮质激素而造成二重感染，痰细菌培养阳性（60.3%），培养出 G^+ 球菌（41.2%）、G^- 杆菌（19.1%）。抗生素敏感试验耐药性大于 50% 以上的抗生素有青霉素、红霉素、苯唑青霉素、磺胺类、万古霉素。

（6）病死率高，死因复杂。大部分死因为两种或两种以上。其中呼吸衰竭并发心衰占死因之首，不同于无尘肺肺心病以肺性脑病占死因首位。患者多死于呼衰并发心衰（51.9%）、肺性脑病（22.2%）、多器官衰竭（11.1%）、窒息（7.4%）、猝死及感染性休克（3.7%）。

此外，老年患者对药物吸收减慢，易发生药物蓄积中毒，也给治疗带来困难。

六、煤工尘肺实验室及特殊检查

1. 煤工尘肺患者医院获得性肺炎　占同期煤工尘肺医院感染的 56.91%，致病菌以革兰阴性杆菌为主（53.21%），其次是真菌（35.78%）。医院获得性肺炎的发生与基础疾病严重，住院时间长，抗生素、激素的应用及侵入性操作有关。积极治疗基础疾病，严格规范使用抗生素，控制激素的应用，减少侵入性操作，缩短住院时间，是防治煤工尘肺患者医院获得性肺炎的有效措施。

煤工尘肺合并霉菌感染：①血象：外周血白细胞 $\geq 10 \times 10^9$/L，中性粒细胞 ≥ 0.78 者。②肺部 X 线显示与临床症状相符，在原有病变基础上出现斑片状、片状、结节状阴影，或肺部片状阴影增多、增大、增密。

2. 肺功能检查　煤工尘肺患者由于广泛的肺纤维化、呼吸道狭窄，特别是由于肺气肿导致肺泡大量破坏，不仅可引起通气功能减退，并能导致弥散功能、肺泡与毛细血管气体交换等换气功能障碍。煤矽肺患者肺功能测定对劳动能力鉴定和评价预后都有一定实用意义。

残气量增加。在细支气管炎时，气道阻力增加，肺弹性回缩力减退，使闭合容量增加。一般无大气道阻塞，故一秒用力呼气容积与用力肺活量之比常大于 70%。因生理无效腔增加，造成通气与血液比例失调，继发弥散量减少。随着工龄增加，肺功能各指标均呈下降趋势。

大块纤维化时，通气量的减退与纤维团块大小有关。若病变超过 5 cm 或一侧肺的 1/3，可使支气管、细支气管变形狭窄，气流阻力增加，一秒用力呼气容积占用力肺活量的百分比降低，残气和残气占肺总量的百分比可增加；但有时因较多肺组织实变或含气量少，残气反少。弥散量减少与病变范围有关。肺顺应性降低。肺泡—动脉血氧分压差在运动时增加，动脉血氧分压降低。晚期可见肺动脉高压和肺源性心脏病。

3. X 线胸片表现　煤工尘肺中不论是煤矽肺还是煤肺，X 线胸片上主要表现是圆形、不规则形小阴影和大阴影。除此，还可见到肺纹理、肺门阴影的异常变化，但多缺乏特异性，也只能作为判断尘肺的类型参考，不能视为依据。

（1）圆形小阴影：煤工尘肺中煤矽肺、煤肺 X 线胸片表现以圆形小阴影为多见，有的病例也能见到不规则形小阴影。圆形小阴影的病理基础是矽结节、煤矽结节、煤尘纤维灶。X 线片上所见的类圆形小阴影多为 p 类、q 类，r 类则少见。其形态、大小、致密度多与患者长期从事的工种，即接触粉尘的理化性质和环境粉尘浓度有关。以掘进作业为主，接触含游离二氧化硅较多的混合性粉尘工人所患的煤矽肺，则以典型的圆形小阴影居多；而以采煤作业为主的工人，主要接触煤尘并混有少量岩尘所患的煤矽肺或煤肺病例，则以 p、q 类小阴影为多。圆形小阴影最早出现部位多是右中肺区,其次为左中、右下肺区,左下及两上肺区出现较晚。随着病变的进展,小阴影直径也随之增大,数目增多,密集度增加,分布范围扩展,可布满全肺。煤肺患者胸片主要 p 类圆形小阴影为多见。

(2)不规则形小阴影:煤矽肺、煤肺患者在胸片上亦可表现为不规则小阴影或以不规则形小阴影为主者。煤尘斑、煤尘灶以及弥漫性间质纤维化、细支气管扩张、肺小叶中心性肺气肿等病变,是构成网状或蜂窝状不规则形小阴影的病理基础。

(3)大阴影:煤尘肺患者胸片上常能见到大阴影。在系列胸片上可看到,煤矽肺患者大阴影多是由小阴影的增大、密集、融合成为致密的团块状阴影,边界清晰,呈椭圆形、长条形或圆形,并在其周边部看到有气肿带,多在两肺上中区,左右对称。煤肺晚期则罕见大阴影。此外,煤工尘肺多为弥漫性、局限性或泡性肺气肿,表现为成堆小泡状阴影,直径多为 1～5 mm,即所谓"白圈黑点"。煤肺、煤矽肺多见肺泡性肺气肿。肺门阴影增大,密度增高,有时还可见淋巴结蛋壳样钙化或桑葚样钙化阴影。胸膜增厚、钙化改变者虽不多见,但常可见到肋膈角闭锁和粘连。煤工尘肺按《尘肺X线诊断标准》进行诊断和分期。

煤工尘肺较为特征性征象为微结节和对称性块状大阴影,胸部CT扫描在发现胸膜和肺门改变以及观察块状大阴影内部密度等方面优于胸片,胸部后前位高千伏摄片结合煤尘接触史一般能明确诊断,必要时可结合胸部CT扫描。

规则型、不规则型和破坏型小叶间隔线并存于各期煤工尘肺和煤尘接触者中,代表的是不同程度的纤维化和不同量的煤尘沉积。

七、煤工尘肺临床诊断要点

1.患者在生产过程中有长期接触煤矿生产性粉尘的职业史。

2.患者的病史、临床表现、实验室检查、肺功能测定有以下特征:

(1)气促及至呼吸困难,持续性胸部不适、胸痛、咳嗽,伴有咳痰。当气候恶变时,上述症状加剧,冬季更加明显。其痰液多为泡沫样乳白色、灰色、白色或无色透明样黏痰,常杂以黑色煤尘。煤工尘肺者可见有墨汁样黑痰。

(2)胸部X线检查:煤矽肺以粗网为主,以直径1.5～3 mm的中小型结节为主;煤肺以细网为主,以直径1～1.5 mm小结节为主。

根据职业史、临床表现和X线胸片改变,以确定诊断。X线胸片的表现特点为:①肺门淋巴结很少肿大;②肺纹理明显紊乱;③在纹理间可见小圆形或类圆形结节阴影,直径1～2 mm,密度较淡,边缘较模糊,分布在中下肺内中带,以后累及全肺。圆形阴影周围有局部肺气肿。

3.煤工尘肺合并真菌感染诊断标准　①肺部有炎症表现。②抗生素经验治疗无效。③早晨用清水漱口,用力咳嗽咳出呼吸道深部痰,取第二口痰送检,涂片行革兰染色或痰培养,同一标本连续3次以上阳性且为同一菌种。④抗真菌治疗显效。

八、煤工尘肺鉴别诊断

1.急性血行播散型肺结核　多为年轻患者。本病全身中毒症状明显,血沉很快。X线下形态为大小均匀、密度均匀、分布均匀的粟粒状小阴影,密度较低且遍及全肺。如周围有炎性渗出则其边缘模糊。经正规抗结核治疗,症状和X线表现可以消失。

2.煤工尘肺并发肺癌　因常见症状与尘肺相似,往往易误诊。如发现尘肺患者近期咳嗽加剧,以呛咳为主,同时痰中带血难以消失,胸痛、胸闷感较以前明显,应引起注意,及时做必要的检查,以明确诊断。尘肺合并肺癌患者,其胸部X线表现各有差异。尘肺合并中心型肺癌时,X线显示有肺门增大、肺不张征象,结合临床诊断并不难。如尘肺并发以肺野肿块为特征的周围型肺癌往往易混淆,贰期以上的尘肺随着病程的发展,往往结节可能逐渐融合成块,原有的尘肺患者如肺野内发现块影,常被误认为是尘肺结节融合块,而忽视了肺癌的早期特征,难以鉴别。

肺癌引起的阻塞性肺炎单凭X线阴影特征难

以与一般炎症相区别。如经抗感染治疗后,即使症状有所改善,但阴影不能完全吸收且短期内在同一部位复发,有助于诊断。对贰期以上的尘肺患者,如肺野出现块影,直径大于 2 cm 或反复发生阻塞性肺炎,应及早进行纤支镜活检或 CT 扫描,便于早期发现,以免延误治疗。

3. 其他鉴别诊断参见矽肺。

九、煤工尘肺治疗

1. 一般治疗 无特殊治疗。伴有慢性阻塞性支气管炎、肺心病和肺结核者应给予相应治疗。在少数暴发性、进行性的 Caplan 综合征,可试用肾上腺皮质激素。

2. 煤工尘肺患者肺部真菌感染 根据病情及并发症选择抗真菌药物。氟康唑每次 200 mg,每日 2 次口服;或应用氟康唑,每日剂量应根据真菌感染的性质和严重程度确定;或选择大蒜素、二性霉素 B 等。疗程应持续至临床征象或实验室检查结果显示急性感染消失,疗程不足可导致急性感

染的复发。合并感染者与抗生素合用,合并结核者加强抗结核治疗。

十、预防

为降低煤工尘肺真菌感染率,可以从以下方面着手。

1. 合理使用抗生素。由于煤工患者常需反复使用抗生素,部分患者存在抗生素使用不合理的情况,如频繁更换抗生素、无指征多药合用、根据经验用药,这样极易导致细菌耐药,造成二重感染。因此,临床医师应严格按照国家卫计委指导原则应用抗生素,必须根据药敏结果用药。

2. 激素反复使用导致免疫功能抑制,抵抗力下降,故不要盲目使用激素。

3. 有效控制真菌感染,预后取决能否早期发现、早期治疗。针对真菌感染高危人群,应及时痰检及培养。

4. 增强机体免疫力,加强营养,缩短住院时间,抓好基础护理和宣教工作。

第三节 石墨尘肺

石墨尘肺(graphitepneumoeoniosis)是由于长期吸入石墨粉尘所引起的一种尘肺,多发生于石墨工厂的工人。

一、病因

石墨是自然界存在的单质碳,按其生成来源,可分为天然石墨和人造石墨。石墨的主要化学成分是碳,是一种非金属矿物,具有金属光泽,呈灰黑色。天然石墨由于产地、矿石和制品不同,其所含二氧化硅量可有很大差异。人工合成的石墨则几乎是纯的结晶型碳。

石墨是一种银灰色有金属光泽的碳,排列为4 层六角形的层状晶体结构。比重为 2.1 ~ 2.3。分为天然石墨和合成石墨(又称高温石墨)。天然石墨广泛分布于火成岩、沉积岩及变质岩,如片麻岩、石英岩及大理岩中。矿石中石墨含量差异很

大,一般为 4% ~ 20% ,常混有一定量的游离二氧化硅和其他矿物质,游离二氧化硅含量在 5% ~ 49% 。天然石墨粉尘在肺组织引起的肉芽肿和间质纤维化,是由石墨本身引起的,而不是其中少量的 SiO_2 所致。由于采矿工人接触岩石粉尘,因此可能患矽肺。合成石墨是用无烟煤或石油焦炭,在电炉中经 2 000 ~ 3 000℃的高温处理制得,石墨含量在 90% 左右,而游离 SiO_2 含量在 0.1% 以下。

劳动者在石墨矿的开采、碎矿、浮选、烘干、筛粉和包装各工序,制造电极和电器部件、坩埚、耐酸蚀管材等,以及用石墨作铸模涂料、钢锭涂覆剂、原子反应堆减速剂等过程,均可接触石墨而促发石墨尘肺。可分为两类:SiO_2 含量在 5% 以下的石墨粉尘所致的尘肺为石墨肺;SiO_2 含量超过 5% 以上的石墨粉尘所致的尘肺为石墨矽肺。石墨尘

肺的发病工龄约 20 年。

二、发病机制

石墨尘肺是长期吸入较高浓度的生产性石墨粉尘而引起的尘肺,大量石墨粉尘进入呼吸性支气管和肺泡时,由于巨噬细胞未能及时将石墨粉尘吞噬,致使大量石墨粉尘滞留在呼吸性支气管和肺泡里,加上部分含尘巨噬细胞穿过肺泡壁进入肺间质、呼吸性支气管和小血管的周围,形成石墨粉尘细胞灶。

为了阐明石墨粉尘中游离二氧化硅不同含量的致病作用,Ray(1951 年)等用纯石墨 98 mg 加入 2 mg 石英粉尘给大鼠做气管注入染尘,观察 373 天,发现纯石墨粉尘只能引起异物反应性病变,其组织变化很像纯煤尘;混有少量(2%)游离二氧化硅粉尘时可引起纤维性结节。

有人(1961 年)用纯石墨粉尘和含有不同量的二氧化硅(0.4%、1%、2%、5%、10%)的粉尘做动物实验,纯石墨尘具有尘细胞反应,未见纤维化病变,发现有纤维化病变的是混有 2% 二氧化硅组。当二氧化硅含量超过 10% 时,可引起类似二氧化硅粉尘引起的病变。综合上述,对石墨粉尘能否引起纤维化的问题意见还不一致,有待进一步的研究,特别需要病理材料的证实。

三、病理改变

尸检肺标本肺表面见中度尘斑,少数病例胸膜增厚,切面有弥漫性 0.5 ~ 3 mm 黑色尘斑,胸膜下多见,尘斑较软。支气管淋巴结黑色,较软。镜下见脏层胸膜轻度增厚,其中沉着少量粉尘和尘细胞。细支气管、肺泡、肺小血管周围有大量的石墨粉尘和含尘细胞的聚集,形成石墨粉尘细胞灶,灶周常可见膨大的肺泡。尘细胞灶呈星芒状,直径 0.5 ~ 3 mm,多伴有灶周气肿,切片中很难查到胶原纤维,染色可见到少量胶原纤维。支气管淋巴内大量粉尘沉积,有的可见少量胶原纤维素。尸检肺标本病理所见与 X 线片对比,X 线片上的类圆形或不规则阴影为肺内尘灶所致,网影则是小叶间隔的影像。

石墨尘肺病理表现有两种情况:肉眼观,胸膜有纤维性增生,胸膜及肺表面有弥漫性 0.5 ~ 3 mm 的黑色粉尘灶,质软。镜检,尘灶呈不规整形,部分在肺泡腔内,多数在细支气管或小血管周围,灶周有肺气肿。另一种表现为肺表面和切面除见有大量黑色尘斑外,尚可见到 1 ~ 5 mm 的结节,属于混合性结节,胶原纤维含量可超过 50%。

四、临床表现

咳嗽以干咳为主,程度较重,咳黑色痰,气短,出现在活动或登高后胸痛。早期症状轻微,合并肺气肿和慢性气管炎时,自觉症状和体征较为明显。冬季多见。

石墨尘肺的早期临床症状轻微,以鼻、喉发干,咳嗽和咳痰较为多见。痰呈黑色、黏稠。随病变的进展,自觉症状逐渐增多和加重,有些病例可有胸闷、气急等。症状的进展较为缓慢,当尘肺患者合并肺气肿时其自觉症状及体征可能较为明显,可有杵状指。

人造石墨电极工厂的尘肺患者的症状也与上述症状相似,劳动时有中等程度的呼吸困难、咳嗽及咳黑色痰,有时胸部出现阵发性疼痛或刺痛,有些患者晚期可并发慢性支气管炎、支气管扩张、肺气肿及心肺功能不全等。

五、并发症

包括慢性支气管炎、肺结核、支气管扩张和肺气肿。

六、X 线表现

多数病例肺纹理较正常人增多、增粗,延长至外带,兼有扭曲中断现象。可见不同程度的网织状阴影,以细网状为主。在网状阴影的基础上出现集簇出现的圆形"p"形阴影或不规则"s"形阴影,密度较低,边缘模糊,集中分布在右肺中、下野交界处,以外带为主。阴影愈小,密度愈淡;阴影增大,密度增高,但不像典型矽结节那样坚实。多数病例肺门阴影增大,结构清晰,密度增高。

石墨尘肺的 X 线特点与工人长期吸入石墨粉

尘的性质和浓度有关,特别是石墨粉尘中的游离二氧化硅的含量多少,对 X 线表现能产生明显的影响。

石墨尘肺的 X 线表现:主要是两侧肺部出现网织纹理和结节状阴影,以小网影和小结节为主要特征,肺纹理改变较为明显,胸膜改变较多,肺气肿是突出的特点。

1. 肺门改变 早期肺纹理最明显的变化是增多、扭曲和紊乱。紊乱、扭曲的肺纹理使中下肺野显得杂乱无章,很不规整,纹理的边缘暗淡,模糊不清,肺野的透明度增加。随尘肺病变的进展,肺纹理的改变转向增粗、延长、变形和中断。

2. 网织阴影 网织阴影是石墨尘肺 X 线改变的主要特征。石墨尘肺出现的网影主要为纤细网影,其网格为 0.1～0.3 mm,网眼清晰,早期多在两肺中野的中外带,继而细网增多,扩大至两侧的中下肺野,在条状纹理的背影上衬托出广泛的细小网格,呈典型的面纱样改变。粗网为条状纹理的延伸、紊乱、相互交织而成,而细网多为肺内小血管和小支气管周围的纤维增生以及小叶间隔增厚,肺内淋巴引流障碍、淤积以及纤维化所致。

3. 结节阴影 石墨尘肺的结节阴影有两种形态:一种类型是小结节,大小多在 1 mm 以下,呈圆形、椭圆形、多角形或不规则形,中等密度,边缘锐利,分布比较广泛,先出现于中下肺野的外带,一般密集成簇,但也有些病例散在稀疏。另一种形态是中结节或大结节,直径多为 2～4 mm,呈圆形,密度较淡,边缘模糊。

4. 胸膜改变 石墨尘肺胸膜的改变是比较多的,占 20%～30%。胸膜的改变多为肋膈角粘连,纵隔胸膜和侧胸壁的胸膜肥厚、粘连等。

5. 肺气肿 石墨尘肺合并肺气肿的情况是比较多的,占 80%～90%,多为弥漫性肺气肿,其次是基底肺气肿和局限性肺气肿,严重者影响呼吸功能。石墨尘肺融合的病例比较少。黑龙江省曾报道 1 例石墨矿矽肺合并结核的病例,两侧中上肺野有较多斑片阴影。

七、临床诊断要点

1. 患者有长期接触生产性石墨粉尘的职业史。

2. 患者的临床表现有以下特点:

(1)多轻微,进展缓慢,早期咽干,可有咳嗽、咳痰,痰呈黑色。有并发症时可出现相应症状和体征。

(2)胸部 X 线表现:早期中、下肺区可见不规则小阴影和网状阴影,在网影的背景上,可见 1～2 mm 圆形小阴影,密度较低。有时可见稍大的圆形小阴影。肺纹理常增多。肺门阴影密度可增高,但明显增大者少见。少数病例可出现肺气肿和灶周气肿。

(3)肺功能检查:可有阻塞性通气功能障碍和肺气肿表现。

3. 根据国家诊断标准,结合上述要点对石墨尘肺进行诊断。

八、鉴别诊断

1. 肺结核。
2. 特发性弥漫性肺纤维化。
3. 肺癌。
4. 肺含铁血黄素沉着症。
5. 肺泡微石症。
6. 外源性变应性肺泡炎。
7. 石墨矿矽肺与石墨尘肺 石墨尘肺是由单纯的石墨粉尘引起,基本病理改变为肺组织内弥漫性石墨粉尘细胞灶和石墨粉尘纤维灶及灶周肺气肿,X 线表现为网影基础上的"p"形小阴影。矽肺的基本病变是矽结节和弥漫性间质纤维增生,X线表现为较典型的"p"形和"q"形影。因矽尘的致纤维化程度强于石墨粉尘,矽肺的小阴影密度较石墨尘肺高且边缘清晰。

九、治疗方法

主要有:①加强患者健康管理;②开展健身疗法;③加强心理治疗;④应用药物延缓病变进展的治疗(抗纤维化治疗),目前常用药物有克矽平、汉防己甲素、磷酸羟基哌喹、柠檬酸铝等,可单独使用也可联合使用;⑤呼吸道感染治疗;⑥积极治疗并发症;⑦肺灌洗技术的应用。

第四节 炭黑尘肺

炭黑是用天然气、沥青、焦炭等燃烧后收集其烟尘制成的。炭黑是含碳量90%～99%的元素炭,是由具有石墨结构和胶体颗粒大小的球形颗粒所组成。炭黑在工业上用途很广,使用量较大,主要用于橡胶工业,其次用于油墨、涂料、塑料、造纸、干电池、火药、水泥制造等工业。炭黑颗粒小、易飞扬,多作为橡胶、塑料、颜料的添加剂,还可以制造干电池。在生产加工、运输、拌料、装袋时,炭黑易到处飞扬。炭黑粉尘质轻,生产环境中的粉尘浓度较高,其中筛粉及包装车间的粉尘浓度很高。颗粒极细,多数颗粒直径在1μm左右。炭黑粉尘中游离二氧化硅含量极微。长期吸入可发生炭黑尘肺。炭黑制造厂的尘肺发病、患病率较高,筛粉、包装车间工人尘肺患病率有报道可达10%以上。炭黑尘肺发病工龄较长,平均15年左右。炭黑尘肺病情轻,病变进展缓慢。

炭黑尘肺病理改变以粉尘灶为主,粉尘灶内可看到少量网状纤维及灶周肺气肿。

一、症状

炭黑尘肺发病工龄,据观察最短19年,最长26年。早期症状轻,主要的自觉症状是气短、胸闷、咳嗽等。体征一般无特殊改变,个别工人呼吸音稍减弱或粗糙,此外还有一些工人患慢性咽炎。如果合并慢性支气管炎、局部肺气肿、肺心病,症状会加重。

二、X线检查

X线检查,肺门改变不大,主要是肺纹理网状阴影以及颗粒状阴影的改变,100%出现细网,伴有粗网。网状阴影的背景上出现的颗粒状阴影,密度较淡,密度低呈毛玻璃状,圆形或椭圆形,边缘不齐,直径1～3mm,多为1mm以下的p形小阴影,以中、下肺野为多。有时出现超过2mm的粉尘灶的病理改变。贰期病例少见,呈叁期大阴影者甚为罕见。

三、并发症

可并发慢性支气管炎、肺心病、局部肺气肿。

四、诊断

关于炭黑尘肺诊断,应严格按照尘肺病诊断标准(GBZ70－2009)进行。

五、治疗

同煤工尘肺,对症处理,控制并发症。

第五节 石棉肺

石棉肺(asbestosis)是长期吸入石棉粉尘引起的慢性、进行性、弥漫性、不可逆肺间质纤维化、胸膜斑形成和胸膜肥厚,严重损害患者的肺功能,并可使肺、胸膜恶性肿瘤的发生率显著增高。症状出现多在接尘7～10年以上,也有仅在接尘后1年左右而出现症状者。石棉肺典型症状为缓慢出现、逐渐加重的呼吸困难,早期以劳力性为主,严重程度与接触粉尘时间和浓度有关。一般为干咳,严重吸烟者咳嗽往往较重,且伴有黏液痰。胸痛往往较轻,常为背部或胸骨后钝痛,咯血较少见,如合并肿瘤可发生咯血,合并感染时始有发热、咳脓痰。晚期因并发肺源性心脏病而出现右心室肥大。

一、流行病学

石棉主要成分有铁、镁、镍、钙、铝等元素,具有耐酸碱、耐热、坚固、拉力强大、抗腐、绝缘等特性,被广泛应用于各类工业。职业接触的人群有石棉采矿工、选矿工、建筑工、绝缘工、造船工、铁路锅炉工、引擎及维修工、刹车板制造及使用工、耐火材料工、石棉纺织工、烧窑工、造炉、石棉制品拆卸工、电焊工、保温材料工等。发病工龄与粉尘浓度、工种及防护措施的健全与否有密切关系,一般为 10 年左右,但 20 世纪 50 年代后石棉肺平均潜伏期有逐渐延长的趋势。我国报道的石棉肺发病工龄平均为 22.07 年。关于石棉肺的发病率和患病率因对该病的定义和诊断标准不统一,各国报道不一致,也难以对比。如英国海军船坞接触石棉的工人,工龄在 25 年以上者,其 X 线胸片表现有石棉性异常检出率为 8.1%。我国石棉厂石棉肺累计患病率平均为 12.5%。石棉在工业上广泛用于制造绝缘电器材料、压力板、刹车板(片、带)、密封垫、石棉瓦和隔热保温材料。在粉碎、筛选石棉和石棉加工(弹松、梳棉、纺织)时,可产生大量粉尘。石棉已是大气污染物质之一,应引起重视。

二、病因

石棉是一类具有纤维结构且能分解为细纤维的特殊矿物。从化学成分来看,石棉是二氧化硅、氧化镁、氧化钙(铁或铝)和结晶水等组成的硅酸盐,主要有两大类:蛇纹石类(温石棉)和角闪石类(青石棉、铁石棉等)。温石棉是全世界产量最高的一种,占 93%。温石棉纤维长、柔软和有弹性,角闪石石棉纤维粗糙、挺直和坚硬。石棉纤维一般长几微米至 5 mm,直径 $10 \sim 60 \mu m$,最细的在 $0.3 \mu m$ 以下。这些特性,决定了它们的工业用途,也导致了它们的危害性。温石棉纤维短而细,柔软卷曲,适用于纺织;青石棉、铁石棉纤维粗、长、

质硬,致病性较强。各种石棉均具有细纤维、可弯曲晶体的共性。接触石棉主要引起四类肺部疾病,即石棉肺、胸膜斑和胸膜钙化、肺癌和间皮瘤。引起与石棉有关疾病的工种主要有从事石棉初级产品生产的石棉矿开采、选矿、粉碎及运输等工种,从事二级石棉产品加工工业有石棉厂的开包、轧棉、纺织石棉绳、石棉瓦和石棉板等工种。潜在接触工种则非常多,如造船厂、机车厂、锅炉厂的建造工,汽车制造厂的制动器、离合器衬片制造与装配工等,使用绝缘材料、隔热材料以及管道工等,均可吸入石棉粉尘,也均为潜在接触石棉者,均有发生与石棉相关的疾病的可能性。

三、发病机制

石棉肺发病机制不甚清楚。除了机械刺激作用外,石棉对巨噬细胞生物膜的作用,可能是石棉纤维化的重要机制。此外,石棉可直接刺激成纤维细胞,加速胶原合成。

石棉纤维进入细支气管和肺泡后被巨噬细胞吞噬,短纤维($< 5 \mu m$)不致纤维化,长纤维($> 30 \mu m$)使尘细胞行动不便,最终死亡,石棉纤维再被吞噬。这些过程反复发生,导致弥漫性间质纤维化。由于机械刺激,石棉纤维引起细支气管黏膜出血、阻塞性细支气管炎和上皮脱落性肺泡炎、终末细支气管和肺泡壁弥漫性结缔组织增生、间质和胸膜纤维化。在壁层胸膜可出现不含细胞的胶原性结缔组织的胸膜斑。病变以两侧肺底部最为明显,向上逐渐减轻,与矽肺发展不同。纤维化周围可见代偿性肺气肿,肺气肿往往在上肺野更为明显。两肺可以有不典型的小结节。肺门淋巴结病变不明显。温石棉柔软,易在上呼吸道阻留,所致纤维化较轻。

接触石棉尘者,肺内产生石棉小体(asbestosbody),可在痰中找到。它是一种金黄色节段状小体,呈哑铃状或蝌蚪状,长 $15 \sim 150 \mu m$,宽 $1 \sim 5 \mu m$。一般认为石棉引起红细胞破裂,铁离子和蛋白质以黏多糖为基质,吸附到石棉纤维上形成石棉小体。它是机体对异物的反应,只说明有石棉接触史。

吸入的石棉粉尘多数停留在呼吸性细支气管,仅有部分抵达肺泡,进入肺间质,有的还可被运输到脏层胸膜,引起肺间质和胸膜的结缔组织增生。纤维化形成的机制还不太清楚,可能主要是由于石棉纤维直接刺激成纤维细胞,促使脯氨酸羟化为羟脯氨酸,加速胶原合成,因而形成纤维化。除直接刺激作用外,也可能与石棉对巨噬细胞的毒性损害有关。虽然石棉对巨噬细胞的毒性作用比二氧化硅小,但石棉中的 Mg^{2+} 对细胞膜也有溶解损伤作用。此外,石棉肺患者血清中 IgM、IgG、抗核抗体和类风湿因子含量较高,肺内有异常球蛋白沉积,因而推测纤维化的形成,可能是巨噬细胞崩解,形成变性蛋白,引起自身免疫反应的结果。

石棉肺是由于石棉纤维沉积于呼吸细支气管和肺泡壁所致。石棉纤维的致病力与其吸入的数量、纤维大小、形状及溶解度有关。石棉纤维有螺旋形和直形两种。螺旋形纤维吸入后常被呼吸道黏膜排出,直形纤维硬而易碎,在呼吸道穿透力较强,因而致病力亦较强。早期吸入的石棉纤维多停留在呼吸细支气管,仅部分抵达肺泡,穿过肺泡壁进入肺间质被巨噬细胞吞噬,并释放致炎因子和致纤维化因子,引起肺间质炎症和广泛纤维化。石棉纤维可直接刺激成纤维细胞合成并分泌胶原,形成纤维化。此外,石棉对肺组织中的巨噬细胞、肺泡上皮细胞、间皮细胞均有毒性作用,导致肺、胸膜的纤维化。

石棉肺较矽肺发展更慢,往往在接触 10 年后发病。主要症状有气急、咳嗽、咳痰、胸痛等,可较早出现活动时气急、干咳。气急往往较 X 线片上纤维化改变的出现更早。吸气时可听到两肺基底部捻发音或干、湿啰音。严重病例呼吸明显困难,有发绀、杵状指,并出现肺源性心脏病等表现。

石棉可引起皮肤疣状赘生物——石棉疣,常发生于手指屈面、手掌和足底,是石棉纤维进入皮肤引起的局部慢性增生性改变。疣状物自针头至绿豆大,表面粗糙,有轻度压痛。病程缓慢,可经久不愈。石棉肺患者易并发呼吸道感染、自发性气胸、肺源性心脏病等。合并肺结核的发病率较

矽肺为低,且病情进展缓慢。

肺组织广泛纤维增生和胸膜增厚,限制肺脏扩张,引起限制性通气功能障碍。肺活量明显降低。残气正常或略升高。一秒用力呼气容积占用力肺活量比值(FEV 1%)可不受影响。肺泡和毛细血管壁增厚,导致肺弹性减退,气体分布不均,呼出气肺泡氧浓度差增加,导致通气与血流比例失调和弥散功能障碍。这种换气功能障碍在本病最为突出,往往在 X 线胸片能显示病变前即已存在。肺顺应性降低。早期在运动时出现低氧血症,逐渐于静息时亦发生。并发肺气肿时,残气量和残气占肺总量百分比增高,一秒用力呼气容量降低,故可有混合性通气功能障碍。

四、病理

石棉肺的病变特点是肺间质弥漫性纤维化,其中可见石棉小体以及脏层胸膜肥厚和在壁层胸膜形成胸膜斑。因为吸入肺内的石棉纤维易随气流沿支气管长轴进入肺下叶,故肺病变以两肺下部为重,不同于矽肺病变以两肺中部为重的特点。

1. 肉眼观　肺缩小、变硬,早期病变主要发生于两肺下部。由于细支气管周围、肺泡壁及小叶间隔内纤维组织增生,使肺呈明显的纤维网状结构。晚期,由于肺间质广泛纤维化,使肺体积缩小,质地变硬。常因伴明显的肺气肿和支气管扩张,肺组织呈蜂窝状改变。大部分肺实质陷于弥漫性纤维化而丧失功能,常伴发支气管扩张及肺气肿。病变自肺下部向上逐渐加重,与矽肺病变以肺中部较重不同。肺胸膜尤其是下叶胸膜高度肥厚,晚期肺胸膜的纤维性增厚更广泛。有时斑块可发生钙化,甚至全肺均为灰白色的纤维瘢痕组织包裹。

胸膜斑(pleural plaques)是指发生于壁层胸膜的局限性纤维瘢痕斑块,边界清楚,凸出于胸壁,质地坚硬,呈灰白色、半透明而有光泽,状似软骨。胸膜斑常位于两侧中、下胸壁,呈对称性分布。胸膜尤其是下胸壁的胸膜高度增厚和纤维黏着颇为显著,增厚胸膜部分玻璃样变,质硬,有"乳软肋"之称。胸膜明显增厚并有纤维性粘连,甚至形成

胸膜斑。

2. 镜下　早期病变是由于石棉纤维刺激引起的脱屑性间质性肺炎变化，表现为Ⅰ型肺泡上皮细胞受损，Ⅱ型肺泡上皮增生，后者呈立方形覆盖于肺泡表面。肺泡腔内有大量脱落的肺泡上皮细胞和巨噬细胞聚积。细支气管壁及其周围和血管周围的结缔组织中，以及肺泡间隔内有大量淋巴细胞和单核细胞浸润，有时也有一些嗜酸性粒细胞、浆细胞浸润。肺间质细胞增生，小动脉呈现闭塞性动脉内膜炎。随后，细支气管、血管周围及肺泡间隔内纤维结缔组织增生，到晚期则发展为肺组织弥漫性纤维化，大多数肺泡闭塞，由纤维组织填充。同时也可见一些衬以立方上皮的肺泡（腺样肺泡）。多数淋巴管、细支气管和小血管被包裹于纤维组织内，管壁纤维性增厚，管腔狭窄乃至闭塞。增生的结缔组织纤维间散在一些石棉小体（asbestos bodies），表面有铁蛋白沉积的石棉纤维，长短不一（长者可超过$100\ \mu m$，短者仅数微米），呈黄褐色，两端膨大，中间为棒状，呈哑铃状、分节状或蝌蚪形，铁反应阳性。在石棉小体旁可见异物巨细胞。有人认为石棉小体是在吸入的石棉纤维表面有蛋白质及铁盐沉淀所形成，对铁反应阳性。在石棉小体旁可出现多核异物巨细胞。在弥漫性纤维化的肺组织中查见石棉小体是病理诊断石棉肺的重要依据，但不是唯一的依据。因为有时肺内含有石棉小体，但未形成石棉肺。

石棉纤维粉尘主要沉积在终末细支气管、呼吸性细支气管、肺泡管及与其相连的肺泡中，使黏膜上皮脱落，巨噬细胞增生、渗出，形成脱屑性细支气管肺泡炎，造成管腔闭塞和管壁纤维化。随着粉尘的不断吸入，病变向远端肺泡发展，闭塞肺泡逐渐增多，肺小叶间隔和纤维化连接呈多边网架状，有的则可形成小片状，这给病菌侵入创造了条件，患者常有肺部感染。

3. 主要病理表现

（1）弥漫性非间质纤维化：为石棉肺的基本病理表现。病变多从下部开始向上发展，早期仅为两肺胸膜轻度增厚和表面失去光泽。切面可见弥漫分布的纤维化索条影，以胸膜下区、血管与支气管周围、小叶间隔的纤维化最为明显，以两下肺显著，偶见于两肺上叶。晚期，两肺叶缩小、变硬，纤维索条波及全肺，极少数融合呈大块纤维化。

（2）胸膜增厚：为石棉肺的另一个病理特征，有时可于肺纤维化之前出现。胸膜的普遍增厚可形成壁层和脏层胸膜局限性纤维斑，称胸膜斑，多见于壁层胸膜。胸膜斑好发于两肺下后外侧和基底部及隔膜。其原因是胸膜弹力层外有极厚的胶原纤维增生，多呈透明状，无细胞成分。上述改变可能与石棉纤维长期慢性刺激胸膜有关。

4. 病理说明　石棉纤维进入细支气管和肺泡后被巨噬细胞吞噬，短纤维（$<5\ \mu m$）不致纤维化，长纤维（$>30\ \mu m$）使尘细胞行动不便，最终死亡，石棉纤维再被吞噬。这些过程反复发生，导致弥漫性间质纤维化。由于机械刺激，石棉纤维引起细支气管黏膜出血、阻塞性细支气管炎和上皮脱落性肺泡炎、终末细支气管和肺泡壁弥漫性结缔组织增生、间质和胸膜纤维化。在壁层胸膜可出现不含细胞的胶原性结缔组织的胸膜斑。病变以两侧肺底部最为明显，向上逐渐减轻，与矽肺发展不同。纤维化周围可见代偿性肺气肿，往往在上肺野更为明显。两肺可以有不典型的小结节。肺门淋巴结病变不明显。温石棉柔软，易在上呼吸道阻留，所致纤维化较轻。

石棉肺发病机制不甚清楚。除了机械刺激作用外，石棉对巨噬细胞生物膜的作用，可能是石棉纤维化的重要机制。此外，石棉可直接刺激成纤维细胞，加速胶原合成。

接触石棉尘者，肺内产生石棉小体（asbestos body）可在痰中找到。它是一种金黄色节段状小体，呈哑铃状或蝌蚪状，长$15\sim150\ \mu m$，宽$1\sim5\ \mu m$。一般认为石棉引起红细胞破裂，铁离子和蛋白质以黏多糖为基质，吸附到石棉纤维上形成石棉小体。它是机体对异物的反应，只说明有石棉接触史。

肺组织广泛纤维化、增生和胸膜增厚，限制肺脏扩张，引起限制性通气功能障碍。肺活量明显降低，残气正常或略升高，一秒用力呼气容积占用力肺活量比值（FEV 1%）可不受影响。肺泡和毛细血管壁增厚，导致肺弹性减退，气体分布不均，呼出气肺泡氧浓度差增加，导致通气与血流比例失调和弥散功能障碍。这种换气功能障碍在本病最为突出，往往在 X 线胸片能显示病变前即已存在。肺顺应性降低。早期在运动时出现低氧血症，逐渐于静息时亦发生。并发肺气肿时，残气和残气占肺总量百分比增高，一秒用力呼气容量降低，故可有混合性通气功能障碍。

五、病理生理

石棉尘颗粒呈针形，吸入肺内时容易沿支气管进入下肺叶，直径小于 $3\mu m$ 的石棉纤维沉积于呼吸性细支气管，部分到达肺泡。通过机械性刺激和化学作用，引起细支气管肺泡炎。石棉尘沉积在肺内后形成粉尘灶，巨噬细胞吞噬，继之纤维组织增生，导致肺泡隔、小叶间隔血管、支气管周围及脏层胸膜呈现弥漫性纤维化。组织培养结果表明，石棉对巨噬细胞的毒性比二氧化硅小，对成纤维细胞毒性更小，说明肺纤维化是由于石棉直接刺激成纤维细胞，促使脯氨酸转化为羟脯氨酸，加速胶原合成，促进纤维化形成。动物实验显示，长纤维具有致肿瘤活性。肺、胸膜恶性肿瘤发生率显著增高。

石棉对呼吸道损害可分为三类：胸膜斑或渗液；累及肺实质产生肺纤维化；支气管或胸膜肿瘤。这几种损害可单独发生也可合并发生。同一患者常同时发生胸膜斑和肺实质病变。胸膜斑亦可见于无肺实质病变者。肺癌也是石棉肺的并发症。间皮瘤可发生于无明显石棉肺或胸膜斑的患者。

早期石棉肺主要发生在两肺中下部，外观呈灰色，肺组织硬度增加，伴有胸膜纤维性粘连及增厚。半数以上患者壁层胸膜有局限性胸膜斑，其特点是仅附着于壁层胸膜，与脏层胸膜无粘连，边界清楚，表面光滑有光泽，类似软骨，多呈对称性分布于双侧中下胸壁的后外侧面。胸膜下肺间隔纤维化增厚。中晚期肺纤维化更明显、广泛，向两上肺区发展，肺变得坚硬、苍白，胸膜心包紧密粘连。显微镜下观察胸膜斑是一种无细胞、无血管

的透明板状胶原，其间偶见成纤维细胞。肺组织内可见石棉粉尘灶导致脱屑性闭塞性肺泡炎。肺泡壁和呼吸性细支气管内有粉尘性炎症改变，巨噬细胞集聚，胶原纤维增生，有时形成异物性肉芽肿。

肺泡上皮脱落，阻塞细支气管，使肺泡闭塞、消失。网状纤维包绕肺泡上皮增生，使肺泡壁增厚，进而引起细支气管周围及血管周围纤维化，病变通常以胸膜下及肺基底部最严重。晚期可见胸膜下广泛肺组织损毁、纤维增生和细支气管闭塞，肺泡塌陷并炎性机化，使胸膜下肺组织几乎完全被纤维组织所取代。小叶间隔纤维条索及网架粗大，并有大面积肺组织损毁或蜂窝状改变，其间散布石棉小体。由于血管肌层肥厚和内膜纤维化，使肺小动脉壁增厚，因而通常伴有肺动脉高压。由石棉损害而引起的其他胸膜病变包括胸腔积液、胸膜粘连和广泛胸膜纤维化。支气管肺癌起病多隐蔽，通常在接触石棉粉尘 20～30 年后被发现。肿瘤细胞类型以腺癌为多，鳞癌亦不少见。有的患者发生肺癌时并不显示有石棉肺。间皮瘤潜伏期较肺癌为长，可于开始接尘 30～40 年后发生。

六、临床表现

石棉肺是因长期吸入石棉粉尘而引起的以肺间质纤维化为主要病变的职业性尘肺。石棉矿的开采及运输工人，石棉加工厂和石棉制品厂的工人，长期在操作过程中吸入石棉粉尘而导致石棉肺。石棉肺较矽肺发展更慢。石棉肺早期可无症状及 X 线改变，仅有活动后气短，症状出现多在接尘 7～10 年以上，但也有仅在接尘后 1 年左右而出现症状者。患者起病多隐匿，患者逐渐出现咳嗽、咳痰、气急、胸痛、胸闷等症状，可较早出现活动时气急、干咳。典型症状为缓慢出现、逐渐加重的呼吸困难，早期以劳力性为主，严重程度与接触粉尘时间和浓度有关。一般为干咳，严重吸烟者咳嗽往往较重，且伴有黏液痰。石棉肺胸痛往往较轻，常为背部或胸骨后钝痛。咯血较少见，如合并肿瘤可发生咯血。合并感染时始有发热、咳脓

痰。晚期因并发肺源性心脏病而出现右心室肥大。

气急往往较 X 线片上纤维化改变的出现更早。早期体格检查常无异常发现,吸气时可听到两肺基底部捻发音或干、湿啰音,偶有胸膜摩擦音。严重病例呼吸明显困难,有发绀、杵状指,可见于75%的患者,可有肺心病体征。

石棉可引起皮肤疣状赘生物——石棉疣。石棉纤维刺入皮肤可发生石棉疣或鸡眼,见于手指屈侧、手掌及足底,常发生于手指屈面、手掌和足底,是石棉纤维进入皮肤引起的局部慢性增生性改变。疣状物自针头至绿豆大,表面粗糙,有轻度压痛。病程缓慢,可经久不愈。石棉肺患者易并发呼吸道感染、自发性气胸、肺源性心脏病等。合并肺结核的发病率较矽肺为低,且病情进展缓慢。

石棉工人的肺癌发病率较一般人群高 2～10 倍。发病率与接触石棉的量有明显关系。吸烟的石棉工人肺癌发病率更高。间皮瘤是极少见的肿瘤,但在石棉工人中发生率很高,主要发生在胸膜和腹膜。一般在接触石棉尘 35～40 年后发病,发病与剂量关系不如肺癌明确。青石棉和铁石棉引起间皮瘤较多,可能与其坚硬、挺直而易穿透到肺深部有关。

近年英国报道与石棉有关的胸膜间皮瘤大部分都与石棉肺合并发生,石棉引起的肺癌大部分发生在下叶,与非石棉引起的肺癌无差别。石棉粉尘还可穿过膈引起腹膜间皮瘤。

七、实验室及其他辅助检查

1. 实验室检查 痰液或支气管肺泡灌洗液中可查到石棉小体,为石棉接触史的证据。血清类风湿因子阳性,抗核抗体阳性,胸腔积液为无菌浆液性或浆液血性渗出液。

2. 其他辅助检查

(1)肺功能改变:石棉肺肺功能改变为典型的肺容量减少和弥散功能受损,气体交换异常。石棉肺早期,肺泡周围纤维化,在 X 线未出现改变前肺弥散量即减少;随着肺间质纤维化发展,肺脏收缩,肺顺应性减低,出现限制性通气功能障碍,

FVC、VC、TLC 均减低,RV 正常或稍增加,肺通气/血流比例失调。晚期为混合性通气功能障碍,部分病例合并阻塞性肺气肿,FEV1 下降,RV/TLC 轻度增加。石棉肺患者在休息状态下 PaO_2 常有所下降,用力时则下降明显。$PaCO_2$ 则很少升高。

(2)X 线表现:石棉肺的 X 线表现有胸膜改变和肺实质改变两部分。近年来发现胸膜斑往往比肺实质改变出现得更早而且更明显。

1)网状阴影:是石棉肺的主要改变,早期在中、下肺野的内中带有细网,网眼直径 < 3 mm,后期形成粗网,晚期全肺粗大密集的网状阴影呈蜂窝状。肺野透光度降低,呈磨玻璃状,肺野内常可见分布无规律的细小点状阴影。

2)融合灶:多见于双肺基底部,为边界不清、范围不大的片状阴影。

3)胸膜改变:早期即可出现。

①胸膜斑:双侧胸壁中、下部位对称性三角形阴影,边缘清晰,偶见单侧形态不规则者。部分胸膜斑有钙化。

②胸膜增厚、粘连,肺尖胸膜、侧胸壁、胸膜角、叶间胸膜增厚。壁层胸膜增厚常见于前胸壁与膈顶部中心。心包膜与壁层胸膜粘连可形成"蓬发状心影"。

③渗出性胸膜积液:双侧胸腔反复发生。

4)肺门结构紊乱,密度增高,但无淋巴结肿大。

(3)CT 表现:石棉肺的主要 CT 表现是不规则小阴影和胸膜改变。

1)肺纤维化改变:此为石棉肺主要 CT 表现。早期分布于两肺下野,随病情进展扩展到两肺中上野。

小叶中心和小叶间隔增厚,前者为近胸膜 1～2 cm 范围内放射状细线影,后者则表现为垂直于胸膜的短线影。

胸膜下弧线影长 1～10 cm,位于胸膜下方 1 cm 范围内且与胸膜平行。

肺实质纤维带为长 2～5 cm 线影,与胸膜相连并伸入肺实质内。

蜂窝状表现,为小于 1 cm 含气囊腔,壁厚 1～

3 mm,易发生在胸膜下区。

肺内肿块,可为叶间裂胸膜斑、球形肺不张、纤维性肿块等。叶间裂胸膜斑有固定位置,与叶间裂一致。球形肺不张与增厚的胸膜相连,呈豆形或楔状,和邻近血管相连而形成彗星尾状。

可并发间皮瘤和肺癌。

2)胸膜改变:主要包括胸膜斑和胸膜增厚。胸膜斑常见,一般局限性胸膜增厚大于 5 mm 时则称胸膜斑,是石棉肺的主要表现之一,为散在局灶性胸膜增厚,其边缘光滑或不规整,可有钙化,易发生在肋胸膜后外侧。根据胸膜斑是否钙化分为透明胸膜斑、钙化胸膜斑和混合型胸膜斑。

弥漫性胸膜增厚,形成连续片状,通常厚而不规则,常见于侧胸壁和脊柱旁区。

八、诊断

主要依靠石棉尘接触史与胸部 X 线表现。

石棉肺的诊断依据和矽肺相似,包括职业史、粉尘接触史和临床表现等。X 线片上以间质纤维化改变的不规则阴影为主,在两肺中下部的肺底、肺门附近较多,同时可见 1 mm 大小的颗粒阴影。随病情进展,可呈蜂窝状,两肺满布不规则阴影。病变后期,肺门周围的广泛不规则阴影与肺门和心脏影连接一起,加上胸膜和心包膜的粘连,即形成所谓的"蓬发状心影"。此外,发生石棉肺时,肺的中下部透亮度较低,而上部增高。

石棉肺的诊断,除根据肺实质的 X 线表现外,胸膜斑可作为呼吸系统损伤的佐证,是诊断石棉肺及分级的重要指标。从事石棉采集及加工者,长期吸入石棉粉尘可致石棉肺。见于纺织、建筑、造船、航天和交通等行业中用石棉制作隔热、保温、防火和制动材料的工人以及其他中接触石棉的人群(详见诊断标准)。

九、鉴别诊断

应与各种间质性疾病和胸膜病变相鉴别。石棉引起的胸膜斑多为双侧,而创伤、结核、胶原血管病等引起者多为单侧,病变大小常固定,可数月无变化,有助于与胸膜肿瘤的鉴别诊断。而胸膜增厚需与结核、胸腔手术、出血性胸腔创伤引起的炎症反应性纤维增生相鉴别。如合并双下肺间质改变,胸膜斑及胸膜钙化则支持石棉引起的胸膜增厚的诊断。

十、并发症

1.恶性肿瘤 石棉肺患者易并发肺癌、恶性胸膜间皮瘤等恶性肿瘤。据统计,石棉肺合并肺癌者可高达 12% ~ 17%,且多发于肺下叶。吸烟的石棉工人患肺癌的危险性比不吸烟人群高 53 ~ 92 倍。石棉肺合并恶性胸膜间皮瘤者也相当多见。有报告称,52 例间皮瘤患者中约 80% 有接触石棉粉尘的职业史。从接触石棉粉尘到发现恶性间皮瘤的期限较长,平均 42 年。

2.肺结核石棉肺合并肺结核病者约占 10%,低于矽肺,且病情较矽肺轻。

3.呼吸道感染。

4.自发性气胸。

5.肺源性心脏病 石棉肺晚期肺组织广泛纤维化使肺小动脉内膜增厚、闭塞,肺循环阻力增加,肺动脉高压,故易发生肺源性心脏病和呼吸衰竭。

十一、治疗

综合对症处理与矽肺相同,主要为对症治疗和处理并发症。在早期肺泡炎阶段使用皮质激素治疗可能有效。劝阻工人吸烟很重要。应给予氧疗、抗生素、营养支持、促进免疫治疗。石棉不仅可引起尘肺,且可致癌,因此防尘措施应更严格。不能在缺乏防护设备条件下,将石棉加工下放给农村或集体企业。

十二、预后

我国石棉肺患者死因分析表明,死于肺癌者约占 25%,死于胸部腹膜间皮瘤者占 7% ~ 10%,死于消化道癌者占 8% ~ 9%。

十三、预防

我国现行标准规定,石棉粉尘和含有 10% 以上石棉的粉尘的最高容许浓度为 2 mg/m³。其他硅酸盐的最高浓度,含有 10% 以下的石棉粉尘为 4 mg/m³。降低石棉粉尘浓度是防止车间和工地发生尘肺的基础。密闭机器装置,配备通气除尘设备,并注意防止因通风对周围环境的污染。在和其他产品相混合和进行纺织时应事先将纤维湿化,能有效减少粉尘的产生。工人上下班应更换衣服并进行清洗。禁止穿着工作服离开工作场所,防止污染家庭环境。采用少毒物质替代石棉等。

第六节　滑石尘肺

滑石尘肺(talcosis, Talcpneumoconiosis)是在生产过程中长期吸入滑石粉尘引起的肺间质纤维化性疾病。在硅酸盐尘肺中,其重要性仅次于石棉肺。

滑石是中国的优势产品之一,资源丰富,矿藏数量多,类型多,规模大。滑石具有润滑性、质软、耐酸碱、耐腐蚀、耐高温、导电及导热性能差等特点,是一种含水硅酸镁。较纯的滑石呈片状或颗粒状,含有 29.8% ~ 63.5% 结合二氧化硅、28.4% ~ 36.9% 氧化镁及低于 5% 的水,某些品种尚含少量的游离二氧化硅、钙、铝和铁。形状多样,通常为结晶形。工业用滑石常含有各种硅酸盐,石英、氧化镁、硫化物和硅酸盐常伴存于滑石之中,甚至含有一定量的石棉。市售滑石主要为纯净滑石、石棉属类滑石、含较多游离二氧化硅的类似滑石矿物等三类。滑石的开采、选矿、粉碎和加工等工种可接触大量的滑石粉尘;造纸、皮毛、橡胶、陶瓷、电工、建筑、医药、纺织、机器制造、化妆品、糖果等工业中用滑石作填料或防粘剂,在操作及使用过程中也可接触滑石粉尘。所引起的尘肺主要为滑石肺、滑石石棉肺、滑石矽肺三种类型。

滑石肺的发生、发展与滑石的成分、粉尘浓度和分散度及接尘工龄有关。滑石肺多在接触滑石粉尘 10 ~ 15 年发病,国内报道作业工人检出率约 7%。

一、流行病学

早在 1896 年,Thorel 已注意到滑石等硅酸盐与肺部疾病的产生有关。直到 1935 年 Dreesen 等对美国 Georgia 州滑石矿和工厂的 66 名接触高浓度滑石粉尘的工人进行调查,发现有 14 人患轻度尘肺,8 人丧失劳动能力。随后还报道美国纽约州从事高浓度滑石粉尘 15 年以上的工人,71 例死亡病例中,有 1% 死于尘肺,27% 死于心脏病,21% 死于肿瘤。我国海城滑石矿滑石尘肺发病率为 1.0% ~ 4.3%,广西医学院报告某滑石粉碎车间粉尘浓度为 50.8 ~ 172.6 mg/m³,游离 SiO_2 含量为 12.30% ~ 26.5%,滑石尘肺患病率为 10.4%。初文倍报道的患病率为 8.9%,邹世梁报告为 7.1%。应该指出,滑石粉尘引起的肺部疾病与滑石成分、接尘浓度及暴露时间有密切关系,特别是低品级滑石中常混有石棉、二氧化硅及闪石类矿物成分,对滑石肺的病变性质和患病率均有一定的影响。还有报道接触混有透闪石滑石粉尘的工人肺癌发生率升高。

二、病理

长期吸入滑石粉主要引起肺的类结节纤维化、弥漫性间质纤维化和异物肉芽肿三种改变。间质纤维化与石棉肺表现相似,分布在呼吸细支气管周围,除网状纤维外尚有少量胶原纤维呈不规则排列。肉芽肿由上皮样细胞和异物巨噬细胞组成。在巨噬细胞内可见到有双折光的滑石颗粒。在胸膜上出现胸膜增厚,甚至胸膜斑,常称为"滑石斑",也可能与滑石中混有石棉纤维有关。肺门淋巴结可中度增大。

滑石肺的病理改变主要表现为肺间质纤维化改变,但也有结节型表现者和异物肉芽肿样改变。

1.间质纤维化型　肺组织可见肺泡间隔增厚,支气管和血管周围纤维化及弥漫性间质纤维化。

2.结节型 肺组织见有大小不等的灰白色粟粒样结节,形态不整,有的融合成大结节和大块纤维化,有的坏死、溶解和形成空洞。

3.异物肉芽肿型 在支气管和血管周围出现异物肉芽肿样改变。异物肉芽肿是由上皮样细胞和异物巨细胞、粉尘灶和粉尘颗粒组成。

4.滑石小体 肺内的滑石小体形状与石棉小体相似,但结构简单,一般不分节。

5.胸膜斑 胸膜上有时出现胸膜斑,称之为滑石斑,但比较少见。

三、临床表现

起病多隐匿,往往接触多年无症状,症状多出现在接触滑石15～20年后,以气短、咳嗽、咳痰等为主。仅有肉芽肿时,主要症状为进行性气急和干咳,往往较轻微。晚期出现用力时气急,伴咳嗽、咳痰,呼吸困难、发绀可呈进行性,严重者可使患者活动困难,尤其在弥漫性间质纤维化和X线胸片上有块状阴影者。早期体征较少,块状阴影出现时可能影响局部胸廓扩张,可有哮鸣音及干性啰音,严重者可有心力衰竭体征、杵状指(趾)和发绀。

四、并发症

常见并发症有慢性支气管炎和肺气肿等,少数晚期患者可并发肺动脉高压、肺心病、呼吸衰竭、肺癌和胸膜肿瘤。

五、辅助检查

1.实验室检查 在巨噬细胞内可见到有双折光的滑石颗粒。

2.肺功能检查 肺功能测定在早期结节型病变时无异常,后期出现限制性通气障碍,肺顺应性降低,主要表现肺活量、最大通气量及肺总量下降,而DLco轻度下降。继续发展时,FEV1(一秒用力呼气量)、FVC(用力肺活量)等会随肺部纤维化及肺内小结节增加而进一步降低,气血交换受损,活动后血氧饱和度下降。在弥漫性间质纤

化为主时,肺功能改变同石棉肺。在异物肉芽肿为主时,肺顺应性降低。肺活量肺功能测定在早期结节型病变时无异常,后期出现限制性通气障碍,肺顺应性降低,主要表现肺活量下降。最大通气量肺功能测定在早期结节型病变时无异常,后期出现限制性通气障碍,肺顺应性降低,主要表现最大通气量下降。肺总量肺功能测定在早期结节型病变时无异常,后期出现限制性通气障碍,肺顺应性降低,主要表现肺总量下降。一秒用力呼气量肺功能测定在早期结节型病变时无异常,后期出现限制性通气障碍,肺顺应性降低,继续发展时FEV1(一秒用力呼气量)随肺部纤维化及肺内小结节增加而进一步降低。用力肺活量肺功能测定在早期结节型病变时无异常,后期出现限制性通气障碍,肺顺应性降低,继续发展时FVC(用力肺活量)随肺部纤维化及肺内小结节增加而进一步降低。

3.X线表现 结节型:3～5 mm小结节阴影,晚期可融合成团块状。网纹影:早期网纹较细,以中外带为主,呈磨玻璃外观;晚期增多增粗,紊乱可呈蜂窝肺改变。混合型:结节影混杂于网纹中,胸膜增厚,肋膈角变钝,可有胸膜斑和胸膜钙化,可发生于膈表面。

滑石肺的X线特点为不规则小阴影,主要为两肺弥漫性大小不等的细网纹理改变。网壁较薄且不均匀。同时,还见到疏散分布的细小、密度不高、边缘模糊的结节阴影,病变以两肺中野,尤以右肺为重。

不规则小阴影早期阶段,肺的外带较清晰,网织纹理以右肺中下肺野显著。肺野呈毛玻璃状,其中有散在的、针尖大小的边缘模糊的点状阴影,部分患者有肺气肿征象。

不规则小阴影晚期阶段,两下肺野外带较清晰,网织纹理及毛玻璃感减轻,结节阴影增多,大小不一,大者2 mm左右,小者如针尖,普遍伴有肺气肿征象。少数病例有融合,部分病例中可以出现孤立的、形状不规整的、大小为1～3 cm的高密度致密阴影,即所谓滑石斑,这些斑块常在肺野边缘、胸膜附近、肺基底或心包附近出现。

六、临床诊断要点

1. 患者有长期接触滑石粉尘的职业史。

2. 患者临床表现有以下特点：

（1）滑石肺早期无明显症状，随病情进展出现劳动及活动后气短，伴胸痛、咳嗽、咳痰等症状。严重时出现明显的呼吸困难及体重下降。异常体征早期不明显，随并发症的发生会出现相应的体征。晚期患者有杵状指、发绀等表现。

（2）胸部 X 线表现。早期不规则小阴影和网状阴影多分布在中下肺区，也可见到密度较淡、边缘不清的小阴影，直径 1～2 mm，呈砂粒感，少数病例直径大于 3 mm。两肺纹理改变不突出，肺门稍有增大，结构紊乱。胸膜可有局限性增生肥厚和胸膜斑，多发生在侧胸壁、心包膜和膈肌等部位。

3. 根据国家诊断标准，结合患者的职业史、临床表现特征对滑石肺进行诊断和分期。

4. 鉴别诊断。根据职业史及某些疾病的特征性表现，注意与非活动性肺结核、矽肺、石棉肺、类肉芽肿病及其他肺弥漫性纤维化疾病相鉴别。

七、治疗

慢性工业性滑石尘肺治疗上与其他尘肺治疗相同，一般效果不佳，应重视生产过程中的预防工作，一旦有 X 线改变或肺功能异常已无法改善。因此发现患者后应立即停止接触滑石粉尘，如有进行性肺部损伤可试用肾上腺皮质激素，疗效尚难肯定。心肺功能不全者对症处理。

八、预后

国外报道滑石尘肺死亡率约30%。我国滑石尘肺发病率为 10.4% 左右，滑石尘肺预后与滑石成分、接尘浓度及暴露时间有密切关系。

九、预防

滑石尘肺的预防主要是降低作业场所滑石粉尘的浓度，使滑石粉尘浓度达到国家标准以下。作业场所应配有效的防尘设备，确保设备有效运转，同时做好个人防护及定期体检和环境检测。

第七节 水泥尘肺

水泥为人工合成的硅酸盐粉状建筑材料。接触成品水泥粉尘引起的尘肺称为水泥尘肺。水泥是由石灰石、黏土、页岩、三氧化二铝、二氧化硅及滑石粉等混合而成的，接触生料水泥粉尘引起的尘肺属于混合性尘肺。

水泥尘肺是长期吸入水泥粉尘而引起肺部弥漫性纤维化的一种疾病，属于硅酸盐尘肺。水泥生产过程中的原料粉碎、混合、成品的包装、运尘等作业均产生大量粉尘。水泥尘肺的发病与接尘时间、粉尘浓度和分散度以及个人体质有关，一般发病工龄在 20 年以上，最短为 10 年。

一、病理表现

尘斑、灶周肺气肿、间质轻度纤维化、尘性慢性支气管炎、支气管扩张，以细支气管以下部分最为显著，其正常结构几乎完全消失，而被结缔组织所代替，常见粉尘纤维灶与管壁紧密相连。

肉眼观察肺切面可见粟粒大小至绿豆大小稀疏散在的黑色纤维灶，质硬，形态不整。有明显肺气肿，也可出现大块纤维化。

1. 肺门淋巴结内有弥漫性纤维增生并有黑褐色粉尘沉着，有的可见到细小粉尘纤维灶。

2. 在支气管周围、血管周围、肺泡间隔、小叶间隔及胸膜，有弥漫性粉尘积聚与纤维化，小血管、小支气管周围亦有不同程度的纤维化。内层为粉尘，外层为纤维化形成双层套管，使管壁大为增厚。

3. 肺组织有弥漫性纤维化，沿小支气管和小血管的纵轴出现纤维组织增生，条索状纤维互相连接形成网状。肺泡间隔粉尘积聚，纤维组织增生挤压邻近的肺泡,使肺泡缩小甚至消失。

4.粉尘纤维灶与支气管树密切相依,形成不同程度纤维化的组织,其中混有棕黑色粉尘。陈旧的纤维化组织多呈玻璃样变,多向性排列,这点与矽结节的形态和结构完全不同。纤维灶的大小,大者如米粒、绿豆,个别如蚕豆大,但数量不多,呈散在性分布。尘灶多为孤立性,尘性纤维灶也可互相融合。Daerr曾报道了有大块纤维化形成的水泥尘肺的尸体解剖研究,肺组织内粉尘中二氧化硅含量达50%。

动物实验证明,水泥粉尘的致病作用与水泥中二氧化硅含量有关。胸膜可广泛粘连,镜检为尘性纤维化。

二、临床表现

水泥尘肺的发病工龄较长,病情进展缓慢。临床表现主要是以气短为主的呼吸系统症状,早期出现轻微气短,平路急走、爬坡、上楼时加重。其次咳嗽,多为间断性干咳,很少出现干啰音。如并发呼吸道感染时可出现咳嗽、咳痰加重,胸部可听到呼吸音粗糙及干、湿性啰音。

三、X线表现

水泥尘肺胸部X线表现是以由粗细、长短和形态不一的致密交叉而形成的不规则s形小阴影为主,在不规则形小阴影之中也可见密度较淡、形态不整、轮廓不清的圆形小阴影。病变早期分布在中下肺区。随着尘肺病变的进展,小阴影数量逐渐增多,体积增大,可出现t形和q形的小阴影。病变可发展到上肺区,少数病例在两肺上区可出现典型的大阴影:圆形或长条形,呈与肋骨走行相垂直的"八"字形,周边有气肿带。

根据多年的X线动态观察,水泥尘肺的X线改变虽没有超出一般尘肺的范围,但也有其发生和发展的特点。主要表现为肺纹理增多、增粗、扭曲、中断和消失,与此同时还逐渐出现网状阴影。在网状阴影的基础上出现细小浅淡、分散、不整形的结节,使肺野显得模糊不清。

1.肺门改变 肺门密度增高,可能由淋巴结肿大及其周围组织纤维化所造成。肺门形态的改变主要为右肺下动脉降支增宽。

2.肺纹理 两肺下野的肺纹理增多、增粗、延长,并逐渐向下及向全肺发展。

3.网影 是在肺纹理改变的基础上出现的,多自中下肺开始,逐渐向全肺发展。粗细网影的出现可能是由于肺泡间隔、细叶间隔、小叶间隔的弥漫性纤维化所致。当结节增加时,肺纹理和网影未见减少,这点与矽肺的X线表现不同。

4.结节 往往在网影的基础上可见浅淡、细小、边缘不整的大小约为1.5 mm的稀疏分布的结节阴影,结节常先于中下肺野出现,然后向上发展。结节可增多、增密,亦有融合者。

5.肺野模糊 呈朦胧外观,可能与肺泡间隔粉尘积聚、支气管和血管周围组织纤维增生或淋巴淤积有关。

四、常见并发症

常见有慢性支气管炎、肺结核、支气管扩张、肺气肿、肺源性心脏病。

五、诊断

根据接尘史和胸部X线片可做出诊断。

病理与X线表现相符者占45.5%,不一致者占54.5%。在一些病例的诊断上,X线与病理差距较大,这可能与下列因素有关:有的病例经解剖检查病变确已达壹、贰、叁期,结合病理表现重读X线胸片,仍不能做出相应期别的诊断,这可能由于病理改变先于X线表现,病变已达一定程度,X线胸片还不能给予明确显示有关。叁期水泥尘肺的纤维化块均位于肺尖段及尖后段胸膜下,与胸膜紧密相连,在X线片上只显示模糊的胸膜阴影,相应地会考虑到是否胸膜病变。部分病例因合并结核,使尘肺和结核的病变合二而一,病变复杂,使尘肺的X线表现被掩盖。也有因并发重度炎症、肿瘤、肺组织损害严重,难以做出尘肺的诊断。可见合并结核、炎症、肿瘤乃是部分病例不能正确诊断的常见原因。提示如有确切的职业史,接尘工龄较长,出现以上表现时应提高警惕,不仅要考虑炎症、结核、肿瘤等疾患，还应考虑是否存在水泥尘肺的可能。结合历年 X 线胸片详细观察，有些病例还是可以鉴别的。

六、鉴别诊断

主要是与慢性支气管炎鉴别。

七、治疗方法

主要有：①加强患者健康管理；②开展健身疗法；③加强心理治疗；④应用药物延缓病变进展（抗纤维化治疗），目前常用药物有克矽平、粉防己碱、磷酸羟基哌喹、柠檬酸铝等，可单独使用，也可联合使用；⑤呼吸道感染治疗；⑥积极治疗并发症；⑦肺灌洗技术的应用。

第八节　云母尘肺

云母为天然含铝硅酸盐，属层状晶体结构矿物，在自然界分布甚广，易剥离成薄片，柔软透明，耐酸，耐热，有绝缘性能。纯云母主要含结合型二氧化硅。由于云母通常与花岗岩、伟晶岩相结合，夹杂在石英与长石之间，因此，开矿时吸入的云母粉尘一般含有一定量的游离二氧化硅。

一、主要行业

从事云母开采和加工的工人均可接触云母粉尘。

云母尘肺是云母开采或加工过程中长期吸入云母粉尘所引起的一种尘肺。云母矿除发生云母尘肺外，还会发生云母矽肺。其检出率较高，据内蒙古调查为 15.8%，壹期云母矽肺的发病工龄平均为 18 年（7～13 年），平均发病年龄为 43 岁（39～50岁）。其晋级年限较快，壹至贰期为 2 年，贰至叁期平均为两年半。

二、分类

分为云母采矿工尘肺和云母加工工尘肺。

三、病理改变

主要是尘性弥漫性肺部纤维化。云母尘吸入肺内可引起肺泡壁、小叶间隔异物肉芽肿和弥漫性纤维化、纤维结节和局灶性肺气肿。

云母尘肺的组织学特点为间质纤维化，肺泡间隔、血管和支气管周围结缔组织增生。云母尘积聚成不规则的粉尘灶和小的细胞纤维性结节，并伴有明显局灶性肺气肿和支气管扩张。还可找到云母小体，形状类似石棉小体，铁反应阳性。

国内曾有人观察到 1 例云母加工厂工人的尸检肺，发现胸膜下和肺组织内都有清楚的粉尘纤维性病变。张觉一（1984 年）报道 1 例云母作业工人肺组织病理，将小块肺组织灰化后用电子探针做了微量元素分析。分析结果铝含量为 29.5%，硅为 43.18%，钾为 9.69%，铁为 18.18%。肺组织病理观察发现：肺泡壁、小血管和细支气管周围、小叶间隔及胸腔有黑尘与异物肉芽肿，伴轻度纤维化并有含铁小体。肺灰化后经化学分析证明肺中晶体为白云母。国外有人（1983 年）通过尸检发现：肺内呈广泛细小的纤维化，有直径可达 1.5 mm 的结节，具有双折射的结晶体。经电镜和 X 线分析证明这些矿物质为白云母，未见其他矿物质。

四、临床表现

云母采矿工尘肺，由于接触的粉尘中游离 SiO_2 含量较高，其发病工龄短，病变进展较快，患者自觉症状较多，主要有胸闷、气短，咳嗽症状随期别增加而加重。体征不明显，少数患有鼻炎。云母采矿工尘肺合并肺结核较多，可表现有结核的表现。云母加工工尘肺,其接触的粉尘中游离 SiO_2 含量较低,其发病工龄较长,病情进展缓慢,症状亦较少。

五、X 线表现

1. 肺门结构改变　早期肺门改变不明显,随着双肺小阴影增多,肺门结构密度增高,小阴影密集度达 2 级时,肺门结构有圆点状、枯树枝状或残根样改变。

2. 肺纹理改变　早期肺纹理增粗、扭曲,呈网状结构,随着肺内小阴影增多,肺纹理走向中断、减少,甚至消失。

3. 小阴影形态、分布及密集度　尘肺小阴影形态以圆形为主,有针尖状、星状、花瓣状、串珠状等,密度低,边缘模糊。小阴影呈散在分布,早期以中外带居多,因为密度低在心影后不易显示。随着纤维化的形成,肺底部气肿明显,小阴影集中在中上肺野。早期小阴影形态以"p"形影为主,密集度增高达 2 级时"q"形影逐渐占优势。在同一例尘肺中,小阴影除类圆形外还有不规则形,不规则形小阴影以"s"形影占多数,"t"形影较少,其密度浅淡。当小阴影出现融合趋势时,密度低,边缘模糊,不如一般矽肺清晰。从出现融和趋势到完全融和往往需要3~5 年时间。

六、临床诊断

1. 患者有长期、明确的云母粉尘的职业接触史。

2. 患者的临床表现有如下特点:

(1)症状:可有气短、咳嗽、咳痰、胸痛、胸闷等,无特殊体征。

(2)胸部 X 线表现:以不规则小阴影为主,可有少量圆形小阴影,直径多小于 1 mm。肺野不清晰,似磨玻璃样。肺门密度增高但增大不明显,可有胸膜钙化等。

云母开采工吸入的粉尘是既含有云母粉尘又含有浓度较高 SiO_2 的混合性粉尘,所致肺纤维化在 X 线胸片上显示,小阴影形态以圆形为主,密度低,边缘模糊,主要分布于中上肺野。肺门结构和肺纹理改变与一般矽肺改变类似。纯云母的游离 SiO_2 浓度为 2.7%,长期从事云母加工吸入云母粉尘可致肺纤维化,X 线表现小阴影形态以不规则形为主,形成缓慢,发病率低。如果将发病率较高的云母开采工尘肺统称云母尘肺或矽肺,并非恰当。从事云母开采的工人,因长期吸入环境中的云母粉尘,又吸入较高浓度的游离 SiO_2 粉尘,所患尘肺为云母矽肺,应属于云母尘肺系列。

临床应根据国家诊断标准,结合患者的职业史、临床表现特征,对云母尘肺进行诊断和分期。

七、鉴别诊断

应与以下疾病进行鉴别:①肺结核;②特发性弥漫性肺纤维化;③肺癌;④肺含铁血黄素沉着症;⑤肺泡微石症;⑥外源性变应性肺泡炎。

八、并发症

常见有慢性支气管炎、肺结核、支气管扩张、肺气肿、肺源性心脏病。

九、治疗方法

主要有:①加强患者健康管理;②开展健身疗法;③加强心理治疗;④应用药物延缓病变进展(抗纤维化治疗),目前常用药物有克矽平、粉防己碱、磷酸羟基哌喹、柠檬酸铝等,可单独使用,也可联合使用;⑤呼吸道感染治疗;⑥积极治疗并发症;⑦肺灌洗技术的应用。

第九节　陶工尘肺

陶工尘肺是指在陶瓷工业生产过程中由于接触一定数量的粉尘所引起的尘肺病。生产陶瓷的主要原料是黏土,由于原料不一、配方不同、接触粉尘性质不同,陶工尘肺有陶土尘肺、硅酸盐尘肺、混合尘肺、矽肺等,这些统称为陶工尘肺。陶工尘肺包括陶土工人和陶瓷制造工人所患的尘肺。

一、流行病学与发病机制

研究表明,陶工尘肺的发病不同于煤工和其他金属矿工的尘肺,在粉尘浓度和游离二氧化硅含量相等的情况下,不同类型粉尘导致尘肺的能力存在差异,其引发尘肺的规律也不尽相同。

陶瓷工业的基本生产工序为瓷土开采、原料粉碎、配料、制坯、成型、干燥、修坯、施釉、煅烧,各工序均可产生粉尘。陶瓷工业接触多种粉尘,按不同工种,其接触的粉尘种类为:①陶器制作:主要接触黏土、长石、滑石、耐火土及石膏等粉尘;②釉料加工及釉子生产:主要接触石英、长石及硼砂等粉尘;③耐酸水泥生产:主要接触硅石及黏土等粉尘。因此,陶工尘肺实际上是一组职业性肺部疾病,可表现为矽肺、滑石肺、水泥尘肺及高岭土尘肺等多种尘肺。

接尘工人陶工尘肺发病率0.5%。陶工尘肺平均潜伏期是31.7年±7.7年。陶工尘肺累积危险度与累积粉尘接触量呈明显的接触剂量—反应关系。除累积粉尘接触外,陶工尘肺发病的影响因素有合并结核、吸烟量、开始接尘年份和性别。研究资料表明,陶工尘肺的潜伏期多为15~20年。有研究显示陶工尘肺的潜伏期为31.7年,较其他行业尘肺潜伏期长,这可能与陶瓷粉尘颗粒表面性质有关。Wallace等对陶瓷粉尘颗粒的表面成分研究表明,陶瓷粉尘颗粒中45%的颗粒表面包裹了铝硅酸盐,远高于金属矿山粉尘颗粒12%~18%的包裹率,铝硅酸盐的包裹减缓了游离SiO_2的致病作用,可能因此造成陶瓷厂陶工尘肺潜伏期长、发病时间较晚的特点。陶工尘肺壹期晋贰期平均年限为4.4年,明显低于钢尘肺壹期晋贰期的8.2年。表明陶瓷工人患陶工尘肺后,其进展不减慢,可能由于铝硅酸盐在体内缓慢溶解后失去保护作用,加上漫长的潜伏期、工人年龄高、健康状况下降,致使陶工尘肺晋级速度反而加快。

陶瓷粉尘的累积接尘量与陶工尘肺之间有明显的剂量—反应关系。但与金属矿山如锡矿相比,在相同的累积接尘量下,瓷厂工人的陶工尘肺累积发病危险度低于锡矿,在CTE达到150 mg/(m^3·a)时,瓷厂陶工尘肺累计发病危险度为8%,约为锡矿矽肺危险度(66%)的八分之一。

陶工尘肺合并结核情况严重。调查发现,陶工尘肺患者合并结核率(58.6%)要高于未患陶工尘肺的接尘人员,也要高于普遍报道的20%~50%。主要原因为:①陶工尘肺患者抵抗力低下,易受结核杆菌感染;②陶工尘肺病程中肺间质的广泛纤维化,造成血液淋巴循环障碍,降低肺组织对结核杆菌的防御能力;③二氧化硅对巨噬细胞有一定的毒性作用,削弱了巨噬细胞吞噬和杀灭结核杆菌的能力,肺组织的缺血、缺氧等因素又促进结核杆菌在组织中生长及播散;④不同工种往往集中在一个大车间,陶瓷工人工作环境相对狭小,增加了结核杆菌空气传播的机会。

吸烟对陶工尘肺的发病影响很大,吸烟者陶工尘肺发病率(0.6%)是不吸烟者(0.4%)的1.5倍。有报道发现烟草烟雾中的氢氰酸能伤害支气管上皮及其纤毛,导致其清除粉尘能力下降,使陶工尘肺的发病率上升。

二、主要病理改变

肉眼观:表面及切面见有散在灰褐色尘斑,尘斑直径一般为1~4 mm。镜检:病灶多为尘斑及混合性结节,多位于呼吸性细支气管周围,呈星芒状或不规则形,由粉尘、尘细胞、疏松的网状纤维和多少不等的胶原纤维组成,一般均伴有灶周肺气肿,大块病变可由走行不定的胶原纤维所组成,也有混合性结节。

三、临床表现与诊断

1. 患者有长期在陶瓷行业工作的职业史。

2. 由于陶工尘肺可表现矽肺、滑石肺及水泥尘肺的临床表现特征(参见相应章节),其高岭土尘肺的临床表现特征如下：

（1）早期患者：一般症状较轻微，与粉尘浓度及接触时间密切相关。表现为反射性咳嗽，较少有痰，中晚期患者由于肺组织出现较广泛的纤维化改变，胸膜也显著增厚，从而引起肺组织弹性降低，患者可表现出明显的胸闷及呼吸困难。个别患者由于胸膜增厚，气候发生变化时可出现针刺样胸痛。

（2）胸部 X 线表现：主要表现为广泛的慢性纤维组织增生，其中包括肺泡与支气管周围以及淋巴结中的纤维结缔组织增生。X 线胸片上除表现不规则小阴影、肺门增大外，亦可见到明显的胸膜增厚，个别病例可表现为两肺广泛的粗细网影，并有细小而密度不高的颗粒状阴影。

（3）并发症：中晚期患者容易并发肺结核和肺部感染。重度患者往往可并发肺源性心脏病，严重感染后可诱发右心衰竭。

根据国家诊断标准结合患者的职业史、X 线胸片及临床表现进行诊断及分期。在陶工尘肺的诊断中，职业史显得尤为重要。它不仅能帮助确定患者是否患有尘肺，更重要的是根据接触时间、接触方式及粉尘的种类确诊患者是属于陶工尘肺中的哪一种。

四、鉴别诊断

主要应与以下疾病进行鉴别：①肺结核；②特发性弥漫性肺纤维化；③肺癌；④肺含铁血黄素沉着症；⑤肺泡微石症；⑥外源性变应性肺泡炎。

五、并发症

主要为肺结核，其次是肺炎。

六、治疗

主要有：①加强患者健康管理；②开展健身疗法；③加强心理治疗；④应用药物延缓病变进展（抗纤维化治疗），目前常用药物有克矽平、粉防己碱、磷酸羟基哌喹、柠檬酸铝等，可单独使用，也可联合使用；⑤呼吸道感染治疗；⑥积极治疗并发症；⑦肺灌洗技术的应用。

第十节　铝尘肺

铝尘肺是长期吸入金属铝粉或氧化铝粉尘引起的一种尘肺。

铝为银白色轻金属，广泛应用于航空、船舶、建材制备、电器工业、冶炼铝、铝粉生产等工业；金属铝粉用于制造炸药、导火剂等；用氧化铝经电炉熔融成的聚晶体（白刚玉）可制成磨料粉和磨具等。这些行业的工人均可接触铝粉或氧化铝粉尘而引起铝尘肺。

一、发病原因

由于长期吸入金属铝粉或氧化铝粉尘所引起的肺部病变。

二、发病机制

本病指工人在生产和使用金属铝粉或含氧化铝粉尘的环境中工作，长期吸入其粉尘，导致肺部弥漫性肺纤维化为主的肺铝尘纤维化。

正常成人体内铝的总重为 50～150 mg，各器官的含铝量以肺为最高，血铝含量为 20～60 μg%。从动物气管注入铝粉尘可引起病理改变，其病变性质和严重程度与剂量的大小和溶解度有关，而且从目前研究情况看，金属铝较氧化铝粉的致纤维化作用要强。向大鼠气管内一次注入金属铝粉 1.25 mg，肺内仅引起轻度的可逆性细胞反应；一次注入 10 mg 时，可产生肺间质的轻度纤维化；一次注入 40 mg 时，则可产生明显的肺纤维化伴结节形成。

另外，亦有动物实验证明铝有减少矽肺发生肺纤维化的作用。其确切的机制尚不明了，可能是由于铝包绕于硅尘的周围，形成一层难溶的胶性氢氧化铝外膜,而使其丧失致纤维化的作用;也可能是由于改变了硅尘表面结构,从而减低了二氧化硅的毒性作用。

吸入高浓度氯化铝可刺激呼吸道而产生支气管炎,并且对皮肤和黏膜有刺激作用,个别高敏状态者可引起支气管哮喘的发作。烷基铝具有强烈的刺激和腐蚀作用,主要损害呼吸道和眼黏膜,高浓度吸入时可引起中毒性肺水肿。吸入烷基铝烟雾还可产生金属烟雾热。

研究表明,粒状铝晶体结构不同,其致病性也有轻重之分。芬利(Finlay)和斯塔西(Stacy)等的提出,$\gamma - Al_2O_3$ 能导致鼠肺纤维化改变,而 $\alpha - Al_2O_3$(阿尔法二氧化三铝)致纤维化作用明显较弱。科林(Corrin)等曾提出,含有硬脂酸的铝粉因表面涂有硬脂酸而阻止与水的反应及氧化作用,因此致病作用较弱;颗粒状铝粉因受氧化铝外膜的保护作用而阻止其在肺内的溶解,所以不引起肺内弥漫性纤维化改变。但据最近王铁航等的实验研究表明,无论是涂有硬脂酸的片状铝粒还是颗粒状铝粉,均可导致肺脏不同程度的纤维化。

目前,关于铝尘肺的发病机制尚缺乏深入的研究,维汝克夫对铝尘肺的发病机制曾提出以下三点意见:

1. 铝尘肺是由铝尘的毒性作用引起的一种特殊的肺部炎症过程。

2. 铝尘能导致肺部组织纤维化,使肺内潜在的生物因子活跃起来,从而加重纤维化过程。

3. 铝尘肺是肺组织的胶原化反应,是铝的毒性作用和机械刺激综合作用于机体的结果。

三、病理改变

实验证实铝尘对肺脏可引起细胞增生和纤维性变。细胞增生是基本病变,在染尘各期普遍存在。而纤维性变的出现则证明了铝尘侵入后引起特异性病理改变的作用——铝尘的致纤维化作用。一般染尘后 3~6 个月即出现胶原纤维。

给大鼠一次性染尘 50 mg 后,大体观察可见肺表面有点、片状灰褐色实变区,边界清楚,略隆起,胸膜层不光滑,有砂粒感。镜下可见两种类型

的组织学改变:一种形成尘细胞灶,表现为黑褐铝尘呈簇状或斑片状分布于细支气管、呼吸性细支气管周围肺泡及间隔中,尘粒附近的肺泡壁与肺泡间隔增厚,肺泡内可见少量的尘细胞,外面围以组织细胞、单核细胞及成纤维细胞,与肥厚的肺泡壁或呼吸性支气管相连,形成尘细胞灶;另一种表现是细胞纤维灶,病灶以细支气管为中心,互相融合,灶内铝尘粒大小介于 5~50 μm,密集于病灶内,细胞成分明显减少,肺泡萎陷缩小,肺泡上皮消失,肺泡轮廓消失形成腔隙,残留少量组织细胞,其间出现成纤维细胞及胶原纤维增生,纤维间见多数不整形的深褐色颗粒,病灶周围有泡沫样细胞充满肺泡腔。染尘后 12~15 个月,病灶内尘细胞增多,尘粒减少,被纵横交错的胶原纤维所包绕,见透明样变。细支气管扩张并充满黏液,小血管壁变厚,肺间质内粗大的胶原纤维增生,其间有不同退化时期的尘细胞。

在早期铝尘肺患者尸检中,大体所见肺外观呈灰色,散布直径 2~5 mm 圆形斑点,不隆起。肺切面上散在质地不甚坚实的黑色斑点和尘灶,边界不清,直径为 0.3~0.5 cm。气管旁淋巴结轻度肿大,切面黑色质软,左、右肺底部有纤维粘连。镜检可见黑色铝尘沉积于终末支气管、呼吸性细支气管壁、肺泡及间隔或小血管周围以及间质内,大量尘细胞浸润,上皮脱落,尘粒分布密集,呈不规则形或水滴形。并见少量黏液样物质、胶原纤维及结缔组织增生,形成疏密不等的尘灶。这些尘灶的侵害造成细叶或小叶范围的肺泡壁破坏,肺泡间隔及小支气管壁水肿肥厚,管腔狭窄失去正常结构。呼吸性细支气管亦多受侵害,形成以小叶为中心的肺气肿改变。此外,还可见尘细胞呈同心圆聚集成团,其间杂以脱落上皮,圆心有少量透明样物质,外周则围以结缔组织及少量胶原纤维的尘灶。除出现散在的纤维性尘灶外,肺间质也受到弥漫性损害是铝尘肺病理改变的特点。

通过对肺尸检及动物病理标本的观察证实,铝粉是一种有害的物质,其致纤维化作用程度低于硅尘,致病较慢,病情较轻,且以间质的弥漫性损害为主。

四、临床表现

铝尘肺纤维化的发病经过较长,一般在 10 ~ 15 年以上。

1. 症状　较少也较轻。患者一般有轻微的咳嗽,常咳少量黏液泡沫样痰,痰量以清晨稍多,多有胸部闷压感与钝痛,此疼痛与呼吸运动常无关系。气短,特别是受寒冷空气刺激或肺部感染时更为明显。倦怠、乏力也是常见的自觉症状。

2. 体征　由于铝尘的机械性刺激和化学作用,从事铝粉生产的工人和铝尘肺患者鼻腔常有明显的损害,出现鼻黏膜充血、鼻腔干燥、鼻甲肥大和鼻毛脱落等改变,咽部慢性充血。肺部通常无体征,呼吸音轻度增强,并发支气管及肺部感染时可闻及干湿性啰音,主要在两肺中下部。有的病例由于胸膜肥厚、粘连等改变,又常可出现不同程度的呼吸音及语音减弱。

五、辅助检查

1. 患者血红蛋白及红细胞、白细胞数均在正常范围内,尿常规检查亦未见异常改变。血清铜蓝蛋白为 5.89 ~ 12.75 μg/mL。尿脯氨酸为 13.5 ~ 37.25 mg/L,平均为 20.95 mg/L,高于正常值。血磷值偏高(4.8 ~ 7.0 mg%,平均为 6.26 mg%),而血钙偏低(4.0 ~ 9.0 mg%,平均为 5.6 mg%)。

2. 肺功能检查。铝尘肺患者的肺功能常有明显的损害,一秒肺活量占肺活量的百分比和最大通气量占预计值的百分比常有明显降低。多以阻塞性通气障碍为主,其次为混合型。

六、主要 X 线表现

胸部 X 线检查的特征以较细的不规则形小阴影为主,可伴有较大、不规则的粗网影和少数直径 1 ~ 3 mm 的圆形小阴影,叁期患者在上、中肺野可见融合团块大阴影。小阴影变化可出现在整个肺野,早期两肺的中下肺区多见,继而以中上肺野较明显,两下肺相对稀少,代之以肺气肿。上肺野密集的不规则小阴影中,伴发小泡性肺气肿逐渐增多,甚至呈蜂窝样改变。胸膜早期受累不明显。

贰、叁期时两上侧壁胸膜可见与肺内阴影部分粘连和弥漫性增厚,严重时可累及纵隔胸膜、膈胸膜、心包膜。肺气肿较常见。

七、临床诊断要点

1. 职业病史　有准确、可靠的职业接触铝粉史,患者有长期接触铝粉或氧化铝粉尘的职业史。

2. 患者的临床表现有以下特征:

(1)症状:可有轻度咳嗽、胸痛、气短等。早期体征不明显。

(2)胸部 X 线表现:可见较细的不规则小阴影,也可见细小的类圆形小阴影,常分布于两肺中、下区,增多时也可分布全肺。

(3)实验室检查和肺功能通气障碍。

3. 根据国家诊断标准,结合患者的职业史、临床表现等进行诊断及分期。

八、鉴别诊断

需要鉴别的疾病有:毛细支气管炎、肺瘀血、粟核性肺结核、淋巴系统肿瘤、过敏性疾病、霉菌感染、风湿性肺炎、肺部特发性含铁血红蛋白症、肺泡微石症、其他尘肺等。

九、并发症

晚期合并肺气肿、肺部感染或肺结核。

十、治疗

对铝尘肺目前尚无特效药物及治疗方法,主要采取综合性医疗措施,以便能够阻止或抑制尘肺的进展,积极治疗尘肺的并发症,预防和治疗肺部感染,从而延长患者的寿命。

病因治疗:脱离粉尘作业环境。

尘肺治疗:可分为特殊药物治疗、对症治疗、中药治疗和并发症治疗(参见"尘肺的治疗及处理")。

对症处理:根据症状做相应治疗。患者精神状态甚为重要,应保持乐观情趣。体操、气功等运动有助于提高患者身体素质和抗病能力。适当的营养药品能够增强体质和改变机体状态。

对患者只要做到有计划的动态观察,防治结合,就能达到预期的目的。

十一、预防

主要措施为降低工作场所粉尘浓度或脱离粉尘作业环境。

1. 卫生宣传 普及粉尘危害和防护对策知识,群策群力搞好防尘,改善环境,保护人类健康,是应经常进行的一项工作。

2. 健康检查 健康检查工作应从三个方面开展:一是就业前进行体检,禁止有禁忌证者从事接尘作业;二是要定期进行健康检查,做到早期发现,早期调离和治疗;三是做好防结核和抗结核工作。

十二、预后

预后一般良好。

第十一节 电焊工尘肺

电焊工尘肺是长期吸入高浓度的焊接烟尘所引起的一种混合性尘肺。

一、流行病学

焊接作业在建筑、矿山、机械、造船、化工、铁路、国防等工业被广泛应用。焊接作业的种类较多,有自动埋弧焊、气体保护焊、等离子焊和手工电弧焊(手把焊)等,目前以手把焊应用较为普遍。焊工尘肺病例绝大多数发生在手把焊工中。

电焊烟尘是由于高温使焊药、焊条芯和被焊接材料溶化蒸发,逸散在空气中氧化冷凝而形成的颗粒极细的气溶胶。电焊尘可因使用的焊条不同有所差异。如使用 T422 焊条焊接时,电焊尘主要为氧化铁,还有二氧化锰、非结晶型二氧化硅、氟化物、氮氧化物、臭氧、一氧化碳等;使用 O507 焊条时,除上述成分外,还有氧化铬、氧化镍等。因此,电焊工尘肺是一种混合性尘肺。

电焊工尘肺发生的快慢和频率的高低有关,与焊接环境、粉尘浓度、气象条件、通气状况、焊接种类、焊接方法、操作时间以及电流强度等因素有密切关系。

焊工尘肺的发病工龄一般为 10~20 年。在通风良好、粉尘浓度低的环境中作业发病率低,发病工龄长;反之,发病率高,发病工龄短,有的 3~5 年即可发病,而且病程进展也快。总之,发病快慢与焊接环境、粉尘浓度、气象条件、通风状况、焊接种类、焊接方法、操作时间及电流强度等有密切关系。此外,在发病和病程进展上存在个体差异。

二、烟尘致病作用

1. 烟尘的急性毒性实验 关于电焊烟尘的毒性研究早有报道,一般采用给大白鼠、豚鼠气管内注入或自然吸入染尘,吸入浓度为 1 500 mg/m³(休伊特)、1 600~2 600 mg/m³,观察吸入后 30 分钟、4 小时、6 小时、24 小时时呼吸道、肺及消化道的变化。发现吸入后动物出现呼吸道刺激症状、肺水肿、肺出血和肺泡内吞噬色素尘粒的巨噬细胞。20 世纪 70 年代,甘肃省卫生防疫站曾给大白鼠吸入电焊烟尘研究急性毒性,结果表明,J422 酸性焊条烟尘的半数致死浓度 LD50 > 500 mg/m³,属于低毒焊条;J507 碱性焊条烟尘的半数致死浓度 LD50,在吸入染毒 30 分钟为 1 490 mg/m³,染毒 60 分钟为 501.2 mg/m³,属于中等毒性焊条。碱性焊条毒性较高的原因,被认为与烟尘中含有大量可溶性氟化物(KF、NaF)有关,这些可溶性氟化物能增强血管通透性,使吸入烟尘成分更容易到达肺泡,造成动物严重的急性肺损伤和全身中毒而死亡。

2. 烟尘的亚急性毒性实验 有人给大鼠或家兔吸入含有氧化铁浓度为 304~444 mg/m³、锰浓度为 3.3~1.55 mg/m³、氮氧化物为 70~20 ppm、臭氧为 32~0.16 ppm 的烟尘和气体,每天吸入 6 小时,每周 5 天,共 38 ~ 45 天。结果发现动物体重增长缓慢,肺部有含铁颗粒沉积,血中变性血红蛋白增高。甘肃省卫生防疫站给大鼠和豚鼠吸入 J507 碱性焊条烟尘,浓度为 125 mg/m³,每天吸入 2 小时,共 32 天,分别于吸入后 4、8、12、32 天分批处死动物。结果发现吸入烟尘后动物体重增长缓慢,肺内锰蓄积增加,组织中氟含量增加,血清白蛋白降低,γ 球蛋白增高,白细胞碱性磷酸酶活性增高。病理检查为弥漫性间质性肺炎和肺内大量铁尘沉积及吞噬现象。

3. 烟尘的慢性毒性实验　动物长期吸入不同电焊烟尘产生的慢性作用,主要表现为肺组织的纤维化病变。对此过去看法不一,近十多年来各家实验已证明不论吸入或气管内注入烟尘均可导致肺组织产生不同程度的纤维化,作者用国产的 J507 碱性焊条、J422 酸性焊条和 O507 不锈钢焊条产生三种不同性质的烟尘,分别给大鼠气管内注入和吸入染尘,注入剂量每只大鼠分别为 50 mg 和 100 mg;吸入浓度为 10 mg/m³、50 mg/m³、100 mg/m³、200 mg/m³,于染尘后 1.5、3、6、12、18 个月处死动物。结果表明,染尘后大鼠全肺干重和全肺胶原蛋白含量明显高于对照组,肺组织中有大量的铁尘沿末梢支气管分布和沉积,肺内出现散在尘性病灶及肺间质纤维组织增生,肺内铁、锰含量增加,但未发现游离二氧化硅。

在慢性长期吸入实验中,除引起肺纤维性病变外,经常还可见到支气管刺激炎症、出血性支气管炎、肺脓肿等,除要考虑到焊条成分中除有毒物质外,实验中动物的不良饲养条件所造成的继发感染也应加以注意。

三、发病机制

电焊烟尘是一种复杂的、以氧化铁为主的混合性粉尘。过去认为电焊烟尘是"惰性粉尘",不引起肺组织损伤产生肺纤维化的观点,近十多年来为大量的动物实验、尸体解剖材料所否定。目前认为电焊烟尘是一种有害粉尘,能引起肺组织产生不同程度的纤维化。为此,有的学者采用体外灌洗肺泡巨噬细胞的方法,企图找出烟尘中某

种成分与纤维化间的一定联系。怀特等用体外实验观察不锈钢、金红石、碱性焊条和六价铬对肺泡巨噬细胞的毒性作用,发现烟尘与六价铬的毒性作用无显著差别,首先损伤溶酶体膜,使溶酶体酶释放到胞质内,导致细胞中毒死亡,继而引起一系列的肺组织改变。斯特思(1983 年)等研究了不同种类烟尘和三价铬、六价铬,认为在不锈钢手弧焊(MMA/SS)烟尘中,六价铬对肺泡巨噬细胞毒性作用起到非常重要作用,可能是 MMA/SS 烟尘致肺纤维化的活性物质。希克斯(1983、1984 年)等将烟尘吸入后病变发展过程分为颗粒沉积期、肺泡清除期和肺泡持续负荷期,认为急性期是肺脏对沉积颗粒的一个早期快速清除过程,而后才出现慢性清除过程。他认为 MMA/SS 因含有一些非水溶性成分,所以其清除要比手弧焊低碳钢(MMA/SS)慢得多,而其中铬元素对肺泡巨噬细胞具有明显的毒性。此外,也有人认为二氧化锰具有细胞毒和致肺纤维化作用。资料报道通过 5 例电焊工尘肺尸检肺组织金属元素分析发现,铁、锰元素的含量比不接尘人员高 10 ~ 100 倍,而肺内的游离 SiO_2 含量较矽肺患者低 10 倍,未发现结晶型二氧化硅。因此,认为在电焊工尘肺发病中游离二氧化硅不是直接发病因素,而肺内大量铁、锰等金属元素的存在,可能引起肺组织的纤维组织增生。总之,关于金属尘肺的发病机制仍不肯定,目前多数倾向于认为电焊工尘肺不是单纯的铁末沉着症,而是一种以氧化铁为主的多种金属粉尘、硅和硅酸盐、氮氧化物、氟等多种物质长期共同作用的结果,具有较弱的致纤维化作用。

四、病理改变

1. 实验病理　对于吸入或气管内注入电焊烟尘在大白鼠、豚鼠或家兔引起实验性尘肺,已有不少报道。由于使用的电焊条种类不一,其病变的程度和表现亦有不同,但基本病理特点大致相同,表现为在电镜下病变早期肺内 II 型肺泡上皮细胞和肺泡巨噬细胞的激活和增生,在 II 型肺泡上皮内板层体增多,分泌大量表面活性物质,肺泡巨噬细胞体积增大,吞噬活跃,胞内溶酶体增多,可见

许多含有大量细小尘粒之吞噬溶酶体,尘细胞灶内成纤维细胞增多,内质网扩张,在成纤维细胞表面可见往外分泌的前胶原及胶原纤维。光镜下粉尘沿肺内末梢细支气管及其所属的肺泡分布,在肺泡内积集大量吞噬铁尘之巨噬细胞。继而在上述部位出现一些散在的尘细胞灶,直径 0.2 ~ 0.3 mm,呈类圆形,由大量吞噬铁尘的尘细胞,由少数上皮样细胞、单核细胞和多核巨细胞组成,并可见灶周肺气肿。染尘后 1 ~ 3 个月的尘细胞灶内出现少量纤细的嗜银纤维。染尘后 12 个月(50 mg 剂量组动物)和染尘后 6 个月(100 mg 剂量组动物)时,在尘灶边缘可见增生的胶原纤维环状包绕;染尘后 18 个月时,个别尘灶胶原纤维明显增多形成纤维性结节。在尘性病灶纤维组织增生的同时,肺内小支气管和血管周围、肺泡壁、胸膜下常出现有不同程度的铁尘沉着及纤维增生。采用我国常用的三种焊条烟尘进行动物实验结果表明,J507 碱性焊条的致肺纤维化程度较 O507 不锈钢焊条、J422 酸性焊条为明显。

2.病理 这里是指长期从事电焊作业的工人,具有一定的临床症状,且诊断为电焊工尘肺,因某种原因死亡的人体肺的病理表现。主要特点如下:

(1)大体解剖:两肺体积增大,呈灰黑色,肺组织弹性减低,常有局限性胸膜增厚和肺气肿,肺表面可见散在分布之黑色尘斑或结节。切面尘斑多数在 1 mm 以下,常位于扩张的小支气管旁,质软,结节较大者为 1~2 mm,质较硬,有时可见小片状结节融合及肺间质的纤维化。肺门淋巴结一般不肿大,呈灰黑色,质软,无明显的纤维化。

(2)镜下:基本病变为:

1)尘斑:呈灰黑色,早期出现于呼吸性细支气管及其所属的肺泡群,也可见于肺泡隔、血管壁及胸膜下区,尘斑大小不一,形态不规则,由含有大量棕褐色尘粒的尘细胞构成,间有少量胶原纤维,但其含量不超过 50%,经普鲁士蓝铁染色,尘粒普遍呈蓝色强阳性反应;显微灰化片偏光显微镜检查尘灶中未见双折光矽粒。末梢细小支气管壁可扩张、破坏,与灶周扩大的肺泡互相移行,形成小

叶中心型肺气肿。

2)结节:较尘斑大,质韧实,直径约 2 mm,个别可达 3 mm 或小于 1 mm;呈散在孤立分布,也可密集成堆,结节中粉尘含量较少;胶原纤维多而粗,一般超过 50%,个别结节胶原纤维可出现玻璃样变,也可与周围增厚的肺泡隔或间质相延续,或形成小片状融合灶。电焊工尘肺的结节胶原纤维不呈同心圆状排列,与矽肺结节容易区别。

3)灶周肺气肿:很普遍,表现为尘斑或结节灶周肺气肿。呼吸性支气管壁粉尘沉着,管壁及所属的肺泡壁亦扩张变形,形成典型的灶周气肿(小叶中心型)。纤维化明显的部位可见局部破坏性肺气肿。

4)肺间质改变:常见为肺泡隔、小叶间隔、细小支气管及其伴行的小血管周围、胸膜下区有散在焊尘沉着及结缔组织增生。一般很少出现弥漫性间质纤维化。

5)淋巴结的病变:一般不明显,表现为淋巴结内有铁尘沉着,但未见明显的结构破坏或纤维组织增生。

五、临床表现

电焊工尘肺是一种慢性疾病,病程较长,一般发病工龄为 15 ~ 25 年。早期症状较少且轻微,X 线胸片已有改变而无自觉症状。随病程进展,尤其出现肺部感染或并发肺气肿时,症状才较明显,最常见症状为咳嗽、咳痰、胸痛、胸闷及气短等。

单纯电焊工尘肺多无明显体征,严重肺气肿可出现桶状胸。

肺功能检查早期不明显,随病程的进展可出现通气功能和换气功能的损害,表现为肺活量、第一秒肺活量和最大通气量减少,残气量和肺总量比值增加。

常见并发症有慢性支气管炎、肺气肿、肺源性心脏病。

六、临床诊断要点

患者有长期从事电焊作业的职业史。

患者的临床表现有以下特征:早期无或有轻

微症状,可有咽干、鼻干、轻度干咳、少量痰、胸闷、胸痛等症状。有并发症时,症状可明显加重,体征也相应增多。早期肺功能无异常,随病情加重,肺功能逐渐降低,少数患者肺功能改变明显。部分患者血清铁含量可增高,血清铜蓝蛋白含量和血清蛋白电泳中丙种球蛋白的比例可增高。

七、实验室检查

电焊工尘肺和其他尘肺患者类似,在实验室检查方面无特殊改变。血液白细胞总数及分类、红细胞计数等检查,未发现有特殊的临床价值。有报告部分患者血清铜蓝蛋白含量和免疫球蛋白比值增高、血清 IgA 含量降低等,但其规律性及临床意义仍无定论。

八、X 线表现

电焊工尘肺的早期 X 线表现以不规则小阴影为主,仍以两肺中下肺区为多,表现为肺纹理增多、增粗、走行紊乱、扭曲变形,同时出现有"白点黑圈"或"毛玻璃状"的网织阴影。圆形小阴影出现较晚,出现时即有广泛分布之特点,但密集度小,随病情进展,密集度逐渐增加。资料报道电焊工尘肺 X 线表现既有以圆形小阴影为主者(占57.47%),也有以不规则形小阴影为主者(占42.53%),按小阴影直径大小与密集度分析,圆形小阴影以 p 类 I 级密集度多见,不规则形小阴影以 s 类 II 级密集多见。肺门的变化较轻,大部无异常改变,少数病例肺门密集度增高、阴影增大,个别病例出现肺门增宽及结构紊乱征象。电焊工尘肺并发肺气肿或其他并发症时,可见相应(如肺结核)的 X 线征象。

九、肺功能

电焊工尘肺患者的肺功能表现,一般认为疾病早期多数患者肺功能改变不明显,随病变的进展或有并发症时,可出现肺通气功能和换气功能的损伤,表现在肺活量、第一秒肺活量和最大通气量的减低,残气量及其肺总量比值增加。资料显示按吸烟与不吸烟组进行比较,结果表明:①吸烟或不吸烟组电焊工各项肺功能指标显著低于非电焊作业工人对照组,而吸烟组比非吸烟组电焊工肺功能的改变更为明显,表明吸烟与电焊烟尘对电焊工的肺功能损害有一定的协同作用。②吸烟或不吸烟组的电焊工尘肺患者的肺功能各指标亦明显低于对照组,但吸烟与不吸烟电焊工尘肺患者之间的肺功能未见差异,表明电焊工尘肺患者肺功能的改变未能显示出吸烟之影响。③吸烟和不吸烟的电焊工尘肺患者的肺功能改变均较电焊作业工人显著,说明尘肺患者肺功能的损害较电焊工人更明显。

十、诊断和鉴别诊断

电焊工尘肺的诊断,应按照国家尘肺病诊断标准,根据可靠的接触电焊烟尘职业史,质量优良的 X 线胸片,结合患者的症状、体征、临床化验、肺功能等有关的检查综合分析进行。若患者生前未明确电焊工尘肺诊断,因其他原因死亡还可通过病理检查帮助确定诊断。诊断时要注意与矽肺、播散型肺结核、结节病和隐发性肺含铁血黄素沉着症等鉴别。

十一、治疗

电焊工尘肺目前尚无特效治疗,主要是尽早发现患者,及时调离电焊作业环境,不再从事粉尘作业。有报道采用去铁敏、依地酸二钠钙(EDTA)来驱除体内存留的铁,使血清铁含量降低,但效果不肯定。增加营养,安排患者疗养,从事适宜的活动以改善身体状况,增加抵抗力。症状明显者可采用对症治疗,控制感染。

十二、预防

为了防止电焊作业工人发生尘肺,确保工人身体健康,保护劳动力,应该加强作业环境的通风除尘,使车间空气中烟尘浓度达到国家卫生标准。同时还要做好个人防护工作,工人必须严格佩戴防尘口罩、焊接防护面罩或头盔,在通风不良的作业环境,特别是恶劣的密闭仓室作业,还要佩戴防毒面具,控制烟尘的职业危害。

改革工艺,大力提倡采用自动焊接工艺代替手工电弧焊,以低毒、危害小的电焊条取代毒性较大的高锰焊条等是预防电焊工尘肺根本措施。

定期拍胸片检查身体,如果在查体中发现呼吸系统疾病、心血管疾病等,应调离作业。

第十二节　铸工尘肺

一、病因

铸造行业分铸钢、铸铁及铸有色合金件等,由于不同铸造对型砂耐火性的要求不同,需用型砂不同。铸钢需用石英砂,其中含游离二氧化硅90%以上;铸铁和铸有色金属选用天然砂,其中含游离二氧化硅70%以上。铸钢型砂中经常加入15%左右石英砂和2%~4%耐火泥,铸铁型砂中则常加入3%~8%煤粉。制造砂型时,铸钢常用的涂料为石英粉,铸铁和铸有色合金时则常用石墨粉和滑石粉。因此,铸工尘肺是由于吸入含较高游离二氧化硅的高岭土、陶土、石墨、煤粉、石灰石、滑石粉等混合粉尘所引起的一种混合性尘肺。除铸造行业外,不同工种对铸工尘肺的发病影响较大,包括砂型配制、砂型制造、砂型干燥、合箱、浇注、开箱、清砂等。其中铸钢清砂工患病率为最高,型砂配制次之,砂型制造工最低。铸工尘肺发病工龄为20~30年,可并发肺气肿,有不同程度的肺功能障碍。

二、发病机制

铸工尘肺发病缓慢,初期多无自觉症状,随着病变进展,可出现胸闷、轻微胸痛、咳嗽、咳痰、气短等症状。病变初期肺功能多属正常,以后逐渐出现阻塞性或以阻塞性为主的通气功能障碍。未合并支气管和肺疾病的患者,通气功能障碍一般较轻微。由于砂型制造作业的空气中烟尘较大、劳动姿态不良等原因,常可并发慢性支气管炎和肺气肿。

铸工尘肺的发病工龄是比较长的,苏联报道发病工龄为10~15年。上海(1977年)报道为27.5年,山西(1973年)报道为26.2年。铸工尘肺的发病工龄一般都在25年以上。铸工尘肺的发病工龄较长,可能有以下原因:①铸工粉尘是一种混合性粉尘,其中含有某些金属粉尘,如铁和铝等。众所周知,铁和铝等粉尘在某些情况下具有保护巨噬细胞免受二氧化硅的毒害作用。②铸工粉尘多系来自旧砂,每次使用旧砂时加入三分之一新砂。从铸工尘肺的发病时间较长来看,似乎支持矽肺发病机制中新旧表面学说的设想。

三、病理表现

可见胸膜表面和肺标本切面上有大小不等的灰黑色乃至黑色斑点。

镜下可看到沿细支气管和小血管周围有大量的尘细胞灶,由尘细胞、粉尘和胶原纤维形成的粉尘纤维灶。肺泡腔内有大量粉尘和尘细胞充塞,在粉尘灶周围常伴有小叶中心性肺气肿,有时可看到肺泡呈轻度坏死表现。

1. 尸体解剖所见

(1)肺:两肺呈灰黑色,肺表面在灰黑色背景上可见大量黑色的细小纹理;切面可见肺水肿和瘀血,大部分肺组织尚柔软。部分出现硬化区。触之较硬,结节很少。

(2)胸膜:右肺胸膜纤维性增厚,呈广泛粘连。

(3)肺气肿:肺内可见大泡性肺气肿。

2. 镜检

(1)淋巴结:大量胶原纤维贯穿于吞噬黑色粉尘的尘细胞之间,淋巴结呈广泛纤维化,其正常结构已被破坏,髓质处的胶原纤维呈透明性变,其中尘细胞较少。周边部尘细胞较多,胶原纤维相对减少,还可看到细小的典型结节。残存的淋巴结外围及边缘窦内有大量的尘细胞聚集。有的淋巴结纤维化不太明显,大量尘细胞和网织纤维呈弥漫性分布。

（2）肺：血管和支气管周围有粉尘沉着和纤维组织增生，并可见细小的不规则的纤维性结节。右肺上叶可见融合性的结节，中央有凝固性坏死，胆固醇钙盐沉积及空洞形成，周围增生的胶原纤维明显，呈同心圆状排列。

四、临床表现

早期轻微胸闷、胸痛、咳嗽、咳痰、气短等症状，发病缓慢。随着病变的进展，上述症状逐渐加重。低氧血症者，稍活动就会发生呼吸困难，伴口唇、甲端发绀，需要氧疗才能维持生命。合并慢性支气管炎及肺部感染，咳嗽、咳痰频繁，出现脓痰。治疗不及时晚期合并肺心病、心衰，出现双下肢水肿、腹胀，食欲下降、乏力。查体：早期多无异常体征，以后病情加重，可听到呼吸音降低，两下肺细小干湿啰音，晚期可有发绀、颈静脉怒张、肝大腹水、心律失常。病变初期肺功能多属正常，以后逐渐出现阻塞性或以阻塞性为主的通气功能障碍。

五、X 线表现

铸工尘肺的 X 线表现以肺纹理和网织纹理改变为主，一般表现为肺纹理增粗、延长、中断和扭曲；而网织纹理的出现多与肺纹理交织在一起，早期先出现粗疏的网织纹理，随着病情的进展细网相继出现，有的粗网较多，有的细网较多，有的二者同时存在；有的在 X 线胸片上还出现颗粒状结节阴影，两肺中下肺区出现不规则小阴影，特点是以 t 阴影为多，形成粗网状或蜂窝状，而 s 阴影相对较少见。随着病变的进展，不规则小阴影逐渐增多增密，并且向两肺中上肺区发展。圆形不规则小阴影也逐渐增多。

结节的出现一般是在细网逐渐增多的基础上发生的。结节比较细小，大小为 1～2 mm，以不规则形为多，边缘不清，密度较淡。过去国外学者认为铸工尘肺无大块融合，近些年来国内曾发现有叁期铸工尘肺的病例。

六、并发症

常见有慢性支气管炎、肺气肿、肺结核、气胸、肺源性心脏病、呼吸衰竭等。

七、诊断要点

1. 患者有长期从事铸造作业并接触一定浓度生产性粉尘的职业史。

2. 患者临床表现特点：

（1）发病工龄较长，症状无特殊，可有咳嗽、胸闷等，多不严重，并发慢性气管炎、肺气肿后，可有相应症状。无特殊体征。

（2）胸部 X 线表现：早期常在两侧中、下肺区出现不规则小阴影。类圆形小阴影出现较晚而且较小，密度较低。大阴影极少出现。因此，多为壹、贰期，叁期较少见。

（3）肺功能检查：常表现为残气容积（RV）增加，第一秒最大呼气量占用力肺活量（FVC）的百分率降低。

临床应根据国家诊断标准，结合患者的职业史、临床表现特点进行诊断和分期。

八、鉴别诊断

应与肺结核、特发性弥漫性肺纤维化、肺癌、肺含铁血黄素沉着症、肺泡微石症、外源性变应性肺泡炎及结节病相鉴别。

九、治疗

主要有：①加强患者健康管理；②开展健身疗法；③加强心理治疗；④应用药物延缓病变进展（抗纤维化治疗），目前常用药物有克矽平、粉防己碱、磷酸羟基哌喹、柠檬酸铝等，可单独使用，也可联合使用；⑤呼吸道感染治疗；⑥积极治疗并发症；⑦肺灌洗技术的应用。

（叶秀香　李光杰）

第八章 其他呼吸系统疾病

第一节 职业性过敏性肺炎

一、概述

职业性过敏性肺炎，是指在职业活动中，劳动者中的易感人群吸入各种具有抗原性的有机气雾微粒、低分子量化学物质引起的肺组织肉芽肿性、间质性、细支气管炎性及肺泡填塞性疾病。职业性急性过敏性肺炎的发病机制中主要涉及IV型变态反应，吸入变应原4～8小时后出现畏寒、发热、咳嗽、胸闷、气急，胸部X线检查未见肺实质改变。上述症状可在脱离接触后1周内消退。2014年最新《职业病分类和目录》将"变态反应性肺泡炎"修改为"过敏性肺炎"。

二、定义

职业性急性过敏性肺炎是指在职业活动中吸入被霉菌、细菌血清蛋白污染的有机粉尘，如枯草、甘蔗、鸟粪、禽类羽毛和粪便等引起的可逆性间质性肺炎。常见的有农民肺、甘蔗肺、蘑菇工肺、禽鸟饲养工肺等。

三、发病机制

职业性急性过敏性肺炎的发病机制中主要涉及IV型变态反应。在患者或有关病原物接触者的血液中常可检出与病原体抗原相应的特异性抗体。因此，进行血清沉淀抗体检测有助于对患者进行病因学诊断。

四、临床表现

1.明显的全身症状 吸入变应原4～8小时

后出现畏寒、发热、咳嗽、胸闷、气急。此时，急性过敏性肺炎典型表现是微小结节影或磨玻璃样改变，慢性者胸部X线检查可未见肺实质改变。上述症状可在脱离接触后1周内消退。

2.X线胸片 可见肺组织纤维化，表现为条索状及网格影、蜂窝肺、肺气肿表现。胸部CT典型的表现是弥漫性、边界不清的、以小叶为中心的微小结节影。

3.肺功能 急性者常表现为限制性肺功能异常，FVC、肺总量及弥散功能均降低，常出现低氧血症，慢性者可出现混合型肺功能异常。

4.化验 近期接触可见相应的抗原抗体。

五、诊断原则

根据反复吸入变应原的可靠的职业史，经一定潜伏期后出现以呼吸系统损害为主的临床症状、体征和胸部X线表现，结合现场卫生学调查结果，参考肺功能、动脉血气和血清沉淀抗体测定结果，排除其他病因引起的类似肺部病变后，进行综合分析，做出诊断。

诊断及分级标准：

1.轻度 有中、重度咳嗽，伴有胸闷、气急、畏寒、发热；两下肺可闻及捻发音；胸部X线影像可见双肺纹理增强，并有1～5mm大小的边缘模糊、密度较低的点状阴影，其病变范围不超过2个肺区；血清沉淀反应可阳性。

2.重度 上述临床表现加重，体重减轻，乏力；胸部捻发音增多；胸片示有斑片状阴影，分布范围超过2个肺区，或融合成大片模糊阴影。血清沉淀反应可阳性。

六、处理原则

1. 治疗原则

（1）接触反应者应暂时脱离现场，进行必要的检查及处理，并密切观察24～72小时。

（2）轻症者应暂时脱离生产环境休息，并给予止咳、平喘、吸氧等对症处理及适量糖皮质激素治疗。注意随访。

（3）重症者应卧床休息，早期足量使用糖皮质激素和对症治疗。

2. 其他处理　轻症者治愈后可恢复工作。恢复工作后短期内又反复发作者和重症者均应调离原工作岗位，并根据恢复程度，安排适当工作。

七、劳动能力鉴定

轻症者治愈后可恢复原工作。恢复工作后短期内又反复发作者和重度者均应调离原工作岗位，并根据恢复程度，安排适当工作。

八、健康检查

1. 凡在有害环境工作，经常吸入某些有机粉尘的作业者，均需进行就业前和就业后每年1次的体格检查。

2. 详细询问和记录职业史及病史。

3. 体格检查应包括详细的内科、耳鼻喉科检查和胸部X线检查。有条件的单位，根据需要可做肺通气功能、弥散功能和血清沉淀抗体检查。

九、职业禁忌证

1. 有明显的慢性呼吸系统疾病患者，如慢性支气管炎（喘息型）、阻塞性肺气肿、活动性肺结核、支气管扩张。

2. 有特应性体质者，如过敏性鼻炎、支气管哮喘等。

十、辨证施治

证型分类：

1. 痰浊阻肺

主症：胸膺满闷，气短喘息，稍劳即甚，咳嗽，痰多、色白黏腻，脘痞纳少，舌暗，苔腻，脉滑。

治则：祛湿化痰，降逆平喘。

方药：祛湿化痰汤（桑白皮、苏子、白芥子、莱菔子、陈皮、半夏、茯苓、甘草）。

2. 痰热郁肺证

主症：咳逆，胸满，喘息气粗，痰黄，黏稠难咳，或伴身热，舌红，苔黄腻，脉数或滑数。

治则：清肺化痰，降逆平喘。

方药：清热化痰汤加减（黄芩、知母、栀子、桑白皮、瓜蒌、浙贝、茯苓、制半夏、陈皮、甘草）。

3. 气阴两虚痰瘀阻肺

主症：咳嗽，痰少难咳，胸闷憋喘，动则气促，气短乏力，舌质暗淡，苔薄白，脉沉细。

治则：益气养阴，活血化痰。

方药：参芪益肺汤加减（太子参、黄芪、麦冬、五味子、丹参、当归、川芎、川贝、半夏、枳壳）。

4. 肺肾气虚，瘀阻肺络

主症：咳声低怯，胸满气促，动则气喘，咳嗽痰白如沫，面色晦暗，舌质淡，苔白，脉沉弱。

治则：补肺纳肾，活血通络。

方药：固本益肺汤（熟地、山药、山茱萸、五味子、党参、黄芪、紫菀、苏子、丹参、川芎、茯苓、桔梗）。

第二节 棉尘病

一、概述

棉尘病（byssinosis）是由于长期吸入棉、麻等植物性粉尘所引起的，具有特征性的胸部紧束感和/（或）胸闷、气短等症状，并有急性通气功能下降的呼吸道阻塞性疾病。

患者主要表现为在休息 24 小时或 48 小时后，第一天上班接触棉麻粉尘数小时后，出现胸部紧束感、气急、咳嗽、畏寒、发热等症状，又称"星期一症状"。

国内先后把本病称为棉屑沉着症、棉尘病、棉尘症、棉尘综合征，引起了某些混淆。1986 年国家正式命名棉尘病（Byssinosis）并定为法定职业病。

二、发病机制

1. 组织胺释放假说　有学者认为棉、麻尘内含有组胺（或类组胺）而致发病。

2. 内毒素假说　也有学者发现接触受革兰阴性杆菌（GNB）污染的棉尘可引起发热和呼吸道症状。

3. 细胞免疫反应假说　有学者发现细胞免疫可能参与棉尘病的反应过程。

三、临床表现

经常在第一天上班接触棉尘数小时后出现胸部紧束感和气急，即所谓的"星期一症状"，可伴有咳嗽、咳痰等呼吸道症状；休息 24～48 小时后症状缓解或消失，再次接触棉尘后症状复发。长期反复发作可致慢性支气管炎、肺通气功能障碍。肺功能模式：FEV 1.0 班后与班前比较下降 10% 以上，或 FEV 1.0 用力肺活量 FVC 小于预计值的 80%。

四、诊断

根据国内外资料，棉尘病发病工龄一般在 10 年以上。某些弹棉、制毡厂由于棉质差，粉尘浓度大，发病工龄也可以在 4 年左右。曾发生过"棉纺热"的工人易发生棉尘病，对诊断有参考意义。

1. 诊断原则　根据（GBZ56－2002）长期接触棉、麻等植物性粉尘的职业史，具有特征性呼吸系统症状和急性或慢性肺通气功能损害，结合现场劳动卫生情况调查，排除吸烟等其他原因引起的阻塞性呼吸系统疾病，方可诊断。

2. 诊断及分级标准

（1）观察对象：偶尔有胸部紧束感和（或）胸闷、气短等特征性呼吸系统症状，出现第一秒用力肺活量 FEV 1.0 下降，但工作班后与班前比较下降幅度不超过 10%。

（2）棉尘病 Ⅰ 级：经常出现工作后、工作第一天或工作周内几天均发生胸部紧束感和（或）胸闷、气短等特征性的呼吸系统症状。FEV 1.0 班后与班前比较下降 10% 以上。

（3）棉尘病 Ⅱ 级：呼吸系统症状持续加重，并伴有慢性通气功能损害，FEV 1.0 或用力肺活量 FVC 小于预计值的 80%。

五、辨证施治

1. 痰湿蕴肺

主症：胸膺满闷，气短喘息，稍劳即甚，咳嗽，痰多、色白黏腻，脘痞纳少，舌暗，苔腻，脉滑。

治则：祛湿化痰，降逆平喘。

方药：祛湿化痰汤（桑白皮、苏子、白芥子、莱菔子、陈皮、半夏、茯苓、甘草）。

2. 痰热郁肺

主症：咳逆，胸满，喘息气粗，黏稠难咳，痰黄，或伴身热，舌红，苔黄腻，脉数或滑数。

治则：清肺化痰，降逆平喘。

方药：清热化痰汤加减（黄芩、知母、栀子、桑白皮、瓜蒌、浙贝、茯苓、制半夏、陈皮、甘草）。

3. 肝火犯肺

主症：咳呛气逆阵作、咳时胸胁隐痛，甚则咯血，急躁易怒，头胀头晕，口苦口渴，舌红，苔薄黄少津，脉弦数。

治则：清肝泻肺，止咳化痰。

方药：咯血方（青黛、诃子、瓜蒌仁、海粉、山栀子）合泻白散（地骨皮、桑白皮、炙甘草）加减。

4. 肺阴亏耗

主症：干咳，咳声短促，痰少黏白，或痰中带血丝，或声音逐渐嘶哑，口干咽燥，或午后潮热，颧红，盗汗，日渐消瘦，神疲，舌质红、少苔，脉细数。

治则：滋阴润肺，止咳平喘。

方药：沙参麦冬汤（沙参、玉竹、生甘草、冬桑叶、麦冬、生扁豆、花粉）。

六、防治

本病的预防重点放在控制棉尘浓度上，因为棉尘病的患病率随棉尘浓度降低而降低，因此定期对生产环境中棉尘浓度监测极其重要。我国目前以总棉尘浓度（MAC）为卫生标准，规定 MAC 应在 $3\ mg/m^3$ 以下。有关的用人单位应严格执行，以降低棉尘的患病率。

第三节　职业性哮喘

一、概述

职业性哮喘是指劳动者在职业活动中吸入变应原后引起的，以间歇性发作性喘息、气急、胸闷或咳嗽等为特点的气道慢性炎症性疾患。

1. 致敏原引起的职业性哮喘　职业性哮喘是指由于接触职业环境中的致喘物质后引起的哮喘，其机制与特异性的免疫反应相关。职业性致敏原通常为能够引起特异性 IgE 抗体生成，从而导致典型过敏反应的高分子量物质（常为蛋白质或糖肽类）。避免与致敏原接触是治疗职业性哮喘最重要的措施。

2. 低分子量的化学物质也可引起哮喘　机制尚不明了。其中仅有一小部分与特异性 IgE 抗体生成有关，如铂盐、铑盐、镍盐等引起的哮喘。现今，每年均有新的致敏原被报道，但似乎任何能够在空气中飘浮且能被吸入的蛋白质都是职业性哮喘的潜在致敏原。

3. 刺激性物质引起的职业性哮喘　在接触了气道刺激物后引起的职业性哮喘中，并不存在变态反应。患者可在暴露于一种或多种高水平的刺激物后出现气道症状和哮喘发作。

"9·11"事件中，由于暴露于高浓度碱性尘埃而新发生的哮喘被认为是刺激物引起哮喘的变异形式。多项流行病学研究表明，低浓度的化学物质（如清洁剂、空气清新剂等）也可引起哮喘。清洁工、护士、纺织业工人、家禽饲养者、铝业工人等被认为是患职业性哮喘的高危行业。但低浓度的刺激物暴露并不是职业性哮喘的诊断条件之一。

二、职业性变应原

GBZ - 57 - 2008 所称职业性变应原主要是：

1. 异氰酸酯类　甲苯二异氰酸酯（TDI）、亚甲基二苯二异氰酸酯（MDI）、六亚甲基二异氰酸酯（HDI）、萘二异氰酸酯（NDI）等。

2. 苯酐类　邻苯二甲酸酐（DA）、偏苯三酸酐（TMA）、四氯苯酐（TCPA）等。

3. 多胺类　乙二胺、二乙烯二胺、三乙基四胺、氨基乙基乙醇胺、对苯二胺等。

4. 铂复合盐。

5. 剑麻。

6. 内酰胺类抗生素中的含 6 - 氨基青霉烷酸（6 - APA）结构的青霉素类和含 7 - 氨基头孢霉素烷酸（7 - ACA）结构的头孢菌素类。

7. 甲醛、过硫酸盐、过硫酸钾、过硫酸钠、过硫酸铵等。

三、流行病学

任何过敏性因素、遗传因素及吸烟均不能够决定此人是否可从事高致敏性工作。针对职业性哮喘,不同流行病学研究之间存在着地域、研究方法等的差别。

一项涵盖了13个国家的研究表明,职业性哮喘发病率为10%～25%,暴露于呼吸道致敏原的工人患病风险增加。另有研究表明,在成人时期出现的哮喘中,16.3%为职业性哮喘。临床医生诊断的职业性哮喘占总哮喘病例的4.3%,而自报患病率却达到18.2%,这可能与职业性哮喘在临床诊疗中易被忽视有关。有研究发现,在刺激物引起的哮喘中,刺激物浓度与气道高反应性以及哮喘的发生相关。多中心研究表明,因刺激物暴露而出现急性症状的工人哮喘发生风险明显增加。

四、发病机制

职业性哮喘的发生机制与非职业性哮喘类似,均为高分子致敏原或某些低分子致敏原相关IgE介导的免疫反应。由其他低分子量致敏原引起的职业性哮喘的发生机制却尚未阐明。

五、临床表现

典型的职业性哮喘表现为工作期间或工作后出现咳嗽、喘息、胸闷或伴有鼻炎、结膜炎等症状。症状的发生与工作环境有密切关系。由高分子职业性致喘物诱发的速发性哮喘反应,表现为患者进入工作环境即出现哮喘症状,离开现场后症状迅速缓解,具有"接触工作环境—哮喘发作—脱离工作环境—哮喘缓解—再接触再发作"的特点。由低分子致喘物诱发的职业性哮喘则表现为迟发型哮喘反应,哮喘症状出现在下班后某段时间,因而易被人们忽视或误诊。

六、诊断与分级标准

1. 观察对象　出现胸闷、气短、咳嗽、咳痰,并有发作性哮喘,两肺可闻及哮鸣音,但缺少特异性

实验室指标异常者;或在体检中仅发现有特异性实验室指标异常,而临床上缺少典型的发作性哮喘症状、体征者。

2. 轻度哮喘　从事接触职业性变应原工作数月至数年后,具有下列情况之一者:

(1)出现发作性喘息、气急,两肺哮鸣音,可伴有咳嗽、咳痰。脱离变应原可自行或通过治疗很快缓解,发作间歇期无症状,肺功能正常,再次接触变应原可再发作;至少任何一项变应原特异性试验结果为阳性。

(2)哮喘临床表现不典型,但有实验室指征[非特异性支气管激发试验或运动激发试验阳性,支气管舒张试验阳性,或最大呼气流量(PEF)日内变异率或昼夜波动率>20%,并至少一项特异性变应原试验结果为阳性。]

3. 中度哮喘　在轻度哮喘基础上,具有下列情况之一者:①再次接触变应原后,哮喘反复发作,脱离变应原亦不能很快缓解;②夜间哮喘间歇发作,每月>2次,影响活动和睡眠;③发作间歇一秒钟用力呼气容积(FEV1)<80%预计值,或PEF<80%个人最佳值 FEV1,或 PEF 变异率>20%,治疗后肺通气功能可恢复正常。

4. 重度哮喘　一般在中度哮喘基础上,具有下列情况之一者:①难治性哮喘;②治疗后肺通气功能障碍仍不能完全恢复,呈持久性肺通气功能异常;③并发气胸、纵隔气肿或肺心病等。

七、处理原则

1. 治疗原则

(1)职业性哮喘诊断确立后应尽速调离职业活动环境,避免和防止哮喘再次发作。

(2)急性哮喘发作的治疗:给予对症治疗,如吸氧,给予平喘药、抗过敏药及中药等;必要时吸入、口服或静脉应用肾上腺糖皮质激素,吸入抗胆碱药物和静脉应用氨茶碱类。严重哮喘发作合并急性呼吸衰竭者,必要时予以机械通气治疗。

(3)慢性持续期的治疗:根据病情的严重程度以抗炎及对症治疗为主要原则,长期使用一种或

多种哮喘控制性药物如吸入糖皮质激素、长效β₂-受体激动剂、口服半胱氨酰、白三烯受体拮抗剂、缓释茶碱等，必要时可口服最小控制剂量的糖皮质激素。

缓解期的治疗以抗炎为首要原则，治疗目的是控制气道的慢性炎症，预防哮喘的急性发作。使用的药物以吸入糖皮质激素为主。吸入色甘酸可预防某些致敏原诱发的过敏反应。

八、辨证施治

1. 发作期

（1）冷哮证

主症：喉中哮鸣如水鸡声，呼吸急促，喘憋气逆，胸膈满闷如塞，咳不甚，痰少咳吐不爽，色白而多泡沫，口不渴或渴喜热饮，形寒怕冷，天冷或受寒易发，面色青晦，舌苔白滑，脉弦紧或浮紧。

治则：温肺散寒，祛痰平喘。

方药：射干麻黄汤（射干、麻黄、生姜、细辛、紫菀、款冬花、大枣、半夏、五味子）或小青龙汤加减（芍药、干姜、五味子、麻黄、甘草、细辛、半夏、肉桂）。

（2）热哮证

主症：喉中痰鸣如吼，喘而气粗息涌，胸高胁胀，咳呛阵作，咳痰色黄或白，黏浊稠厚，排吐不利，口苦，口渴喜饮，汗出，面赤，或有身热，舌苔黄腻，质红，脉滑数或弦滑。

治则：清热泻肺，化痰定喘。

方药：定喘汤（白果、麻黄、苏子、甘草、款冬花、杏仁、桑皮、黄芩、制半夏）或越婢加半夏汤（麻黄、石膏、生姜、甘草、大枣、半夏）加减。

（3）寒包热哮证

主症：喉中鸣息有声，胸膈烦闷，呼吸急促，喘咳气逆，咳痰不爽，痰黏色黄，或黄白相间，烦躁，发热，恶寒，无汗，身痛，口干欲饮，大便偏干，舌苔白腻，罩黄，舌尖边红，脉弦紧。

治则：解表散寒，清热化痰。

方药：小青龙加石膏汤（麻黄、芍药、桂枝、细辛、甘草、干姜、五味子、半夏、石膏）或厚朴麻黄汤（厚朴、麻黄、石膏、杏仁、半夏、干姜、细辛、小麦、五味子）加减。

（4）风痰哮证

主症：喉中痰涎壅盛，声如拽锯，或鸣声如吹哨笛，喘急胸满，但坐不得卧，咳痰黏腻难出，或为白色泡沫痰液，无明显寒热倾向，面色青黯，起病多急，常倏忽来去。舌苔厚浊，脉滑实。

治则：祛风涤痰，降气平喘。

方药：三子养亲汤（白芥子、紫苏子、莱菔子）加味。

（5）虚哮证

症状：喉中哮鸣如鼾，声低，气短息促，动则喘甚，发作频繁，甚则持续喘哮，口唇爪甲青紫，咳痰无力，痰涎清稀或质黏起沫，面色苍白或颧红唇紫，口不渴或咽干口渴，形寒肢冷或烦热，舌质淡或偏红，或紫黯，脉沉细或细数。

治则：补肺纳肾，降气化痰。

方药：平喘固本汤（党参、五味子、冬虫夏草、胡桃肉、灵磁石、沉香、坎脐、苏子、款冬花、法半夏、橘红）加减。

2. 缓解期

（1）肺脾气虚证

主症：气短声低，喉中时有轻度哮鸣，痰多质稀，色白，自汗，怕风，常易感冒，倦怠无力，食少便溏，舌质淡，苔白，脉细弱。

治则：健脾益气，补土生金。

方药：六君子汤（人参、白术、茯苓、甘草、陈皮、半夏）加减。

（2）肺肾两虚证

主症：短气息促，动则为甚，吸气不利，咳痰质黏起沫，脑转耳鸣，腰酸腿软，心慌，不耐劳累。或五心烦热，颧红，口干，舌质红少苔，脉细数；或畏寒肢冷，面色苍白，舌苔淡白、质胖，脉沉细。

治则：补肺益肾。

方药：生脉地黄汤（熟地、山萸肉、山药、丹皮、泽泻、茯苓、红参、麦冬、五味子）合金水六君煎（当归、熟地、陈皮、半夏、茯苓、炙甘草）加减。

第四节 金属及其化合物粉尘肺沉着病

有些金属及其化合物(锡、铁、锑、钡及其化合物等)的粉尘、烟雾,由于溶解度低或不溶于水,吸入后可长期沉着于肺内,其中有些能引起肺胶原纤维变性,称为尘肺;而另一些不引起纤维变性,称为肺金属粉末沉着症,亦有人称之为良性尘肺。常见的有肺锡末沉着症、肺钡末沉着症、肺铁末沉着症以及稀土元素沉着症等。

2015 年 5 月 28 日,卫生公益性行业科研专项"新增法定职业病防治关键技术研究——七八单元金属及其化合物粉尘肺沉着病技术交流会"在京召开,会议共进行了 7 个有关金属肺沉着病的学术报告。邹昌淇研究员报告《电焊烟尘与铁尘的生物学作用研究》,回顾了他和学生 20 世纪 80 年代末完成的多项电焊烟尘与铁尘致人体肺部疾病的病理学研究和动物实验研究成果,系统、客观地分析了电焊烟尘和铁尘致病作用的异同点,并给出了明确结论。闫永建主任医师报告《疑似铁末沉着症患者 56 例介绍》,对山东省三家职业病诊断机构从电焊工尘肺病例中筛出的 56 例疑似铁末沉着症病例,从职业史、临床症状、肺功能、胸片影像特征和病理等方面进行了归纳分析,胸片表现为弥漫双肺的规则圆形小阴影。上海市肺科医院毛翎主任医师报告《电焊烟尘金属肺沉着病病理改变及胸片、CT 随访研究》,自 2003 年以来对 136 例脱离电焊作业的电焊工尘肺病例累计随访 522 例次,发现胸片以圆形小阴影为主的病例减少,CT 定量分析表明肺部小结节逐渐消散。广西职业病防治研究所李小萍主任医师报告《锡、锑金属粉尘肺沉着病研究进展工作报告》,对 20 世纪 50 年代诊断的 7 例锡末沉着症病例进行随访,发现患者 X 线胸片均有一定程度自净现象;对 2004~2007 年体检发现的 10 名胸片异常的三氧化锑冶炼工人随访,两肺弥漫性"p"形影或"s"形影均有吸收。煤炭总医院孙治平医师报告了 3 例某化工原料厂接触锌粉的沉着病病例。包钢劳动卫生研究所贺永平主任医师报告了几例电焊工尘肺、铁配件打磨病例和稀土尘肺病例;江苏省疾病预防控制中心丁帮梅主任医师报告了几例铁末肺沉着病患者肺灌洗的情况;湖南省职业病防治院肖友立主任医师介绍了几例氧化铁肺沉着病病例和锑肺沉着病病例;湖北省疾病预防控制中心梅良英副主任医师介绍了铁粉尘接触工人职业健康体检发现的情况。

一、各种肺金属粉末沉着症概述

1. 肺锡末沉着症 多见于接触锡粉尘或烟雾的熔炼工,接触最短 6 年即可出现,多则 10 余年。肺切面可见多数、细小的(1~3 mm)炭黑色尘斑,触之较软,不突出切面。肺门淋巴结色黑,但不硬。镜下可见肺泡壁、小血管周围、小支气管周围和小叶间隔处有含锡尘颗粒的巨噬细胞及锡尘聚集,经灰化后锡尘仍存留,而其他灰尘则消失。经 X 线衍射后可以鉴定粉尘的性质,锡尘有较强的双折射性。胶原纤维及网状纤维不增生。胸部 X 线片,长期接触者两肺野内可见大量针尖样浓密结节影,有的可稍大(2~4 mm),有的小结节可以成簇,但不融合,无大片状影。肺野内可见指向肺门的条索状阴影,可能是锡尘沿支气管及血管周围沉着的阴影。肺门大小正常,但较致密。如能脱离接触,多无进展。部分患者脱离粉尘作业数年后,肺内结节阴影可逐渐消退,十余年后可明显消退。肺内结节阴影变淡、减少的同时,肺门阴影明显增密而呈金属样块状阴影。这类 X 线征象可能是锡尘沿淋巴途径移向肺门淋巴结的"自净"作用所致。临床症状不明显,肺功能基本不受损害。根据职业史、X 线征象等即可确诊。有症状时可对症治疗,用络合剂治疗可促进锡的排出。并发结核者给予抗结核治疗效果较好。

2. 肺钡末沉着症 长期吸入硫酸钡粉尘可致肺钡末沉着症。肺表面可见多数孤立的灰色斑点,切面可见大量孤立的细小结节,无融合或纤维化,肺门淋巴结不肿大。肺内有活跃的含钡尘的巨噬细胞反应,在肺间质及小支气管、小血管周围有大量钡尘沉着。钡尘颗粒有中等双折射性,X线衍射可鉴定粉尘的性质。X线所见有浓而孤立的小点状影(1~3 mm),遍布全肺,在肺内沉积量大时阴影可增大。肺门淋巴结增密,但不增大。停止接触,由于粉尘的清除,阴影可逐渐消退。患者症状较少,肺功能影响不大。应注意重晶石矿工可同时接触硫酸钡和石英粉尘而有并发矽肺的可能性。注意与其他疾病鉴别。

3. 肺铁末沉着症 接触氧化铁粉尘的除锈工人,可以发生肺铁末沉着症。发病工龄多在10~20年或更长。肺呈锈褐色,切面有多量的灰锈褐色结节。镜下可见铁尘颗粒沉着在肺泡腔内或在肺泡壁,主要在小血管及小支气管周围,虽可见网状纤维增生,但无胶原纤维增生。胸部X线片可见多量小点状阴影,直径0.5~2.0 mm,可伴有细线状阴影,无大块融合。某些患者可见膈上横线。肺门淋巴结增密,但不增大。患者一般无症状,肺功能无异常。脱离接触多年后,由于粉尘可自肺排出,X线影像可部分或完全消退。在某些铁矿工人中,由于同时接触石英粉尘,可发生混合性尘肺——铁矽肺。

4. 肺铈末沉着症 镧系元素的原子数为57~71,铈为58,以二氧化铈形式存在。可作为凸镜或棱镜的磨料,或用于轻金属合金等。临床已证实铈可引起肺沉着症,胸部X线片可见小的孤立点状阴影,其密度与钡末沉着症相似,遍布全肺。肺门基本正常。尚不能证实阴影消退等情况。铈或稀土元素中其他成分的应用日益增多,应注意是否能引起尘肺。

二、实验室及特殊检查

1. 实验室检查 合并细菌感染者白细胞增高。

2. 其他辅助检查 X线检查早期以不规则小阴影为主,两肺中下肺野为多,类圆形小阴影少且出现很晚,一般很少出现块状大阴影。

3. 肺活量肺功能检查 可见通气功能损害,表现为肺活量减低。最大通气量第一秒肺活量和最大通气量减少。

三、诊断

根据上述临床表现结合可靠的金属及其化合物粉尘接触史一般可做出诊断。

四、鉴别诊断

1. 急性粟粒性肺结核 无职业接触史,儿童多见,是急性血行播散性肺结核的一部分。起病急,有严重中毒状,有时可伴发结核性脑膜炎和其他部位的结核病。X线胸片显示双肺野均匀分布、密度和大小均匀、边缘清楚的粟粒状阴影,抗结核治疗效果较好。肺沉着病临床表现无全身中毒症状,且小结节阴影在胸片上表现密度较高,同时有职业接触史。

2. 含铁血黄素沉着症 多见于风湿性心脏病二尖瓣狭窄者,有左心衰竭病史,无职业史。以反复发作的咯血、气短和不明原因的缺血性贫血为特点,有杵状指(趾)、脾大等体征。胸片可见大小不一、分布不均匀、一定数量的细结节阴影,密度大,伴有少量条索状阴影,晚期出现广泛肺间质纤维化。痰及支气管肺泡灌洗液中可查到吞噬含铁血黄素的巨噬细胞,往往有心脏病体征。

3. 结节病 为原因不明、非干酪性类上皮细胞肉芽肿性疾病。可侵犯全身许多脏器,但多发生在肺部及胸内淋巴结。早期常无明显症状或体征,Ⅱ期结节病肺门淋巴结肿大,伴有肺部浸润,肺部病变广泛对称地分布于两侧,呈结节状、点状或絮状阴影。Ⅲ期结节病肺部呈现纤维化改变,而肺门肿大淋巴结消失。纤维化阴影中常混杂有肉芽肿的阴影,病变广泛者可出现肺脏皱缩、膈肌升高、肺门上提等。结节病的诊断主要依据胸片、胸部CT改变,组织学活检及Kvein试验阳性来做出。患者可能伴有其他脏器病变,血清血管紧张素转换酶活性升高,结核菌素皮试阴性或弱阳性可作为参考指标。

4. 肺泡微结石症 往往有家族史,多无粉尘接触史。X线胸片上两肺满布细砂料状阴影,大小在1 mm左右,边缘清楚,以肺内侧多见,肺门影不大,肺纹理无明显变化,病程进展缓慢。

5.细支气管肺泡癌 常咳较多白泡沫痰,有时咯血,痰中查见癌细胞。

五、治疗

患者一般不需特殊治疗。要及时脱离粉尘作业环境,适当增加营养及对症处理,定期拍片体检,动态观察肺部X线的改变。

六、辨证施治

1.痰热郁肺证

主症:咳嗽气息急促,或喉中有痰声,痰多黏稠或为黄痰,咳吐不爽,或痰有热腥味,或咳吐血痰,胸胁胀满,或咳引胸痛,面赤,或有身热,口干欲饮,舌苔薄黄腻,舌质红,脉滑数。

治则:清热肃肺,化痰止咳。

方药:桑白皮汤(桑白皮、半夏、苏子、杏仁、贝母、山栀、黄芩、黄连)加减。

2.痰浊阻肺证

主症:喘而胸满闷塞,甚则胸盈仰息,咳嗽,痰多黏腻色白,咳吐不利,兼有呕恶,食少,口黏不渴,舌苔白腻,脉象滑或濡。

治则:祛痰降逆,宣肺平喘。

方药:二陈汤(半夏、橘红、白茯苓、炙甘草)合三子养亲汤(白芥子、紫苏子、莱菔子)。

3.肺气郁痹证

主症:每遇情志刺激而诱发,发作时突然呼吸短促,息粗气憋,胸闷胸痛,咽中如窒,但喉中痰鸣不著,或无痰声。平素常多忧思抑郁,失眠,心悸。苔薄,脉弦。

治则:开郁降气平喘。

方药:五磨饮子(木香、沉香、槟榔、枳实、台乌药)。

七、预后与预防

1.预后 金属及其化合物粉尘肺沉着病合并肺结核是常见的死亡原因之一,死于心血管疾病者也有相当比例。

2.预防 控制和减少粉尘肺沉着病的关键在于预防,预防首先是要降低工作环境粉尘,加强宣传教育,做到文明生产。做好就业前和就业后定期体格检查,定期拍摄胸片,对已脱离粉尘作业者亦应定期随访。有上呼吸道疾病、支气管肺疾病者,特别是患有肺结核者、心血管疾病者,均不得从事金属及其化合物粉尘作业。加强个人防护,注意个人卫生,开展体育锻炼,注意营养等。

第五节 职业性刺激性化学物质所致慢性阻塞性肺疾病

职业性刺激性化学物质所致慢性阻塞性肺疾病是指在职业活动中长期从事刺激性化学物质高风险作业引起的以肺部化学性慢性炎性反应,继发不可逆的阻塞性通气功能障碍为特征的呼吸系统疾病。慢性阻塞性肺疾病(COPD)是一种以不完全可逆的气流受限为特征的疾病状态。气流受限呈进行性,与肺对毒性颗粒或气体的异常炎症反应相关。

COPD是一种可以预防和治疗的疾病。

刺激性化学物质是指由于自身特性,在小剂量即可对生物体黏膜、皮肤产生刺激毒性的化学物质。每一种刺激性化学物质对不同的生物体有不同的刺激阈(能够引起生物体刺激反应的最低剂量),超过刺激阈即可引起咽部不适、咳嗽、流泪等刺激症状,长期或反复暴露于超过刺激阈的刺激性化学物质可致呼吸系统慢性炎症。

刺激性气体是目前我国接触人员众多、危害严重的职业病危害因素之一。短期或一次高浓度暴露可导致严重的健康危害,甚至危及生命。随着生产环境的不断改善,暴露于低浓度刺激性气体致慢性呼吸道毒性作用日益受到关注。长期暴露于刺激性气体可致呼吸道黏膜非特异性炎症和肺组织损伤,临床上可表现为上呼吸道慢性炎症(如慢性鼻炎、慢性咽炎、慢性支气管炎)、反应性气道功能紊乱综合征(RADS)、非特异性哮喘发作、慢性阻塞性肺病(COPD)、间质性肺疾病(ILD)等呼吸系统疾病。我国职业性刺激性化学物质所致慢性阻塞性肺疾病的诊断标准于2011年4月13日发布,2011年10月1日实施。

一、发病机制

职业性慢性阻塞性肺病的发生机制与非职业性类似,气道、肺实质及肺血管的慢性炎症是慢性阻塞性肺疾病的特征性改变。中性粒细胞、巨噬细胞、T淋巴细胞等炎性细胞均参与了慢性阻塞性肺疾病发病过程。中性粒细胞的活化和聚集是慢性阻塞性肺疾病炎症过程的一个重要环节,通过释放中性粒细胞弹性蛋白酶、中性粒细胞组织蛋白酶G、中性粒细胞组织蛋白酶3和基质金属蛋白酶,引起慢性黏液高分泌状态并破坏肺实质。

二、病理生理

慢性阻塞性肺病(COPD)的病理生理学改变包括气道和肺实质慢性炎症所致黏液分泌增多、纤毛功能失调、气流受限、过度充气、气体交换异常、肺动脉高压和肺心病及全身不良反应。黏液分泌增多和纤毛功能失调导致慢性咳嗽及咳痰。小气道炎症、纤维化和管腔分泌物增加引起FEV1、FEV1/FVC降低。小气道阻塞后出现气体陷闭,可导致肺泡过度充气。过度充气使功能残气量增加和吸气容积下降,引起呼吸困难和运动能力受限。目前认为,过度充气在疾病早期即可出现,是引起活动后气短的主要原因。随着疾病进展,气道阻塞、肺实质和肺血管床的破坏加重,使肺通气和气体交换能力进一步下降,导致低氧血症及高碳酸血症。长期慢性缺氧可引起肺血管广泛收缩和肺动脉高压。肺血管内膜增生,发生纤维化和闭塞,造成肺循环重构。COPD后期出现肺动脉高压,进而发生慢性肺源性心脏病及右心功能不全。

三、临床表现

1. 症状

(1)慢性咳嗽:常为首发症状。初为间断性咳嗽,早晨较重,以后早晚或整日均可有咳嗽,夜间咳嗽常不显著。少数患者无咳嗽症状,但肺功能显示明显气流受限。

(2)咳痰:咳少量黏液性痰,清晨较多。合并感染时痰量增多,可有脓性痰。少数患者咳嗽不伴咳痰。

(3)气短或呼吸困难:是COPD的典型表现。早期仅于活动后出现,后逐渐加重,严重时日常活动甚至休息时也感气短。

(4)喘息:部分患者,特别是重度患者可出现喘息症状。

(5)全身性症状:体重下降、食欲减退、外周肌肉萎缩和功能障碍、精神抑郁和(或)焦虑等。

2. 体征 COPD早期体征不明显。随着疾病进展可出现以下体征:

(1)一般情况:黏膜及皮肤发绀,严重时呈前倾坐位,球结膜水肿,颈静脉充盈或怒张。

(2)呼吸系统:呼吸浅快,辅助呼吸肌参与呼吸运动,严重时可呈胸腹矛盾呼吸;桶状胸,胸廓前后径增大,肋间隙增宽,剑突下胸骨下角增宽;双侧语颤减弱;肺叩诊可呈过清音,肺肝界下移;两肺呼吸音减低,呼气相延长,有时可闻干性啰音和(或)湿性啰音。

(3)心脏:可见剑突下心尖搏动;心脏浊音界缩小;心音遥远,剑突部心音较清晰响亮,出现肺动脉高压和肺心病时P2 > A2,三尖瓣区可闻收缩期杂音。

(4)腹部:肝界下移,右心功能不全时肝颈静脉反流征阳性,腹水移动性浊音阳性。

(5)其他:长期低氧病例可见杵状指(趾),高碳酸血症或右心衰竭病例可出现双下肢可凹性水肿。

四、实验室及特殊检查

1. 肺功能检查 尤其是通气功能检查对

COPD 诊断及病情严重程度分级评估具有重要意义。

（1）第一秒用力呼气容积占用力肺活量百分比（FEV1/FVC%）是评价气流受限的一项敏感指标。第一秒用力呼气容积占预计值百分比（FEV1%预计值）常用于 COPD 病情严重程度的分级评估，其变异性小，易于操作。吸入支气管舒张剂后 FEV1/FVC < 70%，提示为不完全可逆的气流受限。

（2）肺总量（TLC）、功能残气量（FRC）、残气量（RV）增高和肺活量（VC）减低，提示肺过度充气。由于 TLC 增加不及 RV 增加程度明显，故 RV/TLC 增高。

（3）一氧化碳弥散量（DLco）及 DLco 与肺泡通气量（VA）比值（DLco/VA）下降，表明肺弥散功能受损，提示肺泡间隔的破坏及肺毛细血管床的丧失。

2.胸片检查　肺纹理增多、粗乱。

3.血气分析　中重症患者有低氧血症和高碳酸血症。

五、诊断

依据中华人民共和国国家职业卫生标准 GBZ/T 237 - 2011 同时具备下列条件者：

1.有长期刺激性化学物高风险接触职业史。

2.上岗前职业健康检查没有慢性呼吸系统健康损害的临床表现。

3.发病早期症状的发生、消长与工作中接触刺激性化学物密切相关。

4.慢性咳嗽、咳痰，伴进行性劳力性气短或呼吸困难。肺部听诊：双肺呼吸音明显增粗，肺气肿时呼吸音减低，可闻及干、湿性啰音。

5.X 线胸片可显示双肺纹理明显增多、增粗、紊乱，延伸至外带。可见肺气肿征。

6.除外已知原因的慢性咳嗽及心肺疾患。

7.无明确长期吸烟史。

8.肺功能出现不可逆的阻塞性通气功能障碍，使用支气管扩张剂后，FEV1/FVC < 70%。

分级（此标准 2011 年 10 月 01 日实施）：

轻度：FEV1≥80%预计值。

中度：50%≤FEV1<80%预计值。

重度：30%≤FEV1<50%预计值。

极重度：FEV1<30%预计值；或 FEV1<50%预计值；伴慢性"较高风险刺激性气体等密切接触职业史"，指满足下列四条中两条：

（1）职业活动中经常间断有较高浓度暴露（定义为：超过接触者刺激阈，当时引起了呼吸道症状，有就医记录）；

（2）工作环境刺激性毒物动态规范监测，多次超过职业卫生标准；

（3）同工作环境职工 2 人以上发病；

（4）现场调查评估属于高风险作业（存在以下问题之三：工作环境差，工艺落后，非密闭作业，环境通风排毒设施无或效果差，个人防护无或无效防护）。

六、治疗

没有特殊治疗，按照内科学治疗原则治疗。急性加重期主要是积极抗炎治疗、积极处置并发症；病情稳定期以对症、支持治疗为主，减轻症状，阻止病情发展；缓解或阻止肺功能下降；改善活动能力，提高生活质量，降低病死率。职业性慢性呼吸系统疾病确立后，应尽早调离接触刺激性气体、烟、雾、尘等的职业环境。

七、辨证分型

（1）肺燥津伤

主症：干咳无痰，口渴咽干，鼻干唇燥，心烦胁痛，肌肤干燥，大便干结，舌红苔薄而干，脉弦涩或小数。

治则：滋阴润肺。

方药：麦冬汤（麦门冬、半夏、人参、甘草、粳米、大枣）合清燥救肺汤（桑叶、石膏、甘草、胡麻仁、阿胶、枇杷叶、人参、麦门冬、杏仁）。

（2）肺气虚寒

主症：咳吐涎沫，清稀量多，口不渴，形寒，气短，小便数或遗尿，舌淡润，脉虚弱。

治则：温肺益气。

方药:甘草干姜汤(甘草、干姜)或生姜甘草汤(生姜、人参、甘草、大枣)。

(3)气阴两虚

主症:咳喘气短,声音低怯,自汗盗汗,口燥咽干,神疲乏力,面白,潮热颧红,舌质光红,少苔。

治则:益气养阴,清热润肺。

方药:清燥救肺汤(桑叶、石膏、甘草、胡麻仁、阿胶、枇杷叶、人参、麦门冬、杏仁)合竹叶石膏汤(竹叶、石膏、人参、麦冬、半夏、甘草、粳米)。

(4)痰瘀阻肺

主症:咳嗽气喘,胸闷刺痛,吐痰多或痰中带血,唇甲发绀,舌质暗或紫,舌下瘀筋增粗,苔腻或浊腻,脉弦滑或弦涩。

治则:涤痰祛瘀,泻肺平喘。

方药:葶苈大枣泻肺汤(葶苈、大枣、党参、麦冬、五味子、黄芩、地龙、鱼腥草、甘草)合桂枝茯苓丸(桂枝、茯苓、牡丹皮、赤芍、桃仁)。

(5)阳虚水泛

主症:心悸,气短,咳喘痰鸣,腰膝酸软,耳鸣,身体浮肿,腰以下尤甚,按之没指,小便短少,畏冷肢凉,腹部胀满,舌质淡胖,苔白滑,脉沉迟无力。

治则:温肾助阳,化气利水。

方药:真武汤[茯苓、芍药、生姜(切)、附子、白术]合五苓散(泽泻、茯苓、猪苓、肉桂、白术)。

第六节　硬金属肺病

硬金属的生产和使用始于1920年的德国。硬金属是以碳化钨(80%)为主要成分,含金属钴(5%~20%),并加入少量镍、钛等金属,经粉末冶金工艺制成的一类超硬合金。硬金属肺病是患者因长期吸入钨、钛、钴等重金属而引起的呼吸系统疾病。该病是中国2013年新增职业病之一,目前在我国尚无硬金属肺病的诊断标准。

一、流行病学

世界各地均有硬金属粉尘致病的报道。美国CDC对171名硬金属作业工人进行肺功能检测结果显示,5人(2.9%)出现限制性通气功能障碍,12人(7%)有气道阻塞,11人(6.4%)出现哮喘。瑞士一项包含3 163名硬金属作业人员的研究表明,作业工人肺癌、心肌病、肺纤维化的发病率高。我国于2013年湖南发现首例硬金属肺病,31岁的患者杨某,因为近段时间经常咳嗽、咳痰,动一下就喘不过气,被送到湖南省职业病防治院职业病科。因临床症状、体征、入院检查结果缺乏特异性,诊断困难。医生在详细了解患者的职业史,得知其自从事过稀有金属粉末有关工作后,根据活检报告,以及结合临床符合巨细胞间质性肺炎,明确诊断患者患上了硬金属肺病。

二、临床表现

硬金属肺病的临床表现与矽肺病相仿,如咳嗽、活动后呼吸困难。

胸片:弥漫性小结节影,网状阴影,病程晚期可见囊状阴影,CT表现为两肺磨玻璃影、实变影、弥漫性小结节影,晚期可有网状影、牵拉性支气管扩张、蜂窝样改变。

病理:特点是在肺泡腔内有巨噬细胞和大量的多核巨细胞聚集,病变以支气管周围间质最明显。随着病情进展,肺组织中出现间质纤维化和蜂窝样改变。

三、诊断标准

我国尚无硬金属肺病的诊断标准。

四、鉴别诊断

需要与结节病鉴别。硬金属肺病肺门淋巴结由于肺组织通过淋巴管引流硬金属而增大,而结节病BALF可以检测到多核巨细胞。因此有硬金属暴露史,胸片提示结节病(肺门增大,肺内改变),进行肺活检来确诊(结节病可显示肺组织肉芽肿)是必要的。

湖南发现首例硬金属肺病患者杨某,自2007～2012年在宁乡某公司从事与稀有金属粉末相关的工作。后因为经常咳嗽、咳痰,动一下就喘不过气,被送到湖南省职业病防治院职业病科。肖雄斌等人前往杨某的工作现场进行调查,根据临床症状、体征、检查结果综合分析,提出"疑似硬金属肺病"的诊断,并成功对杨某施行了经皮肺穿刺活检术。根据活检报告,结合临床表现符合巨细胞间质性肺炎,明确诊断患者患上了硬金属肺病。据了解,杨某经湖南省职业病防治院的救治,病情有所好转。湖南省职业病防治院在详细和全面地收集病史,完善临床、放射学、肺功能、病理学及相关检查后,明确诊断,进行针对性治疗,治疗效果较好;同时,也为即将出台的硬金属尘肺的诊断标准提供了临床资料。

五、治疗

患者一般不需特殊治疗。要及时脱离粉尘作业环境,适当增加营养及对症处理,定期拍片体检,动态观察肺部X线的改变。

患者脱离接触金属粉尘工作后,经糖皮质激素治疗临床症状缓解,胸部异常阴影明显吸收。巨细胞间质性肺炎是硬金属肺疾病的特征性病理改变。在间质性肺疾病的诊断和鉴别诊断中需重视患者的职业暴露史。

六、辨证论治

1.痰浊壅肺证

主症:胸膺满闷,短气喘息,稍劳即著,咳嗽痰多,色白黏腻或呈泡沫,畏风易汗,脘痞纳少,倦怠乏力,舌暗,苔薄腻或浊腻,脉小滑。

治则:化痰降气,健脾益肺。

方药:苏子降气汤(紫苏子、半夏、当归、甘草、前胡、厚朴、肉桂)合三子养亲汤(紫苏子、白芥子、莱菔子)。

2.痰热郁肺证

主症:咳嗽喘息气粗,胸胁胀满,伴身热,口干,舌红,苔黄或黄腻,脉滑数。

治则:清热化痰,宣肺平喘。

方药:越婢加半夏汤(麻黄、石膏、生姜、甘草、大枣、半夏)或桑白皮汤(桑白皮、半夏、苏子、杏仁、贝母、山栀、黄芩、黄连)。

3.肺肾气虚证

主症:胸部满闷,心悸咳嗽,吐清稀白泡沫痰,夜尿频数,唇青面紫,面色晦暗,自汗出,舌淡(或紫暗)苔白,脉沉细或结代。

治则:补肺纳肾,纳气平喘。

方药:平喘固本汤(党参、五味子、冬虫夏草、胡桃肉、灵磁石、沉香、坎脐、苏子、款冬花、法半夏、橘红)合补肺汤(桑白皮、熟地黄、人参、紫菀、黄芪、五味子)。

（叶秀香　李光杰　尤家平）

第九章 职业性皮肤病

第一节 概 述

职业性皮肤病是指在职业活动中接触化学、物理、生物等生产性有害因素引起的皮肤及其附属器官的疾病。

生产性有害因素对皮肤的损伤，除职业性皮肤病外，还有职业性特征、职业性创伤及职业性皮肤症状。职业性特征是某些职业性因素作用于人体后引起的一种不具有顽固病理变化的特有改变，依据这些变化可识别工作性质，如长时间摩擦和压迫而发生的角化。职业性创伤是指劳动中的意外伤害及化学性烧伤。职业性皮肤症状又称职业性皮疹，是职业中毒表现在皮肤的症状，如慢性砷中毒出现的皮肤角化和色素沉着、多氯联苯中毒出现的痤疮样皮疹等。

任何生产性有害因素、皮肤总是最先接触。根据较早的国外资料，职业性皮肤病占职业病的50%～70%（美、英、苏联）。据上海市1985年12月至1987年8月对市郊县的50个乡（镇、村）办工厂2 400名职工职业性皮肤病调查结果：接触化学因素为主的工人中，皮肤病患病率为46.8%；接触机械性因素为主的工人中，皮肤病患病率为49.7%；暴露于物理因素的工人中，皮肤病的患病率为70.3%。这些数据充分说明了目前我国许多工厂中，职业性皮肤病患病率是很高的。因而，职业性皮肤病是致病因素多，发病率高，涉及面广，在职业性疾病中占有较大比例。

一、致病原因

职业性皮肤病的致病原因是复杂的，很少是由某种原因单独作用引起，常常是多种因素综合

作用的结果。通常分直接原因和间接原因两大类。

1.直接原因 虽然职业性皮肤病的致病原因复杂，但对某一病例而言，必然有一种原因起主要作用，即直接的致病因素。在生产劳动中主要的致病原因可归纳为三大类：

（1）化学性原因：化学性原因引起的职业性皮肤病约占90%以上，是职业性皮肤病的主要致病原因，所有对皮肤有危害的化学物，按其作用机制可以分为原发性刺激物、致敏物及光敏物。

1）原发性刺激物：这类化学物对皮肤的损害是原发性刺激作用，引起接触部位发生炎症反应。较常见的有：①酸类：无机酸如硫酸、硝酸、盐酸、亚硝酸、铬酸、氢氟酸、磷酸及氯磺酸等，有机酸如醋酸、甲酸、三氯醋酸、水杨酸、过氯酸、丙烯酸、乳酸、石炭酸、氯乙酸等。②碱类：无机碱如氢氧化钾、氢氧化钠、氢氧化铵、氢氧化钙、碳酸钠、矽酸钠、水泥及肥皂等，有机碱如乙二胺、丙胺、丁胺、三乙醇胺、一甲胺及乙醇胺等。③某些金属及其盐类：如铜末、锑粉、氮化锌、四氧化锇、三氯化锑、三氧化二砷、重铬酸盐、硫酸镍、氯化汞、氯化镓和氟化铍等。④溶剂类：如松节油、二硫化碳、溴甲烷、烯丙醇、戊醇、甲醇、乙醇、丙醇、丙酮、甲基乙基甲酮、甲基环己酮、四氯化碳、氯仿、二氯乙烯、环氧氯丙烷、亚乙基氯醇以及石油和煤焦类溶剂等。⑤其他：如苯甲酰氯、硫酸二甲酯、甲酚、敌敌畏、醛酸苯汞、氯化乙基汞、六氯苯等。

另外，石油、页岩油、煤焦油及其高沸点的分馏产品、沥青等可引起油痤疮；多氯苯、多氯（溴）

萘、多氯(溴)联苯、四氯二苯并－P－二噁英、六氯二苯并－P－二噁英、多氯酚、四氯氧化偶氮苯、聚氯乙烯热解物等能引起氯痤疮。这类化学物又称为致痤疮物,能起特殊的刺激作用,产生痤疮样皮疹。

2)致敏物:是指能引起皮肤变态反应的化学物。在生产中常见的致敏物有:①染(颜)料及其中间体类:如对苯二胺、间苯胺黄、二硝基氯苯、对氨基酚、氨基偶氮苯、立索尔大红、萘胺黄等。②显影剂类:如硫酸对甲氨基苯酚、三聚甲醛、TSS(二乙基对苯二胺硫酸盐)、CD_2(3－甲基－4－氨基－N－二乙基苯胺盐酸盐)等。②橡胶制品的促进剂和防老剂:如促进剂 M(2－硫醇基苯并噻唑)、促进剂 D(二苯胍)、促进剂 TMTD(二硫化四甲基秋兰姆)、促进剂 H(六次甲基四胺),防老剂 A(苯基甲萘胺)、防老剂 D(苯基乙萘胺)、4010(N－苯基－N'－环己烷基－对苯二胺)。④天然树脂及合成树脂:如大漆、松香、酚醛树脂、环氧树脂等。②其他:如三硝基酚、松节油、甲醛、普鲁卡因、氮丙嗪、抗生素类、磺胺类、铬、镍及其盐类等。

3)光敏物:凡能引起光敏反应的化学物,统称为光敏物。常见的光敏物主要有:煤焦油、焦油沥青、蒽、菲、吖啶、补骨脂素类、氯丙嗪、苯绕蒽酮、异丙嗪、卤代柳酰苯胺、酚类化合物、环己烷氨基磺酸盐等。

(2)物理性原因:生产性粉尘、机械性损伤、温(湿)度以及各种光能等物理因素的作用,同样可以引起职业性皮肤病,但其发病率远远低于化学性原因,而且在许多情况下不是单纯的物理因素作用,而是与化学物的混合作用的结果。

1)机械作用:反复或持续的机械性摩擦和压迫可引起局部皮肤的角化过度,发生胼胝以及指甲的损伤,这类损伤多被视为职业性特征;搔搓、袖口或靴筒的摩擦可促进接触性皮炎的发生和发展;皮肤的擦伤可以导致铬、铍等化合物所致的"鸟眼状皮肤溃疡";石棉和玻璃纤维刺入皮肤时,作为异物可刺激周围组织增生而形成疣状物;爆破时的粉尘可以嵌入皮肤形成爆粉沉着症。

2)温湿作用:高温辐射能引起火激红斑,反复

作用下可出现持久性的毛细血管扩张或色素沉着,这类损伤常见于炉前工。低温作业时,可引起局部的冻伤、冻疮和皮炎。潮湿环境特别是长期与热水接触的工作如洗衣工、缫丝工等,手部皮肤常引起浸渍、变软使皮肤抵抗力降低,再遇摩擦则易发生皮炎和糜烂。

3)日光和人工光源:长时间在日光下劳动者,身体暴露部位可以发生晒斑或急性皮炎,光照部位出现红斑、灼痛,重者出现水疱。人工光源对皮肤的危害主要是紫外线,常见者如电焊引起的急性皮炎(电光性皮炎)。紫外线除其本身可引起急性皮炎外,还可与光敏物协同作用引起光敏性皮炎。

4)放射线:可引起皮肤的急、慢性放射性皮肤损伤,发生皮炎、角化、溃疡以至皮肤癌。激光照射皮肤达到一定阈值可以产生红斑,进一步发生水疱、坏死,与烧伤类似。激光对正常人皮肤的急性损伤,主要见于激光器件研制和应用研究的意外事件中。

(3)生物性原因:主要包括植物和动物。

1)植物:某些树木和植物的浆汁、花粉和尘屑具有刺激性或致敏作用,如漆树、野葛、花梨木、红木、除虫菊、荨麻等,常引起割漆、伐木和木材加工及园艺工人的职业性皮肤病。某些植物具有光敏作用,如荷兰芹、茴香、柠檬、芸香、无花果等可引起光敏性皮炎。

2)动物:农民、粮仓或扎花工人往往被螨类侵袭而引起皮肤瘙痒、皮炎和丘疹性荨麻疹(谷痒症)。禽畜血吸虫尾蚴可使在水田中劳动者发生稻田皮炎。畜牧业、毛皮加工或屠宰工人等可由炭疽杆菌感染而发生皮肤炭疽病。渔民在捕捞作业时,可被刺伤皮肤或某些有毒鱼类如鬼毒疣(海蝎子)等蜇伤引起局部红肿或风团样皮损。

2.间接原因 职业性皮肤病的发生除直接的致病原因外还受其他一些因素的影响,即间接原因,这些因素包括:

(1)年龄:一般情况是青年人皮肤抵抗力较弱,加上工作不熟练等原因,容易发生接触性皮炎。由于青年人皮脂分泌旺盛,也最容易发生痤

疮样皮疹;反之中年以上的工人由于皮脂腺功能逐渐低下,皮肤逐渐干燥、萎缩则很少发生痤疮,但容易患慢性湿疹样接触性皮炎。

(2)性别:女性皮脂腺和汗腺功能低于男性,特别是在更年期后相差更大,因此女性皮肤较干燥,在同样高温条件下男性比女性出汗早且多。总的来说女性皮肤对刺激物的抵抗力较男性为弱。

(3)皮肤类型:油性或多毛的皮肤接触矿物类易发生职业性痤疮,干性皮肤接触有机溶剂或碱性物质易产生皮肤脱脂、粗糙以致皲裂,前者对脂肪溶剂的抵抗力较后者强。

(4)季节:夏季是接触性皮炎的多发季节,其原因一方面由于工作条件和劳动环境的季节性变化,夏季工人穿衣少,暴露面积大,因此接触致病物的机会也多。另一方面由于皮肤生理功能的季节性变化,夏季汗腺和皮脂腺功能均较旺盛,皮肤或毛细血管的透过性增强,致病物容易侵入而发病。劳动环境湿度的变化,也是影响职业性皮肤病的一个诱因,湿度过低时,表皮水分蒸发,角质层的水分若低于10%时,则皮肤失去弹性易发生皲裂;湿度高时,角质层保持了柔软性,但各种化学物的透过也增强。

此外,个人卫生、劳动环境等也是影响职业性皮肤病的诱因。

二、发病机制

职业性皮肤病的致病因素众多,同一致病因素可引起不同临床表现,同一临床表现又可由不同致病因素引起,而且常常是多种因素综合作用的结果,很少由单一因素引起。因此职业性皮肤病的发病机制也比较复杂。

1. 原发性刺激作用 许多化合物对皮肤的损害是原发性刺激作用,引起接触部位发生炎症反应。任何人接触后均可发生皮炎,发病时间和反应程度与接触刺激物的性质、浓度和接触时间成正比。

2. 致敏作用 这类化学物在第一次接触时,并不引起皮肤反应,但当连续接触或间隔一段时间再接触时,则可引起皮肤的炎症反应,其发病与接触致敏物的量和时间有一定关系,但不一定成正比。在生产中遇到的致敏物,相对分子量一般都在1 000以下,因此这些化学物被称为半抗原,它必须与载体蛋白质结合形成抗原后,才具有致敏作用。敏感性个体接触致敏物后,经过一定的潜伏期,产生致敏的淋巴细胞存留于皮肤组织中;当再次接触同一致敏物时,致敏的淋巴细胞与致敏原相遇,则释放多种活性物质而发生炎症反应。致敏物引起的皮肤炎症反应属迟发型,即IV型变态反应(细胞免疫)。在IV型变态反应中,T淋巴细胞和朗格汉斯细胞起核心作用。一般朗格汉斯细胞密度较高的区域反应较强,即较敏感。这种变态反应一旦形成,将维持很久,甚至终身。若接触者敏感性不高,其反应程度可逐渐减弱乃至消失。

化学物的原发刺激作用和致敏作用往往不能截然分开,有些原发性刺激物在一定条件下可以构成致敏原,同样有的致敏物浓度高时也有刺激性。有些化合物的原发刺激性和致敏作用都很明显,如二硝基氯化苯、苯酚、松节油、重铬酸盐等。

3. 光敏作用 某些化合物单独与皮肤接触无反应,但经过特定波长的光线照射后,则局部或全身皮肤发生炎症反应,这就是光敏反应。凡能引起光敏反应的化学物,统称为光敏物。发生光敏反应必须具备两个条件:首先是皮肤接触光敏物(或通过其他途径使光敏物到达皮肤),再经过日光或人工光源照射才能发病。光敏反应按其作用机制不同分为光毒性反应和光变应性反应。当光敏物进入皮肤后,再经相应波长的光线照射后,其光能激发光敏物的电子而使其活化。激活后的光敏物对皮肤直接的毒性作用引起的皮肤炎症为光毒性反应。光变应性反应的作用机制是一种免疫反应,同IV型变态反应,与变应性接触性皮炎相似,所不同者必须有光能参与才能引起炎症反应。能诱发光敏作用的光的波长称为作用光谱,通常在285~450 nm范围。不同光敏物作用的光谱是不相同的,有些由中波紫外线(280~320 nm)激活的,有些则需长波紫外线(320~400 nm)激活,某些染料的作用光谱则为可见光。光毒性反应的作用光谱与该光敏物本身的吸收光谱大致相同,但光变应性反应的作用光谱,往往超出该光敏物的吸收光谱,且多向长波扩展。光敏性反应往往受个体和环境等因素的影响,这些因素包括:皮肤色素的深浅、角质层的薄厚、致敏物的吸收和排泄速度、光线强弱和光照时间以及环境的温、湿度等。

4. 电离作用　电离辐射(α 射线、β 射线及 γ 射线)产生的能量能够使物质中的原子失去轨道电子,而形成正负离子对,使物质发生电离。人体局部受到大剂量电离辐射之后,组织吸收辐射能量,细胞内的原子发生电离,产生生物化学改变。

三、临床表现

由于致病因素、发病机制以及个体因素不同,职业性皮肤病的临床表现是多种多样的。在每一类型中都含有不同原因引起的多种职业性皮肤病。

1. 职业性皮炎　是职业性皮肤病中最多见的,约占 80% 以上。按致病原因不同可分为接触性皮炎、光敏性皮炎、电光性皮炎、药疹性皮炎。

(1)接触性皮炎:是在劳动或作业环境中直接或间接接触具有刺激或致敏作用的职业性有害因素引起的急、慢性皮肤炎症反应,主要是化学性原因。溶液、粉尘、烟气等各种形态的致病物,均可引起接触性皮炎。其发病率之高,致病物种类之多,涉及行业之广,在职业性皮肤病中占首位。按其发病机制不同分为原发刺激性接触性皮炎和变应性接触性皮炎两型。

1)原发刺激性接触性皮炎:简称刺激性皮炎,占接触性皮炎的 60% ~ 80%,是由致病物的原发刺激作用引起,即在接触部位通过非免疫机制直接作用于皮肤而发病。其特点是接触致病物的量、时间与皮肤损伤程度有明显的剂量—效应关系,个体差异较小。一般情况下,接触刺激物后局部首先有瘙痒或烧灼感,继而发生红斑、水肿、丘疹、水疱以至渗出、糜烂、结痂等。皮损的演变可停止在任何阶段,轻者可只有红斑、瘙痒,几天后脱屑而愈;重者在红肿基础上迅速发生丘疹、水疱以至大疱。

2)变应性接触性皮炎:简称变应性皮炎,是由致敏物引起、由 T 淋巴细胞介导的细胞免疫反应,属迟发型接触过敏。其发病过程分为诱导和激发两个阶段,诱导期(也称潜伏期)大致需要 5 ~ 14 天或更长时间,诱导期致敏后再接触致敏物(激发)可于 24 小时内发病。本病有明显的个体差异,同样条件下接触者中,只有少数人发病,反应程度与致敏物的致敏强度和个体素质有关。变应性皮炎的皮损表现与刺激性皮炎相似,但大疱少见,一般呈湿疹样改变,有时初发皮损是成簇的小水疱,自觉瘙痒。皮疹的初发部位与接触部位一致,界限清楚或不清楚,病变可向周围扩展,高度敏感者可扩展到远离接触的部位,严重者可泛发全身。如果处理不当或者继续接触致敏物,皮损可逐渐演变为浸润性斑片,间有糜烂、渗出,呈亚急性改变。慢性期皮损具有浸润、肥厚和皲裂等特征。变应性皮炎病程迁延,再次接触少量致病物即能复发。有些患者可自然脱敏而不发病,有些患者病情越来越重,少数人脱离接触后病变可继续发展。变应性皮炎应注意与刺激性皮炎相区别。变应性皮炎对无刺激浓度的致敏原呈阳性反应。

有时作业环境中的挥发性气体、蒸气、气溶胶颗粒引起的接触性皮炎,往往是致病物经空气传播所致,故又称为经空气传播的职业性接触性皮炎。皮损位于空气中飘浮着的致病物可接触到的部位,如面部,特别是眼睑为其特点。

(2)光敏性皮炎:职业性光敏性皮炎是指在劳动中接触光敏物并受日光照射后而引起的皮肤炎症反应,是化学与物理原因共同作用的结果。光敏性皮炎按其作用机制不同可分为光毒性皮炎和光变应性皮炎。

1)光毒性皮炎:是被光能激活的光敏物的直接作用所致,没有免疫过程,初次接触光敏物并且照光后即可发病。通常所说的急性沥青中毒即为典型的光毒性皮炎。光毒性皮炎主要发生在夏天,皮损只限于身体的暴露部位,有明显的光照界限。于光照后数分钟到数小时发病,呈急性炎症。

轻者皮肤出现潮红、肿胀,伴有烧灼或刺痛感,遇日晒、风吹、出汗时则症状加剧。经避光等适当处理后,一般在2~3天后炎症可消退,局部脱屑而愈合。严重的光毒性皮炎可在红斑、水肿基础上出现水疱,常伴有眼结膜炎及头痛、头昏、乏力等全身症状。皮炎愈后留有色素沉着是光毒性皮炎的特点之一。在急性皮炎消退后,如在原来条件下恢复工作时,皮炎仍可复发,但病情较前为轻,而局部色素沉着则逐渐加深。经过反复发病后,除色素沉着外,还可出现皮肤干燥、粗糙及轻度苔藓化等慢性皮炎征象。这种情况多见于长期操作煤焦油或焦油沥青的工人。

2)光变应性皮炎:光变应性皮炎与变应性皮炎的发病机制相似,是一种抗原—抗体反应,所不同的是必须有光能参与才能引起炎症反应。发病有一定的潜伏期,与变应性皮炎相似,在相同条件下,只有少数人发病,在职业性皮肤病中这一类型比较少见。皮疹多呈湿疹样变,常伴有丘疱疹或荨麻疹样皮疹,主观上有剧烈的瘙痒。皮损发生于暴露部位,边缘不清,常迅速向周围扩散,可波及遮盖处以至全身皮肤。如不停止与光敏物接触及继续受到光照,可反复发病长期不愈。

(3)电光性皮炎:职业性电光性皮炎是指在劳动中接触人工紫外线光源如电焊器、碳精灯、水银石英灯等引起的皮肤急性炎症,是纯物理因素引起的,主要见于电焊工及其辅助人员,一般是在无适当防护或防护不严的情况下发病。电光性皮炎多于照光后数小时内发病,呈急性炎症,皮损局限于被光照部位,有明显的光照界限,炎症反应程度与光线强弱和照射时间长短有关。皮损轻者表现为水肿性红斑,有灼热感;重者可发生水疱或大疱甚至表皮坏死。皮损发生于面部者常伴有电光性眼炎。本病需要排除非职业因素引起的类似皮炎,如晒斑,并与光毒性皮炎、烟草酸缺乏症等鉴别。

(4)职业性药疹样皮炎:接触三氯乙烯、丙烯腈、甲胺磷或乐果等化学物引起的重症多形红斑、大疱性表皮坏死松解症或剥脱性皮炎等类型皮肤损害,常累及黏膜,伴有发热,严重时发生肝、肾或其他脏器损害。类似于某些药物通过各种途径进入人体后引起的药物性皮炎。本病虽发病率不高,但病情常较严重。

2.职业性色素异常

(1)职业性黑变病:是指劳动或作业环境中存在的职业性有害因素(主要是煤焦油、石油及其分馏产品,橡胶添加剂,某些颜料、染料及其中间体等)引起的慢性皮肤色素沉着性疾病,占职业性皮肤病的2%~5%,散发于各行业中。本病的发生与个体的内在因素有明显关系。一般认为内分泌紊乱和神经精神因素可能是导致本病发生的诱因,但皮肤黑变病的发病机制尚不完全清楚。从临床资料可以看出,本病受多因素影响,是由复杂的内因和(或)外因引起的,不同的患者可由不同的外因或内因导致色素代谢障碍而发病。本病多发生于中年人,女性多于男性。

临床表现有以下特点:色素沉着前或初期,常有不同程度的阵发性红斑和痒感,待色素沉着较明显时,这些症状即减轻或消失;发病部位以面、颈部为主,也可发生于四肢、躯干乃至全身;皮损多呈网状或以毛孔为中心的斑(点)状,有的可融合成弥漫性斑片,少数可见毛细血管扩张和表皮轻度萎缩,颜色呈深浅不等的灰黑色、褐色和紫黑色,表面往往有污秽的外观;有些患者可伴有乏力、头昏、食欲不振等全身症状。职业性黑变病在停止接触致病物后,经治疗全身症状可在短时间内消失,但色素沉着一般要经过1~2年或更长时间才能消退。长期不退者,应查找生活环境中是否有致病因素存在。

典型病例的皮损表现可分为三期:第一期为红斑期,主要表现为前额、颞部出现斑状充血,时轻时重,伴有痒感;第二期为色素沉着及毛孔角化期,在面、颈、四肢等处出现斑状或网状色素沉着,有的伴有毛孔角化;第三期为萎缩期或皮肤异色症期,除患处皮肤色素沉着外,还可见表皮萎缩及毛细血管扩张,而毛孔角化现象减轻或看不到,痒感消失。

(2)职业性白斑:主要是由于长期接触苯基酚类和烷基酚类,如对苯二酚、对苯二酚单苯醚、对苯基酚、对辛基酚、对叔丁基酚、叔丁基儿茶酚等引起的皮肤色素减退斑。职业性白斑主要发生在手、前臂等接触部位，也有累及其他部位者。白斑是在不知不觉中发生的，无自觉症状，脱色的程度与接触致病物的时间与量有一定关系。有的白斑与寻常白癜风相似，因此有人称之为职业性白癜风。有的色素减退斑不像白癜风那样与正常皮肤有明显的界线和对比鲜明的色调。职业性白斑在脱离接触致病物后，可以自行缓慢地消退，恢复原来的肤色。据动物实验资料表明，经全身给药也能引起皮肤色素减退，表明皮肤色素减退不单是由于局部接触所致。砷化物不但可引起色素沉着，也可引起色素减退；如果两者同时存在，则呈黑白相间的网状或斑状，有人称此为白斑黑皮病。皮肤白斑可继发于烧伤愈后，也可继发于某些接触皮炎之后。

3. 职业性痤疮　痤疮是一种毛囊、皮脂腺的慢性炎症，是多因素性疾病。发生于青年男女的寻常性痤疮与内分泌因素有关，青春期过后多数可自然痊愈或减轻。职业性痤疮是由于职业原因接触致痤疮物引起的外源性痤疮。外源性致痤疮物主要有两大类，即矿物油类和某些卤代烃类。前者统称为油痤疮，后者统称为氯痤疮。

（1）油痤疮：一般称为油疹，由煤焦油、页岩油、天然石油及其高沸点的分馏产品、沥青等引起。油痤疮易发生于脂溢性体质的人，主要发生于面部、四肢、躯干、臀部等直接或间接接触油的部位。皮损呈毛囊性，多发，表现为毛孔扩张、毛囊口角化、毳毛折断及黑头粉刺，常有炎性丘疹、毛囊炎、结节及囊肿。较大的黑头粉刺，挤出黑头脂质栓塞物后，常留有特殊形态的凹陷性瘢痕。皮损一般无自觉症状或有轻度痒感。

（2）氯痤疮：是由多氯（溴）萘、多氯（溴）联苯、多氯苯、多氯酚、四氯氧化偶氮苯、聚氯乙烯热解物等引起。职业性氯痤疮表现为接触部位发生成片的毛囊性皮损，以黑头粉刺为主，初发时多在眼外下方及颧部出现密集的针尖大的小黑点，继之则凡是接触部位均可发生黑头粉刺，常伴有毛囊口角化，间有粟丘疹样皮损，但炎性丘疹较少

见。于耳郭周围、腹部、臀部及阴囊等处常可见较大的黑头粉刺及草黄色囊肿，有人认为这类囊肿是氯痤疮的特征性体征之一。

职业性痤疮是毛囊皮脂腺系统的慢性病变，表现为毛囊上皮细胞增生角化，皮脂排泄受阻。其发生还与年龄、个体素质和个人卫生情况等因素有密切关系。同样的环境条件下，不同接触者发病的潜伏期和轻重程度不尽相同，一般潜伏期大致为 1 ~ 4 个月。

4. 职业性皮肤溃疡　是指生产劳动中直接接触某些铬、铍、砷等化合物所致形态较特异、病程较慢性的皮肤溃疡。这种溃疡是职业性皮肤病中一种特殊的皮肤病类型，虽然发病率不高，但很难愈合。典型的溃疡呈鸟眼状，俗称鸟眼状溃疡，如铬溃疡（铬疮）、铍溃疡等。常见的致病物有铬酐、铬酸、铬酸盐、重铬酸盐等六价铬化合物，以及氟化铍、氯化铍、硫酸铍等可溶性铍化合物。多见于铬、铍冶炼及其化合物的生产与使用（如鞣革、镀铬）等行业。

职业性皮肤溃疡往往是皮肤先有小的损伤如皮炎、虫咬以及各种创伤等，再接触致病物而发病。皮损多为单发，有时也呈多发性。溃疡的大小、深浅随致病物的性质、接触量和接触方式而不同。皮损多发生于四肢远端，特别是指、腕、踝关节处，可能是这些部位易被碰伤之故。初起多为局限性水肿性红斑或丘疹，继之则中心坏死，并于数天内破溃，绕以红晕。溃疡多呈圆形，直径为 2 ~ 5 mm，表面有少量分泌物。溃疡早期多呈漏斗状，日久则周围组织增生隆起呈堤状，中心则向深处溃烂而形成典型的鸟眼状溃疡。溃疡可有轻度压痛。如继续接触致病物则难以愈合，病程可长达数月。溃疡愈合留有萎缩性瘢痕。

5. 职业性疣赘　长期接触沥青、煤焦油、页岩油及其高沸点的分馏产品等矿物油类，可引起接触部位的表皮增生形成角化性新生物，称为职业性疣赘。主要发生在手背、前臂及阴囊等处，皮损数目由数个到数十个不等，一般无自觉症状。临床表现多为扁平疣样，即圆形或不整形的小米粒大到绿豆大、稍高出皮面、略带黄色的角化性皮

损。也有的呈寻常疣样。这类皮损在减少或脱离接触致病物后，有的可以自行消退。皮损也可呈乳头瘤样，其基底部有浸润较硬，表面呈乳头状，可有皲裂或继发感染。这类损害多被视为癌前期病变，应引起注意，个别皮损可转变为上皮癌。接触石棉工人常因石棉纤维刺入皮肤而发生寻常疣样赘生物，称为石棉疣。在接触玻璃纤维的工人中，也可见类似的皮肤损害。

6.职业性皮肤角化、皲裂　职业性皮肤角化、皲裂只是一系列的体征，不是一种独立的病。引起这类损害的主要原因是由于长期接触有机溶剂和碱性物质等造成接触局部脱脂，破坏了正常的皮肤保护膜引起皮肤粗糙、干燥，当表皮水分损失到一定程度时，则皮肤失去韧性而发生皲裂，特别是在冬季表现得更为明显。发生于指掌部者多伴有角化过度现象。经常接触中等浓度的酸液，也可以出现皮肤角化现象。

7.职业性痒疹　职业性痒疹主要是生物性原因或化学性原因引起的。它与职业性皮炎不同，具有特殊的疹型和明显的瘙痒感。生物性原因主要是指螨类叮咬引起的丘疹性荨麻疹样皮损或称谷痒症。皮疹的好发部位与接触方式有密切关系，如粮仓的搬运工人则多发生于颈部、肩部及前臂等处。皮疹数目少者只有几个、十几个，多者可遍布于躯干、四肢。皮疹多呈孤立散在的红色丘疹或具有一定硬度的水肿性丘疹，顶端常可见到叮咬的痕迹，呈有针头大小疱壁紧张的小水疱。稍久则水疱干涸结痂，经过1周左右可消退而留有暂时性的色素沉着。在不断遭受侵袭的情况下，则可见到新旧皮疹相间的现象。

化学性原因引起的痒疹，主要发生在存在化学性粉尘、酸雾或烟尘的车间或工种。接触铜屑、搪瓷粉末、玻璃纤维等引起的皮肤痒疹是化学和（或）机械性刺激作用的结果。痒疹以露出部位为主，轻者可只有主观感觉，多在工作时发生，而离开工作岗位以后则消失；重者可因瘙痒搔抓引起继发性皮损，检查时可见抓痕、血痂、色素沉着或继发感染，多见于四肢。

8.职业性毛发、指甲改变　职业性毛发改变可由物理性或化学性原因引起，表现为毛发增生或脱落。长期频繁的机械性刺激和压迫，可使受刺激的局部毛发增生，如搬运工人的肩胛部或撑船工人的锁骨下部出现的多毛症。这类现象属于皮肤自身的防卫功能，也可看成职业性特征。接触氯丁二烯的工人可引起暂时性的脱发。长期接触矿物油类可引起指背和前臂部毳毛折断，同时伴有毛囊口角化现象。碱厂工人由于碱的粉尘和蒸气的侵害，可使长期暴露在外的头发脱色，变黄和变白。

某些职业或工种中常可见到指甲有机械性磨损或由机械性作用引起的损伤。木工、机械工等多用手指劳动者，常有指甲增厚、变硬以至末端向内弯曲（甲钩弯症）。长期接触某些化学物可引起指甲的改变，形成平甲或匙甲，这类损害多见于烧石灰的工人和长期接触碱液者，长期接触机油的维修工也有这类损害。缫丝工人和屠宰工人常发生甲沟炎。

9.职业性化学性皮肤烧伤　是常温或高温的化学物直接对皮肤刺激、腐蚀作用及化学反应热引起的皮肤损害，可伴有眼烧伤和呼吸道损伤。皮肤可出现红斑、水疱、焦痂等。化学烧伤的严重程度与化学物的性质、状态、浓度、温度、接触方式、接触时间等因素有关。

10.皮肤癌　接触煤焦沥青、煤焦油、页岩油、无机砷和电离辐射等可引起鳞状细胞癌、基底细胞癌等皮肤肿瘤。

四、诊断

根据明确的职业接触史与临床表现，必要时结合皮肤斑贴试验或其他特殊检查结果，参考作业环境的调查和同工种发病情况，综合分析，并排除非职业因素引起的类似皮肤病，方可诊断。结合该原则，对诊断的内容作进一步介绍。

职业接触史是诊断职业性皮肤病的重要依据，因为职业性皮肤病的临床表现与非职业性皮肤病一样，多数是没有特异性的。在某些情况下职业接触史对诊断具有决定性意义，同样一种致敏物（如清凉油、含有对苯二胺的染发剂等）引起的接触过敏性皮炎,如为生产者即可诊断为职业性变应性接触性皮炎;如为非职业人群由于使用而发病,则属一般皮肤病,只能诊断为变应性接触性皮炎。

皮疹发生的部位可以给职业性皮肤病的诊断提供一些帮助。在职业性皮肤病的十几种类型中,除色素异常外,初发皮疹与接触部位应是一致的。职业性皮肤病多发生于身体暴露部位,如手、腕、前臂、面颈、足背及踝部等处。在一般情况下,皮疹发生的部位常与致病物本身的性质、形态和接触方式有关。在一般情况下皮疹多局限于直接或间接接触的部位,但过敏者往往波及身体其他部位甚至全身。

现场调查是诊断职业性皮肤病不可缺少的重要环节之一,特别是在新的生产工艺和新的化学物不断出现的情况下,必然带来新的职业性皮肤损害,现场调查就更重要。进行现场调查时,应注意了解生产过程中,接触物、接触剂量与接触方式,生产环境卫生(包括生产设施与布局、通风排气、除尘、车间温度与湿度等)、劳动防护、个人卫生、个体特异性及季节因素等。

实验室检查:斑贴试验及光斑贴试验是检测变应性接触性皮炎及光敏性皮炎的特异性致敏原的主要方法,它不但可查出致敏原还可测出皮肤的反应强度,是诊断的重要客观参考指标。还有皮肤组织病理学检查、淋巴细胞转化试验、免疫球蛋白等,测定结果可供参考。

动态观察:对一时难以查出病因不易确诊的职业性皮肤病,可采取动态观察办法,即使其暂时脱离生产环境,经反复证明脱离则病愈、复工则发病者,可予以诊断。但至少要反复两次以上,以排除偶然性。

常见几种职业性皮肤病的诊断标准:

1. 职业接触性皮炎的诊断标准

(1)职业性刺激性接触性皮炎:急性皮炎呈红斑、水肿、丘疹,或在水肿性红斑基础上密布丘疹、水疱或大疱,疱破后呈现糜烂、渗液、结痂,自觉灼痛或瘙痒。慢性改变者,呈现不同程度浸润、增厚、脱屑或皲裂。具有下列条件者可诊断:①有明确的职业接触史;②自接触至发病所需时间和反应程度与刺激物的性质、浓度、温度、接触方式及时间有密切关系,接触高浓度强刺激物,常立即出现皮损;③在同样条件下,大多数接触者发病;④皮损局限于接触部位,边界清楚;⑤病程具有自限性,去除病因后易治愈,再接触可再复发。

(2)职业性变应(过敏)性接触性皮炎:皮损表现与刺激性接触性皮炎相似,但大疱少见,常呈湿疹样表现。自觉瘙痒。具有下列条件者可诊断:①有明确的职业接触史;②初次接触不发病,一般情况下接触到被致敏需 5～14 天或更长,致敏后再接触常在 24 小时内发病,反应程度与致敏物的致敏强度和个体素质有关;③在同样条件下,接触者仅少数人发病;④皮损初发于接触部位,边界清楚或不清楚,可向周围及远隔部位扩散,严重时泛发全身;④病程可能迁延,再接触少量即能引起复发;⑥以致敏物做皮肤斑贴试验常获阳性结果。

另外,职业性接触性皮炎目前尚缺乏特异的实验室检查指标,诊断主要依赖临床资料,职业史明确,职业接触与皮损发生、发展之间有密切的因果关系,并能排除非职业因素引起的接触性皮炎、湿疹、脂溢性皮炎及职业性光敏性皮炎等皮肤病。

2. 职业性光敏性皮炎的诊断标准

(1)职业性光毒性皮炎:皮损呈局限性片状红斑,有烧灼感或疼痛。严重时可出现水肿和水疱或伴有结膜炎及全身症状,如头痛、头昏、乏力、口渴、恶心等。具有下列条件者可诊断:①发病前有明确的一定量的光敏性物质职业性接触史,并受到一定强度和时间的日光照射;②皮损发生在与光敏性物质接触并受到日光照射的部位;③同工种、同样条件下大多数人发病;④皮损始发于受日光照射后数小时内;⑤脱离接触光敏物质或避免日光照射后,皮炎消退较快,局部可留有不同程度的色素沉着;⑥必要时可做光斑贴试验,呈晒斑样反应。

(2)职业性光变应(过敏)性皮炎:皮损为水肿性红斑,边缘不清楚,上有小丘疹或水疱。有不同程度的瘙痒。具有下列条件者可诊断:①发病前有职业性光敏性物质接触史,并受到日光照射;②皮损开始发生在接触部位,以后可向周围扩散,蔓延到身体的其他部位;③同工种、同样条件下仅少数人发病;④皮损开始在接触光敏物质和日晒后5~14天或更久,致敏后再接触时一般在24小时内发病;⑤病程迁延,在脱离接触后,一般需要2周左右治愈,有时持续数月,愈后一般无明显的色素沉;⑥必要时可做光斑贴试验,呈湿疹样反应。

另外,有明确的职业性光敏物质接触史,并有发病前(或发病时)的日光照射史,是诊断的重要依据。进行光斑贴试验可以与一般接触性皮炎相鉴别,并可区分其为光毒性皮炎或光变应性皮炎。

3.职业性电光性皮炎的诊断标准 皮损表现为急性皮炎,其反应程度视光线强弱、照射时间长短而定,轻者表现为边界清楚的水肿性红斑,有灼热及刺痛感;重者除上述症状外,可发生水疱或大疱,甚至表皮坏死,疼痛剧烈。本病常伴有电光性眼炎。具有下列条件者可诊断:①在无适当的防护措施或防护不严的情况下,于照射后数小时内发病;②皮损发生在面、手背和前臂等暴露部位;③诊断本病需排除非职业因素引起的类似皮炎,如晒斑、光敏性皮炎、陪拉格(烟草酸缺乏症)等。

4.职业性黑变病的诊断标准 本病呈渐进性慢性经过,呈现以暴露部为主的皮肤色素沉着,严重时泛发全身。可伴瘙痒及轻度乏力等症。具有下列条件者可诊断:①色素沉着前或初期,常有不同程度的红斑和瘙痒,待色素沉着较明显时,这些症状即减轻或消失。②皮损形态多呈网状或斑(点)状。有的可融合成弥漫性斑片,界限不清楚;有的呈以毛孔为中心的小片状色素沉着斑。少数可见毛细血管扩张和表皮轻度萎缩。③颜色呈深浅不一的灰黑色、褐黑色、紫黑色等,在色沉部位表面往往有污秽的外观。④色沉部位以面颈等露出部位为主,可以发生在躯干、四肢或呈全身分布。⑤可伴有轻度乏力、头昏、食欲不振等全身症状。

诊断职业性黑变病,应排除非职业性黑变病和继发性色素沉着症,并注意与黄褐斑、扁平苔癣、色素性荨麻疹、多发性斑状色素沉着症、阿狄

森病、血色病等鉴别。组织病理学检查有助于和某些色素性皮肤病如血色病、扁平苔癣、色素性荨麻疹等的鉴别。

5.职业性痤疮的诊断标准

(1)油痤疮:接触部位多发生毛囊性损害,表现为毛孔扩张、毛囊口角化、毳毛折断及黑头粉刺。常有炎性丘疹、毛囊炎、结节及囊肿。较大的黑头粉刺挤出黑头脂质栓塞物后,常留有凹陷性瘢痕。皮损一般无自觉症状或有轻度痒感或刺痛。多发生于眼睑、耳郭、四肢伸侧,特别是与油类浸渍的衣服摩擦的部位,而不限于面颈、胸、背、肩等寻常痤疮的好发部位。

(2)氯痤疮:接触部位发生成片的毛囊性皮损,表现以黑头粉刺为主。初发时常在眼外下方及颧部出现密集的针尖大的小黑点,日久则于耳郭周围、腹部、臀部及阴囊等处出现较大的黑头粉刺,伴有毛囊口角化,间有粟丘疹样皮损,炎性丘疹较少见。耳郭周围及阴囊等处常有草黄色囊肿。

诊断职业性痤疮主要应与寻常痤疮鉴别。寻常痤疮有其固定的好发部位(面颈、胸、背、肩)及好发年龄(15~25岁),而职业性痤疮可发生于任何年龄和任何接触部位。

6.职业性皮肤溃疡的诊断标准 明确的职业接触史、特殊的皮肤表现,如在生产劳动中直接接触某些铬、铍、砷等化合物所致形态较特异、典型的、病程较长的鸟眼状皮肤溃疡,如铬溃疡(铬疮)、铍溃疡等,结合作业环境职业卫生调查资料,排除其他类似的皮肤损害,进行诊断。职业性皮肤溃疡应注意与化学性皮肤烧伤、深脓疱疮引起的溃疡相鉴别。

7.职业性化学性皮肤烧伤的诊断标准 根据皮肤接触某化学物后所产生的急性皮肤损害,如红斑、水疱、焦痂,即可诊断为该化学物烧伤。分级标准为:

(1)轻度烧伤:总面积在10%以下的Ⅰ度烧伤。

(2)中度烧伤:总面积在11%~30%或Ⅱ度在10%以下的烧伤。

（3）重度烧伤：具备以下任何一项者，可诊断为重度烧伤：①总面积在 31%～50% 或Ⅲ度在 11%～20% 的烧伤；②总面积 <30% 的烧伤，伴有严重的眼、食管或上呼吸道损伤；③头面部、颈、手、关节等特殊部位烧伤，虽然面积较小，但造成功能障碍、毁容、残疾者。

（4）特重烧伤：总面积超过 50% 或Ⅲ度烧伤超过 20%，伴有严重的实质脏器损伤或下呼吸道损伤。

五、治疗

首先要找出致病原因并在治疗期间暂时脱离接触致病物。若皮肤上仍残留有致病物时应及时清除，以免这些致病物继续对皮肤产生刺激或致敏作用而促使病情发展。职业性皮肤病的治疗原则与一般皮肤病的治疗相同，但必须注意到有些外用药物本身就具有刺激或致敏性，使用时必须慎重。

1. 职业性皮炎的治疗 职业性皮炎，无论是原发刺激物、致敏物或物理因素引起的皮肤损害，多呈急性炎症过程，经过适当处理大部分可以痊愈，只有少数处于反复接触发病或治疗不当而使病程拖延呈慢性经过。

（1）局部治疗：①急性期：应给予收敛、消炎、保护、散热、使血管收缩的药物以减缓炎症过程。用药以粉剂和洗剂为宜，切忌用刺激性强的搽剂和阻碍散热的软膏类。皮炎只有轻微红斑、丘疹或小水疱而无渗出者，可外用洗剂或粉剂，如炉甘石洗剂、扑粉或痱子粉、地塞米松霜等。如皮炎伴有剧痒时，可在洗剂中按比例加入 1% 的酚或其他止痒剂。皮炎较重，红肿明显或水疱破溃、糜烂渗出者，以湿敷效果较好，常用于湿敷的溶液有 3% 硼酸水溶液等。当病情好转、渗出停止、水疱吸收、炎症趋退但未全消，此时以糊剂为主，也可用霜剂，如氧化锌糊膏、氟氢可的松霜等。②皮炎恢复期：皮肤干燥脱屑时，可用糊膏或软膏，如 5% 硼酸软膏等。在治疗过程的任何阶段中，如有继发感染时，应积极给予抗感染处理，如 2% 甲紫液（紫药水）以及各种抗生素药膏均有抗感染作用。

慢性皮炎用药原则：应选用促使浸润吸收、皮损变薄的药物，故应以软膏为主。皮肤增厚或苔藓化明显者，用 10%～20% 尿素软膏、5% 水杨酸软膏等。

（2）全身治疗：在某些情况，特别是敏感性增高者，只靠局部治疗是不够的，必须配合全身治疗以减低敏感性或控制感染。如使用一些抗组胺类药物、抗过敏药、维生素 C、抗生素及其他对症治疗等。

2. 皮肤色素沉着的治疗 继发性色素沉着不必进行特殊的治疗，只要防止皮炎再发，则色素可以自行消退。职业性黑变病的治疗，首先应避免继续接触致病物，必要时脱离发病环境，这是根本的病因疗法。同时使用维生素 C 和中药六味地黄丸，效果良好。其他药物还有青霉胺、巯乙胺等。

3. 职业性痤疮的治疗 职业性痤疮的治疗原则与寻常痤疮相同。如用温水、香皂水清洗，注意调整胃肠功能，少吃辛辣和刺激强的食物。注意及时清除皮肤上存留的致病物。囊肿较大者可考虑手术切除。

4. 职业性皮肤溃疡的治疗 目前以对症治疗为主。治疗时，强调反复清洁创面，并上覆不透水的敷料固定，这样既能隔绝致病物、提高药效，又能在不脱离生产的情况下进行治疗。

5. 职业性疣赘的治疗 疣状赘生物呈扁平疣或寻常疣样损害时，一般不需特殊治疗，减少或脱离接触致病物后往往可以自行消退。但如果疣状体增长迅速或有乳头状瘤时，应提高警惕，严密观察，必要时做病理检查，出现恶性变时则应及时进行手术治疗和放射治疗。

6. 其他类型皮疹的治疗 职业性痒疹及浸渍、擦烂等损害，除去致病原因后可参照皮炎治疗的原则对症处理。毛发、指甲改变不需治疗，除去病因后，可逐渐恢复正常。

六、预防

大多数职业性皮肤病是由于原发性刺激物或致敏物直接或间接污染皮肤所致，因此预防的关键是隔断这种接触。职业性皮肤病的发生是受多种因素影响的,也必须从多方面考虑,采取综合性的预防措施。

1.进行生产工艺改造,生产设备自动化、密闭化、机械化,是防止职业性皮肤病的根本措施。同时加强生产设备的管理,杜绝跑、冒、滴、漏,防止作业环境污染。安装通风排毒设备,降低车间的有害物质的浓度。

2.加强个人防护。为防止或减少皮肤接触溶液、蒸气和粉尘等刺激性物质,应根据生产条件和工作性质不同,配备面罩、工作服、手套、胶靴等个人防护用品,工作中必须正确使用。某些职业性皮肤病可使用皮肤防护剂,能起到一定的预防作用,可以有针对性地选择使用。

3.改善生产环境,加强个人卫生。在生产过程中,有刺激性的粉尘、溶液或蒸气常污染设备、工具以及车间环境,因此经常打扫或用水冲洗,使之保持清洁,减少皮肤污染。生产工人要养成卫生习惯,接触刺激物时应及时洗掉,下班时应洗澡。

4.加强健康监护,进行上岗前体检和定期职业健康检查。有职业禁忌证者,不适于一些岗位的工作。如严重的皮肤干燥和患有掌跖角化或皲裂的人,不适于接触有机溶剂、碱性物质及机械性摩擦等刺激性大的工种;皮脂渗出明显体质者,不宜从事接触矿物油类和卤代芳烃类好发职业性痤疮的工作;敏感性体质或患有慢性皮肤病特别是患有变应性皮肤病者,不适于在化工、制药等车间工作;对有光敏病史和光敏性皮肤病者,不宜从事接触光敏物或在日光下操作的工作。

第二节 煤焦油和焦油沥青引起的皮肤病

煤焦油是生产焦炭及煤气的副产品,其成分非常复杂。按目前所知,可以从煤焦油中分离出数百种化合物,其中重要的有苯、甲苯、二甲苯、萘、蒽、菲、酚类、苯胺、吡啶、吖啶等。煤焦油分馏后残渣为煤焦沥青,其成分十分复杂,主要组成除沥青外,尚含一些高沸点油所组成的烃和一些因分馏不完全而残留的挥发物质,如苯类、萘、蒽、菲、吡啶、吖啶、咔唑、酚类等。焦油沥青具有防水、防潮、防腐、绝缘及粘固性等特点,是电气绝缘、公路建筑和钢铁工业中常用的材料,因此接触沥青的工人较多。沥青内的挥发物是致病的主要因素。焦油沥青含挥发物最多,在生产过程中形成的大量烟雾、蒸气和粉尘,直接刺激损害皮肤,引起多种病变。焦油沥青中含有3,4-苯并芘,是公认的致癌物。

一、发病机制

1.光敏作用 煤焦油及沥青中所含的蒽、菲、吖啶等物质是光敏物质,机体在接触这些物质的同时或之后受到一定强度的阳光照射,光敏物吸收紫外线,其电子被激发而活化;激活后的光敏物可与皮肤发生光敏作用,产生光敏反应。能够产生光敏作用的光主要是波长为280～400 nm的中、长波紫外线。光敏作用按其作用机制不同分为光毒性作用和光变应性作用。煤焦油及沥青引起的皮炎主要是光毒性作用,是被激活后的光敏物对皮肤产生的直接毒性作用,引起的皮肤炎症反应称之为光毒性皮炎(沥青皮炎)。这种皮炎的发生没有变态反应机制,表现在首次接触者中大多数人发病,因此急性光毒性皮炎多发生在阳光下接触沥青的工人。不在日光下接触沥青,而工作后没有把皮肤上沾有的煤焦沥青清除干净,又受到日光照射也可发病。

2.刺激作用 煤焦沥青在常温或加温过程中释放出的大量挥发性物质,可直接刺激和损害皮肤,引起接触性皮炎。沥青粉尘还可堵塞毛囊口,并使皮肤干燥、粗糙、增厚,甚至出现赘生物。

3.致痤疮作用 目前对油痤疮的发病机制意见不一,有人认为是各种刺激物侵入毛囊内,引起毛囊上皮细胞增殖与角化过度,使皮脂排出发生障碍,而引起痤疮样皮疹。

4.致癌作用。研究证明,煤焦油和煤焦沥青中的 3,4 - 苯并芘、3 - 甲基胆蒽、二苯蒽和 7,12 - 二甲基苯蒽可引起皮肤癌。煤焦油的致癌性与很多因素有关,如煤的种类、提炼煤焦油的温度等。提炼温度越高,所得煤焦油的致癌性越高。

二、临床表现

1.皮肤症状

(1)光毒性皮炎:沥青的急性中毒主要表现为光毒性皮炎,即接触沥青,同时受日光照射或工作后没有洗净皮肤上污染的沥青而经日晒后发病。一般在接触沥青烟雾或粉尘后几小时或 1~2 天后,颜面、颈部、手背、双前臂等暴露部位出现红斑,同时伴有剧烈的痛痒、烧灼感和刺痛。风吹、日晒、出汗时烧灼感加剧。严重时伴有水肿及浆液性大疱,大疱溃破后糜烂、结痂。经过休息和适当处理后,炎症现象迅速减轻,1 周左右皮损脱屑而愈,局部留有弥漫性色素沉着。皮炎的严重程度与操作方法、接触程度、环境条件等因素有关。工龄较短的工人,病情往往比较严重。

急性皮炎消退后,在同样条件下接触沥青仍可发病,但红斑水肿较前者轻,而局部色素沉着日益加深。经过反复发作后,皮损变为亚急性或慢性,表现为皮肤干燥、粗糙,久之可呈苔藓样变,出汗或用水洗涤时局部有烧灼感,日照后灼痛剧烈。少数患者可出现皮肤萎缩和毛细血管扩张等现象。

(2)接触性皮炎:沥青在常温或加温过程中,释放出的挥发性气体可刺激皮肤和黏膜;沥青粉尘可堵塞毛囊口,因此经常接触沥青的工人,由于皮肤不断受到刺激,或由于急性光毒性皮炎的反复发生而转为慢性过程,表现为皮肤干燥、粗糙、暂时性色素沉着及轻度苔藓化。

(3)皮肤色素沉着:主要是光毒性皮炎后继发的色素沉着,在皮炎后很快发生,多发生于夏季。这种色素沉着具有一定的保护作用,再接触沥青和日晒后则发病较轻。色素沉着都发生在身体暴露部位,颜面、眼睑周围及颈部较明显。初起为不规则小片,以后融合,呈弥漫性。局部皮肤呈棕褐色或黑褐色,停止接触光敏物质后,色素沉着可自然消退。

长期接触煤焦油及煤焦沥青(包括呼吸道吸入煤焦油及煤焦沥青的蒸气)的工人,有少数人可引起皮肤黑变病,其特点为:多发生于中年人,女性较多见,常在冬季发病,有较长的潜伏期,病情呈渐进性慢性经过。

(4)痤疮和毛囊炎:接触煤焦油和煤焦沥青引起的痤疮,又称"油疹"。多于接触数月后逐渐发生。皮损以黑头粉刺为主,初起时局部毛孔扩张,并有轻度角化,毳毛往往沿毛孔折断。患者主诉局部有干燥感,以后可见毛囊口处有脂性黑点状栓塞,挤出黑栓后留有压模样瘢痕。有的皮损仅为毛囊口角化。分布稠密而均匀,触之粗糙。一般无自觉症状或有轻度痒感或刺痛。多发生于四肢伸侧、面颈、肩及外耳边缘等处。

毛囊炎为红色丘疹,呈圆形或圆锥形,有时皮损顶部有黄白色脓疱,严重时可转变为疖、脓肿、硬结,伴有疼痛,破溃后留有瘢痕。

(5)皮肤疣状赘生物:发病与工龄有一定关系,工龄愈长发病率愈高。皮疹好发于与煤焦沥青经常接触的部位,如手背、颜面、小腿、膝部等处。初发损害均为粟粒大小,肤色为淡棕色,平滑或稍高起,以后皮疹逐渐长大,表面有不同程度角化,形态与扁平疣或寻常疣相似。

2.黏膜症状 急性光毒性皮炎患者,往往同时伴有眼部症状,如畏光流泪、眼结膜充血及眼内异物感等。在阳光下,上述症状加剧。在慢性病例中,可见到视力模糊、翼状胬肉及慢性鼻炎、咽炎、喉炎、支气管炎等。

3.全身症状 急性光毒性皮炎发作期间,常伴有全身症状,如头痛、乏力、口渴、恶心、呕吐、腹泻、咳嗽、胸闷、多痰、耳鸣等。少数病例可出现体温升高。全身症状的严重程度并不与皮肤黏膜症状的轻重成正比。皮肤黑变病患者常伴有头痛、头晕、乏力、食欲不振、消瘦等全身症状。

三、治疗

急性光毒性皮炎暂时停止工作，及时消除皮肤上残留的致病物，避免日晒。可内服抗组胺药或采用其他脱敏疗法。外用药物可根据疹型按总论内容处理。皮肤黑变病、痤疮和毛囊炎、皮肤疣状赘生物均可参照总论内容处理。

四、预防

不断提高生产过程的机械化、自动化、密闭化，改进生产工艺，加强通风排毒，尽量降低车间中烟尘、粉尘浓度。控制沥青加工时的温度，以减少有害物质的挥发。搬运沥青或含有沥青的制品时，应加强防护措施，尽可能改在夜间或阴天进行，以避免日晒。加强个人防护，工作时必须穿戴防护衣，戴有披肩的帽子、防护眼镜、口罩及手套等。尽量减少皮肤暴露范围，涂用必要的防光敏作用的皮肤防护剂。工作后必须洗手、洗面、沐浴，换上清洁衣服。建立定期体格检查制度。

第三节 石油及其分馏产品引起的皮肤病

石油及其分馏产品广泛应用于人们的生产和生活，是重要的能源之一。石油分馏加工可得汽油、煤油、柴油、各种润滑油、机油、石蜡、凡士林等不同产品，经过重整还可得到苯及其同系物，石油分馏的最后残渣为石油沥青。石油的各种分馏产品，依其理化性质不同具有不同的用途。如各种润滑剂具有润滑、冷却和密封作用，广泛用于工业和交通运输业。石油还可用于生产各种有机化工原料和各种化工产品，如合成橡胶、合成纤维、合成树脂、农药、炸药、医药、肥皂、合成洗涤剂、染料等。由于矿物油类用途广泛，因此接触者人数较多。

石油及其各种分馏产物由于其化学成分、理化特性及沸点不同，对人体的危害性亦有差异。一般认为在碳氢化合物中，随着碳原子数的增加其毒性亦随之增加。低沸点的油类（碳原子数少）多半引起皮肤浅层改变，如皮炎等；沸点高的油类（碳原子数多）则常引起皮肤深层改变，如痤疮毛囊炎、疣赘和肿瘤等。

一、发病机制

汽油、煤油、柴油等能溶解皮肤角质，引起皮肤干燥、脱脂、皲裂。分馏较重的、较黏稠的石油产品会堵塞皮肤的毛孔，引起皮炎。油的种类不同，对皮肤的刺激亦不同，如柴油的刺激性较其他油类为大，因而柴油所致的严重皮疹较多。一般认为石油及其分馏产品引起的皮炎多由于烃类对皮肤的原发刺激作用所致，极少数情况下是由超敏反应引起的。碳链越长，沸点越高，其刺激性越大。

油痤疮的发生与以下因素有关：矿物油对毛囊皮脂腺结构的化学刺激，引起毛囊口上皮细胞增殖与角化过度，使皮脂排出发生障碍；机械阻塞作用与黑头粉刺形成有关；毛囊炎、疖肿可能与继发性细菌感染有关；油痤疮多发生于青年工人，可能与皮脂腺的生理功能有关。

二、临床表现

1. 皮肤角化、皲裂　长期反复接触低沸点产品，如汽油、煤油、柴油等，可使局部皮肤脱脂，出现干燥、脱屑，手掌、指端及甲周皮肤粗糙、发硬，严重者可致皲裂、出血，冬季尤甚。在指背、手背、前臂伸侧等接触部位，皮肤干燥并轻度变薄，毛囊口角质化，毳毛折断。

2. 皮炎　如果皮肤浸泡于汽油中，或穿被汽油浸透的衣服可以发生红斑样皮炎，有时类似Ⅱ度烧伤，有灼痛及痛感。接触煤油时间过长，轻者局部出现潮红、灼痛，重者发生丘疹、水疱，严重者可出现大疱性皮炎，并常继发感染成为脓疱。柴油对皮肤有刺激作用，可引起潮红、丘疹、丘疱疹及水疱性皮炎,有时可有渗液及结痂。汽油、煤油、柴油、机油、润滑油还可引起变应性接触性皮炎。

3.痤疮　亦称油疹或油痤疮。比较多见。油痤疮好发于易受油脂污染及被油类浸渍的衣服摩擦的身体部位,如眼、耳郭、四肢伸侧、外阴等部位。

4.疣状赘生物　长期接触石油、页岩油及其高沸点分馏产品可引起表皮增生,形成角化性新生物。皮损好发于双手背、前臂伸侧及腕部,临床常见扁平疣样损害及寻常疣样损害。扁平疣样损害为米粒到黄豆大扁平隆起丘疹,表面光滑、质硬,浅褐色或正常皮色,圆形或不整形,边界清楚。皮损数目可由一个至十余个不等,一般无自觉症状。寻常疣样损害为黄豆大灰褐色角化性丘疹,表面粗糙不平,触之较硬,一般无疼痛及压痛。少数患者可发展为乳头瘤及上皮癌。上皮癌多在长期(15年以上)接触致癌性物质后发生,一般见于40岁以上的工人。疣状损害及上皮癌亦可在脱离接触致癌物质多年后发生。

5.皮肤黑变病　石油及其分馏产品可致皮肤黑变病。其特点为:色素沉着出现前或初期,常有不同程度的阵发性红斑或瘙痒,色素沉着较明显时,上述症状减轻或消失。色沉多见于面、颈等暴露部位,亦可发生在躯干、四肢或呈全身性分布。皮损形态多呈网状或斑(点)状,有的可融合成弥漫性斑片,边界不清楚。颜色呈深浅不一的灰黑色、褐黑色、紫黑色等。在色沉部位表面往往有污秽的外观。矿物油引起的皮肤黑变病,前臂多伴有毛孔角化现象,脱离接触后色沉消退较慢,恢复接触仍可复发。

6.指甲、毛发变化　长期接触汽油、煤油、柴油者,常可出现扁平指、匙状指(表面凹陷如匙)、甲剥离等,以拇指及食指多见,有的可并发甲沟炎。长期接触汽油、煤油、柴油者还可引起指背和前臂毳毛折断,同时伴有毛囊口角化。面部,尤其两颧部常有毳毛增生、变黑、变粗现象,有时前臂及小腿也可出现。

三、治疗与预防

治疗原则与一般皮肤病治疗原则相同,参见总论。预防的关键是隔断或减少致病因素的接触,注意个人防护。

第四节　接触性皮炎

接触性皮炎是皮肤黏膜由于接触外界物质,如化纤衣着、化妆品、药物等而发生的炎性反应。临床特点为在接触部位发生边缘清楚的损害,轻者为水肿性红斑,较重者有丘疹、水疱甚至大疱,更严重者则可有表皮松解,甚至坏死。如能及早去除病因和做适当处理,可以速愈,否则可能转化为湿疹样皮炎。

可引起接触性皮炎的物质很多。有些物质在低浓度时有致敏性,在高浓度时有刺激性和毒性。按其性质可分为三类:①动物性:动物毒素、昆虫分泌物、毒毛等。②植物性:花粉和植物叶、茎、花及果实等。③化学性:是引起接触性皮炎的主要原因,主要有金属及其制品、塑料、橡胶、香料等。

职业性接触性皮炎是指在劳动或作业环境中直接或间接接触具有刺激和(或)致敏作用的职业性有害因素引起的急、慢性皮肤炎症性改变,是一种近些年开始出现的、比较多的、很有代表性的皮炎。

一、发病原因

常见接触性致敏原有以下几种:

1.苯唑卡因(Benzocaine)　局麻药,用于治疗烧伤晒伤的药物、痔疮霜/栓剂、口腔牙龈用品、治疗咽喉疼痛的喷雾剂/支咳糖浆、收敛剂、抑制食欲药(含乙醛－4－氨基安息香酸盐)。交叉反应:与对氨基类混合物、莫诺卡因、普鲁卡因胺、氢氯噻嗪(利尿降压药)、对氨基苯甲酸和酯、偶氮/苯胺染料、对苯二胺、磺胺类、磺脲(糖尿病口服药)、4-对氨基水杨酸及对苯类有交叉反应。

2. 硫氢基混合物(Mercapto mix) 是天然及其他橡胶制品的加速剂、缓凝剂及溶解剂,存在于如鞋、手套、衣物中弹力物、避孕套和隔膜、医疗装置、玩具、轮胎、管道、肾透析装置及游泳衣中。也可作为防腐剂和混合防冻剂。同样可见于油脂、胶布、胶卷及兽医用品如蜱、跳蚤粉及喷雾剂中。

3. 咪唑烷基尿素(Imidazolidinylurea, Germall 115) 用于各种霜剂、头发定形剂、洗发香波、除臭剂和外用药的防腐,是甲醛释放物。

4. N-环己基硫酞内酯[N-(Cyclohexylthio) phthalimide] 广泛作为各类橡胶硬化过程的缓凝剂。

5. 对苯二胺(4-Phenylenediamine base) 主要存在于染发剂中,也作为毛皮染料存在于毛皮皮革中。同样在洗相片、印刷、影印,以及石油、油脂、橡胶和塑料生产中作为抗氧化剂和加速剂。交叉反应:对苯类、PABA遮光剂及对偶氨醛化物有交叉反应。

6. 重铬酸钾(Potassium dichromate) 存在于水泥、皮革上光液、纺织染料、木材防腐剂、合金、火柴头、电镀、焊条、防蚀剂、漂白剂、地板蜡、鞋油、油漆、胶水、色素、清洁剂中,也存在于摄影、冶金、雕刻、印刷、制陶、汽车制造、电视制造、印刷报刊、文眉/眼、纹文身等的涂料和颜料中(含铬氧化物)。

7. 乙二胺(Ethylenediamine dihydrochloride) 在类固醇霜、橡胶乳中作为稳定剂,还存在于防冻剂、地板上光剂、清除剂中,也是显影加速剂、兽医制剂、电镀、电泳凝胶、染料、杀真菌剂、杀虫剂、人造蜡、纺织润滑剂、眼鼻滴液的成分,以及酪蛋白、清蛋白、虫漆的溶剂。其成分在制霉菌素霜和氨茶碱中也存在。交叉反应:EDTA、安他唑林、氨茶碱、异丙嗪、羟嗪类、哌嗪。

8. 松香(Colophony) 黄色树脂,存在于清漆、印刷墨水、纸张、焊接剂、胶水增黏剂、切割油、黏合剂、胶布衣料表面、上光蜡、化妆品(染眉油、口红、眼影)、外用药剂、小提琴弓用松香、运动员抓握用松香粉及松树油清洁剂等产品中。其成分也存在于牙科用药中。交叉反应:秘鲁香脂、二氢枞醇、木焦油。

9. 甲醛(Formaldehyde) 主要存在于尿素、石炭酸三聚氰胺和乙醛树脂及纺织产品中。是化妆品、金属加工液、洗发香波等的收敛剂、消毒剂及防腐剂。其他含有甲醛的物品包括:防汗化妆品、牙科用防裂剂、止汗剂、纸张硬化剂、清洁产品、消毒剂、除臭剂、干洗原料、胶水、矿物羊毛合成物、衣料、染料、工业纸张、石炭酸树脂、鞋类黏合剂、洗相纸及溶液、上光剂、印刷原料、制革颜料、疣治疗药物、防腐剂、肥料、合成木材、绝缘材料等。交叉反应:芳基磺胺树脂。

10. 环氧树脂(Epoxy resin) 主要见于以表氯醇和双酚为基础的黏合剂、表面涂料、电绝缘物、塑形剂、聚合剂、碾压物、油漆和墨水、润饰产品、聚氯乙烯产品、乙烯手套等,也应用于建筑行业、电子显微镜生产及雕塑。低聚物的相对分子量可达到340甚至更高。分子量越高,致敏性越小。

11. 溴硝丙二醇[2-Bromo-2-nitropropane-1, 3-diol(Bronopol)] 是冷却液、手脸霜、洗发香波、染眉油、清洁剂、漂白剂、油漆、纺织品、增湿剂、药用产品、洗涤去垢剂中的防腐剂。

12. 秋兰姆混合物(Thiuram mix) 四-甲基秋兰姆一硫化物是含腈-丁乙烯天然橡胶和丁基橡胶的加速催化剂。四-甲基秋兰姆二硫化物是橡胶硬化过程的加速剂,同样也是杀真菌剂、种子消毒剂、肥皂抑菌剂及驱虫剂。交叉反应:一硫化甲基秋兰姆、二硫化四乙基秋兰姆。四-乙基秋兰姆二硫化物是各类橡胶产品稳定硬化过程的加速催化剂,同样也是杀真菌剂、种子消毒剂。二戊甲秋兰姆二硫化物是橡胶(手套)和丁基合成橡胶硬化过程的加速剂。

13. 对苯类(Parabens) 甲基-4-羟基安息香酸盐,用于生产食品防腐剂(色拉味调料、蛋黄酱、辛辣/沙司调料、冰冻的乳制品、烘烤食品)、化妆品和某些药物(对羟基苯甲酸甲酯、尼杷晋对羟基苯甲酸甲酯)。交叉反应:其他对苯类、对氨基类混合物。乙烷基－4－羟基安息香酸盐也用于生产食品防腐剂（色拉味调料、蛋黄酱、沙司调料、芥末、冰冻的乳制品、烘烤食品）、化妆品和某些药物（对羟基苯甲酸乙酯）。丙烷基－4－羟基安息香酸盐亦用于生产食品防腐剂（色拉味调料、蛋黄酱、沙司调料、芥末，冰冻的乳制品、烘烤食品）、化妆品和某些药物（对羟基苯甲酸丙酯）。交叉反应：其他对苯类、对氨基类混合物。丁基－4－羟基安息香酸盐亦用于生产食品防腐剂（色拉味调料、蛋黄酱、沙司调料、芥末，冰冻的乳制品、烘烤食品）、化妆品和某些药物（对羟基苯甲酸丁酯）。

14.硫酸镍（Nickel sulfate） 镍作为共同的致敏原，主要出现在不同的合金中，存在于不锈钢、耳环、手表、纽扣、拉链、按铃、器具、工具、器械、电池、机械零部件、金属切割溶液、电镀镍合金、硬币、颜料、假牙、整形用金属、钥匙、剪刀、剃刀、眼镜框、厨房用具等中。

15.倍半萜烯内酯混合物（Sesquiterpene lactone mix） 存在于菊花类植物中。

16.芳香混合物（Fragrance mix） 肉桂醇是香水/化妆品和除臭剂的主要成分。交叉反应：秘鲁香脂、蜂胶。可导致色素沉着。肉桂醛是日常家用芳香产品的主要成分，如除臭剂、清洁剂、肥皂、香味牙膏、糖果、冰淇淋、饮料、口香糖、蛋糕，同样也是妥鲁香脂和秘鲁香脂、植物风信子、调味品、肉桂、斯里兰卡肉桂油的主要成分。交叉反应：肉桂醇、桂皮。可导致色素减退。羟基香草醛作为香味剂，主要用于不同的香水、防腐杀菌剂、杀虫剂和日常家用产品中。交叉反应：香草醛、香叶醛、甲基香草醛。可导致色素沉着。戊基肉桂醛见于未加工的天然香水产品。交叉反应：戊基苯乙烯酒精。香叶醇是香料店主要香料，也是昆虫引诱剂。丁子香酚是香料店主要香料，可代替丁香油，作为牙科止痛剂、香草醛产品的添加剂，还可作为昆虫引诱剂。交叉反应：秘鲁香脂、异丁子香酚、安息香胶、普帕尼地。异丁子香酚是香料店主要香料，是生产药品、假牙、食品、香草醛产品、肉豆蔻油、依兰油等的添加剂。交叉反应：丁子香

酚。栎树藓提取物即橡树苔藓之提取物，可用于多种香水混合剂、刮脸用洗洁剂中。汁主要由人工采自橡树和树苔，含有荔枝素及地衣酸等。

17.皮质类固醇组分（Tixocortol－21－pivalate） 皮质类固醇组分，属于典型的低效（氢化可的松）类固醇，常见于各种外用皮质类固醇激素/制剂、治疗鼻黏膜炎的喷雾中，是导致皮质类固醇原因接触过敏的最主要的原因。

18.黑橡胶混合物（Black rubber mix） N－异丙基－N－苯基－4－苯二胺，是天然橡胶、苯乙烯—丁二烯、腈—丁二烯、丁二烯和氯丁二烯橡胶的抗降解剂。N－联苯基－4－苯二胺，是丁腈橡胶、天然橡胶、苯乙烯－丁二烯、橡胶基质、丁二烯和氯丁二烯橡胶的抗降解剂。

19.卡巴混合物（Carba mix） 1,3－二苯胍是噻唑和亚磺酰胺等不同橡胶产品的媒介加速剂。锌二乙基二硫代氨基甲酸盐，是天然橡胶、苯乙烯—丁二烯、腈—丁二烯、丁基合成橡胶的加速催化剂。锌二丁基二硫代氨基甲酸盐，是天然橡胶、丁二烯、苯乙烯—丁二烯、腈—丁二烯、丁基合成橡胶和乙烯－丙烯－二烯三元共聚物的加速催化抗降解剂。

20.一种消毒原液（硫柳汞）［Thimerosal（Merthiolate）］ 见于疫苗防腐剂、抗毒素、免疫抗原皮试、杀菌剂、眼药水、隐形眼镜液和一些化妆品。

21.尘螨属混合物（Dermatophagoides mix）是室内微小灰尘中的气源性致敏原，可导致遗传过敏性皮炎。可引起气源性接触性皮炎。每两种尘螨的混合物，可用于异位斑贴试验。

二、发病机制

1.原发性刺激 该类物质无个体选择性，任何人接触后均可发生且无潜伏期，通过非免疫机制而直接损害皮肤。当去除刺激物后炎症反应能很快消失。如强酸强碱，任何人接触一定浓度、一定时间，于接触部位均会出现急性皮炎。另一种为长期接触的刺激性弱的物质，如肥皂、洗衣粉、汽油、机油等，多为较长时间内反复接触所致，与

原发性刺激物的性质和物理状态、个体因素如皮肤多汗、皮脂多、年龄、性别、遗传背景等及环境因素有关。

2. 变态反应 主要为Ⅳ型变态反应,是细胞介导的迟发型变态反应。当初次接触变应原后不立即发病,经过4~20天(平均7~8天)潜伏期,使机体先致敏,再次接触变应原后在12~48小时左右即发生皮炎。

接触性皮炎为典型的接触性迟发型超敏反应,属于Ⅳ型超敏反应,通常由接触小分子半抗原物质,如油漆、燃料、农药、化妆品和某些药物(磺胺和青霉素)等引起,小分子的半抗原与体内蛋白质结合成完全抗原,经朗格汉斯细胞摄取并提呈给T细胞,使其活化、分化为效应T细胞,机体再次接触相应抗原可发生接触性皮炎,导致局部皮肤出现红肿、皮疹、水疱,严重者可出现剥脱性皮炎。这是一种抗原诱导的T细胞免疫应答。

本病发病急,在接触部位发生边界清楚的水肿性红斑、丘疹、大小不等的水疱;疱壁紧张,初起疱内液体澄清,感染后形成脓疱;水疱破裂形成糜烂面,甚至组织坏死。接触物若是气体、粉尘,病变多发生在身体暴露部位,如手背、面部、颈部等,皮炎边界不清。有时由于搔抓将接触物带至全身其他部位,如外阴、腰部等,也可发生类似的皮炎。机体若处于高敏状态,皮损不仅限于接触部位,范围可很广,甚至泛发全身。自觉症状轻者瘙痒,重者灼痛或胀痛。全身反应有发热、畏寒、头痛、恶心及呕吐等。病程有局限性。去除病因经适当治疗1~2周后可痊愈,但如再接触致敏原可再发作,反复接触,反复发作。如处理不当可发展为亚急性或慢性炎症,局部呈苔藓样病变。

三、临床表现

有接触刺激物或致敏物的病史,皮疹发生部位常在接触刺激物处,皮疹形态常依接触物的性质不同而有差异,如致敏物引发者常边缘清楚,以红斑、丘疹、水疱为主,也可发生自身过敏;刺激物引发者,则常有红肿、水疱或大疱、糜烂甚至坏死均可发生,有痒和烧灼感,重的有痛感、发热等全身症状。

病程有自限性,某些致敏物所致者可于除去原因后1~2周皮疹消退,致敏原皮肤斑贴试验阳性。

根据病程分为急性、亚急性和慢性。此外,还可根据病因、临床表现等方面的特点进行临床分类。

1. 急性接触性皮炎 起病较急。皮损多局限于接触部位,少数可蔓延或累及周边部位。典型皮损为境界清楚的红斑,皮损形态与接触物有关(如内裤染料过敏者皮损可呈裤形分布;接触物若是气体、粉尘,病变多发生在身体暴露部位,如手背、面部、颈部等),其上有丘疹和丘疱疹,严重者红肿明显并出现水疱或大疱,后者疱壁紧张,内容物清亮,破溃后呈糜烂面,偶可发生组织坏死。常自觉瘙痒或灼痛,搔抓后可将致病物质带到远隔部位并产生类似皮损。少数病情严重的患者可有全身症状。去除接触物后经积极处理,一般1~2周内可痊愈,易留暂时性色素沉着。交叉过敏、多价过敏及治疗不当易导致反复发作、迁延不愈或转化为亚急性和慢性。

2. 亚急性和慢性接触性皮炎 如接触物的刺激性较弱或浓度较低,皮损开始可呈亚急性,表现为轻度红斑、丘疹,边界不清楚。长期反复接触可导致局部皮损慢性化,表现为皮损轻度增生及苔藓样变。

四、诊断

接触性皮炎的职业性的范围规定了职业性接触性皮炎的诊断标准及处理原则,并且适用于职业性接触性皮炎的诊断及处理。诊断原则是根据明确的职业接触史,发病部位,临床表现及动态观察,参考作业环境调查、同工种发病情况,需要时结合皮肤斑贴试验进行综合分析,排除非职业性因素引起的接触性皮炎,方可诊断。不是在工作期间有接触性皮炎的出现就可以被判定为是职业性的,大家不要有这种误区。它的诊断标准有两种:

1. 职业性刺激性接触性皮炎 急性皮炎呈红斑、水肿、丘疹,或在水肿性红斑基础上密布丘疹、水疱或大疱,疱破后呈现糜烂、渗液、结痂。自觉灼痛或瘙痒。慢性改变者,呈现不同程度浸润、增厚、脱屑或皲裂。

2. 职业性变应(过敏)性接触性皮炎 皮损表现与刺激性接触性皮炎相似,但大疱少见,常呈湿疹样表现。自觉瘙痒。

五、治疗

1. 处理原则 停止接触致敏原,立即清水冲洗接触部位,应用消炎止痒外用剂,内服抗过敏药物,如可酌情口服开瑞坦、西替利嗪、苯海拉明、赛庚啶等抗组胺药物,必要时加用皮质类固醇激素和抗生素。外用蓝科肤宁、炉甘石洗剂。

2. 中医治疗 祖国医学无接触性皮炎名称,常按接触物加以命名,如"漆疮""膏药风""马桶癣"等。中医认为变态反应性接触性皮炎的发病机制主要由于人禀性不耐,皮毛腠理不密,外受辛热之毒(接触某些物质),毒热蕴于肌肤而成病。

辨证论治:

(1)风热型皮疹:发生于身体上部,并可见发热恶寒,疲乏不适,自觉瘙痒。舌质稍红,苔薄黄,脉浮数。治法:疏风清热。方药:

1)主方消风散(陈实功《外科正宗》)加减。处方:荆芥、防风、蝉蜕各9g,苦参、牛蒡子、黄芩各12g,生地黄25g,金银花15g,鱼腥草30g,生甘草5g。水煎服,每日1剂。热象较重者,加生石膏30g(先煎),知母12g。夹湿者,加木通、苍术各9g。

2)中成药:防风通圣丸,口服,每次6g,每日2~3次,温开水送服。

(2)湿热型皮疹:发生于身体下部,并可见发热,口苦、口渴,疲倦乏力,小便黄赤,大便干结。舌质红,苔黄腻,脉弦滑数。治法:清肝胆实火,泻下焦湿热。方药:

1)主方龙胆泻肝汤(李东垣方,录自《古今医方集成》)加减。处方:龙胆草、栀子、黄芩、柴胡、车前子、泽泻各12g,木通9g,生地黄25g,生甘草5g,鱼腥草、土茯苓各30g。水煎服,每日1剂。大便秘结者,加大黄12~15g(后下)。瘙痒较明显者,加蝉蜕9g,白藓皮12g。

2)中成药:①龙胆泻肝丸,口服,每次6g,每日3次,温开水送服。②鱼腥草注射液,每次2~4mL,肌肉注射,每日2次。③龙胆泻肝颗粒,口服,每次1~2包(4~8g),每日2次,温开水送服。

(3)气血两燔型皮疹:泛发全身,并见畏寒或寒战,高热,烦躁不安,夜睡难寐,口干渴。舌质红绛,苔黄干焦,脉数。治法:气血两清,泻火解毒。方药:

1)主方清瘟败毒饮(余师愚《疫疹一得》)加减。处方:水牛角30~60g(先煎),生石膏30g(先煎),生地黄、土茯苓各30g,金银花、连翘各15g,黄芩、赤芍、栀子、玄参各12g,知母、牡丹皮各9g,黄连、生甘草各6g。水煎服,每日1剂。

2)中成药:①紫雪丹或新雪丹,口服,每次1~2瓶,每日2~3次,温开水送服。②清开灵注射液,每次20mL,加入5%葡萄糖溶液500mL中,静脉滴注,每日1次。

第五节 光接触性皮炎

职业性光接触性皮炎曾用名为职业性光敏性皮炎。职业性光接触性皮炎属外源性光敏性皮炎范畴,外源性光敏性皮炎是指某些外来的光敏物与光线作用后发生的皮肤反应,并按光敏物到达皮肤的途径不同分为光接触性皮炎和光化性药疹两种。光接触性皮炎是指皮肤暴露于光敏物(如沥青、煤焦油、蒽、氯丙嗪等工业化学物),局部又受日晒后引起的一种炎性反应;光化性药疹是指内用光敏性药物(如异丙嗪、磺胺、萘啶酸、诺氟沙星、补骨脂、白芷等),同时皮肤受晒后引起的一种炎性反应。两者按发病机制又分为光毒性和光变应性两种。由于源自职业环境的各种光敏物系外源性光敏物,在职业活动中侵入机体的途径主要是经皮肤接触,国家标准遂将原标准中的"职业性光敏性皮炎"易名为"职业性光接触性皮炎"。

常见的光敏性物质有:煤焦油、煤焦沥青、萘啶、蒽、菲、补骨脂素类、蒽醌基染料、氯吩噻嗪、氯丙嗪、卤化水杨酰苯胺、氨苯磺胺、异丙嗪等。

一、诊断原则

根据明确的职业性光敏性物质接触史,发病前(或发病时)有日光照射史,临床表现,参考作业环境调查、同工种发病情况,需要时可结合光斑贴试验进行综合分析,排除其他非职业性因素引起的皮肤病,方可诊断。

二、诊断标准

1. 职业性光毒性皮炎　皮损呈局限性片状红斑,有烧灼感或疼痛。严重时可出现水肿和水疱或伴有结膜炎及全身症状,如头痛、头昏、乏力、口渴、恶心等。具有下列条件者可诊断:

(1)发病前有明确的一定量的光敏性物质职业性接触史,并受到一定强度和时间的日光照射。

(2)皮损发生在与光敏性物质接触并受到日光照射的部位。

(3)同工种、同样条件下大多数人发病。

(4)皮损始发于受日光照射后数小时内。

(5)脱离接触光敏物质或避免日光照射后,皮炎消退较快,局部可留有不同程度的色素沉着。

(6)必要时可做光斑贴试验,呈晒斑样反应。

2. 职业性光变应(过敏)性皮炎　皮损为水肿性红斑,边缘不清楚,上有小丘疹或水疱。有不同程度的瘙痒。具有下列条件者可诊断:

(1)发病前有职业性光敏性物质接触史,并受到日光照射。

(2)皮损开始发生在接触部位,以后可向周围扩散,蔓延到身体的其他部位。

(3)同工种、同样条件下仅少数人发病。

(4)皮损开始于接触光敏物质和日晒后5～14天或更久,致敏后再接触时一般在24小时内发病。

(5)病程迁延,在脱离接触后,一般需要2周左右治愈。有时持续数月,愈后一般无明显的色素沉着。

(6)必要时可做光斑贴试验,呈湿疹样反应。

三、治疗原则

1. 及时清除皮肤上存留的致病物。
2. 暂时避免接触光敏性物质及日光照射。
3. 根据病情按急性皮炎治疗原则对症治疗。

四、劳动能力鉴定

1. 严重的光毒性皮炎,在治疗期间可根据病情需要适当休息。治愈后,改善劳动条件和加强个人防护或避免在日光下操作,可从事原工作。

2. 严重的光变应性皮炎,反复发作者,除给以必要的休息、治疗外,可考虑调换工种,避免接触光敏物质。

五、健康检查的要求

1. 对接触光敏物质的工人,在就业前应进行皮肤科检查,注意询问有无光过敏史。

2. 定期检查时,应注意皮肤的色素变化和有无赘生物等,如有发现,注意观察。

六、职业禁忌证

有光敏病史和光敏性皮肤病者,不宜从事接触光敏物质的工作。

第六节 电光性皮炎

职业性电光性皮炎是指在劳动中接触人工紫外线光源,如电焊器、碳精灯、水银石英灯等引起的皮肤急性炎症。电光性皮炎是中国法定职业性皮肤病的一种。

一、发病原因

电光性皮炎或电光性红斑是由工业上的人工光源如电焊、乙炔焰或氢氧焰气焊、炭精灯、水银石英灯等所致的皮炎。

二、临床表现

一般在无适当的防护措施或防护不严的情况下,于照射后数小时内发病。电焊工容易发生在面、手背和前臂等暴露部位。电光性皮炎表现为急性皮炎,其反应程度视光线强弱、照射时间长短而定。轻者表现为边界清楚的水肿性红斑,有灼热及刺痛感、脱皮等症状;重者除上述症状外,可发生水疱或大疱,甚至表皮坏死,疼痛剧烈。

本病常伴有电光性眼炎发生。

三、诊断原则

根据职业接触史、发病部位、临床表现、有无防护措施及作业环境调查等综合分析,排除非职业因素引起的类似皮炎及职业性接触性皮炎,方可诊断。

四、诊断标准

皮损表现为急性皮炎,其反应程度视光线强弱、照射时间长短而定,轻者表现为边界清楚的水肿性红斑,有灼热及刺痛感;重者除上述症状外,可发生水疱或大疱,甚至表皮坏死,疼痛剧烈。本病常伴有电光性眼炎。具有下列条件者可诊断:

1. 在无适当的防护措施或防护不严的情况下,于照射后数小时内发病。
2. 皮损发生在面、手背和前臂等暴露部位。

五、处理原则

1. 治疗原则 按一般急性皮炎的治疗原则,根据病情对症治疗。治疗期间应避免从事接触紫外线的相关工作,加以休息。治愈后,在加强防护条件下可以从事原工作。

2. 其他处理

(1)轻者暂时避免接触数天,适当安排其他工作;重者酌情给予适当休息。

(2)治愈后,在加强防护条件下可以从事原工作。

(3)接触人工紫外线光源时,正确使用防护服等劳保用品,可以降低发病率。

第七节 放射性皮炎

放射性皮炎(radiodermatitis)是由于放射线(主要是β和γ射线及X线)照射引起的皮肤黏膜炎性损害。本病主要见于接受放射治疗的患者及从事放射工作而防护不严者。

一、发病机制

各种类型的电离辐射均可使皮肤产生不同程度的反应,它们对生物组织损伤的基本病变是一致的,即细胞核的DNA吸收了辐射能,导致可逆或不可逆的对DNA合成和细胞分化两方面的影响,由此引起细胞基因信息的变更。由于这些基本病变而引起一系列皮肤反应和损伤,表现为可逆性的毛发脱落、皮炎、色素沉着及不可逆的皮肤萎缩,皮脂腺、汗腺的毁灭和永久性的毛发缺失,以致放射性坏死,继之形成溃疡。小剂量辐射对皮肤的影响是隐匿和蓄积的。损害发生的迟早及轻重与放射性的性质、剂量及患者的个体差异有关。

二、临床表现

1. 急性放射性皮炎　往往由于一次或多次大剂量放射线照射引起,但敏感者即使剂量不很大也可以发病。潜伏期因放射线的剂量和个体的耐受性不同而长短不定,一般为 8～20 天。可分成三度:

第一度:初为鲜红,以后呈暗红色斑,或有轻度水肿。自觉灼热与瘙痒。3～6 周后出现脱屑及色素沉着。

第二度:显著急性炎症水肿性红斑,表面紧张有光泽,有水疱形成,疱破后成糜烂面。自觉灼热或疼痛。经 1～3 个月痊愈,留有色素沉着、色素脱失、毛细血管扩张和皮肤萎缩等。

第三度:红斑水肿后迅速组织坏死,以后形成顽固性溃疡。溃疡深度不定,一般可穿通皮肤及肌肉,甚至深达骨组织。溃疡底面有污秽的黄白色坏死组织块。自觉剧痛。很难愈合,愈后形成萎缩性瘢痕、色素沉着、色素脱失和毛细血管扩张。损害严重者大血管闭塞,肢体发生干性坏疽。在溃疡和瘢痕上可继发癌变。

第二、三度可伴全身症状,如头痛、头晕、精神萎靡、食欲不振、恶心、呕吐、腹痛、腹泻、出血及白细胞减少等,严重者可危及生命。

2. 慢性放射性皮炎　多为长期、反复小剂量放射线照射引起,或由急性放射性皮炎转变而来。潜伏期自数月至数十年。炎症表现不显著。由于放射线破坏皮脂腺、汗腺、毛囊以及甲床生发层细胞而致皮肤干燥、粗糙、皲裂,毛发脱落,甲色暗黑,出现纵嵴、色素沉着及增厚,甚至脱落。甲皱微循环改变,可见管祥异常及毛细血管内血液黏

滞。病理学特征为显著的增生和变性改变,并且有持久性、反复性和区域性等特征。皮肤损害部久之可继发鳞癌,少数可为纤维肉瘤。

三、病理检查

急性放射性皮炎局部组织病理可见棘细胞水肿和空泡变性,无丝分裂的细胞分化及核固缩,基底液化坏死,真皮嗜色素细胞中黑素增加,网突变平,真皮上部水肿,毛细血管扩张,真皮血管内膜水肿和增殖,皮脂腺变性。

慢性放射性皮炎的局部组织病理可见真皮较深处血管壁纤维性增厚,伴不同程度的血管性阻塞、角化过度和颗粒层增厚、棘层肥厚或表皮萎缩,基底细胞的核固缩伴黑素沉着,真皮上部表浅血管和淋巴管扩张,胶原纤维均质化,皮脂腺、毛囊、汗腺不同程度破坏。

四、诊断

根据患者有放射性接触史,损害发生于放射部位及与热灼伤相似的临床特点,容易诊断。

五、治疗

1. 一般治疗　一旦发病应及时停止放射线照射,并注意保护,避免外界刺激。

2. 局部治疗

(1)第一、二度急性放射性皮炎红斑水肿明显时可用炉甘石洗剂或 3% 硼酸溶液湿敷。无水肿渗出的急性皮炎及慢性皮炎可选用温和无刺激性霜剂、软膏,如维生素 E 霜、10% 鱼肝油软膏及其他护肤霜等,亦可选用皮质激素类霜剂或软膏。

(2)对溃疡性损害可用抗生素软膏如莫匹罗星等,亦可用 10% 鱼肝油软膏或行氦氖激光照射;对顽固性溃疡可考虑手术切除并行植皮术。

(3)对癌前期或癌变早期损害可用 5% 5-氟尿嘧啶软膏或行手术切除。

3. 全身治疗　主要是加强支持疗法,给予高蛋白、高维生素饮食,必要时予以输液、能量合剂及氨基酸等,并补充维生素 A、D、B、C、E 等。也可用丹参片及低分子右旋糖酐以改善局部或全身微

循环。

六、预后与预防

预防本病的发生应注意：①放疗时避免过大剂量；②详细观察放疗后的皮肤改变，如已发生皮炎应停照，并定期随访观察；③从事放射线工作的人员应严格遵守操作规程，并加强防护措施；④定期体检，发现有病变倾向者应及时休息，对病情较重者应考虑调换工作。若发现从事 X 线工作的人员手部出现赘生物，应密切随访观察，以防癌变。

第八节　药疹样皮炎

职业性药疹样皮炎（occupational dermatitis medicamentose–like）是指接触某些工业化学物质后引起的皮肤、黏膜的变应性炎症反应，严重时可伴有内脏病变的职业性皮肤病。由于其形态特异、病情严重，致病物除相对集中在三氯乙烯外，还涉及有机溶剂甲醛、化工原料丙烯腈、农药甲胺磷、乐果、1605，以及药物中间体荒酸二甲酯等化学物，因此受到人们的关注。

一、发病情况

1. 引起职业性药疹样皮炎的工业化学物质

三氯乙烯、甲醛、甲胺磷、丙烯腈、乐果、1605、荒酸二甲酯等。

2. 各类工业化学物质的性质与发病情况

（1）三氯乙烯（trichloroethylene，TCE）：分子式为 $CHCl \rightleftharpoons CCl_2$，为无色液体。目前主要作为金属的脱脂剂。三氯乙烯引起职业性药疹样皮炎事故有多起报道，这是一种发病机制与刺激性皮炎不同的变应性皮肤病，症状都较严重，并有较高的死亡率，已引起人们的高度重视。1947 年 Schwartz 等首次描述了 1 例由三氯乙烯引起的职业性药疹样皮炎。到目前为止共报道 17 起、63 例，死亡 15 例，病死率达 23.7%。另外，1982 年 Nethercott 等报道了一起接触甲醛（formaldehyde）和三氯乙烯等有机溶剂 6～12 周后出现史蒂芬－约翰逊综合征的事故。4 个病例中有 2 例 2% 的福尔马林（40% 甲醛）斑贴试验阳性，2 例阴性。可能因当时人们对三氯乙烯引起职业性药疹样皮炎还没有深入的认识，因此未对三氯乙烯进行斑贴试验。

现在看来，尚不能排除三氯乙烯为其病因。

（2）荒酸二甲酯（dimethy cyanoiminodithio carbonnate）：全名氰基亚胺基二硫化碳酸二甲酯，分子式为 $C_4H_6N_2S_2$，是西米替丁原药的中间体，为一种较强的致敏原。1994 年李程丽等报道了 71 例职业接触荒酸二甲酯引起皮疹、红斑、局部水肿、水疱等急性皮损。戴杨等 1996 年报道 1 例女工因车间操作接触荒酸二甲酯引起全身性表皮坏死松解症，死于呼吸衰竭。

（3）乐果（dimethoate）：分子式为 $C_5H_{12}NO_3PS_2$，工业品为淡黄色蜡状固体。1993 年王蓉蓉报道 1 例因喷洒乐果而引起全身性表皮剥脱的病例。

（4）1605：分子式为 $C_{10}H_{14}NO_5PS$，纯品为浅黄色液体。1996 年贾国良等报道了 1 例给大葱喷 1605 后引起全身性大疱性皮炎的病例。

（5）甲胺磷（methamidophos）：分子式为 $C_2H_8NO_2PS$，纯品为白色针状结晶。1985 年饶汉珍报道 1 例接触甲胺磷后全身皮肤发红、大疱，后死于肝肾衰竭的农民。

（6）丙烯腈（acrylonitrile）：分子式为 C_3H_3N，无色液体。1992 年于晟等报道了 1 例接触丙烯腈继发重症中毒性表皮坏死松解症病例。

二、主要临床表现类型

有关职业性药疹样皮炎的临床表现分类，目前尚无统一的标准。根据其临床表现的主要特征，参照药物反应引起皮炎的分类，将职业性药疹样皮炎分为四种类型：

1. 剥脱性皮炎(exfoliative dermatitis) 接触三氯乙烯所导致者多表现为剥脱性皮炎,可分为4期,即前期、皮疹期、剥脱期、恢复期。①前期:发热、畏寒,出疹主要为多形红斑;②皮疹期:全身性多形红斑至红皮症;③剥脱期:皮疹逐渐消退,脱屑增多,皮屑开始为鱼鳞状,晨起布满床单,后发展成大片状,甲可脱落;④恢复期:皮肤红色逐渐消退,脱屑逐渐减少,最后恢复正常,多伴有肝功能损害。病程一般为1~2个月,个别超过4个月。

2. 重症多形红斑(Stevens – Johnson syndrome)

这是一种严重的大疱性多形红斑,伴有严重的全身性反应,如畏寒、高热、脓毒血症等,并有眼、口等黏膜损害。病程一般为2~12周,长的可达一百多天。

3. 多形红斑(erythema multiforme) 在职业性药疹样皮炎中,少数可只表现为多形红斑。多形红斑累及皮肤和黏膜,表现为红斑、丘疹、水疱等急性自限性且常复发的炎症性皮肤病。在已经报道的职业性药疹样皮炎的文献中,三氯乙烯可引起多形红斑。其特点是皮炎开始多局限在接触部位,或颜面、四肢,症状一般较轻,多反复接触,反复发病。一般不会引起其他组织器官的改变。

4. 大疱性表皮坏死松解症(epidermolysis bullosa) 这是一种严重的变应性皮疹,出现巨型松弛性大疱,发展成全身性、广泛性、或多或少对称性的表皮松解,一般伴有高热等严重的全身反应,肝、肾功能有损害,并有眼、口、生殖器黏膜损害。病程可分为5期:前期、皮疹期、水疱期、剥脱期、恢复期。①前期:发热、畏寒,散在性红疹,皮疹多从上半身或上肢开始;②皮疹期:皮疹扩散,形成全身性猩红热样红斑;③水疱期:皮疹上出现小水疱,水疱进一步融合成大疱;④剥脱期:表皮破溃坏死,剥脱;⑤恢复期:皮肤脱痂再生,皮肤红色逐渐消退,最后恢复正常。病程可为2周至3个月,三氯乙烯引起的皮炎部分可表现为重症多形红斑,而1605、乐果、甲胺磷、丙烯腈、甲醛等都表现为大疱性表皮坏死松解症,荒酸二甲酯的严重皮肤损害也见大疱性表皮坏死松解症。

三、诊断

本病发病前都有明确的三氯乙烯、甲醛、丙烯腈、甲胺磷、乐果、1605或荒酸二甲酯的职业接触史。可经皮肤接触,也可通过呼吸道接触,或两者兼有。职业性药疹样皮炎的接触浓度范围很宽,没有明显的剂量—效应关系。李来玉等报道的浓度为7.3~2 524.0 mg/m³,其中有10%的接触浓度低于国家车间卫生标准(30 mg/m³)。Phoon等报道的1例死于三氯乙烯皮炎的患者,其车间浓度小于50 mg/m³。本病自首次接触到发病有一定的间隔期(不应期),而且间隔期因致病物的不同而有很大差别:丙烯腈、乐果、甲胺磷、1605和荒酸二甲酯较短(2小时至3天),甲醛为8~12周,三氯乙烯则多为1个月左右。在接触方式方面,三氯乙烯、甲醛等有机溶剂主要发生于与清洗有关的工种,有的没有直接接触致病物,但同车间有接触致病物的工种;农药则主要发生在使用过程中;荒酸二甲酯则与配料、包装等有关。本病没有明显的性别差异。年龄多在30岁以下,最大64岁,最小不满18岁。地区分布上,亚洲、欧洲、美洲均有报道,但非洲未见报道。人种分布以黄种人多见,白种人也有发生,但未见黑人发病的报道。该病的发病率都非常低,即使是三氯乙烯,其导致的发病率也很低。李来玉等的研究认为三氯乙烯在接触人群中的发病率低于1%,但是其病死率却很高,达31%。

职业性药疹样皮炎有以下共同特点:①有一定的潜伏期,一般首次接触后并不发病,而要经过一定的间隔期,继续接触才发病;②环境致病物浓度差异很大,低浓度时也可发病;③接触人群发病率很低;④皮肤病变并不局限在接触部位;⑤可疑致病物斑贴试验阳性;⑥经皮接触或吸入激发试验可能使皮损复发;⑦发病前多数没有服用过任何药物;⑧新加坡的两位孪生姐妹均发病,作为同基因有遗传过敏体质的难得病例,提示该病与人体特异性抗原系统有关;⑨抗过敏药物特别是皮质激素治疗有效。正因如此,目前多数学者认为职业性药疹样皮炎属过敏反应。

斑贴试验被认为是确定职业性药疹样皮炎的皮肤变应原(致敏原)的重要方法,但是,在已经发生的职业性药疹样皮炎的报道中,进行过斑贴试验的却很少。Salazar等对1例接触三氯乙烯的角质层下脓疱和红斑患者进行试验,结果5%三氯乙烯斑贴试验阳性;其后又通过三氯乙烯蒸气吸入、经皮激发试验也引起皮损复发。Phoon等对1例接触三氯乙烯5周的重症多形红斑患者,在病后6个月以5%三氯乙烯进行斑贴试验,呈阴性。Nakayama等对1例三氯乙烯引起的全身性皮疹患者治疗后4个月进行斑贴试验,结果10%和25%的三氯乙烯呈阳性,5%的三氯乙烯和5%的三氯醋酸为阴性,0.005%、0.05%、5%的三氯乙醇为强阳性。1997年泰国报道1例女患者,接触三氯乙烯后出现肝炎、全身性皮炎,50%三氯乙烯斑贴试验阳性。Nethercott等于1982年报道了4例接触甲醛和三氯乙烯等有机溶剂6~12周后而出现重症多形红斑的患者,其中2例2%福尔马林(40%甲醛)斑贴试验阳性,2例阴性。

四、治疗、预后与预防

1.治疗原则 正确使用激素。注意早期、足

量和适量维持,可静脉滴注甲基强的松或地塞米松,后视皮疹及全身情况逐步减小剂量。要注意减量过程中的反跳现象,酌情调整剂量。小心、谨慎、合理用药;皮肤护理与护肝;对症治疗强调及时。对于处于过敏状态的人,一般用药种类越多,发生过敏的机会也越多。

2.预后 如能及时合理处理,一般可以恢复。死亡均由并发症引起,多因使用药物不当,特别是激素使用不当,引起感染等并发症导致死亡。

3.预防 引起职业性药疹样皮炎的化学物品种在逐渐增多,接触人数也在不断增加。尽管发病率低,但病情严重,病死率很高。因此,加强预防非常重要。由于人们对职业性药疹样皮炎近年才有较深的认识,如以前认为三氯乙烯的皮肤损害多为刺激性皮炎,在低于车间容许浓度(卫生标准)的情况下也可致病,所以在职业性药疹样皮炎的预防上,首先应提高对其致病物的认识,做好安全防护;同时应加强就业前体检,如属过敏体质及有慢性皮肤病者应作为职业禁忌;保证通风排毒;防止化学物直接接触皮肤。

第九节 黑变病

此处的黑变病即职业黑变病(Occupational melanosis),又称焦油黑变病(Tarmelanosis)、苔藓样中毒性黑皮炎(Melanodermatitis toxica lichenoides)。现以职业性黑变病这一名称更为恰当。

一、病因

黑变病为好发于颜面部淡褐、深褐、灰黑色色素沉着斑。有人认为它是一种光敏性皮炎或光毒皮炎后的变异。本病病因至今未清,很多病例有与煤焦油或沥青等接触史,故疑为中毒性黑变病。化妆用品如演员的油彩或家用化妆品中的某些成分偶尔也能引起黑变病,常在日晒后加重。此外,

营养不良及其他因素也可能导致本病。

长期接触焦油、沥青、石油及其衍生物,由于其中的蒽、菲、萘等化合物具有显著的光敏作用,可导致日光暴露部位的炎症,出现皮肤色素改变。明确由焦油类化合物引起的黑变病又称为焦油黑变病。有的化妆品中含有矿物油及烃类化合物、香料、防腐剂、表面活性剂等,它们有的具有光感作用,长期接触可导致黑变病的发生。有的患者则找不到明确的发病诱因。

皮肤黑变病的病因复杂,且与多种因素有关,概括起来大概有:维生素缺乏及营养不良;光感性和接触性皮炎后色素沉着;职业性接触物致敏引起光毒性皮炎后遗色素沉着或接触性皮炎继发色

素沉着;煤和石油碳氧化物的慢性中毒学说;机械摩擦引起;自主神经紊乱;内分泌失调等。

自1917年瑞尔报告了18例发生在面部的色素斑以后,尽管二战期间欧洲国家又相继报告本病见于各种年龄的男女人群中,但随着时间的推移、战争的结束,本病的发生并未见减少,显然不能用战争因素来解释以后的发病。使用维生素及纠正营养不良的治疗亦未奏效;化妆品的因素日益被重视,不仅是劣质化妆品,还包括优质的化妆品所致的黑变病。研究发现化妆品中的防腐剂、颜料、香料和乳化剂是引起色素沉着的致敏原,部分病例能够通过斑贴试验得到证实,尤其是焦油系的颜料与本病有密切关系。

化妆品所致黑变病通常在反复发生皮炎后发生,推测炎症可促使巯基氧化,黑素生成酶活性增强。报告指出发病60%与光敏有关。有关研究认为,女子面部黑变病是由于化妆品接触过敏或化妆品中的香料引起光敏性接触性皮炎而导致皮肤色素代谢紊乱而致色素沉着。职业性接触所致的黑变病中,煤焦油和石油产品的作用是肯定的。有的学者认为中毒性黑变病是由于煤和石油的碳氢化合物慢性中毒所致。在职业性接触中,橡胶中的防老化剂及促进剂是致病原因之一。此外,颜料、染料、药物等也是可疑致病物。

调换工种、避免接触后病情好转或痊愈,恢复接触后又可复发,可以反证这些化学物质是致病的原因。从致敏物的化学结构上看,这些致病物大致可分为芳香族化合物或其混合物,以及杂环化合物两类,结构式内具有闭合的共轭体系与大多数化合物含氮原子为其共性,推测这些结构可能具有直接促进黑色素代谢的作用。人们认为精神不稳定或自主神经紊乱是发病的一个原因,理由是部分患者年龄正值更年期,但很难找出临床或试验检查的客观依据;女性发病多见,并在月经期间加重,这表明与性腺垂体、肾上腺皮质、甲状腺等内分泌有关。黑变病患者血铜值普遍升高,提示血铜升高与色素增多有关。此外,黑变病与皮炎的关系,虽有联系但并非绝对,如氯丙嗪引起的面部黑变病无炎症过程,是在不知不觉中发生

的;化妆品及职业性接触可致黑变病,但一般接触性皮炎患者都不发生黑变病。人们经过深入的研究后发现,黑变病的发生是因为多种原因引起皮肤真皮和表皮之间发生慢性炎性反应,某些炎性介质(如前列腺素)和某些炎性细胞因子直接或间接刺激黑素细胞的树突大量增殖,黑素生成酶活性比正常增强500多倍,同时黑色素向树突的转移速度亦大为加快,因此,可以认定皮肤黑变病是多种原因引起的,为皮肤免疫性炎性色素代谢障碍性疾病。

职业性黑变病是由于工人长期接触沥青、煤焦油、石油类产品或长期吸入这类物质的挥发物而致皮肤慢性炎症,最终发生皮肤色素沉着。

沥青含有刺激皮肤的酚、萘等多种物质,可引起皮炎。沥青所含有的吖啶、蒽等光感物,使皮肤对光线过敏而发生日光性皮炎,尤其易发生在包扎、装卸或搬运沥青的工人,数小时内,面部、颈部、背部及四肢皆可发生皮肤红肿、疼痛、大疱,眼睑肿胀,结膜及角膜充血发炎而畏光流泪,甚至有呼吸道刺激症状。有的发生头晕、恶心、疲乏无力等症状。屡次发生的急性沥青皮炎或是长期和沥青接触后发生的慢性皮炎,有皮肤干燥、苔藓化及继发色素沉着。沥青所致的皮肤黑变病,被认为可能由沥青含有影响黑色素代谢的物质引起。沥青刺激也会发生皮肤的疣状损害,极少数患者发生癌变。

煤焦油同沥青一样,使皮肤光感过敏,暴露部位迅速红肿及疼痛,甚至发生大疱,部分患者可有头痛、恶心、发热等全身症状。长期接触煤焦油的工人发生色素沉着为焦油黑变病,也可发生苔藓样中毒性黑皮炎(Melanoclermutitis toxicalichenoides),其原因被认为是煤焦油含有某些物质有刺激酪氨酸酶的作用,或是脑垂体中刺激黑素细胞内分泌因受刺激而增加分泌的结果。受累部位有网状色素斑点,轻度毛细血管扩张,皮肤光亮,易出汗,四肢尤以前臂有很多黑色苔藓样毛囊小丘疹。

长期用手与石油接触,使手部皮肤干燥粗糙,易发生皲裂,冬季加重。汽油炭黑也可引起色素沉着。

职业性黑变病共同点为明显的职业接触史，易发生在暴露部位（面部、前臂、颈部及四肢），发病前轻度瘙痒，皮肤有水肿性红斑，反复发作后可发生弥漫性或网状色素斑，呈淡褐色至深褐色，同时伴有毛细胞血管扩张、痤疮样损害、黑色苔藓样毛囊性小丘疹和轻度皮肤萎缩。

本病多见于职业男性，多在冬季发病，常伴有头痛、头晕、疲乏无力、食欲不振等全身症状。病理变化与 Riehl 黑变病相似。

二、发病机制

皮肤黑变病是以暴露部位皮肤色素沉着为主的一组皮肤色素代谢性疾病。导致皮肤黑变病的因素尚无世界统一的标准，一般凡是职业性接触而发病者皆称为职业性黑变病，以区别于非职业性黑变病。非职业性黑变病也称瑞尔（Riehl）黑变病，此病由瑞尔 1917 年首次报道，本病主要发生在女子的面部，曾被称为"女子面部黑变病"，随后亦有人建议称为"色素性化妆品皮炎"。职业性黑变病多发生在接触焦油和石油产品的工人中，主要表现为伴有苔藓样丘疹或水疱的皮肤色素沉着症，称为苔藓样水疱性中毒性黑素皮炎。随后的研究认为职业性黑变病与橡胶原料及制品、煤焦沥青与矿物油、颜料、染料和药物等的职业接触有关。由于本病最常见的致病物是煤焦油及其分馏物，故也有焦油黑变病之称。

皮肤黑变病包括利尔黑变病、席瓦特皮肤异色症、妇女颜面黑变病及焦油性黑变病等。其好发部位多在颜面、额部及颈部，特点为不对称的黑色或黑褐色的色素沉着斑块。如为利尔黑变病，则开始时斑的部位有些发红，以后逐渐变为暗褐色及青灰色，有时皮肤粗糙、脱屑，有时伴全身症状。席瓦特异色症则多见于中年妇女，特点是皮肤黑变处同时有毛细血管扩张及色素脱失的白斑，色斑形同网状，往往大片出现。焦油性黑变病，开始时可出现红斑，有轻微痒感，继之出现色素沉着，大多数则伴有明显的毛囊角化；以后则色素沉着呈弥漫性，还可见表皮萎缩、毛细血管扩张，或伴痤疮。妇女颜面黑变病开始时可有瘙痒、

潮红，随后逐渐出现黑色素沉着斑。

皮肤黑变病可由使用粗劣化妆品引起，或是长期接触石油类或润滑油有关，或是内分泌紊乱，妇女卵巢功能障碍所致。不论何种原因所致，或何种表现，有人认为都与碳氢物质中毒有关。

三、临床表现

本病色素沉着以暴露部位为主，以面部最为多见，主要分布在前额、颧部和颈部，也见于腰部、四肢等非暴露部位。摩擦性黑变病在骨隆起部位、紧贴骨面的皮肤的特定好发部位，如锁骨、肋弓、肩胛、胫前等处；特发性多发性黑变病好发于躯干、背部，色素斑长轴与皮纹一致。瑞尔黑变病面部的色素斑呈边缘性分布，愈近面部中央色素愈浅；职业黑变病则相反，有中央色深、边缘色浅的倾向。皮疹的形态分片状及网状两型，片状损害有以毛孔为中心的斑点状为主，亦可呈弥漫性大片状色素沉着。网状损害主要见于面颈部，斑片或斑点状多见于躯干四肢。矿物油引起的毛囊角化性上疹大多见于前臂，并有少量鳞质及痤疮样粉刺。色泽以深浅不一的褐色为主，常带有暗红、灰或紫色。网状损害者大多为褐色带紫，而斑片及斑点大多为黑褐色。瑞尔黑变病除色素沉着外，常有微细粉状鳞屑，像是少量面粉撒在上面。

少数可见毛细血管扩张。大多无自觉症状。部分患者在皮损变黑前或初期有痒感或红斑，亦有部分无任何感觉。皮损缓慢进展，数月或数年后变得稳定，亦可逐渐缓解。若继续接触致敏物质，职业性黑变病色素斑每见加深；若停止接触致敏物质，色素沉着经数月、数年后可有不同程度的减轻。除职业性黑变病外，本病主要累及女性。

皮肤黑变病表现特点为不对称的黑色或黑褐色的色素沉着斑块。如为利尔黑变病，则开始时斑的部位有些发红，以后逐渐变为暗褐色及青灰色，有时皮肤粗糙、脱屑，有时伴全身症状。

四、诊断要点

1.临床特点 好发于成人，女性多见。初起为红斑或淡褐斑，以后逐渐扩大呈深褐色或青灰

色弥漫性斑片,有时伴轻度瘙痒。皮疹对称分布,好发面部,尤以前额、面颊、耳后、颈侧及光照部位多见,亦可见于胸部、双手、前胸。皮损缓慢发展,可达数月或数年,然后停止发展。除色素沉着斑外,尚可见局限性毛细血管扩张,毛囊角化性丘疹及少许细小脱屑,致使面容呈铅灰色。本病不累及黏膜。

2.组织病理 表皮基底细胞液化变形,真皮浅层血管周围淋巴、组织细胞浸润,可见噬黑素细胞及游离黑素。

五、鉴别诊断

本病应与 Riehl 黑变病、Civatte 皮肤异色病、色素性化妆皮炎、Addison 病相鉴别。

1. Civatte 皮肤异色病 面部和颈侧片状网状色素沉着,色素沉着为棕红色或青铜色斑点,密集成网状,网间有萎缩白斑点及毛细血管扩张。皮疹表面光滑,偶见细薄糠屑,无自觉症状,与季节、日光无关。

2. Addison 病 有血压低,血糖低,尿17-皮质酮含量低,色素沉着为古铜色,多在皱褶处。黏膜受累。

3. 色素性化妆品皮炎 发生在面部化妆部位,色素沉着在眼周、鼻两侧、颊部或额部。边界清楚,为淡褐色、红褐色或淡黑色,呈弥漫片状或网状,部分患者有轻度瘙痒。

六、治疗

首先应仔细寻找病因,脱离与焦油类等化合物的接触。对从事接触沥青、焦油的工人应注意劳动防护,避免在强烈日光下工作。外擦化妆品后如果出现日光过敏性皮炎,即应停止使用。必要时以可疑的致敏物做光斑贴试验。如果能找到发病原因,就应脱离接触,病变部位的颜色可逐渐变淡,直至恢复正常皮色。

黑变病无有效的治疗药物,患者可内服复方维生素 B 或静脉注射维生素 C,局部应用3%氢醌霜。

1.一般原则 避免日晒,外出时外用防晒霜。

2.全身治疗 口服大剂量维生素 C,每次1.0 g,每日3次;或静脉推注维生素 C,每日3~5 g,15次为一个疗程。

3.局部治疗 对色素沉着重者可外用3%氢醌霜或5%白降汞软膏,每日2~3次。局部治疗可用3%氢醌霜。

4.中医辨证治疗 皮肤黑变病在中医属"黧黑斑"范畴,与肝肾不足,精血亏耗,虚火上炎,血运不健,精化腐积有关。中医认为,皮肤黑变病病变主要在肾、肺两脏,病因为六淫侵袭面部。肾在下焦,藏先天之精,为五脏之本,真阴、真阳皆藏于肾,临床上有"久病及肾"和"五脏之伤穷必及肾"之说,也就等于说肾中元气不散人必不至于死,肾中精气充足则百邪不能扰,人必健康不病。《黄帝内经》说"黑为肾之色""面黑者肾之病",所以人们认为皮肤黑变病发作缓慢,病程漫长,符合"久病及肾"的说法。面部皮肤同样为肺所主,终年暴露于自然界,长期受风、寒、暑、湿、燥、火的侵袭,肺气失常会出现皮肤开合失度,气血运行不周,浊气停于面部肤腠之间,轻则渐,重则黑,进而形成黑变病。肺与肾之间,肺主宣发,肾主摄纳,肾气虚,肾精不足,则必致肺气不降,宣发无力,肺病则金不生水,导致肾气愈亏。在一些黑变病患者可以有肾气不足和肺气不宣的一些表现,而在另一些患者中则很难见上述表现,甚至属于无证可辨。人们认为后者属于病在孙络,病邪表浅的缘故。

"正气存内邪不可干,邪之所腠其气必虚"这是《黄帝内经》在阐释疾病病机时的一句名言,任何疾病的发生发展和转归离不开正邪的虚实进退,黑变病的病机转归同样如此。本于肺肾,因于六淫,这就是中医对黑变病的根本认识。

(1)脾虚不运,气血不和,肌肤失养。治法:健脾益气,养血消斑。方名:归脾汤加减。组成:白术 10 g,黄芪 15 g,党参 12 g,炙甘草 10 g,当归 15 g,丹参 15 g,龙眼肉 10 g,木香 6 g,鸡血藤 15 g。用法:水煎服,每日1剂,日服3次。

(2)肾水不足,虚火上炎。治法:滋阴补肾,降火消斑。方名:知柏地黄丸加减。组成:炒黄柏 6 g,炒知母 6 g,炒丹皮 6 g,熟地 12 g,山茱萸

12 g,茯苓 12 g,山药 30 g,冬瓜皮 30 g,赤芍 10 g,桃仁 10 g,柴胡 10 g,甘草 6 g。用法:水煎服,每日 1 剂,日服 2 次。

(3)中成药:亮肤丸(400 粒/瓶)每次 20 粒,每日 3 次,空腹温水送服,12 周为一个疗程,有效消除面部色素沉着斑。

七、预防

加强劳动防护,与职业因素有密切关系者(如接触煤焦油、沥青等)应考虑脱离接触。不用劣质化妆品。患者需保持心情愉悦,配合治疗可事半功倍。

第十节 职业性白斑

职业性白斑是指由某些职业性苯基酚、烷基酚类等有害因素引起的皮肤色素脱失斑。

一、病因

目前认为某些苯基酚和烷酚类如对苯二酚、对苯二酚单苯醚、对叔丁酚、儿茶酚、甲酚、3-羟苯甲醚、4-羟苯甲醚等皆有脱色作用,因此石油化学、树脂、橡胶业以及使用含酚制品的工人中均可发现色素脱失。接触对叔丁酚或含有该成分的物品后发生皮肤白斑的病例,国内外均有报道,发病者有生产对叔丁酚的化学工人,使用含有对叔丁酚黏结剂的汽车工人与皮革工人,制造和修理皮鞋工人,以及使用含有该物的消毒剂的医院清洁工等。苏联及荷兰亦发现生产烷基酚的工人发生皮肤脱色的病例。胶靴及橡胶手套中含有的防老剂(对苯二酚单苯醚)亦可在致接触部位致病。

二、病理生理

本病发病机制比较复杂,文献中报道有不少作者通过动物喂饲、皮下或肌肉注射、吸入与涂皮实验,证实对叔丁酚确具有使黑色小鼠、豚鼠、猫或兔的皮毛与毛发脱色的能力,表明皮肤色素脱失不单是由于局部接触所致。现多认为酚类化学物质在黑素体被酪氨酸酶氧化成醌类,其中可能形成半醌游离基,弥散进入黑素细胞胞质,通过脂类过氧化的链反应,使胞质内细胞器的脂蛋白膜遭受破坏,造成细胞的损伤。半醌游离基对黑素细胞具有选择性破坏作用,引起色素脱失;致病物质作为抗代谢剂,可改变呼吸与产能反应而选择

性地作用于黑素细胞,使之变性或死亡。

三、临床表现

职业性白斑常于接触致病物 1~2 年,甚至更长时间后发生,其特点是无自觉症状,白斑在不知不觉中或在皮炎治愈数周后发生。

皮损好发于手、腕部及前臂等直接接触部位,亦可发生于颈部、前胸、后背、腰腹等非暴露部位,少数患者皮损可泛发全身。

皮损呈大小不一、不规则形、点状或片状色素脱失斑,边界比较清楚,脱色程度与接触致病物的时间及程度有关。部分白斑中央可见岛屿状色素斑点,少数皮损边缘色素略为增深,其临床表现与非职业性白癜风难以区别。

本病呈慢性过程,发病后如继续接触致病物,可导致皮损扩大、增多。

四、诊断

1. 发病前必须有明确的职业接触史。

2. 多发生于接触苯基酚及烷基酚类的工种。

3. 皮损发生前无自觉症状。

4. 皮损主要发生于手、前臂等暴露部位,亦可累及其他部位。

5. 皮损呈大小不一的色素脱失斑。

6. 脱离接触致病物后,皮损可自行缓慢地消退。

职业性白斑的临床表现与非职业性白癜风相似,可依据职业史及动态观察进行鉴别。发生于胸、背部的皮损应与花斑癣及特发性点状白斑相

鉴别。

五、治疗方案

1.改善生产环境与劳动条件,安装良好的通风设备,加强个人防护,避免直接接触致病物是预防本病的重要措施。

2.本病一经确诊,应调换工作,彻底脱离接触物,必要时应调离发病环境。

3.治疗同非职业性白癜风。

第十一节　痤　疮

职业性痤疮与从事职业及工作环境密切相关,如长期接触汽油、柴油、各种润滑油、石蜡、含氯化合物等,易引起职业性痤疮。出现的皮疹分布有其特征,典型的部位是眼旁、颧骨处,也可出在会阴、手背、四肢及躯干等部位。常见的有黑头粉刺和毛囊炎,有人感到瘙痒。黑头粉刺多时,可使皮肤变得灰蒙蒙的;毛囊炎重者引起脓疮,可留下斑痕,影响容貌美观。

一、病因

由于接触各种润滑油及工业油类后,油类本身的化学刺激,使毛囊口上皮细胞增生,角化过度。

1.内因　内分泌功能失调,雄性激素分泌增多或相对增高,刺激皮脂腺肥大增生,分泌油脂量增多。

2.诱因　神经精神因素;饮食因素;大便、睡眠等个人行为因素;烟、酒等嗜好因素,药物因素,化妆品及皮肤护理因素等。基本诱因如下:

(1)大便干燥、便秘:清气不升,浊气不降,致毒气上升,毒素上泛,口舌生疮、牙龈肿痛,声音嘶哑,皮肤油腻,诱发痤疮、脂溢性皮炎、脂溢性脱发。

(2)饮食因素:偏嗜麻辣、油腻、海鲜、油炸等类食品及烟草者,均可刺激皮脂腺肥大、增生,分泌大量皮脂,诱发痤疮。

(3)油性皮肤:皮脂腺分泌旺盛,易形成痤疮杆菌、毛囊虫、螨虫等的营养环境,发生感染。

(4)药物因素:长期口服避孕药,药物性雄激素或类激素,吸食毒品。

(5)环境因素:包括空气、土壤、水、食物、噪音、射线等污染,经常使皮肤处于一种紧张的防御状态,皮肤新陈代谢减慢,造成皮肤抵抗力下降,易诱发痤疮。

(6)化妆品因素:长期滥用化妆品,刺激皮脂腺,加速毛囊角化和堵塞,从而诱发痤疮。

(7)神经精神因素:如情绪亢奋、精神紧张,易导致皮脂腺分泌旺盛,从而诱发痤疮。

(8)个体因素:如月经不调、工作劳累、休息欠佳、青春期、不当的皮肤护理和皮肤病治疗以及不注意皮肤生理卫生。

二、发病机制

1.痤疮的形成过程　油的刺激性与其化学结构的碳链有关,碳链长、沸点高则刺激性大。如柴油较其他油类的刺激性大,煤焦油、沥青较石油刺激性大,原油刺激性小。其次是油中尘埃、铁屑等机械性阻塞,并继发细菌感染。本身患有脂溢性皮炎或寻常性痤疮者更易引起或加重本病。

体内脏腑功能失调→内分泌失调→皮脂腺分泌旺盛→油脂过多→毛孔粗大/堵塞→角质层增厚,油脂渐往皮层表面隆起→角质层隆起,油脂堵塞毛孔,隆起的顶点氧化变成黑色→细菌在毛孔里和油脂搅和在一起→痤疮丙酸杆菌在缺氧情况下大量繁殖→导致炎症细菌侵入,变成脓疱、结节→整个毛囊变红、发炎→细菌扩散到附近的皮肤组织,变得更大,进而形成痤疮。及时去正规的皮肤科或皮肤病医院治疗尤为关键。

2.基本损害　由毛囊皮脂腺口堵塞形成的粉刺,可发展为炎性丘疹、脓疱、结节、囊肿、粉瘤、囊肿,形成色素沉着印、毛孔粗大,甚至瘢痕形成等皮肤损害。

(1)白头粉刺:毛囊皮脂腺口被角质细胞堵塞,角化物和皮脂充塞其中,与外界不相通,形成闭合性粉刺,有稍稍突起的白头。

(2)黑头粉刺:毛囊皮脂腺内被角化物和皮脂堵塞,而开口处与外界相通,形成开放性粉刺,表面看起来是或大或小的黑点。

(3)丘疹:是痤疮最基本的损害。在毛囊皮脂腺口堵塞的情况下,形成毛囊皮脂腺内缺氧的环境,厌氧性的痤疮丙酸杆菌大量繁殖,分解皮脂,产生化学趋化因子,白细胞聚集而发生炎症性丘疹,所以这类丘疹属于炎性损害。

(4)脓疱:是炎性丘疹的进一步发展、加重。毛囊皮脂腺内大量中性粒细胞聚集,吞噬痤疮丙酸杆菌发生炎症反应,大量脓细胞堆积形成脓疱。这种情况愈后易形成瘢痕,主要为凹陷性瘢痕。

(5)结节:在脓疱的基础上,毛囊皮脂腺内大量的角质物、皮脂、脓细胞存贮,使毛囊皮脂腺结构破坏而形成高出于皮肤表面的红色结节,基底有明显的浸润、潮红,触之有压痛。

(6)囊肿:在结节的基础上,毛囊皮脂腺结构内大量脓细胞的聚集,既有脓液、细菌残体、皮脂和角化物,又有炎症浸润,把毛囊皮脂腺结构完全破坏,触摸起来有囊肿样感觉,挤压之可有脓、血溢出。

(7)粉瘤:在囊肿的基础上,毛囊皮脂腺内的所有内容物逐渐干燥,炎症减轻,形成油腻性豆渣样物质。当囊内压力过大时会在表面形成小孔,从该处可挤出豆渣样或干酪样物质,触之为囊性。

(8)瘢痕:瘢痕是痤疮(青春痘)的最严重的损害。在炎性丘疹以上的严重损害,因真皮组织遭到破坏,愈后结缔组织修补从而形成瘢痕。瘢痕是机体对于组织损伤产生的一种修复反应,当皮肤的损伤深及真皮,使大面积的表皮缺损,该部位的表皮不能再生,将由真皮的纤维细胞、胶原以及增生的血管所取代,这样就出现了瘢痕。不同的人、不同的年龄,痤疮疤痕的程度有很大的变化,有萎缩性瘢痕——凹洞、增生性瘢痕等。瘢痕

一旦形成,不易自愈。

痤疮瘢痕一般分为三类:痤疮样疤、肥厚型疤、瘢痕疙瘩型疤。

三、临床表现

接触该类物质数小时及数月后逐渐发生。好发于易被油脂污染和易受摩擦的部位,如四肢伸侧、面部及皮脂腺发达部位。主要表现为毛囊孔角化、黑头粉刺和痤疮样损害。少数可引起毛囊炎、疖肿,毛囊口角化明显,分布均匀而稠密,触之粗糙。

因个体的反应不同,痤疮造成的损害程度也有不同,其临床的表现也不一样。有些人只出现轻微的粉刺,有些人却是出现严重的囊肿,留下色素沉着和瘢痕。因此,临床上根据症状的轻重又对痤疮进行了分级:

Ⅰ级:粉刺为主,少量丘疹、脓疱,总皮损小于30个;

Ⅱ级:粉刺和中等量丘疹、脓疱,总皮损数31～50个;

Ⅲ级:大量丘疹、脓疱,总皮损数50～100个,结节数小于3个;

Ⅳ级:结节/囊肿性痤疮或聚合性痤疮,总皮损大于100个,结节/囊肿大于3个。

四、痤疮分类

1.诱因分类 环境过敏性粉刺、压力表现性粉刺、荷尔蒙反应性粉刺。

2.痤疮的类型

(1)易出现部位:青春期开始发病,好发于面部、前胸及后背部皮脂腺发达部位,常对称分布。

(2)粉刺性痤疮:初发者有白头和黑头粉刺两种。白头粉刺又称闭合性粉刺,为皮色丘疹,开口不明显,不易挤出;黑头粉刺又称开放性粉刺,位于毛囊口的顶端,内容物可挤出,叫硬脂栓。

(3)丘疹性痤疮:痤疮炎症可继续发展扩大并深入,表现为炎性丘疹和黑头粉刺者称丘疹性痤疮。

(4)脓疱性痤疮:表现以脓疱和炎性丘疹为主

者称为脓疱性痤疮。

(5)囊肿性痤疮:表现以大小不等的皮脂腺囊肿内含有带血的黏稠脓液,破溃后可形成窦道及瘢痕,称囊肿性痤疮。

(6)结节性痤疮:脓包性痤疮漏治误治以后,可以发展成壁厚、大小不等的结节,位于皮下或高于皮肤表面,呈淡红色或暗红色,质地较硬,称为结节性痤疮,又称硬结性痤疮。

(7)萎缩性痤疮:丘疹或脓疱性痤疮破坏腺体而形成凹坑状萎缩性瘢痕者,称萎缩性痤疮。

(8)聚合性痤疮:数个痤疮结节在深部聚集融合,有红肿,颜色青紫,称为融合性痤疮或聚合性痤疮。多见于男性,皮损有粉刺、丘疹、脓疱、结节及囊肿,粉刺为双头或多头,形成大的脓疡,脓疡间以窦道相连,囊肿内常含有恶臭的黏液脓性物质,常遗留凹陷性瘢痕。

(9)暴发性痤疮:男性多见,特点是有轻度痤疮数月或数年的患者突然病情加重伴发热,多有关节痛,并出现体重下降、贫血、白细胞增多。

五、诊断

根据明确的职业接触史,特有的临床表现及发病部位,参考工龄、发病年龄、作业环境调查及流行病学调查资料,结合对病情的动态观察,进行综合分析,排除寻常痤疮及非职业性外源性痤疮,方可诊断。

1.油痤疮 接触部位发生多数毛囊性损害,表现为毛孔扩张、毛囊口角化、毳毛折断及黑头粉刺。常有炎性丘疹、毛囊炎、结节及囊肿。较大的黑头粉刺挤出黑头脂质栓塞物后,常留有凹陷性瘢痕。皮损一般无自觉症状或有轻度痒感或刺痛。多发生于眼睑、耳郭、四肢伸侧,特别是与油类浸渍的衣服摩擦的部位,而不限于面颈、胸、背、肩等寻常痤疮的好发部位。

2.氯痤疮 接触部位发生成片的毛囊性皮损,表现以黑头粉刺为主。初发时常在眼外下方及颞部出现密集的针尖大的小黑点,日久则于耳郭周围、腹部、臀部及阴囊等处出现较大的黑头粉刺,伴有毛囊口角化,间有粟丘疹样皮损,炎性丘

疹较少见。耳郭周围及阴囊等处常有草黄色囊肿。

六、鉴别诊断

需与寻常性痤疮鉴别:

1.该病不受年龄限制,寻常性痤疮好发于青春期。

2.该病多发于四肢伸侧、手背及面部,寻常性痤疮发生在皮脂腺发达区。

3.损害较一致,有明显的毛囊角化。

七、治疗

1.治疗原则 参照寻常痤疮的治疗原则,对症处理。注意及时清除皮肤上存留的致病物。囊肿较大者可考虑手术切除。痤疮是多种因素导致的毛囊皮脂腺慢性炎症性皮肤病。根本原因是内分泌失调,雄性激素分泌旺盛引起。痤疮的病因还与一些病原菌感染有关,已经证实痤疮的发生与丙酸痤疮棒状杆菌感染有关。这种痤疮棒状杆菌寄生于青春期的毛囊皮脂腺里,通过脂酶的作用,可水解甘油三酯,产生较多的游离脂肪酸,这些游离脂肪酸能使毛囊及毛囊周围发生非特异性炎症反应。

2.复方维甲酸凝胶(Sirolimus Oral Solution)表皮角质形成细胞、黑色素细胞及真皮成纤维细胞都是维甲酸作用重要的靶细胞。维甲酸显著的药理活性之一是诱导表皮增生,使颗粒层和棘细胞层增厚,可能是维甲酸对表皮细胞的直接作用,也可能是通过调节表皮生长因子的丝裂原作用,受作用的表皮细胞可见到DNA合成和有丝分裂指数增加。另一个重要作用是在表皮细胞分化后期通过影响K1、K10角蛋白酶解,影响丝聚蛋白原至丝聚蛋白过程及交联包膜形成,促进表皮颗粒层细胞向角质层分化。维甲酸可显著抑制实验性粉刺生成,通过调节毛囊皮脂腺上皮角化异常过程去除角质栓,从而起到防止及消除粉刺皮损作用。维甲酸可影响黑色素细胞的黑色素生成,其作用是多位点的,对酪氨酸羟化酶、多巴氧化酶及二羟基吲哚氧化酶等三型催化酶活性都有抑制作

用,从而减少黑色素形成,减轻皮肤色素沉着。维甲酸对正常人黑色素细胞酪氨酸酶活性和黑色素成分都无影响。当皮肤发生生理性老化或受药物、紫外线辐射及创伤伤害时,维甲酸可纠正或预防有害因素对真皮结缔组织生化成分及形态结构引起的异常,刺激皮肤细胞外基质蛋白合成,在真皮上部加速形成新的结缔组织带,并可提高伤口部位的张力强度。维甲酸对正常皮肤胶原合成无影响。此外,维甲酸对白细胞趋化有抑制活性,从而起到抗炎作用。全反式维甲酸对皮脂腺及其分泌无直接影响。毒理学口服维甲酸对实验动物(包括小鼠、大鼠、地鼠、兔、猴等)和人都有很强的致畸作用。皮肤局部外用维甲酸对处于胚胎敏感期的小鼠、大鼠、地鼠、兔母体有明确的胚胎毒性及致畸性,并可引起母体系统毒性。但迄今回顾性资料未发现人皮肤局部用药后引起畸胎。维甲酸对皮肤有刺激性。上述实验动物的皮肤反应较人体反应显著为重,可随药物浓度和给药次数引起不同程度的皮肤刺激性炎症,红肿、糜烂,削弱角质层屏障,使药物吸收增加,引起系统毒性。人皮肤外用虽有刺激性但并没有上述严重反应,可能由于动物和人的皮肤结构差异及对维甲酸刺激的敏感性不同所致。所以有关动物维甲酸局部给药的安全性资料及对临床用药安全性的预测意义应慎重评估。

3. 中医

(1)病因:皮肤是五脏的镜子。痘痘的产生主要与五脏六腑关系密切,中国医学研究表明,痤疮虽生长在皮肤表面,但与脏腑功能失调息息相关,中医认为引起痤疮的原因是:

1)肺经风热证:表现为颜面潮红,粉刺掀热、瘙痒,或有脓疱,苔薄黄,舌红,脉细数等症状。

2)脾胃湿热证:皮疹红肿瘙痒,常伴有大便不畅、消化不良、腹胀、苔黄腻、脉滑数等表现。

3)肝气郁结证:多见于女子,皮疹反复发作,与月经周期有明显关联。

4)肝肾阴虚证:多见于30岁以上的成年人,皮疹色红不鲜,常见面色晦暗、色素沉着、神疲乏力、苔薄白、脉濡滑等表现。

(2)痤疮的形成原因:按痤疮生长部位分析:

1)前额:代表心火旺、血液循环有问题,可能过于劳心伤神;亦代表肝脏排毒功能不佳,即体内积聚了毒素。

2)太阳穴:体内激素分泌失衡,青春期比较常见。激素分泌失衡也会间接造成皮脂分泌过于旺盛,从而进一步加剧痤疮的状况;皮肤属于油性皮肤,皮脂腺过于发达,皮脂分泌过旺。如果毛孔被堵塞或者是因为其他原因导致排油不畅,那么皮脂腺继续分泌,皮脂就在毛孔中累积起来,突起成为痤疮。除此之外,现代人由于工作繁忙,为了挤时间经常吃工作餐、盒饭、快餐等食品,而这些食物的油脂性都是极高的。长期食用不仅会导致太阳穴长痤疮,还会影响人们的生活及健康。

3)鼻梁:有可能脊椎骨出现问题,快找医师检查。除此之外,油脂分泌过盛、缺水也都是主要因素。

4)鼻头:长在鼻头处,是胃火旺,或消化系统异常。若长在鼻头两侧,就可能与卵巢机能或生殖系统有关。

5)鼻翼:新陈代谢不佳,鼻翼附近会出现黑头、干纹和皮肤破裂。

6)脸颊:可能是肺部功能失常。吸烟者经常出现双颊浮肿、毛细血管爆裂这些现象,就是因为皮肤含氧量不足之故。

7)嘴唇:嘴唇脱皮、痤疮、溃烂等现象表示维生素 B_2 或复合维生素 B 缺乏。

8)嘴角:嘴角爆裂或许与铁质不足有关。

9)下巴:表示肾功能受损或内分泌系统失调。女孩子在下巴周围长痤疮或许是因为月事不调引起。

10)胸前及背后:胸前与背后的皮脂腺分布数量仅次于脸部,因此有些人虽然运气好不长在脸上,但胸前及背部的痤疮却让人不敢穿低胸露背的衣服。

(3)辨证施治

1)肺热引起的痤疮,宜用清泄肺热法。肺热痤疮,多由肺有宿热、复感风邪、遂使肺热不得外泄引起。其症面长丘疹,状如粟米,可挤出白粉色油状物,皮疹以鼻周围为多,亦可见于前额,间或有黑头粉刺,且伴口鼻干燥、大便干结、苔黄、舌红、脉数。当用上法。宜用泻白散(桑皮、地骨皮、粳米、甘草)合枇杷清肺饮(人参、枇杷叶、黄连、黄柏、桑皮、甘草)化裁治之。目前,临床上多在它的基础上进行改进,使其治疗效果大大增强,目前多由原方去掉人参,加上黄芩和栀子。全方合用,共同发挥清泄肺胃之热的功效。肺胃热清,脏腑通利,痰湿散结,则粉刺得以消除。

2)血热引起的痤疮,宜用凉血清热法。血热痤疮,多由情志内伤、气分郁滞、日久化热、热伏营血所致。其症颜面丘疹以口鼻及两眉间为多,面部潮热明显,妇女尚有月经前后丘疹增多,舌红,脉细数等。当用上法。用凉血五花汤(红花、玫瑰花、鸡冠花、野菊花、凌霄花)合桃红四物汤(桃仁、红花、当归、生地、赤芍、川芎)加减治之,其效颇佳。

3)胃热引起的痤疮,宜用清泻胃肠法。胃热痤疮,多由饮食不节、过食肥甘之物,使肠胃燥结,中焦积热,郁于面部皮肤而致。其症面部丘疹,状如粟米,能挤出白粉样油状物,间有黑头粉刺,以口周为多,亦可见于背部与前胸,且常伴有口干口臭,饮食较多,舌燥,喜冷饮,大便秘结,脉沉实有力等。最宜上法。用清胃散(黄连、升麻、当归、生地、丹皮、石膏)加减治之。

4)热毒引起的痤疮,宜用清热解毒法。此痤疮多由肺胃蕴热上炎,复感外界毒邪,热毒相结,蕴于面部皮肤引起。其症为面部有散在丘疹,以小脓疱为主,周围常有红晕,自觉疼痛,严重时可火焮红肿痛,伴有发热、舌红苔燥、脉实数等。当以上法治之。用五味消毒饮(金银花、野菊花、蒲公英、紫花地丁、紫背天葵)随症出入,其效非常。

5)湿毒血瘀引起的痤疮,宜用除湿化瘀法。这种类型的痤疮,多由素体蕴湿,郁于肌肤,复感外界毒邪,致湿毒凝聚,阻滞经络,气血不和而成。其症除丘疹、脓疱外,常以结节囊肿为主,皮肤出油较多。最宜上法。用除湿解毒汤(土茯苓、薏苡仁、萆薢、车前子、大豆黄卷、泽泻、板蓝根、赤芍)加减治之,必收良效。

(4)中药治疗痤疮常见中成药:中医主要采用清热祛风、凉血利湿的方法。

1)成药可选用防风通圣丸、归参丸等。内服可用枇杷叶9 g,桑皮9 g,苦参9 g,赤药12 g,丹皮10 g,菊花9 g,生草9 g,水煎服,日服1剂。大便干燥者,可酌加酒军6～10 g;结节性囊肿可酌加贝母10 g,凌霄花6 g。

2)外治可用颠倒散,每晚用茶水调后搽患处,白天洗掉。

白芍3 g,细辛3 g,通草2 g,桃仁3 g,加大枣2枚掰开。每日早7时、下午4时开水泡服,8剂一疗程。

第十二节　溃　疡

职业性溃疡(occupational ulcer)由于职业危害因素引起皮肤或黏膜的表皮坏死脱落后形成的缺损。职业因素主要是在生产劳动过程中,由于接触工业毒物,如铬、酸、砷、锑、氟化物、氯化锌、氢氧化钙、硫酸二甲酯等引起的疾病。其与非职业性溃疡病情基本一致。溃疡是皮肤黏膜局限性缺损而出现凹陷,病变累及皮肤或黏膜下真皮甚至皮下组织。形态较特异,典型的呈鸟眼状。病程较慢性的皮肤溃疡,如铬溃疡(铬疮)、铍溃疡等,溃疡表面可有浆液、脓液和坏死组织或痂皮覆盖,以后溃疡面由肉芽组织生长修复,愈后留有瘢痕。

一、病因

铬能以二、三、六价化合物的形式存在,二价铬极不稳定,极易被氧化为高价铬,工业上主要用其三价或六价化合物。职业性皮肤溃疡的致病物主要为六价铬化合物和铍化合物，此外尚有砷化合物等。常见的六价铬化合物有铬酐（三氧化铬）、铬酸、铬酸钠、铬酸钾、重铬酸钠、重铬酸钾、重铬酸铵等。这些化合物在高浓度时是剧烈的氧化剂，具有明显的刺激性和腐蚀性。现认为铬溃疡（铬疮）是因为六价铬经伤口或摩擦穿透皮肤引起腐蚀所致。铬溃疡多见于生产及使用铬盐、金属镀铬、鞣革、胶版印刷、铬矿冶炼等行业。铍溃疡的致病物主要是氟化铍、氯化铍。

二、临床表现

职业性皮肤溃疡是指在生产劳动中皮肤接触某些铬、铍、砷等化合物所致形态特异、病程较长的慢性皮肤溃疡。典型的溃疡呈鸟眼状，俗称鸟眼状溃疡。皮肤溃疡的形态、大小、深浅，随着接触化学物质的性质、浓度的高低、时间的长短不同而表现各异。一般发病过程可表现为局部红斑、灼痛、大疱、坏死、干燥、焦痂、溃疡，严重者甚至可引起肌肉骨骼坏死。例如，接触重铬酸盐、氟化铍、砷化物、强酸、强碱等引起的皮肤溃疡，多发生在手、足背，特别是指、腕、踝关节处，溃疡多呈圆形。铬和铍化合物引起的溃疡，侵犯组织较深，愈合很慢，中心坏死凹陷，周围隆起呈堤状，构成特殊的外观，俗称"鸟眼型溃疡"。铬和砷化物的粉尘、烟雾侵犯鼻中隔黏膜，引起鼻中隔糜烂、溃疡、穿孔。化学物质烧伤后也可发生溃疡，这种溃疡呈不规则形。溃疡深浅程度还取决于化学烧伤的急救处理的是否及时。氢氟酸的腐蚀及渗透力强，接触高浓度的氢氟酸可造成皮肤坏死，坏死组织脱落形成溃疡。浓硫酸可使皮肤凝固、坏死而形成溃疡。强碱类可使组织蛋白溶解，产生液化坏死后形成溃疡。此外，氟化铍、三氧化二砷的接触亦可引起顽固性皮肤溃疡。

并发症皮损好发于四肢远端，特别是指、腕、踝关节处。溃疡一般都发生于皮肤破损的部位，这些破损可能是明显的，如接触性皮炎、虫咬皮炎、擦伤、割伤、刺伤、抓破、皲裂等；也可能是微小擦伤处，如被衣领或高筒胶靴的靴口摩擦损伤，因

搔抓引起的皮肤损伤等。在皮肤损伤的基础上，再接触致病物就可发病。皮损多为单发，有时也呈多发性。溃疡的大小、深浅随致病物的性质、接触量和接触方式的不同而异。皮损初起多为局限性水肿性红斑或丘疹，继之中心呈淡灰色或灰褐色坏死，并于数日内破溃，绕以红晕。典型的溃疡多呈圆形，直径 2 ~ 5 mm，表面常有少量分泌物。

三、诊断

根据职业接触史（接触工业毒物种类、浓度、时间、方式），现场环境测定结果以及皮肤局部表现等可确定诊断。

具有下列条件者可诊断：

1. 有铬、铍、砷等化合物的职业接触史。

2. 发病前局部常有皮肤损伤史，如皮炎、虫咬、抓伤以及各种外伤等。

3. 皮损好发于指、手背、前臂及小腿等直接接触部位。

4. 皮损多呈圆形，有时可随外伤而出现线形或不规则形，由铬、铍化合物所致皮肤溃疡多呈鸟眼状，由其他致病物所致者则边缘常无明显的堤状隆起。

四、鉴别诊断

臁疮（深脓疱疮）致病菌多为乙型溶血性链球菌或者与金黄色葡萄球菌的混合感染。多发生于成年人。

五、治疗

及早彻底清洗皮肤上被污染的工业毒物，然后根据毒物种类不同而给予不同的急救措施。

六、预防

改进工艺设备和操作规程，不使皮肤直接接触工业毒物。严格执行标准化作业，佩戴防护用品后进行作业。

1. 加强生产设备的管理、清洁和维修，杜绝跑、冒、滴、漏现象，以防止污染作业环境。电镀槽

旁应有足够控制风速的槽边吸风设备,以减少铬蒸气对皮肤黏膜的刺激。铍生产应尽可能采取湿式作业,避免高温加工,尽量减少直接接触。

2.加强个人防护,根据生产条件和工作性质,配备工作服、不透水手套、围裙及靴子等防护用品。建立定期体检制度,及时处理破损皮肤。若破损皮肤接触了致病物,应立即用流水彻底冲洗,并保护创面,防止溃疡形成。

3.职业性皮肤溃疡一般不影响劳动能力,在加强防护的情况下,可继续从事原工作。

第十三节　职业性疣赘

职业性疣赘是指长期接触沥青、煤焦油、页岩油及其高沸点馏分的矿物油等引起表皮增生,形成角化性新生物扁平疣、寻常疣或乳头瘤样皮损,称为职业性疣赘。

一、病因

一般认为在碳氢化合物同系物中随着碳原子数的增加其毒性亦随之增加,低沸点的油类(碳原子少)多半引起皮肤浅层改变如皮炎等,沸点高的油类(碳原子多)则常引起皮肤深层改变如痤疮、毛囊炎、疣赘和肿瘤等。

许多研究证明,煤焦油、页岩油及石油中存在的环烃化合物,如3,4-苯并芘、1,2,5,6-二苯芘、9,10-二甲基-1,2-菲等,均是皮肤癌的致癌物。煤焦油的致癌性与很多因素有关,如煤的种类、提炼煤焦油的温度等。提炼温度越高,所得煤焦油的致癌性越大。

二、临床表现

皮损好发于手背、前臂及阴囊等部位。临床上习惯于将职业性疣赘分为四类,其中常见者为扁平疣样损害、寻常疣样损害,较少见者有乳头瘤及上皮癌。扁平疣样损害为米粒大小到黄豆大扁平隆起性丘疹,表面光滑,质硬,淡褐色或正常皮色,圆形或不规则形,边界清楚,皮损数目可由1~10余个不等,一般无自觉症状。寻常疣样损害与一般寻常疣无区别,为黄豆大灰褐色角化性丘疹,表面粗糙不平,触之较硬,一般无疼痛。这类皮损在减少或脱离接触致病物后,有的可自行消退。乳头瘤则体积较大,且有增长的趋势,基底深,侵入皮下,质较硬,表面有乳头状突起。

三、诊断

根据患者的职业接触史、皮损的好发部位及其特征性的皮肤损害,本病不难诊断。但应与非职业性因素引起的疣赘相鉴别。

四、治疗方案

对长期接触煤焦油、页岩油和石油产品的工人,必须建立定期体格检查制度,如发现扁平疣或寻常疣样损害,一般不需特殊治疗,但需做好详细记录,每隔3~6个月复查1次。如发现疣体增长迅速或有乳头瘤时,应及时切除并做病理切片检查,患者须调离原工作,并继续观察数年。上皮癌患者应当及时手术切除或行放射治疗,并调离原工作。

由石棉纤维或玻璃纤维刺入皮肤所致的寻常疣样损害,需用针将刺入的纤维挑出后,方能痊愈。

五、预防

1.长期接触沥青、焦油、页岩油等易患此病。

2.加强工作场所的通风防毒效果,以及个人防护措施的落实。

第十四节 职业性痒疹

职业性痒疹是指在劳动或作业环境中,由生物、化学或物理因素引起的,与职业性皮炎不同的,具有特殊疹型和有明显瘙痒感的皮肤病。

一、病因

生物性因素主要是指螨类叮咬引起的皮肤损伤,通常称为螨虫皮炎或谷痒症。由于螨类常寄生在谷物或其他农作物软体昆虫的幼虫身上,因此本病多发生于经常接触各种农作物及其制品的农民、仓库保管员、包装工、搬运工及制粉工人等。文献中报道在某些厂矿企业中由于作业环境不洁,导致螨虫孳生繁殖,亦可出现群体性发病。引起本病的螨虫种类甚多,在我国常见的主要有:蒲螨科中的虱状蒲螨(袋形虱螨);粉螨科中的粗足粉螨(粉米鲊虫)和腐酪食螨(可可豆米鲊虫)及羌螨科的沙螨等。化学性因素引起的痒疹,主要发生在化学性粉尘、金属或矿物性粉末、蒸气等。

二、临床表现

生物性因素所致职业性痒疹表现为丘疹性荨麻疹样损害,皮疹好发部位常与接触螨虫的方式有密切关系,如粮仓搬运工人的皮损多发生于颈部、肩部及前臂。皮疹少者几个、十几个,多者可遍及躯干、四肢。初起常感局部瘙痒,继之出现水肿性红斑、丘疹、丘疱疹及风团等,呈圆形或椭圆形,孤立散在,边界清楚,粟粒至花生米大小,其顶端常可见到叮咬的痕迹或有针头大小疱壁紧张的小水疱。瘙痒剧烈,夜间尤甚。一般 5 ~ 7 天后表面开始平复,痒感减轻。愈后局部留有暂时性色素沉着。若病因未除,则可见到新旧皮疹相间的情况。

三、诊断与鉴别诊断

根据病史、接触史及临床表现,本病不难诊断。

接触性荨麻疹可用开放性皮肤斑贴试验进行病因诊断。方法是:将被试物涂于患者腕部屈侧正常皮肤部位,分别于 20 分钟及 30 分钟后观察结果。

本病应与接触性皮炎、非职业性瘙痒症及多形红斑等疾病相鉴别。

四、治疗方案

1. 储粮仓库、货柜等应经常通风,保持干燥;工矿企业开展卫生宣教,搞好环境卫生,防止病原虫孳生。如已被污染,除日晒外,需撒药灭虫。

2. 尽量使生产过程机械化、密闭化,减少有害粉尘及气体逸出,避免接触致病物。

3. 加强个人防护,配备必需的个人防护用品,下班后应行淋浴,更换干净衣服。

4. 根据不同皮损,采取对症治疗。

第十五节 职业性毛发改变

职业性毛发改变是指因职业性因素所致毛发增生、脱落,毳毛折断及毛囊口角化等损害。

一、病因

主要由物理及化学性因素引起发病。职业性毛发改变是长期接触矿物油类引起指背和前臂部毳毛折断,同时多伴有毛囊口角化。接触氯丁二烯工人可以引起暂时脱发。长期的机械性刺激可使局部毛发增生,如搬运工人的肩胛部或撑船工人锁骨下部出现多毛。

二、临床表现

长期频繁的机械性刺激和压迫,可使受刺激的局部毛发增生,如搬运工人的肩胛部或撑船工人的锁骨下部出现的多毛,属于皮肤自身的防卫机能,也可视为职业特征。接触氯丁二烯的工人,可出现暂时性脱发,表现为头发、眉毛脱落,胡须生长变慢,但体毛、阴毛一般不受影响;停止接触后,毛发能重新生长。长期接触矿物油类可引起指背和前臂部毳毛折断,同时伴有毛囊口角化现象。碱厂工人由于碱的粉尘和蒸气的侵害,可使长期暴露在外的头发脱色、变黄和变白。

三、诊断

根据患者明确的职业接触史及毛发改变情况,本病不难诊断。

本病需与非职业因素引起的毛发改变相鉴别。

四、治疗方案

1. 车间中安装有效的通风、排毒、除尘设备,降低有害物质浓度。

2. 加强个人防护,减少机械性刺激。

3. 本病不需治疗,除去病因后可逐渐恢复正常。

第十六节　职业性指甲改变

一、临床表现

木工、机械工等多用手指劳动者,常会出现指甲增厚、变硬以及末端向内弯曲(甲沟弯症)。

长期接触某些化学物质者,如烧石灰的工人、长期接触碱液者及长期接触机油的维修工,可引起指甲的改变,形成平甲或匙甲。

缫丝工人、屠宰工人、禽兽产品加工工人可出现甲沟炎病损,表现为甲周组织的明显损伤、感染或脓肿,疼痛剧烈,可伴发热、头痛等全身症状。

宣纸的生产多以手工操作为主,工人可出现甲床剥离,表现为双手大拇指尺侧、食指桡侧、中指顶端及无名指顶端指甲与甲床剥离,其间隙被脏物填塞,外观呈大小不一黑色,边呈弧形或直线形。

二、诊断与鉴别诊断

根据患者的职业接触史、指甲及甲周的皮损即可诊断。本病需与甲癣及其他非职业性因素引起的指甲损害相鉴别。

三、治疗

本病不需治疗,除去病因后,可逐渐恢复正常。

第十七节 化学性皮肤灼伤

化学烧伤(chemicalburns)的损害程度,与化学品的性质、剂量、浓度、物理状态(固态、液态、气态)、接触时间和接触面积的大小,以及当时急救措施等有着密切的关系。化学物质对局部的损伤作用,主要是细胞脱水和蛋白质变性,有的因产热而加重烧伤。有的化学物质被吸收后可发生中毒。

可导致烧伤的化学物质不下数千种。化学烧伤的特点是某些化学物质在接触人体后,除立即损伤外,还可继续侵入或被吸收,导致进行性局部损害或全身性中毒。损害程度除与化学物质的性质有关外,还取决于剂量、浓度和接触时间的长短。处理时应了解致伤物质的性质,方能采取相应的措施。常见的有酸、碱烧伤及磷烧伤。

一、病因

强酸、强碱、磷等化学物质接触。

二、病理生理

酸烧伤较常见的为强酸(硫酸、盐酸、硝酸)烧伤,共同特点是使组织蛋白凝固而坏死,能使组织脱水,不形成水疱而是皮革样成痂,一般不向深部侵蚀,但脱痂时间延缓。碱烧伤强碱如氢氧化钠、氢氧化钾等也可使组织脱水,但与组织蛋白结合成复合物后,能皂化脂肪组织,皂化时可产热,继续损伤组织。碱离子亦能向深处穿透。疼痛较剧,创面可扩大、加深,愈合慢。磷烧伤是有特点的化学烧伤。磷与空气接触即自燃,在暗环境中可看到蓝绿色火焰。磷氧化后产生的 P-203 和 P-205 有脱水夺氧作用。磷是细胞质毒物,吸收后能引起肝、肾、心、肺等脏器损害。

三、临床表现

1. 酸烧伤 常见的为硫酸、盐酸、硝酸烧伤。此外尚有氢氟酸、石炭酸、草酸等。它们的特点是使组织脱水,蛋白沉淀、凝固,酸烧伤后创面迅速成痂,边界清楚,因此限制了继续向深部侵蚀。

(1)硫酸、盐酸、硝酸烧伤:发生率较高,占酸烧伤的80.6%。硫酸烧伤创面呈黑色或棕黑色,盐酸者为黄色,硝酸者为黄棕色。此外,颜色改变与创面深浅也有关系,潮红色最浅,灰色、棕黄色或黑色较深。酸烧伤后,由于痂皮掩盖,早期对深度的判断较一般烧伤困难,不能因无水疱即判为高浓度烧伤。

硫酸、盐酸、硝酸在液态时可引起皮肤烧伤,气态时吸入可致吸入性损伤。三种酸比较,在同样浓度下,液态时硫酸作用最强,气态时硝酸作用最强。气态硝酸吸入后,数小时即可出现肺水肿。它们口服后均可造成上消化道烧伤、喉水肿及呼吸困难,甚至溃疡穿孔。

处理同化学烧伤的急救处理原则。冲洗后,可用5%碳酸氢钠溶液或氧化镁、肥皂水等中和留在皮肤上的氢离子。中和后仍应继续冲洗。创面采用暴露疗法。如确定为Ⅲ度,尽早切痂植皮。吸入性损伤按其常规处理。吞食强酸后,可口服牛奶、蛋清、氢氧化铝凝胶、豆浆、镁乳等,禁忌洗胃或用催吐剂,切忌使用耐火酸氢钠,以免产气,造成胃肠穿孔。可口服强的松。

(2)氢氟酸烧伤:氢氟酸是氟化氢的水溶液,无色透明,具有强烈腐蚀性,并具有溶解脂肪和脱钙的作用。氢氟酸烧伤后,创面起初可能只有红斑或皮革样焦痂,随后即发生坏死,向四周及深部组织侵蚀,可伤及骨骼使之坏死,形成难以愈合的溃疡,伤员疼痛较重。10%氢氟酸有较强的致伤作用,而40%则对皮肤浸润较慢。

氢氟酸烧伤后,关键在于早期处理。应立即用大量流动水冲洗,至少半小时,也有主张冲洗1~3小时。冲洗后,创面可涂氧化镁甘油(1:2)软膏,或用饱和氯化钙或25%硫酸镁溶液浸泡,使表面残余的氢氟酸沉淀为氟化钙或氟化镁。忌用氨水,以免形成有腐蚀性的二氟化铵(氟化氢铵)。如疼痛较剧,可用5%~10%葡萄糖酸钙(0.5 mL/cm²)加入1%普鲁卡因内行皮下及创周浸润,以减轻进行性损害。北京积水潭医院配制了一种霜剂,外涂创面,每2~4小时换药1次,必要时可包扎,至疼痛消失为止,取得了满意的疗效。Hayashi报告皮质激素对氢氟酸也有一定效果。若创面有水疱,应予除去。烧伤波及甲下时,应拔除指(趾)甲。Ⅲ度创面应早期切痂植皮。

(3)石炭酸烧伤:石炭酸吸收后主要对肾脏产生损害。其腐蚀、穿透性均较强,对组织有进行性浸润损害,故急救时首先用大量流动冷水冲洗,然后再用70%酒精冲洗或包扎。深部创面应早期切痂或削痂。

(4)草酸烧伤:皮肤、黏膜接触草酸后易形成粉白色顽固性溃烂,且草酸与钙结合使血钙降低,故处理时在用大量冷水冲洗的同时,局部及全身应及时应用钙剂。

2.碱烧伤 临床上常见的碱烧伤有苛性碱、石灰及氨水等,其发生率较酸烧伤为高。碱烧伤的特点是与组织蛋白结合,形成碱性蛋白化合物,易于溶解,进一步使创面加深,皂化脂肪组织,使细胞脱水而致死,并产热加强损害。因此它造成损伤比酸烧伤严重。

(1)苛性碱烧伤:苛性碱是指氢氧化钠与氢氧化钾,具有强烈的腐蚀性和刺激性。其烧伤后创面多呈皂状焦痂,色潮红,一般均较深,通常在深Ⅱ度以上,疼痛剧烈。创面坏死组织脱落后,创面凹陷,边缘潜行,往往经久不愈。

处理关键在于早期及时流动冷水冲洗,冲洗时间要长,有人主张冲洗24小时,不主张用中和剂。深度创面亦应早期切痂。误服苛性碱后禁忌洗胃、催吐,以防胃与食管穿孔,可用小剂量橄榄油、5%醋酸或食用醋、柠檬汁口服。对坏死组织自然脱落形成肉芽创面者,在肉芽创面上以1%枸橼酸溶液湿敷24小时可降低pH,提高植皮成活率。

(2)石灰烧伤:生石灰(氧化钙)与水生成氢氧化钙(熟石灰),并放出大量的热。石灰烧伤时创面较干燥呈褐色,较深。用水冲洗前注意将石灰粉末擦拭干净,以免产热加重创面。

(3)氨水烧伤:氨水极易挥发释放氨,具有刺激性,吸入后可发生喉痉挛、喉头水肿、肺水肿等吸入性损伤。氨水接触之创面浅者有水疱,创面深者干燥,有黑色皮革样焦痂。

创面处理同一般碱烧伤。对伴有吸入性损伤者,应按吸入性损伤原则处理。

3.磷烧伤合并中毒 磷烧伤在化学烧伤中居第三位,仅次于酸、碱烧伤。除磷遇空气燃烧可致伤外,还由于磷氧化后生成五氧化二磷,其对细胞有脱水和夺氧作用。五氧化二磷遇水后生成磷酸并在反应过程中产热使创面继续加深。磷蒸气吸入可引起吸入性损伤,磷及磷化物经创面和黏膜吸入可引起磷中毒。

磷系原生质毒,能抑制细胞的氧化过程。磷吸收后在肝、肾组织中含量较多,易引起肝、肾等的广泛损害。磷烧伤后患者主要表现为头痛、头晕、乏力、恶心,重者可出现肝、肾功能不全,肝大,肝区痛,黄疸,少尿或无尿,尿中有蛋白和管型。吸入性损伤及磷中毒可引起呼吸急促、刺激性咳嗽,肺部闻及干湿啰音,重者可出现肺功能不全及ARDS,胸片提示间质性肺水肿、支气管肺炎。部分患者可有低钙、高磷血症、心律失常、精神症状及脑水肿等。磷烧伤创面多较深,可伤及骨骼,创面呈棕褐色,Ⅲ度创面暴露时可呈青铜色或黑色。

磷烧伤后,应立即扑灭火焰,脱去污染的衣服,创面用大量清水冲洗或浸泡于水中。仔细清除创面上的磷颗粒,避免与空气接触。若一时无大量清水,可用湿布覆盖创面。为避免吸入性损伤,患者及救护者应用湿的手帕或口罩掩护口鼻。患者入院后,用1%硫酸铜清洗,形成黑色磷化铜,便于清除,然后再用清水冲洗或浸泡于水中。注意硫酸铜的用量以创面不发生白烟为度。残余创面应用镊子仔细清除,再用清水冲洗后,用5%的碳酸氢钠溶液湿敷,中和磷酸,4~6小时后改用包扎,严禁用油质敷料。深度创面应迟早切痂植皮。确认创面大小。磷烧伤后均应注意保护内脏功能,给予高糖、高热量、高蛋白饮食,早期输液量应偏多,早给碱性药、利尿药,给予能量合剂应用等。早期应用钙剂可避免发生磷中毒,已发生磷中毒者应用钙剂后,可缓解临床症状,促进磷的排泄,并促进受伤脏器的恢复。

4. 氰化物烧伤及合并中毒 氰化物按化学结构可分为无机氰化物和有机氰化物,后者又称腈类化合物。氰化物进入体内后,氰离子迅速与氧化型细胞色素氧化酶的三价铁结合,阻碍细胞色素还原为带二价铁的还原型细胞色素氧化酶,使细胞不能得到足够的氧,造成“细胞内窒息”。急性中毒者动静脉血氧差可自正常的4%~5%降至1%~1.5%,故易致呼吸中枢麻痹,并造成死亡。

氰化物中毒的主要临床表现为乏力、胸痛、胸闷、头晕、耳鸣、呼吸困难、心律失常、瞳孔缩小或扩大、阵发性或强直性抽搐、昏迷,最后因呼吸、心跳停止而死亡。

处理为迟早给予亚硝酸异戊酯和亚硝酸钠。现场或运送途中,可给患者吸入亚硝酸异戊酯0.2~0.4 mL,5~30秒至数分钟1次,不要超过5~6支,吸入至静注亚硝酸钠为止。30%亚硝酸钠10~20 mL(6~12 mg/kg)以2~3 mL/min的速度静脉注射,然后在同一针头下给予25%硫代硫酸钠50 mL,必要时1小时重复注射1次。注射时速度勿快,以免引起低血压。局部创面应先用大量流动清水冲洗,然后用0.01%的高锰酸钾冲洗,再用5%硫代硫酸钠冲洗。应该注意的是亚硝酸钠及硫代硫酸钠对有机氰中毒无解毒作用,且亚硝酸钠本身对机体有损害作用。

5. 沥青烧伤 沥青俗称柏油,有高度的黏合性,广泛用于房屋建筑、工程防腐防潮、铺路等。液体沥青引起皮肤烧伤纯属热力作用,无化学致伤作用。特点是不易清除,热量高,散热慢,故创面往往较深,且多发生于皮肤暴露部位,如手、足、面部等处。

大面积沥青烧伤切忌用汽油擦洗,以免引起急性铅中毒。沥青烧伤后可即刻置于冷水中使其降温,之后再用橄榄油或麻油清除创面上的沥青,也可用松节油拭擦,但其具有刺激性,故只针对中小面积创面。

沥青蒸发产生少量吲哚、蒽、菲等光感物质,光照射后疼痛加重,故患者应避免日光照射,避免应用有光感的药物,如磺胺、氯丙嗪、异丙嗪等。创面上禁用红汞、甲紫。

化学品蒸气或烟雾可直接刺激呼吸道而引起呼吸道烧伤,不少挥发性化学药物由呼吸道排出,所以化学烧伤合并呼吸道烧伤或呼吸系统并发症(肺水肿,支气管肺炎等)并不少见。

四、治疗方案

全身中毒在某些化学烧伤中很突出,若有特效解毒药物,应及时施用。一般情况下则给予全身支持,以保护肝、肾等重要器官,加速毒物排出。如输液,应通过静脉给予大量维生素、应用激素,并行利尿、护肝等支持治疗。若为威胁生命的中毒,如液态黄磷烧伤面积较大,仅靠冲洗中和是不够的,还应争取时间果断地切、削创面焦痂,除去毒物来源,并酌情植皮覆盖创面。

化学烧伤比单纯热力烧(烫)伤要复杂得多。根据化学烧伤的种类和性状,化学烧伤的伤因可分两大类:一为强碱烧伤,如石灰、苛性钠、苛性钾等;二为强酸烧伤,如王水、盐酸、硫酸、硝酸、磷酸等。碱性烧伤,其渗透性强,深入皮下后使细胞脱水、组织蛋白溶解,形成强碱蛋白化合物,致使创面加深,造成更严重的深层组织破坏。强酸烧伤,可立即引起组织蛋白的凝固,使组织脱水形成厚痂,有利于阻止酸液继续向深层组织内渗透,可减少组织损伤。磷酸烧伤,在战时或工农业生产中常有发生。由于磷化合物遇空气极易燃烧,氧化后变成五氧化二磷,成为一种毒性很强的物质。磷烧伤后,如果没有彻底清除皮肤上残留的磷,磷可在皮肤上或伤口内继续燃烧,造成继发的更深、更大面积的烧伤。皮肤上或伤口内的残留磷一旦被体内吸收,又可引起全身磷中毒。

1. 一般处理原则 立即解脱被化学物质浸渍的衣物,连续大量清水冲洗,时间应较长。特别应注意眼部与五官的冲洗,因损伤后可致盲或造成其他后果。急救时使用中和剂等并非上策,除耽误时间外,还可因匆忙中选择不当或中和反应产热而加重损害。早期输液量可稍多,加用利尿剂以排出毒性物质。深度烧伤应尽早切除坏死组织并植皮。已明确为化学毒物致伤者,应选用相应的解毒剂或对抗剂。磷进入伤口或皮下后,可引起严重肝、肾中毒,故在很小面积磷烧伤时,也常有致死的危险。磷烧伤后可先用清水冲洗几遍,然后用 1%～5% 硫酸铜溶液浸湿纱布敷在伤处,使残留的磷生成二磷化二铜(不再燃烧),最后再用 3% 双氧水或 5% 小苏打水冲洗,使磷渣再氧化成磷酐(无毒)。在磷烧伤处理时禁用油或凡士林纱布包扎,因磷易溶于油脂,会促使人体中毒,故在终末包扎时,在用 5% 小苏打水冲洗后用于纱布包扎最好。

2.酸烧伤　急救时用大量清水冲洗伤处,随后按一般烧伤处理。此外,有些腐蚀性酸烧伤如石炭酸,其脱水作用不如上述强酸,但可吸收进入血液循环而损害肾。石炭酸不易溶解于水,清水冲洗后,可以 70% 酒精清洗。又如氢氟酸,其穿透性很强,能溶解脂质,可继续向周围和深处侵入,扩大与加深的损害作用明显。立即处理仍为大量清水冲洗,随后用 5%～10% 葡萄糖酸钙(0.5 mL/cm^2)加入 1% 普鲁卡因创周浸润注射,使残存的氢氟酸化合成氟化钙,可阻止其继续扩散与侵入。

3.碱烧伤　急救时应大量清水冲洗,冲洗时间更应延长。深度碱烧伤适合早期切痂与植皮。碱烧伤中的生石灰(氢氧化钙)和电石(C_2Ca)的烧伤必须在清水冲洗前先去除伤处的颗粒或粉末,以免加水后产热。

4.磷烧伤　急救时应将伤处浸入水中,以隔绝氧气,切忌暴露于空气中,以免继续燃烧。应在水下移除磷粒,用 1% 硫酸铜涂布,可形成无毒的磷化铜,便于识别和移除。但必须控制硫酸铜的浓度不超过 1%,如浓度过高,反可招致铜中毒。忌用油质敷料,因磷易溶于油脂,而更易吸收;可使用 3%～5% 碳酸氢钠湿敷包扎。深度创面尽早切除与植皮。磷烧伤应特别注意全身中毒问题。

5.如误服强碱、强酸类腐蚀剂,不论服量多少,均可烧坏口腔、咽喉、食管与胃的黏膜,严重者可烧坏肌层直至穿孔。因此,解救时不可立即催吐或洗胃,以免食管与胃破裂或穿孔,针对服用的强碱或强酸种类,将相应的中和溶液灌入,同时灌入牛奶、鸡蛋清、植物油或面糊等流体,以求保护好食管与胃黏膜,赢得抢救时间。

6.无论何种化学烧伤,也无论是外烧伤还是内烧伤,均应迅速、安全地送医院救治,万不可留在家庭自行处理。

(李光杰　王　星)

第十章　职业性眼病

第一节　化学性眼烧伤

化学性眼烧伤是由于直接接触各种化学性物质所致腐蚀性眼损伤。职业性化学性眼烧伤主要是由于工作中眼部直接接触碱性、酸性或其他化学物的气体、液体或固体所致眼组织的腐蚀破坏性损害。化学性眼烧伤是常见的职业性损害，占眼创伤的10%左右，占整个工业性危害的5%～20%。致眼损伤的化学物质大约有10余大类，25 000余种，主要为酸和碱类化学物质，其次为金属腐蚀剂、非金属无机刺激剂等。引起眼烧伤的化学物质可为液体、固体、粉尘、烟雾或蒸气，其中化学烟雾所致病伤约占一半以上，其次为液体和固体。

一、发病机制

化学性眼烧伤的程度与化学物质的种类、浓度、剂量、作用方式、接触时间、面积以及与化学物质的温度、压力及所处状态有关，同时还取决于化学物质穿透眼组织的能力。较高浓度的酸碱物质进入结膜囊内，眼组织极易被毁坏，尤其是碱性化学物质具有双相溶解性，能迅速穿透眼组织渗入深部。即使组织表面的碱性物质被冲洗干净，已渗入组织内的碱性物质也可继续扩散，引起内眼组织的破坏。故在碱性化学烧伤时，眼部组织损伤可继续发展，致角膜穿孔或其他并发症而引起失明。酸性化学物质眼烧伤主要是引起凝固性坏死，在眼组织表面形成焦痂，有减缓酸性化学物质继续向深部组织扩散的作用。酸性化学物质对眼组织的渗透性和破坏性虽不及同等浓度的碱性溶液强，但亦不能轻视其损伤作用。

二、临床表现

按化学物质性质、浓度及接触时间的长短，可引起眼组织不同程度的损害。

1. 化学性结膜角膜炎　主要为化学烟雾及蒸气（气体）刺激所致。临床表现以眼的刺激症状为主，如眼病、灼热感或异物感、流泪、眼睑痉挛等。眼部检查可有结膜充血，角膜上皮点状脱落，无角膜实质层的损害。视力一般不受影响，预后良好。

2. 眼睑烧伤　轻度烧伤时仅表现为眼睑皮肤充血、肿胀。重者起水疱，肌肉、睑板等均可受到破坏。内眦部烧伤则可造成泪点或泪小管的阻塞或瘢痕化，引起泪溢。面积广泛的烧伤，愈后可致眼睑内、外翻，睑裂闭合不全及睑球粘连等。

3. 眼球烧伤　主要指结膜、角膜和巩膜组织的烧伤。临床上常以组织学的急性破坏、修复及其结局为依据，将其表现分为三期。①急性期：烧伤后至24小时。主要表现为结膜的缺血性坏死，角膜上皮脱落，实质层水肿、混浊，角膜缘及其附近血管广泛血栓形成，急性虹膜睫状体炎，前房积脓，晶体、玻璃体混浊甚至全眼球炎等。②修复期：烧伤后10天至2周左右。组织上皮开始再生，多形核白细胞及成纤维细胞亦伴随血管新生进入角膜组织，巩膜内血管逐渐再通，新生血管开始侵入角膜，内眼炎性反应趋于稳定状态。③并发症期：烧伤2～3周后即进入并发症期，表现为反复出现的角膜溃疡，睑球粘连，角膜新生血管膜，继发性内眼病变，如白内障和青光眼等。

三、诊断

1. 诊断原则　根据明确的眼部接触化学物质或在短时间内受到高浓度化学物质刺激的职业史,和以眼睑、结膜、角膜和巩膜等组织腐蚀性损害的临床表现,参考作业环境调查,综合分析,排除其他有类似表现的疾病,方可诊断。

2. 诊断与分级标准

(1)化学性结膜角膜炎:有明显的眼部刺激症状,如眼痛、灼热感或异物感、流泪、眼睑痉挛、结膜充血、角膜上皮脱落等。荧光素染色有散在的点状着色。裂隙灯下观察以睑裂部位最为明显。

(2)轻度化学性眼烧伤:具备以下任何一项者,可诊断为轻度化学性眼烧伤:①眼睑皮肤或睑缘充血、水肿和水疱,无后遗症;②结膜充血、出血、水肿;③荧光素染色裂隙灯下观察可见角膜上皮有弥漫性点状或片状脱落,角膜实质浅层水肿混浊,角膜缘无缺血或缺血 <1/4。

(3)中度化学性眼烧伤:除有上述两项外,并具备以下任何一项者,可诊断为中度化学性眼烧伤:①出现结膜坏死,修复期出现睑球粘连;②角膜实质深层水肿、混浊,角膜缘缺血 1/4 ~1/2。

(4)重度化学性眼烧伤:具备以下任何一项者,可诊断为重度化学性眼烧伤:①眼睑皮肤、肌肉和(或)睑板溃疡,修复期出现瘢痕性睑外翻、睑裂闭合不全;②巩膜坏死,角膜全层混浊,呈瓷白色,甚至穿孔,角膜缘缺血 >1/2。

四、治疗

1. 治疗原则　①化学性结膜角膜炎和眼睑烧伤应积极对症处理,必要时脱离接触。②眼球烧伤者应立即就近冲洗,仔细检查结膜穿隆部,去除残留化学物。③预防感染,加速创面愈合,防止睑球粘连和其他并发症。严重眼睑畸形者可施行成形术。④为防止虹膜后粘连,可用 1% 阿托品散瞳。

2. 急救措施　①事故现场立即冲洗,尤其是碱性化学物质烧伤。冲洗必须争分夺秒,用自来水或清洁水均可,冲洗时间至少 10 ~15 分钟。②现场冲洗之后,立即前往附近医疗机构,做进一步的冲洗、检查并去除上下穿隆部可能隐藏的化学物质颗粒。③中和治疗:在烧伤后 1 小时内进行处置有治疗意义。酸烧伤可用弱碱性溶液,如 3% 碳酸氢钠、磺胺嘧啶钠结膜下注射(pH >9 时应稀释后再注射)。碱烧伤用弱酸性溶液,如维生素 C 0.5 ~1.0 mL 结膜下注射(pH <4.5 时应稀释后注射)。④前房穿刺:烧伤后 24 小时内穿刺治疗效果较好,可清除房水中的碱性物质,减少其对内皮细胞和内眼组织的腐蚀作用。⑤球结膜切开:当结膜出现显著水肿,无法注射中和剂时,可施行结膜切开术。切除坏死的结膜,排出结膜下毒性液体,减除组织压力,改善循环和营养状况。

3. 一般治疗　在经过上述急救处理之后,进入酸碱烧伤的后期治疗,包括抗菌消炎以防止感染,促进烧伤组织的修复,减少并发症的发生等。

4. 其他处理　①化学性结膜角膜炎、轻度化学性眼烧伤多在数天内完全恢复,视力一般不受影响,痊愈后可以恢复原工作。②中、重度化学性眼烧伤常产生严重并发症或后遗症,视功能可不同程度受损。单眼烧伤者应脱离接触化学物,适当休息后,根据恢复情况安排适当工作;双眼烧伤者,应根据医疗终结时的残留视力,决定其工作与否。

五、预防

必须尽快更新陈旧设备,对设备进行保养和维修。加强一线工人安全防护,穿防护服,戴防护眼镜,进行安全生产、自救与急救知识的教育,严格遵守操作规程,以提高自我保护能力。

第二节　电光性眼炎

电光性眼炎是眼部受紫外线照射所致的角膜结膜炎。常见于电焊操作及产生紫外线辐射的场所。在高山、雪地、沙漠、海面等炫目耀眼的环境下工作者，眼长期接受大量反射的紫外线，引起类似电光性眼炎的症状，称雪盲。

一、发病机制

紫外线是电磁波的一部分，其范围为 14~400 nm，一般紫外线系指波长 200~400 nm 的一段。可来源于自然光源（如太阳光紫外线）和人工光源（如电弧焊）。紫外线眼损伤多为光电性损害，这种损害以短波紫外线较强，长波紫外线较弱。Pitts（1970 年）证明紫外线角结膜炎的最大效应波长是 270 nm。机体组织的核酸和蛋白质吸收紫外线的能力特别强，角膜上皮细胞中存在着这些物质，系由于其吸收紫外线造成损害的结果。

二、临床表现

急性电光性眼炎是眼部暴露紫外线后，经潜伏期才开始出现症状，潜伏期的长短取决于照射方向、辐射剂量及照射时间。潜伏期最短的为 0.5 小时，最长不超过 24 小时，一般为 6~12 小时，故多在晚间入睡前后发病。

轻症者仅有眼部异物感或轻度不适，重者有头痛，眼部烧灼感和剧痛，高度畏光、流泪和睑痉挛。急性症状可持续 6~24 小时，但不适症状在 48 小时内逐渐消失。检查时可见面部及眼睑皮肤潮红，重者可见红斑，结膜充血，球结膜水肿，角膜上皮点状或片状脱落，角膜知觉减退，瞳孔痉挛性缩小，多数病例有短期视力减退。

长期重复的紫外线照射，可引起慢性睑缘炎和结膜炎，结膜失去弹性和光泽，色素增生。

三、诊断

1. 诊断原则　根据眼部受到的紫外线照射的职业史，和以双眼结膜、角膜上皮损害为主的临床表现，参考作业环境调查，综合分析，排除其他原因引起的结膜角膜上皮的损害，方可诊断。

2. 观察对象　眼部受到紫外线照射于 24 小时内出现下列任何一项表现者，可列为观察对象：①轻度眼部不适，如眼干、眼胀、异物感及灼热感等；②睑裂部球结膜轻度充血；③角膜上皮轻度水肿，荧光素染色阴性。

3. 诊断标准　有紫外线接触史，并具有下列表现者即可诊断。眼部异物感、灼热感加重，并出现剧痛，畏光，流泪，眼睑痉挛；角膜上皮脱落，荧光素染色阳性，放大镜或裂隙灯显微镜下观察呈细点状染色或有相互融合的片状染色；并可见到上下眼睑及相邻的颜面部皮肤潮红，结膜充血或伴有球结膜水肿。

四、处理原则

1. 治疗原则　①暂时脱离紫外线作业。②急性发作期，应采用局部止痛、防止感染的治疗，辅以促进角膜上皮修复之治疗。局部用 0.5%~1% 丁卡因溶液、软膏及抗生素眼药水。如果眼痛可以忍受，少用甚至不用丁卡因，以利于角膜上皮细胞修复。

2. 其他处理　①观察对象观察病情 24 小时。②急性电光性眼炎脱离接触紫外线作业或休息 1~2 天，重者可适当延长（不超过 7 天）。

五、预防

电光性角结膜炎，虽然不致永久性视力减退，但发病颇多，严重影响出勤率。根据调查，我国目前患电光性眼炎的最常见工种为电焊工及电焊辅助工。电焊时电焊弧光能产生相当大强度的光辐射，除有一定量的紫外线外，还有大量的红外线。因此，所戴的防护镜不仅应能完全防止紫外线的透射，还要能防止红外线的透射。

第三节　职业性白内障

职业性白内障是由职业性化学、物理等有害因素引起的以眼晶体混浊为主的疾病,可造成接触者的不同程度的视力障碍。临床表现共同点为眼晶体不同程度、不同部位及不同形态的混浊。职业性白内障常见的临床类型为中毒性白内障、非电离辐射性白内障和电离辐射性白内障。电离辐射性白内障又分为辐射性白内障和电击性白内障。

一、中毒性白内障

职业性中毒性白内障主要是由于长期接触三硝基甲苯、萘、铊、二硝基酚等所引起的以眼晶体混浊改变为主要表现的眼部疾病。以苯的氨基硝基化合物中的三硝基甲苯白内障最为常见。晶体混浊程度与接触时间及接触量有相关关系。

三硝基甲苯(TNT)为国防工业和矿山建设中常用的炸药。有五种异构体,其中以 2,4,6 - 三硝基甲苯最重要。长期接触三硝基甲苯可致双眼晶体混浊,即 TNT 白内障,是 TNT 中毒的典型表现之一,也是我国目前比较多见的职业中毒性白内障。常见工种有装药、铸药、粉碎、包装、搬运等,在生产过程中劳动者可接触到三硝基甲苯粉尘及蒸气。工龄愈长发病率愈高,从事 TNT 作业 1 年以后即可发生 TNT 白内障,一般为 3～5 年后发生,但也有报道接触 TNT 不满 1 年即可发病。三硝基甲苯可经皮肤、呼吸道及消化道进入人体,在生产环境中,主要经皮肤和呼吸道吸收。TNT 有较强的亲脂性,很容易从皮肤吸收,尤其气温高时,经皮吸收的可能性更大。由于手臂等外露,若接触面积大,加上有汗液,附着于手皮肤的 TNT 粉尘量增加,则吸收的量亦增加。

1. 发病机制　有关白内障形成的机制尚不清楚,体外试验中将 TNT 与动物晶体匀浆一起孵育,可以检出 TNT 硝基阴离子自由基与活性氧。目前认为 TNT 在体内还原为 TNT 硝基阴离子自由基,并可形成大量活性氧,可能与白内障的形成有关。也有人认为白内障的形成可能与 TNT 所致的 MetHb 沉积于晶体或 TNT 代谢产物沉积于晶体有关。

2. 临床表现

(1)眼睑皮肤可有红斑和丘疹,疹后脱屑,慢性者呈苔藓样改变。结膜、角膜、巩膜均可受 TNT 粉尘或蒸气刺激而发生炎症,尤以睑裂暴露部位明显。

(2)眼底改变。少数 TNT 接触者可发生视网膜出血、视神经炎、球后视神经炎,甚至视神经萎缩。接触高浓度 TNT 者,由于血内高铁血红蛋白增高,不仅出现"发绀面容",而且整个眼底也呈暗紫色。

(3)晶体改变。中毒性白内障以晶体损害为主要表现。发病缓慢,一般需接触 TNT 2～3 年后发病。首先在晶体周边生成散在点状混浊,再聚集成环状混浊,环为多数尖向内、底向外的楔形混浊融合而成。随着病情进展,除晶体周边混浊外,晶体中央也出现环形混浊,此时视力可减退;若再发展,则周边混浊与中央混浊融合,视力明显减退。TNT 白内障的发病特点为,在低 TNT 浓度下可发病,甚至空气浓度低于最高容许浓度时仍可发病。发病随接触工龄增长而增多且损害加重,10 年以上工龄为78.5%,15 年以上高达83.65%。晶体损害一旦形成,虽脱离接触仍可继续发展。TNT 白内障与 TNT 中毒性肝病发病不平行,中毒性白内障患者可伴有肝大,但亦可在无肝损伤情况下单独存在。

透照法检查:晶体周边部呈环形暗影,环为多数尖向内、底向外的楔形混浊连接而成。环与晶体赤道部间有一窄的透明区。少数工龄较长的患者,晶体中央部也出现一环形混浊,位于晶体瞳孔区,环的大小约等于瞳孔直径,轻的可为不完全的环,重的混浊致密,呈花瓣状或盘状。

裂隙灯显微镜观察:晶体混浊为多数大小不等的灰黄色小点聚集而成。周边部混浊位于前后成人核和前后皮质内,整个周边部皮质透明度降低;中央部混浊位于前成人核和前皮质内。

3.诊断

(1)诊断原则:根据密切的职业接触史和以双眼晶体混浊改变为主的临床表现,结合必要的动态观察,参考作业环境调查,综合分析,排除其他病因所引起的晶体损害后,方可诊断。

(2)观察对象:具有下列一项表现者,列为观察对象:①透照法检查:晶体周边部有环形或近环形的点状暗影;②裂隙灯显微镜检查:晶体周边部皮质内有散在细点状混浊。

(3)诊断及分级标准

1)一期白内障:透照法检查时,晶体周边部有环形暗影,但最大宽度不超过晶体半径的1/3。环由多数楔形混浊连接而成,楔底向周边,尖端指向中心,或裂隙灯显微镜检查见晶体周边聚集有多数大小不等的灰黄色细点状混浊,位于前后皮质和成人核内,皮质透明度降低。分布范围同前。

2)二期白内障:周边部环状混浊范围超过晶体半径的1/3,但不超过2/3。部分病例可表现为晶体中央部出现瞳孔直径大小的完全或不完全的环状混浊,此混浊位于前成人核或前皮质内。

3)三期白内障:晶体周边部混浊超过晶体半径2/3以上,或中央部有致密点状或盘状混浊,视功能(视力和视野)受到明显影响。

4.鉴别诊断 TNT白内障的诊断应注意与先天性、周边部点状白内障、核性白内障、早期老年性白内障以及其他中毒性白内障加以鉴别。

5.治疗 临床上尚无治疗TNT白内障特效药物。一般可给予促进晶体营养代谢药物,口服适量维生素C、维生素B_1、维生素B_2、谷胱甘肽等,局部可用氨肽碘、吡诺辛钠等眼药水滴眼。观察对象每年复查1次。三硝基甲苯白内障诊断成立后原则上应调离三硝基甲苯作业,三期患者可适当从事轻工作。

6.预防 改革生产工艺,加强通风排毒,改善工作条件和作业环境。加强个人防护和个人卫生,工人下班后,应睁眼淋浴,冲出眼球表面的粉尘。根据情况可实行工种轮换制,减少接触TNT的时间,以预防TNT白内障的发生。加强健康监护,上岗前体检和每年一次定期体检,特别注意眼晶体的检查,如有明显眼晶体混浊者,不宜从事TNT作业。

二、非电离辐射性白内障

主要有微波白内障、红外线白内障和紫外线白内障。

1.微波白内障 微波是波长在1 mm至1 m之间、频率在300 MHz至300 GHz范围内的电磁波。人体对微波最敏感的部位是眼的晶体与睾丸,微波辐射已成为危害人体健康的一种因素,因而联合国人类环境会议将微波列入必须控制的主要污染物之一。

(1)发病机制:微波辐射对眼的损伤与其功率及频率有关,频率较低的微波穿透能力较强,组织吸收的能量愈大,主要为致热效应。眼睑、角膜、房水均很薄,微波辐射能量大部在眼球内转变为热能,尤其眼球内晶体受热,使晶体中含量较高的蛋白质凝固,造成酶系统代谢障碍,维生素C含量下降,促使晶体变性混浊而形成白内障。也有人认为,受热损伤晶体前囊或囊下的上皮细胞,渗透力改变,房水渗入晶体内而引起混浊。还有人认为是非致热作用引起晶体代谢紊乱而致白内障。

(2)临床表现:长期接触大强度微波的部分人员中,可使眼晶体损伤、混浊,严重者产生白内障。这种白内障形态及发展过程表现为:白内障开始于晶体后极部后囊下皮质,早期可见细小点状混浊,进一步发展为点状混浊组合为线条状或圆形混浊,线条状混浊交织成网,圆形混浊相互套叠,再发展于后囊下皮质形成蜂窝状混浊,间有彩色斑点;同时前囊下皮质可出现薄片状混浊,最终整个晶体混浊。与其他病因所致白内障不能鉴别。

(3)治疗:可口服维生素C、E、B_1、B_2。试用谷胱甘肽溶液等治疗白内障的眼药水。如晶体完全混浊,可施行白内障摘除术,有条件者可施行人工晶体植入术。

（4）预防：预防微波辐射的最重要的措施是对微波发生源和工作地点加以屏蔽，其次为加大与发生源的距离、缩短工作时间及加强个人防护等外方面。①屏蔽就是利用一切可能的方法，将微波辐射源限制在进行所规定的空间里，阻止其传播扩散。在使用时，磁控管均在机壳内，波导管不容许敞开。微波和加热设备的缝隙，物料出入口应防止微波漏出。在微波的场源附近，尤其在传输线终端处设吸收装置，吸收辐射能，防止大面积污染。②工作人员在隔离屏蔽室内操作或采用自动控制，使人脱离微波辐射作业。同时微波作业区要设警示标志，非工作人员禁止入场内。③根据微波发射的方向性特点，工作点应置于辐射强度最小的部位，尽量避免在辐射流的正前方进行工作。安装天线时，要注意工作区是否受到照射。④个体防护的对象主要是微波作业人员。一般情况下，作业人员不应进入超过微波辐射卫生标准很多的作业环境。但由于工作需要必须进入时，应穿戴个人防护用品。如穿戴长度过膝的铜丝或涂银布料制成的防护衣帽，戴用直径为1 mm左右细的铜丝网或在镜片玻璃面上喷涂金属薄膜的防护眼镜。⑤对从事微波作业人员应进行上岗前和在岗期间职业健康检查。检查项目除一般项目外，还应增加眼科。尤其是对微波接触人员，应重点观察眼晶体的变化。

2. 红外线白内障　红外辐射也称红外线，凡是温度在0°K（−273℃）以上的物体都能发射出红外线，即波长短于3×10^{-6} m红外线辐射。来源于高热物体，如融化的玻璃和钢、铁等。物体的温度愈高，辐射强度愈大，其辐射波长愈短。其对眼的主要损伤是晶体，引起红外线白内障；高温炉火及强烈的弧光、电焊焊光也可致视网膜烧伤，将黄斑部视网膜和脉络膜烧伤。

（1）发病机制：目前认为，致白内障是波长为800~1 500 μm的红外线。这部分短波红外线可穿过角膜，被晶体吸收，而晶体又无血液循环，散热差，产生热效应，造成晶体蛋白质变性。也有人认为系葡萄膜吸收红外线的热量，使房水温度增高，从而影响酶系统代谢紊乱，致使晶体变混浊。

（2）临床表现：红外线白内障又称热性白内障或工业性白内障，见于长期吹玻璃或熔炉前的锻铁和炼钢工人。眼部在10年以上长期反复红外线照射，可缓慢发生热性白内障。初期在晶体皮质后部中轴处发生空泡，以后逐渐发展成点状、线状或成不规则的格子样混浊，随后格状混浊融合成盘状混浊，呈灰白色，边界清晰；中央微凸向前方，混浊沿轴部向内逐渐扩展，呈典型板层状排列；最后晶体呈全白混浊。由于热性白内障起始于晶体中轴部，因此，白内障早期即可影响视力。当后极发生混浊时，在晶体前囊下同时也可以发生板层分离及囊皮呈片状剥脱，其游离端打卷而浮荡于前房水内。热性白内障多两眼同时发生，也有单眼患者。

前囊膜状剥脱是热性白内障的临床典型特征，可以作为鉴别诊断的依据。应与起始于后极部后囊下皮质的白内障相鉴别，包括辐射性、微波性、电击性等白内障。此外，还应与老年性晶体囊剥脱鉴别。

100 μm以下的短波红外线通过屈光间质聚焦变成热能，还可引起视网膜烧伤。临床表现有两种情况：①高强度急性（一次性）暴露烧伤：如日蚀性视网膜烧伤及闪光烧伤，发病急。②低强度慢性累积暴露烧伤：见于工业上长期受红外线辐射者。视网膜烧伤仅限于黄斑部，患者主要症状为眩光，黑影飘动，畏光，视力下降，轻者黄斑颜色发暗，数周内暗区减退，视力恢复；重者，黄斑部水肿呈灰白色，有出血、小出血点、小黄点及渗出。待水肿消退后，黄斑部呈黄白色萎缩斑，色素沉着。数月或数年后，黄斑部可出现囊样变性，甚至形成黄斑破孔，视力不能恢复。

红外线视网膜烧伤，应与其他原因所致中心性浆液性脉络膜视网膜炎、黄斑部出血、黄斑部囊样变性、黄斑裂孔等相鉴别。

（3）治疗：可应用血管扩张剂，皮质类固醇药物，维生素C、维生素B_1、维生素B_{12}、维生素E等。应注意加强教育，不能用裸眼看太阳。红外线白内障目前尚无有效药物，可采用囊内摘除手术。

（4）预防：改善工作环境，有红外线辐射源的场所,应加防护屏,尽量缩小炉口,减少开放时间,工作人员尽量不直对辐射源,多采取偏斜方向工作,工人操作时要戴红外线防护镜。对红外线作业者应定期检查眼睛。

3. 紫外线白内障　波长 100～400 nm 的电磁波称为紫外辐射,或称紫外线。紫外线引起的眼病常见为电光性眼炎,少数可发生紫外线白内障。紫外线白内障是 >290 nm 的长波紫外线使眼晶体产生光化学反应,导致晶体蛋白变性以致凝固而引起混浊。早期混浊出现在皮质的周边部,逐渐向中心发展,影响视力。

治疗:紫外线白内障治疗同其他白内障。

预防:宣传紫外线防护知识。合理使用防护用品,工人应戴防护面罩和眼镜。电焊或其他紫外线工作场所要设立防护屏,并要设有局部排风装置。改革工艺,增大与辐射源的距离。

三、电离辐射性白内障

电离辐射性白内障包括辐射性白内障和电击性白内障。

1. 辐射性白内障　电离辐射性白内障也称放射性白内障,为接触 X 线(如医用 X 线)、γ 射线、中子射线及高能 β 射线等电离辐射所致的双眼或单眼晶体混浊。多见于放射治疗、核物理工作者,核弹爆炸及放射事故受害者。对形成晶体混浊来说,不同类型辐射线可有不同的阈剂量。电离辐射也可引起视网膜损伤,一般认为,人眼视网膜损害的放射线阈剂量为 30 Gy,但也有报道剂量为 17～18 Gy。

(1)发病机制:晶体前囊下的上皮细胞具有分裂增殖能力,且对电离辐射十分敏感。放射线使组织产生自由基,并不断损伤晶体生发区的上皮细胞,细胞核受损伤常引起染色体畸形、核碎裂,抑制部分细胞的有丝分裂,导致细胞衰弱、死亡,晶体纤维分化异常。这些损伤和变性的上皮细胞移行堆积在晶体后部形成不透明斑点,进一步发展则堆积成不透明的环,形成晶体混浊。亦有人认为是晶体膜被氧化损伤后,其通透性发生改变,细胞内外离子平衡失调引起晶体混浊的一系列变化。

(2)临床表现:放射性白内障是辐射损伤的晚期效应之一。从受照射到发生晶体混浊均存在潜伏期。潜伏期的长短与照射剂量、患者年龄有关。剂量越大,年龄愈小,潜伏期愈短。潜伏期短为 6 个月,最长可达 35 年。放射性白内障临床形态的特征,只通过晶体检查观察其不同改变。

放射性视网膜病的潜伏期约为 3 个月到3年。亦有人认为最短 1 个月,最长 15 年。潜伏期的长短可能与照射剂量有关。临床表现为视网膜血管充血,视网膜出血、渗出,随后出现视网膜色素紊乱,血管粗细不匀,毛细血管瘤,新生血管形成以及视神经萎缩。

(3)诊断

1)诊断原则:晶体有明确的一次或短时间(数日)内受到大剂量的外照射,或长期超过眼晶体年剂量限位的外照射历史(有剂量档案),个人剂量监测档案记录显示累积剂量在 2Gy 以上(含2Gy),经过一定时间的潜伏期,晶体开始混浊;具有放射性白内障的形态特点;排除其他非放射性因素所致的白内障;结合健康档案进行综合分析,方可诊断为放射性白内障。

2)诊断与分期标准

Ⅰ期:晶体后极部后囊下皮质内有细点状混浊,并排列成环形,可伴有空泡。

Ⅱ期:晶体后极部后囊下皮质内呈现盘状混浊且伴有空泡。严重者,在盘状混浊的周围出现不规则的条纹状混浊向赤道部延伸。盘状混浊也可向皮质深层扩展,可呈宝塔状外观。与此同时,前极部前囊下皮质内也可出现细点状混浊及空泡,视力可能减退。

Ⅲ期:晶体后极部后囊下皮质内呈漩涡状混浊,后极部较致密,向赤道部逐渐稀薄,伴有空泡,可有彩虹点。前囊下皮质内混浊加重,有不同程度的视力障碍。

Ⅳ期:晶体全部混浊,严重视力障碍。

(4)鉴别诊断:排除其他非放射性因素所致的白内障;起始于后囊下型的老年性白内障;并发性白内障(高度近视、葡萄膜炎、视网膜色素变性等);与全身代谢有关的白内障(糖尿病、手足搐搦、长期服用类固醇等);挫伤性白内障;化学中毒及其他物理因素所致的白内障;先天性白内障。

(5)治疗

1)按一般白内障治疗原则给予治疗白内障药物,如眼部可试用谷胱甘肽溶液等治疗白内障的眼药,口服维生素 C、维生素 E、维生素 B_1、维生素 B_2;晶体混浊所致视力障碍影响正常生活或正常工作时,可施行白内障摘除及人工晶体植入术。对诊断为职业性放射性白内障者,根据白内障程度及视力受损情况,脱离放射线工作,并接受治疗、康复和定期检查,一般为每 0.5～1 年复查 1 次晶体。

2)放射性视网膜损伤患者给予血管扩张剂,促进出血及渗出物吸收。给维生素类及 ATP 能量合剂等。

(6)预防:工作场所必须根据不同能量的射线,使用不同厚度的铅屏蔽,使外照射剂量不超过阈值剂量,改进防护设备。为了防止晶体受辐射损伤,从事射线工作者应戴防护眼镜。头颈部放射治疗患者,眼部应加有效的屏蔽防护。放射工作者定期做晶体检查,根据晶体混浊程度和视力受损情况,暂时或长期脱离接触放射线,安排其他工作。

2.电击性白内障 随着电器事业的发展,不论是工业用电器或家用电器,偶一不慎均有触电的危险,电流通过全身,造成电击伤。人体触电后,电流经过组织时,细胞可以直接被热或电解作用所损伤。由于触电情况、人体触电部位、电流大小不同,各组织的损伤程度则随其抵抗力而异,可引起皮肤与眼睑的烧伤、视网膜脉络膜损伤及电击性白内障。电击性白内障主要指检修带电电路、电器,或因电器绝缘性能降低所致漏电等电流接触体表后发生的电击而造成的眼晶体混浊。

(1)发病机制:电击伤后可以发生白内障,原因还不清楚,可能是电流通过眼球时,经过房水到达晶体,房水通过的电流较大,而晶体是一个含有蛋白质的组织,电阻极大。当较大的电流到达晶体前囊,遇到较大的电阻时,就产生较多的热量,从而破坏了晶体前囊。通过电流导致的电解作用和热效应,进一步引起晶体囊膜的改变及晶体纤维蛋白反应。此外,晶体内细胞损伤也可能是导致白内障形成的一个原因。

(2)临床表现

1)皮肤与眼睑损伤:皮肤与眼睑被电击伤后,其主要表现为局部烧伤,皮肤电烧伤后与常见的热烧伤不同,其主要特点是:①不痛;②干燥;③无感染;④面积局限;⑤坏死;⑥继发性出血。烧伤浅者,眼睑肿胀,球结膜水肿,深者睑板穿通;晚期瘢痕收缩时,可以导致睑闭合不全、眼球暴露。

2)视网膜脉络膜损伤:遭受电击伤后,有的视网膜脉络膜可发生改变,其发生或由于光损伤,或由于电击伤,或由于辐射伤,也可能是几种方式联合,经过屈光系统聚焦在黄斑部。同时,因为视网膜的色素上皮层和脉络膜的色素组织,能将大量光、电及放射能吸收,转化为热,造成眼底损伤。眼底所见病变多在后极部,可见黄斑水肿、视网膜出血、视盘炎或水肿,偶有发展成视神经萎缩者。视网膜脉络膜除了水肿及出血外,并可有散在的白色或色素小点,视网膜脉络膜裂伤及片状萎缩斑。检查可见视力减退、视物变形,视野有环状暗点、中心暗点或向心性缩小。

3)电击性白内障:电击伤所引起的白内障,其发生时期可以是在伤后即刻,个别患者可以发生在伤后十多年,平均为 2～6 个月。电击伤是否引起白内障,最主要的是取决于电击部位与眼的距离。电击单眼时,该眼即发生白内障;如果电击双眼,则双眼均可发生,距离电击部位较近的一眼先发生。裂隙灯下,晶体的变化主要是在前囊、后囊及囊下皮质。前囊下有大小不一的空泡,几天或几周后空泡消失,代之以不规则的线状改变,前皮质浅层出现片状灰色混浊。后囊下也可见到空泡及不定形的混浊,但不及前皮质下明显。此外,尚有大量结晶体形成。

(3)治疗:首先是抢救生命,包括人工呼吸,输液或输血,同时要注意预防破伤风及梭状芽孢杆菌感染;局部用药包括阿托品、激素眼药水;口服激素、维生素及血管扩张剂等。

对皮肤及眼睑烧伤者,采用暴露法,清洁受伤区,注射破伤风抗血清,服用抗生素,必要时补充液体。1周后,待坏死部分分界明显时,可以切除,然后植皮。自受伤开始,即应注意保护眼球,特别

是伤及睑板时更应如此,防止暴露性角膜炎。

当晶体完全混浊时,行白内障摘除术。

(4)预防:加强安全教育和安全措施,工作时按规程进行操作,配备绝缘工作服及手套等。

第四节　化学因素所致眼损伤

一、二硫化碳损伤

二硫化碳(CS_2)是一种易挥发、无色、有坏萝卜样气味的液体。主要用于制造黏胶纤维、橡胶、树脂、玻璃纸、农药、杀虫剂等。二硫化碳是亲血管性毒物。眼部结构既有精细的神经系统,又有丰富的血液循环,二硫化碳可损害眼睛。

1. 发病机制　目前尚不完全清楚。有人认为,慢性二硫化碳中毒引起血管内皮细胞的改变,使管壁的通透性增加;血管壁弹性纤维断裂,形成结构薄弱处;而血管变细或粗细不匀现象说明了管腔狭窄或阻塞造成了血流动力学的改变。这些因素对视网膜血管病变或视网膜微动脉瘤的形成起了重要的作用。CS_2中毒性眼损害,尤其是视网膜血管病变(包括视网膜动脉的硬化、视网膜微动脉瘤)成因尚有待进一步探讨。

2. 临床表现

(1)急性中毒:轻度中毒主要表现眼、鼻黏膜的局部刺激症状。重者则呈麻醉状态,角膜知觉消失,睫状肌麻痹,甚至瞳孔散大,对光反射消失,眼底亦可出现视盘水肿、边缘模糊、视网膜动脉痉挛变细、视网膜出血等。

(2)慢性中毒:见于低浓度长期接触的工人,自觉症状可有不同程度的畏光、流泪、眼痛、视力减退、视物变色及视物变形等。长期接触CS_2作业者的慢性CS_2中毒的临床特征性表现为视网膜微动脉瘤,检眼镜下呈暗红色、边界清晰、圆形或椭圆形的红色小点,多在眼底后极部,以黄斑周围较为常见。还可见视网膜动脉痉挛及硬化,视野改变表现为周边视野向心性缩小,盲点扩大或有

中心暗点。有报道可见双侧角膜知觉减退或消失,睫状肌调节异常,眼睑或眼球震颤,浅点状角膜炎及视力减退。

3. 诊断与鉴别诊断　根据Sugimoto(1976年)等的研究,慢性CS_2中毒性视网膜病变的诊断临床上一般将其划分为0～Ⅲ四期。0期:眼底无异常所见;Ⅰ期:黄斑区可见1～2处视网膜微动脉瘤;Ⅱ期:眼底可见数处视网膜微动脉瘤,少量点状或斑片状出血和少许硬性和软性渗出;Ⅲ期:眼底可见多处视网膜微动脉瘤,数处点状或斑片状出血及少数硬性和软性渗出。

一般认为视网膜微动脉瘤是CS_2中毒性视网膜病变的主要早期特征,但散瞳后用检眼镜观察,如发现视网膜微动脉瘤时,需要排除引起微动脉瘤的其他疾病,如糖尿病、视网膜静脉阻塞、脉络膜视网膜炎、镰状细胞病、Eales病、无脉症、Costs病、严重的高血压视网膜病变、贫血、慢性青光眼、Leber病、视网膜母细胞瘤及某些中毒性视网膜病变。

4. 治疗　除全身治疗外,可给予神经血管营养剂。多摄取富含维生素和蛋白质的食物。

5. 预防　加强工作场所的通风排气,降低生产CS_2的密闭环境中CS_2浓度。注意个人卫生,必要时戴防毒面具。

二、甲醇损伤

甲醇为无色透明液体,易挥发,易燃。主要见于甲醇的制造、运输和以甲醇为原料和溶剂的工业、医药行业及日用化妆品行业。甲醇中毒所致眼损害,曾是最常见的致盲原因之一。绝大多数为生活性中毒所致,职业性接触甲醇所致中毒性

眼损害较少。

1.发病机制 造成中毒性眼损害的是甲醛的代谢产物——甲酸或甲酸盐。甲酸在体内的排泄非常缓慢并产生蓄积,对眼的神经组织有选择性亲和作用。眼毒性反应的轻重与血中甲酸盐浓度成正比关系。由于甲酸(盐)对机体的氧化磷酸化过程产生抑制作用,抑制细胞色素氧化酶,干扰了线粒体电子传递,ATP合成受到限制,致使细胞发生退行性变,轴浆流淤滞,从而发生中毒性视神经病变,最终引起视力下降。

2.临床表现

(1)视力障碍:一般在口服中毒后1至数小时内发生,也可在数天后出现。主要表现有眼前黑影、飞雪感、闪光感、视物模糊、眼球疼痛、畏光、幻视等。重者视力急剧下降,甚至完全失明。视力障碍出现时间多比全身中毒症状的出现时间要晚。也有报道中毒后以眼部表现为主,而全身中毒表现不明显者。瞳孔扩大,对光反应迟钝或消失,常与视力丧失的严重程度成正比。瞳孔扩大,无对光反应者常死亡。

(2)眼底改变:在视力减退的同时,多数患者早期可观察到视盘充血和视网膜水肿。视神经损害严重者1~2个月后可出现视神经萎缩。

(3)视野改变:早期改变是致密的旁中心暗点或中心暗点,晚期则为周边视野缩小。此外,尚可见到纤维束状缺损及生理盲点扩大。个别患者有色觉障碍。

3.诊断 根据接触史、临床表现和实验室检查,一般不难确诊。血液甲醇、乙醇和甲酸测定有助于明确诊断和指导治疗。眼部损害约占全身中毒的2/3,无平行关系。

4.治疗 增加营养、补充多种维生素;避免光直接刺激眼,可用纱布或眼罩遮盖双眼。其他治疗参见有关章节。

5.预防 制造和应用甲醇的生产过程应做到密闭化,定期进行设备检修,杜绝跑、冒、滴、漏。包装和运输过程要加强个体防护,防止容器破裂或泄漏。此外,必须严格保管制度和严防误将甲醇作为酒类饮料。

(叶秀香 李光杰)

第十一章 职业性耳鼻喉口腔疾病

第一节 职业性耳鼻喉疾病

在生产过程中,接触各种生产性有害因素引起的耳鼻喉病变称为职业性耳鼻喉疾病,与生产作业的设备条件、个人防护、工龄长短有关,同时与接触有毒物质的密切程度及有无定期体检制度因素有直接关系。空气中有毒物质含量越多,工龄越长,发病率越高。

一、病因

1. 毒性气体和雾 如氯、氨、二氧化硫、三氧化硫、一氧化碳、硫化氢、硫酸二甲酯、芥子气,以及盐酸、硝酸、硫酸、铬酸等形成的酸雾等。

2. 毒性烟和粉尘 如砷、钒、铜、锌等的烟雾,重金属锑、钴及其盐类、氟化物,镍粉及其化合物,石棉粉尘,木材,皮毛,印刷作业环境中的粉尘,以及石灰、水泥和沥青等。

二、发病机制

许多工农业生产过程中的有害气体,气雾、粉尘均可通过直接接触或吸入刺激耳、鼻、咽、喉而发生疾病,特别是鼻、咽、喉构成的上呼吸道器官常首先受影响。有害因素还有腐蚀、刺激、毒性作用,可引起黏膜溃疡,甚至造成鼻中隔穿孔。长期吸入粉尘或气体,除引起呼吸道炎症、尘肺外,还可以引起相应的中毒症状以及嗅觉、味觉障碍。此外,还可有致敏作用,如吸入有机性粉尘可因变态反应而引起变应性鼻炎、支气管哮喘、喉水肿等。

三、临床表现

临床表现常因受损的部位、程度、时间、有毒物质的种类、污染程度、患者反应而不一致,既有共性也有特别的表现,一般为非特异性表现。通常同时出现耳、鼻、咽、喉症状。

1. 急性表现 急性中毒是由于较大剂量毒物在短时间内侵入人体所发生的急性病变。

(1) 耳部表现:耳郭和外耳道烧伤。一氧化碳中毒可引起感觉神经性耳中毒。

(2) 鼻部表现:水溶性较大的刺激性气体产生直接损伤。如氯气、三氧化硫、氨气等对局部黏膜的刺激作用强烈,症状明显,主要症状有鼻痒、鼻塞、灼热刺痛感、喷嚏、水样鼻涕、鼻黏膜充血等。重者可有烧伤、糜烂、溃疡、假膜形成,甚至坏死。

(3) 咽部表现:在鼻功能障碍和鼻呼吸不畅者,经常张口呼吸毒物可直达咽喉,常出现咽部疼痛、咳嗽、黏膜充血、淋巴滤泡增生等急性咽炎的症状和体征。

(4) 喉部表现:出现辣感、干咳或伴有咯血、喉部紧闷、气急、烦躁、黏膜充血、水肿、分泌物增加。严重者可出现喉水肿和喉痉挛而致阻塞性呼吸困难。

2. 慢性表现

(1) 耳部表现:常表现为耳道或耳郭的慢性皮炎及湿疹。

(2) 鼻部表现:可引起慢性鼻前庭炎和慢性鼻炎。主要表现有干燥、疼痛、不舒适感,分泌物增多,分泌物带血及嗅觉障碍,鼻前庭皲裂,鼻毛脱落,黏膜肥厚或萎缩,结痂多,黏膜糜烂,鼻中隔穿孔,鼻腔充血等。

(3) 咽部表现:干燥、痒、异物感、堵塞感,见黏膜轻度充血,淋巴滤泡增生,部分出现侧索增厚,即慢性咽炎或慢性扁桃体炎。

(4)喉部表现:主要为咽喉部干燥、痒感和干咳等症状,少数出现轻度嘶哑,声带黏膜弥漫性充血、水肿或增厚,或出现声带闭合不全、声带小结等。有文献报道在接触石棉、芥子气及可溶性镍时有可能发现喉癌。

四、诊断

中毒性耳鼻咽喉疾病的诊断要从临床表现、职业史和职业卫生调查等三方面资料分析后才能做出正确诊断。

职业中毒引起的耳鼻咽喉疾病的临床表现皆为非特异性改变,仅根据局部检查所见很难诊断病因。必须抓住有的临床症状具有一定的特点,详细了解职业史和接触毒物的种类和接触情况等,同时深入现场调查研究,了解工人劳动情况、空气中毒物浓度、安全保护措施、一般卫生和个人卫生状况等,也还要了解同工种工人的健康状况及就业体检资料等,综合分析做出诊断。

五、治疗

职业性中毒的治疗原则,消除中毒的原因,防止有害因素继续侵入人体。根据毒物性质给予解毒药物,对不同病变给予对症治疗,缓解症状和控制病变发展,促进器官的功能恢复。加强锻炼身体,增强体质。

急性中毒必须及时处理,迅速将患者搬离中毒场所至空气新鲜处。给予解毒、强心、兴奋呼吸等药物;有呼吸困难和发绀者,应及时给氧;对喉水肿者,给予0.5%异丙肾上腺素0.5 mL、生理盐水1 mL,加地塞米松2 mL雾化吸入,必要时行气管插管或气管切开术以缓解呼吸困难。

慢性中毒病程长、组织结构有一定变化者,治疗往往较为困难。局部治疗可用生理盐水冲洗鼻腔,湿润黏膜和清除结痂,用3%硼酸水漱口,或用雾化吸入增加上呼吸道黏膜的湿度。对鼻黏膜铬性损害的治疗,通常可用5%硫代硫酸钠、10%依地酸钙钠或防铬软膏。鼻中隔糜烂者,用枸橼酸钠溶液洗涤,再涂上述软膏。对慢性职业中毒的治疗,还应注意营养,增强体质,口服维生素A、维生素B、维生素C,有助于呼吸道功能的恢复。对有癌前病变危险者,喉部为弥漫性增生,应作为特殊的疾病进行系统防癌观察。

六、预防

改进工艺流程,采用机械化、自动化、密闭化和管道化防止有害气体、雾、烟尘的扩散,加强通风排毒,控制有害物质的浓度。加强个人防护,佩戴防毒口罩、面具,同时要改变不良的卫生习惯,上下班应洗澡、更衣。进行就业前及定期体检,可早期发现鼻癌、喉癌,早期进行治疗。

第二节 噪声聋

噪声是指环境中不需要的、使人厌烦的或不同频率和强度的杂乱无章的声音。在生产过程中由于机械的转动、撞击、摩擦,气流的排放,运输车辆的运行,生产信号的发放等情况产生的一切声音统称为生产性噪声或工业噪声。它对人体多个系统,如神经、心血管、内分泌、消化等系统都可造成危害,但主要的和特异性损伤是在听觉器官。

噪声引起听觉器官的损伤,一般经历由生理变化到病理改变的过程,即先出现暂时性听阈位移(TTS),经过一定时间逐渐成为永久性听阈位移。暂时性听阈位移是指人或动物接触噪声后引起听阈变化,脱离噪声环境后经过一段时间听力可以恢复原来水平。随着接触噪声的时间继续延长,或前一次接触引起的听力变化未能完全恢复又需要再次接触,可使听觉疲劳逐渐加重,听力不能完全恢复,变为永久性听阈位移(PTS)。这是由于内耳感音器官受噪声的作用,由功能性改变发展为器质性退行性病变,称为听力损伤或职业性噪声聋。职业性噪声聋是人们在工作过程中,由于长期接触噪声而发生的一种进行性的感音量性听觉损伤,是法定职业病。

一、发病因素

影响噪声性听力损失的因素有如下几方面:

1. 噪声的强度　噪声强度大小是影响听力的重要因素。强度越大,听力损伤出现得越早,损伤的程度越严重,受损伤的人数也越多。

2. 接触时间　接触噪声的时间越长,听力损伤越重,损伤的阳性率越高。听力损伤的临界暴露时间,在同样强度的噪声作用下,各频率听阈的改变表现也是各不相同的。4 k ~ 6 kHz 频率下出现听力损伤的时间最早,也即该频段听力损伤的临界暴露时间最短。一般情况下接触强噪声前 10 年听力损伤进展快,以后逐渐减慢。

3. 噪声的频谱特性　在强度相同的条件下,人耳对低频的耐受力要比中频和高频者强。2 000 ~ 4 000 Hz 的声音最易导致耳蜗损害,窄带音或纯音比宽带声影响要大。噪声性听力损伤高频段凹陷这一特征不受频谱的影响。

4. 噪声的类型和接触方式　脉冲噪声比稳态噪声危害大。持续接触比间断接触危害大。噪声伴振动对内耳的损害性比单纯噪声明显。

5. 个体敏感性　由于各人体质不同,噪声的危害表现也不同。噪声易感者约占人群 5% ,不仅在接触噪声后引起暂时性听阈位移(TTS)与一般人比较非常明显,并且恢复也很快。

6. 其他有害因素　如高温、振动、寒冷和有毒物共同存在时,会加强噪声的不良作用。

二、发病机制

噪声致内耳性损伤的机制有三方面:

1. 机械破坏　在高强度短时间噪声刺激时,蜗回间的过度运动可直接引起细胞内结构严重破坏,结果使细胞失去内平衡,细胞发生溶解。同时,高刺激能量会间接地使蜗管产生超过其弹性限度的运动,致使基底膜产生微孔或基底膜、螺旋韧带及前庭膜破裂,内、外淋巴液混合,造成毛细胞中毒性环境。螺旋器也可从基底膜上分离脱落,毛细胞与神经纤维之间的突触连接可被撕脱,外毛细胞的静纤毛可失去与盖膜的接触,这些机械性破坏均可引起耳蜗功能的丧失。

2. 代谢异常　较低强度长峰间期时,常因代谢异常而致感受器变性。在强噪声刺激下,内耳低氧,耳蜗螺旋器毛细胞琥珀酸脱氢酶活性降低或严重损失,因而有氧能量代谢明显受抑。为应付强噪声刺激异常情况的能量需要,螺旋器转入无氧糖酵解产生能量,这需要消耗大量糖原,因而毛细胞中糖原含量下降。噪声还可以使内耳毛细胞蛋白质、脂类、葡萄糖、核酸等合成减少。这种生物化学变化可间接导致广泛的听毛细胞破坏。

3. 血液障碍　内耳血管血液供应状态是噪声性听力损失生理机制的重要方面。耳蜗血流(CoBF)和耳蜗血管调节机制可能对这一损失起重要影响。暴露于强声下的耳蜗,可能由于内淋巴液的氧张力降低和耳蜗内肾上腺素能神经的血管运动功能失调致血管收缩,耳蜗血流降低,基底膜下血管内红细胞减少,从而致末梢感觉器官产生病变。

三、临床表现

噪声性聋的基本症状是耳鸣、听力下降、头痛及头晕等。一般说来,当最初进入噪声环境后,常有一种难以忍受的感觉,其发生时间自 1 小时至 6 个月不等,多数经几日或几周后逐渐习惯。

1. 听力下降　早期表现是高频听力损伤,患者主观上无耳聋感觉,交谈及社会活动能正常进行。首先在听力图上呈所谓 4 000 Hz(3 000 ~ 6 000 Hz)处出现"V"形下降,较低频段尚未受影响,此时称噪声性听力损伤。病程进一步发展,听力损失向更高及更低频段延伸,影响到语言频段(500 Hz、1.2 kHz)且达到一定程度时,患者主观感觉语言听力出现障碍,表现出生活交谈中的耳聋现象。

听力下降临床表现常双耳均受累,多数呈对称性,也有一侧较重,这与劳动体位和姿势有关。听力损伤的速度,一般在接触噪声的前15年进展较快,尤其高频段更明显,以后渐趋平缓,很少发展成全聋。听力之所以不能恢复主要是因为内耳螺旋器的听毛细胞受噪声作用后,代谢营养发生障碍,导致细胞变性坏死,丧失了听觉功能。

2.耳鸣 一般认为耳鸣是噪声性耳聋的早期症状之一。耳鸣多为双侧、高音调、间歇性。耳鸣的发生率与听力损伤的程度有明显关系,同时,耳鸣的频率与听力损伤最严重的频率相符。

3.噪声对人体的其他影响 噪声对听觉器官产生主要的和特异性的损伤外,还对人体的神经、心血管、内分泌、消化等系统造成危害,表现为头痛、头晕、烦躁、失眠、多梦、易疲倦、注意力减退、抑郁、血压升高、心动过缓或过速、呼吸快速、消化不良、食欲不振、恶心、呕吐,有时还有幻听、痛听、听声耳痒、闻声呕吐等症状。

四、诊断

1.诊断原则 根据GBZ49-2014,明确的3年以上职业噪声接触史,出现渐进性听力下降等症状,有自觉的听力损失或耳鸣的症状,纯音测听为渐进感音性聋,结合职业健康查体资料和现场卫生学调查,并排除其他原因所致的听力损失,即可诊断。

2.噪声性耳聋的诊断及分级 根据职业性听力损伤诊断标准附录B中职业性噪声听力损失分级图与分级表进行计算。

(1)正常听力范围与观察对象:听力正常范围:各频率听力损失均≤25 dB,在职业性噪声听力损失分级的N_1、N_2区。而听力损失达V级者,再计算双耳平均听阈后,尚无听力损伤者。

Ⅰ级:N_1 + A

Ⅱ级:N_1 + B 或 D + A

Ⅲ级:N_1 + C 或 D + B

Ⅳ级:D + C

Ⅴ级:E + B 或 E + C

当任一耳听力损失达到V级或高频(3 000,4 000,6 000 Hz)任一频率≥30 dB,需计算双耳平均听阈,要评定听力损伤程度及噪声聋。

(2)职业性听力损伤分级:任一耳听力损失达V级者或凡高频(3 000,4 000,6 000 Hz)任一频率听力下降≥30 dB,均直接计算双耳平均听阈,评定听力损伤及噪声聋。

轻度听力损伤为26~40 dB

中度听力损伤为41~55 dB

重度听力损伤≥56 dB

噪声聋为71~90 dB

五、鉴别诊断

主要应与其他原因导致的听力下降相鉴别,包括伪聋、创伤性聋、药物中毒性聋、传染中毒性聋、家族性聋、老年性聋、突发性聋、迷路炎、听神经痛、听神经瘤及各种中耳疾患等。

六、治疗

对噪声性听力损伤目前仍无有效的治疗方法。当出现症状后应及时脱离噪声环境,停止噪声刺激,促使自然恢复,同时强调及早治疗。

1.治疗原则 ①观察对象、听力损伤及噪声聋者,应加强个人听力防护。其他症状者可进行对症治疗。常见的治疗药物:调节神经营养的药物,如维生素B类药物;血管扩张剂,如烟酸、654-2、当归注射液等药物;促进代谢的生物制品,如三磷腺苷、辅酶A等。②听力损伤者听力下降56 dB以上,应佩戴助听器。

2.其他处理 ①对观察对象和轻度听力损伤者,应加强防护措施,一般不需要调离噪声作业环境;对中度听力损伤者,可考虑安排对听力要求不高的工作;对重度听力损伤及噪声聋者,应调离噪声环境。②对噪声敏感者(即在噪声环境下作业1年内,听力损失达Ⅱ级及Ⅲ级以上者)应该考虑调离噪声作业环境。

3.中医辨证施治 噪声聋为长期接触生产机械发出的噪声,引起渐进性听力损失且不能恢复的一种职业性耳科疾病,故又称职业性噪声聋。职业性噪声聋的发生是噪声对人体听觉器官长期慢性影响的结果,表现为感音系统的慢性退行性病变。患者初期除主观感觉耳鸣外,无耳聋感觉,交谈及社会活动能正常进行。随着疾病的进一步发展(继续长时间在噪声环境下工作),当听力损失到语言频段且达到一定程度时,患者主观感觉语言听力出现障碍,表现出生活交谈中的耳聋现象,即所谓的噪声聋。中医古籍中多有对耳聋的描述记载,并根据病因病机的不同细分为"劳聋""风聋""虚聋""久聋""暴聋"等多种疾病。《左传》曰:"耳不听五声之和,为聋。"

耳聋为耳病中最常见病种,即可以作为许多疾病的并发症,也有单独发作者。《释名》解释为"聋,笼也,如在蒙笼之中,听不察也。"《医学入门》卷五中说:"耳鸣乃是聋之渐也。"《杂病源流犀烛·卷二十三》更明确指出:"耳鸣者,聋之渐也,惟气闭而聋者,则不鸣,其余诸般耳聋,未有不先鸣者。"由此也可看出,耳聋常与耳鸣相伴而为病。

(1)病因病机:中医把耳聋的病因病机分为虚、实两类。实证有因风邪外袭,侵及耳窍所致;有因肝气郁结上逆,阻塞清窍,或肝郁化火上扰清窍所致;有因痰郁化火上壅,阻塞气道而致。虚证有因肾精亏虚,髓海不足而致;有因脾胃虚弱,气血化生不足,不能上奉于耳而致。根据职业相关性耳聋,多发为肝火上扰、痰火郁结、肾精亏损、脾胃虚弱等。

(2)辨证论治:耳聋的治疗原则,因虚、实不同而不同。肝火上扰型宜清肝泄热,开郁通窍;痰火郁结型宜清火化痰,和胃降浊;肾精亏损型宜补肾益精,滋阴潜阳;脾胃虚弱型宜健脾益气升阳。同时配合中医外治法,以取得更好的疗效。

1)内治法

①肝火上扰:耳鸣如闻潮声,或如风雷声,耳聋时轻时重,每于郁怒之后,耳鸣耳聋突发加重,或兼耳胀耳痛感,或有头痛,眩晕,目红面赤,口苦咽干,或夜寐不安,烦躁不宁,或有胁痛,大便秘结,小便黄。舌红苔黄,脉弦数有力。

治法:清肝泄热,开郁通窍。

方药:龙胆泻肝汤(吴谦《医宗金鉴》)加减。

②痰火邪结:两耳鸣不息,蝉鸣或"呼呼"作响,有时闭塞憋气,听音不清,头昏沉重,胸闷脘满,咳嗽痰多,口苦或口淡而无味,二便不畅。舌红苔黄腻,脉弦滑。

治法:清火化痰,和胃降浊。

方药:清气化痰丸(吴昆《医方考》)加减。

③肾精亏损:耳内常闻蝉鸣之声,昼夜不息,夜间较甚,以致虚烦失眠,听力渐降,兼头晕目暗,腰膝酸软,男子遗精,女子白淫。舌红少苔,脉细弱或细数。

治法:补肾益精,滋阴潜阳。

方药:耳聋左慈丸(陆懋修《广温热论》)加减。

④脾胃虚弱:耳鸣耳聋,劳而更甚,或在蹲下站起时较甚,耳内有突然空虚或发凉感觉。倦怠乏力,纳少,食后腹胀,大便时溏,面色萎黄。唇舌淡红,苔薄白,脉虚弱。

治法:健脾益气,升阳通窍。

方药:益气聪明汤(李杲《脾胃论》)加减。

2)外治法

①刺灸法

治则:清肝泻火,豁痰开窍,健脾益气。

处方:翳风,听会,侠溪,中渚。

方义:手足少阳经脉循耳之前后,取翳风、听会以疏导少阳经气;侠溪清泻肝胆之火,中渚泻三焦火而清窍。诸穴相配通上达下,通经活络。

随证配穴:肝胆火盛——太冲,肾虚——肾俞。

操作:毫针刺,补虚泻实,每日1次,每次留针20~30分钟,10次为一疗程。

②耳针法

选穴:心、内耳、肝、肾、皮质下。

方法:耳鸣、耳聋中等刺激量,亦可埋针。

七、预防

噪声能影响人体健康已为大家所公认。为保护人体健康,对生产性噪声的危害的预防应从下面几方面着手:

1.控制和消除噪声源 这是防止噪声危害的

根本措施。应根据具体情况采取不同的方式解决。用无声或低声设备代替高噪声设备,如用液压代替锻压,以焊接代替铆接,用无梭织机代替有梭织机等。提高机器制造的精度以减少摩擦、撞击和振动引起的噪声。加强维修,防止机件因松动而产生的摩擦和撞击声。在机件互相撞击处加弹性衬垫以减少冲击性噪声。如工艺允许远离的噪声源,可移置车间外或采取隔声措施。

2.控制噪声的传播和反射 采取吸声、消声、隔声以及隔振等技术手段进行降噪治理。

(1)吸声:用多孔材料加放在墙壁及屋顶表面,或制成尖劈形或板形悬挂于屋顶或室内空间,以吸收辐射和反射的声能,达到降低噪声强度的目的。常用的噪声材料有玻璃棉、矿渣棉、泡沫塑料、毛毡、棉絮等。

(2)消声:是防止空气动力性噪声的主要措施,用于风道或排气管道。利用阻抗原理消耗声波运行中的能量达到降低噪声的目的。常用的消声器有阻性消声器、抗性消声器、抗阻复合消声器,消声效果较好。

(3)隔声:是用一定的材料、结构和装置将声源封闭,以达到控制噪声传播的目的。常见的有隔声室、隔声罩。隔声结构应严密且有一定质量,防止引起共振。

(4)隔振:是为了通过固体结构传播的噪声,必须在机器或振动体的基础与地板、墙壁的连接处设隔振装置或减振结构,主要为弹性装置或材料。

3.合理的布局 噪声车间与非噪声车间、行政区和生活区之间应有一定距离;噪声较大的设备应尽量将噪声源与操作人员隔开;工艺允许远距离控制的,可设置隔声操作(控制)室;噪声较大的生产设备应安装在单层厂房或多层厂房的底层。

4.卫生保健措施

(1)个人防护:对工作场所的噪声目前还得不到有效控制或必须在特殊高强度噪声环境下工作时,佩戴个人防护用品,以保护听觉器官不受损害,也是一项有效的措施。最常用的有耳塞、耳罩和防噪声帽盔。对耳塞、耳罩、帽盔的选用,应考虑工作环境中吸声的强度和性质,以及各种防噪声用具衰减噪声的性能。如对稳态噪声,其强度在 110 dB(A)以下且频率大多数为中频(1 000~3 000 Hz)者,单用耳塞或耳罩即可;如噪声过强,即使为低频(低于 1 000 Hz),则宜并用耳塞和耳罩,或戴防声帽盔。①耳塞为插入外耳道的一种栓塞,软橡胶或软塑料制成,隔声效果可达 30 dB 左右,特别对高频部分衰减明显。对耳塞的要求,为能密塞外耳道而又不引起刺激或压迫感,耳塞须具备各种大小尺寸。②耳罩常以塑料制成呈矩形杯碗状,内有泡沫或海绵垫层,覆盖于双耳,两杯碗间连以富有弹性头带(弓架),使紧夹于头部。耳罩能罩住部分乳突骨及一部分头颅骨,有助于减少经骨传导到达内耳的噪声。耳罩的防噪效果较好,佩戴时没有耳部的堵塞感。③防噪声帽盔可覆盖大部分头骨,以防止强烈噪声经骨传导而到达内耳。帽盔两侧耳部常垫衬防声材料,以加强防护效果。

(2)健康监护:对噪声作业工人应进行上岗前职业健康检查,凡有听觉器官疾病、中枢神经系统疾患、自主神经功能异常及心血管系统疾患者,不宜从事强噪声作业。对从事噪声作业工人,应定期进行上岗期间职业健康检查,发现高频段听力下降达到 30 dB 时,应采取听力保护措施,如暂时调离、治疗或强制佩戴护耳器等。

(3)合理安排休息:噪声作业工人应适当安排工间休息,避免加班或连续工作时间过长,否则容易加重听觉疲劳。休息时应离开噪声环境,使听觉疲劳得以恢复。

第三节 铬鼻病

职业性铬鼻病是铬酐、铬酸、铬酸盐及重铬酸盐等六价铬化合物引起的鼻部损害,称为铬鼻病。铬矿开采、冶炼、镀铬,使用铬酸盐的颜料、染料、油漆、橡胶、陶瓷等工业,以及照相、印刷、制版、不锈钢弧焊都会接触铬。如防护不当,作业者可发生鼻中隔黏膜糜烂、溃疡,软骨部穿孔等。铬鼻病为法定职业病。

一、发病机制

铬酸盐可经呼吸道、消化道和皮肤吸收。六价铬毒性比三价铬大。六价铬在细胞内被转变成三价铬后,通过和蛋白质及核酸紧密结合发挥毒性作用。低浓度可致敏,在高浓度时具有局部刺激作用和腐蚀作用,易损伤鼻黏膜和咽喉形成炎症和溃疡,特别是鼻中隔最易受损害。

二、临床表现

急性接触高浓度铬酸或铬酸盐,可刺激眼、鼻、喉及呼吸道黏膜,引起烧伤、充血等。慢性接触易使鼻黏膜糜烂、溃疡和鼻中隔穿孔。表现为鼻中隔黏膜充血、肿胀、干燥或萎缩,鼻中隔黏膜糜烂,少数情况下鼻甲黏膜糜烂,后来发生溃疡,鼻中隔软骨部穿孔,穿孔由米粒大小到直径 1 ~ 2 cm。早期症状有流涕、鼻塞、鼻出血、鼻干燥、鼻灼痛、嗅觉减退等。病情进展缓慢,可长达数月或数年。由于疼痛不明显,患者可未发觉。

皮肤可发生"铬疮",表现为不易愈合的侵蚀性溃疡。六价铬是确认的人类致癌物,从事铬化物生产工人肺癌发病率增高。

三、诊断

1. 诊断原则　根据密切接触六价铬化合物的职业史和有关的临床表现,排除其他原因所致鼻部损害,结合作业环境职业卫生学调查,方可诊断。

2. 诊断标准　铬鼻病患者可有流涕、鼻塞、鼻出血、鼻干燥、鼻灼痛、嗅觉减退等症状,以及鼻黏膜充血、肿胀、干燥或萎缩等体征。凡有以下鼻部体征之一者,即可诊断为铬鼻病:①鼻中隔黏膜糜烂,少数情况下为鼻甲黏膜糜烂;②鼻中隔黏膜溃疡;③鼻中隔软骨部穿孔。

四、鉴别诊断

鼻中隔穿孔也可由氟盐、食盐、五氧化二钒等引起,或因梅毒、结核、创伤等原因发生,故诊断时应结合上岗前体检资料、患者毒物接触史和作业环境调查进行鉴别诊断。

五、治疗

1. 治疗原则　以对症治疗为主。局部可应用硫代硫酸钠溶液或溶菌酶制剂;对鼻中隔穿孔患者,必要时可行鼻中隔修补术。

2. 其他处理

(1) 鼻黏膜糜烂较重患者,可暂时脱离铬作业。

(2) 鼻黏膜溃疡患者应暂时脱离铬作业,久治不愈者可考虑调离铬作业。

(3) 凡出现鼻中隔穿孔者,均应调离铬作业。

3. 中医辨证施治　铬鼻病是指铬酐、铬酸、铬酸盐及重铬酸盐等六价铬化合物引起的鼻部损害。低浓度六价铬有致敏作用,高浓度对皮肤有刺激和腐蚀作用。铬鼻病患者一般有流涕、鼻塞、鼻衄、鼻干燥、鼻灼痛、嗅觉减退等症状,以及鼻黏膜充血、肿胀、干燥或萎缩等特征。中医中并没有铬鼻病之名,根据其表现的症状,可以归类为"鼻衄""鼻鼽""鼻槁"等病。中医认为铬鼻病是由火邪之毒滞留于鼻腔所致,治宜清热解毒,消肿止痛,祛腐生肌,养阴润燥,散瘀通窍。

鼻鼽,又称鼽嚏,是指突然和反复发作的鼻痒、喷嚏、流清涕、鼻塞等为症状的鼻病。《刘河间医学六书素问玄机原病式》曰:"鼽者,鼻出清涕也""嚏,鼻中因痒而气喷作于声也。"鼻衄,即鼻中出血。《灵枢·百病始生篇》中说:"阳络伤则血外溢,血外溢则衄血。"鼻槁之名最早见于《灵枢·寒热病论篇》:"皮寒热者,不可附席,毛发焦,鼻槁腊。"是以鼻内干燥,槁萎为主要症状的鼻病。

(1)病因病机:铬鼻病的病机总为外感火邪之毒,并长期滞留于鼻腔,局部正邪相争剧烈,邪胜正虚,阴阳失调而发病。根据职业患者工作的特殊性病因可分为以下两种:素体虚弱,肺脾之气亏虚,不能有效抵御外邪入侵;正气虚,邪气凑则为病。

(2)辨证论治:铬鼻病是由火邪之毒滞留于鼻腔,加之机体正气亏损所致。治宜清热解毒,消肿止痛,祛腐生肌,养阴润燥,散瘀通窍。在治疗鼻病时多内外治同时进行,二者相辅相成才可以取得良好的疗效。

1)内治法

①肺脾气虚证:患者鼻腔发痒,伴有喷嚏频作,鼻塞不通,流涕清稀量多,嗅觉暂时减退,鼻内肌膜肿胀湿润,其色淡白或灰白,全身可见倦怠懒言,气短,音低;重者伴有自汗,面色㿠白,舌淡苔薄白,脉虚弱。

治法:补肺气,通鼻窍。

方药:苍耳子散合归脾汤加减。

②火毒炽盛证:火热邪毒壅盛,鼻窍肌膜红肿较甚,或肿甚成脓,疼痛较剧,伴有呼吸粗重,面色发红,小便短赤,舌红,脉实。

治法:清热解毒。

方药:黄连解毒汤加减。

③阴津不足证:鼻内干燥较甚,鼻内肌膜萎缩,涕液秽浊,带黄绿色,或少许血丝,痂皮多,咽痒时咳嗽,讲话乏力,舌红苔少,脉细数。

治法:养阴润燥,宣肺散邪。

方药:清燥救肺汤加减。

④肺胃热盛证:鼻中出血,色鲜红或深红,量多不甚,鼻腔干燥焮热,口干,口臭,烦渴引饮,兼有咳嗽痰少,大便燥结,小便短赤,舌红苔黄厚,脉洪数。

治法:解毒凉血,宣泄肺胃。

方药:桑菊饮加犀角地黄汤加减。

2)外治法

①复方双草膏+复方除铬剂:复方双草膏是由紫草、黄连、甘草、当归、白芷、麻油等提取有效成分制成膏剂。复方除铬剂以维生素C为主要成分,配成无刺激性稳定性较好的水溶液。用法:在患者进入工作环境前用生理盐水清洗鼻腔,然后将复方双草膏涂在鼻黏膜患处。下班洗澡后用复方除铬液清洗鼻腔,再将复方双草膏涂在鼻黏膜患处。

②冰连散吹药:将药粉吹入鼻腔以达到治疗目的。以疏风清热通窍为主的冰连散,用喷粉器或纸筒将药粉轻轻吹入鼻腔,每日3~4次。吹药时暂停呼吸,以免将药粉喷出或吸入咽喉,引起咳嗽。

③滴鼻灵滴鼻:将药物制成药液,滴入鼻内,以辛散风邪通窍为主的滴鼻灵,用以治疗外邪而致的鼻内肌膜红肿,鼻塞流涕等症,同时可配合扶正祛邪、滋润肌膜为主的苁蓉滴鼻液、生蜜蜂等。

④外敷疗法:将药物敷于患处,起到直接治疗作用,如用四黄散清热解毒、消肿排脓,用明矾散以干枯收敛、除湿消肿等。

3)针灸疗法:本法有解除表邪、疏通经络的作用,多与其他疗法配合使用。

①针刺:常用穴有:迎香、禾髎、合谷、印堂、上星、列缺等,每次选2~3个穴位,捻转,中强度刺激,以达到疏风、清热、通窍的作用。

②悬灸:疏通局部经络,活血化瘀。如悬灸迎香、印堂、百会等穴位。

③耳针:常选用的有内鼻、额、肺等,捻转留针20~30分钟,或埋针1周。

④穴位注射:可于上述针刺穴位中选1~2穴,根据病情注入不同药液。如属热性病,注入鱼腥草液、红花液;如属虚性病,注入当归、川芎、维生素B等注射液,每次每穴注入0.2~0.5 mL。

六、预防

采取防护措施和改善卫生条件,减少工人对铬化合物接触,以降低对呼吸道和鼻黏膜的刺激,劝说接触铬工人戒烟。

第四节 职业性喉病

职业性喉病是指与用嗓密切相关的职业人员出现的以声音嘶哑为主要表现的喉部疾病,亦称职业性嗓音病。多见于职业用声者,如演员、教师、讲解员、售货员、保育员等,以及在较强噪声环境中需大声说话的工作人员,如纱厂女工等。

一、病因

职业性喉病多因用嗓过度或发声方法不当引起,全身健康状况与精神因素、环境与不良生活习惯及呼吸道炎性疾病亦可引起发声障碍,应予以重视。

二、临床表现

声音嘶哑为主要症状,轻时仅有音色改变,重时可近于失声,逐渐发展为持续性。还可有喉干、异物感和微痛感。间接喉镜检查可见慢性单纯性喉炎、声带小结、声带息肉、接触性溃疡、喉肌无力或喉肌疲劳。

三、诊断

根据职业特点、声音嘶哑表现和临床检查,可做出诊断。除间接喉镜检查外,必要时可做纤维喉镜、喉动态镜与喉功能测定。

四、治疗

除针对病情进行耳鼻咽喉科治疗外,还应注意发声休息和发声治疗。急性发作期除噤声外,应用糖皮质激素、抗生素混合液超声雾化吸入及理疗透热作为辅助治疗。对声带小结与声带息肉,可在喉镜下施行手术切除或激光治疗。声门闭合不全的喉肌无力,可用理疗、针刺或按摩术,减轻喉肌的疲劳。

五、预防

正确用嗓,避免用声过度和疲劳,定期检查喉部等是预防职业性喉病的基本原则。喉科医师应与声乐教师相配合。经常锻炼身体,定期进行健康检查,积极防治耳鼻咽喉疾病。合理饮食,避免烟酒和吃辛辣刺激性食物。

第五节 职业性牙酸蚀病

职业性牙酸蚀病是较长期接触各种酸雾或酸酐所引起的牙体硬组织脱钙缺损,为酸接触作业者较常见的口腔职业病。

在生产过程中,主要接触盐酸、硫酸、硝酸:制造盐酸接触氯化氢和盐酸雾;制造硫酸接触 SO_2、SO_3 和硫酸雾;制造硝酸接触 NO_2 和硝酸雾。酸酐进入口腔,遇水形成酸。

一、发病机制

工人在有酸的环境下工作时,牙冠接触空气中的酸雾或酸酐,即可引起牙体脱钙腐蚀,使牙体组织变得脆弱、粗糙,易于磨损和磨耗。大多数无机酸和有机酸均可引起牙酸蚀。

二、临床表现

牙酸蚀的发生速度与空气中酸雾浓度及种类有关,工人接触硫酸 4~5 周后即可出现牙酸蚀。牙酸蚀病自觉症状与酸蚀后牙体缺损程度有关,早期仅有牙本质过敏症状,冷、热、酸、甜或探触等刺激都可能引发牙齿酸痛的感觉。当牙酸蚀进一步加重，涉及深层牙本质，有髓腔暴露或牙髓病变时，可有自发性牙痛、牙髓和牙髓继发性病变。酸蚀严重者大部分牙冠缺损或仅留下残根，对语言和进食有一定影响。

职业性牙酸蚀主要损害没有唇颊覆盖、暴露在外的牙齿，即中切牙、侧切牙和尖牙的唇面为主，双尖牙很少受损。

三、诊断

1. 诊断原则　根据接触酸雾或酸酐的职业史，以前牙硬组织损害为主的临床表现，参考现场职业卫生学调查结果，进行综合分析，排除其他牙齿硬组织疾病后，方可诊断。

2. 诊断分级标准　根据牙酸蚀的发生演变过程，按牙体组织结构的缺损情况进行诊断分级。把前牙区有两个或两个以上牙齿为可疑牙酸蚀者，可列为观察对象。

（1）一度牙酸蚀病：前牙区有两个或两个以上牙齿发生牙酸蚀者为一级牙酸蚀，可诊断为一度牙酸蚀病。

（2）二度牙酸蚀病：前牙区有两个或两个以上牙齿发生牙酸蚀者为二级或三级牙酸蚀。可诊断为二度牙酸蚀病。

（3）三度牙酸蚀病：前牙区有两个或两个以上牙齿发生牙酸蚀者为三级牙酸蚀，可诊断为三度牙酸蚀病。

四、鉴别诊断

酸性食物、饮料、药物和某些疾病，如反流性食管炎和胃、十二指肠溃疡等非职业性因素也可引起牙酸蚀。磨耗、磨损、创伤、牙釉质发育不良、氟牙症、龋病、楔状缺损等也造成牙齿硬组织缺损，应根据职业史、病史和临床特征进行鉴别。

五、治疗

1. 治疗原则　①有牙本质过敏症状者，可给予含氟或防酸脱敏牙膏刷牙或含氟水漱口，必要时可用药物进行脱敏治疗。②一度牙酸蚀病是否

要做牙体修复，可视具体情况决定；二度牙腐蚀病应尽早做牙体修复；三度牙酸蚀病可在牙髓病及其并发症治疗后再进行牙体修复。

2. 其他处理　①观察对象：每半年复查1次，不需做特殊处理。②一、二、三度牙酸蚀病：治疗修复后，在加强防护条件下，可不调离酸作业。

3. 中医辨证施治　职业性牙酸蚀病是较长期接触各种酸雾或酸酐所引起的牙齿硬组织脱矿缺损，其临床表现除前牙牙冠有不同程度的缺损外，还表现有牙齿对冷、热、酸、甜等刺激敏感，常伴有牙龈炎、牙龈出血、牙痛、牙松动感等，严重者牙冠大部分缺损或仅留下残根，可有髓腔暴露和牙髓病变。在中医中并无牙酸蚀病之名，根据其表现，与中医"牙痛"病相通，特别是龋齿牙痛。祖国医学对龋齿有过不少记载，病名繁多，如"虫蚀牙齿""蛀牙""蚘牙""齿蚘""烂牙"等。

《辨证录·卷三》指出："牙齿破损作痛，如行来行去者，乃虫疼也。……不知过食肥甘，则热气在胃，胃火日冲于口齿之间，而湿气乘之，湿热相搏而不散，乃虫生于牙矣。"古人限于当时条件，而谓有牙虫，实则为胃火湿热所致。《外科正宗·卷四》曰："齿病者，有风，有火，亦有阳明湿热，俱能致之。风痛者，遇风发作浮肿，随后生痛，以消风散治之。"

（1）病因病机：牙酸蚀病是牙齿组织被侵蚀，逐渐毁坏崩解，形成孔洞的一种疾病。多为常感外邪火毒，加之胃腑积热上冲于口齿之间，湿气乘之，湿热相搏不散，困结口齿，郁久生腐，遂至牙体被蛀蚀，伤及牙体，损及络脉。职业病患者因为工作的特殊性，其发病原因多为以下三种：

1）长期接触各种酸雾或酸酐，直接腐蚀牙齿，造成牙齿损害，久而久之牙酸蚀病得以发生。

2）患者本身胃腑积热，平素喜食肥甘厚腻，积热上冲与外邪交织得以发病。

3）患者平素肾精亏虚，牙齿失于濡养，在外邪侵犯时更易受到损害。

（2）辨证论治：牙酸蚀病是由外邪长期侵袭口齿，加之胃腑积热上冲，内外之邪搏结在口齿，郁久生腐，遂致牙体受损，牙齿作痛不已。治疗时多

以内外治同时进行,二者相辅相成才可以取得良好的疗效。

1) 内治法

①湿热搏结证:牙齿被侵蚀成洞,孔洞受刺激时引起疼痛,轻者可无症状,重者牙痛时发时止,遇冷热酸甜等刺激疼痛加剧。重者痛不可忍,涕泪俱出,夜不能寐。检查牙齿有不同程度深浅的孔洞,呈白垩色、黄褐色或黑褐色,常有食物嵌塞于孔洞内,深者常有触痛,甚者牙齿崩溃,遗留残根。

治法:清胃泻火,祛湿止痛。

方药:清胃汤加蜂房、海桐皮加减。

②虚火牙痛证:牙齿隐隐作痛或微痛,牙龈微红、微肿,久则牙龈萎缩,牙齿浮动,咬物无力,午后疼痛加重。全身可兼见腰痛,头晕眼花,口干欲饮,舌质嫩红,无浊苔,脉多细微。

治法:滋阴益肾,降火止痛。

方药:知柏八味丸加狗脊加减。

2) 外治法

①牙痛尚未形成孔洞时宜用清热辟秽,消肿止痛的方法:

含漱:用漱口方或淡盐水含漱,或用黄芩、玄参、紫花地丁煎水含漱,以清热解毒消肿。

擦牙:用竹叶膏擦牙龈痛处,以清热辟秽、止痛。

敷药:肿连腮颊,用如意金黄散调水外敷以解毒消肿。

②如若已经形成孔洞,应重用止痛的外治法:

用清热辟邪,辛散止痛的药物置于孔洞内。可选用牙疼散。

用棉花蘸50%两面针根酒精放入孔洞。

用花椒末、巴豆1粒,研制成膏,棉花包裹,放入孔洞内。

用蜂房、金银花等量煎水漱口。

3) 针灸疗法

①针刺:取合谷、下关、颊车、风池、太阳、内庭、太溪、行间、太冲、牙痛穴。每次2~3穴,强刺激捻转泻法。每日1~2次。

②耳针:取面颊、屏尖敏感压痛点,捻转后留针15~30分钟,如需持续止痛可行耳针埋藏。

六、预防

改善劳动条件,加强生产现场密闭通风,降低空气中酸雾浓度。加强个体防护,工作时坚持戴防酸口罩,下班时漱口。经常使用含氟牙膏或防酸牙膏有一定保护作用。定期做口腔保健检查,发现问题及时治疗。

第六节　爆震聋

一、概述

爆震聋(explosive deafness),在最新的《职业病分类和目录(征求意见稿)》中拟列入法定职业病,拟定义为:暴露于瞬间发生的短暂而强烈的冲击波或强脉冲噪声所造成的中耳、内耳或中耳和内耳混合性急性损伤所导致的听力损失或丧失。

与"爆震性聋(explosive deafness)"在范围和效力上不同,前者包含于后者职业。

爆震性聋是指各种爆炸物包括常规武器、原子武器及平时的各种爆炸物所致的听力损伤。爆炸后产生的冲击波、爆震脉冲噪声和震荡共同作用造成原发性听器损伤,特别是冲击波和爆震脉冲噪声对听器的损害更为严重。它不仅造成中耳、内耳的损伤,亦可引起听觉神经和中枢的损伤。同时,对机体造成的全身性损伤也是严重而复杂的。据各家报道,在爆震性聋的伤员中,约40%伴有严重的合并伤和多发损伤。

大炮、炸药在发射或爆炸时瞬间产生高温高压气体迅速膨胀,以超声速向外扩散,从而产生巨大压力波;压力波含有冲击波及强脉冲噪声,二者同时作用于身体时，最容易受到损伤的是听觉器官。当听觉器官受到损伤时，其他脏器不一定受到损伤；当其他脏器受到损伤时，听器官的损伤可能已相当严重。所以耳鼻咽喉战伤中以中耳和内耳伤的发病率最高，占57.3%，炮兵尤为突出。

爆炸时，短时间内外耳道的气压急剧上升，咽鼓管来不及调节鼓膜内外压力，造成鼓膜内外的压力差，同时鼓膜及听小骨活动也跟不上压力波改变的速度，导致鼓膜破裂，听小骨骨折、脱位和鼓室出血。如鼓膜未破，压力波通过鼓膜听小骨经前庭窗作用于外淋巴液。如鼓膜已破，压力波直接经圆窗作用于外淋巴液，然后通过基底膜或前庭膜传入内淋巴液，使内淋巴液剧烈震动，导致螺旋器、血管和神经纤维的损伤，故爆震性听力损伤多呈感音性聋或混合性聋。

爆震聋是指暴露于瞬间发生的短暂而强烈的冲击波或强脉冲噪声所造成的中耳、内耳或中耳和内耳混合性急性损伤所导致的听力损失或丧失，中医中常称为"暴聋""卒聋""卒耳聋"等。

《灵枢·寒热病》："暴聋气蒙，耳目不明。"指突然丧失听觉，亦称卒聋或卒耳聋。多因风热之邪壅闭清窍，少阳经气遏阻，或情志怫郁，气机逆乱所致。《诸病源候论·耳耵聍候》："耳耵聍者，耳里津液结聚所成，人皆有之，轻者不能为患，若加风热乘之，则结（革卵）成丸核，塞耳，亦令耳暴聋。"《世医得效方·卷十》："小柴胡治发热耳暴聋，……由少阳之气厥，而热留其经也。"《医林绳墨·耳》："又有气逆壅盛而暴聋者，宜以清痰降火理气为先。"《杂病源流犀烛·耳病源流》："有肾气虚，风邪传经络，因入于耳，邪与正相搏而卒无闻者，谓

之卒聋，亦曰暴聋。宜芎芷散、清神散。或由厥逆之气，如经云，少阳之厥，暴聋者，皆卒聋也，须用塞耳法。宜蒲黄膏、龙脑膏。"

二、辨证论治

爆震聋的治疗原则，大多与耳聋相仿，除去耳聋常见四个证型，以气滞血瘀型多见，故爆震聋的辨证论治多从气滞血瘀来论治。

症见：忽闻巨响、暴震或外伤后耳突聋，或耳聋日久，耳聋日渐加重，或觉眩晕不适，胸闷不舒，烦躁易怒。舌质淡暗或有瘀点瘀斑，脉弦或弦涩。

治法：活血散瘀通窍。

方药：主方为通窍活血汤（王清任《医林改错》）：赤芍15 g，川芎10 g，桃仁10 g，红花10 g，石菖蒲12 g，毛冬青15 g。水煎服。可随症加减：若气虚者，加黄芪15 g，党参15 g；肾阴虚者，加山茱萸12 g，旱莲草15 g，女贞子12 g；肾阳虚者，加补骨脂15 g，益智仁15 g，鹿角霜15 g；血虚者，加乌豆衣15 g，当归10 g。

针灸治疗：①针灸：取耳门、听宫、听会、翳风、中渚、外关、阳陵泉、足三里、三阴交、肾俞、脾俞等穴，每次取局部穴位及远端穴位各1～2穴，根据不同情况，分别采用补泻手法；虚寒者可用艾灸法。②耳针：取内耳、肾、肝、脾、神门等穴，中等刺激，留针10～20分钟，或埋针，或耳珠敷贴，10～15次为一疗程。③穴位注射：取耳门、听宫、听会、翳风、完骨、瘈脉等穴，每次选1～2穴，注入药液，药物如当归注射液、丹参注射液、毛冬青注射液。

（李光杰　叶秀香　王　星　孟宪志）

第三篇 职业中毒

第十二章 职业中毒概论

职业中毒可分为急性、亚急性和慢性三种类型。毒物一次大量进入人体后,可引起急性中毒;毒物小量长期进入人体所引起的中毒,称为慢性中毒;介于两者之间,在较短时间内(3~6个月)有较大剂量毒物进入人体所产生的中毒称为亚急性中毒。

由于毒物的作用特点,某些毒物在生产条件下,难以达到引起急性中毒的浓度,如铅、锰等,故一般只有职业性慢性中毒。另一些毒物毒性大,而又容易散布到车间空气中或污染操作者的皮肤,在生产中易于发生事故而引起急性中毒,如氯气、光气、溴甲烷等。某些毒物如氢氰酸、硫化氢等在体内可迅速发生变化,蓄积作用不明显,故不易引起慢性中毒。

毒物的急、慢性中毒,不仅存在出现症状的快慢以及病变程度的不同,而且可有临床表现的差异,如急性苯中毒以中枢神经的麻醉作用为主,而慢性苯中毒则以损害造血组织为主,因此在防治措施方面也不同。

急性中毒是威胁人类的常见急症之一,发病急、症状重、病情变化快。毒物的致毒作用机制多种多样,临床表现复杂,如不及时恰当处理,常可引起迅速死亡或导致后遗症发生。急救原则是立即终止接触毒物;阻止毒物吸收,清除体内毒物;使用特效解毒剂;对症支持治疗。

一、中毒的概念

化学物进入人体,在效应部位积累到一定量而产生全身性损害,导致机体组织器官发生器质性损害和功能障碍的疾病状态称为中毒(poisoning)。中毒分为:

1.急性中毒 短时间内接触大量毒物引起。其发病急骤,症状严重,如不积极治疗危及生命。

2.慢性中毒 长时间接触较小量毒物引起。起病较缓,病程较长,症状缺乏特异性,容易误诊、漏诊。

二、毒物的分类

1.临床分类法

(1)工业性毒物:如有机溶剂四氯化碳,有毒气体硫化氢、氯气、一氧化碳等,重金属等。

(2)药物:各种药物超过治疗极限量,均可产生相应毒性而导致中毒,尤其是治疗安全窗较小的药物。常见药物中毒涉及镇静催眠药、镇痛药、强心甙、抗抑郁药等。

(3)农药:为一类主要用于农业生产的化学物质,用于杀虫、除草等。常见中毒农药涉及有机磷农药、氨基甲酸酯类、拟除虫菊酯类等,还有杀鼠剂如毒鼠强、磷化锌等。

(4)食物:为变质食物、细菌引起的食物中毒。

(5)有毒动植物与微生物:有毒植物如苦杏仁、发芽马铃薯等。有毒动物一般指含毒的动物内脏、血液、毒液等,如鱼胆、动物甲状腺、河豚内脏,多因摄入而发生中毒;含有毒液的动物如毒蛇、蜈蚣、毒蜂等,多通过被蜇、咬伤而致中毒。有毒微生物如毒蕈等。

2.按毒物的毒理作用分类

(1)腐蚀毒:对所接触机体局部有强烈腐蚀作用的毒物,如强酸、强碱、硝酸银、酚类等。

(2)神经毒:引起中枢神经系统功能障碍的毒物,如醇类、麻醉药及催眠药等可抑制中枢神经系统,士的宁、烟碱、咖啡因等可兴奋中枢神经系统。

(3)酶系毒:抑制特异酶系的毒物,如有机磷农药抑制胆碱酯酶,氰化物抑制细胞色素氧化酶等。

(4)实质毒:损害实质脏器的毒物,如砷、汞、铅等重金属盐,无机氟和某些毒品等。

(5)血液毒:通过作用于血液而引起损害的毒物,如硫化氢、一氧化碳、亚硝基盐及某些蛇毒等。

三、毒物的吸收、分布、代谢和排泄

1.毒物的吸收

(1)经皮肤吸收:人体皮肤组织中类脂质层对水溶性毒物有很好的屏障作用,而易吸收的脂溶性毒物则可通过完整皮肤进入血液循环而引起急性中毒。

(2)经胃肠道吸收:毒物进入消化道后主要在小肠吸收,脂溶性毒物及酒精溶液易被胃黏膜吸收。

(3)经呼吸道吸收:以气体、烟雾、粉尘等形式为主的毒物由呼吸道吸收。

(4)创面吸收:多见于毒蛇咬伤或毒蜂蜇伤。

(5)注射吸收:多发生于医疗事故或犯罪行为中,毒性作用迅速猛烈。

2.分布和代谢 毒物进入机体被吸收后,通过各种细胞膜屏障分布到全身各组织器官,有特殊亲和力者则主要沉着于相应组织器官中。例如,麻醉剂、安眠药则多分布和沉着于神经系统,洋地黄则有亲心肌性等。

绝大多数毒物经过肝脏微粒体混合功能酶进行氧化、还原、水解、结合等作用代谢,毒性降低成为低毒或无毒产物,并有利于最后排出体外。例如,乙醇氧化成二氧化碳和水等,对硫磷则会氧化为毒性大很多的对氧磷。

3.毒物的排泄 大多数毒物由肾排出;气体和易挥发的毒可由呼吸道排出;某些重金属如铅、汞以及生物碱由消化道排出。此外,铅、汞、砷以及吗啡、催眠药等可随乳汁分泌,婴儿吃含毒物的母乳可发生急性中毒。

四、中毒机制

不同性质的毒物具有不同的中毒机制,部分毒物可多机制、多途径导致急性中毒。

1.局部刺激、腐蚀作用 如强酸、强碱中毒,导致毒物接触部位损伤。

2.缺氧 一氧化碳、硫化氢、氰化物等毒物通过阻碍氧的吸收、转运、利用,导致机体严重缺氧,脑和心肌对缺氧敏感,易发生损害。

3.抑制体内酶的活性 毒物本身或其代谢产物抑制体内某些酶的活性导致中毒,如有机磷农药抑制胆碱酯酶、氰化物抑制细胞色素氧化酶、重金属抑制含巯基的酶类等。

4.干扰细胞或细胞器的生理功能 某些毒物可导致细胞的重要结构发生异常,甚至导致细胞死亡。如四氯化磷、棉酚等可导致脏器细胞线粒体损害。

5.与受体竞争 如阿托品可阻断毒蕈碱受体。

6.麻醉作用 亲脂性毒物可透过血脑屏障并与脑组织及其细胞膜上的脂质结合,从而损害脑组织。

五、临床表现

各种中毒的症状和体征取决于各种毒物的毒力作用和机体的反应性。常见的急性中毒表现见表12－1。

表 12－1　常见的急性中毒表现

器官	损伤	常见毒物
皮肤黏膜	灼伤	强酸、强碱、苯酚等
	发绀	麻醉药、有机溶剂、亚硝酸盐等
	潮红	四氯化碳、毒蕈、蛇毒、鱼胆等
眼部	瞳孔扩大	阿托品、莨菪碱类、抗组胺药等
	瞳孔缩小	有机磷杀虫药、吗啡、巴比妥类、毒蕈等
	视力障碍	甲醇、有机磷杀虫药等
神经系统	昏迷	镇静催眠药、氰化物、有机磷杀虫药等
	谵妄	乙醇、阿托品、抗组胺药等
	肌纤维颤动	有机磷杀虫药、灭鼠药等
	惊厥	剧毒灭鼠药、有机氯杀虫药、窒息性毒物、异烟肼等
	瘫痪	蛇毒、一氧化碳、河豚毒等

（续表）

器官	损伤	常见毒物
呼吸系统	特殊呼吸气味	有机磷杀虫药、乙醇、硝基苯、氰化物等
	呼吸深快	甲醇、水杨酸类等
	呼吸浅慢	镇静催眠药、吗啡类等
	肺水肿	刺激性气体、有机磷杀虫药等
循环系统	心律失常	洋地黄、氨茶碱、阿托品、三环抗抑郁药等
	心搏骤停	麻醉剂、洋地黄、奎尼丁、有机磷杀虫药等
消化系统	呕吐、腹痛、腹泻	细菌性食物中毒，有机磷杀虫药、乙醇、毒蕈等
	口干	麻黄碱、阿托品、颠茄等
	流涎	有机磷杀虫药、毒蕈、乌头碱等
泌尿系统	尿色改变	亚硝酸盐、酚、苯胺、铅、汞、亚甲蓝、酚类等
	少尿、急性肾衰竭	四氯化碳、毒蕈、蛇毒、生鱼胆等
血液系统	溶血性贫血	氯霉素、抗癌药、免疫抑制剂、苯类等
	白细胞减少及再生障碍性贫血、出血	灭鼠药、蛇毒、肝素、水杨酸类等

（李光杰　叶秀香）

第十三章　职业中毒各论

第一节　职业性神经系统中毒

凡脑组织细胞内或细胞外的水分增多而致脑组织体积重量的增加,统称脑水肿。

脑组织处于容积固定的颅腔内,其体积略增即可引起颅内压增高,影响生命中枢的功能,危及患者的生命。

一、病因

1. 脑水肿的病因　毒物直接损害脑的小血管壁及血脑屏障,使其通透性增加,形成弥漫性脑水肿,如铅、苯、溴甲烷、二硫化碳、汽油中毒。

中毒引起脑组织缺氧,从而使脑的小血管壁及血脑屏障通透性增加,如一氧化碳、氰化物中毒等。

中毒引起心搏骤停、呼吸衰竭、水及电解质平衡紊乱及肝、肾功能衰竭等。

2. 昏迷的病因　昏迷是一种严重的意识障碍,多由中枢神经系统高级部分的功能受到过度抑制所致。

(1)毒物直接或间接作用于中枢神经系统,引起其高级中枢过度抑制或脑实质损害,如乙醇、有机磷中毒等。

(2)毒物引起机体缺氧,当中枢神经系统严重缺氧时可发生昏迷。如一氧化碳、硝基化合物及硫化氢中毒等。

二、临床表现

毒物进入人体后,可能造成中枢神经系统缺氧,也可以直接侵犯神经组织造成神经损害,临床上常表现各种不同的神经精神症状。

1. 类神经综合征和精神症状　常见于慢性中毒的早期,多属功能性改变。接触毒物后出现渐进性头晕、头痛、失眠、多梦、记忆力减退、情绪不稳定等。脱离毒物接触后可逐渐恢复。重者可出现精神异常、易怒、烦躁、抑郁、躁狂、妄想、癔症发作,甚至发展成痴呆,这大多是神经器质性病变所致,常见于有机铅、有机汞及汽油中毒等。

2. 周围神经炎　毒物可损伤运动神经、感觉神经或混合神经。多发性神经炎常见于砷、铅等中毒,肢端呈现手套或袜套状痛触觉减退,有时有痛觉过敏、肌肉萎缩、运动无力、膝反射减弱或消失。桡神经麻痹可引起"垂腕",见于铅中毒;神经炎(尺神经、腓神经等)见于一氧化碳中毒;球后神经炎或视神经萎缩见于一氧化碳中毒。

3. 震颤　震颤常见于锰中毒及一氧化碳中毒后遗症,表现为肢体远端震颤、肌肉强直、腕屈曲、手指内收、拇指对掌动作不灵活、躯干向前弯曲、头前倾、行走时呈慌张步态、言语不清、单调、表情淡漠、反应迟钝。肢体的意向性震颤常见于汞中毒,常呈对称性,以上肢、舌及眼睑较为显著。肌束震颤常见于有机磷农药及肼类急性中毒。

4. 中毒性脑病及脑水肿　为重症中毒的表现,常有数小时到数周的潜伏期,临床有颅内压增高的症状,如明显的头痛、呕吐、嗜睡、视力模糊、视觉障碍、谵妄、抽搐、昏迷等;精神症状如癔症样发作、躁狂、抑郁等;运动障碍可见偏瘫、截瘫等。间脑综合征表现为自主神经功能失调,脉率减慢,血压、体温降低等。脑水肿的体征有瞳孔不等大或两侧扩大、缩小,视盘水肿,眼球结膜水肿,眼球张力增高,浅反射消失,出现病理反射及脑膜刺激征等,常见于有机锡、一氧化碳等急性中毒。

三、诊断

1. 脑水肿的诊断　当急性中毒患者出现以下临床征象时应考虑到并发脑水肿的可能:剧烈头痛、呕吐、视盘及视网膜水肿、抽搐及不同程度的意识障碍。此种患者往往出现血压升高、心率减慢、脉搏洪大、呼吸慢而深。并发脑疝时,可出现呼吸节律及瞳孔的变化,神志可由意识模糊、烦躁不安转入昏迷。

腰椎穿刺测定脑脊液压力是诊断脑水肿、颅内压增高的直接依据,但在颅压明显增高、视盘明显水肿的患者应避免做腰椎穿刺,以免引起脑疝。已出现脑疝前驱症状(头痛加剧、进行性意识障碍、躁动不安或抽搐)时,应绝对禁忌腰椎穿刺,此时当务之急是立即给予脱水剂降低颅压。

2. 昏迷的诊断　急性中毒患者出现意识障碍时应考虑到毒物直接或间接对中枢神经系统的抑制。对于任何原因不明的昏迷患者,应经常想到中毒的可能。

对于昏迷患者,应根据其对疼痛刺激的反射、角膜反射、瞳孔对光反射、肌腱反射以及呼吸、血压等确定昏迷的深度。一般来说,昏迷愈深,表明中毒愈严重,治疗愈困难。

四、治疗

1. 脑水肿的治疗

(1)去除病因:积极阻止尚未被吸收毒物的吸收,加速已吸收毒物的排泄,解除体内毒物的毒性。对呼吸衰竭者应加强通气,防止并纠正急性水中毒。

(2)脱水疗法:脱水剂可增高血浆渗透压,使脑细胞外间隙的液体吸收到血管内,细胞内液也可渗透到细胞外间隙,因而可减轻脑水肿,并打断了脑水肿的恶性循环。常用的脱水剂有以下几种;

1)高渗晶体脱水剂:25%山梨醇或20%甘露醇降低颅压效果甚为显著,常用剂量为1～3 g/kg,

20～30分钟内快速静脉滴注,每6～12小时1次。这两种药物较少引起颅压反跳现象(由于高渗物质进入脑细胞内,引起颅压再次升高)。在两次高渗脱水剂给药之间,可静脉注射50%葡萄糖溶液50～100 mL,以防止"反跳现象",巩固脱水疗效。

2)利尿剂:利尿剂使机体脱水,从而间接地使脑组织脱水,降低颅压。其脱水效果不如高渗脱水剂,适用于心功能不全的脑水肿。常用的为利尿酸25～50 mg或速尿20～40 mg(加入10%葡萄糖溶液10～20 mL中)缓慢静脉注射,每日2～3次。利尿酸与速尿排氯与钾的作用均强,故在大量利尿之后,应补充适量钾。

3)地塞米松:本品可降低毛细血管的通透性,减少脑脊液的形成,钠水潴留作用较轻。一般用量为5～10 mg,静脉或肌肉注射,4～6小时1次。

4)限制水分的摄入:在进行脱水疗法的同时,必须适当地限制水分的摄入。在脑水肿未被控制之前,24小时的入液量应少于尿量500～1 000 mL;在脑水肿被控制之后,24小时液体出入量应基本保持平衡。

(3)低温疗法:低温可降低脑代谢及耗氧量,脑血流量减少,脑体积及颅内压可随之降低。低温疗法还可保护中枢神经系统,预防与治疗脑水肿。降温主要采取物理降温,头部放在冰槽内或戴冰帽,全身大动脉部位置放冰袋或冷水袋。如有寒战反应,可加用人工冬眠药物,常用者为氯丙嗪50 mg、异丙嗪50 mg加入5%葡萄糖溶液200 mL内缓慢静脉滴注,每8～12小时给予上述冬眠药半个剂量,每日用1～2个剂量。体温一般降至32～34℃,维持低温直至神经系统症状明显好转,病情稳定。

(4)高压氧疗法:高压氧可显著减少脑血流量,改善脑血管及血脑屏障的通透性。如有条件,可考虑采用。

(5)抽搐、躁动的控制:抽搐及躁动使机体耗氧量增加,加重了中枢神经系统的缺氧性损害,应给予止痉剂或镇静剂。在抽搐发作时,立即松开患者衣领,迅速将缠上数层纱布的压舌板或毛巾塞于患者上、下白齿之间,以防咬伤舌头,并将头

转向一侧,防止吸入性肺炎。可选用以下止痉药物:

1)10% 水合氯醛 20 mL,保留灌肠,必要时 4~6小时重复。

2)苯巴比妥钠 0.1~0.2 g,肌肉注射,必要时 4~6小时后重复。每日总量不宜超过 0.5 g。

3)安定 10~20 mg,肌肉或静脉注射。

(6)促进脑细胞代谢药物:常用的有三磷腺苷、细胞色素 C、辅酶 A 等,可作为辅助治疗。

2. 昏迷的治疗

(1)去除毒物,应用有效的解毒剂。

(2)维持呼吸、循环等功能。如出现呼吸衰竭,应给予氧气吸入,必要时做气管切开以保持呼吸道通畅及进行正压呼吸。对于休克患者,应补充血容量,必要时给予血管活性药物。

(3)维持足够的营养。一般采用鼻饲。鼻饲困难者可予静脉补液,成人每日静脉补液 1 500~2 000 mL,其中生理盐水 500 mL,其余为 l0% 葡萄糖溶液,并应补给氯化钾 3~4 g,保持尿量在 800 mL/d 左右。若有脑水肿、肺水肿,液体应酌减。如有休克或水、电解质、酸碱平衡失调,亦应根据情况给予处理。

(4)止痉剂的应用:由镇静剂中毒引起的兴奋期(早期),一般不给予镇静剂,此时加强排毒、解毒及支持疗法,患者很快转入抑制期。如患者频繁出现抽搐、躁动不安,可给予止痉剂。

(5)兴奋剂的应用:昏迷患者如呼吸、血压、脉搏均无明显改变,不应按常规应用兴奋剂。滥用兴奋剂可引起惊厥及心律失常,有害无益。但当呼吸浅慢、脉搏微弱时,除采取相应的措施外,尚可酌情用兴奋剂,如苯甲酸钠咖啡因(安钠咖)、尼可刹米及山梗菜碱等。

(6)苏醒药的应用:昏迷的治疗关键在于病因治疗。如昏迷程度较深,应用苏醒药可能有一定的帮助。常用者有:

1)γ－氨酪酸:1~4 g 加入葡萄糖溶液 250~500 mL 中静脉滴注,或用鼻饲,每日 1 g,每日 3~4 次。

2)氯酯醒:成人每次 100~250 mg,肌肉注射,每 2 小时 1 次,亦可用 1 次的剂量加入葡萄糖溶液 250~500 mL 中静脉滴注。

3)美解眠(贝美格):0.5% 溶液 10 mL 加入葡萄糖溶液 250 mL 中静脉滴注。

4)克脑迷(抗利痛):1 g 溶于葡萄糖溶液 250~500 mL 中静脉滴注,每日 1 次。

5)胞磷胆碱:200~600 mg/d,加入葡萄糖溶液 250 mL 中静脉滴注。

(7)预防感染:单纯应用抗生素预防感染是不够的,必须加强护理。

第二节　职业性呼吸系统中毒

一次大量吸入某些气体可突然引起窒息,临床上表现为呼吸停顿、发绀以及呼吸困难。这可能由喉头的刺激性痉挛及声带水肿而阻塞呼吸道,或麻痹性毒物抑制呼吸中枢,或毒物影响神经递质引起呼吸肌瘫痪所致。

吸入刺激性气体可引起急性或慢性呼吸道炎症。

一、上呼吸道炎症

可出现鼻炎、鼻前庭炎、鼻中隔穿孔、咽炎、喉炎、气管炎、支气管炎。

二、化学性肺炎

可呈大片实变,也可呈小片状,如支气管肺炎。汽油进入呼吸道可造成吸入性肺炎。患者往往有胸痛、剧咳、咳痰、咯血、发热、白细胞增高等。

炎症持续时间一般较细菌性肺炎长。

三、化学性肺水肿

为刺激性气体引起的最严重的呼吸道病变。常有明显的潜伏期，发病突然而急剧，出现明显的呼吸困难、发绀、剧咳，并有大量泡沫血痰，两肺弥漫的湿啰音，胸部 X 线影像可见弥漫性片絮状阴影。部分患者恢复后 2 ~ 3 周可出现阻塞性细支气管炎，重新出现发热、咳嗽、胸痛，X 线影像可见两肺细粟粒状阴影，这是由于细支气管壁纤维增生引起气道阻塞所致。

四、化学性哮喘

某些毒物对呼吸道黏膜的原发刺激及对机体的致敏作用可产生哮喘发作。如对甲苯二异氰酸酯（TDI）敏感者，即使接触极微量，也能引起严重的哮喘发作。某些霉菌或动物蛋白也可对人产生呼吸道致敏。

呼吸道毒物长期待续作用的结果，可引起肺泡组织破坏、肺泡间质增生、成纤维细胞浸润，形成肺纤维化、肺气肿，导致气体交换障碍、呼吸功能不全。患有持续的咳、喘、胸闷、气短、发绀、浮肿等。

五、呼吸衰竭

呼吸衰竭是一种严重的呼吸功能不全，由于各种原因引起的肺通气或肺换气功能降低，导致机体缺氧及二氧化碳潴留，从而引起一系列临床征象。呼吸衰竭大体上可分为中枢性及周围性呼吸衰竭两种类型。

1. 原因

（1）中枢性呼吸衰竭

1）毒物直接作用于呼吸中枢，如催眠药、镇静药等引起的中毒。

2）毒物引起脑缺氧、脑水肿（包括脑疝），使呼吸中枢受到抑制，如一氧化碳、硫化物、氰化物等引起的中毒。

（2）外周性呼吸衰竭

1）毒物引起呼吸肌麻痹，如箭毒类、氨基苷类

抗生素引起的中毒。

2）毒物引起喉头痉挛、肺水肿、肺炎，使肺通气、换气发生障碍，导致机体缺氧或伴有二氧化碳潴留，如硫化氢、有机磷中毒等。

2. 诊断

（1）中枢性呼吸衰竭：主要表现为节律不整，如双吸气、叹息样呼吸、抽泣样呼吸、潮式呼吸等，最后可能出现呼吸停止。因脑水肿所引起者，除呼吸节律改变外，还可有剧烈头痛、呕吐、意识障碍、昏迷、抽搐等。

（2）外周性呼吸衰竭：呼吸次数先快后慢，幅度逐渐变浅，可出现发绀等缺氧症状，瞳孔通常无改变，呼吸节律始终整齐。体检可见呼吸运动受限，肋间肌功能不全，呈腹式呼吸，膈肌活动不良等。此外，可能出现支气管痉挛及肺水肿的征象。

在急性中毒患者出现上述表现时，应考虑到中毒引起的呼吸衰竭。

3. 治疗原则

（1）解毒治疗

1）如有机磷农药中毒引起的呼吸肌麻痹，可用阿托品及解磷定等。

2）解除毒物引起的呼吸道梗阻。对毒物引起的喉头痉挛及水肿，可用 1% 麻黄碱（成人每次 1 ~ 2 mL）、异丙基肾上腺素（每次 0.5 ~ 1 mg）或 1:10 000 肾上腺素溶液 1 ~ 2 mL 雾化吸入。对毒物引起的坏死性支气管炎，可及早应用 α - 糜蛋白酶及痰易净自气管滴入。

3）治疗肺水肿。

4）治疗脑水肿。

（2）维持呼吸道通畅

1）为防止舌根下坠阻塞呼吸道，应使患者仰卧，头尽量后仰，托起下颌，除去口腔、咽部及气管内分泌物。

2）液化黏痰。黏痰滞积常可造成呼吸道阻塞导致或加重呼吸衰竭，故液化黏痰以利排痰十分重要。痰的黏稠度与其含水量关系很大，故对此类患者应保持呼吸道湿润与摄入适当的水分。药物方面可采用：①α - 糜蛋白酶 5 mg 肌肉注射，每日 1 ~ 2 次，或将其溶解于生理盐水 10 mL 中做气

管滴入或雾化吸入;②10% ~ 20% 痰易净溶液雾化吸入,每次 1 ~ 3 mL,每日 2 ~ 3 次。

3)解除呼吸道痉挛。可采用氨茶碱、异丙基肾上腺素或氢化可的松。

4)气管插管或气管切开。当患者处于昏迷状态,有多量痰液滞留而不易吸引时,或由某些毒物(如硫酸二甲酯)形成的伪膜脱落引起窒息时,可考虑气管插管或气管切开。

气管插管简便易行,便于吸痰及辅助呼吸,维持呼吸道通畅,增加有效通气量。气管插管既往不宜保留时间过长,在成人不应超过 72 小时。目前可延长到 7 天,最长可达 30 天。在儿童不应超过 48 小时,以免引起声带压迫性损伤及喉头水肿。如气管插管超过 48 ~ 72 小时,患者仍然昏迷或拔管后神志又转昏迷,应行气管切开。

(3)氧气吸入:一般采用鼻管给氧,成人常用的氧流量为 2 ~ 4 L/min。在严重缺氧患者,给氧后缺氧改善,但意识反而不清或出现呼吸抑制,应考虑到二氧化碳潴留引起的"二氧化碳麻醉状态"。此时应减少氧流量,并设法增加患者的通气,如清除呼吸道分泌物、人工辅助呼吸及应用呼吸兴奋剂。

(4)呼吸兴奋剂:常用的呼吸兴奋剂有:

1)山梗菜碱(洛贝林):每次 3 mg,静脉注射;肌肉注射,每次 3 ~ 9 mg。

2)尼可刹米(可拉明):每次 0.25 ~ 0.5 g,皮下、肌肉或静脉注射。

3)回苏灵:每次 8 ~ 16 mg,肌肉或静脉注射。

4)利他灵:每次 20 ~ 40 mg,肌肉或静脉注射。

以上药物可单独使用,也可联合使用。根据情况,间隔一定时间可重复使用。

5)呼吸三联:山梗菜碱 12 mg、回苏灵 16 mg 及利他灵 20 mg,加入葡萄糖溶液 250 mL 中静脉滴注。

(5)人工呼吸

1)人工辅助呼吸:为改善通气,增加二氧化碳排出,可采取人工辅助呼吸。此法简单易行且甚为有效。具体操作方法为:随着患者的呼气动作,医师将双掌置于患者胸前肋下缘,柔和地向后挤压胸廓,进行辅助呼气。这样就起了一个补呼气的作用,有利于气体的排出,而"补呼气"之后必然随之以潮气量增加。每次可进行 10 分钟,每1 ~ 2 小时 1 次。

2)人工呼吸:当患者呼吸浅慢而弱且有明显发绀或呼吸已停止时,可做人工呼吸。当手头无人工呼吸器时,可行口对口或口对鼻人工呼吸。

(6)控制呼吸道感染:选用适当的抗生素。

(7)控制并发症:如心力衰竭、休克及酸中毒等。

六、中毒性肺水肿

肺水肿是指肺部毛细血管外区(肺泡及肺间质)有过量水分淤滞,为急性中毒常见的呼吸系统损害。

1. 病因 毒物可直接损害肺毛细血管壁及肺泡壁,使其通透性增加,也可使肺淋巴回流障碍或因缺氧导致肺毛细血管内压力增高,结果均可使肺毛细血管内液体渗透到肺间质及肺泡内。

常见病因有:

(1)刺激性气体(如二氧化碳、氯、氨、臭氧、磷化氢)、窒息性毒剂(光气、双光气)、有机磷农药及安妥等。

(2)继发于某些毒物引起的左心衰竭、急性肾功能衰竭。

2. 诊断 有中毒史,临床出现肺水肿的征象:咳嗽、咳白色或血性泡沫痰、呼吸加速、呼吸困难、发绀、烦躁不安,两肺布满湿性啰音及哮鸣音,心音可变弱,可能出现第三心音、第四心音及奔马律,血压可无改变或降低。

X 线检查可显示两肺上、中野出现多数小斑点状阴影,最后出现大片状致密影,边缘模糊,典型者似蝴蝶的双翼,由肺门内外延伸。

3. 治疗原则

(1)体位:采取坐位,两腿下垂,以减少静脉回心血量。

(2)纠正缺氧:可给予鼻管或面罩吸氧,流量开始为 4 ~ 6 L/min,必要时可增至 9 ~ 10 L/min。同时采用抗泡沫剂亦非常重要。因为肺泡内液体的表面张力达到一定程度时可产生泡沫,影响通气及氧自肺泡向肺毛细血管弥散。常用的有1%甲基硅油、10%硅酮或乙醇溶液。对刺激性气体引起的肺水肿,一般禁用乙醇溶液,目前常用者为1%二甲硅油。保持呼吸道通畅,随时吸痰,必要时行气管切开。

(3)缓解支气管痉挛:可用氨茶碱静脉注射或滴注;吸入糖皮质激素及β₂-受体激动剂。氢化可的松100~200 mg静脉滴注或地塞米松5~10 mg静脉注射,每日2~3次,除缓解支气管痉挛外,还可改善肺毛细血管的通透性。在吸入毒气的早期(肺水肿前期)使用有可能预防急性肺水肿的发生。

(4)利尿剂的应用:对中心静脉压增高而无血压下降者可用速尿20~40 mg静脉注射,必要时可重复使用,同时应严格限制液体的摄入。

(5)强心剂的应用:如有心力衰竭可酌用毒毛旋花子苷K 0.125~0.25 mg或西地兰0.4 mg加入葡萄糖溶液20 mL中缓慢静脉注射,对刺激性气体中毒者一般不宜使用。

(6)镇静剂:对烦躁不安者可用异丙嗪25~50 mg肌肉注射,或10%水合氯醛20 mL灌肠。吗啡虽对急性左心衰竭引起的肺水肿具有卓效,但对刺激性气体及呼吸中枢抑制药物引起的肺水肿应列为禁忌。对有机磷农药引起的肺水肿可酌用度冷丁。

第三节　职业性血液系统中毒

一、概述

毒物对血液的影响常表现为贫血性血红蛋白以及白血病等。

1.某些毒物(如铅)可抑制卟啉代谢环节中的巯基酶(如δ-氨基酮戊酸脱水酶及血红蛋白合成酶)而影响血红蛋白的合成。临床上常表现为低色素性贫血,引起点彩红细胞、碱粒红细胞及网织红细胞明显增多,卟啉代谢产物如尿棕色素、红细胞游离原卟啉、尿δ-氨基酮戊酸增多等。

2.苯及三硝基甲苯等毒物可抑制骨髓造血,特别是抑制新生细胞的丝状分裂,阻碍细胞的成熟过程;又由于代谢产物的毒性作用造成体内硫及维生素的缺乏,导致谷胱甘肽代谢障碍,细胞易被破坏。临床常表现为白细胞减少,血小板减少,甚至全血减少成为再生障碍性贫血。

3.砷化氢可以直接或间接地使红细胞中还原型谷胱甘肽(GSH)氧化,而破坏细胞膜的正常功能,致使细胞肿胀、溶解。临床上表现为突然发作的血红蛋白尿、黄疸,尿胆原强阳性,血浆间接胆红素增加,血浆游离血红蛋白增高,贫血,网状红细胞增加,骨髓代偿性增生,红细胞出现Cabot环

及Howell小体等改变。

4.亚硝酸盐类及苯的氨基和硝基化合物可引起高铁血红蛋白血症。当高铁血红蛋白达15%时,可出现青紫;30%~45%时,出现缺氧症状;60%~70%时,有呕吐及神志障碍。红细胞可产生变性珠蛋白小体(Heinz小体),其数量可与高铁血红蛋白形成的程度平行,较多时易产生溶血及贫血。

一氧化碳可产生碳氧血红蛋白,导致组织缺氧。

5.苯所致白血病,以急性粒细胞白血病为多见,病程快而急剧。

二、中毒性高铁蛋白血症

正常人血红蛋白分子含二价铁,当受到氧化剂作用使二价铁氧化为三价铁时,称为高铁血红蛋白(MHB)。

1.病因

(1)工业毒物:直接氧化剂有亚硝酸钠、硝酸甘油、苯醌等;间接氧化剂指在体内转为某些代谢产物才能对血红蛋白起氧化作用的化学物,如苯胺、间苯二胺、硝基苯、二硝基甲苯等。

(2)药物:碱式碳酸铋、硝基铵、硝酸银、非那

西汀、磺胺类药物等。

防中毒性肝病和肾功能衰竭等。

三、中毒性溶血

又称中毒性溶血性贫血,可分为中毒性赫恩兹小体溶血性贫血和急性砷化氢、锑化氢中毒性溶血性贫血等。

1. 中毒性赫恩兹小体溶血性贫血

(1)病因

1)常见致病毒物:有芳香族氨基和硝基化合物、苯醌、磺胺类药物、对氨基苯甲酸等。

2)赫恩兹小体形成原因:毒物可直接作用于珠蛋白分子中的巯基,使珠蛋白变性;当四个巯基全部被结合后,变性的珠蛋白即沉淀为赫恩兹小体.后者为直径 $1 \sim 2 \mu m$ 的折光颗粒,圆形或椭圆形,大多存在于细胞膜上缘,数目不一,也可出现在胞质内。

3)产生溶血的机制:①含有赫恩兹小体的红细胞可使红细胞膜变形并有皱纹,正常的双层膜结构消失,使红细胞的变形性及可塑性大为减退,易被单核巨噬系统阻留而为脾内巨噬细胞所破坏,因而产生溶血。②赫恩兹小体可与红细胞膜上巯基发生作用,使膜的阳离子渗透性增加,导致钠离子和水分进入细胞使红细胞成为球形而在脾内破坏。

(2)临床表现

1)常先有高铁血红蛋白血症,少数例外,如亚硝酸钠等可产生高铁血蛋白而不产生赫恩兹小体,萘可产生赫恩兹小体而无高铁血红蛋白。

2)中毒后 24 ~ 48 小时达到高峰。

3)溶血多在中毒后 3 天左右突然发生。

4)症状、体征主要为贫血所致,严重者可引起心脏、肾脏、肝脏或中枢神经系统损害。

(3)急救处理

1)对症、支持治疗。

2)检出含赫恩兹小体红细胞的比例高于 50% 时,可及早施行换血,以预防短期内发生溶血而造成严重后果。

3)糖皮质激素对本类溶血无预防或治疗作用。

4)有发生肾功能减退或衰竭指征时,应及早

2. 临床表现

(1)MHB 在血中浓度达 10% ~30% 时,口唇、耳部、皮肤、黏膜发绀,发绀呈典型灰蓝色,可伴有头晕、头痛、乏力等。

(2)MHB 达 40% ~50% 时,发绀明显,出现气急、心悸、恶心、呕吐、疲乏,并可有轻度意识障碍、心肌损伤等。

(3)MHB 达 70% 时,有致死危险。

(4)其他作用,如亚硝酸盐还有致血管扩张的作用,氯酸盐可致血管内溶血等。因此,在接触以上这些毒物发生中毒时,除有高铁血红蛋白血症的临床表现外,还有低血压、溶血及循环障碍等表现。

3. 诊断和鉴别诊断

(1)高铁血红蛋白血症所致发绀,应和呼吸、循环功能衰竭等其他病因引起的发绀相鉴别。前者发绀呈一种特殊蓝灰色而症状较轻,无心、肺衰竭病史及体征,一般不难鉴别。

(2)测定血中高铁血红蛋白含量,有助于本病诊断、分析与观察病情变化,并可作为治疗用药的参考指标。

4. 急救处理

(1)如属工业毒物污染,应脱离接触,脱去污染的衣服,彻底清洗污染的皮肤。

(2)停用致病药物。

(3)轻度高铁血红蛋白血症患者应予以休息,0.5 ~ 1 g 维生素 C 加入 50% 葡萄糖液 40 ~ 60 mL 静注。

(4)患者高铁血红蛋白占总血红蛋白的 15% 以上时,可用亚甲蓝治疗,剂量为 1 ~ 2 mg/kg,溶于葡萄糖液中缓慢静注。如需要可在 1 小时后重复 1 次。

(5)患者如为先天性 6 - 磷酸葡萄糖脱氢酶缺乏者,则亚甲蓝治疗无效且有引起溶血危险,故应禁用。

(6)对症、支持治疗。

(7)注意有无发生溶血性贫血的可能,应及早防治。根据病情给予糖皮质激素、输血、换血、预

应用血液净化疗法。

2.急性砷化氢(锑化氢)中毒性溶血

(1)临床表现

1)潜伏期较短,吸入毒物后数小时后即发生溶血。

2)先后出现畏寒、发热、头晕、头痛、恶心、腹痛、乏力、全身酸痛等症状。

3)严重者有急性肾功能衰竭、休克等。

4)出现黄疸,小便呈红茶色或酱油色。

5)血清总胆红素增高,主要为血清间接胆红素增高。尿中尿胆原排泄量增高,血红蛋白尿,尿浴血试验阳性。

(2)急救处理:重点是采取各种措施防治急性肾功能衰竭。有指征时应及早用血液净化疗法,可换血。糖皮质激素有疗效,要早期、足量应用。急性期不宜使用巯基络合剂。

四、中毒性再生障碍性贫血

1.病因

(1)近年来报道,在接触较大量苯又缺乏防护措施情况下,患者数月内发生典型再生障碍性贫血,部分病例接触时间少于 2 个月。因此,可以认为是亚急性苯中毒所致再障。

(2)国内报道,发病以制鞋帽业为多见,以年轻女工为主。

(3)骨髓检查为典型急性再生障碍性贫血,但常忽略病因诊断。同工种者有多人先后发病,应引起注意。经劳动卫生学调查,不难确诊。亦有骨髓象呈类似骨髓增生异常综合征的病例。

2.急救处理

(1)轻型再障治疗可采用丙酸睾丸酮或康力龙、糖皮质激素、输血等。重型可采用抗淋巴(胸腺)细胞球蛋白、环孢素 A 或同种异基因骨髓移植。

(2)预后较原发性再生障碍性贫血为好,患者应进行随访以观察远期疗效。

第四节　职业性消化系统中毒

一、概述

1.急性胃肠炎　汞盐、砷等毒物急性经口中毒时,常出现上腹剧痛、恶心、呕吐、腹泻,甚至出血性胃肠炎。

2.腹绞痛　铅及铊中毒可出现脐周或全腹部剧烈的持续性或阵发性绞痛,往往伴有便秘或腹泻。

3.口腔征象　汞中毒时,常有口腔黏膜充血、糜烂、溃疡、齿龈肿胀、齿龈溢脓、牙齿松动、牙病、流涎。某些金属如铅、汞、铊等中毒,齿龈边缘可呈现暗蓝色线。银、钒中毒时,可有黏膜色素沉着。长期吸入酸雾,牙釉质破坏、脱落,齿面粗糙,齿缘不整,称为"酸蚀症"。金属镉可引起齿颈部釉质黄色环(镉环)。长期吸收大量氟后牙齿呈淡棕色及深棕色斑点或斑块,齿质脆弱,称为"氟斑牙"。

4.中毒性肝损害　许多亲肝毒物,如金属和类金属磷、砷、锑等,氯代烃化合物四氯化碳等,芳香族硝基化合物三硝基甲苯等,根据侵入人体的量的多少,可产生急性和慢性肝损害。

急性肝损害表现为短期内出现明显的食欲不振、乏力、恶心、呕吐等症状,肝脏急剧肿大和压痛,转氨酶增高。重者可发生急性或亚急性重型肝炎,黄疸明显,肝界迅速缩小,腹水,进入肝性脑病状态。临床表现与急性传染性肝炎难以区别,但从全过程看,中毒性肝损害往往具有以下特点:①发病前有明显的大量毒物接触史;②有明显的急性中毒症状;③全身中毒症状恢复后,肝损害多能迅速恢复,病程较短。

二、职业性中毒性肝病

职业性中毒性肝病是在职业性接触中吸收化学毒物所引起的中毒性肝脏疾病。

毒物或药物进入人体后,绝大部分在肝内进行代谢及解毒,肝脏"首当其冲"地受到损害。另有一些毒物对肝脏有特殊的亲和力,如砷化物、四氯化碳等更易使肝脏受到损害。因此,急性中毒经常伴发肝病,严重者可发生急性重症肝炎及肝性脑病,引起死亡。

1. 发病机制与病因

(1)毒物本身所致的肝损害:某些毒物可直接损害肝脏,如砷化氢、四氯化碳可引起肝细胞坏死及脂肪浸润;另一些毒物或其代谢产物可能干扰肝细胞某些重要代谢途径或胆汁排泄功能,因而引起肝细胞损害或胆汁淤滞。

(2)药物过敏及特异反应:某些药物如磺胺药、氯丙嗪、有机砷等引起的黄疸及肝损害,多属过敏反应的范畴。

2. 临床表现 许多亲肝毒物,根据侵入人体的量的多少,可产生急性和慢性肝损害。

急性肝损害表现为短期内出现明显的食欲不振、乏力、恶心、呕吐等症状,肝脏急剧肿大和压痛,转氨酶增高。重者可发生急性或亚急性重症肝炎,黄疸明显,肝界迅速缩小,腹水,进入肝性脑病阶段。

3. 诊断 临床表现与急性传染性肝炎是难以区别的,但从全过程看,中毒性肝损害诊断往往具有以下特点:①发病前有明显的大量毒物接触史;②有明显的急性中毒症状;③全身中毒症状恢复后,肝功能多迅速恢复,病程较短。

(1)诊断原则:根据职业接触史、确切的肝病临床表现、实验室检查,结合现场卫生学与流行病学调查,以及动态观察资料等,综合分析,做好鉴别诊断,判明肝脏疾病确由所接触的化学毒物引起,方可诊断。如同时出现致病毒物所引起其他系统损害的表现,对病因诊断有重要参考意义。职业性急性中毒性肝病,可在以其他系统或器官为主要靶器官的中毒病例中发生,也可延迟发病,

应引起注意。职业性慢性中毒性肝病起病隐袭,病程缓慢。有计划的动态观察,对明确诊断有重要意义,故应列为观察对象。观察对象不属于中毒诊断级别,应予明确。

(2)观察对象:肝脏毒物作业者出现头晕、乏力、食欲减退或肝区胀痛等症状;肝脏肿大、质软或柔韧、有压痛;初筛肝功能试验或复筛肝功能试验异常。

(3)诊断及分级标准

1)急性中毒性肝病

急性轻度中毒性肝病:在较短期内吸收较高浓度肝脏毒物后,出现下列表现之一者,可诊断为急性轻度中毒性肝病:①有乏力、食欲不振、恶心、肝区疼痛等症状;②肝脏肿大、质软、压痛,可伴有轻度黄疸;③急性中毒性肝病常规肝功能试验异常。

急性中度中毒性肝病:出现明显乏力、精神萎靡、厌食、厌油、恶心、腹胀、肝区疼痛等,肝脏肿大,压痛明显,急性中毒性肝病常规肝功能试验异常,并伴有下列表现之一者,可诊断为急性中度中毒性肝病:①中度黄疸;②脾脏肿大;③病程在4周以上。

急性重度中毒性肝病:在上述临床表现基础上,出现下列情况之一者,可诊断为急性重度中毒性肝病:①肝性脑病;②明显黄疸;③腹水;④肝肾综合征;⑤凝血酶原时间延长在正常值的1倍以上,伴有出血倾向者。

急性中毒性肝病诊断标准中,轻度黄疸指血清胆红素在正常以上,但低于 $51.3\ \mu mol/L$($3\ mg/dL$),中度黄疸指血清总胆红素在 $51.3 \sim 85.5\ \mu mol/L$($3 \sim 5\ mg/dL$)之间,明显黄疸指血清总胆红素在 $85.5\ \mu mol/L$ 以上者。

2)慢性中毒性肝病

慢性轻度中毒性肝病:出现乏力、食欲减退、恶心、上腹饱胀或肝区疼痛等症状;肝脏肿大、质软或柔韧、有压痛,慢性中毒性肝病初筛肝功能试验或复筛肝功能试验异常。

慢性中度中毒性肝病:具有下列表现之一者,可诊断为慢性中度中毒性肝病:①上述症状较严

重,肝脏有逐渐缓慢性肿大或质地变硬趋向,伴有明显压痛;②乏力及胃肠道症状较明显,血清转氨酶活性、γ-谷氨酰转肽酶或γ-球蛋白反复异常或持续升高;③具有慢性轻度中毒性肝病的临床表现,伴有脾脏肿大。

慢性重度中毒性肝病:在慢性中度中毒的基础上,具有下列表现之一者,可诊断为慢性重度中毒性肝病:①肝硬化;②伴有较明显的肾脏损害;③血清白蛋白持续降低。

病毒性肝炎在我国某些地区患病率较高,但不要单凭乙肝血清学指标阳性即排除中毒性肝病的可能。临床上应全面分析,得出结论。在临床工作中,将职业性急性中毒性肝病误诊为急性病毒性肝炎颇为多见,应引起注意。

应用 B 超检查肝脏,主要是测定肝脏大小,但检查规范及对检查结果的临床评价等,尚无统一意见,有待进一步探讨。由于超声波检查和临床检查可互补不足,动态观察更有意义,在临床工作中可参考应用。

肝脏穿刺活体组织检查是明确肝脏病变最直接的方法,在超声检查指引下,进行经皮肝穿刺活体组织检查是安全可靠的,但在一般情况下,难为职业中毒患者接受,并且中毒性肝病病理组织学诊断标准尚待研制。临床上如确有需要时,可根据具体情况,进行此项检查。

4. 处理原则

(1)治疗原则

1)卧床休息,症状显著好转时,可逐渐增加活动。

2)保证充分的热量供给。如呕吐严重或进食过少时,可给予高渗葡萄糖溶液静脉滴注。在出现肝昏迷前驱症状时,应严格限制蛋白质的摄入。给予低盐、低脂饮食。

3)供给足量的维生素 B、C 等。

4)早期应用肾上腺糖皮质激素。

(2)急性中毒性肝病

1)病因治疗:及早进行病因治疗,如应用络合剂、特效解毒剂或血液净化疗法等。

2)对症及支持治疗:卧床休息,给予富含维生素、易消化的清淡饮食;静注或静滴葡萄糖、维生素 C 等;适当选用治疗急性肝脏疾病的中西药物;针对全身及其他系统损害情况,予以其他合理的治疗。

3)急性重度中毒性肝病:重点是针对肝脏损害进行治疗,防治并发症,采取相应的积极措施,阻断肝细胞坏死,促进肝细胞再生,争取早日恢复;可应用糖皮质激素,根据病情及时调整剂量及疗程,严密观察,预防各种副作用,特别注意上消化道出血;其他治疗可参照"暴发性肝衰竭"的抢救治疗方案进行。

职业性急性中毒性肝病病程超过半年以上,可按慢性中毒性肝病处理。

(3)慢性中毒性肝病

1)诊断一旦明确,应予休息,尽可能住院治疗。

2)根据病情制订治疗方案,早期以休息为主,病情好转后,可适当活动,逐渐恢复正常生活规律;宜选择易于消化的饮食,保证必需营养;禁止饮酒,禁用可引起肝脏损害的药物。

3)对症及支持治疗十分重要,适当进行中、西药物治疗,避免滥用。

4)对致病毒物有特效药物治疗指征者,可按病情有计划地应用。

(4)"保肝"药物:种类繁多,可酌情采用 1~2 种,常用的有:

1)肝泰乐:口服,每次 0.4 g,每日 3 次;肌苷每次 0.2 g,每日 3 次,口服。

2)γ-氨酪酸:每次 1 g,每日 3 次,口服,或 1~4 g 加入葡萄糖溶液内静脉滴注,有预防肝性脑病的作用。

3)西利马灵:有稳定肝细胞膜的作用,对不同原因的中毒性肝损害均有一定的疗效。开始可用每次 2~4 丸,每日 3 次,至少用至 5~6 周;症状改善后,改为维持量(每次 1~2 丸),每日 3 次。

(5)出血倾向的治疗:对于肝功能不良引起的出血倾向可用:

1)止血敏,每次 250~500 mg,肌肉或静脉注射。

2)维生素 K 每次 25～50 mg,肌肉注射。

3)鱼精蛋白每次 100～200 mg,静脉注射。

4)止血环酸每次 100～200 mg,肌肉或静脉注射;口服每次 250～500 mg,每日 3～4 次。

(6)肝性脑病的防治:在肝性脑病前期或肝性脑病时,除上述治疗之外,还可采取以下措施:

1)减少肠道内有毒物质的产生与吸收。限制蛋白质的摄入;口服新霉素 1～1.5 g,每日 4 次;乳果糖每次 20 g,每日 3 次;口服、鼻饲与保留灌肠。

2)降低血氨。可用谷氨酸钠(钾)20～25 g 加入葡萄糖溶液 1 000 mL 中静脉滴注;精氨酸 15～20 g,加入 10% 葡萄糖溶液 1 000 mL 中静脉滴注。

3)左旋多巴。根据临床观察,左旋多巴对肝昏迷的苏醒效果远比降血胺为优,但左旋多巴不能改善肝功能,仍只是一种症状治疗。左旋多巴 200～500 mg 加入 5% 葡萄糖溶液 500 mL 内静脉滴注,每日 1 次。

4)纠正水、电解质平衡紊乱。每日补液量一般不超过 2 500 mL,应注意纠正患者的低血钾与酸碱平衡紊乱。

5)控制感染。可用青霉素钠盐 400 万～800 万 IU 静脉滴注。

(7)其他处理

1)急性轻度中毒性肝病治愈后,一般应暂时调离原工作;急性中度中毒性肝病治愈后,一般不应再从事接触肝脏毒物的作业;急性重度中毒性肝病治愈后,不宜再从事接触毒物的作业。

2)急性期后仍有明显症状或肝功能试验未恢复者,可根据病情,予以休息及治疗,并做好随访工作。

3)慢性中毒性肝病观察对象每 2～3 个月复查 1 次,必要时可做肝功能复筛试验或其他检查,应尽早明确诊断。在观察期可给予必要的处理。

4)慢性轻度中毒性肝病治愈后,一般应调离肝脏毒物作业。

5)慢性中度中毒性肝病治愈后,一般应调离有毒有害作业。

6)慢性重度中毒性肝病,应予较长时间的休息;经治疗和休息,如病情明显好转,健康状况允许,可适当参加不接触有害因素的轻工作。

5.临床治愈标准

(1)职业性急性中毒性肝病临床治愈标准:①主要症状消失或基本消失;②肿大的肝脏恢复正常或回缩,质地变软;③肝区无明显压痛或叩痛;④肝功能试验恢复正常;⑤毒物引起其他系统损害基本恢复。

(2)职业性慢性中毒性肝病临床基本治愈标准:①主要症状消失或基本消失;②肝脏肿大回缩或稳定不变,质地无明显变化,无明显压痛或叩痛;③肝功能试验恢复正常;④全身状况健康好转;⑤以上各项情况保持稳定在 1 年以上。

第五节　职业性循环系统中毒

毒物对循环系统的损害可表现为心搏骤停、中毒性心肌病以及休克等。常见的改变是中毒性心肌损害性休克。常由于某些金属、类金属以及溶剂四氯化碳等所致,表现为心动过速、心音减弱,出现奔马律,心电图有 ST 段下降、T 波倒置或低平、QT 时间延长等改变。休克的原因多样,如亚硝酸盐引起的血管扩张,化学性肺水肿以及由于腹泻、出汗、呕吐等而引起的脱水,窒息性气体引起的大脑缺氧等。

一、心搏骤停

心搏骤停是指心脏突然停止了有效的收缩与排血,是急性中毒最严重、最紧急的并发症,必须刻不容缓、分秒必争地进行抢救。

1.病因

(1)急性中毒并发的高钾血症。

(2)严重缺氧及酸中毒。

(3)药物对心肌的直接毒性作用,如锑剂、洋地黄、奎尼丁、氯喹、普鲁卡因胺等。

2.类型

(1)心室静止:心室停止收缩,心电图呈水平线,偶见心房波形。

(2)心室颤动:心室发生不规则的纤颤,心电图中正常的 P－QRS－T 波群消失,而代之以快速的、不规则的颤动波。

(3)电一机械分离:心室仅有微弱、无效的收缩,心电图上出现缓慢的室性自搏心律,频率在 30～40次/分以下。

以上三种类型虽表现不同,但从血流动力学的角度来看,均使心脏停止了有效的收缩。

3.诊断　主要的临床表现为突然神志丧失,发生抽搐,心音听不到,大动脉搏动消失,继之呼吸停止,瞳孔散大,全身青紫。当出现上述症状后,应立即开始抢救。不要浪费宝贵时间用于测量血压、描记心电图以及试验瞳孔对光反应等。

4.抢救原则

(1)第一阶段:治疗目标为进行心肺复苏,迅速建立有效的循环与呼吸,保证脑的血氧供应。ABC 治疗方案。

1)A(airway):保证呼吸道通畅。口腔内如有呕吐物或异物首先清除,然后抬起患者下颌,使头部尽量后仰,以解除舌下坠引起的呼吸道梗阻,保持呼吸道的通畅。

2)B(breathing):人工呼吸。①口对口人工呼吸:患者仰卧,急救者一手托起患者颈后部或下颌部,使其头部尽量后仰,另一只手捏紧患者鼻孔,深吸一口气,用力吹入患者的口中,此时可看到患者的胸廓扩张;然后以每分钟 12～16 次规律性进行吹气(小儿每分钟 20 次)。腹部可用腹带包扎,以免过多的气体进入胃腔,还可增加心脏按压的效果。②口对鼻人工呼吸:口腔内有损伤时,可由患者鼻孔吹入气体,方法基本同上,但不能捏紧鼻孔,而将口唇紧闭,吐气力量宜大一些。③气管插

管加压呼吸法:如准备妥当,立即进行气管插管,气管插管完成后即可接呼吸囊或呼吸机进行人工呼吸。

3)C(circulation):心脏按压。心脏按压的方法可分为胸外及胸内两种,目前常用的为胸外心脏按压。

操作方法:患者仰卧于硬板或地上。急救者一只手掌的根部置于患者胸骨体下 1/3 处(非剑突处),另一只手掌交叉重叠于其手背上,肘部伸直,以急救者体重、肘及臂力有节奏地、冲击式地垂直下压,压下深度为 3～5 cm,然后迅速松开使胸骨复位,以利心脏舒张。按压速率60～80次/分。

有效的心脏按压指标是:①触到大动脉搏动;②上肢血压可维持在 8 kPa(60 mmHg);②面色转红润;④瞳孔缩小,出现自主呼吸。

上述的 ABC 治疗方案并无先后次序之分,应同时进行。开始复苏时,不急于心内注射药物及描记心电图,应全力以赴地进行心脏按压及人工呼吸,如 2～3 分钟后仍无自主心跳恢复,可心腔内注射药物。常用的药物有:①0.1% 肾上腺素 0.3～0.5 mL;如隔 1～2 分钟后未复跳,可重复注射。②异丙基肾上腺素 0.2～0.5 mg 心室腔内注射,如无效,1～2 分钟后可重复注射。上述药物最好用生理盐水稀释到 10 mL。

心腔内注射药物时应注意事项:①注射部位一般选用胸骨左缘第 4 肋间,紧靠胸骨缘垂直刺入;②心内注射的针头应选取口径较细的长针头,成人一般刺入 5 cm 以上;③针头必须刺入心室腔内,此时回血顺利,切勿注入心肌肉,因有些药物可引起心室颤动甚至心肌坏死;④注药后必须继续脏按压,药物排出心脏并进入冠状动脉才会发生作用;⑤心内注射药物操作必须迅速,以免耽误心脏按压。

(2)第二阶段:治疗的目标是争取恢复自主呼吸与循环。经过上述的心肺复苏及心脏内注射药物后,如仍未复跳,应迅速描记心电图,根据心搏骤停的类型采取更为有效的措施。

1)心室颤动

①电除颤首选。常用的电功率为 300 Ws,如

不成功,每隔 2 ~ 3 分钟可重复 1 次,一般可连续除颤 3 ~ 4 次。如室颤波幅高大,电除颤失败,可加用药物除颤,然后再进行电除颤,往往可以成功。

②药物除颤(化学除颤)。在无电除颤的条件下,可采用药物除颤;在有电除颤的条件下,可配合电除颤,增强其效果。常用的药物有利多卡因 100 mg,普鲁卡因胺 100 ~ 200 mg 或溴苄胺 250 mg。

③当心室颤动反复发生或除颤失败时,应注意纠正可能诱发心室颤动的一些因素,不要一味进行电除颤或药物除颤。这些因素是:血氧含量不足;应注意心脏按压是否有效,呼吸道是否通畅,给氧的方法是否适宜;酸中毒未予纠正;体内缺钾;心包填塞;某些药物和锑剂、洋地黄、奎尼丁、氯喹等药物的毒性反应。

2)心室静止:主要措施为心脏及心腔内注射肾上腺素、异丙基肾上腺素,也可试用 10% 氯化钙 5 ~ 10 mL(切勿注射到心肌肉)。由锑剂中毒引起的心室静止,可用阿托品 1 mg 心腔内注射。

3)控制酸中毒:当心搏骤停 5 分钟以上即可发生严重的代谢性酸中毒,必须迅速予以纠正,否则复苏不易成功,且复苏后也难以维持。一般主张开始用碳酸氢钠 1 mEq/kg,静脉注射;以后如仍不复跳,每隔 10 分钟注射上述的半量(5% 碳酸氢钠 1 mg = 0.6 mEq HCO_3^-)。需反复测定血 pH、二氧化碳结合力及动脉血气分析,避免产生代谢性碱中毒。为了控制酸中毒,保持呼吸道通畅,充分给氧,加强辅助呼吸以排出二氧化碳也是十分重要的。

(3)第三阶段:复苏后处理。经过上述的抢救,患者可能恢复自动的呼吸与循环,这仅仅是复苏过程的序幕,后面还有大量的工作要做,千万不要麻痹大意,稍一疏忽,即可使患者陷于终身残疾或死亡,心搏骤停也可再度发生。现重点介绍以下几个问题:

1)防治脑缺氧与脑水肿。心搏骤停必定引起脑缺氧,继而引起脑水肿,影响呼吸循环功能,使复苏不易成功;即使恢复自动心跳与呼吸,也会产生严重的中枢神经系统的损害,使患者终身残疾。

应该强调指出的是,在开始进行心肺复苏时,即应采取措施防止脑缺氧及脑水肿的发生,不要等到恢复了自动呼吸与循环才考虑到脑损害的问题。可采取以下措施:

①从复苏开始,就采取措施进行降温,一般采取物理降温,头部及大动脉放置冷袋,必要时配合药物进行"人工冬眠"。

②地塞米松 5 ~ 10 mL 静脉注射,每 4 ~ 6 小时 1 次,连用 3 ~ 4 日。

③脱水剂,如山梨醇与甘露醇。

2)维持心脏张力,纠正低血压。心脏复跳后,常因心功能不良而致血压降低。

心脏复跳后,血压稍低但无休克的表现,没有必要将血压提高到心搏骤停前的水平。由于心功能不良引起血压过低,可采用血管活性药物,目前常用的为多巴胺、阿拉明等。

3)维持有效的呼吸功能。心脏如能迅速复跳,呼吸往往可在数分钟内随之恢复。如心脏复跳延迟,由于中枢神经系统缺氧严重,呼吸往往不能恢复,或恢复之后也不能完全正常,如呼吸浅表、不规则、节律不齐等。可采取以下措施:

①呼吸兴奋剂。呼吸三联针(山梗菜碱 12 mg、回苏灵 16 mg、利他灵 20 mg)加入 10% 葡萄糖溶液 250 ~ 500 mL 静脉滴注,可提高疗效,减轻药物的毒性。

②保持呼吸道通畅。

③合理给氧。避免长期吸入纯氧或高浓度氧气,长时间吸氧以鼻管法为宜。

二、休克

休克是由于各种原因引起的急性循环功能不全,导致机体各个组织及器官血液灌注不足而产生的综合征。毒物几乎可引起各种类型的休克,如过敏性休克,可见于青霉素引起的严重过敏反应及蜂螫伤等;心源性休克,可见于锑剂、砷剂、缺氧引起的心肌损害。由于中毒引起的脱水、出血、血浆渗出,则可引起低血容量性休克。

1. 过敏性休克

（1）病因：产生此种反应的抗原可分两类：一类为非蛋白质物质，如青、链霉素，有机碘剂、汞剂等；另一类为蛋白质物质，如胰岛素、肝素、血清等。

（2）诊断：在注射或接触某种药物后，于数分钟内出现皮肤瘙痒、潮红、荨麻疹，同时感心悸、胸闷、呼吸道阻塞及濒死感。查体可见患者面色苍白或发绀，出冷汗、脉搏细弱、血压降低，严重者可出现心搏骤停。

（3）治疗原则

1）在注射部位之上结扎止血带，以减慢抗原进一步吸收。

2）在另一上肢或下肢皮下注射 0.1% 肾上腺素 0.5 mL。休克严重的情况下，开始时可用0.1% 肾上腺素 0.2 mL 加入生理盐水 5 mL 内，缓慢静脉注射；必要时可每隔 5 ~ 10 分钟皮下注射肾上腺素0.2 mL。

3）如有严重呼吸困难，可给予氨茶碱 0.5 g 加入 5% 葡萄糖溶液 250 mL 中静脉滴注。

4）地塞米松 10 mg 加入 5% 葡萄糖溶液中静脉滴注。

（5）必要时可输液或采用升压药物。

2. 心源性休克

（1）病因：由于心肌受到严重损害而引起急性心脏收缩功能障碍，或由于严重心律失常等导致心排出量不足。

（2）诊断：患者出现休克征象，同时伴有心功能不全或快速性心律失常，如室性心动过速。

（3）治疗

1）控制快速性心律失常，特别是室性心律失常。

2）可在中心静脉压监测条件之下，小心补液。一般输入 10% 低分子右旋糖酐。输液过程中应注意患者有无呼吸困难及肺底啰音等，如出现急性左心衰竭征象，应立即停止输液。

3）可给予血管活性药物，常用者有阿拉明 10 ~ 20 mg 加入 5% 葡萄糖溶液 100 mL 静脉滴注。

4）并发心力衰竭时，可小心静脉注射西地兰或毒毛旋花子甙 K。

5）可酌情用可的松类激素，如地塞米松 5 ~ 10 mg加入葡萄糖溶液中静脉滴注。

3. 低血容量性休克

（1）病因

1）急性中毒患者多有剧烈的呕吐、腹泻，引起脱水。

2）某些化学物质引起严重的灼伤、血浆渗出，因而引起血容量急剧减少。

（2）诊断：患者血压降低、脉搏细弱而快、脉压缩小、尿量减少，并可能出现脱水病容、眼球下陷及皮肤弹性减低。中心静脉压多 <8 cmH$_2$O，并有血液浓缩现象。

（3）治疗

1）补充血容量：在不能测定中心静脉压的医院，可根据患者的临床表现判断血容量是否已补足（表 13 - 1）。

表 13 - 1　根据患者的临床表现判定血容量

项目	血容量不足	血容量已足
口渴	有	无
颈静脉充盈	不良	良好
毛细血管充盈时间	延长	迅速
收缩压	下降	接近正常
脉压	缩小	正常（ >30 mmHg）
心音、脉搏	微弱	有力
肢体温度与色泽	寒冷、潮湿、发紫	温暖、干燥、红润
尿量	<20 mL/h	>30 mL/h
酸中毒	存在	改善

如有出血，应输全血；以血浆渗出为主的休克，则应补充血浆或白蛋白；亦可先输入低分子右旋糖酐。

如由脱水引起的血容量不足，多伴有电解质的丢失，应同时补充水分及电解质，常用的生理盐水与复方氯化钠溶液，含氯量与含钠量均比正常血浆为高，生理盐水内不含钾，复方氯化钠溶液内含钾量亦甚微，其 pH 为 7.0，比血浆偏酸性。如输入此种液体过多可引起高氯性酸中毒，且不能补充从消化道丢失的钾。为了弥补这些缺点，每1 000 mL生理盐水中可加入5%碳酸氢钠100 mL、5%葡萄糖溶液50 mL及10%氯化钾20~30 mL。如有酸中毒，碱性药物还应另外输入。

2)如已补足血容量，但周围循环未见改善，可采用血管活性药物。如出现明显的低排出量综合征(心音低钝、脉压缩小、四肢发绀、湿冷)，可酌用血管扩张剂。常用的为酚妥拉明10 mg加入5%葡萄糖溶液100 mL中静脉滴注，也可用苯苄胺(酚苄胺)1 mg/kg的剂量加入5%葡萄糖溶液250 mL中缓慢静脉滴注。在应用血管扩张剂之前，必须做到以下几点:①血容量已补足;②电解质及酸碱平衡失调已纠正，同时在应用过程中，必须密切观察。

4. 感染性休克

(1)病因:可能因并发于心搏骤停、急性肾功能衰竭等的严重感染所引起。

(2)诊断:患者往往有严重感染征象，如肺部、泌尿道、腹腔等处感染的表现，同时出现周围循环衰竭的表现，如血压降低、脉压缩小、四肢发绀、湿冷、尿少、烦躁不安或意识模糊。休克晚期，可出现弥散性血管内凝血现象，皮肤、黏膜、内脏均可出血。

(3)治疗原则

1)补充血容量。

2)选用广谱抗生素。

3)采用血管活性药物。

4)控制代谢性酸中毒。

5)保持呼吸道通畅，必要时进行气管切开或气管插管，高浓度氧气吸入(持续时间不宜过长)。

6)氢化可的松300 mg静脉滴注。

7)如有心功能不全，可用西地兰或毒毛旋花子甙K静脉注射。

8)如血容量已补足，尿量仍少于30 mL/h，可快速静脉滴注山梨醇或甘露醇250 mL。

9)如出现弥漫性血管内凝血现象，可采用肝素治疗。

三、心肌损害

1. 病因与发病机制

(1)直接损害心肌:如锑、砷、洋地黄等。

(2)间接损害心肌:如一氧化碳中毒、高铁血红蛋白血症，由于组织缺氧，因而间接损害心肌。

(3)由于急性中毒的一些并发症如休克、水及电解质紊乱、中毒性肺水肿等而导致心肌损害。

2. 诊断 心肌损害发生后轻者可无自觉症状或仅感心悸、乏力、心前区不适等。体检可发现心动过速，第一心音减弱，出现收缩期杂音等。心电图可能无异常发现，也可能出现ST段、T波的改变以及房室传导阻滞。重度的心肌损害可出现心力衰竭、心源性休克及严重的心律失常，甚至发生心搏骤停。

3. 处理原则 在急性中毒时，必须警惕中毒性心肌病的发生，一旦发现必须及早处理。

(1)完全卧床休息。急性期过后可逐渐恢复活动。

(2)及时给予解毒剂。如砷中毒时给予二巯丙醇等。

(3)在急性期应控制水分及钠盐的摄入量，必须输液的应掌握液体量及输液速度。

(4)能量合剂。每支含三磷腺苷(ATP)20 mg、辅酶A50 U、胰岛素4 U，可肌注或静脉注射，也可加入葡萄糖溶液中静脉滴注。

也可试用肌苷0.2~0.6 g肌肉或静脉注射，每日1~2次;环磷腺苷20 mg溶于生理盐水2 mL中，肌肉或静脉注射。

(5)如有心力衰竭、心源性休克或高度房室传导阻滞，可给予氢化可的松200~300 mg静脉滴注，每日1次;或强的松10 mg口服，每日3次。

第六节 职业性泌尿系统中毒

一、尿路刺激症状

某些溶剂如苯类或三硝基甲苯大量吸收后，出现排尿时尿道灼痛、尿频，甚至血尿。这是由于毒物或代谢物刺激尿道黏膜所致。

二、中毒性肾损害

汞、铀、四氯化碳、乙二醇及砷化氢等可能引起肾损害，但其机制有所不同。常见的临床类型有：

1.急性肾功能衰竭 主要表现为少尿和无尿、氮质血症、高血钾、酸中毒。常见于全身急性中毒以及在肝肾综合征的基础上发生。

2.肾病综合征 主要表现为蛋白尿、低蛋白血症及全身水肿。病变部位见于近曲小管。

3.肾小管综合征 肾小管重吸收功能不全，导致高氨基酸尿、葡萄糖尿、高磷酸盐尿、代谢性酸中毒，肾浓缩功能降低等。

三、急性肾功能衰竭

许多毒物可能直接或间接损害肾实质，引起急性肾小管坏死，导致严重的急性肾功能障碍，表现为尿量突然减少或无尿，并伴有其他肾功能不全的临床表现及血液生化改变。坏死的肾小管有很强的再生能力，急性肾功能衰竭患者如处理得当，大部分病例可能恢复。

1.病因 毒物可以通过以下机制引起急性肾功能衰竭：

（1）肾毒性物质，如氯化汞、四氯化碳、铋、重金属盐、毒蘑菇等可直接损害肾实质。

（2）由于药物产生的结晶阻塞肾小管，如磺胺类药物。

2.临床表现

（1）少尿期或无尿期：多突然出现。每日尿量<400 mL 谓之少尿，<100 mL 则谓之无尿。尿比重降低，可固定在 1.010~1.012 之间。尿蛋白+~++，尿沉渣镜检可见到白细胞、红细胞、肾小管细胞，各种管型，包括肾功能衰竭管型。此期易并发高钾血症、氮质血症及代谢性酸中毒等。持续时间平均 7~14 天。

（2）多尿期：经过 7~14 天少尿期后出现多尿期，开始尿量为 1 500 mL/d，以后持续增加，常可达到 4 000~6 000 mL/d。多尿期开始的几天，尿量虽达 1 500 mL，但不能排出代谢废物，血钾与非蛋白氮仍可继续增高，到多尿期的第 4~5 天，钾、钠、水大量从尿中排出，可引起水、电解质平衡紊乱，出现低钾血症、低钠血症及脱水。多尿期一般为 1~3 周。

（3）恢复期：经过多尿期后，尿量逐渐恢复正常，但肾小管浓缩功能往往需数月方能恢复正常。

3.诊断 不少急性中毒患者由于脱水、血容量不足引起肾血流量减少，导致肾前性少尿。此时如误认为肾功能衰竭而加以限制水分，必定加重肾缺血，从而引起急性肾功能衰竭。

4.治疗

（1）去除病因：停用可疑药物或停止接触可疑化学物质。重金属中毒除促进毒物排泄外，可应用有效的金属解毒剂。磺胺类药物中毒及毒物引起的溶血反应可静脉注射碳酸氢钠，以防止药物结晶或血红蛋白阻塞尿路。

（2）肾功能衰竭前少尿期的处理：急性中毒引起的急性肾功能衰竭虽多由毒物直接损害肾实质引起，但其并发的脱水、休克以及肾内血管收缩、痉挛无疑也可引起或加重急性肾功能衰竭。当患者服用或接触可能引起急性肾小管坏死的毒物后，如同时伴有脱水、血容量不足及休克时，应补充血容量，解除肾血管痉挛，防止急性肾功能衰竭的发生。当肾前性少尿与肾功能衰竭不易鉴别时，以下的处理原则可考虑采用：

1）在中心静脉压（CVP）监测下输液。如 CVP

<8 cmH$_2$O 或有血容量不足的临床表现时,可静脉滴注低分子右旋糖酐 500 mL 或生理盐水 500～1 000 mL。

2)如中心静脉压开始升高(<12 cm H$_2$O),尿量增加(>40 mL/h),可酌情继续补液;如 CVP 回升,>12 cm H$_2$O,但尿量仍然很少且少尿的时间<24 小时,可快速静脉滴注 20% 甘露醇或 25% 山梨醇 200 mL。

3)滴注山梨醇或甘露醇后,如尿量增加仍不明显(<17 mL/h),可静脉注射速尿 40～80 mg。注射后若尿量无明显增多,可在 2～3 小时后重复注射 1 次。如尿量仍不增加,可考虑加大速尿量至 160～320 mg。如仍无效,可按急性肾功能衰竭处理。

4)对于无血容量不足、血压正常的少尿早期,可试用"利尿合剂"(普鲁卡因 1 g、氨茶碱0.25 g、咖啡因 0.25 g、维生素 C 3 g 加入 10% 葡萄糖溶液 300 mL 中)。

(3)少尿期的处理

1)严格控制水分的摄入。急性肾功能衰竭的诊断一旦确立,即应严格控制水分的摄入。一般应争取每日减轻体重 0.25～0.5 kg 为宜。每日液体入量为 500 mL(不显性失水量 − 内生水量)+ 前一日显性失水量(尿、粪、呕吐物等)。

2)供给足够的热量,限制蛋白质的摄入。热量供应必须充分,每日不应少于 1 600 kcal(约 6 688 kJ)。蛋白质摄入量每日不应超过 20 g,葡萄糖每日摄入量为 160～200 g(可用 20%～30% 葡萄糖溶液 400～600 mL 静脉滴注,每 3～4 g 葡萄糖可加 1 U 普通胰岛素),不足的热量可用脂肪补充。每日或隔日肌肉注射苯丙酸诺龙 25 mg。

3)控制高钾血症。高钾血症是少尿期死亡的主要原因,遇到少尿的患者必须立即描记心电图及测定血钾,如有高血钾,应立即采取措施加以控制。应该指出,高钾对心肌的危害不仅取决血钾的水平,而且可为酸中毒及低钠血症所加重。当少尿患者血钾 >5.5 mmol/L 时,在数小时内即可能发生危及生命的室性心律失常,必须迅速予以控制。

①定期描记心电图及复查血钾,必要时 4～6 小时检查 1 次。

②防止钾的摄入,避免输入库存血,禁用富含钾的食物及含钾药物。

③纠正酸中毒,可使 K$^+$ 进入细胞内,5% 碳酸氢钠 200 mL 或 11.2% 乳酸钠 100 mL 静脉滴注。

④应用高渗葡萄糖 + 胰岛素亦可使 K$^+$ 随糖原进入细胞内。

⑤如出现室性心律失常,可用 10% 葡萄糖酸钙 10～20 mL 缓慢静脉注射。

⑥持续胃管抽吸,吸出胃内盐酸可促使 K$^+$ 进入细胞内。

以上措施的降血钾作用都为暂时性,一般只维持 6～8 小时,必要时可重复应用,更为有效的治疗方法为透析疗法。

4)控制代谢性酸中毒。

5)控制感染。急性中毒并发急性肾功能衰竭时机体抵抗力很差,很容易并发感染,此时预防感染和及时控制感染是极其重要的。如患者能口服,尽量不予静脉输液;注意保持呼吸道通畅;尽量避免导尿。如发生感染,应及早采用适当的抗生素。发生急性肾功能衰竭时,许多抗生素血中药物浓度的半衰期明显延长,抗生素剂量及疗程亦相应缩短。

第七节 职业性眼部中毒

毒物对眼的影响,可以直接作用于眼局部组织,也可以通过血循环引起眼的损害。后者往往是全身中毒的一部分。

1. 刺激性炎症 酸碱可引起急性结膜炎、角膜炎,主要表现为羞明、流泪、灼痛。检查时,可见结膜充血、水肿,角膜上皮脱落、浅性溃疡。

2.化学性灼伤　腐蚀性毒物加强酸、强碱溅于眼部引起结膜、角膜坏死,糜烂;渗入内眼可致虹膜睫状体炎、穿孔;愈后形成角膜白斑、睑球粘连、倒睫、睑内翻、视力减退、失明或眼球萎缩。碱的渗透性远较酸为明显。

3.过敏反应　对致敏毒物如汞、镍等的过敏,往往表现为眼睑及结膜充血、水肿,分泌物增加等。

4.眼球震颤　常见于二硫化碳、溴甲烷、有机汞等中毒。

5.神经病变　常见于亲神经毒物如有机汞、有机砷、甲醇、二硫化碳等中毒。急性期引起视盘水肿、视盘炎、球后视神经炎。

6.视网膜血管异常　如二硫化碳中毒可引起视网膜充血、渗出,动脉变细,交叉压迫,反光增强,部分患者可产生视网膜微动脉瘤。

第八节　职业性水与电解质紊乱

急性中毒时多伴有脱水与电解质、酸碱平衡紊乱,处理不当或不及时可引起严重后果,如休克、急性肾功能衰竭及严重的心律失常等。

一、脱水

1.病因　某些毒蘑菇中毒,砷、汞、锑、铜等金属盐中毒均可引起严重的呕吐、腹泻,导致水、电解质及酸碱平衡失调。

2.诊断　急性中毒时的脱水多为混合性脱水,即水分与电解质(Na^+等)同时丢失。根据脱水的程度可分为以下三型:

(1)轻度(失水量相当于体重的2%~3%):患者可感口渴,并有口腔黏膜干燥、尿少色浓等表现。

(2)中度(失水量达到体重的4%~6%):出现头昏、无力、声音嘶哑、心率增速等。体检可见皮肤弹性减低、面容消瘦、眼窝下陷等脱水征象,血压常有所降低。

(3)重度(失水量达到体重的7%以上):出现周围循环衰竭,脱水性休克。由于肾血流量减少,影响酸性代谢产物及氮质的排泄,引起代谢性酸中毒及肾前性氮质血症。

在确定脱水的类型及程度时,除根据上述的症状及体征外,还应测定尿量、尿比重,血钾、钠、氯化物及尿钠,二氧化碳结合力和pH等。

3.治疗　首先应去除病因,在大多数的场合应进行洗胃,以避免毒物对胃肠道继续刺激。

关于补液的计算公式很多,但临床处理水、电解质平衡紊乱的患者不能拘泥于公式,而应根据临床表现、尿量、血电解质的浓度及病因加以综合考虑。在输液过程中,并应不断地进行观察,根据患者对输液的反应,随时予以调整输液量及种类。

一般来说,补液量可根据脱水的程度进行大概的估计,例如:在一个体重60 kg的人,轻度脱水的失水量相当于体重2%~3%,大约1 570 mL;中度的脱水量相当于体重的4%~6%,大约3 000 mL;重度脱水失水量相当于体重的7%以上,大约4 000 mL以上。此外,尚应记住补液量还应包括当日的不显失水量(平均800 mL左右,如有发热及呼吸加速,还应增加液量)及继续丢失的液量,如大小便、呕吐物等。如果估计的补液量过大,可在数日之内补足。在老年及心、肺、肾功能不良患者,必须放慢输液速度,进行严密观察,以防止肺水肿的发生。

轻度脱水处理比较简单,因为患者调节能力较好,一般输入生理盐水或葡萄糖盐水即可。对于中度以上的脱水,则不宜输入过多的生理盐水。因为生理盐水内的Na^+与Cl^-均为154 mmol/L,明显高于血浆,而且生理盐水的pH为7.0,也比血浆偏酸性。过多输入生理盐水可能引起高血氯性酸中毒。为避免发生此种情况,每1 000 mL生理盐水可加5%碳酸氢钠100 mL及5%葡萄糖溶液500 mL（此种比例的液体内电解质成分为每 1 000 mL含 Na^+ 134 mmol、Cl^- 97 mmol、HCO_3^- 37.5 mmol，接近血浆浓度）。此外，还必须补充适当的钾盐，4～6 L液体中可加10%氯化钾10～30 mL，静脉泵入，根据患者血钾浓度调整用量。在严重酸中毒患者，还应酌加碱性药物，重度脱水伴有周围循环衰竭时，除补充晶体（电解质）溶液外，尚应补充适量的胶体溶液，如右旋糖苷等。

二、低钾血症

1. 病因 钡中毒可引起明显的低血钾。急性中毒伴有呕吐、腹泻，均会引起钾的丢失。消化液含 K^+ 量明显高于血浆，胃液中含 K^+ 量为血浆浓度的3～4倍，其他如肠液、胆汁中的含 K^+ 量为血浆中浓度的2～3倍。补液时如只补充生理盐水，会进一步降低血钾的浓度。

2. 诊断 在有严重呕吐、腹泻的患者，如出现软弱无力、腹胀、心律失常（室性期前收缩、室性心动过速等）及腱反射减低时，应考虑低钾血症的可能，应及时测定血钾及描记心电图以协助诊断。

3. 治疗

（1）去除病因。

（2）尽早恢复正常饮食。缺钾程度较轻者采用口服钾盐、鲜橘汁等。

（3）缺钾程度较重者，采用10%氯化钾加入葡萄糖溶液或生理盐水中静脉滴注。每1 000 mL液体中的钾含量不超过3 g，滴注速度宜慢，每小时输入氯化钾不应超过1.5 g。补钾时必须注意尿量，尿量至少应 >30 mL/h 方可进行补钾。在严重脱水伴有周围循环衰竭、尿量显著减少时，开始输入的1 000～2 000 mL液体中可暂不加入钾盐；等血容量有所恢复，尿量开始增加，再考虑补钾。如缺钾程度十分严重，出现严重的室性心律失常及阿—斯综合征时，则应大胆地进行补钾，每日补钾量最多可达8～10 g。

三、代谢性酸中毒

1. 病因 急性中毒时可伴发代谢性酸中毒，产生的原因为：

（1）由于腹泻造成大量碱基丢失。

（2）由于酸性产物的增加：①毒物代谢形成中间产物，如甲醇分解成甲醛及甲酸；②由于肾功能衰竭使代谢性酸性产物潴留。

水杨酸类、甲醇、酚、甲醛等中毒时容易引起代谢性酸中毒。

2. 诊断 代谢性酸中毒的主要症状为呼吸增强、加深，可增速或不增速，称为库司莫（Kussmaul）大呼吸。

在急性中毒合并脱水出现库司莫大呼吸时，应想到代谢性酸中毒的可能。此时可测定血 pH、二氧化碳结合力以协助诊断。

3. 治疗

（1）去除病因：口服毒物可进行洗胃。

（2）碱性药物：常用的有碳酸氢钠、乳酸钠及三羟甲基氨基甲烷（THAM）。碳酸氢钠在体内分解，可迅速供给 $[HCO_3^-]$，为有效的碱性缓冲剂。乳酸钠在肝脏经过代谢，方可生出 $[HCO_3^-]$，严重休克或急性肝功能不良者最好不用。THAM 为一不含钠的碱性药物，在体内可与碳酸作用使其减少，同时又可形成 $[HCO_3^-]$，故兼治呼吸性酸中毒及代谢性酸中毒。

THAM 还能透入细胞内，迅速提高血 pH，比碳酸氢钠快2倍。THAM 也有不少缺点，如价格昂贵，可能引起静脉炎，大剂量快速滴入可能引起高血钾、低血糖反应、呼吸抑制等。在代谢性酸中毒，一般以碳酸氢钠为首选药物，常用的浓度为5%。

补充碱性药物用量的公式也很多，此处介绍为参考：

需补充的碱性药物用量（毫克当量）=（25－测得的血 $[HCO_3^-]$ 值）×体重×（0.20～0.25）

$$[HCO_3^-] = \frac{二氧化碳结合力}{2.24}$$

0.20～0.25 为以细胞外液占体重的20%～25%来估计补充碱量。

碱性药物的需要量一般要高于上述公式的计算量，可先按计算量补给，然后根据血 pH 及二氧化碳结合力的改变，再予以补充。常用的碱性药物其[HCO_3^-]含量见表13-2。

表13-2 常用的碱性药物[HCO_3^-]含量

种类	浓度	10 mL[HCO_3^-] （mmol）	商品规格（mL）
碳酸氢钠	5%	6	20、250
1M 乳酸钠	11.2%	10	20
1/6M 乳酸钠	1.87%	1.65	500
0.3MTHAM	3.6%	3	250、500

在补充碱性药物时不应操之过急、否则可引起以下不良副作用：①血[HCO_3^-]迅速上升,脑脊液中[HCO_3^-]未能随之迅速升高,仍呈酸中毒,呼吸仍深而快,大量二氧化碳排出、[HCO_3^-]/CO_2>20:1,引起呼吸性碱中毒。②血[HCO_3^-]迅速升高,使 K^+ 向细胞内转移,可引起低钾血症。③输入体内 Na^+ 过多,可引起水肿,在心功能欠佳的患者可引起肺水肿,在补充碱性药物时,基础输液中应减少 Na^+ 量。④血 pH 上升,使蛋白结合钙部分增加,游离钙减少,引起手足搐搦症。如出现此种症状,可暂停碱性药物的补充,给予 10% 葡萄糖酸钙 10~30 mL。

第九节 职业性皮肤中毒

1. 化学灼伤 常由酸、碱所致。氢氟酸烧伤时,疼痛剧烈,并且易深入侵蚀骨骼。

2. 接触性皮炎 镍、锑、铍等可引起接触性皮炎,表现为红斑、水肿、丘疹、水疱、糜烂、渗出、结痂。多属过敏性,脱离接触后可恢复,再次接触可复发。

3. 光感性皮炎 常见于沥青作业工人,受日光照射后皮肤发红、刺痛,有水疱、痒感。

第十节 职业性其他系统中毒

1. 骨骼病变 氟中毒引起骨皮质增生,骨密度增高,韧带和肌腱附着处钙化,骨关节疼痛,运动障碍,称为"氟骨症"。镉、铍可引起骨质疏松。氯乙烯可引起"指端溶骨症",磷可引起下颌骨坏死。

2. 烟尘热 吸入锌、铜等金属烟后,可引起发热,称"金属烟尘热"。吸入聚四氟乙烯的热解物可产生"聚合物烟尘热"。

（李光杰 叶秀香）

第十四章　职业性急性中毒的诊断

急性中毒的诊断有别于一般疾病。职业中毒与生产环境有密切的关系，而临床表现又往往缺乏明显的特异性，所以不管什么情况，对于急性中毒的诊断，都必须结合病史、临床征象及必要的现场调查和临床检验等加以综合分析，才能得出正确的诊断。在诊断过程中要注意：①全面调查，细致研究。对调查所得材料要做到全面、真实，防止发生"伪中毒"（即实际不是中毒）。对材料加以"去粗取精，去伪存真"，防止发生漏诊或误诊。②透过现象看本质。如在磷烧伤时，不能单纯被烧伤的症状所迷惑，还要看到存在磷中毒的危险。③对具体患者进行具体分析，抓住主要矛盾。对于急性中毒的诊断，不能简单地满足于何种毒物中毒的确立，而应对具体患者进行具体分析，尽速判定病情的轻重并抓住主要矛盾，以利进行抢救。同时，不但要研究急性中毒的一般规律，而且要研究急性中毒在具体患者身上所表现的特殊规律。

关于急性中毒的诊断，大致分以下三步：

1. 详细询问职业史，并做好生产现场卫生调查。详尽地了解患者接触毒物的种类、接触的机会、操作方式、车间劳动条件及防护措施；了解患者有害作业工龄、进入毒物的量（如系呼吸道进入者应了解接触该毒物的时间）及毒物的进入途径；了解空气中毒物测定数据及同工种发病情况；了解中毒时间、中毒后出现的症状及采取的治疗措施（如有无及时脱离中毒环境，曾否采用催吐、洗胃措施及用过何种解毒剂等）。根据以上条件判断该生产环境的卫生状况及患者在该环境中工作有否中毒的可能性，这是诊断的基本依据。

2. 根据临床表现看是否存在个体中毒。不同毒物的中毒症状各有特点，要根据毒物的不同类别来判定，如刺激性毒物主要引起呼吸道刺激症状，血液毒物主要引起血液改变等。但也有不少毒物可同时引起几个系统的改变，如铅中毒可引起贫血、神经炎、胃肠道障碍等。故可根据临床表现来判断符合哪类毒物中毒，症状是否典型，特别要了解临床症状的出现是否与生产有密切关系。如果症状在接触毒物之前出现或出现的症状与所接触毒物毒性作用特征不符合，则不应立即下定论，而应考虑有关其他疾患的可能，特别要注意与其他非职业疾患鉴别。必要时可进行一定时期的动态观察，以判明临床症状的出现与参加作业的关系。而且还要考虑个体差异问题，特异质、儿童、青年女性、妇女妊娠期、某些慢性疾病患者对毒物更敏感。

3. 实验室检查对职业中毒诊断有十分重要的意义。检查范围有三方面，即反映毒物吸收的指标（如血铅、尿酚、发汞等），反映毒性作用的指标（如铅对卟啉代谢的影响，导致 α - 氨基 - 酮戊酸及其脱水酶等指标的改变），以及反映毒物所致病损的指标。毒物进入体内量大、时间长可产生组织脏器的损害。检查某些指标加血/尿常规，肝、肾功能以及某些酶活力的改变，可反映毒物对人体组织器官是否产生损害及损害的程度，所测定的各项指标是互相联系的，须结合起来判断。

对以上要全面考虑，综合分析，才能做出切合实际的诊断。

（李光杰　叶秀香）

第十五章　职业中毒的处理

第一节　职业中毒的处理原则

急性中毒病情变化迅速,应争分夺秒进行抢救。急救原则是:立即终止接触毒物;阻止毒物吸收,清除体内毒物;使用特效解毒剂;对症支持治疗。

一、立即中止接触毒物

1. 吸入性中毒　立即将患者撤离中毒现场,松解衣带,吸氧或呼吸新鲜空气,保持呼吸道通畅,必要时可行人工辅助呼吸。

2. 接触性中毒　立即脱去污染的衣物,尽快用大量清水冲洗局部。毒物种类明确者可选用相应的中和剂或解毒剂冲洗。禁用热水,以防血管扩张而加快毒物吸收。

3. 口服中毒　应立即停止服用毒物或进食含毒饮料。

二、清除未吸收的毒物

1. 催吐　用于神志清醒患者。最简单的方法为机械催吐,用压舌板、棉签、筷子、勺柄等刺激咽喉壁或舌根催吐。药物催吐首选吐根糖浆 15 ~ 20 mL 口服,30 分钟内可重复。必要时可选用盐

酸阿扑吗啡以兴奋延髓呕吐中枢,成人剂量每千克 0.1 mg 皮下注射,但休克、中枢神经抑制、吗啡中毒、高血压、冠心病、妊娠、年老体弱者不宜用。催吐禁忌证:昏迷(有吸入气管的危险),惊厥(有加重病情的危险),食入腐蚀性毒物(有消化道穿孔、出血的危险),食入石油蒸馏物如汽油、煤油、柴油等(有导致吸入性肺炎的危险),以及休克、严重心脏病、肺水肿、主动脉瘤等。

2. 洗胃　洗胃原则应尽早、反复、彻底。洗胃液选择见表 15 - 1。

洗胃方法:①口服法用于神志清醒,可配合治疗的患者;②胃管法,用于昏迷及不配合治疗的患者。

3. 导泻　洗胃后经胃管内注入泻药,以清除进入肠道的毒物。常用盐类泻药,如硫酸镁和硫酸钠,一般不用油类泻药,以免促进脂溶性毒物吸收。注意昏迷、肾功能不全时禁用硫酸镁。

4. 灌肠　用于中毒时间较长,超过 6 小时的中毒患者。常用微温肥皂水 1 000 mL 高位连续灌肠。

表 15 - 1　常用洗胃液的适应证与禁忌证

洗胃液	适应证	禁忌证
清水	毒物不明	
生理盐水	各种中毒	
高锰酸钾(1:5 000)	巴比妥类、阿片类、有机毒物、蕈类	内吸磷、乐果、马拉硫磷
碳酸氢钠(2% ~4%)	有机磷、氨基甲酸酯类	敌百虫、强酸

洗胃液	适应证	禁忌证
醋酸或食醋(1%~2%)	碱性毒物	强碱
氧化镁(1%~3%)	阿司匹林、硫酸、单碱	
牛奶、豆浆、米汤	腐蚀性毒物、硫酸钡	
鞣酸(1%~3%)、浓茶	吗啡、士的宁、洋地黄	
硫酸钠(5%)	磷酸钡、氯化钡	
活性炭(0.5%~1%)	河豚、生物碱	
淀粉液(1%~10%)	碘中毒	
液体石蜡	硫黄	
硫酸钠(5%~10%)	碘、铊、铬、汞、砷、酚、氰化物	

三、排出吸收的毒物

1.吸氧　能促进气体性毒物排出体外,如一氧化碳中毒时,吸气可促进碳氧血红蛋白解离,加速一氧化碳排出,高压氧效果更好。

2.利尿　促进毒物由肾脏排泄。快速输液每小时500~1 000 mL,并应用呋塞米(速尿)40~60 mL静脉注射,或应用20%甘露醇250 mL静脉滴注。合并肺水肿患者慎用或禁用。

3.改变尿液酸碱度　应用碳酸氢钠碱化尿液,用于巴比妥类、异烟肼等中毒;应用维生素C等酸化尿液,用于苯丙胺等中毒。

4.其他　血液透析、换血疗法、血浆置换等。

四、应用特效解毒药

特效解毒药指对某种毒物有特异性解毒作用的药物,明确诊断后应尽早使用,根据病情选择应用剂量与给药途径。常用特效解毒剂见表15-2。

五、对症治疗

许多急性中毒至今无特效的解毒剂及拮抗剂,对症支持治疗十分重要。

1.密切观察生命体征,及时抢救危及生命的并发症。

2.纠正水、电解质紊乱及酸碱失衡。

3.保持呼吸道通畅,必要时气管插管或切开。

4.防止感染和压疮发生。

5.烦躁不安或惊厥者可用镇静剂,剧烈疼痛者及时止痛。

6.静脉或鼻饲营养支持。

急性中毒根据其毒物的种类不同、中毒途径的不同、严重程度的不同以及个体的差异等决定了治疗方案的不同。部分中毒具有特效的解毒剂,一旦明确诊断应及时使用。而许多急性中毒到目前为止尚未发现特殊的治疗方法。此时阻止毒物吸收、对症支持治疗等则尤为重要。

表15-2　常用特效解毒药的适应证

特效解毒药	适应证
氯磷定、解磷定、双复磷	有机磷农药中毒
阿托品	有机磷农药中毒
氟马西尼	苯二氮䓬类中毒
维生素B_6	异烟肼等肼类中毒
维生素K_1	抗凝血类杀鼠剂中毒
亚甲蓝、维生素C	亚硝酸盐、苯胺中毒
二巯丙磺酸钠	砷、汞中毒
亚硝酸钠	氰化物中毒
纳洛酮	阿片类中毒
依地酸钙钠	铅、铝、镉中毒
硫代硫酸钠	氰化物中毒
乙醇	甲醇中毒
抗毒血清	蛇毒、蜂毒、蜘蛛毒等中毒

第二节　金属、类金属及其化合物中毒的特效治疗

一、铁

1. 经消化道吸收致急性中毒时，促吐、洗胃（用去铁胺 5~10 g 加入生理盐水 500 mL 中洗胃）及活性炭吸附。

2. 解毒剂。用去铁胺 1 g 静脉滴注，每日 4 次，最大速率每小时不超过 15 mg/kg；或 90 mg/kg 肌肉注射，每 4~12 小时 1 次（2 小时内尿变红色）；严重者可考虑换血疗法。

二、铅

1. 洗胃（1% 硫酸钠或硫酸镁），导泻（50% 的硫酸镁）。

2. 解毒剂。依地酸钠钙（$CaNa_2EDTA$）1.0 g 加入 5% 葡萄糖液中静脉滴注，每日 1 次，连续 3 天停用，4 天为一疗程，一般可用 3 个疗程即可。伴有中毒性脑病时可用二巯丙醇和依地酸钠钙联合用药。无尿患者禁用。

3. 对症治疗。痉挛性铅绞痛可用阿托品或 10% 葡萄糖酸钙 10 mL 静脉缓慢推注（因钙剂可促使血铅移入骨内而减轻症状）。

三、钡

1. 洗胃、导泻（方法同铅中毒）。

2. 解毒剂。1%~5% 硫酸钠 10~20 g/d 静脉滴注，用 2~3 天。

3. 对症支持治疗，如注意补钾、保护心肌、防止心律失常、吸氧、控制抽搐、呼吸肌麻痹时需建立人工气道辅助呼吸等。

四、汞

1. 洗胃（用 2% 碳酸氢钠或清水洗胃，禁用生理盐水洗胃，以免增加汞的吸收），然后口服鸡蛋清或牛奶，活性炭吸附。

2. 解毒剂。首选 10% 二巯丙醇 2.5~5 mg/kg 深部肌肉注射。第 1 日：每 4 小时 1 次；第 2~3 日：每 6~12 小时 1 次；第 4~10 日：每 12 小时 1 次。总疗程 10 天。也可选用二巯丙磺酸钠、二巯丁二酸钠或青霉胺等。

3. 对症支持治疗。如吸氧、降颅压、维持电解质及酸碱平衡、改善脑细胞代谢等，当出现肾功能衰竭表现时应避免使用驱汞药物，尽早采用血液透析或血液灌流。

4. 汞蒸气中毒应尽快脱离中毒环境及吸氧，皮肤接触中毒用肥皂和水冲洗。

五、砷、锑

1. 催吐、洗胃（温水）、导泻。

2. 解毒剂。首选二巯丙醇或二巯丙磺酸钠、二巯丁二酸钠（参见汞中毒）。

3. 对症支持治疗。

4. 吸入中毒应尽快脱离中毒环境及吸氧。

六、铜

1. 催吐、洗胃（温水）、导泻。

2. 口服或胃管注入牛奶、豆浆、鸡蛋清等胃黏膜保护剂，并给予 0.1% 亚铁氰化钾 600 mL 灌胃。

3. 解毒剂。可在二巯丙醇、二巯丙磺酸钠、二巯丁二酸钠、青霉胺、依地酸钠钙中任选一种。

4. 对症支持治疗。

第三节　有机化合物中毒的特效治疗

一、萘(卫生球等)

1. 催吐、洗胃(温水)、导泻。

2. 对症支持治疗。严重溶血者应输血,血红蛋白尿应碱化尿液,大量补液以促进排泄,控制抽搐等。

二、苯、甲苯

1. 催吐、洗胃(2% ~5% 碳酸氢钠溶液)、活性炭、导泻。

2. 解毒剂。葡醛内酯(肝泰乐)0.2 g 口服,每日 3 次;或葡醛内酯 0.3 ~0.5 g 和维生素 C 联合用葡萄糖液 500 mL 稀释后静脉滴注。

3. 对症支持治疗。如吸氧、辅助呼吸、控制抽搐(安定)、降颅压等。

4. 注意禁用肾上腺素(可诱发室颤)。

三、甲醇

1. 催吐、洗胃(1% ~3% 碳酸氢钠溶液或肥皂水、温水)、导泻。

2. 纠正酸中毒。5% 碳酸氢钠溶液静脉滴注。

3. 解毒剂。10% 乙醇葡萄糖液滴注,第 1 小时给予负荷量 0.7 g/kg,以后每小时 0.1 ~0.2 g/kg 维持;或口服白酒 30 mL,以后每 4 小时半量口服。

4. 有条件者应早期使用透析疗法(甲醇可透析清除)。

5. 对症支持治疗。用湿纱布敷双眼,以减少光刺激等。

四、乙醇

见有关章节。

五、石油馏出物

1. 汽油、煤油等

(1)吸入中毒应及时脱离中毒环境及吸氧。

(2)皮肤污染用肥皂水清洗,然后针对皮炎处理。

(3)大量口服中毒可洗胃(清水或橄榄油)或口服牛奶。

(4)对症支持治疗,如针对中毒性脑病及吸入性肺炎进行处理。

(5)禁用肾上腺素(见苯中毒)。

2. 苯酚、甲酚

(1)皮肤污染用清水冲洗,再用饱和硫酸钠溶液湿敷,禁用酒精和矿物油。

2. 口服中毒:催吐、洗胃、活性炭、导泻或早期口服植物油、鸡蛋清等,有条件时可给予血液灌流治疗。

3. 对症支持治疗,如吸氧、保护胃肠道黏膜、促进脑细胞代谢、止痛,维持水、电解质平衡等。

六、甲醛(福尔马林)

1. 吸入中毒应及时脱离中毒环境及吸氧。

2. 皮肤、黏膜污染,用肥皂水冲洗皮肤,用清水冲洗眼睛。

3. 口服中毒,应尽早用 0.1% 氨水洗胃,然后灌注或口服牛奶、豆浆、鸡蛋清等胃黏膜保护剂。

4. 解毒剂。3% 碳酸铵或 15% 醋酸铵 100 mL 口服(使甲醛转变为毒性较小的乌洛托品)。

七、四氯化碳

1. 吸入中毒,应及时脱离中毒环境及吸氧。

2. 口服中毒,应洗胃(用 2% 碳酸氢钠溶液或 1:5 000高锰酸钾溶液)、导泻(硫酸镁)。

3. 解毒剂,如 1 - 半胱氨酸 0.2 g,肌肉注射,每日 2 次。

4. 禁用肾上腺素、麻黄碱及巴比妥类药物。

第四节　酸中毒的特效治疗

1. 误服中毒早期可洗胃,稍晚则禁忌洗胃,以免穿孔。

2. 口服弱碱溶液　如镁乳、氧氧化铝凝胶或石灰水;或先给予口服牛奶、鸡蛋清,半小时后给予植物油以保护消化道黏膜;禁服碳酸氢钠(以防胀气导致穿孔)。

3. 皮肤灼伤　立即用大量清水、石灰水或5% 碳酸氢钠溶液清洗皮肤。

4. 眼部灼伤　用生理盐水或清水眼部冲洗15 分钟,再滴入1% 阿托品后请专科处理。

5. 对症支持治疗　如止痛(常选用麻醉剂)、吸氧、保持呼吸道通畅,有喉头水肿者应立即行气管切开,辅助呼吸,防治感染、肺水肿等。

第五节　强碱中毒的特效治疗

原则上同强酸中毒。

1. 中和强碱的液体用弱酸,如口服5% 醋酸或食醋,然后仍可口服鸡蛋清、牛奶,半小时后给植物油。但碳酸钠中毒时不用弱酸,以免产生大量二氧化碳而导致胃胀气或穿孔。

2. 皮肤灼伤用大量清水外洗后给2% 醋酸冲洗,再用净水冲洗后给予2% 硼酸水湿敷;眼部灼伤可用0.5% ~1% 硼酸水清洗及滴眼。

第六节　农药、杀虫剂中毒的特效治疗

1. 有机磷、有机氯(如漂白粉、DDT 等)　①脱离中毒环境。②皮肤污染:脱去污染衣物,用肥皂水或2% 碳酸氢钠溶液冲洗皮肤。③口服中毒:催吐、洗胃(1% ~5% 碳酸氢钠溶液、活性炭),忌用油性泻药导泻(可促进毒物吸收)。④对症支持治疗:如补钙,吸氧,辅助呼吸,保护肝、肾肺功能,控制抽搐等。⑤其他:抽搐者应避免强光及声响等刺激;禁用肾上腺素(可诱发心室颤动);有条件时可给予血液灌流治疗。

2. 拟除虫菊酯类(如除虫精、敌杀死等)　①脱离中毒环境。②皮肤污染:脱去污染衣物,用肥皂水或2% 碳酸氢钠溶液冲洗皮肤。③口服中毒:催吐,洗胃(碱性液体),导泻(50% 硫酸钠)。④严重者可考虑进行血液透析或血液灌流。⑤对症支持治疗:控制抽搐(安定等),控制流涎症状(用小剂量阿托品),静脉补液促进毒物排泄。

⑥其他:禁用肾上腺素;与有机磷混用中毒先抢救有机磷中毒。

3. 氨基甲酸酯类(如西维因、呋喃丹等)　①脱离中毒环境。②皮肤污染:脱去污染衣物,用肥皂水或2% 碳酸氢钠溶液冲洗皮肤。③口服中毒:催吐,洗胃(2% 碳酸氢钠溶液),导泻(50% 硫酸钠);④解毒剂:首选阿托品1 ~2 mg,肌肉注射,30 ~60 分钟1 次;6 ~8 小时后改为0.5 ~1 mg,肌肉注射,每4 ~6 小时1 次,维持24 小时左右。严重中毒可增大剂量达到阿托品化后再减量维持,但要防止阿托品中毒。也可选用东莨菪碱0.01 ~0.05 mg/kg,肌肉注射或静脉注射,每30 分钟1 次,至症状缓解后逐渐减量维持24 小时左右。⑤对症支持治疗:如吸氧,保持呼吸道通畅及辅助呼吸,防治肺水肿、脑水肿,维持水、电解质及酸碱平衡,严重者可用激素以增强机体的应激能力等。

⑥其他:禁用胆碱酯酶复能剂;与有机磷农药混合使用中毒时应先使用阿托品,一段时间后再酌情适量使用胆碱酯酶复能剂。

4.有机氮(杀虫脒等) ①脱离中毒环境。②皮肤污染:脱去污染衣物,用肥皂水或2%碳酸氢钠溶液冲洗皮肤。③口服中毒:催吐,洗胃(1%~2%碳酸氢钠溶液),导泻(50%硫酸钠)。④解毒剂:1%亚甲蓝1~2 mg/kg加入50%葡萄糖20~40 mL中缓慢静脉推注,1~2小时后可重复半量,每次量不超过200 mg,24小时总量不超过600 mg。维生素C、维生素B_{12}、能量合剂等可增强对高铁血红蛋白的还原作用。⑤对症支持治疗:如激素的应用,止血,碱化尿液,维护肾脏功能等。

5.氟化物(氟乙酰胺、氟乙酸钠等) ①催吐,洗胃,导泻。②解毒剂:乙酰胺(解氟灵)2.5~5 g,肌肉注射,每日2~4次,疗程5~7天,可与普鲁卡因同用,以减轻疼痛;也可用乙二醇乙酸酯(甘油乙酸酯、醋精)100 mL溶于500 mL液体中分次饮用或0.1~0.5 mg/kg,肌肉注射,必要时1小时后重复。③对症支持治疗:补钙(10%葡萄糖酸钙10 mL稀释后缓慢静脉推注),控制抽搐(安定等),维护心、肺功能,纠正休克及肺水肿等。

6.敌鼠、杀鼠咪 ①催吐,洗胃,导泻。②解毒剂:维生素K_1 50~80 mg,肌肉注射或静脉注射、静脉滴注,最大剂量可达120 mg,疗程10天。③对症支持治疗:常规补充维生素C,出血严重者输新鲜血等。

7.磷化锌 ①催吐,洗胃(用0.2%硫酸铜反复洗胃,再用1:5 000高锰酸钾或3%过氧化氢溶液洗胃),导泻(用液体石蜡和硫酸钠);洗胃后用硫酸铜10 mL口服,每15分钟1次,共3~4次。②对症支持治疗:吸氧,防治肺水肿、脑水肿,纠正休克,维持水、电解质及酸碱平衡,维护心、肺功能等。③其他:禁用酒精、牛奶、脂肪及食用油,禁用硫酸镁、蓖麻油导泻(因可加重毒性和加快吸收),禁用胆碱酯酶复能剂。

8.毒鼠强 见相关章节。

第七节 有害气体及窒息性毒物中毒的特效治疗

1.一氧化碳 ①立即脱离中毒环境,移至通风良好的环境中;②高流量吸氧,有条件者可给予高压氧舱治疗;③保持呼吸道通畅,必要时建立人工气道及辅助呼吸;④对症支持治疗:控制抽搐,防治脑水肿,给予能量合剂、维生素及其他促进脑细胞代谢的药物,严重者可换血。

2.二氧化碳治疗 与一氧化碳中毒相似。

3.二氧化硫 ①立即脱离中毒环境,移至通风良好的环境中;②吸氧,保持呼吸道通畅;③立即2%~5%碳酸氢钠雾化吸入,每日2~3次,每次10~15分钟;④对症支持治疗:有声门反射性痉挛时应进行气管切开、辅助呼吸,防治肺水肿等。

4.硫化氢 ①立即脱离中毒环境,移至通风良好的环境中;②吸氧,保持呼吸道通畅;③立即2%~5%碳酸氢钠雾化吸入;④解毒剂:可用亚硝酸异戊酯或亚硝酸钠、亚甲蓝等(详见氰化物中毒);⑤对症支持治疗:防治肺水肿、脑水肿等。

5.氨气 ①立即脱离中毒环境,移至通风良好的环境中;②用自来水或盐水冲洗眼睛15分钟;③吸氧,保持呼吸道通畅;④对症支持治疗:有喉头痉挛应立即建立人工气道,辅助呼吸,防治肺水肿,呼吸抑制可用呼吸兴奋剂等。

6.氰化物 ①迅速脱离中毒环境,脱去污染衣物,冲洗皮肤。②解毒剂:亚硝酸异戊酯吸入,每次15~30秒,每2~3分钟1次,共3~4次;及时用3%亚硝酸钠溶液10~20 mL,以每分钟2~5 mL速度缓慢静脉注射,然后用50%硫代硫酸钠20~40 mL静脉注射。症状再发可重复上述疗法。③口服中毒:在上述解毒剂应用后(因氰化物吸收快,必须尽快使用特效解毒剂)尽快给予1:5 000高锰酸钾、3%过氧化氢或5%硫代硫酸钠洗胃,洗胃后再给硫酸亚铁溶液,每 10 分钟灌入 10 mL;禁用活性炭。④对症支持治疗:高流量吸氧及辅助呼吸,给予能量合剂促进酶功能的恢复,给葡萄糖加小剂量胰岛素增强解毒作用,纠正酸中毒等。注意:急性氰化物中毒可在 1 ~ 15 分钟内死亡,因此抢救成败的关键是及早进行抢救。

第八节　镇静催眠药中毒的特效治疗

1. 巴比妥类　①催吐(清醒者),洗胃(1:5 000 高锰酸钾溶液或清水),应用活性炭,导泻(硫酸钠),注意不用硫酸镁导泻;②强化利尿,碱化尿液:在补足血容量的基础上,可用速尿或脱水剂利尿及 5% 碳酸氢钠 200 mL 静脉滴注碱化尿液,以加速药物从肾脏的排出;③危重患者可考虑进行血液透析或血液灌流治疗;⑥对症支持治疗:维持呼吸功能(吸气、保持呼吸道通畅,呼吸衰竭时应建立人工气道、辅助呼吸);昏迷患者可考虑给予纳洛酮、美解眠、氯酯醒等催醒剂,以缩短昏迷时间;防治感染;防治脑水肿、肺水肿;维持血压稳定;维持水、电解质及酸碱平衡等。

2. 苯二氮䓬类　见有关章节。

3. 吩噻嗪类(如氯丙嗪、奋乃静、氟奋乃静、三氟拉嗪等)　①洗胃(清水或生理盐水),应用活性炭,导泻(硫酸钠)。②危重患者有条件时尽早进行血液透析或血液灌流,以迅速降低血药浓度。③深度昏迷患者可选用纳洛酮、哌甲酯等催醒剂,已伴有惊厥者禁用;注意禁用戊四氮、士的宁、印防己毒素等中枢兴奋剂。④对症支持治疗:维持呼吸功能(见巴比妥类);防治低血压(可选用间羟胺、α - 受体兴奋剂等,忌用肾上腺素、多巴胺等药物);控制抽搐(安定);维持正常体温;控制震颤麻痹症状(安坦等);防治感染等。

4. 麻醉剂(吗啡、可待因、海洛因、美沙酮、度冷丁等)　①洗胃(用 1:2 000 或 1:5 000 的高锰酸钾溶液或清水),应用活性炭,导泻,忌催吐;②解毒剂:纳洛酮 0.4 ~ 0.8 mg 静脉注射,若患者无反应,可重复多次,并可加大剂量;③对症支持治疗:吸氧、保持呼吸道通畅、辅助呼吸,维持水、电解质及酸碱平衡,补充能量,防治脑水肿。

5. 抗胆碱药(阿托品、颠茄、普鲁本辛、莨菪碱、曼陀罗等)　①催吐,洗胃(1:2 000 或 1:5 000 的高锰酸钾溶液或清水),应用活性炭,导泻。②解毒剂:毒扁豆碱 0.5 ~ 2.0 mg(儿童 0.02 mg/kg)肌肉注射或缓慢注射;或新斯的明 0.5 ~ 1 mg,肌肉注射,每 3 ~ 4 小时 1 次,直至症状、体征改善。③补液:大量补液促进排泄。④对症支持治疗:吸氧、辅助呼吸、保持呼吸道通畅,保留导尿,控制抽搐,防治脑水肿及肺水肿,物理降温等。

6. 洋地黄类　①立即停药,心电图监测;②误服大量药物时,应尽快催吐、洗胃(1:2 000 高锰酸钾溶液)、导泻;③缓慢型心律失常:首选阿托品 0.5 ~ 1 mg 肌内注射或稀释后静脉注射,必要时重复;④快速型心律失常:可补充氯化钾,并可选用苯妥英钠、利多卡因(50 ~ 100 mg 稀释后静脉注射);⑤对症治疗:吸氧、止吐等,严重者可给予血液灌流。

第九节　心血管系统用药中毒的特效治疗

1. β - 受体阻断剂(心得安、倍他乐克等)　①立即停药;②误服大剂量时,需尽早催吐、洗胃、导泻;③有症状时可用胰高血糖素 3 ~ 5 mg 静脉注射或加入盐水中静脉滴注;④心率小于 40 次/分时,可用阿托品 0.5 ~ 1 mg 肌肉注射或静脉注射;⑤补液,促进排泄;⑥对症支持治疗:吸氧消除支气管痉挛,提高血压,必要时进行心脏起搏等。

2.茶碱类 ①口服中毒应尽快催吐,洗胃(1∶5 000高锰酸钾溶液或清水),应用活性炭,导泻,注意抽搐时不宜催吐;②非哮喘患者可用β-受体阻滞剂;③补液、利尿,促进排泄;④适当补钾,补充5%碳酸氢钠;⑤对症支持治疗:吸氧、辅助呼吸,控制抽搐,防治脑水肿、肺水肿等。严重者可考虑血液透析或血液灌流。

3.拟肾上腺素类(肾上腺素、去甲肾上腺素) ①迅速降低血压:给予α-受体阻滞剂苄胺唑啉10～20 mg加入液体中静脉滴注,根据血压调节滴速;②减慢心率:可给予β-受体阻滞剂,如

心得安10 mg口服;③其他对症治疗:吸氧,控制抽搐,防治肺水肿和呼吸抑制,出现室颤时应立即电除颤或药物除颤等。

4.钙离子拮抗剂(如硝苯地平、地尔硫草、异搏定等) ①误服大剂量应尽快催吐,洗胃,应用活性炭,导泻;②氯化钙1～2 g稀释后静脉注射(儿童100 mg/kg)或10%葡萄糖酸钙10 mL稀释后静脉注射,必要时可重复;③心动过缓:用阿托品0.5～1 mg肌肉注射或静脉注射;④对症支持治疗:吸氧、辅助呼吸,维持血压,必要时行心脏起搏。

第十节 抗组织胺药中毒的特效治疗

异丙嗪、扑尔敏、赛庚定、乘晕宁等药物的中毒:

1.大剂量误服时,应尽快催吐(抽搐时不宜催吐),洗胃(用1∶2 000高锰酸钾溶液或清水),应用活性炭,导泻。

2.呼吸抑制时可小剂量给予呼吸兴奋剂。

3.补液,促进排泄。

4.对症治疗。控制抽搐(安定等),辅助呼吸、维持血压等。注意兴奋期患者应慎用镇静剂。

第十一节 磺胺类药中毒的特效治疗

SD、SMZco等中毒:

1.大剂量误服者应尽早催吐、洗胃,导泻。

2.多饮水,碱化尿液(苏打水)。

3.静脉补液及补充5% $NaHCO_3$,必要时加用

激素。

4.对症支持治疗。吸氧,维护肝肾功能,肾功能衰竭时立即进行血液透析,粒细胞减少时可给予升白细胞治疗,溶血及骨髓抑制可考虑输鲜血。

第十二节 呋喃类药中毒的特效治疗

呋喃唑酮、呋喃坦啶等中毒:

1.大剂量误服者应尽早催吐,洗胃,导泻。

2.解毒剂 早期可用二巯丙醇100～150 mg肌肉注射,每日1～2次,用7～10天。

3.大量补液 促进排泄。

4.严重者可给予激素。

5.对症治疗 吸氧,维护肝肾功能、应用B族维生素等。

第十三节 消毒剂中毒的特效治疗

一、碘酊中毒

1.大剂量误服者应尽早用大量面粉水或米汤水洗胃(淀粉可与碘结合)、导泻,随后内服蛋清、米汤等。

2.解毒剂 可用10%硫代硫酸钠10 mL稀释后静脉注射,每3~4小时1次。

3.补液 促进排泄。

4.对症治疗 吸氧,严重者辅助呼吸,保护肾功能,必要时透析治疗等。

二、高锰酸钾中毒

1.大剂量误服者应尽早催吐、洗胃(盐水或清水)、导泻,并内服蛋清、米汤等。

2.解毒剂 依地酸钠钙1 g加入葡萄糖液250 mL中静脉滴注,每日1次,连续3日。

3.补液 促进排泄。

4.对症支持治疗 防止消化道出血或穿孔;维护呼吸、循环功能;吸氧等。

三、亚硝酸盐中毒

1.催吐、洗胃、导泻。

2.解毒剂 1%亚甲蓝1~2 mg/kg稀释后静脉缓慢注射(10~15分钟内),2小时后症状不缓解可重复;重症可用辅酶A 50 U肌肉注射,每日1~2次,加强亚甲蓝的还原作用。

3.对症支持治疗 正压吸氧,保持呼吸道通畅,必要时辅助呼吸。

4.严重中毒可考虑换血疗法。

第十四节 毒蕈毒物中毒的特效治疗

毒蕈中毒:

1.立即催吐、洗胃(可用3%~5%的鞣酸液、1:4 000~1:5 000高锰酸钾溶液、浓茶等),应用活性炭,导泻。

2.解毒剂 出现毒蕈碱样症状者(如流涎、瞳孔缩小、多汗、心动过缓等),首选阿托品0.5~1 mg肌肉注射或静脉注射,可重复至症状、体征改善。迟发性毒蕈中毒可选用二巯丙磺酸钠5 mL肌肉注射,每日2次,1~2天后每日1次,连用5~7天。

3.严重者可考虑血液灌流或换血疗法。

4.对症支持治疗 吸氧,保肝治疗,并发溶血、中毒性心肌炎、脑炎者可使用激素等。

第十五节 动物性毒物中毒的特效治疗

一、鱼苦胆中毒

1.催吐,洗胃(鱼胆毒素在胃内存留时间较长,故无论时间早晚均应给予洗胃),导泻。

2.可早期应用激素,以减轻中毒反应。

3.维护肝肾功能,特别是肾功能的维护是治疗的关键,病情危重者应尽早给予预防性透析。

4.对症支持治疗。

二、毒蛇咬伤

1. 急救处理

(1)及时给予伤口局部处理;立即于伤口近心端 5 cm 处结扎,每 15~20 分钟放松 1~2 分钟,结扎不宜超过 2 小时。

(2)伤肢取下垂位、静置、限制活动,尽快运送至就近的医疗单位。

(3)迅速按蛇牙痕方向纵向切开,深达真皮层,用生理盐水或 1:5 000 的高锰酸钾溶液或冷茶、肥皂水冲洗,并采用负压吸引(如火罐、吸乳器)尽量吸出毒液,以后给予消毒敷料持续湿敷以利排毒。

(4)局部封闭疗法。可在伤口近心端 2 cm 处用 0.25%~0.5% 普鲁卡因 100 mL 和氢化可的松 50 mg 或地塞米松 5~10 mg 联合进行皮下环形封闭。

(5)局部应用抗蛇毒制剂。用胰蛋白酶 2~4 mg 或糜蛋白酶 5~10 mg 稀释后加入至封闭液进行局部浸润注射,也可用依地酸钠钙 0.4 g 加入 0.25% 普鲁卡因 60~100 mL 中局部封闭,每日 1 次,连续 2 天。

2. 解毒剂

(1)尽快使用抗蛇毒血清(争取在 2 小时内,尽量不超过 24 小时),常规用量 1 支,如数小时内病情发展迅速可加大用量,但 24 小时内不超过 5 支。

(2)蛇药可选用南通 蛇药、上海蛇药、广西 I 号蛇药等局部外敷。

3. 注射破伤风抗毒素 以防治感染,病情严重者可使用激素,以提高机体对蛇毒的应激。

4. 对症支持治疗 维持呼吸功能(吸氧、建立人工气道及辅助呼吸);有急性肾功能衰竭表现者应尽早采用透析疗法,维持水、电解质平衡;维护心肌功能等。

三、蜂蜇伤

1. 局部处理

(1)拔毒刺:有毒刺和毒囊遗留应立即拔出,但勿挤压。

(2)冲洗:局部用弱酸性或弱碱性溶液冲洗(如肥皂水或 5% 碳酸氢钠等冲洗)及冷敷。

(3)局部用药:伤口周围可用南通蛇药外敷或中草药如大青叶、薄荷叶、半枝莲、蒲公英、紫花地丁、七叶一枝花等任一种洗净捣碎后外敷。

(4)局部封闭:可给予 2% 普鲁卡因 10 mL 局部封闭。

2. 全身症状严重者可按毒蛇咬伤处理。

3. 对症支持治疗 疼痛剧烈可给予止痛剂;肌肉痉挛者可用 10% 葡萄糖酸钙 10 mL 静脉注射;全身过敏者可用抗组胺药、激素等。

四、蝎蜇伤

1. 局部处理 拔毒刺、局部冷敷,严重者可于伤肢近心端用止血带(每 15 分钟放松 1~2 分钟);在伤口处做"+"形切开,用拔火罐或吸乳器负压吸引毒液;用 1:5 000 高锰酸钾或 5% 碳酸氢钠彻底冲洗伤口;也可用 2% 普鲁卡因 10 mL 局部封闭或给予南通蛇药外敷。

2. 全身用药 可给予南通蛇药或上海蛇药内服,有条件者应早期使用抗蝎毒血清,严重者可使用激素以增强机体对蝎毒的应激。

3. 对症支持治疗。

(李光杰 叶秀香)

第十六章　中毒的中医辨证论治

中医学对于中毒的认识渊源久远,中医学认为中毒是指毒物经人体食道、气道、皮肤、血脉侵入体内,致使气血失调,津液、水精施布机能受阻,甚则损伤脏器的病证。古代医家对于中毒的解救记载较为丰富,如很早就强调以催吐等方法将毒物排出。近年来,固定方药及验方的研究也取得了一定的进展,特别是应用中医辨证论治理论在一些常见急性中毒的抢救方面取得了很好的疗效及宝贵的经验。

对中毒中医理论溯源,中毒现代中医研究进展等加以归纳总结,以期为中医临床治疗中毒证提供实用的思路与方法。

第一节　中毒的中医理论溯源

一、病名探讨

有关中毒的记载,最早见于汉代张仲景的《金匮要略·禽兽鱼虫禁忌并治》,其中有"所食之味,有与病相宜,有与身为害,若得益则益体,害则成疾,以此相危,例皆难疗。凡煮药引汁,以解毒者,虽云急救,不可热饮,诸毒病得热更甚,以冷饮之。"并有对饮食中毒及其预防的记叙:"六畜自死,皆疫死,则有毒,不可食之。"隋·巢元方所著《诸病源候论·诸饮食中毒候》中记载:"凡人往往因饮食忽然困闷,少时至甚,名为饮食中毒。"《普济方·中药毒》曰:"凡中药毒及一切毒,皆能变乱,与人为害,亦能杀人。"亦指出药物中毒的定义。《备急千金药方·解百药毒》曰:"野葛毒,以死口噤。钩吻毒,困欲死,面青口噤,逆冷身痹。"记载了钩吻中毒的症状。《诸病源候论·解诸毒候》曰:"又着乌头毒者,其病发时,咽喉强而眼睛痛,鼻中艾臭,手脚沉重,常呕吐,腹中热闷,唇口习习,颜色乍青乍赤。"描述了乌头中毒的早期症状。对于饮酒过度的危害,古人亦早有认识,《滇南本草》即有"饮酒过度,俗名酒害"的提法。《证治汇补》记载:"大醉之后,忽然战栗,不省人事,名曰酒厥。"

二、病因病机

关于中毒的病因病机,在《诸病源候论》中有详细论述:"凡可食之肉,无甚有毒。自死者,多因疫气所毙,其肉则有毒,若食此肉,便令人困闷,吐利无度,是中毒。"

古代很多医家也都有所论述。《圣济总录·食牛马猪犬鱼蟹中毒》曰:"禽兽品类,有根性本毒者,有无毒而食毒物者,有杂和相畏相恶相因成毒者,人不慎而食之,致伤脏腑之和,乱肠胃之气,或轻或重,各为其毒所害。"不仅论述了食物中毒的病因病机,还讨论了食物毒性的来源。又如《圣济总录·食毒》:"凡食物诸品……漫不查其寒温燥湿之性,顺逆宜忌之因,人性南北异禀,食物南北异种,一或犯之,刺喉溃腹。"更是提出了食物中毒因人而异,因地而异的观点。《诸病源候论》还对多种食物中毒的病因、病机乃至预后都进行了详细论述。

《素问·至真要大论篇》中记载:"有毒无毒,何先何后……所治为主,适大小为制也。"《诸病源候论·服药失度候》曰:"凡和汤药,自有限剂,至于圭、铢、分、两,不可乖违。若增加失宜,便生他疾。"

《圣济总录·服药过剂》曰:"服药过剂,反伤正气,致八邪于心。然毒药攻邪,不必过剂,过则反伤正气,犹以五味致养,稍过亦能为害,此理之必至也。"指出了药物中毒最为主要的原因是用量不当,其他尚有煎法不当、个体敏感性不同、误服药物等原因。在此基础上,古人亦根据中毒途径的不同,对各类中毒进行了分门别类的论述。

外伤中毒方面,主要有以下记载,如《疡医大全》云:"疯犬者,乃朝夕露卧,为四时不正之气所侵,阴阳肃杀之气所感,故舌出涎流,头低耳垂,目红尾拖,急走无定,多见于春末夏初之间,人被咬伤,即烦躁口干,小便涩痛,最为难救。"又如《洞天奥旨》:"蜂之叮人,有毒刺入肉,即须挑去,以尿泥涂之,即止痛。"《外科启玄》记载:"凡人被蜈蚣叮咬,其痛彻骨,或浑身麻木。"《外科正宗》曰:"蝎有雌雄二种,雄者蜇人,痛在一处,雌者痛牵遍体。"《外科大成》曰:"射工伤,即树间杂色毛虫也,人触着即能放毛射人,初痒次痛,久则外痒内痛,骨肉皆烂。"如《外科启玄》曰:"诸蛇有毒,莫如土虺蛇最毒。如人被伤,即取半莲草揉而擦之,顷刻得安,亦可煎服。"《外科证治全书》曰:"凡被蛇伤,即以针刺伤处出血,以绳扎伤处两头,庶不致毒气内攻,流布经络。"

内服中毒方面,亦有记载,如《诸病源候论·食诸菜蕈菌中毒候》曰:"但蕈菌等物,皆是草木变化所生,……故或有毒者,人食遇此毒,多致死甚疾速。"并载有"治食诸菌中毒闷乱欲死方。"《诸病源候论·食鯸鲐鱼中毒候》曰:"此鱼(指河豚)肝乃腹内子,有大毒,不可食,食之往往致死。"并载有"治食诸菌中毒闷乱欲死方"。《本草纲目拾遗》曰:"陈良翰云:烟叶生者有毒,人食之即中毒。发病难治。"《圣济总录》一书已有"中药毒"之专项论述,对中毒的发病机理、证候分类、急救措施及有效方药等进行了详细阐述。

三、治疗用药

由于饮食与人类息息相关,食物中毒随时可能出现,因此古代许多医疗书籍中都有大量关于食物中毒诊疗方面的记载,并包含了涌吐排毒、泻下排毒等与现代急救原则相一致的治疗思想。如《金匮要略方论·果实菜谷禁忌并治》曰:"饮食中毒,烦满,治之方:苦参三两,苦酒一升半,右二味,煮三沸,三上三下服之,吐食出即瘥。或以水煮即得。又方:犀角汤亦佳。"《备急千金药方·解毒并杂治》曰:"治诸食中毒方,饮黄龙汤及犀角汁无不治也,饮马尿亦良。"《太平圣惠方·治食猪肉中毒方》曰:"治食猪肉遇冷不消,必成虫,亦服此方,川大黄一两锉碎微炒,川朴硝一两。"凡此种种,不胜枚举。

对于药物中毒,古代医家的解救记载亦较为丰富,并很早就强调以催吐等方法将毒物排出,如《太平圣惠方·解诸药毒诸方》曰:"解中毒……亦速吐之。"《金匮要略方论·果实菜谷禁忌并治》曰:"钩吻与芹菜相似,误食之杀人,解之方,荠泥八两,右一味,水六升,煮二升,分温二服。"《本草纲目·百病主治药下》曰:"钩吻毒:荠苨汁、蘘菜汁、葛根汁、葱汁、桂汁、白鸭血、白鹅血、羊血、鸡子精、鸡卵雏、犀角汁、猪膏、人屎汁。"而关于通用解毒药,则强调甘草、绿豆的作用。

急性酒精中毒的治疗,有主张使用利尿排毒者,如《普济方·解酒毒》曰:"利小便而消其渴";有主张使用清热解毒的,如《医心方·卷十二》曰:"酒热发热……亦饮葛根汤;安神,除热止呕汤也"。

前人也记载了很多急救方,如《本草纲目·百病主治药下》曰:"烧酒毒,冷水,绿豆粉,蚕豆苗";又如《太平圣惠方·治饮酒中毒诸方》中记载:"治饮酒中毒方:右煮黑豆汁,温服一小盏,三服瘥"。治疗酒积,《杂病源流犀烛》提出用酒积丸;《寓意草》提出酒疸的治疗用栀子大黄汤;《圣济总录》治酒黄,"灸后心、百会、下廉三处百壮。若脉如屋漏……宜服泽泻汤方。"

第二节　中毒的中医病因病机

关于中毒性疾病病因病机方面的研究,现代医家多分病作专门论述,主要包括如下内容。

一、一氧化碳中毒的病因病机

认为主要是毒邪入内,化痰化热,上则蒙蔽清窍,扰乱神明之府,下则瘀阻三焦通道,影响气机运行。主张以清化痰热、解毒开窍为其主要治法,并运用具有此类功效的温胆汤为基本方加减用于临床抢救,取得了令人满意的效果。

柏喜桂等则将一氧化碳中毒的病机概括为:①浊毒侵袭,治节失司:浊毒(一氧化碳)之气,经口鼻、呼吸道进入体内,致肺之治节失司,肺朝百脉,宣发肃降受损,气机运行失常,致气机逆乱,肺主气功能紊乱。②痰浊阻窍,神明受损:肺朝百脉,治节失司,气机逆乱,积津成痰,痰与浊毒互结,阻塞清窍,元神失用;另痰浊之毒,郁而化热,热极生风,痰热浊毒夹肝风,则兼见抽搐。③阴阳衰竭,神元所倚:痰浊之毒,致气机逆乱,内闭神窍,耗伤元阳,则见内闭外脱;亦可使元阳耗竭,表现为阳气欲脱。

二、有机磷中毒的病因病机

葛淑芬根据历代中医典籍及医家的认识,把急性有机磷农药中毒的病因病机归纳为以下几个方面:①毒邪入胃,胃失和降:临床可见恶心、呕吐,腹痛、腹泻等。②毒邪入胃,上攻头目:临床可见头昏,头痛等。③毒邪闭阻肺气,肺失宣降:症见咳嗽、咳痰,气促等。④毒邪蓄积于肾,耗伤肾气,气化失常:临床可见尿频尿急,尿少尿闭等。⑤毒邪内陷厥阴,耗液伤津,阴虚阳亢,肝风内动:临床可见肌肉震颤、四肢抽搐等。⑥毒邪上攻于心,心气、心阴被耗,心失所养:临床可见心悸心慌、气急、胸闷、脉缓等。⑦毒邪内陷心包,蒙蔽神明或夹痰蒙蔽神明:临床可见意识不清、昏迷、惊厥等。

孟愈等则认为有机磷农药中毒的病因病机,在于机体被寒饮湿毒所伤,致使肠胃及其相表里的肺、脾、心功能失调或衰竭,即临床所表现的系列症状。寒饮湿毒经口入胃,内扰胃腑,水饮上逆则呕吐痰涎;下伤肠腑,气机不畅,则腹痛腹泻;寒湿困脾,不归正化,聚湿为痰,寒痰伏肺,痰升气阻,则呼吸急促,喉中痰鸣;上蒙清窍,则头昏头痛;内闭经络,则谵妄昏迷。寒为阴邪易阻遏气机,损伤阳气,心阳不足,则脉来迟缓;阳气不达,则四肢厥冷;气血不畅,筋脉失养,则拘急成痉。并以攻下逐饮、通阳祛毒为治法参与抢救 46 例有机磷农药中毒患者,取得满意效果。

三、急性酒精中毒的病因病机

当代一些医家认为急性酒精中毒首先是酒毒壅胃,损伤脾胃运化不利,然后胃气上逆或痰湿内生,最后根据其他脏腑虚实情况出现酒浊扰心引动肝风或火与痰并上扰心神,甚则酒火闭塞心窍,抑或火热灼阴,阴损及阳,气阴两亏而现酒厥。这一观点已通过现代研究结果得到间接证实。

章忠林等将急性酒精中毒的病因病机分为:①毒热内郁,扰乱神明:酒性喜上升,气必相随,使痰郁积于上,溺涩于下,无节制地饮用则其热内郁。毒热之邪是本病的启动原因,而贯穿病程的始终。②毒热炽盛,热极生风:酒为毒热之邪,郁而不解,毒热炽盛,耗伤津血,肝筋失养,肝风内动,则出现西医共济失调期的表现。此为病情变化的转折点。③毒热互结,元神耗散:酒为毒热之品,毒热炽盛,造成毒随邪入,热乃毒生,致毒热互结,耗气伤津,元神耗散,则见西医昏睡期表现。

第三节　急性中毒的分型论治

有医家将急性中毒症分为邪毒蒙蔽、邪毒攻心、邪毒阻肺、毒陷厥阴及毒伤少阴五型论治。

1. 邪毒蒙蔽型　主要病机是邪毒内陷心包，蒙蔽神明，或夹痰蒙蔽神明。主症：昏迷、惊厥。分闭证与脱证。闭证以牙关紧闭、口噤不开、大小便闭、肢体痉挛、痰涎壅盛、面白唇黯、静卧不烦、四肢不温为特点，脱证以目合口张、鼻鼾息微、手撒肢冷、汗多、大小便失禁、肢体软瘫、脉微欲绝为特点。治拟扶正醒脑，清心开窍祛邪。药用：①醒脑静注射液 4 mL 静脉推注或 20 mL 静脉滴注。②参麦注射液或生脉注射液 10～40 mL 静脉推注或 50～100 mL 静脉滴注。③清营汤加味。④脱证者用参附注射液 10～20 mL 静脉推注或 40～50 mL 静脉滴注。⑤闭证痰涎壅盛者，用涤痰汤加味。

2. 邪毒攻心型　主要病机是邪毒上攻于心，心气心阴被耗，心失所养。主症：心悸、胸闷、气急、脉结代、脉数或缓等。治拟益气养阴生津，清心解毒祛邪。药用：①生脉注射液或参麦注射液 20～50 mL 静脉滴注。②丹参注射液 20 mL 静脉滴注。③清营汤加味煎服。处方同上。

3. 邪毒阻肺型　主要病机是邪毒闭阻肺气，肺失宣降。主症：咳嗽、咳痰、胸闷、呼吸困难、发绀等。治拟泄毒宣肺，降气定喘。药用：定喘汤加味。

4. 毒陷厥阴型　主要病机是邪毒内陷厥阴，耗液伤津，阴虚阳亢，肝风内动。主症：肌肉震颤、四肢抽搐等。治拟凉肝熄风，增液舒筋解毒。药用：羚角钩藤汤加减煎服。

5. 毒伤少阴型　毒伤少阴型的主要病机是邪毒蓄积于肾，耗伤肾气，气化失常。主症：尿少、尿闭等。治拟化浊解毒，利尿通淋。药用：八正散加减煎服。

第四节　中毒的常用治疗方法

综合历代中医典籍及医家关于治疗各类中毒常用治法的论述，将其大致总结归纳分为以下几类。

一、清水外洗法

可以迅速阻止毒物经皮肤吸收进入体内。清洗分局部和全身清洗，应根据毒物分布而定。对特殊毒物或不明毒物品种者应用清水反复清洗，不可盲目使用肥皂、洗衣粉等物清洗。对毒物品种明确者可针对性地用药物清洗。

二、涌吐排毒法

食入有毒食物或药物 3～4 小时以内，毒物的大部分或部分尚未进入肠道和未被完全吸收，症见胃脘疼痛、欲吐而吐不出者，应立即施用本法。①简易催吐法：中毒早期用手指按压刺激咽部及后壁，或用鹅毛等物扫拭咽部，引起反射呕吐，吐出毒物。此法常可及时奏效，简便易行。②三圣散：藜芦 1 g，防风 10 g，瓜蒂 10 g（或胆矾 6 g），以水 2 碗煮取 1 碗半，去渣顿服；亦可用 6 g 白矾研末冷开水冲服；或用盐汤探吐，每碗开水放盐 2 汤匙，服 2 碗。③催吐解毒汤：生甘草 60 g，瓜蒂 7 个，玄参 60 g，地榆 15 g（或苦参 30 g），水煎服催吐。④清水、淡盐水或绿豆汤洗胃。

三、中和解毒法

毒物已进入肠道，或毒物已损伤口腔、食管和胃壁，不能应用吐法排毒时，采用中和解毒法，使毒力减弱逐渐从肠道排出。症见胃脘剧烈灼痛，吞咽困难，持续性呕吐，吐出物呈黑褐色或暗红色，并有口渴、腹泻等症。①榆树面 60 g，鸡蛋清 5 个，调糊状服下。②服适量牛奶、米汤、豆浆或蛋清。③强碱中毒可服弱酸，可用稀释的食醋。④生绿豆 60 g，捣碎，加入米泔水服下，日 2 次。⑤甘草绿豆汤口服。⑥赤小豆 30 g，炒为末，水送服。⑦葛根 30 g，黄芩 10 g，黄连 10 g，藿香 15 g，佩兰 15 g，木香 6 g，六一散 30 g，日 1 剂；马齿苋 60 g，大蒜 30 g，煎汤顿服；藿香正气水 1 瓶口服，或玉枢丹 0.9 g 加生姜汁 10 滴，温开水调服，日 2～3 次。治腐败肉类或霉变食物中毒。⑧生甘草 120 g，银花 60 g，蒲公英 30 g，绿豆 30 g，水煎服，日 1 剂；或白矾 6 g，调香油 1 盅，加开水调匀冲服。治各种毒蕈中毒。⑨紫苏叶 60 g，煎浓汁加生姜汁 10 滴，温服；鲜韭菜汁 100 mL 顿服。解鱼蟹中毒。

四、泻下排毒法

毒物已由胃入肠，部分毒物已被吸收，大部分尚在肠道。症见腹痛、腹泻、口干、恶心，或狂躁抽搐时作。①大黄 6～15 g，厚朴 10 g，生甘草 15 g，水煎服。②绿豆 120 g，生甘草 30 g，丹参 30 g，石斛 30 g，金银花 30 g，白茅根 30 g，藿香 15 g，大黄 15 g，水煎服。治霉变食物或腐败肉类中毒。③橘皮 10 g，大黄 6 g，朴硝 10 g，水 100 mL 煎 60 mL 顿服，治鱼蟹中毒。④元明粉（冲服）15～30 g。

⑤番泻叶 15 g 泡水服。⑥生莱菔子汁冲服大黄 10 g。

五、利尿解毒法

毒物已被吸收入血脉、脏腑，症见口干、头晕乏力、呼吸困难，或狂躁，或神昏，或抽搐，或尿闭等。①车前草 30 g，白茅根 30 g，益母草 30 g，水煎服。②绿豆、白糖适量煎汤服。③五苓散 18 g，白糖 30 g，水调口服。④六一散 30 g，水调服。⑤绿豆甘草解毒汤（验方）：绿豆 120 g，生甘草 30 g，丹参 30 g，连翘 30 g，石斛 30 g，白茅根 30 g，大黄 15～30 g，煎汤频服，早晚 2 剂。

综上所述，中毒一病为我国历代医家所重视，其论述也颇为丰富。随着历代医家宝贵经验的积累，中医学对中毒认识的不断深化和发展，逐渐形成了一整套包括诊断、治疗、转归、预后等较为成熟的中医药治疗中毒性疾病的体系，至今依然有效地指导着临床救治工作。在现在的急诊临床工作中，各种中毒患者逐年增加，对于中毒的抢救成为急诊工作的重要组成部分，如何提高中毒的救治率、减少死亡及后遗症的发生是我们面临的课题。中医中药在中毒的救治方面积累了大量的经验，特别是对于促进毒物排出、加速促醒、减少中毒后遗症的发生、恢复机体功能等方面均具有显著的效果。因此在中毒的急诊救治过程中应重视中西医结合，充分发挥中医在急诊工作中的作用。

（李光杰）

第十七章　职业中毒的预防

对生产性毒物，应积极开展对其中毒的预防工作，是保障工人身体健康和发展生产的一项具有深远意义的工作。

要搞好预防工作，必须坚决贯彻落实各项劳动卫生法律法规，在企业单位必须禁止只抓生产、不抓安全防毒，在卫生部门必须禁止"重治轻防"的错误观念。

做好中毒的预防工作，关键在领导。各级领导对这项工作都应派专人负责并将其列入议事日程，认真地做好规划、组织、领导工人与技术人员，及时发现问题，及时研究，及时解决。

做好防毒工作要相信在生产第一线的广大职工，他们有迫切的防毒要求，也有实施防毒的经验。如果全体职工能积极做好防毒工作，许多问题就会迎刃而解，而且比起单靠几个卫生工作人员的实际效率也会有很大提高。

要解决防毒工作就要深入生产实际，进行细致的劳动卫生学调查。只有熟悉生产过程、工艺流程，了解毒物的产生情况，才能切实有效地做好防毒工作。同时还要不断深入学习、研究、总结经验，因地制宜地搞好中毒的预防工作。

主要预防措施有以下几方面：

1. 新建、扩建厂矿的卫生要求。在设计时就应考虑消除"三废"危害和防止职业中毒的设施。如厂址的选择、厂房建筑、车间布局、工艺流程、通风装置以及"三废"的综合利用相处理等；正在建设或改建、扩建的厂矿，如事先没有考虑到这些措施的，应设法补上，以达到从根本上防止或减少生产性危害，保障职工的健康。

2. 搞好技术革新和工艺改革，从根本上消除生产性毒物的危害，采用无毒或低毒的物质代替剧毒物质。例如，以无苯稀料代替苯，作为喷漆的稀料；以环己烷代替苯提取巴比妥；用锌白或氧化钛代替铅白做颜料；以低毒农药代替高毒农药，以胶版印刷代替铅字印刷等。进行工艺改革，采用先进生产技术，以减少生产性有害因素的接触机会。例如，采用电动喷漆、静电喷漆代替手工喷漆，可避免苯中毒；采用无氰电镀法防止氰化物中毒；采用水封爆破以降低爆烟中一氧化碳、二氧化碳及氮氧化合物的浓度等。

改进生产设备，尽可能实现生产过程的机械化、自动化、密闭化、管道化和生产过程的连续化。

3. 加强通风排气，改善生产环境。可采用自然通风或机械通风。根据毒物存在的形态和生产情况，选择不同的通风装置，如局部通风（排气罩、排气柜和槽边排气装置等）或全面通风。

4. 做好"三废"（废气、废水、废渣）回收，进行综合利用，这种措施能变废为宝，化害为利，既可有效地减少毒物对工人和周围居民的危害，又可为国家创造财富。

5. 建立或健全安全生产制度。广泛开展卫生宣传，对工人进行安全防毒教育及劳动卫生法律法规教育，使他们了解毒物的危害性及预防方法，增加工人自我保护意识。做到既不无谓恐惧，又不麻痹大意，严格遵守操作规程。

在有毒物的车间内工作时，做到不在车间内饮食和吸烟，休息时离开车间，下班后淋浴，吸烟前和饭前洗手等。

对生产场所的有害物质，应定期进行测定，便于及时了解情况，及时采取预防措施。

6. 加强个人防护措施。对接触毒物的生产工人，应根据实际需要配备必要的个人防护用具。个人防护用具主要有皮肤防护用具（橡胶手套、聚氯乙烯油膜袖套及围裙、防护服等）和呼吸防护器（防护口罩及防毒面具），是防止毒物危害的辅助措施，尤其在抢修、检修或遇到意外事故时更能起到重要作用。

7.加强对生产设备的管理维护,杜绝跑、冒、滴、漏,防止污染作业环境,避免意外事故的发生。在预防急性中毒中,杜绝生产事故的发生是重要的一环。

8.做好车间安全救护工作,充分发挥医生的骨干作用,配备必要的救护设备,组织群众自救;

厂保健部门及安全技术人员,要定期检查安全卫生实施情况,深入车间防病治病。

9.对接触有毒作业的工人,应进行就业前及定期的健康体检。

10.加强身体锻炼,供给保健食品,增加营养,提高身体抗病能力。

（李光杰　孔令敏）

第十八章　金属化合物中毒

第一节　铅及其化合物中毒

铅及其化合物（不包括四乙基铅）对人体各组织均有毒性，中毒途径可由呼吸道吸入其蒸气或粉尘，然后呼吸道中吞噬细胞将其迅速带至血液；或经消化道吸收，进入血循环而发生中毒。中毒者一般有铅及铅化物接触史。口服 2～3 g 可致中毒，50 g 可致死。临床铅中毒很少见。

铅，又名"青金""黑锡""金公""水中金"，传统医学中记载铅味甘，性寒，有小毒。《本草逢原》曰："性带阴毒，恐伤心肾，不可多服。"《本草纲目》记载："铅出山穴石间，人扶油灯入，至数里，随矿脉上下曲折砍取之，其气毒人，若连日不出，则皮肤萎黄，腹胀不能食，多致疾而死。"随着对铅中毒研究的深入，中医药防治铅中毒成为日益关注的课题。但由于铅中毒中医并无此病名，故目前各医家多从自身体会及经验立论。

一、病因

婴儿中毒常因舔食母亲面部含有铅质的粉类、吮吸涂拭于母亲乳头的含铅软膏，以及患铅中毒母亲的乳汁所致。当小儿乳牙萌出时常喜啮物，可因啃食床架玩具等含铅的漆层而致中毒。有异食癖的儿童可因吞食大量油漆地板或墙壁等的脱落物引起铅中毒。食入含铅器皿（锡器、劣质陶器的釉质或珐琅中均含铅）内煮放的酸性食物或饮食被铅污染的水和食物等亦可发生铅中毒。将剩余的罐头食物留在马口铁罐头中贮存于冰箱内也是引致铅中毒的一个原因。

误食过量含铅药物，如羊痫风丸、铅丹、黑锡丹、密陀僧等，可致急性中毒。铅毒亦可由呼吸道吸收，如含铅的爽身粉（可被婴儿吸入）、燃烧电池筒等所产生的含有铅化物的烟尘，均可导致婴幼儿吸入中毒。小儿生活在周围有铅尘的环境中，可经常吸入一定量的铅质。铅业工人的工作服长期带回家中污染尘埃，可使他们的孩子经常吸入含有铅毒的尘埃而发生有症状的铅中毒。

二、病理病机

铅入人体后被吸收到血液循环中，主要以二盐基磷酸铅的甘油磷酸盐蛋白复合物和铅离子等形态而循环。最初分布于全身，随后约有 95% 以三盐基磷酸铅的形式贮积在骨组织中，少量存留于肝、肾、脾、肺、心、脑、肌肉、骨髓及血液中，分布在红细胞内血液和软组织中的铅浓度过高时可产生毒性作用。铅储存于骨骼时不发生中毒症状，由于感染、创伤、劳累、饮用含酒类的饮料或服酸性药物等而破坏体内酸碱平衡时，骨内不溶解的三盐基磷酸铅转化为可溶的二盐基磷酸铅移至血液，由于血液中铅浓度大量增加可发生铅中毒症状。

铅毒主要抑制细胞内含巯基的酶，而使人体的生化和生理功能发生障碍，引起小动脉痉挛，损伤毛细血管内皮细胞，影响能量代谢导致卟啉代谢紊乱，阻碍高铁血红蛋白的合成，改变红细胞及其膜的正常性能，阻抑肌肉内磷酸肌酸的再合成等，从而出现一系列病理变化。其中以神经系统、肾脏、造血系统和血管等方面的改变更为显著。

铅为外邪，由于防护不利，致使铅毒从口、鼻而入。铅毒伤络劫阴，内伤肝、脾、肾三脏。因伤及肝脏。故铅中毒有铅面容和贫血体征，情绪改变，疲乏无力，伸肌无力等症状；又伤及脾脏，故出现诸如腹痛、消化不良等脾胃症状；伤及肾脏致肾精耗损，可出现腰酸肢软、疲乏无力、头晕耳鸣、健忘、口干咽痛、五心烦热等肾阴虚症状。

三、临床表现

成年人铅中毒后经常会出现疲劳、情绪消沉、心脏衰竭、腹部疼痛、肾虚、高血压、关节疼痛、生殖障碍、贫血等症状；孕妇铅中毒后会出现流产、新生儿体重过轻、死婴、婴儿发育不良等严重后果；而儿童铅中毒后经常会出现食欲不振、胃痛、失眠、学习障碍、便秘、恶心、腹泻、疲劳、智商低下、贫血等症状。

铅中毒对机体的影响是多器官、多系统、全身性的，临床表现复杂且缺乏特异性。常见表现有下面几种：

1. 神经系统　神经系统最易受铅的损害。铅可以使形象化智力、视觉运动功能、记忆、反应能力受损，语言和空间抽象能力、感觉和行为功能改变，出现疲劳、失眠、烦躁、头痛及多动等症状。由于血脑屏障成熟较晚，中枢神经系统相对脆弱，加之排泄功能不够完善，容易受到铅的损害。儿童一次或短期内摄入大量铅化合物时，脑组织会出现细胞水肿、出血、脱髓鞘变性、海马结构萎缩等改变。临床表现为急性中毒症状，如呆滞、厌食、呕吐、腹痛、腹泻、谵妄、抽搐、昏迷等。急性铅中毒性脑病时，会突然出现顽固性呕吐（可为喷射性），并伴有呼吸、脉搏增快，共济失调，斜视，惊厥，昏迷等，此时可有血压增高及视盘水肿；当儿童处于低水平的铅环境中，可引起脑细胞突触密度降低，树突分支减少，其突触可塑性范围减少，运动神经的传导速度减慢，脑电图改变。由于铅在脑内分布不均一，造成其慢性中毒时症状不典型，如患儿运动失调、反应迟钝、智力发育落后等。同时，铅中毒引起智力发育落后，血铅水平每上升 $10\mu g/dl$，智商将降低 6 ~ 7 分。

严重的中枢神经系统病变可出现癫痫样发作、运动过度、攻击性行为、语言功能发育迟滞以

至丧失等，但无急性颅内压增高的征象。此类慢性脑病可以是急性脑病的后遗症或与经常摄入过量的铅有关。铅中毒性脑病后遗症中的癫痫样发作和行为改变到青春期可以逐渐减轻，但智力缺陷仍然持续存在，重症病例可有失明和偏瘫。近来有人发现视网膜点彩常出现在尿铅排泄异常之前，不仅为铅中毒早期体征，而且铅吸收患者的阳性率也很高，但亦有出现假阳性和假阴性的报道。严重者出现癫痫或死亡，或留下严重后遗症。

2. 造血系统　铅可以抑制血红素的合成，与铁、锌、钙等元素拮抗，诱发贫血，并随铅中毒程度加重而加重，尤其是本身患有缺铁性贫血的儿童。病期较长的患者并有贫血，面容呈灰色（铅容），伴心悸、气促、乏力等，牙齿与指甲因铅质沉着而染黑色，牙龈的黑色"铅线"很少见于幼儿。

3. 心血管系统　经过统计调查发现人群中的血管疾病与机体铅负荷增加有关。铅中毒患者主动脉、冠状动脉、肾动脉及脑动脉有变性改变，在因铅中毒死亡的儿童中亦发现有心肌变性。此外，研究发现铅中毒能导致细胞内钙离子的过量聚集，使血管平滑肌的紧张性和张力增加引起高血压与心律失常。

4. 消化系统　铅直接作用于平滑肌，抑制其自主运动，并使其张力增高引起腹痛、腹泻、便秘、消化不良、呕吐、大便呈黑色等胃肠机能紊乱。完整肝细胞对铅毒性有一定保护作用，但急性铅中毒时肝混合功能氧化酶系及细胞色素 P_{450} 水平下降，以致肝脏解毒功能受损。急性中毒病儿口内有金属味，流涎、恶心、呕吐，呕吐物常呈白色奶块状（铅在胃内生成白色氯化铅），以及腹痛、出汗、烦躁、拒食等。重症铅中毒常有阵发性腹部绞痛，并可见肝大、黄疸、少尿或无尿、循环衰竭等，少数有消化道出血和麻痹性肠梗阻。

5. 呼吸系统　有时可见肢体瘫痪，若发生肋间肌瘫痪，则可出现呼吸困难，甚至呼吸衰竭。

6. 泌尿生殖系统　长期接触可致儿童及成人慢性肾炎，由于肾脏代偿功能大，因此对铅的肾毒性作用常估计不足，铅使肾脏清除作用降低，进而促进铅在肾脏及其他组织中潴留，影响正常生理

功能,如产生肾性高血压及中枢神经系统疾病,随着时间的延长,肾脏损害加重,致肾小管的排泄及重吸收功能受损,出现氨基酸尿、糖尿、痛风、晚期出现肾功能衰竭。铅具有生殖毒性、胚胎毒性和致畸作用。铅对人类生殖功能影响与剂量有关,近来报道血铅达 $25 \sim 40 \ \mu g/dl$ 已可影响男性生殖功能,导致精子畸形。即使低水平暴露仍可影响宫内胎儿的生长发育过程,造成畸形、早产和低出生体重等危害。铅与钙在体内的代谢途径极其相似,在妊娠期为了满足胎儿发育和骨骼钙化的需要,铅由母体向胎儿转运的机会增加。孕妇体内的铅可以顺利地通过胎盘,作用于胚胎。妊娠前 3 个月如母体处于较大剂量铅暴露中,可以引起死胎、流产、胎儿畸形。妊娠前 3 个月为胎儿神经系统发育的关键期,而此时血脑屏障尚未成熟,长期低水平的铅暴露会损害神经网络的早期形成和后期的成熟,这种影响往往发生在中枢神经系统发育的三个环节,即脑细胞的增殖、神经纤维的延伸和突触的形成,而突触的形成模式则与学习能力有关。

7.免疫系统 铅能结合抗体,饮水中铅含量增加使循环抗体降低。铅可作用于淋巴细胞,使补体滴度下降,使机体对内毒素的易感性增加,抵抗力降低,常引起呼吸道、肠道反复感染。

8.内分泌系统 铅可抑制维生素 D 活化酶、肾上腺皮质激素与生长激素的分泌,导致儿童体格发育障碍。血铅水平每上升 $100 \ \mu g/L$,其身高少 $1 \sim 3 \ cm$。

9.骨骼 体内铅大部分沉积与骨骼中,通过影响维生素 D_3 的合成,抑制钙的吸收,作用于成骨细胞和破骨细胞,引起骨代谢紊乱,发生骨质疏松。流行病学研究表明,发生骨丢失时铅从骨中释放入血,对各大系统造成长期持久的毒害作用。以上是铅对人体各大系统造成的损害。此外,铅还可以引起各类营养素、微量元素丢失造成酶系统紊乱,继而引发相关生理功能低下。

四、实验室检查

1.铅测定 血铅测定值一般达 $1.44 \sim$

$2.4 \ \mu mol/L(30 \sim 50 \ \mu g/dl)$ 即有诊断意义。但因铅离开血液较快,故此项检查仅在急性中毒时诊断价值较大。一般儿童血铅超过 $2.88 \ \mu mol/L$ $(60 \ \mu g/dl)$,可出现明显的神经系统损害症状和体征;若血铅水平持续高于 $1.92 \ \mu mol/L(40 \ \mu g/dl)$,则可有不同程度的神经系统损害。最近有人曾行 $4 \sim 12$ 岁儿童血铅测定,证明血铅超过 $1.18 \ \mu mol/L$ $(24.5 \ \mu g/dl)$ 即有可能发生精神发育异常。目前,美国疾病控制中心规定铅中毒的定义是全血铅含量 $\geqslant 1.2 \ \mu mol/L(\geqslant 25 \ \mu g/dl)$,认为在这个血铅水平时即可出现无症状的儿童铅中毒,对红细胞、周围神经、肾、免疫系统、骨和中枢神经系统的功能均产生恶劣的影响。尿铅测定可作为诊断参考,其正常上限值为 $0.39 \ \mu mol/L(0.08 \ mg/L)$,但因有某些因素影响,可出现不同程度的差异。关于爽身粉的铅检查,可加少许醋酸,再滴 1% 碘化钾溶液,如出现金黄色,即为含铅质。

2.周围血象 中度以上铅中毒患儿可有红细胞和血红蛋白减少,点彩红细胞增加,网织红细胞及多染性红细胞亦常增多,但其特异性均较差。检查荧光红细胞为铅中毒早期诊断有价值的方法之一,其常用标准如下:1% 以下为正常,超过 2% ~ 10% 为轻度增加,超过 10% 为过高。此方法并非铅中毒的特异诊断方法。

3.驱铅试验 对有铅接触史而无明显症状的病儿,尿铅测定正常,可做驱铅试验。一般用依地酸二钠钙($Na_2CaEDTA$)$500 \ mg/m^2$ 单次肌注,收集其后 8 小时的尿检测铅含量。若对于所注入的每毫克依地酸二钠钙之尿铅排出量大于 $4.83 \ \mu mol(1 \ \mu g)$,则提示患者血铅浓度超过 $2.64 \ \mu mol/L(55 \ \mu g/dl)$。

4.卟啉测定 尿粪卟啉定量法较为可靠,其正常上限值为 $< 0.15 \ mg/L$。Benson 和 Chisolm 设计的尿粪卟啉定性测定试验比较简便,可检出血铅量超过 $4.83 \ \mu mol/L(100 \ \mu g/dl)$ 的病儿。红细胞原卟啉明显增加(正常值 $< 0.72 \ \mu mol/L$ 红细胞,即 $40 \ \mu g/dl$ 红细胞)或 $< 0.144 \ \mu mol/g$ 血红蛋白($3 \ \mu g/g$ 血红蛋白)。

红细胞 δ - 氨基乙酰丙酸脱氧酶(δ - ALAD)

和尿 δ-氨基乙酰丙酸(δ-ALA)的检测:目前认为前者活力降低是机体受铅影响的敏感指标之一。上海第一医学院测定不接触铅的健康人 49 名血 δ-ALAD 活力,正常低限为 126.4 U。由于此酶对铅具有特殊的敏感性,只可作为研究大气中铅污染情况的指标,不适合于作为铅中毒的诊断指标。我国规定尿 δ-ALA 的正常值上限为 6 mg/L,排出增加与铅中毒程度明显相关,其对铅中毒的诊断价值与尿粪卟啉大致相似。

5. 脑脊液检查　压力可高达 58.8~78.4 kPa,蛋白量高,但白细胞一般不增加,偶达 0.03 × 10^9/L(30/mm^3)左右,多数为淋巴细胞,含糖量正常。

6. X 线检查　患者长骨干骺端密度增加,呈一白色带,比佝偻病恢复期所见者宽大而显著。铋、磷大量沉着于骨端,亦能出现同样的白影,但很少见。2 岁以前铅中毒患儿的长骨 X 线改变常不明显,甚至在严重病例也可能无异常改变。病儿腹部平片可见到不透光的物质存在。

7. 其他检查　铅中毒患儿的粪便偶见鲜血或潜血,由于大量铅质刺激肠道所致。此外,血糖往往增高。

五、诊断依据

1. 诊断依据　①有铅及其化合物接触史;②有典型的临床症状和体征;③尿中或血中铅浓度明显升高。

2. 诊断与分级(国际)　美国 CDC(国家疾病控制中心)的"儿童铅中毒指南"指出,血铅水平超过或等于 100 μg/L,无论是否有相应的临床症状、体征及其他血液生化变化即可诊断为铅中毒;并且把儿童的血铅水平分为五级,用以表示不同的铅负荷状态。

Ⅰ级:<100 μg/L。相对安全(但已具胎儿毒性,易导致孕妇流产、早产,胎儿宫内发育迟缓)。

Ⅱ级:100~199 μg/L。可影响神经传导速度和认知能力,儿童易出现头晕、烦躁、注意力涣散、多动。

Ⅲ级:200~449 μg/L。可引起缺钙、缺锌、缺铁,生长发育迟缓,免疫力低下,运动不协调,视力和听力损害,反应迟钝,智商下降,厌食、异食,贫血,腹痛等。

Ⅳ级:450~699 μg/L。可出现性格改变,易激惹,攻击性行为,学习困难,腹部绞痛,高血压,心律失常和运动失调等。

Ⅴ级:≥700 μg/L。可导致多脏器损害,铅性脑病,瘫痪,昏迷甚至死亡。

对于 60 μg/L 以下铅中毒儿童,以预防为主。Ⅱ~Ⅲ级必须在医师指导下以国家认定驱铅食品做驱铅治疗,才能使铅中毒儿童尽快康复。Ⅳ~Ⅴ级应于 48 小时内复查血铅,如获证实,应立即予以驱铅治疗,同时进行染铅原因的追查与干预。

世界发达国家儿童血铅标准以低于 60 μg/L 为相对安全。

六、鉴别诊断

铅中毒初期呈现消化道症状时,应与急性胃肠炎、病毒性肝炎等鉴别;有腹部绞痛时须与急腹症鉴别;发生脑病征象时应和脑炎、结核性脑膜炎、脑肿瘤及手足搐搦症区别;遇有末梢神经炎症状和体征时,须和脊髓灰质炎及白喉性神经麻痹区别。

七、治疗

1. 治疗原则　①彻底清除毒物(洗胃、导泻及皮肤清洗);②使用特殊解毒剂;③对症处理。

2. 用药原则　①轻症以用药框限中的"A"及"B"治疗。②重症按用药框限"A""B""C"综合治疗。③必要时可应用排铅类药物。

3. 杜绝铅毒继续摄入　在轻症中毒患者断绝铅的来源已能遏止危重的症状,对误服大量含铅药物而致中毒的病儿首先必须导吐(可用吐根糖浆),并用 1% 硫酸钠或硫酸镁洗胃;继之向胃内注入硫酸钠或硫酸镁 15~20 g,使形成不溶性硫化铅,然后再次洗胃,以清除沉淀出的硫化铅;以后服用较大量牛乳或生蛋白,使剩存铅成为不易溶解的盐类并可保护胃黏膜;再用盐类泻药 1~2 次以导泻。

4. 促进铅的排泄 目前常用的驱铅疗法是将依地酸二钠钙（$Na_2CaEDTA$）15 ~ 25 mg/kg 加于 5% 葡萄糖液内配为 0.3% ~ 0.5% 溶液静脉滴注或缓慢静脉注射，使成无毒的依地酸铅盐由尿排出。每日总量一般不超过 50 mg/kg，在 6 ~ 12 小时内静脉滴注或分 2 次静脉缓注，持续 2 ~ 3 天，间歇 5 ~ 10 天为一疗程，一般可连续应用 3 ~ 5 个疗程。以后根据病情间隔 3 ~ 6 个月再行驱铅治疗。静脉用药可能引起肾脏损害，故在治疗过程中须经常检查尿常规及肾功能，如有肾功能异常或无尿应即停药。小儿进行此项疗法最好先用小量即以 0.2 g 溶于 5% 葡萄糖溶液 200 mL 中在 1 小时以上的时间内缓慢静脉滴入，如 4 小时内无不良反应再用上述剂量注射，慢性中毒可用肌注方法。此药在胃肠道很少吸收且可和铅络合成依地酸二钠铅被吸收到体内，增加铅的毒害，故不宜同时口服国产解毒药。二巯丁二酸钠治疗铅中毒的效果不亚于依地酸盐，用量及用法见锑中毒章节。重症病儿或当血铅值超过 4.83 $\mu mol/L$（100 $\mu g/dl$）时，可用联合疗法，药物剂量和用法如下：先用二巯丙醇（BAL）每次 4 mg/kg 每 4 小时 1 次肌注；同时或稍后用依地酸二钠钙每次 12.5 mg/kg（最大剂量每日 75 mg/kg）静脉或肌肉注射（上述二药在不同部位肌注）。能口服的病儿尽快口服青霉胺，每日 20 ~ 25 mg/kg，分 4 次口服，最大日用量 1 g，用药前应做青霉素过敏试验。联合治疗 3 ~ 5 天血铅浓度多可降至正常，停用 2 天后再继续下一个疗程。在重复疗程中每日用量应酌情减少（依地酸二钠钙每日 50 mg/kg，二巯丙醇每日 15 mg/kg）。以上药物在应用过程中均须注意其副作用，如病儿出现无尿立即停用依地酸二钠钙。在用二巯丙醇的过程中勿同时应用铁剂，无尿 4 小时以上者应同时做血液透析。病儿血铅值在 3.84 ~ 4.83 $\mu mol/L$（80 ~ 100 $\mu g/dl$）时，依地酸二钠钙和二巯丙醇应用 2 天后口服青霉胺 5 天；若肠道中无铅，可单用依地酸二钠钙 5 天或用二巯丙醇加依地酸二钠钙 3 天。血铅值在 2.88 ~ 3.84 $\mu mol/L$（60 ~ 80 $\mu g/dl$）之间者，可用短期依地酸二钠钙或较长期青霉胺治疗。血铅值 < 2.88 $\mu mol/L$（60 $\mu g/dl$）的病儿，除有其他铅中毒症状外，一般无须驱铅治疗。此外，二乙烯三胺五乙酸三钠钙（促排灵 $CaNa_3DTPA$）排铅效果亦好，可酌情应用。每次用量为 15 ~ 30 mg/kg，溶于生理盐水中配成 0.2% ~ 0.5% 溶液静脉滴注，用 3 日停 3 日为一疗程。在急性中毒时也可应用枸橼酸钠使与铅化合成枸橼酸铅，虽可溶于血内但因不易游离，故无毒性作用，能由尿排出而不致中毒。每日剂量为 3 ~ 8 g（成人量），分数次口服，必要时可用 2.5% 溶液作静脉注射。

5. 治疗急性腹痛 如腹痛剧烈可选用阿托品、654 - 2、维生素 K 等以解除肠道痉挛，并可由静脉徐缓地注射 10% 葡萄糖酸钙 10 mL，除减轻腹绞痛外还可促使铅在骨骼内沉着，降低血铅浓度，必要时服用复方樟脑酊。较大儿童可皮下注射少量吗啡。

6. 治疗急性脑症状 一般选用安定、副醛、苯巴比妥钠等药物控制惊厥。为了降低颅内压，可由静脉输注 50% 葡萄糖或 20% 甘露醇等以减轻脑水肿。液体摄入量以能供应其基础需要量为度，一般每日需 40 ~ 60 mL/kg（相当于 800 ~ 1 200 mL/m²）。同时调整电解质的平衡，如有呕吐、惊厥发热等，并需补充估计的最低损失液量。

7. 促进排铅的安全治疗 通过华西医科大学、同济医科大学等国内多家大型、权威科研机构的评审，卫生部也已明确"益童成长（力德希）排铅口服液"具有"促进排铅，增强免疫力"的功效。其在排铅的同时，会使机体恢复正常的生理生化机能，同时有抗疲劳、提高免疫力等作用，使自然原存的疾病被消除；由于身体恢复健康，抗病力增强，还起到预防疾病的发生。适用于血铅含量超标者、接触铅污染环境者、免疫力低下者，尤其是儿童及婴幼儿。口服，0 ~ 3 岁者，每日 2 次，每次 5 mL（半支）；3 ~ 12 岁者，每日 2 次，每次 10 mL（1 支）；12 岁以上或血铅含量在 200 $\mu g/L$ 以上者，每日 3 次，每次 10 mL（1 支）。饭前半小时服用为佳。根据华西医科大学实验表明，连续服用本品 4 周，平均血铅含量降低 40 ~ 60 $\mu g/L$，为国内目前排铅效果最好的口服产品。故排铅儿童可以此均值估算服用时间长短。"益童成长（力德希）"采用"排、阻、补"三位一体的科学排铅方案，有效降低儿童体内血铅含量指标，及时消除儿童铅中毒症状，同时充分补充儿童生长发育所必需的多种微量元素。在儿童血铅检测筛查中发现大量的血铅含量超标的儿童，并不是单一的血铅超标，同时还存在"钙、铁、锌"等微量元素缺乏，表现为"集体的微量元素失调"。多数家长在为孩子补充钙、铁、锌等微量元素时不注重排铅，从而影响了钙、铁、锌等微量元素的吸收，仍表现出缺钙、铁、锌的症状；而少数为孩子排铅的家长又忽略了为孩子补充微量元素。针对这种情况，"益童成长（力德希）"推出了"排、阻、补"三位一体的驱铅方案。临床验证表明，"排、阻、补"三位一体的防铅方案能够有效地降低儿童的血铅含量指标，消除铅中毒症状，有效保护大脑；同时又能及时补充孩子生长发育所必需的多种微量元素，增强机体免疫力，是目前市场上最佳的铅中毒解决方案。

八、辨证论治

1. 从肝论治　以疏肝利胆为治疗原则，用柴胡、黄芩、郁金、生大黄、金钱草、茵陈等为基本组方，用疏肝利胆法治疗铅中毒；或以平肝宁心为主佐以健脾解毒排铅，用党参、牡蛎、龙骨、甘草等中药为主组成排毒方。

2. 从肾论治　以补肾益脑、解毒开窍为治疗原则，用降铅 I 号冲剂（益智仁、枸杞子、牡蛎、首乌、生甘草等）治疗肾阴不足、阴虚火旺型铅中毒；或以补益脾肾、益气养血为主，用杞枣口服液（枸杞子、大枣、太子参、海参、益智仁等）。

3. 从脾论治　治宜补脾气、实中焦、排铅毒。拟黄芪健脾汤（黄芪、白术、怀山药、炒扁豆、薏苡仁、青皮、土茯苓、生甘草等）并随症加减，如情绪不稳定、烦躁多动、注意力不集中者，加莲子须、灵芝；不思饮食、大便干稀不定、形体消瘦者，加神曲、麦芽、鸡内金；面色萎黄、形寒肢冷者，倍用黄芪，生白术改焦白术，加防风。或用参芪散 II 号（以党参、黄芪、陈皮、茯苓、白扁豆、当归、白术、麦芽等药物组方，同时使用清热解毒与清热利尿药

物）健脾开胃、益气解毒，治疗铅中毒疗效显著。

九、预防儿童铅中毒的 13 种方法

国际上关于儿童铅中毒的防治，有著名的三句话：环境干预是根本手段，健康教育是主要方法，临床治疗是重要环节。所以，儿童铅中毒专家为年轻父母们推荐防铅 13 种方法：

1. 培养儿童养成勤洗手的良好习惯，特别注意在进食前一定要洗手。

2. 常给幼儿剪指甲，因为指甲缝是特别容易匿藏铅尘的部位。

3. 经常用湿拖布拖地板，用湿抹布擦桌面和窗台。食品和奶瓶的奶嘴上要加罩。

4. 经常清洗儿童的玩具和其他一些有可能被孩子放到口中的物品。

5. 位于交通繁忙的马路附近或铅作业工业区附近的家庭，应经常用湿布抹去儿童能触及的部位的灰尘。

6. 不要带小孩到汽车流量大的马路和铅作业工厂附近玩耍。

7. 直接从事铅作业劳动的工人下班前必须按规定洗澡、更衣后才能回家。

8. 以煤为燃料的家庭应尽量多开窗通风。

9. 儿童应少食某些含铅较高的食物，如松花蛋、爆米花等。

10. 有些地方使用的自来水管道材料中含铅量较高，每日早上用自来水时，应将水龙头打开 3~5 分钟，让前一晚囤积于管道中、可能遭到铅污染的水放掉，且不可将放掉的自来水用来烹食和为小孩调奶。各城市中水质不佳的区域可以加装带有除铅功能的"宝宝爱水"婴幼儿专用滤水器，以将自来水中可能的铅污染去除。

11. 儿童应定时进食，空腹时铅在肠道的吸收率可成倍增加。

12. 保证儿童的日常膳食中含有足够量的钙、铁、锌等。

13. 应加强对学习用品生产及销售的管理，生产厂家应向学校提供质量检验证明等。

第二节 四乙基铅中毒

生产四乙基铅、配制动力汽油的抗爆剂乙基液，以及根据汽油辛烷值的高低将不同量的乙基液加入汽油配成乙基汽油（或称含铅汽油）的作业工人，皆有职业接触四乙基铅的机会。在上述生产过程或在运输乙基液、乙基汽油过程中，如意外泄漏，或在通风不良的情况下清洗乙基汽油储油罐，或在高温和通风不良的室内大量使用乙基汽油，皆有可能因大量密切接触四乙基铅而发生急性中毒。

临床症状诸如头晕、头痛、失眠、乏力，尚可出现体温低、血压低、脉搏低等。

一、毒理

四乙基铅为略带水果香甜味的无色透明油状液体，含铅约64%。常温下极易挥发，即使0℃时也可产生大量蒸气，其比重较空气稍大。主要通过呼吸道进入人体，也可经皮肤及消化道吸收。吸入肺泡内的四乙基铅有16%~23%吸收到血内。由于四乙基铅有很强的脂溶性，在体内以脑及肝中分布最多，肺及肾中分布较少。四乙基铅遇光可分解产生三乙基铅，在体内被肝细胞微粒体转化为三乙基铅，三乙基铅又缓慢分解为二乙基铅及无机铅，而后由尿中排出。

此病为外邪侵犯，损及正气，内伤肝肾，耗损人之精气血津液。如若邪毒内陷则可蒙蔽心神，出现头晕、头痛、失眠，多梦等症，甚则出现谵妄、癫症等。

二、临床表现

1. 急性中毒 一般出现于意外接触后数小时或数天，潜伏期长者可达3周。潜伏期的长短与接触四乙基铅浓度有关，高浓度下可立即昏迷。

初期或轻度急性四乙基铅中毒患者，首先出现失眠、多梦、头痛及头昏。多数患者尚有食欲不振，口中有金属味，明显的乏力与多汗。恶心症状颇为突出。四肢关节及肌肉可感酸痛不适。病情严重者，头痛及头晕加重，常迅速出现精神症状、躁动、抽搐或昏迷。一般自发病起，随病情发展可于数日或2~3周甚至1个月后逐渐出现精神症状或意识障碍，也可突然发生精神异常。失眠越重、做梦越多者，精神症状出现得也越快而且严重。出现不同程度的中枢神经症状。部分重患者出现体温、脉搏、血压偏低的"三低"以及全身多汗，两侧肢体皮肤温度不对称（相差>1℃）等自主神经功能紊乱。半数患者出现手指震颤，严重者震颤粗大，并有意向性。

2. 慢性中毒 长期接触四乙基铅者，轻症主要表现为类神经症和自主神经功能失调。患者常有严重的失眠和顽固的头痛。健忘、头昏、乏力、多汗、急躁易怒、肢体酸痛、性欲减退颇为多见。部分患者有昏厥发作。女性患者可发生月经紊乱。出现食欲减退、上腹部不适、晨起时恶心，一般不伴有呕吐。部分患者出现自主神经功能紊乱，表现心前区压迫感、心慌、多汗、血压及体温波动或呈发作性昏厥。体重往往降低，部分患者发现肝大。严重慢性中毒患者可出现慢性中毒性脑病。也可表现如精神分裂症，出现幻觉及妄想。

三、实验室检查

急性中毒者血中6-氨基乙酰丙酸脱水酶（δ-ALA-D）降低明显，甚至在中毒症状或其他生化改变尚未出现之前，已可出现ALA-D活性的下降。急性中毒患者中，部分血铅及尿铅增高，但与临床症状并无平行关系，并且停止接触后迅速降低。慢性中毒患者尿铅一般正常。

四、诊断

1. 急性中毒时，根据短期内接触大量四乙基铅的职业史表现，以急性脑病及其精神障碍为主的临床症状、体征，结合作业场所职业卫生学调查资料,综合分析,排除其他类似表现的疾病,方可诊断。

2.急性四乙基铅中毒诊断与分级标准为:

(1)轻度中毒:失眠、多梦、头痛、食欲不振、恶心等类神经症症状加重,出现严重失眠、多梦、剧烈头痛、头昏等症状,且具有下列一项者:①易兴奋、急躁、易怒、焦虑不安等轻度精神障碍;②癔症型类神经症表现;③基础体温、血压或脉搏降低。

(2)重度中毒:具有下列情况之一者:①精神运动性兴奋;②意识障碍呈谵妄状态或昏迷;③癫痫样发作或癫痫持续状态。

五、治疗与处理

1.急性中毒患者应立即离开中毒现场,脱去污染的衣服、鞋帽,用肥皂水或清水彻底冲洗污染的皮肤、指甲、毛发等处,注意保温。

2.慢性四乙基铅中毒皆可考虑应用下列络合剂,如琉乙胺,可与四乙基铅络合,阻止四乙基铅穿进血脑屏障;还可用依地酸钙钠等。

3.重度中毒患者除采取支持和对症疗法外,积极防治脑水肿。出现精神运动性兴奋或癫痫样发作时,分别给予安定剂或抗癫痫剂,以防过度兴奋而衰竭;同时加强护理,防止意外事故发生。

4.轻度中毒患者治疗后,经短期休息,可安排原工作。重度中毒患者应调离有毒作业,并根据病情恢复情况决定休息或适当工作。

六、辨证论治

1.气血两虚型　主要为全身乏力、面色苍白、失眠、头晕、昏厥、健忘,或兼有血压低,体温低,缓脉、基础代谢低等。脉见沉细或沉弱。舌质淡,苔薄。证属外毒邪盛损伤脑髓心脾而致气血两虚。治当益气养血安神健脾。方用归脾汤:人参、白术、茯神、黄芪、炙甘草、枣仁、木香、远志、龙眼肉。

2.肝肾阴虚,肝阳上亢型　主要为头晕、头痛、多噩梦、情绪不稳定、心烦,或兼有血压低、体温低等。脉弦细而数或沉、尺脉无力。舌质红,苔淡白。证属外邪直犯肝肾,耗散阴液而致肝肾不足,肝阴虚,肝阳旺。治以滋阴补肾平肝潜阳。方用知柏地黄丸加减:知母、黄柏、熟地黄、山药、牡丹皮、茯苓、泽泻等。

3.肝郁,肝胃不和型　主要为全身乏力,性情郁闷,头痛,头晕,食欲减退,恶心,腹痛,或兼有血压低、体温低等,脉弦滑,舌质红,舌苔白腻或黄腻。证属邪毒久存,肝郁不舒久而血瘀,肝气横逆,木克土而致肝胃不和。治以解毒平肝,和胃开郁化瘀。方用龙胆泻肝汤加减:龙胆草、柴胡、甘草、泽泻、木通、当归尾、生地黄、栀子、黄芩、车前子等。

此外,根据四乙基铅中毒的典型症状给予相应的加减:①血压低、基础代谢低,加阿胶、当归、熟地、紫河车等。②体温低、脉缓,加人参、黄芪、白术、党参、当归、熟地。③头晕、头痛,加白芷、蔓荆子、延胡索、防风、菊花。④失眠、多梦,加酸枣仁、远志、柏子仁、茯神等。⑤腹痛,加甘草、没药、香附、青皮、郁金、川楝子等。

第三节　汞及其化合物中毒

汞中毒(mercury poisoning)以慢性者为多见,主要发生在生产活动中,由长期吸入汞蒸气和汞化合物粉尘所致,以精神—神经异常、齿龈炎、震颤为主要症状。大剂量汞蒸气吸入或汞化合物摄入即发生急性汞中毒。对汞过敏者,即使局部涂抹汞油基质制剂,亦可发生中毒。

慢性轻度汞中毒与中医《内经》所说的疫疠(指毒气)类似,西医临床征象有:类神经综合征、汞性口腔炎、三颤、精神改变等。由于工人长期在中、低浓度的汞蒸气环境下工作,吸入汞蒸气,导致后天之本"脾胃"和"肾"受到影响,出现上述症候群。《本草纲目》记载土茯苓可解汞粉、银朱毒,其解毒利尿的作用可促使汞从尿液中排除。

一、病因

汞蒸气较易透过肺泡壁含脂质的细胞膜,与血液中的脂质结合,很快分布到全身各组织。汞在红细胞和其他组织中被氧化成 Hg^{2+},并与蛋白质结合而蓄积,很难再被释放。金属汞在胃肠道几乎不吸收,仅约摄食量的万分之一,汞盐在消化道的吸收量约10%。汞主要由尿和粪中排出,唾液、乳汁、汗液亦有少量排泄,肺部呼出甚微。体内汞元素半周期为60天,汞盐约40天,在初4天内排泄量较多。

汞离子易与巯基结合,使与巯基有关的细胞色素氧化酶、丙酮酸激酶、琥珀酸脱氢酶等失去活性。汞还与氨基、羧基、磷酰基结合而影响功能基团的活性。由于这些酶和功能基团的活性受影响,阻碍了细胞生物活性和正常代谢,最终导致细胞变性和坏死。近年来发现,汞对肾脏损害以肾近曲小管上皮细胞为主。汞还可引起免疫功能紊乱,产生自身抗体,发生肾病综合征或肾小球肾炎。

大剂量汞蒸气吸入或汞化合物摄入即发生急性汞中毒。对汞过敏者,即使局部涂抹汞油基质制剂,亦可发生中毒。接触汞机会较多的有汞矿开采、汞合金冶炼、金和银提取、汞整流器,以及真空泵、照明灯、仪表、温度计、补牙汞合金、雷汞、颜料、制药、核反应堆冷却剂和防原子辐射材料等的生产工人。有机汞化合物以往主要作为农业杀菌剂,但因毒性大,中国已不再生产和使用。

二、毒理学特点

汞的毒性作用是多方面的,汞及其无机汞进入体内后,皆被转化为二价汞离子(Hg^{2+}),且以此种化学状态发挥毒性作用。汞离子易与蛋白质巯基结合,使与巯基有关的细胞色素、氧化酶、丙酮酸激酶、琥珀酸脱氢酶等失去活性;攻击膜结构蛋白中主要基团和膜结构最表层多种受体结构的重要成分——巯基基团,造成其功能和结构损伤,从而阻碍了细胞生物活性和正常代谢。Hg^+ 可导致细胞外液 Ca^{2+} 大量进入细胞内,引起钙超载,激活细胞内的磷脂酶 A,分解细胞内磷脂,生成花生四烯酸与氧自由基等损伤细胞功能。汞与体内蛋白结合,可由半抗原成为抗原,引起变态反应,发生肾病综合征;高浓度汞可直接致肾小球免疫损伤。汞可减少卵巢激素分泌,致月经紊乱和异常妊娠。汞由唾液排泌,与口腔内食物残渣分解产生的硫化氢结合生成硫化汞,对口腔黏膜有强烈刺激作用。人口服氯化汞的中毒量为 0.1 g,成人致死量为 0.2~0.5 g,小儿为 0.1 g。金属汞主要经呼吸道侵入,皮肤也有一定吸收能力,但消化道的吸收甚微,尚不到摄入量 0.01%。无机汞盐的吸收取决于其溶解度,如硫化汞不易溶解吸收,氯化汞则很易吸收引起中毒。有机汞的脂溶性较强,可通过各种途径侵入体内。

汞蒸气经肺吸入后,除少量以原形被呼出外,大多数迅速吸收入血,并在红细胞中氧化为二价汞离子(Hg^{2+}),故金属汞在体内的分布、代谢、排泄、毒性等与 Hg^{2+} 相似。但由于金属汞尚有小部分以物理状态溶解于血中,并可透过血脑屏障长期积存于脑,故金属汞的中枢神经毒性远较汞盐为大。血中的汞 99% 以上与血浆蛋白结合;少量汞则与含巯基或其他配位体的低分子物质结合,生成"可扩散型"汞,是向全身组织输送的主要形式。二者间有着动态平衡的关系。Hg^{2+} 最初广泛分布于全身组织,后渐集中于肾皮质,与肾小管细胞胞浆中的金属硫蛋白结合而被解毒,并进而为溶酶体吞噬、"隔离",后者又不断被细胞排入管腔使汞得以逐渐清除。多次接触汞、镉等重金属,可诱导金属硫蛋白生成,使肾脏对这些金属的解毒能力增强。体内的汞主要经尿排出,胃肠道也可排出一部分,另有少量可随汗液、泪液、唾液、乳汁等排出。既往曾认为尿汞主要来自肾小管排泌,肾小球滤出尚不到1%,但中国的研究发现,肾小球滤出的汞可占40%~80%,可能与肾小球功能障碍及蛋白尿的发生有关。

汞属剧毒物质，空气中汞浓度为 $1.2 \sim 8.5 \text{ mg/m}^3$ 时即可引起急性中毒，超过 0.1 mg/m^3 则可引起慢性中毒。其急性毒性靶器官主要是肾，其次为消化道、肺等；慢性毒性靶器官则主要是脑、消化道及肾。其毒性机制可大致概括为三点：①酶抑制作用：汞对于酶的各种活性基团如氨基、羧基、羟基、磷酰基，特别是巯基有高度亲和力，可与之结合使酶失活；②激活钙介导反应：如磷脂水解过程激活后，可使花生四烯酸、血栓素、氧自由基等大量生成，造成组织损伤；③免疫致病性：汞不仅可引起免疫性肾小球损伤，尚可抑制 T 淋巴细胞功能，从而阻碍机体免疫调节机制。

有机汞的毒理学性质另有特点。有机汞的急、慢性中毒均对中枢神经系统有明显损伤作用，这可能与其脂溶性较强，较易进入神经组织有关。这点尤以烷基汞为甚，因其碳汞键牢固，常以原形蓄积于脑，不易排出；烷氧基汞则易分解为无机汞，故其部分毒性尚与无机汞有关。

根据中医辨证论治的原则，汞中毒可采用中药"解毒、活血、补肾、利尿"驱汞的治疗原则，根据中医"脾胃"是后天之本的理论，采用了健脾、利尿、扶正祛邪法或活血、补肾、健脾、利尿扶正祛邪法，均有一定效果。

三、临床表现

急性汞中毒的诊断主要根据职业史或摄入毒物史，结合临床表现和尿汞或血汞测定（明显增高）而确立。慢性汞中毒的诊断，应强调接触史，临床有精神—神经症状、口腔炎和震颤等主要表现，并需除外其他病因引起的类似临床表现。尿汞和血汞等测定值增高对诊断有辅助意义。驱汞试验可用二巯丙磺钠 0.25 g，肌肉注射；或二巯丁二钠 0.5 g，静脉注射。如尿汞排出量明显增高，可作为重要的辅助诊断依据。

1. 急性汞中毒　主要由口服升汞等汞化合物引起。患者在服后数分钟到数十分钟即引起急性腐蚀性口腔炎和胃肠炎。患者诉口腔和咽喉灼痛，并有恶心、呕吐、腹痛，继有腹泻。呕吐物和粪便常有血性黏液和脱落的坏死组织。患者常可伴有周围循环衰竭和胃肠道穿孔。$3 \sim 4$ 天后（严重的可在 24 小时内）可发生急性肾功能衰竭。同时可有肝脏损害。

吸入高浓度汞蒸气可引起发热、化学性气管支气管炎和肺炎，出现呼吸衰竭，亦可发生急性肾功能衰竭。

皮肤接触汞及其化合物可引起接触性皮炎，具有变态反应性质。皮疹为红斑丘疹，可融合成片或形成水疱，愈后遗有色素沉着。

2. 慢性汞中毒　常为职业性吸入汞蒸气所致，少数患者亦可由于应用汞制剂引起。精神—神经症状可先有头昏、头痛、失眠、多梦，随后有情绪激动或抑郁、焦虑和胆怯以及自主神经功能紊乱的表现，如脸红、多汗、皮肤划痕症等。肌肉震颤先见于手指、眼睑和舌，以后累及手臂、下肢和头部，甚至全身；在被人注意和激动时更为明显。口腔症状主要表现为黏膜充血、溃疡，齿龈肿胀和出血，牙齿松动和脱落。口腔卫生欠佳者齿龈可见蓝黑色的硫化汞细小颗粒排列成行的汞线，是汞吸收的一种标记。肾脏方面，初为亚临床的肾小管功能损害，出现低分子蛋白尿等，亦可出现肾炎和肾病综合征。肾脏损害在脱离汞接触后可望恢复。慢性中毒患者尚可有体重减轻、性功能减退，妇女月经失调或流产，以及甲状腺功能亢进、周围神经病变。眼晶体前房的棕色光反射，认为是汞沉着引起的"汞晶状体炎"，在中毒症状消失或脱离汞接触后，这种棕色光反射仍可持久存在，是一种汞吸收的另一标记。

四、实验室检查

尿汞和血汞测定在一定程度上反映体内汞的吸收量，但常与汞中毒的临床症状和严重程度无平行关系。尿汞正常值因地区而异，国内尿汞正常上限值，双硫腙热硝化法一般不超过 $0.25 \ \mu\text{mol/L}$（0.05 mg/L），原子能吸收法不超过 $0.1 \ \mu\text{mol/L}$（0.02 mg/L）。血汞正常上限值为 $1.5 \ \mu\text{mol/L}$（0.03 mg/dl）。

慢性汞中毒患者可有脑电图波幅和节律电活

动改变,周围神经传导速度减慢,血中 α_2 - 球蛋白和还原型谷胱甘肽增高,以及血中溶酶体酶、红细胞胆碱酯酶和血清巯基等降低。

五、诊断

根据病史和典型的症状、体征,急性汞中毒的诊断多无困难;尿汞明显增高具有重要的诊断价值。慢性汞中毒的诊断必须具备明确的长期汞接触史,可根据诊断标准分为轻、中、重三级。轻度中毒已具备汞中毒的典型临床特点,如神经衰弱、口腔炎、震颤等,唯程度较轻;若上述表现加重,并具有精神和性格改变,可诊为中度中毒;若再合并有中毒性脑病,即可诊为重度中毒。尿汞多不与症状、体征平行,仅可作为过量汞接触的依据;若尿汞不高,可行驱汞试验,以利确诊。尿汞正常值的上限,中国规定为 250 μmol/L(0.05 mg/L,双硫腙法)或 50 μmol/L(0.01 mg/L,蛋白沉淀法)。可参见国家标准 GBZ89 - 2002。

有机汞中毒的诊断在中国尚无国家标准,主要根据明确的接触史及典型的临床表现综合分析。血汞对烷基汞中毒的诊断有重要提示意义,但血汞或尿汞对其他有机汞化合物中毒的诊断价值不大,仅能反映近期接触水平。

六、并发症

慢性汞中毒患者可有脑电图波幅和节律电活动改变,周围神经传导速度减慢,血中 α_2 - 球蛋白和还原型谷胱甘肽增高,以及血中溶酶体酶、红细胞胆碱酯酶和血清巯基等降低。

七、治疗

汞中毒患者应立即脱离汞接触,行驱汞治疗并辅以支持对症处理。

误服的金属汞多可自行排出,服入汞盐者可及时洗胃,饮用蛋清、牛奶、豆浆或活性炭等以保护胃黏膜并防止大量吸收,在洗胃过程中要警惕消化道腐蚀穿孔可能性,可用 50% 硫酸镁导泻而后再行驱汞治疗。有吞咽困难者,应当禁食,并口服绿豆汤、豆浆水、麻油三种物质混合的液体。注意口腔护理,对抽搐、昏迷者,应及时清除口腔内异物,保持呼吸道的通畅。

吸入汞中毒者,应立即撤离现场,换至空气新鲜、通风良好处,有条件的还应给氧吸入。汞从伤口处进入人体后,应当立即停止使用汞溴红溶液。

急性汞中毒多用二巯丙醇磺酸钠(DMPS)肌肉注射,每日 1~2 次;或二巯丁二酸钠(DMS)静脉注射,每日 1 次,可持续 5~7 日,视病情而定。但若患者出现急性肾功能衰竭,则驱汞应暂缓,而以肾衰抢救为主;或在血液透析配合下行小剂量驱汞治疗。慢性汞中毒治疗目前多采用三日疗法,即用上药每日注射 1 次,连用 3 天间隔,4 次为一疗程,根据病情及驱汞情况决定疗程数。

有机汞接触史一旦确定,则无论有无症状皆应进行驱汞治疗。方法同慢性汞中毒,但最初 1 周应按急性汞中毒处理;口服中毒者则应及时洗胃。对症支持疗法对有机汞中毒尤为重要,主要用以保护各重要器官特别是神经系统的功能,因单纯驱汞并不能阻止神经精神症状的发展。

常用汞的解毒剂有以下几种:

1.二巯丙磺钠 其巯基可与汞离子结合成巯—汞复合物,随尿排出,使组织中被汞离子抑制的酶复能。急性中毒时的首次剂量为 5% 溶液 2~3 mL,肌肉注射,以后每 4~6 小时 1 次,每次 1~2.5 mL。1~2 天后,每日 1 次,每次 2.5 mL。一般治疗 1 周左右。必要时可在 1 个月后再行驱汞。常见副作用有头晕、头痛、恶心、食欲减退、无力等,偶尔出现腹痛或低血钾,少数患者出现皮疹,个别发生全身过敏性反应或剥脱性皮炎。

2.二巯丙醇 其药理作用与二巯丙磺钠相似。首次剂量为 2.5~3.0 mg/kg,每 4~6 小时,深部肌肉注射 1 次,共 1~2 天。第 3 天按病情改为每 6~12 小时 1 次;以后每日 1~2 次。共用药 10~14 天。常见副作用有头痛、恶心、咽喉烧灼感、流泪、鼻塞、出汗、腹痛、肌肉痉挛、心动过速、血压升高、皮疹和肾功能损害等。小儿易发生过敏反应和发热。

3.乙酰消旋青霉胺(N - Acetyl - D、L - penicillamine) 其对肾脏的毒性较青霉胺小,每日剂量

1 g,分 4 次口服。副作用有乏力、头晕、恶心、腹泻、尿道排尿灼痛。少数出现发热、皮疹、淋巴结肿大等过敏反应和粒细胞减少。

在急性中毒治疗过程中应注意水、电解质和酸碱平衡并纠正休克。出现肾功能损害和急性肾功能衰竭时应避免应用驱汞药物,并应及早进行血液透析或血液灌洗,此时可同时应用驱汞药物,以减少汞对人体的毒性。

慢性汞中毒的驱汞治疗可用 5% 二巯丙磺钠 2.5～5.0 mL,肌肉注射,每日 1 次,连续 3 天,停药 4 天为一疗程。一般用药 2～3 个疗程。此外,二巯丁二钠和青霉胺亦为常用驱汞药物。硫胺 - 8 - 6 - 乙酰双氢硫辛酸甲酯硫化物,每日口服 400 mg,可使尿汞排泄量增加 2～6 倍。间二巯琥珀酸 0.5 g,每日 3 次,连服 5 天,可使尿汞排泄比治疗前增加 8 倍。

八、辨证论治

1. **脾虚少气型** 临床表现为头昏、心慌、体倦乏力、少言懒言、纳差,二便可,舌红苔白,脉弦细。治宜益气健脾,利尿排毒。处方:黄芪、太子参、云苓、土茯苓、炒白术、山药、扁豆、车前子、白茅根、蒲公英、枳壳、甘草、败酱草等。

2. **肾虚血亏型** 临床表现为头昏,面色少华,肢软乏力,纳呆,时心慌,失眠多梦,小便量少,舌淡,脉细数。治宜养血活血,益肾排毒。处方:二地、当归、川芎、党参、白术、云苓、枸杞、黄芪、首乌、龙眼肉、阿胶(烊化)、川楝子、山萸肉、丹皮、竹叶、六一散、蒲公英、土茯苓等。

第四节 锰及其化合物中毒

主要来自钢铁制造、焊接、采矿及提炼过程中所产生的粉尘。另外,有机锰有时也作为有机铅的代用品或燃料抗震剂。

职业性慢性锰中毒中医证属颤证、心悸、不寐及癫狂等范畴,证治分类多为心脾两虚兼杂心肝火旺、肝阳上亢或肾阴不足、肾虚火旺等,病理特点多为邪实本虚。使用中医中药治疗金属中毒较早见于明代李时珍的《本草纲目》,书中列举了砒石毒、水银毒、石英毒、生金毒、生银毒、锡毒、铁毒、铜毒等金石中毒 16 种,并分别指出了有针对性的治疗药物,为后人防治金属中毒提供了重要启示。

一、毒理

1. 接触锰及其化合物的机会有锰矿的开采和冶炼,锰合金制造,锰焊条制造,焊接和风割锰合金,应用二氧化锰做干电池的去极剂;在染料、陶瓷、玻璃、纺织等行业;以及用高锰酸钾做强氧化剂与消毒剂等。

2. 锰可以蒸气、烟尘的形式通过呼吸道进入人体;锰化物在引起胃肠道损伤的情况下经充分吸收才引起急性中毒;经皮肤吸收甚微。吸收后的锰在血中主要以二价离子形式与 β_1 - 球蛋白结合,蓄积在肝、胰、肾、脑、心和肾上腺等部位。锰主要随胆汁由消化道排泄。

3. 锰是人体必需的微量元素之一,是构成机体内某些酶的活性基团或辅助因子,具有重要的生理功能。过量的锰对人体有害。实验证实,锰蒸气的毒性大于粉尘;锰化物中其化合价愈低,毒性愈大;溶解度大的锰化物较溶解度小的毒性大。高锰酸钾的腐蚀性致死量为 5～19 g。锰为细胞质毒,对神经系统有强烈毒性,它可抑制细胞的多种酶而导致细胞代谢障碍,使神经细胞突触传递过程受破坏,神经兴奋递质儿茶酚胺和 5 - 羟色胺含量减少,造成神经系统病变。锰对肺、肝、肾有较强毒害,对皮肤黏膜有腐蚀性。

祖国医学认为,"心主神明""肝主情志",认为人的精神意识活动与心、肝两脏有密切的关系。在治疗慢性锰中毒患者时,要根据其主症进行辨证施治。表现为精神亢奋、惊狂善怒、易激动、哭笑无常、躁动不安的,病多在肝,多属实证,治宜平肝潜阳,疏肝气;表现为神志不宁、惊悸健忘、恍惚失眠的,病多在心,多属虚证,治宜滋阴养血,益气安神;心火亢盛者辅以清热养血、重镇安神之法。

二、临床表现

1.急性中毒 吸入氧化锰的粉尘即有可能产生所谓金属熏烟热或化学性肺炎,氧化锰常因焊接或切割含锰物而产生。发冷、发热、恶心、咳嗽都会发生。

(1)金属烟尘热:吸入大量新生氧化锰烟尘后数小时出现头昏、头痛、恶心、咽痛、咳嗽、寒战、高热等症状,持续数小时,大汗后症退。如不合并肺部感染,症状一般在24~48小时内消退。

(2)锰毒性肺炎:短期内吸入大量锰化物粉尘后表现为呼吸困难,X线检查双肺野显示散在点片状阴影。病程较一般细菌感染性肺炎长,抗生素疗效差,但用络合剂依地酸钙钠治疗效果好。

(3)口服高锰酸钾中毒:口服1%高锰酸钾溶液后,口腔黏膜染成褐色,有口腔内烧灼感、恶心、呕吐、上腹痛、吞咽障碍;口服4%~5%溶液或用水冲服高锰酸钾结晶者则发生强烈的腐蚀作用,引起唇、舌、口腔及咽喉黏膜水肿、糜烂,剧烈腹痛,呕吐,血便,休克,可因喉头水肿而发生窒息。严重者可因循环衰竭致死。

2.慢性中毒 主要是引起神经及精神上的异常,分为三个阶段:

(1)初期:认知障碍及情绪困扰,包括食欲不振、肌痛、神经质、躁动、无法控制暴力行为、失眠、性欲降低。

(2)中期:无法控制的哭笑、说话障碍、视幻觉、行动笨拙、意识不清。

(3)后期:行走困难、僵硬、无法说话、抖动,类似帕金森综合征。

三、实验室检查

血清锰上升,血清钙下降。其他检查包括甲状腺功能、维生素 B_{12}、CT、MRI、EEG 等,以排除其他因素引起的脑病变。

四、诊断与治疗

完整神经心理学检查是必需的,诊断要有职业暴露史及实验室检查证实血中及尿中浓度上升,以排除其他可能。急性中毒以支持性疗法为主。慢性中毒,可考虑给予抗帕金森病药物。

五、急救处理

1.口服高锰酸钾者用清水洗胃,直到洗出液无色为止。然后口服牛奶、蛋清、浓豆汁或氢氧化铝凝胶等保护胃黏膜。

2.喉头水肿引起窒息时,应立即行气管切开术。

3.金属烟尘热患者脱离接触后可自行缓解。症状严重者可适当输液,口服解热镇痛药,防治肺部继发感染。

4.对症治疗,吸氧,输液,注意水、电解质平衡。

5.锰毒性肺炎可采用 $CaNa_2 - EDTA$ 驱锰治疗。

六、辨证论治

1.实证 多表现为精神亢奋,惊狂善怒,易激动,哭笑无常,躁动不安。治当平肝潜阳,疏肝气。方用镇肝熄风汤,药方:怀牛膝、生赭石、生龙骨、生牡蛎、生龟板、生杭芍、玄参、天冬、川楝子、生麦芽、茵陈、甘草。

2.虚证 神志不宁,惊悸健忘,恍惚失眠,五心烦热,两胁胀痛,口干而不欲饮,食少,失眠,每日睡眠3~4小时,健忘,语言低微,行动迟缓,舌质淡,少苔,脉细数。治当滋阴养血,益气安神。方用六味地黄汤加减,药方:太子参、麦冬、五味子、生熟地、山茱萸肉、栀子、牛膝、茯苓、泽泻、酸枣仁、白芍、郁金、佛手。

3.虚实夹杂 乏力,健忘,睡眠障碍,头昏头痛,部分患者有易激动、表情淡漠、哭笑无常、对事物漠不关心、语言不清、神志不清、惊悸健忘、恍惚失眠等。治当利尿排毒、补益气血、养血柔筋、息风止痛。方用金苇解毒汤,药方:金钱草、石韦、车前草、土茯苓、天麻、钩藤、威灵仙、牛膝、红参、白术、山楂、白芍、甘草。

第五节 镉及其化合物中毒

镉中毒(cadmium poisoning)主要是吸入镉烟尘或镉化合物粉尘引起。一次大量吸入可引起急性肺炎和肺水肿;慢性中毒引起肺纤维化和肾脏病变。接触镉的工业有镉的冶炼、喷镀、焊接和浇铸轴承表面、核反应堆的镉棒或覆盖镉的石墨棒作为中子吸收剂,镉蓄电池和其他镉化合物制造等。日本报告"痛痛病"是因长期摄食被硫酸镉污染水源引起的一种慢性镉中毒。

一次大量吸入可引起急性肺炎和肺水肿;慢性中毒可致肺纤维化和肾脏病变。痛痛病也是一种慢性镉中毒,由长期摄食被硫酸镉污染的水源中生物或饮食污染的水造成。镉冶炼、喷镀、焊接、切割和浇铸轴承表面、核反应堆的镉棒或覆盖镉的石墨棒作为中子吸收剂,镉蓄电池和其他镉化合物制造的作业工人接触镉。镉不是人体的必需元素。人体内的镉是出生后从外界环境中吸取的,主要通过食物、水和空气而进入体内蓄积下来并引起中毒。

镉作为一种有毒重金属,在工业中用途广泛,半衰期长,不易降解,是常见的环境和工业污染物。它主要经呼吸道和胃肠道吸收进入人体,对肾、肺、肝、睾丸、卵巢、脑、骨骼及血液系统均可产生毒性。肾损伤是慢性染镉的主要危害,其病理改变波及整个肾脏,常发展为慢性肾衰。

一、病因病机

根据观察镉中毒的发展过程及病理特点,概括其中医病机为:毒邪外侵,邪盛正衰,因实致虚,因虚致实,虚实夹杂,迁延难治,符合肾虚血瘀的证治特点。故对镉致慢性肾损伤采取补肾活血为主,泻浊排毒为辅,兼顾气血阴阳的治疗原则。

镉的烟雾和灰尘可经呼吸道吸入。肺内镉的吸收量占总进入量的25%~40%。每日吸20支香烟,可吸入镉2~4 μg。镉经消化道的吸收率,与镉化合物的种类、摄入量及是否共同摄入其他金属有关。例如钙、铁摄入量低时,镉吸收可明显增加;而摄入锌时,镉的吸收可被抑制。吸收入血液的镉,主要与红细胞结合。肝脏和肾脏是体内贮存镉的两大器官,两者所含的镉约占体内镉总量的60%。据估计,40~60岁的正常人,体内含镉总量约30 mg,其中10 mg存于肾,4 mg存于肝,其余分布于肺、胰、甲状腺、睾丸、毛发等处。器官组织中镉的含量,可因地区、环境污染情况的不同而有很大差异,并随年龄的增加而增加。进入体内的镉主要通过肾脏经尿排出,但也有相当数量由肝脏经胆汁随粪便排出。镉的排出速度很慢,人肾皮质镉的生物学半衰期是10~30年。

二、作用机制

氧化镉烟尘在呼吸道吸收缓慢,约11%滞留于肺组织。镉化合物在胃肠道吸收5%~7%,其余由粪便排出。吸收的镉主要通过肾脏由尿排出,乳汁亦有排出。镉可通过胎盘,影响胎儿。体内吸收的镉,排出很慢,10年仅50%。

镉进入血液后迅速与金属硫蛋白(metallothionein, MT)结合形成镉金属硫蛋白(MTCd),约70%在红细胞中,30%在血浆中。根据血凝胶色谱图分析有三个含镉峰,分别为MT-Cd约占65%,高分子蛋白结合镉(HMWP-Cd)占30%,非蛋白质的小分子镉结合物(LMW-Cd)占5%。在红细胞中的镉除上述三种外,尚有与血红蛋白结合镉(Hb-Cd)约占5%。其中HMWP-Cd具有主要毒性作用。全身组织中的镉主要通过血液循环,由血浆中镉释放到组织中,主要在肝、肾。肝内镉含量随着时间延长递减,而肾脏镉含量却逐渐增加,约占全身镉总量1/3。镉对组织的毒性作用是通过镉和钙竞争与钙调素（calmolulin，CaM）结合，干扰 CaM 及其所调控的生理、生化体系，使 Ca^{2+} – ATP 酶和磷酸二酯酶活性抑制，细胞质中微管解聚而影响细胞骨架，刺激动脉血管平滑肌细胞导致血压升高。镉还刺激儿茶酚胺合成酶活性使多巴胺水平增高，抑制 Na^+ – K^+ – ATP 酶、含锌酶、氨基酸脱羧酶、组氨酸酶、淀粉酶、过氧化酶等的活性，特别是亮氨酰氨肽酶受抑制，使蛋白质分解。肾是镉主要排泄器官，使镉进一步滞留，当尿镉为 $2\ \mu g/g$ 肌酐时，尿中 6 – 酮 – 前列腺素 1α（6 – 酮 – PGF1α）和唾液酸水平已开始明显升高；达到 $4\ \mu g/g$ 肌酐时，肾小管抗原 BBA、N – 乙酰 – β – 氨基葡萄糖苷酶（NAG）、肠碱性磷酸酶（IAP）、白蛋白及铁蛋白在尿液中浓度升高；达到 $10\ \mu g/g$ 肌酐时，血清 β – 微球蛋白（β – G）和尿中 β – MG、T – H – 糖蛋白（THG）和葡萄糖胺聚糖（GAG）等水平升高。上述指标不同程度地反映镉引起肾生物化学的改变、肾小球屏障功能损害、肾小管细胞损害和功能障碍。镉还造成肝细胞损害，引起肝功能异常；阻碍肠道对铁的吸收，诱发低色素贫血。镉抑制 α_1 – 抗胰蛋白酶（α_1 – trypsin）引起镉诱发肺气肿（cd – induced emphysema）。镉对血管有原发损害，引起组织缺氧和损害。

三、临床表现

镉及其化合物均有一定的毒性。吸入氧化镉的烟雾可产生急性中毒。中毒早期表现咽痛、咳嗽、胸闷、气短、头晕、恶心、全身酸痛、无力、发热等症状，严重者可出现中毒性肺水肿或化学性肺炎，有明显的呼吸困难、胸痛、咳大量泡沫血色痰，可因急性呼吸衰竭而死亡。用镀镉的器皿调制或存放酸性食物或饮料，饮食中可以含镉，误食后也可引起急性镉中毒。潜伏期短，通常经 10 ~ 20 分钟后，即可发生恶心、呕吐、腹痛、腹泻等症状。严重者伴有眩晕、大汗、虚脱、上肢感觉迟钝，甚至出现抽搐、休克。一般需经 3 ~ 5 天才可恢复。

长期吸入镉可产生慢性中毒，引起肾脏损害，主要表现为尿中含大量低分子蛋白质；肾小球的滤过功能虽多属正常，但肾小管的回收功能却减退，并且尿镉的排出增加。

镉作业工人的肺气肿、贫血及骨骼改变也有报道，但这些改变与镉接触的确切关系尚不能肯定。国外也有报道接触氧化镉的工人前列腺癌发病率较高。

食入性急性中毒多因食入镀镉容器内的酸性食物所致，经数分钟至数小时出现症状，酷似急性胃肠炎：恶心、呕吐、腹痛、腹泻、全身乏力、肌肉酸痛，并有头痛、肌肉疼痛，可因失水而发生虚脱，甚者急性肾功能衰竭而死亡。成人口服镉盐的致死剂量在 300 mg 以上。

吸入性急性中毒是因吸入高浓度镉烟所致，先有上呼吸道黏膜刺激症状，脱离接触后上述症状减轻。经 4 ~ 10 小时的潜伏期，出现咳嗽、胸闷、呼吸困难，伴寒战、背部和四肢肌肉和关节酸痛，胸部 X 线检查有片状阴影和肺纹理增粗。严重患者出现迟发性肺水肿，可因呼吸及循环衰竭死亡。少数合并有肝、肾损害。少数病例急性期后发生肺纤维化，遗留肺通气功能障碍。

慢性镉中毒是因长期过量接触镉导致的，主要引起肾脏损害，极少数严重的晚期患者可出现骨骼病变。吸入中毒尚可引起肺部损害。首先肾脏损害：早期肾脏损害表现为近端肾小管重吸收功能障碍，尿中出现低分子蛋白（β_2 – 微球蛋白、维生素 A 结合蛋白、溶菌酶和核糖核酸酶等），还可出现葡萄糖尿、高氨基酸尿和高磷酸尿。继之，高分子量蛋白（如白蛋白、转铁蛋白等）也可因肾小球损害而排泄增加。晚期患者肾脏结构损害，出现慢性肾功能衰竭。即使脱离接触，肾功能障碍仍将持续存在。在长期接触镉的工人中，肾结石的发病率增高。

肺部损害为慢性进行性阻塞性肺气肿、肺纤维化，最终导致肺功能减退。明显的肺功能异常一般出现在尿蛋白出现后。

骨骼损害及痛痛病：严重慢性镉中毒患者的晚期可出现骨骼损害，表现为全身骨痛，伴不同程度骨质疏松、骨软化、自发性骨折和严重肾小管功能障碍综合征。严重患者发生多发性病理性骨折。尿检有低分子蛋白尿,尿钙和尿磷酸盐增加。血镉增高,血钙降低。痛痛病的发生尚与营养因素(低蛋白、低钙及低铁)和多次妊娠等因素有关。

慢性中毒患者常伴有牙齿颈部黄斑、嗅觉减退或丧失、鼻黏膜溃疡和萎缩、轻度贫血,偶有食欲减退、恶心、肝功能轻度异常、体重减轻和高血压。长期接触镉作业者,肺癌发病率增高。

四、实验室检查

1. 尿镉　尿镉正常值大多数在 $1\mu g/g$ 肌酐(或 $1\mu g/L$)以下,上限多在 $55g/g$ 肌酐(或 $5\mu g/L$)以下。尿镉可反映近期镉接触情况,在一定程度上反映体内镉负荷,特别是肾内镉水平。

2. 血镉　波动很大,可作为近期接触指标。世界卫生组织建议个体血镉临界值为 $10\ \mu g/L$。在慢性镉中毒时,尿 $\beta_2 MG$ 常超过 $420\ \mu g/g$ 肌酐($420\ \mu g/L$),甚至超过 $1\ 000\ \mu g/g$ 肌酐($1\ 000\ \mu g/L$)。

3. 其他　尚可出现尿 6 - 酮 - PGF1α、NAG、IAP、THG 和 GAG 等排泄量增多。

五、诊断

1. 急性镉中毒　根据接触史和呼吸症状、胃肠道表现,诊断不难。

急性轻度中毒:短时间内吸入高浓度氧化镉烟尘,在数小时或 1 天后出现咳嗽、咳痰、胸闷等,两肺呼吸音粗糙,或可有散在的干、湿啰音,胸部X 射线表现为肺纹理增多、增粗、延伸,符合急性气管—支气管炎或急性支气管周围炎。

急性中度中毒:除上述表现外,具有下列表现之一者:①急性肺炎;②急性间质性肺水肿。

急性重度中毒:除上述表现外,具有下列表现之一者:①急性肺泡性肺水肿;②急性呼吸窘迫综合征。

2. 慢性镉中毒　除职业史和临床症状外,结合胸片、肺功能、肾小管功能和尿镉等做出诊断。

慢性轻度中毒除尿镉增高外,可有头晕、乏力、嗅觉障碍、腰背及肢体痛等症状,实验室检查发现有以下任何一项改变时,可诊断为慢性轻度

镉中毒。①尿 β_2 - 微球蛋白含量在 $9.6\ \mu mol/mol$ 肌酐($1\ 000\ \mu g/g$ 肌酐)以上;②尿视黄醇结合蛋白含量在 $5.1\ \mu mol/mol$ 肌酐($1\ 000\ \mu g/g$ 肌酐)以上。

慢性重度中毒除慢性轻度中毒的表现外,还可出现慢性肾功能不全,可伴有骨质疏松症、骨质软化症。

3. 职业性镉中毒的诊断标准　参见国家标准GBZ17 - 2002。

六、鉴别诊断

食入性急性中毒应与食物中毒、急性胃肠炎等鉴别;吸入性急性中毒应与上呼吸道感染、心源性肺水肿等相鉴别;慢性镉中毒需与其他重金属或药物致肾功能障碍鉴别。

七、治疗

1. 急性镉中毒　应迅速脱离现场,保持安静及卧床休息。口服中毒尽早用温水洗胃、导泻,并予补液,纠正水、电解质紊乱;急性吸入中毒治疗参照"刺激性气体中毒",应用大剂量糖皮质激素,关键在于防止肺水肿。应及早撤离出事现场。保持安静,卧床休息;吸入氧气,保持呼吸道畅通,可用 10% 硅酮雾化吸入,以消除泡沫;肾上腺皮质激素能降低毛细血管通透性,宜早期定量使用。限制液体入量,给予抗生素防止继发感染。急性食入性镉中毒时主要采用对症治疗,给予大量补液、注射阿托品用来止吐和消除腹痛。重症患者可予血液透析治疗,同时给予驱镉治疗。驱镉治疗可选用依地酸钙钠(参见"铅中毒");若有肾脏损害时,宜半量给予。

急救原则与内科相同,视病情需要早期给予短程大剂量糖皮质激素。

急性中毒时应积极防治肺水肿和感染。应用依地酸二钠钙驱镉治疗;急、慢性镉中毒时,开始宜取常规剂量的半量,以免加重肾功能损害。慢性中毒发生骨质疏松时可用维生素 D(每日20 000 U口服或每周 60 000 U 肌注)和钙剂。预防呼吸道感染,避免应用对肾脏有损害的药物。

2.慢性镉中毒 一般不主张驱镉治疗,因与络合剂结合的镉使肾镉积蓄量增加,加重肾毒性。以对症治疗为主。乙基二硫代氨基甲酸钠治疗慢性镉中毒已引起临床关注。痛痛病患者用维生素D每日20 000 U,口服,或每周60 000 U,肌肉注射,同时加用钙剂;补充蛋白质,同时应用苯丙酸诺龙10 mg,肌肉注射,每周1~2次,可缓解症状。

八、辨证论治

镉所导致的血液流变及血流动力学的改变,严重影响机体生理生化过程。患者表现为葡萄糖尿、高氨基酸尿和高磷酸尿,继之高分子蛋白(如白蛋白、转铁蛋白等)也可因肾小球损害而出现。晚期患者的肾脏结构损害,出现慢性肾功能衰竭。即使脱离接触,肾功能障碍仍将持续存在。在长期接触镉的工人中,肾结石的发病率增高。中医认为肾为先天之本,肾通过其所藏之元阴、元阳影响其他脏腑,间接作用气血。陆拯在《毒证论》中提出了兼顾性解毒的观点:"解毒不能伤正、补气不能助火毒;解毒不使耗血,补血不碍解毒;解毒而不伤阴,滋阴且不碍透邪。"治疗镉中毒当采用补肾活血的治法,方用金匮肾气丸加减,药方:干地黄、山茱萸、山药、丹皮、泽泻、茯苓、桂枝、附子、黄芪、当归。

九、镉中毒的防治

为了预防镉中毒,熔炼、使用镉及其化合物的场所,应具有良好的通风和密闭装置。焊接和电镀工艺除应有必要的排风设备外,操作时应戴个人防毒面具。不应在生产场所进食和吸烟。中国规定的生产场所氧化镉最高容许浓度为0.1 mg/m³。镀镉器皿不能存放食品,特别是醋类等酸性食品。

镉污染土壤,可造成公害病——痛痛病。镉对土壤的污染主要通过两种形式,一是工业废气中的镉随风向四周扩散,经自然沉降,蓄积于工厂周围土壤中;另一种方式是含镉工业废水灌溉农田,使土壤受到镉的污染。因此为了防止镉对环境的污染,必须做好环境保护工作,严格执行镉的环境卫生标准。

第六节 铍 病

常见的铍合金有铍铜、铍铝和铍铁合金;铍的化合物有氟化铍、氧化铍、氢氧化铍、硫酸铍、硝酸铍和氯化铍等。铍常用于原子能、卫星、导弹、航天、航空以及电子等科技领域。

铍病是接触铍或其化合物所致的以呼吸系统损害为主的全身性疾病。短期内吸入高浓度铍或其化合物,引起的急性呼吸道炎性病变,称急性铍病;接触铍及其化合物,经一定的潜伏期发生以肺部肉芽肿或肺间质纤维化为主的病变,称慢性铍病。

一、病因病机

生产环境中铍及其化合物以烟雾或粉尘状态经呼吸道或破损皮肤吸收,进入血液后以磷酸铍和氢氧化铍形式输送到体内脏器。急性毒性作用主要是黏膜的刺激性炎症以及内脏器官广泛性坏死灶;慢性毒性作用主要病变器官是肺,出现特殊的非干酪化肉芽肿,逐渐形成肺部纤维化。急性铍病经积极治疗,一般3~7个月痊愈;慢性铍病形成肺部纤维化,可留下不同程度的后遗症状。

根据其表现与中医肺系疾病咳嗽、喘证等相类似,其病机可概括为:正虚邪袭,肺失宣肃是其起始病机;正气亏虚,痰瘀阻肺是其发展的病理关键;累及他脏,肺不主气是其转危难愈的重要原因。

二、作用机制

铍主要以粉尘、烟雾、蒸气形式经呼吸道吸收。铍及其盐类化合物在胃肠道摄取率不超过0.2%;可经破损皮肤吸收,引起局部病变。

铍及其化合物为高毒物质,主要以粉尘或烟尘形式经呼吸道吸入。胃肠道不吸收,也不能经完整皮肤进入体内。铍中毒主要见于铍及其化合物的生产工人中。

三、临床表现

急性铍病少见。大量吸入可溶性铍化合物后3～6小时即可引起症状,如头痛、乏力、低热、咳嗽、呼吸困难、胸钝痛,1周后好转。严重者可有阵发性剧咳、血痰、心率和呼吸增快。X线检查有肺门阴影。

慢性铍病在接触较高浓度铍尘5年左右发病,以呼吸困难、咳痰、胸痛、杵状指和肺心病为主要表现。胸透可表现为肉芽肿型、网状型及结节型。

皮肤黏膜损害主要为接触性皮炎,有少许脱屑;也可引起黏膜刺激,如眼结膜炎、鼻咽炎等。

四、诊断原则

根据明确的职业接触史和以呼吸系统为主的临床表现及胸部X线征,参考作业环境卫生调查及现场空气中铍浓度测定资料,进行综合分析,排除其他类似疾病后,方可诊断。

五、临床诊断要点

1. 有确切的铍接触史。

2. 作业环境中有铍浓度测定结果。

3. 以呼吸系统为主的临床表现,X线检查肺部有肯定的长期改变,包括网状、点状或者结节状阴影。

4. 排除其他类似疾病。

5. 尿铍测定和皮肤斑贴试验阳性。

六、诊断分级标准

1. 观察对象　常有胸闷、气短、咳嗽等呼吸道症状,胸部X线检查在两中下肺区网状阴影基础上未见肯定的或仅有少量散在细砂样或结节状阴影者。

2. 慢性铍病　有不同程度的气短、咳嗽、胸闷、胸痛等症状,体重减轻,乏力、头痛、食欲减退,并有下列情况之一者:

(1)胸部X线片在两中下肺区纹理增多,扭曲变形,伴有网状阴影,肺门可增大,有时呈广泛性肺纤维化。

(2)在上述临床表现基础上,伴有肺弥散功能障碍或特异性免疫指标异常。

3. 急性铍病

(1)轻症:有鼻咽部干痛、剧咳、胸骨后不适等呼吸道刺激症状,胸部X线片可有肺纹理增强,扭曲及紊乱改变。

(2)重症:气短、咳嗽、咳痰、咯血、发热,肺部可闻及湿性啰音。胸部X线片可见肺野内弥漫云絮状或大片状阴影,有时可出现肺水肿、呼吸衰竭。

七、治疗原则

1. 急性铍病　应迅速离开现场。清除体表及衣服污染物;轻症病例对症处理;重症病例除内科常规治疗外,可及早应用糖皮质激素类药物。

急救措施:急性中毒者应予解痉止喘、镇咳、吸氧;化学性肺炎可用肾上腺皮质激素治疗;慢性中毒者可用肾上腺皮质激素及依地酸二钠钙治疗。

2. 慢性铍病　除对症、支持治疗外,根据病情可应用肾上腺糖皮质激素类药物。

八、辨证论治

1. 痰热壅肺证　症见咳嗽频剧,气喘息粗,痰黏稠、色黄量少、不易咳出,烦躁不安,壮热,口渴,甚则鼻翼扇动,痰中带血,大便干结,小便短赤,舌红、苔黄,脉弦数或洪数。治当清热解毒,宣肺平喘。方用麻杏石甘汤合五味消毒饮加减。方药:麻黄、杏仁、炙甘草、生石膏、金银花、野菊花、蒲公英、紫花地丁、紫背天葵。

2. 气虚血瘀证　症见气短喘促,动则尤甚,神疲畏风,腰酸,极易外感,乏力自汗,咳嗽,痰白,舌暗红,少苔,脉弦细。治宜补益肺肾、活血化瘀。方用平喘固本汤合桃红四物汤加减。方药:党参、五味子、冬虫夏草、胡桃肉、灵磁石、沉香、坎脐、苏子、款冬花、法半夏、橘红、当归、白芍、熟地黄、川芎、桃仁、红花。

3. 气阴两虚、血脉瘀阻证　症见久咳不愈，咳嗽无痰或咳吐少量涎沫，甚则痰中带血，气短乏力，动则尤甚，五心烦热，心悸怔忡，口燥咽干，自汗盗汗，舌红少津，口唇指甲发绀，杵状指，舌红少苔，脉细数或结代。治当益气养阴，化瘀止嗽。方用生脉散合天王补心丹加减。方药：麦冬、人参、五味子、茯苓、玄参、丹参、桔梗、远志、当归、天门冬、柏子仁、酸枣仁、生地黄。

4. 阴阳两虚证　症见心悸怔忡，胸闷咳喘，五心烦热，口干咽燥，咳吐涎沫，口唇指甲发绀，杵状指，颈静脉充盈，全身水肿，端坐呼吸，不能平卧，嗜睡或神昏，舌质紫暗、少苔或无苔，脉细数或脉微欲绝。治当回阳救阴，益气复脉。方用参附汤合生脉散加味。方药：人参、附子、麦冬、甘草、五味子。

九、劳动能力鉴定

1. 观察对象　一般不调离铍作业，进行为期2年的密切临床观察（每半年摄胸部 X 线片 1 次）。如未见病情发展，则按铍作业人员要求安排定期健康检查。

2. 慢性铍病　应调离铍作业及其他粉尘作业。轻症病例可安排适当工作，重症病例应住院及休养。

3. 急性铍病　经治疗后，原则上不再从事铍作业。应密切观察，每半年 1 次胸部 X 线检查。如连续 2 年无变化，则可按铍作业人员进行动态观察。

第七节　铊及其化合物中毒

一、病因

铊是一种金属元素，符号 TI，原子序数：81，白色，质柔软。其化合物有毒。英文名：Thallium，源自 thallqs，意为嫩芽——因它在光谱中的亮黄谱线带有新绿色彩。1861 年英国化学、物理学家克鲁克斯在研究硫酸厂废渣的光谱中发现这一元素并命名；次年，克鲁克斯和拉米几乎同时分别用电解法制得铊。铊在地壳中的含量约为十万分之三，以低浓度分布在长石、云母和铁、铜的硫化物矿中，独立的铊矿很少。

铊是用途广泛的工业原料，含铊合金多具有特殊性质，是生产耐蚀容器、低温温度计、超导材料的原料；一些铊化合物对红外线敏感，是光电子工业重要原料。铊化合物还可以用来制备杀虫剂、脱发剂（醋酸铊）等，另外在生产鞭炮（花炮）的原料中往往也含有大量铊，其副产品氯化钠（非食用盐）中同样被污染，人食用了这种非食用盐（常有不法分子将此种盐贩卖）后会引起中毒。铊

中毒（thallium poisoning）大多由于内服铊盐或外用含铊软膏治疗发癣（我国现已不用）所引起，少数病例是由于误服含铊的毒鼠、杀虫、灭蚊药所致。

铊对哺乳动物的毒性高于铅、汞等金属元素，与砷相当，其对成人的最小致死剂量为 12 mg/kg，对儿童为 8.8～15 mg/kg。它的主要用途是制造硫酸铊—— 一种烈性的灭鼠药。铊是无味无臭的金属，与淀粉、糖、甘油与水混合即能制造一种灭鼠剂，在扑灭鼠疫中颇有用。

因此，日常接触摄入是导致铊中毒的重要因素。铊化合物可以经由皮肤吸收，或通过遍布体表的毛囊、呼吸道黏膜等部位吸收。有病例研究显示，暴露于含铊粉尘中 2 小时，便可能导致急性铊中毒。

此外，由于矿山开采等原因造成的土壤和饮用水污染，也有可能导致居民通过饮食摄入含铊化合物，产生急性或慢性铊中毒。大多数铊盐无色无味，溶解性良好，因此误食以及投毒也是铊中

毒患者接触铊化合物的途径之一。根据接触史和病程发展,铊中毒可以分为急性铊中毒和慢性铊中毒。急性铊中毒是短时间内大量摄入铊所引起的中毒反应,接触途径多为口服,主要表现为神经系统和消化系统症状;慢性铊中毒一般由长期职业性接触导致,症状与急性铊中毒类似,但病程较长,临床表现较为缓和。

铊中毒的典型症状有毛发脱落、胃肠道反应、神经系统损伤等。铊中毒者的手甲上通常都留有米氏线。铊具有强蓄积性毒性,可以对患者造成永久性损害,包括肌肉萎缩、肝肾的永久性损伤等。由于铊中毒较为罕见,因此常被忽略,导致误诊。

铊具有强蓄积性毒性,可以对患者造成永久性损害,包括肌肉萎缩、肝肾的永久性损伤等。人体摄入铊化合物可以通过误食含铊化合物、饮用含铊水源、食用含铊果蔬、职业接触等途径。

铊中毒是机体摄入含铊化合物后产生的中毒反应。中毒后表现症状为下肢麻木或疼痛、腰痛、脱发、头痛、精神不安、肌肉痛、手足颤动、走路不稳等。

二、致毒机制

铊的毒性反应机制是多方面的,但是很多细节仍然不为人知。目前已经了解到的铊致毒机制包括:一价铊离子与钾离子化学性质相似,在生物体内会与钾离子发生竞争,影响有钾离子参与的生理活动如神经冲动的传导等。铊离子与蛋白质中的巯基结合,致使其失去生理活性。目前已知铊会与线粒体中相关蛋白结合,导致氧化磷酸化失耦联,干扰机体的能量代谢;铊还会与角蛋白中的巯基结合,影响角蛋白的合成,导致脱发和 mess 纹的产生。铊与核黄素结合,干扰生物氧化的过程,引起外周神经炎。铊会干扰 DNA 的合成并抑制有丝分裂。铊可以穿过胎盘对胎儿造成损害,还能够穿过血脑屏障。

通过观察铊中毒所表现出来的症状,可以得出铊的气性大、偏寒、伤人体先后二天之本的特点。邪气伤脾胃,即后天之本被邪气所伤。邪气既可以直接伤胃气尚可以伤脾阳,脾陷导致胃逆,出现肚疼食不下;腹、腰、四肢关节痛,头发开始脱落、米氏线;邪气伤肝脾肾,先天之本也被邪气所伤。水寒土湿木郁风生,故腹、腰、关节痛,脾主四肢,故四肢痛。《黄帝内经·五脏生成论》:"肾之合骨也,其荣发也;肝之合筋也,其荣爪也。"肾气伤,故头发脱落;肝气伤不荣爪,故出现米氏线。面部肌肉麻痹,眼肌麻痹,自主呼吸消失。脾主肉,脾阳伤,故肌肉麻痹;肾气伤,子病累母,阴气上腾,肺为娇脏,故呼吸困难。"自主呼吸消失"为甚者,肾气衰竭也。

三、临床表现

内服大量铊盐的急性中毒病儿常在数小时到 24 小时内出现症状,如恶心、呕吐、口炎、腹痛、腹泻,可有出血性胃肠炎(或有便秘),皮肤、黏膜出血,心动过速及其他心律失常,血压升高,肝、肾损害,脱发,多发性神经炎症状。部分病儿发生急性铊脑炎,出现头痛、嗜睡、精神错乱、幻觉、惊厥、震颤、谵妄、昏迷等。重症病儿有肺水肿、呼吸困难以至呼吸衰竭、休克等,可于数日内死亡。若因长期应用铊盐治疗发癣而中毒,其症状发作缓慢,病儿可有疲乏、抑郁、失眠、激动、恶心、呕吐、感觉异常、肢端疼痛、手指震颤、肌肉无力、眼睑下垂、斜视、瞳孔散大、面肌强直、球后视神经炎、视神经萎缩、失明。此外,可有贫血,齿龈炎及齿龈蓝线,脱发,指、趾甲显现苍白痕或脱落,各种皮疹及表皮角化,皮肤瘀斑或瘀点,肝、肾损害,糖尿等。此外,还可有痴呆、甲状腺功能不全、发育迟钝及睾丸萎缩等。轻症可完全恢复,发生球后视神经炎后视力大都减退。急性中毒病儿约有半数出现不同程度的各种后遗症。

1.脱发和皮肤损伤　脱发是铊中毒的特异性症状,所有铊中毒患者都会在中毒反应发生后脱发,不仅头发脱落,胡须、腋毛和阴毛也会脱落,但是眉毛通常不会脱落。脱发症状一般发生在急性铊中毒后 1~3 周,最短者 4 天内即出现脱发。铊中毒导致的脱发,头发会成束脱落,产生斑秃。这种脱发通常是可逆的,毛发一般会在铊中毒治愈后 4 周左右开始再生,3 个月完全恢复。有报道称,严重的铊中毒可以导致永久性脱发。

2.手指关节棕褐色 头发已经全部脱落,脸色蜡白,憔悴不堪,口角还不断地流出黑色流质。而双手十指关节处,有明显的棕褐色的物质环绕,位于皮肤下层,呈角质硬度。医师表示这是铊中毒的症状。

3.神经系统症状 铊能够引起周围神经炎,患者在中毒后 12 小时到 1 周时间内开始出现双侧下肢麻木,随即从足端部开始产生疼痛感,并随着病程进展向上蔓延,轻触患者皮肤即产生难忍的灼痛感。随后,患者将产生运动障碍,感觉下肢无力,最终发展成肌肉萎缩。铊还会影响视神经,导致球后视神经炎、视神经萎缩以及黄斑区光反射消失。铊还会造成眼肌麻痹,上睑下垂。此外,由于铊的作用,通常患者晶状体会出现白色混浊。这些因素最终导致铊中毒患者视力下降乃至完全丧失光感。铊对中枢神经系统也有影响,患者会出现头痛、睡眠障碍、焦虑不安乃至人格改变等症状,一些患者还会出现癔症样表现,有伤人或者自伤行为出现。

4.消化系统症状 经口服接触摄入铊化合物的患者会较早地出现消化系统症状,包括恶心、呕吐、食欲减退以及腹痛。此外,患者还常会出现便秘,随着病程的发展,后期转为腹泻;一些患者可见口腔炎、舌炎、牙龈糜烂、消化道出血等症状。严重病例还可能发生中毒性肝炎。

四、诊断

1.病史 询问患者的病史也是诊断铊中毒的重要依据,有铊接触史或有可能接触到铊,并且具有铊中毒特征症状的患者,都有可能发生了铊中毒。

2.临床表现 依靠特征症状可以诊断铊中毒。脱发、周围神经炎引起的下肢麻木和疼痛敏感,以及恶心、呕吐、腹部隐痛等症状同时出现,是认定铊中毒的重要线索。此外,铊中毒患者的指甲上还会出现白色横纹,称为米氏线,这是确诊铊中毒的重要依据。

3.辅助检查 对血液、尿液、毛发等生物样本的检测是最终确诊铊中毒的依据。其中尿液的检测最为重要,由于铊在体内几乎完全经肾代谢,故而尿液中铊的浓度直接反映了患者与铊接触的状况和中毒状况,尿铊浓度超过 0.015 mmol/L 便可以确诊铊中毒。

五、治疗方法

对于铊中毒至今没有非常理想的治疗药物,临床上常用的是金属络合剂、含硫化合物、利尿药等。对铊中毒基本的治疗原则是脱离接触,阻断吸收,加速排泄。急性铊中毒的患者,需要尽快移出污染场所,用清水清洗受到污染的皮肤,经口服接触的患者需催吐,并用 1% 碘化钠溶液洗胃,而后饮用大量牛奶,帮助消化道内的铊尽快排出。对于慢性铊中毒患者,首先需要询问患者接触史,找到铊污染源,尽快移除铊源,解除患者与铊的接触。

普鲁士蓝(六环高铁酸铁钾)、二巯丙酸钠、双硫腙、硫代硫酸钠等药物可以与体内的铊发生络合,含硫化合物则会与之发生共价结合,结合后的铊能够更快速地经肾排出体外,因而上述药物是目前治疗铊中毒的首选药物。这些药物一半通过口服或静脉注射给药,通常与利尿药同时使用,以提高排铊的效率。此外,口服氯化钾溶液也可以加速铊的排泄。除了药物治疗,还可以通过血液透析协助排铊。

六、自救措施

1.催吐 首先应用最简单的方法,即用手指、匙柄、压舌板、筷子、羽毛等钝物刺激咽后壁,引起反射性呕吐;也可用 2%～4% 盐水或淡肥皂水催吐;必要时可用 0.5%～1% 硫酸铜 25～50 mL 灌服。中枢反射性催吐剂只在特殊情况下使用,如不能灌服催吐液者可用阿扑吗啡,成人 5 mg,5 岁以上儿童 1 mg,皮下注射,5～10 分钟可出现呕吐,但有休克、中枢神经系统抑制及吗啡中毒者禁用。已发生呕吐的患者应多次饮清水或盐水,使其反复呕吐,达到洗胃的目的。

2. 洗胃　患者可取坐位,昏迷患者取平卧头侧位。假牙应取下。极度烦躁者可酌情给予镇静剂。一般使用洗胃管,昏迷患者及儿童可用普通胃管,出口端连接注射器后反复注液及抽吸,或连接在胃肠减压器上。胃管前端涂以液体石蜡润滑,经口腔(普通胃管可经鼻腔)插入。成人一般插入45~50 cm。插入时如患者出现咳嗽或发绀,可能误入气管,须迅速拔出重插。插入后应首先确定管子是否在胃内。可先用注射器抽取,如见到胃内容物,则在胃中;亦可用注射器向胃内快速注入少量空气,同时在剑突下听诊可闻到气泡声,也可确定在胃内。胃管入胃后应尽量先将胃内容物抽出,再行洗胃。洗胃时每次注入液体以200~300 mL为宜,过多则易将中毒药物驱入肠内。洗胃应彻底,至洗出液完全清澈为止。对腐蚀性毒物,用洗胃软管时宜先灌入牛奶或蛋清,洗液量适当减少;洗胃后留置一合适胃管,用于减压及观察消化道情况。

3. 导泻　在催吐或彻底洗胃后,可由胃管注入或口服泻剂,使已进入肠腔的毒物迅速排出。常用泻剂为50%硫酸镁50 mL(具有中枢神经抑制作用的毒物中毒者忌用)或硫酸钠10~15 g溶于100 mL水中。体质极度衰弱者、已有严重脱水患者及强腐蚀性毒物中毒者及孕妇禁用导泻。

七、疾病预防

1. 接触控制　皮肤接触也会造成轻度铊中毒,所以要尽量避免皮肤接触。

2. 饮食注意　铊并不是每一个人都可以接触到的,但铊化合物广泛应用于工业生产中。另外,在生产鞭炮(花炮)的原料中往往也含有高量的铊,其副产品氯化钠(非食用盐)中同样被污染,人食用了这种非食用盐(常有不法分子将此种盐贩卖)后会引起中毒。生产鞭炮的副产品氯化钠(非食用盐)往往带有红色,注意不买、不食发红的盐。

3. 作业防护　在生产鞭炮(花炮)的原料中往往含有大量的铊,其副产品氯化钠(非食用盐)中同样被污染,因此,生产鞭炮的副产品氯化钠(非食用盐)往往带有红色,注意不买、不食发红的盐。要禁止在工作中进食、吸烟,并戴防护口罩或防毒面具、手套,穿防护服;工作后进行淋浴。

4. 加强安全生产教育,积极做好生产设备的密闭和生产车间的通风。注意个人防护,避免其吸入及与皮肤直接接触。严禁误服铊盐和误用铊盐。

八、辨证论治

根据上述铊中毒病因病机的讨论,可以得出铊中毒为先后两天皆伤,三阴证,故而出现腹痛,腰、四肢关节痛,头发脱落,米氏线,面部肌肉麻痹,眼肌麻痹,自主呼吸消失等表现。治疗当以扶阳泻下为主。方用真武汤加味。药方:制附片、干姜、桂枝、茯苓、白术、白芍、生姜、大腹皮、桑白皮、陈皮、牛膝、车前子、防己。

第八节　钡及其化合物中毒

职业性急性钡中毒是指生产、运输和使用过程中,短时间接触大量可溶性钡化合物而引起的以肌肉麻痹、心血管损害及低钾血症为主要表现的全身性疾病。

钡为稍有光泽的银白色金属。钡及其化合物用途甚广,常见钡盐有硫酸钡、碳酸钡、氯化钡、硫化钡、硝酸钡、氧化钡等。只有可溶性钡盐才能引起急性中毒。除硫酸钡外,其他钡盐均有毒性。脱毛药中含有的硫化钡,防治农业害虫剂或杀鼠药中含有的氯化钡、碳酸钡等,皆为可溶性钡盐,其毒性甚强,不慎而被小儿误食,可致钡中毒(barium poisoning)。曾有将氯化钡误认为白矾制作油条、面饼等食品,以及将碳酸钡误认为熟石膏放入豆浆中,引起很多人中毒。X线造影用的硫酸钡不纯或以其他钡盐误认为硫酸钡应用均可导致中毒事故。亦有误将实验室用的氯化钾(掺含钡盐)配制治疗用药进行静脉滴注导致中毒死亡的报道。

一、病因病机

钡及其化合物可由呼吸道、消化道及受损的皮肤进入体内,亦可经静脉用药致死。慢性中毒表现为极度软弱、呼吸困难、流涎、口眼黏膜炎症、结肠炎、消化不良性腹泻、胃出血、心律不齐、心动过速、血压升高、排尿障碍,有时还有头发及眉毛脱落现象。钡中毒为外邪伤及正气,并且有轻重不同,首先毒蕴胃肠,犯及血脉;再次毒侵气血,脏腑受损;最后毒损气血,脏腑虚衰。逐步伤及人体正气,造成损害。

二、中毒途径

钡矿开采、冶炼、制造、使用钡化合物过程中也都可接触钡。

职业中毒主要由于呼吸道吸入引起,可有部分经咽入胃;非职业中毒主要由消化道摄食所致。液态可溶性钡化合物可经创伤皮肤吸收,如高温溶液灼伤皮肤,可吸收致中毒。

钡中毒多属生产和使用过程中的意外事故,如碳酸钡烘干炉维修时违反操作规程,淬火液爆溅灼伤皮肤,掉入硫化钡或氯化钡池内等。生活性钡中毒大多由误食引起,如将钡盐误认为发酵粉、碱面、面粉、明矾等食入。

钡的急性中毒多为误服引起。钡及其化合物侵入机体的途径主要是呼吸器官和消化道,如吸入钡盐的粉尘、误服钡类药物及其他情况等。

三、中毒作用机制

金属钡几乎没有毒性。钡化合物的毒性与其溶解度有关。可溶性钡化合物如氯化钡、硝酸钡、醋酸钡等有剧毒。碳酸钡虽不溶于水,但食入后与胃酸反应,可变成氯化钡而有毒。不溶性钡盐

如硫酸钡无毒。

人口服氯化钡中毒剂量为 $0.2 \sim 0.5$ g,致死量为 $0.8 \sim 0.9$ g。

中毒机制:钡是一种肌肉毒,大量钡离子进入机体后,对骨骼肌、平滑肌、心肌等各种肌肉组织产生过度的刺激和兴奋作用。兴奋心肌使心肌应激性和传导增强,心跳加快,严重时可转而抑制,产生传导阻滞,严重的异位心率和心室颤动,以致心室停搏。兴奋血管平滑肌,使血管收缩,尤使小动脉痉挛性收缩,使血压明显升高,晚期可使血管麻痹而出现休克。兴奋胃的平滑肌,使其蠕动亢进。子宫平滑肌的收缩可引起流产。兴奋骨骼肌产生搐搦和颤动,最后导致麻痹性瘫痪。钡中毒时,可能由于钙的转移,使细胞膜的通透性增加,大量钾进入细胞内,导致血清钾降低,出现低钾血症。

四、病理生理

凡在水或稀盐酸中可溶解的钡化合物均具毒性,进入人体引起主要表现为胃肠道刺激症状和低血钾症候群。

钡中毒引起低钾血症的可能机制:钡中毒时,细胞膜上的 $Na^+ - K^+ - ATP$ 酶继续活动,故细胞外液中的钾不断进入细胞,但钾从细胞内流出的孔道被特异地阻断,因而发生低钾血症。

五、体内分布

钡的可溶性盐类蓄积在各种器官,胃酸能促进某些钡化合物溶解。钡在各器官有少量沉着,以骨中含量最多,骨中钡有一部分可转变为不溶性的硫酸盐。

有人认为钡主要沉积于骨组织。肌肉储存钡盐情况于开始30小时保持一定量,而后含量逐渐降低。肺部亦是重要贮存的组织,肝、肾、脾含量很少,脑、心和毛发实际上不含钡盐。近来生物化学工作者利用放射活化分析(Radioctivation analysis)对 37 具人的尸体骨组织等进行研究,测

定骨灰分中钡含量仅 7ppm,软组织灰分为 11 ~ 24ppm(湿组织),较眼睛其他部分含量为多。

钡盐大部由粪便排出,小部分从尿中排出。钡与钙不同,其排泄速度,粪便较尿液为快,24 小时内约有 20% 的钡盐自粪中及 70% 由尿中排出体外。

六、临床表现

口服可溶性钡盐发生的急性中毒,开始出现胃肠道症状,如口腔、咽喉部及食管等处有干燥和烧灼感,恶心、呕吐,腹痛、腹泻,排水样血性大便;以后因肠痉挛而致便秘;同时可伴有头痛、眩晕、复视、耳鸣、口唇周围麻木感、刺痛等,由于频繁呕吐和腹泻,常致脱水、电解质紊乱,甚至休克。大量钡离子被吸收入血液后,对病儿全身肌肉细胞产生过度刺激和兴奋作用,致使肌肉发生强烈而持久的痉挛,出现面肌及颈肌紧张,肌肉震颤和抽搐。其他症状尚有心动过速、期前收缩、心律失常、血压升高、精神错乱、血钾降低等。严重中毒可引起心室颤动,甚至心搏骤停。部分病儿可因膀胱痉挛而出现尿闭现象。随后并可见进行性肌麻痹,肢体活动障碍,眼睑下垂,瞳孔扩大并失去调节功能,腱反射消失,吞咽障碍,呼吸困难,心率缓慢,血压下降,最后发生昏迷、心力和呼吸衰竭。由于静脉注射发生中毒时,常不出现胃肠道症状而迅速死于心脏病变。

接触反应:出现头晕或头痛,咽干、恶心,轻度腹痛和腹泻等神经及消化系统症状,心电图、血清钾正常,在数小时至 2 日内可自行恢复。

误服氯化钡中毒初期有恶心、呕吐、腹泻、腹痛等胃肠刺激症状。以后也可能产生麻痹,并有面部青紫、四肢发冷、出冷汗、肌肉震颤、抽搐、舌肌及咽喉麻痹而发生语言障碍,尚可见呼吸困难、眩晕、耳鸣、视力障碍。中毒患者的神志通常是清醒的。

可溶性钡盐吸收迅速,中毒症状发展较快,并可见有血压升高、血钾降低、心律失常等中毒性心肌损害。

慢性中毒表现极度软弱、呼吸困难、流涎、眼结肠炎、消化不良性腹泻、胃出血、心律失常、心动过速、血压升高、排尿障碍,有时还有头发及眉毛脱落现象。经常接触重晶石($BaSO_4$)粉尘,可能引起"肺尘埃沉着症"。

七、诊断

1. 诊断原则　根据确切的接触大量钡化合物的职业史,以肌肉麻痹、心血管损害、低钾血症为主的临床表现,以及心电图、血清钾的检查结果,结合现场调查,进行综合分析,排除其他原因引起的类似疾病,方可诊断。

2. 诊断及分级标准

(1)轻度中毒:除上述症状加重外,并有胸闷、心悸、麻木感、无力,肢体运动力弱,肌力Ⅳ级,心电图有早期低钾所见或血清钾稍低。

(2)中度中毒:肌力Ⅱ ~ Ⅲ级,肌张力降低。心电图、血清钾呈现低钾表现。

(3)重度中毒:四肢弛张性瘫痪,肌力 0 ~ Ⅰ级,甚至有呼吸肌麻痹。心电图及血清钾显示明显的低钾现象,多伴有严重的心律失常。

八、治疗

1. 治疗原则

(1)立即脱离现场,皮肤灼伤者用2% ~ 5%硫酸钠彻底冲洗后再按灼伤常规处理,钡化合物粉尘经呼吸道向消化道进入者,漱口后,口服适量的硫酸钠。

(2)对接触反应者和意外事故的接毒人员应密切监护48 小时,同时给予预防性治疗。

(3)特效治疗。首先应及时、足量补钾,在心电图及血清钾严密的监护下进行,直至检测指标恢复正常;然后酌情减量,稳定后停药。同时静注或静滴硫酸钠或硫代硫酸钠。

(4)其他急救措施和对症治疗与内科相同。

2.急诊处理

（1）经口误服中毒，可于洗胃前先给1%黄血盐（亚铁氰化钾）溶液20 mL内服，使生成难溶的亚铁氰化铜；或者用0.1%黄血盐600 mL加入洗胃液，以帮助解毒。洗胃后再给蛋清、牛乳等保护胃黏膜，无腹泻的病例可予盐类泻剂导泻。

（2）解毒剂治疗：可选用依地酸钙钠或青霉胺等促进钡的排泄，但已经发生急性血管内溶血者暂不宜使用，具体用法及剂量可参阅第十二章。螺旋内酯可增加钡自胆汁排泄，也可试用，剂量为每次40 mg，每日3次。

（3）对症治疗：腹痛者可使用抗胆碱药解除平滑肌痉挛，如阿托品0.5 mg肌肉注射。吐、泻应及时补液并维持电解质和酸碱平衡，发生休克者除补液外，做抗休克处理。

（4）发生急性血管内溶血和黄疸时，应早期短程大剂量使用糖皮质激素（如泼尼松60 mg/d或地塞米松20～40 mg/d），必要时尚应早期做透析治疗，同时应注意碱化尿液（口服碳酸氢钠8～12 g/d），防止肾小管堵塞。

（5）硫酸钠的使用：可用2%硫酸钠500 mL静滴或10%硫酸钠20 mL间断推注。

（6）已发生急性肾衰竭者生命垂危，应尽早使用血液净化疗法，血液透析和血液灌流可同时并举。近来的经验是交替或结合使用该两项治疗措施，效果较好。

（7）氯化钾的使用：一般对于接触反应和轻度中毒者，可以口服也可静滴。中、重度中毒者均需静滴给药，浓度及速度根据病情掌握，切忌静脉推注。补钾必须在心电监护及血清钾监测下进行，

当病情缓解，心电图、血清钾恢复正常后，减量维持，不可突然停药，以防病情反复。

（8）硫化钡中毒时，除钡离子的毒性作用外，尚可产生硫化氢而引起相应的中毒，在诊断治疗时应加以注意。

九、辨证论治

1.毒蕴胃肠，犯及血脉　表现为恶心、呕吐，脘腹胀痛，腹泻，甚则呕血、便血，舌质深红，苔黄腻，脉弦数。治法当以解毒清肠，扶正祛邪。方用大黄甘草汤加减。药方：大黄、甘草、白芍、银花、丹皮、连翘。

2.毒侵气血，脏腑受损　表现为心悸气短，心烦，夜不能寐，表情淡漠，嗜睡，甚则昏迷、谵语或郑声，项背强直，角弓反张，瞳仁忽大忽小或大小不等，舌质红绛，无苔，脉数疾，或雀啄，或屋漏。治法当以清营凉血，生脉固本。方用清营汤合生脉散。药方：水牛角、生地、麦冬、玄参、银花、连翘、丹参、竹叶、五味子。

3.毒损气血，脏腑虚衰　表现为伤阴者，吐泻频繁，口渴引饮，目眶凹陷，声嘶，尿少或闭，舌质干红，脉细数；亡阳者，吐泻频剧，神志模糊，汗出身凉，四肢厥冷，气短声怯，舌质淡，脉微欲绝，至数不清。治法当为回阳救逆。方用生脉散合四逆汤。药方：制附子、干姜、人参、麦冬、五味子、炙甘草。

十、预防与预后

1.轻、中度中毒治愈后，可恢复原工作。
2.重度中毒治愈后，应调离原作业工作。

第九节　钒及其化合物中毒

一、概述

钒(Vanadium,符号为 V)是银白色光亮金属,质硬,耐盐酸及海水浸蚀。可用来制造催化剂、特种合金、钢材等。常见的钒化合物有三氧化二钒(V_2O_3)、五氧化二钒(V_2O_5)、三氯化钒(VCl_3)、偏钒酸铵(NH_4VO_3)等。这些化合物均有毒性。

1. 钒主要用于制造铁钒合金、特种钢。可因在炼钢厂提钒、混铁炉操作中接触大量含钒烟雾蒸气,对钒渣破碎、精选时吸入含钒尘,在锅炉清扫、检修时吸入高浓度五氧化二钒而发生急性中毒。

2. 化工合成硫酸、硝酸、邻苯二甲酸酐、乙烯、丙烯中,使用五氧化二钒作催化剂,在其粉碎研磨、过筛时可接触五氧化二钒粉尘。石油及其分馏后的重油中均含有钒,燃烧后的渣垢中含钒可达 $10\% \sim 60\%$,在油燃烧器清洗时若无防护,可发生急性中毒。

3. 含钒矿石开采、粉碎及包装时,持续吸入高浓度钒粉尘也可有急性中毒发生。

一般人连续吸入空气浓度为 $0.3 \sim 5.7 \ mg/m^3$ 的五氧化二钒 $5 \sim 8$ 小时即可引起急性钒中毒。浓度达 $5.3 \sim 7.4 \ mg/m^3$ 时,可出现明显的急性中毒症状。

二、病因病机

钒及其化合物主要经呼吸道吸入,其次为消化道,吸收率为 $0.1\% \sim 2\%$,可溶性钒可经皮肤吸收。被吸收钒主要经血液转运分布到人体各个组织,主要贮存于骨骼中,其次为肝、肾、肌肉。钒可引起呼吸系统、神经系统和变态反应性病变。

急性钒中毒常由短时间内吸入高浓度含钒化合物的粉尘或烟雾引起,以眼和呼吸道黏膜刺激症状为主要临床表现。中毒症状一般较轻,重者亦可致心、肾、胃肠及中枢神经系统功能损害。

主要的呼吸症状为咽痒、咽干、咽痛、胸闷、胸骨后痛、咳嗽、气憋,有时咳痰及气喘。

钒中毒多伤及肺、脾、肾三脏,其中以肺脏损伤为多见,表现为肺气上逆,肺失宣降。损伤脾胃则恶心、呕吐,久而伤及肾脏则疲乏无力,肾不纳气等。治疗当以肺、脾、肾三脏各自侧重的不同分而论治。

三、急救处理

1. 立即离开染毒现场,安静保暖休息。必要时给氧气吸入。

2. 主要对症处理,如咳嗽、咳痰者用镇咳祛痰剂,喘息者用支气管扩张剂。闻及肺部湿性啰音者,用抗生素防治继发性肺部感染等。

3. 解毒驱钒可试用大剂量维生素 C $4 \sim 5$ g,或依地酸二钠钙 1 g 加 50% 葡萄糖注射液 $20 \sim 40$ mL 稀释后静脉注射。口服氯化铵片 $0.3 \sim 0.6$ g,每日 3 次,可使尿液酸化,加速钒的排泄。

4. 有明显皮肤损害者,可用清水将局部洗净后,涂以肤轻松等药膏,同时内服异丙嗪、息斯敏、噻庚啶等抗过敏药。

四、辨证论治

1. 肺脏受损　表现为咽痒、咽干、咽痛、胸闷、胸骨后痛、咳嗽、憋气,有时咳痰及气喘。治当宣肺平喘,排毒利尿。方用麻黄汤合五皮饮。方药:麻黄、桂枝、杏仁、甘草、陈皮、茯苓皮、生姜皮、桑白皮、大腹皮。

2. 脾脏受损　表现为恶心、呕吐、腹痛、舌乳头肿大及墨绿色舌苔。治当和胃止呕,缓急止痛。方用藿香正气散合良附丸。方药:腹皮、白芷、紫苏、茯苓、半夏曲、白术、陈皮、厚朴、苦桔梗、藿香、甘草、高良姜、附子。

3. 肾脏受损　表现为头晕、头痛、疲乏无力,血尿、尿浊、腰膝酸软等。治当为补肾利尿。方用无比山药丸合实脾饮。方药:山茱萸、泽泻、熟地、茯苓、巴戟天、牛膝、赤石脂、山药、杜仲、菟丝子、肉苁蓉、干姜、附子、白术、炙甘草、厚朴、大腹皮、草果仁、木香、木瓜。

五、防护措施

1.作业场所应建立抽出式通风装置。

2.积极进行工艺改革以减少钒烟尘。以石灰或白云石粉喷入燃烧后的烟气中,可减少钒烟危害;钒作为催化剂时,应制成烧结块或丸状,以减少钒尘。

3.操作中注意个人防护,应戴过滤式呼吸器。

4.对接触五氧化二钒作业人员应进行就业前体检和定期健康监护体检。有严重慢性呼吸系统疾病或严重影响肺功能的胸廓、胸膜疾病以及皮肤病、明显心血管疾病者,均不得上岗工作。

第十节　有机锡中毒

一、概述

1.有机锡化合物类型　有机锡化合物有4种类型:四烃基锡化合物(R4Sn)、三烃基锡化合物(R3SnX)、二烃基锡化合物(R2SnX2)和一烃基锡化合物(RSnX3)。以上通式中 R 为烃基,可为烷基或芳基等;X 为无机或有机酸根、氧、卤族元素等。

根据国内外病例报道,引起急性中毒性脑病的主要有机锡化合物有三甲基锡(trimethyltin)、三甲基氯化锡(trimethyltin chloride)、三乙基锡(triethyltin)、三乙基氯化锡(triethyltin chloride)、三乙基溴化锡(triethyltin bromide)、三乙基碘化锡(triethyltin iodide)、三乙基氢氧化锡(triethyltin hydroxide)、三乙基硫酸锡(triethyltin sulfate)、双三乙基硫酸锡[bis(triethyltin)sulfate]、三丁基氯化锡(tributyltin chloride)、三苯基氯化锡(triphenyltin chloride)、三苯基乙酸锡(triphenyltin acetate)、四乙基锡(tetraethyltin)、四丁基锡(tetrabutyltin)、四苯基锡(tetraphenyltin)、三乙基溴化锡(乌米散)、硫酸三乙基锡等。

2.理化性质　有机锡化合物多为固体或油状液体,具有腐草气味。常温下易挥发,不溶或难溶于水,易溶于有机溶剂。性质不太稳定。部分此类化合物可被漂白粉或高锰酸钾分解成无害的无机锡。

有机锡化合物有很多种形式,在工农业生产中有重要应用,但它们大多是剧烈的神经毒物。有机锡中毒是指接触过量有机锡引起的中毒,在农业上应用最广的主要是三烷基锡。

3.接触机会　有机锡化合物主要用做聚氯乙烯塑料稳定剂,也可作为农业杀菌剂、油漆等的防霉剂、水下防污剂、防鼠剂等。四烃基锡为制备其他有机锡化合物的中间体。在应用有机锡防污涂料的舰艇等附近的水域可受污染。在作业时可因防护不当、设备故障或违章操作而致作业者大量接触有机锡。

4.侵入途径　有机锡一般可经呼吸道吸收,经皮肤和消化道吸收的程度因其品种而异。例如轻链烷基锡经胃肠道吸收较快,三环己基氢氧化锡(tricyclohexyltin hydroxide)极少经胃肠道吸收。三烃基锡一般经皮肤吸收,但三苯基氯化锡、三苯基乙酸锡不易透过无损皮肤。

二、病因病机

发病机制尚未阐明,可因不同品种而异。

1.三甲基锡主要引起神经元坏死。动物实验表现三甲基锡影响5－羟色胺能系统,与行为改变有关;可引起神经递质水平改变及作用于多巴胺能和毒蕈碱能受体结合;抑制三磷腺苷酶,干扰脑钙泵功能及其他由环磷腺苷介导的过程;可抑制谷氨酸和γ－氨基丁酸的受体结合。经口实验表明,三甲基锡所致海马坏死早期血浆糖皮质激素水平暂时性增高,是因下丘脑—垂体—肾上腺皮质轴暂时性激活,可部分归因于小神经胶质细胞所致的神经内分泌效应。

2. 三乙基锡与脑磷脂或线粒体结合,可抑制大鼠脑内氧化磷酸化过程的磷酸化环节,作用于三磷腺苷形成前阶段,此作用不能被含硫基的药物所阻断。由于抑制脑内葡萄糖氧化,影响谷胱甘肽转移酶活性,抑制三磷腺苷酶活性,改变钾—钠泵功能,引起细胞通透性改变,致星形胶质细胞和轴突水肿。三乙基锡对脑内髓磷脂尚有直接毒性作用,并且局部水肿恢复较慢。某些毒性作用如引起血糖升高、血压改变等可能与组胺释放有关。

3. 四乙基锡在肝内转化为三乙基锡而起毒性作用,故中毒机制与三乙基锡相似,但发病可较慢。除神经毒性外,许多有机锡化合物又为免疫抑制剂,可引起实验动物的细胞免疫、体液免疫和非特异性宿主防御缺陷,部分原因可能是抑制胸腺细胞的能量代谢,导致胸腺破坏。

有机锡化合物一般可通过呼吸道、消化道和皮肤黏膜进入机体。三苯基锡不易透过无损皮肤,而三乙基硫酸锡则相反。有机锡进入体内后,主要分布到血液、肝脏,肾、脾、心、脑和骨骼肌分布较少。有机锡进入人体内后主要造成一系列肝胆系统、神经系统损害。

急性三烷基锡中毒主要损害中枢神经系统,引起脑和脊髓白质的间质性水肿,导致中毒性脑病。慢性影响常见类神经症。皮肤接触可引起灼伤、接触性或过敏性皮炎。二烷基锡主要损害肝脏和胆道。治疗除脱离接触外,主要为对症治疗和支持疗法。

有些有机锡化合物还会引起细胞免疫、体液免疫及非特异性宿主防御反应缺陷。有机锡中毒可分为急性中毒、慢性中毒、皮肤黏膜损害。长期接触有机锡化合物可对工人产生慢性影响,表现为类神经症。症状以头晕、头痛、乏力为主,可有食欲减退及消瘦等。本篇着重讨论头晕、头痛为主症的有机锡中毒情况。

有机锡中毒大多侵袭体内的肝脏以及神经系统,并且有机锡要经过肝微粒体酶的作用脱烷基和芳基而代谢降解,故中医上可从调理肝脏入手以促进肝脏的排毒,并缓解中毒造成的头晕等症状。

有机锡化合物种类繁多,其毒性及毒性作用靶器官不一。三烃基锡化合物多为神经毒物,靶器官是中枢神经系统,主要引起急性中毒性脑病,并可有迟发性毒性作用,其中三甲基锡的靶器官是边缘系统和小脑,主要引起神经元坏死;三乙基锡主要是髓鞘毒,引起髓鞘水肿,而致脑白质水肿;三苯基锡除神经毒性外,尚有肝脏毒性。四烃基锡的毒性作用与三烃基锡相似。二烷基锡具有胆管和肝脏毒性。某些有机锡如二丁基锡和三丁基锡等为皮肤或黏膜的强刺激剂。

有机锡进入血液后,如三乙基锡可部分与大鼠的血红蛋白结合,分布到全身各主要脏器的浓度可因不同品种而异。局部组织中有机锡浓度与毒性作用靶器官并不完全一致。

有机锡主要经肝微粒体酶的作用脱烷基和芳基而代谢降解,如四乙基锡在大鼠体内可迅速转化为三乙基锡和二乙基锡,再形成一乙基锡。不同品种的代谢产物亦不相同。各品种的生物半减期不同,多数在器官内消失缓慢,通常在脑中更慢。豚鼠经口给三乙基锡,在脑内的半减期为数天。主要随尿和粪排出。一乙基和三乙基锡可随尿排出,二乙基锡尚可经胆汁后随粪排出,四乙基锡可经呼气排出,有的也可存在于唾液和乳液中。

动物经口实验表明:多种有机锡化合物具有高度或中等毒性。

影响毒性的因素:

(1)化学结构不同,毒性差异甚大。烷基锡的毒性顺序为:三烷基锡 > 二烷基锡 > 一烷基锡;四烷基锡与三烷基锡的毒性相似;同类化合物中,毒性以乙基为最高,随烷基碳原子数增加而毒性递减;异烷基锡毒性一般大于正烷基锡;通式中被卤族元素取代后毒性增高(以含氯的毒性最高)。故三乙基氯化锡的毒性为最高(属于剧毒物质);同类化合物中,烷基锡的毒性大于芳基锡。

(2)毒性可随侵入途径而异。

(3)实验动物的种类和性别不同,对毒性作用的敏感性不同。

实验动物三烃基锡中毒表现与人中毒相似。另外,四甲基锡(tetramethyltin)可引起动物震颤和兴奋性增高。双三丁基氧化锡[bis(tributyltin)oxide]可引起兔的反射抑制、衰竭、强直性抽搐等。三苯基锡未引起中毒动物脑水肿。

有机锡的皮肤毒性是低碳烷基锡比高碳烷基锡为强,6碳和8碳烷基锡的刺激作用消失。二丁基锡、三丁基锡和三苯基锡对黏膜和皮肤有强刺激作用。

三、病理变化

各种有机锡化合物急性中毒,神经病变可呈现不相同情况:

1. 三甲基锡中毒的神经病理特征是神经元坏死。急性中毒尸体解剖,在光学显微镜和电子显微镜下显示神经细胞的核周体肿胀、核离心或(和)固缩、尼氏体消失。细胞内有许多胞质板层小体和空泡等,在杏仁核最明显,也见于颞叶皮质、基底节及脑桥核。颞叶皮质有灶性神经细胞坏死。小脑皮质的浦肯野细胞严重消失。三甲基锡不引起脑水肿。经口中毒尸体的血液、心和肝组织中含有三甲基氯化锡。

2. 三乙基锡主要引起中枢神经系统广泛性髓鞘内水肿和空泡形成,以脑白质水肿为明显。急性职业性中毒(以三乙基氯化锡为主)病例死亡后10小时的主要神经病理变化为中枢神经系统弥漫性重度水肿,切面见脑白质增宽;光学显微镜示脑实质呈海绵状结构,轴突粗细不均,髓鞘重度扩张、水肿明显,有脱髓鞘和神经无变性、坏死,白质病变明显较灰质为严重。有的病例脊髓无明显变化。有的病例脊髓神经根、肾上腺及肠壁奥氏神经丛均有变性。

实验动物急性中毒的神经病理检查显示,三甲基锡引起神经细胞变性、坏死主要病变在边缘系统和小肠,也可累及脑干、脊髓和背根神经节等,水肿并不明显。三乙基氯化锡引起的主要病变为中枢神经系统广泛水肿,特别是白质,周围神经也见脱髓鞘变。三丁基氯化锡可引起脑间质水

肿,神经细胞变性。

四、临床表现

急性三烷基锡或四烷基锡中毒均以脑病表现为主,三苯基锡中毒也可出现脑病,但脑病的临床表现可因各有机锡化合物毒性作用靶部位不同而异。

1. 急性三甲基锡中毒 以边缘系统和小脑功能障碍为主要表现,可伴有轻度肢体感觉异常。

起病症状有头痛、头晕、视物模糊、近事记忆减退、失眠或嗜睡等。停止接触后病情仍可进展,部分迟发性症状可在数天后逐渐或突然出现,尤其是严重神经精神症状,如暴怒、攻击行为、共济失调、癫痫样发作等。

边缘系统功能障碍可出现逆行性和顺行性遗忘、烦躁、焦虑、忧郁、易激惹、暴怒、攻击行为、虚构、定向障碍、食欲亢进、性行为异常或癫痫抽搐呈复杂部分性发作或全身性强直—阵挛发作。脑电图检查可有一侧或双侧颞区阵发性节律性 δ 波或棘波释放,但亦有脑电图异常而无临床发作者。

小脑功能障碍可出现眼球震颤和共济失调,包括肢体和躯干共济失调、构音障碍所致的爆发性语言或吟诗状语言等。眼球震颤可较眼震电图异常恢复得快。

感觉障碍可有下肢感觉异常、麻木感或疼痛感。检查肌力、感觉和反射均正常。个别病例神经电生理检查呈腓肠神经传导速度轻度减慢。感觉障碍由感觉神经病或背根神经节中神经无功能障碍所致尚不能肯定。

部分病例可伴有耳鸣和听力损失,听力测试呈蜗性听力损失 15~30 dB。

24 小时尿三甲基锡最高水平可与临床症状的严重程度相关。部分病例血清钾降低。少数病例曾检查眼底、脑脊液及电子计算机断层脑扫描(CT)均正常。

少数严重中毒表现如冲动、癫痫样发作、共济失调等持续时间可较长。如有一例中毒 4 年后仍有严重共济失调致生活不能自理,颅脑 CT 和磁共

振成像(MRI)正常。

2. 急性三乙基锡、四乙基锡中毒　主要为脑水肿及颅内压增高的临床表现。

(1)潜伏期：可因毒物种类、进入途径及剂量不同而长短不一。一般从停止接触毒物至出现明显脑病症状的时间多为 1~2 天，少数为 5 天。潜伏期中可无明显症状而迅速发病；也可有轻度头昏、头痛、乏力，或皮肤、黏膜刺激症状。少数病例在接触四乙基锡后 30 分钟感轻度头昏、乏力及皮肤刺痛，而于 2 周后病情迅速恶化。

(2)全身症状

1)头痛常首先出现，并且最常见。早期可为持续性隐痛，阵发性加剧，后期持续性加剧，可从睡眠中痛醒，镇痛剂常无效。头痛发作时常伴有恶心、呕吐。脑电图呈弥漫性异常。

2)头晕出现早，后期可有眩晕。

3)乏力为早期及明显症状，常感全身极度疲乏、软弱，有的下肢无力较明显。

4)出汗在早期为面部、手心、足心及腋下多汗，严重时全身出汗。

5)消化道症状早期有恶心，进而明显食欲不振，后期频繁呕吐，常为非喷射性。

6)排尿障碍见于部分病例，有腰部酸痛，排尿时更甚，排尿困难，后期有尿潴留。

7)睡眠障碍早期为失眠，后嗜睡。

8)短暂轻度精神障碍有多语、易激动、无故哭泣、定向障碍、幻觉、行为异常等，如 1 例在中毒第 5 天排尿于另一病床上而事后不能记忆，另一例几次感其病床被人摇动。患者以后病情进展多严重。

9)其他尚有视物模糊、畏光、复视、四肢麻木、明显消瘦等。

(3)体征：早期可无明显阳性体征。常见体征有精神萎靡、多汗，心率逐渐减低至心动过缓，腹壁反射及提睾反射减弱或消失，严重病例有昏迷、抽搐和锥体束征阳性。死亡常因中枢性呼吸衰竭所致。在发生脑疝时可突然昏迷或呼吸停止。

眼底检查大多正常，一例腰穿脑脊液压力增高，尸体解剖有明显脑水肿者，病程中眼底检查均

正常；少数有视盘水肿。Stalinon(二烷基锡化合物为主，杂有乙基三碘化锡、三乙基碘化锡、四乙基锡)中毒主要病变为脑水肿，如能早期控制，一般预后较好。

(4)实验室检查

1)尿锡在部分病例可增高，但对其排泄规律及与中毒程度的相关性尚无统一意见。

2)脑脊液检查示部分重度中毒病例有压力增高，常规检查除个别有蛋白略增高外，一般正常。

3)脑电图在部分病例呈弥漫性异常，异常程度与病情严重程度无相关性，但可随病情好转而恢复正常。

4)心电图可呈窦性心动过缓。

3. 急性三丁基锡和四丁基锡中毒　临床表现症状似急性三乙基锡中毒，但病情较轻。

4. 急性三苯基锡和四苯基锡中毒　常先出现头昏、眩晕，后有头痛、乏力、恶心等，少数有口唇、舌尖麻木，鼻根部蚁行感及颈部强直感。亦可有多汗、短暂意识丧失、畏光、视物模糊，严重者出现昏迷、抽搐等。少数有轻度精神症状，如易激动、胆怯、无故哭泣等。经口中毒者肝、肾损害较明显。均可恢复。部分病例尿锡增高。

5. 急性乌米散中毒　除中枢神经系统症状，口服者可出现明显肝、肾损害。

6. 其他　二丁基锡化合物、三丁基锡化合物、三苯基乙酸锡对皮肤和黏膜有刺激作用。眼、鼻和上呼吸道刺激症状一般在接触当时发生，脱离接触后消退较快。皮炎可在接触后 1 小时至数小时内发生，痊愈较慢。局部刺激症状是否出现均与中毒无关。三丁基氯化锡可引起皮肤灼伤。

五、诊断

诊断急性有机锡中毒主要依据确切的有机锡(包括所含的有机锡杂质)接触史和不同有机锡化合物所致相应的临床特征。尿锡量增高可作为接触指标。脑电图在综合诊断时可作为参考。眼底检查正常不能排除脑水肿。腰椎穿刺检查对诊断无意义，仅在鉴别诊断需要时可慎重施行。疑有脑水肿、脑软化或脱髓鞘病变时可做颅脑 CT 或

MRI 检查。

六、鉴别

中毒早期仅感头痛、头晕、乏力而易误诊为上呼吸道感染。颅内压增高时需排除脑炎、脑膜炎、急性脑血管病、脑部占位病变或脑外伤等。精神障碍需与精神分裂症、心因性疾病或其他疾病所致的精神障碍相鉴别。抽搐需与癔症发作、原发性癫痫或其他疾病引起的抽搐相鉴别。

七、急救处理

急性有机锡中毒以对症、支持治疗为主。

1.立即脱离事故现场至空气新鲜处。皮肤污染时立即用清水或肥皂水彻底冲洗。眼污染时用清水冲洗。口服后立即用清水洗胃。

2.因中毒潜伏期内神经系统症状可不明显,早期中毒症状常无特异性而病情变化迅速,故早期确诊有一定困难。有较大量接触史者应卧床休息,一般观察 5~7 天,以便及时处理。

3.根据不同有机锡化合物中毒表现,给予对症、支持治疗。早期应用肾上腺糖皮质激素和利尿剂;对接触可致脑水肿的有机锡的抑制体内氧化磷酸化作用,给予三磷腺苷、葡萄糖及胰岛素注射,必要时可用高压氧治疗;防治脑水肿和控制抽搐的具体措施参见"急性化学物中毒性脑病的治疗";需防止有严重精神症状者自伤或伤人。

4.目前尚无特效治疗。曾应用多种金属络合剂如 CaEDTA、BAL、DMSA、penicillamine 等及去血浆法(plasmapheresis)治疗,对有机锡无效。

5.动物实验表明,高浓度三乙基氯化锡所致脑白质水肿的恢复过程远较中毒征象及毒物排泄为慢,故考虑重度中毒患者即使临床痊愈后亦宜适当延长休息时间。

八、辨证论治

1.**肝阳上亢** 症状:眩晕耳鸣,头痛且胀,遇过劳、恼怒加重,肢麻震颤,失眠多梦,急躁易怒,舌红苔黄,脉弦。治法:平肝潜阳,滋养肝肾。方药:天麻钩藤饮。方药:天麻、钩藤、石决明、栀子、黄芩、川牛膝、杜仲、益母草、桑寄生、夜交藤、茯神。

2.**肝火上炎** 症状:头晕且痛,其势较剧,目赤口苦,胸胁胀痛,烦躁易怒,寐少多梦,小便黄,大便干结,舌红苔黄,脉弦数。治法:清肝泻火,清利湿热。方用:龙胆泻肝汤。方药:龙胆草、黄芩、栀子、柴胡、当归、生地、木通、泽泻、车前子、甘草。

3.**气血亏虚** 症状:头晕目眩,动则加剧,遇劳则发,面色㿠白,爪甲不荣,神疲乏力,心悸少寐,纳差食少,便溏,舌淡苔薄白,脉细弱。治法:补养气血,健运脾胃。方用:归脾汤。方药:白术、人参、黄芪、当归、甘草、茯苓、远志、酸枣仁、木香、龙眼肉、生姜、大枣。

4.**肝肾阴虚** 症状:眩晕久发不已,视力减退,两目干涩,少寐健忘,心烦口干,耳鸣,神疲乏力,腰酸膝软,遗精,舌红苔薄,脉弦细。治法:滋养肝肾,养阴填精。方用:左归丸。方药:熟地黄、菟丝子、牛膝、龟板胶、鹿角胶、山药、山茱萸、枸杞子。

第十一节　羰基镍中毒

可能暴露职业:镍的提炼业、镍合金业、电镀业、焊接业、镍—镉电池业、制玻璃瓶业、制钱币业、珠宝业、陶器业、染料业、计算机零件及磁带业。

一、病因病机

羰基镍大多侵袭肺脏,故中医当从肺脏论治,其轻者以咳嗽为主,邪气入侵,肺又为娇脏,不耐邪侵,邪侵则肺气不清,失于肃降,迫气上逆而作咳。重者多有胸腔积液,当从悬饮论治。《金匮要略·痰饮咳嗽病脉证并治》:"饮后水流在胁下,咳唾引痛,谓之悬饮。"症见胁下胀满,咳嗽或唾涎时两胁引痛,甚则转身及呼吸均牵引作痛,或兼干呕、短气等。治宜攻逐水饮。方用十枣汤、三花神佑丸等。羰基镍中毒是吸入高浓度羰基镍引起以呼吸系统损害为主的疾病。患者首先出现头痛、眩晕、步态不稳、胸闷、恶心等症状,经 12 ~ 36 小时后可出现中毒性水肿。根据症状,羰基镍中毒归类为咳嗽、悬饮之属。

二、急性中毒

1. 一般常见于吸入有机镍(Nickel carbonyl)所致,中毒症状类似一氧化碳中毒,但合并有血糖及尿糖上升,常会有恶心、呕吐、头痛、头晕、失眠、躁动持续数小时,然后 12 小时到 5 天无症状。随之会有如肺炎般的胸闷、呼吸困难、咳嗽、心悸、流汗、虚弱及视力模糊。严重者 4 ~ 13 天可能会死亡。

2. 二价无机镍中毒。误饮镍污染的饮水或透析用水被污染所致,其症状为恶心、呕吐、头痛、心悸、虚弱、腹泻、呼吸短促、咳嗽等持续 1~2 天。

三、慢性中毒

长期皮肤接触会有过敏性皮炎发生,另外慢性呼吸道疾病、免疫机能异常及癌症都可发生。常见于从事电镀业者。

四、实验室检查

如果暴露后 8 小时尿液 <100 $\mu g/L$ 为轻度中毒,100 ~ 500 $\mu g/L$ 为中度中毒,>500$\mu g/L$ 为重度中毒。

五、诊断与治疗

1. 诊断　有暴露的病史,镍浓度升高。

2. 急性中毒的治疗　最初 8 小时尿液中镍 >100 $\mu g/L$,以 dithiocarb(sodium diethyldithiocarbamate,DDC)或 disulfiram(Antabuse)加以治疗。四羰基镍中毒应以利尿法加速镍排出。二价镍中毒则应采用支持疗法。慢性中毒只有对症疗法。

六、辨证论治

1. 痰湿蕴肺症状　咳嗽反复发作,尤以晨起咳甚,咳声重浊,痰多,痰黏腻或稠厚成块,色白或带灰色,胸闷气憋,痰出则咳缓、憋闷减轻。常伴体倦,脘痞,腹胀,大便时溏,舌苔白腻,脉濡滑。治法:燥湿化痰,理气止咳。方药:二陈汤合三子养亲汤。紫苏子、白芥子、莱菔子、半夏、橘红、白茯苓、甘草。

2. 痰热郁肺症状　咳嗽气息急促,或喉中有痰声,痰多黏稠或为黄痰,咳吐不爽,或痰有热腥味,或咳吐血痰,胸胁胀满,或咳引胸痛,面赤,或有身热,口干欲饮,舌苔薄黄腻,舌质红,脉滑数。治法:清热肃肺,化痰止咳。方药:清金化痰汤。黄芩、山栀子、知母、桑白皮、瓜蒌仁、贝母、麦门冬、橘红、茯苓、桔梗、甘草。

3. 饮停胸胁证　咳唾时胸胁引痛,转侧不利,偏卧于病侧则痛缓,肋间胀满,呼吸息促。舌苔薄白,脉象沉弦。治法:逐水祛饮。方剂:十枣汤。方药:芫花、大戟、甘遂、大枣。

第十二节　铀中毒

一、概述

铀(uranium,U)是银白色金属,属天然放射性元素,熔点 1 132℃。天然铀是三种放射性核素 ^{238}U、^{235}U、^{234}U 的混合物。铀在衰变过程中生成一系列可以发射 α、β、γ 射线的子体,其中以 ^{226}Ra、^{222}Rn、^{210}Po 具有较大的生物学意义,天然铀以 ^{235}U 的放射性较强。在空气中铀易被氧化,铀粉易燃。

铀可形成 +3、+4、+5、+6 价化合物，+3 和 +5 价铀不稳定，易氧化成 +4、+6 价化合物。铀主要作为核燃料用于核武器和核反应堆，也用于制造合金钢，或作为有机化学的催化剂、橡胶工业的防腐剂和增硬剂，以及玻璃、陶瓷、珐琅中的着色剂等。

二、病因病机

铀能以粉尘、气溶胶的形式由呼吸道进入吸收，可溶性铀尘的吸收率约 25%，难溶性铀尘的吸收率 <10%，大部分沉积在支气管、肺和淋巴结。胃肠道吸收铀较少，可溶性铀化合物吸收率为 1%~5%，难溶性铀化合物吸收率 <0.3%。6 价铀在血液中主要与 $[HCO_3^-]$ 结合，而 4 价铀主要与血浆蛋白结合。与 $[HCO_3^-]$ 结合的 6 价铀易于扩散，主要沉积在肾脏（约 60%）；4 价铀主要沉积在肝、脾。有 20%~30% 蓄积在骨组织中。6 价铀经肾排出迅速，24 小时已排出大部分，1 周后尿中已测不出；4 价铀化合物排出缓慢，由尿和粪便排出大致相等，40 天后排出入量的 75%~80%，半排出期为 70~140 天。

铀及其化合物的毒性因其可溶性、分散度、价态及侵入途径的不同而异，一般口服毒性较低，可溶性铀化合物毒性较大，而可溶性铀化合物静脉注射毒性最大。如硝酸铀铣家兔静注的 LD50 为 0.1 mg/kg，大鼠为 1 mg/kg。可溶性铀化合物对肾有选择性毒性，这是由于铀化合物在血液中形成 UO_2^{2+}（铀铣离子）-HCO_3^- 络合物，可由肾小球滤过；当肾小管将原尿中的 HCO_3^- 于重吸收后 UO_2^{2+} 沉积在肾小管上皮细胞与亲铀基团结合，造成肾小管上皮细胞损伤。铀是放射元素，浓缩铀随 ^{234}U 含量的增加而辐射效应增强，晚期产生致癌效应。

铀能以粉尘、气溶胶的形式由呼吸道进入吸收，吸入或摄入大剂量的铀化合物后，会引起全身性疾病等铀中毒疾病，铀中毒主要以肾损害为主。吸入或摄入大剂量的铀化合物后，特别是可溶性铀化合物，均可产生以肾损害为主的全身性疾病，经数小时至数天出现乏力、食欲减退、头昏、头痛、恶心、呕吐、巩膜黄染、肝大、肝区疼痛，血清 ALT、AST 升高，尿中 RBC、WBC 增多，蛋白尿、管型尿等中毒性肝病和肾病的临床表现。严重者肾脏病变进一步加重，出现少尿、无尿。

根据铀中毒所表现的症状，恶心、呕吐及少尿、无尿，可将其归类为中医之关格之病，病机往往表现为本虚标实，寒热错杂，病位以肾为主，肾、脾、胃、心、肝、肺同病，其基本病机为脾肾阴阳衰惫，气化不利，湿浊毒邪上逆犯胃。由于标实与本虚之间可以互相影响，使病情不断恶化，因而最终可因正不胜邪，发生内闭外脱，阴竭阳亡的极危之候。

三、临床表现

1. 吸入或摄入大剂量的铀化合物后，特别是可溶性铀化合物，均可产生以肾损害为主的全身性疾病，经数小时至数天出现乏力、食欲减退、头昏、头痛、恶心、呕吐、巩膜黄染、肝大、肝区疼痛，血清 ALT、AST 升高，尿中 RBC、WBC 增多，蛋白尿、管型尿等中毒性肝病和肾病的临床表现。严重者肾脏病变进一步加重，出现少尿、无尿，BCr 和 BUN 升高，血钾升高，代谢性酸中毒等急性肾衰竭的表现。

2. 吸入六氟化铀除发生肾、肝损害外，因在呼吸道水解产生 HF，患者很快出现胸痛、气紧、咳嗽、发绀等呼吸道刺激症状，严重者发生肺水肿，出现烦躁、呼吸困难、咳白色稀薄痰或粉红色痰，发绀加重，双肺中下肺野闻及大量的湿啰音和（或）干湿啰音。X 线胸片显示肺门扩大呈蝶状，双中下肺大量片状或云絮状阴影。

3. 尿铀升高。正常人尿铀 <1 $\mu g/L$，尿铀超过该数字 10 倍，要考虑外源性铀进入体内。

四、诊断标准

急性铀中毒（Acute uranium intoxication）是短时间内经不同途径摄入过量天然铀化合物，因化学损伤引起的以急性中毒性肾病为主症的全身性疾病。

1.诊断原则 根据铀化合物急性暴露史,铀化合物种类,摄入途径,估算的肾内最大铀含量,以及临床表现与实验室检查结果进行诊断。

2.诊断指标

(1)肾内铀含量:考虑可能已经发生铀化合物急性暴露时应尽早开始收集每日尿样,测定尿内铀含量,给出 mgU/L 和(或)mgU/24 h,2 周后可减少收集和测定次数。假如合并体表面铀污染,应测定体表面污染的水平与面积。

根据暴露的铀化合物种类、摄入途径、气溶胶粒子的粒径和暴露不同时间后的尿铀值,估算铀的摄入量、吸收量和肾内最大铀含量(mgU)。必要时应估算出不同靶器官在一定时间后的待积当量剂量与待积有效剂量。

(2)肾脏早期损害的检验指标及其结果:尿常规检查异常,尿蛋白含量增加特别是低分子蛋白增加;尿氨基酸氮肌酐比值增加;尿过氧化氢酶增加,尿碱性磷酸酶、乳酸脱氢酶或其他反映肾脏损伤的尿酶增加。

(3)肾脏功能障碍的检验指标及其结果:血液非蛋白氮、尿素氮和肌酐增加;血液二氧化碳结合力下降和低血钠与高血钾;肾小球滤过率检验指标下降;少尿或无尿。

五、临床分期

1.早期:暴露后 1~2 日。出现无力、厌食,肾脏早期损害检验指标阳性并逐渐加重,尿量可一度增加,以后减少。

2.极期:暴露后 3~7 日。全身状态逐渐恶化,肾脏功能障碍的检验指标阳性并逐渐加重或出现肝脏损害的异常所见。如合并大面积皮肤烧伤,将使病情更加严重。中毒极其严重或抢救不力将发展为急性肾功能衰竭甚至导致死亡,如中毒较轻或抢救得力将转入恢复期。

3.恢复期:暴露后 7~30 日。病情好转,各项检验指标逐渐恢复正常。通常不会在远期遗留肾脏的持续性损害。

六、分度标准与并发症

1.轻度急性铀中毒 有铀化合物急性暴露史;暴露后数日内肾脏早期损害检验指标 3 项以上,每次检查均为阳性;血液非蛋白氮增加;估算的肾内最大铀含量大于 3 mg;病情无转入极期或出现急性肾功能衰竭的迹象,并较早转入恢复期。

2.重度急性铀中毒 有铀化合物严重急性暴露史,估算的肾内最大铀含量大于 10 mg,病情很快进入极期,肾功能障碍的全部指标阳性并急剧加重,尿量极度减少或无尿,出现急性肾功能衰竭。

3.并发症 六氟化铀气体急性暴露时可合并呼吸道、皮肤和眼结膜的急性损伤,严重时可出现急性肺水肿。酸性铀化合物溶液严重污染体表可合并皮肤化学性烧伤。如同时出现肝损伤指标阳性,说明出现急性中毒性肝损伤。

七、处理

1.事故发生后尽快撤离现场,尽早收集 24 小时尿样以便估算肾内铀含量。

2.尽早开始药物促排治疗,根据尿内含铀量及其变化决定治疗持续时间。重度中毒开始进入极期时(中毒 2 日后)应慎用或不用增加肾脏损害的铀促排药物。

3.合并铀或其他放射性核素体表污染时应尽早清洗去污,监测体表污染水平,必要时局部清创切痂和植皮。

4.重度铀中毒时应采取各种有效手段,如补液利尿、改善肾脏灌注、碱性药物纠正酸中毒,以阻断急性肾功能衰竭的发展,必要时早期开始透析治疗。

5.对症治疗,防止发生并发症。

(1)注意保护肝、肾功能,可静滴维生素 C、肌苷、ATP、辅酶 A,注意水、电解质平衡。出现急性肾衰竭时,按急性肾衰竭处理(参见“汞中毒”)。

(2)呼吸道刺激症状进行对症处理。可静卧、吸氧、镇咳、祛痰。出现肺水肿等应及早、足量、短程使用肾上腺糖皮质激素,解痉,使用消泡剂保持呼吸道通畅,加强抗生素使用,防治继发感染。

(3)合并严重皮肤烧伤或肺水肿时应及早进行必要的治疗,假如其治疗措施与急性铀中毒的治疗原则相矛盾,应该综合权衡把抢救可能危及生命的损害放在主要位置。

6.铀促排药物的选择与应用

(1)一般要求:毒性低,特别是对肾脏的毒性低;能在体内与铀形成易溶、易扩散、可迅速排出体外的高稳定性络合物;不参与体内物质代谢或其他化学变化;在体内的有效浓度维持时间长。

(2)药物种类:碳酸氢钠、邻苯二酚类化合物,如 Tiron 和喹胺酸;氨羧型络合剂,如二乙烯三胺五乙酸钙钠盐($DTPA - CaNa_3$)和乙烯二胺四乙酸钙钠盐($EDTA - CaNa_2$)。

在中毒 24 小时内开始给予喹胺酸 0.5 g 肌注,每日 2 次,3 天为一疗程,可重复应用,可促进体内铀的排出。给药应在 24 小时内开始,在中毒后 24 小时后给药效果差,并可能加重肾的损害。使用 $EDTA - CaNa_2$ 也可增加尿中铀的排出。

八、辨证论治

1.脾肾亏虚,湿热内蕴

症状:小便量极少,其色黄赤,腰酸膝软,倦怠乏力,不思饮食,晨起恶心,偶有呕吐,头痛少寐,苔薄黄腻而干燥,脉细数或濡数。治法:健脾益肾,清热化浊。方用:无比山药丸合黄连温胆汤。

方药:山茱萸、泽泻、熟地、茯苓、巴戟天、牛膝、赤石脂、山药、杜仲、菟丝子、肉苁蓉、川连、竹茹、枳实、半夏、橘红、甘草、生姜。

2.脾肾阳虚,寒浊上犯

症状:小便不通,或尿量极少而色清,面色苍白或晦滞,畏寒怕冷,下肢欠温,泄泻或大便稀溏,呕吐清水,苔白滑,脉沉细。治法:温补脾肾,化湿降浊。方用:温脾汤合吴茱萸汤。方药:附子、大黄、芒硝、当归、干姜、人参、甘草、吴茱萸、生姜、大枣。

3.肝肾阴虚,肝风内动

症状:小便量极少,呕恶频作,面部烘热,牙痛鼻衄,头晕头痛,目眩,手足搐搦,或抽筋,舌暗红有裂纹,苔黄腻或焦黑而干,脉弦细数。治法:滋补肝肾,平肝熄风。方用:六味地黄丸合羚羊钩藤汤。方药:熟地黄、酒萸肉、牡丹皮、山药、茯苓、泽泻、羚羊角、钩藤、霜桑、川贝母、鲜竹茹、菊花、白芍、茯神木、生甘草。

4.肾病及心,邪陷心包

症状:小便量极少,甚至无尿,胸闷,心悸或心前区疼痛,神志昏蒙,循衣摸床,或神昏谵语,恶心呕吐,面白唇暗,四肢欠温,痰涎壅盛,苔白腻,脉沉缓。治法:豁痰降浊,辛温开窍。方用:涤痰汤合苏合香丸。方药:茯苓、人参、甘草、橘红、胆星、半夏、竹茹、枳实、菖蒲、苏合香、安息香、冰片、水牛角浓缩粉、人工麝香、檀香、沉香、丁香、香附、木香、乳香(制)、荜茇、白术、诃子肉、朱砂。

第十三节　铬中毒

铬(chromium,Cr)为人体必需的微量元素之一。急性铬中毒主要是六价铬引起的以刺激和腐蚀呼吸、消化道黏膜为特征的临床表现,多见于口服铬盐中毒及皮肤灼伤合并中毒。

一、原因

1.在电镀业、钢铁工业、颜料工业中短期内大量吸入重铬酸钾的粉尘和烟雾,电镀时可吸入铬酸雾而引起急性中毒。

2. 误服或自杀口服六价铬化合物也可导致急性中毒。口服重铬酸盐对人的致死量为 3 g。

3. 经皮肤吸收多见于铬酸盐灼伤皮肤时,铬离子可经皮肤吸收而导致急性肾功能衰竭。

二、急救处理

1. 吸入铬酸雾者,立即脱离染毒环境至空气新鲜处,必要时吸氧。①皮肤接触:脱去污染的衣着,应立即用肥皂水、流动清水冲洗。②眼睛接触:立即翻开上下眼睑,用流动清水或生理盐水冲洗。③吸入:脱离现场至空气新鲜处。④食入:给饮足量温水,催吐,就医。

2. 使用解毒剂。5% 二巯基丙磺酸钠 2.5 mL 肌肉注射,每日 2 次,3~4 天为一疗程。解毒药可试用硫代硫酸钠、二巯丙醇等。如出现高铁血红蛋白血症,可每次用亚甲蓝(美蓝)1~2 mg/kg 加 25%~50% 葡萄糖注射液 20~40 mL 静脉注射。

3. 口服中毒者现场给予牛奶、蛋清或氢氧化铝凝胶口服,以保护消化道黏膜。口服中毒 6 小时以内者,应立即用温水、1% 硫酸钠或硫代硫酸钠溶液洗胃,然后给 50% 硫酸镁 60 mL 导泻。

4. 透析治疗。有少尿或无尿者及早做腹膜透析或血液透析。清除六价铬早期用血液透析有效,24 小时后血清中六价铬进入细胞内,此时用透析疗法对清除红细胞内铬离子有效。三价铬可迅速与血浆蛋白结合,并沉淀于组织内,血液透析和换血疗法均难以将其完全清除。

5. 皮肤灼伤后立即用清水冲洗 20~30 分钟,并用 5% 硫代硫酸钠溶液湿敷。有人认为灼伤面积 ≥2% 的深度灼伤应早期行切(削)痂植皮治疗,防止铬的继续吸收。对于皮炎,可用炉甘石洗剂 5% 硫代硫酸钠溶液湿敷。湿疹样皮炎可外搽 3% 二巯丙醇软膏。对于皮肤溃疡、下鼻甲溃疡及鼻中隔糜烂,先用 5% 硫代硫酸钠溶液清洗,再搽以 5% 硫代硫酸钠软膏或 10% 依地酸二钠钙软膏;也可用 10% 维生素 C 溶液湿敷,使六价铬还原成三价铬,而失去活性。亚硫酸钠及硫代硫酸钠具有同样作用。

三、预防

1. 加强通风排毒,降低车间环境空气铬浓度。也可用泡沫塑料小球放在酸液面上,以阻留酸雾。镀铬电镀槽内可放置酸雾抑制剂(若丁、皂荚、磺化煤焦油、液体石蜡等),以减少酸雾的外溢。

2. 加强个人防护,穿戴防护服、橡皮手套和橡皮靴。车间应安装冲洗设备,及时冲洗被铬污染的眼睛及皮肤。

3. 有呼吸系统疾病、肾脏疾病、皮肤病患者,不宜接触铬化合物。

第十四节　铜中毒

一、可能暴露的职业

沥青制造业、电池制造业、铜冶炼业、宝石染色业、色料业、漆业,防腐剂、烟火、壁纸制造业,士兵,水处理、焊接业、电力工业、合金业、电镀业,杀菌农药、杀螺藻类药剂、颜料油漆制造业等。

二、急性中毒

大多为食入硫酸铜或铜污染的食物、果汁所致。

食入大量的铜,会引起严重的恶心、含绿蓝物的呕吐、腹痛、腹泻、吐血、变性血红素症、血尿等症状。严重者会有肝炎、低血压、昏迷、溶血、急性肾衰竭、抽搐等并发症,甚至可能发生死亡。

三、慢性中毒

1. 因为铜为人体必需元素,吸收后很快地经由尿液及胆汁排出。目前医学文献少有慢性铜中毒报告。但有人认为长期暴露于过多的铜或长久使用铜餐具及水管,可能引起慢性肝病变。长期吸入铜粉尘及熏烟,会导致鼻中隔穿孔、肺部肉芽肿、肺间质纤维化及肺癌。

2. 威尔森病(Wilson Disease)是先天性铜代谢异常的一种疾病。铜会堆积在大脑神经核、内脏及角膜上面,造成健康伤害。青春期后渐渐会有永久性脑部病变及肝硬化的症状出现。

四、实验室检查

1. 正常人血清中的铜浓度为 70 ~ 160 $\mu g/dl$,红细胞中 90 ~ 150 $\mu g/dl$。24 小时尿液含 3 ~ 35 $\mu g/d$,大多数小于 100 $\mu g/d$。

2. 注意肝肾功能、血色素、电解质及液体平衡的检查。

五、诊断与治疗

1. 诊断建立在暴露病史、典型的临床症状及血中、尿中浓度上升 > 100 mg。

2. 急性中毒以支持及症状治疗为主,注意维持呼吸道畅通及血压稳定。治疗可用 EDTA、BAL 及 D - Penicillamine。慢性中毒服用锌片及 D - Penicillamine 治疗以促进铜排泄。

(李光杰　孔令敏)

第十九章　非金属化合物中毒

第一节　磷及其化合物中毒

一、接触机会

黄磷从矿石或磷酸钙中提取。黄磷是制造红磷、磷酸、融合金、烟幕弹、焰火、爆竹等的原料，也是石油化工做缩合催化剂、表面活性剂、稳定剂、特殊电焊剂，以及制药、电子、染料、农药、化肥等必不可少的原料。在生产和使用黄磷及其制品的行业中，均有接触黄磷蒸气、粉尘、液体及固体引起急、慢性中毒的可能。

二、毒理

黄磷可经呼吸道、消化道及皮肤吸入体内。黄磷经过 MPO 系统活化代谢后，可能转变成毒性更强的代谢产物。肝谷胱甘肽及其酶系参与了黄磷的解毒代谢，黄磷可能通过谷胱甘肽 - S - 转移酶（GST）与还原型谷胱甘肽结合而减低了毒性作用。最终以磷酸盐的形式自尿中排出，少量随呼吸、汗及粪便排出。

在肝脏，磷干扰蛋白和糖代谢并抑制糖原储存，增加脂肪在肝的蓄积。黄磷和磷化氢具有高毒性。

三、临床表现

因接触磷剂而引起的中毒，有急性、慢性之分。磷有黄磷、红磷、紫磷和黑磷 4 种同素异构。黄磷又称白磷，毒性最大。人吸收量达 1 mg/kg 即可致死。职业性急性中毒多见于生产事故，由熔化的磷灼伤皮肤，并吸收入体内产生中毒。日常生活中可因误服黄磷而引起中毒。

有毒多由于误服含磷的灭鼠药如磷化锌（zinc phosphide）所致，偶由吞食含黄磷的火柴头引起；若多次嚼食含磷化合物或赤磷的火柴盒边，亦可出现中毒症状。赤磷中一般含有 0.6% ~ 1% 黄磷。由于吸入黄磷烟雾或磷化氢中毒者甚少。

1. 急性中毒　职业性中毒多发于生产事故中，如熔化的磷烧伤，经皮肤吸收和吸入黄磷蒸气引起。数小时后，出现头昏、乏力、恶心、心动过缓或过速、血压偏低等。2 ~ 3 天后上腹疼痛、肝脏肿大、黄疸、血清转氨酶升高及肝功能异常。严重者出现急性重型肝炎、肝功能衰竭、肝性脑病，可伴有肾脏损害，出现血尿、蛋白尿、管型尿、尿少、尿闭、尿素氮升高等肾功能异常或衰竭。

皮肤烧伤：黄磷烧伤后创面有蒜样臭气烟雾，呈棕褐色或黑色，可深达骨骼。若创面处理不及时或方法不当，黄磷可经创面吸收入体，多于 1 ~ 10 天引起中毒，血、尿磷可升高，以致发生急性肝、肾、心功能衰竭。

误服黄磷及其制品后 0.5 小时，口腔及胃部有烧灼感、恶心、呕吐、腹痛、腹泻，可有呕血、便血。数天内出现黄疸，肝、肾等损害或死亡。

2. 慢性磷中毒　黄磷职业危害主要是慢性中毒。磷的无机化合物多为酸性毒物，对呼吸道黏膜有明显的刺激作用，可引起呼吸道慢性炎症。早期表现为鼻咽干燥、充血、咳嗽、咳痰等，可伴有大蒜臭味、食欲不振、恶心及肝区不适等消化系统症状。继之出现牙周、牙体及下颌骨的进行性损伤，主要表现为牙酸痛、牙龈萎缩、牙周袋加深、牙松动、脱落等。下颌骨 X 线改变为牙周膜间隙增宽、变窄或消失,骨皮质增厚,牙根周或根尖透光区,周围伴有较宽骨密度增高,牙横断成残根,牙槽骨呈水平状吸收,骨质增生与脱钙并存,骨纹理增粗或稀疏、排列紊乱。可伴有肝、肾损害。

四、诊断

根据短时期内吸入大量黄磷蒸气或黄磷烧伤的职业史,有以急性肝、肾损害为主的临床表现,综合分析并排除其他病因所致的类似疾病,方可诊断为急性磷中毒。根据长期密切接触黄磷蒸气或含黄磷粉尘的职业史,有以进行性牙周组织、牙体及下颌骨损害为主的临床表现,也可有肝、肾损害,结合现场职业卫生学资料等综合分析,排除其他病因可引起的类似疾病后,方可诊断为慢性磷中毒。

1. 观察对象　长期密切接触磷蒸气或含黄磷粉尘后,出现牙周萎缩、牙周袋加深、牙松动等,下颌骨 X 线检查可见两侧牙槽嵴轻度吸收,呈水平状。

2. 急性磷中毒

(1)轻度中毒:吸入高浓度黄磷蒸气数小时后或黄磷烧伤后 1～10 天出现头痛、头晕、乏力、食欲不振、恶心、肝区疼痛等症状,并有肝脏肿大及压痛,伴有肝功能试验异常,符合急性轻度中毒性肝病;可有血尿、蛋白尿、管型尿,符合急性轻度中毒性肾病。

(2)中度中毒:上述症状加重,并出现下列情况之一者:①肝脏明显肿大及压痛,肝功能明显异常,符合急性中度中毒性肝病;②肾功能不全,尿素氮及血浆肌酐升高,符合急性中度中毒性肾病。

(3)重度中毒:在上述临床表现的基础上,并出现下列情况之一者:①急性肝功能衰竭;②急性肾功能衰竭。

3. 慢性磷中毒

(1)轻度中毒:临床动态观察 1 年以上,经对症治疗,上述症状呈进行性加重、牙槽骨吸收超过根长 1/3,牙周膜间隙增宽、变窄或消失,骨硬板增厚,下颌骨体部可见骨纹理增粗或稀疏、排列紊乱,可有呼吸道黏膜刺激症状及消化系统症状。

(2)中度中毒:上述症状加重,下颌骨后牙区出现对称性骨质致密影,周界不清,可有额孔增大,边缘模糊。

(3)重度中毒:在上述临床表现的基础上,下颌骨出现颌骨坏死或有瘘管形成。

五、治疗与处理

1. 急性磷中毒　吸入高浓度黄磷蒸气后应迅速离开现场,移至空气新鲜处。黄磷烧伤皮肤后应立即用清水冲洗,灭磷火,清除嵌入组织中的黄磷颗粒,阻止黄磷吸收。可适当选用肾上腺皮质激素、氧自由基清除剂、钙通道阻滞剂等。注意保持水、电解质及酸碱平衡。对中毒性肝病采用保肝及营养疗法等对症治疗。对中毒性肾病注意防治血容量不足,改善肾脏微循环等对症治疗与支持治疗,必要时可采用血液净化疗法。

口服中毒而无胃出血者,在 5 小时内均须立即用 1∶5 000 高锰酸钾溶液或 0.1% 硫酸铜溶液小心洗胃,直至洗出液澄清而无蒜臭味为止;若无法立即洗胃,则可内服 0.5% 硫酸铜溶液适量(成人 4 mL,小儿酌减),15 分钟 1 次,共服 2～3 次或至发生呕吐为止(昏迷患者仍应洗胃)。必须注意所用硫酸铜溶液不可过浓,过多洗胃液出入量应大致相等,防止发生铜中毒。

亦可先灌注适量液体石蜡于胃中,再以大量清水洗胃,洗胃后连续数日给予硫酸钠或液体石蜡等泻剂,因吞服黄磷后 2～3 日,粪便中仍可检出该类毒物。

禁用硫酸镁,因其可与氯化锌(磷化锌在胃内遇酸后生成物之一)起作用后生成卤碱,引起中毒;液体石蜡可使磷溶解于其中而被泻出,并且不为胃肠道吸收。勿用其他油类及含脂肪的物质如牛奶等,以防促进磷的吸收。静脉注射适量 50% 葡萄糖溶液和大量维生素 C 以及保肝药物,重症患者可加用换血疗法;有出血现象时,根据病情选用维生素 K、对羧基苯胺及其他止血药物。维持营养和对症处理。

禁止导泻和食用牛奶及脂肪类食物,以防加速磷的吸收。

静脉注射肝太乐、三磷腺苷、肌苷和维生素C,可以保护肝脏,促进代谢解毒。

磷灼伤皮肤应立即用水冲洗,再迅速用3%硝酸银或2%硫酸铜轻轻涂抹创面,继而用3%碳酸氢钠溶液浸泡。应避免使用油性敷料,创面保持开放。

若为吸入黄磷烟雾或磷化氢中毒,应迅速将病儿移至新鲜空气处,更换污染衣服;皮肤若被沾染,立即选用1%硫酸铜溶液、2%碳酸氢钠溶液或2%过氧化氢溶液冲洗皮肤;其他为抢救肺水肿,并按上述有关项目处理。

2.慢性磷中毒　注意口腔卫生,及时治疗口腔各种疾患,尽早修复牙体。下颌骨坏死或骨髓炎者应及时给予手术治疗。注意保护肝、肾功能,并给予对症治疗。

3.其他处理

(1)急性磷中毒:轻度中毒治愈后一般应暂时调离接触黄磷作业,中、重度中毒治愈后一般不应从事接触黄磷作业。

(2)慢性磷中毒:轻度中毒治愈后可从事原工作,如病情呈进行性加重,应调离接触黄磷作业。中、重度中毒应调离接触黄磷作业。

六、预防

生产和使用黄磷及其制品时,应加强密闭、通风和排毒,严防跑、冒、滴、漏。黄磷存放水中,严防暴露空气中自燃。加强个人防护,减少接触和吸入黄磷,防止黄磷烧伤,养成良好卫生习惯。做好健康监护工作。有职业禁忌证,如牙冠、牙体、颌骨明显病变及慢性肝、肾疾病者禁止从事本岗位工作。

预防中毒的关键在于尽量不使用黄磷做原料,以红磷或其他化学物质来代替;注意安全生产,加强防护设备的维修和毒品保管;做好个人防护;注意个人卫生,接触磷后最好用5%碳酸氢钠溶液漱口;不用污染的手吸烟和进食;从事磷生产的人员应定期体格检查,包括肝功能和颌骨的X线摄片检查。凡患有严重的口腔疾病、肝肾疾病和血液病、内分泌疾病者不宜从事磷作业。

第二节　砷及其化合物中毒

一、接触机会

在自然界中,砷主要以硫化物的形式存在,如雄黄(As_2S)、雌黄(As_2O_3)等,并常以混合物的形式分布于各种金属矿石中。冶炼和焙烧雄黄矿石或其他夹杂砷化物的金属矿石时,可接触到所生成的三氧化二砷。在这些冶炼炉的烟道灰或矿渣中,也存在一定量的三氧化二砷粉尘。三氧化二砷曾用做外用中药、杀鼠药、杀虫剂、消毒防腐剂,在生产和使用过程中均有接触的机会。

二、毒理

三价砷化物及五价砷化物(硝酸盐)皆可经呼吸道、皮肤及消化道吸收。职业中毒主要通过呼吸道吸收,砷化物经皮吸收较慢。吸收入血的砷化合物主要与血红蛋白结合,随血液分布到全身各组织和器官,并沉积于肝、肾、肌肉、骨、皮肤、指甲和毛发。五价砷和砷化氢在体内转变为三价砷,吸收的三价砷大部分通过甲基转移酶两次甲基化生成单甲基砷酸和二甲基砷酸从尿中排出,少量砷可经粪便、皮肤、毛发、指甲、汗腺、乳腺及肺排出。砷可通过胎盘屏障。砷在体内半减期约10小时。

三、临床表现

1.急性中毒　工业生产中的急性砷化合物中毒甚为少见。吸入中毒者出现咳嗽、咳痰等上呼吸道症状,如咳嗽、喷嚏、胸痛、呼吸困难以及头痛、头晕、全身衰弱,甚至烦躁不安、痉挛和昏迷。恶心、呕吐和腹痛、腹泻等消化道症状出现较晚。

严重者多因呼吸和血管中枢麻痹而死亡。

口服砷化物中毒可在摄入后数分钟至数小时发生,主要为恶心、呕吐、腹痛及血样腹泻,寒战、皮肤湿冷、痉挛,严重者极度衰弱,脱水、尿少、尿闭和循环衰竭,并出现神经系统症状,如兴奋、躁动不安、意识模糊、昏迷,可因呼吸麻痹死亡。急性中毒恢复后可有迟发性末梢神经炎,数周后表现出对称性远端感觉障碍,个别可有中毒性肝炎、心肌炎,以及皮肤损害。

2. 慢性中毒　职业性慢性中毒主要由呼吸道吸入所致,除一般类神经症外,主要表现皮肤黏膜病变和多发性神经炎。皮肤改变可主要表现为脱色素和色素沉着加深,掌跖部出现点状或疣状角化。慢性中毒可发展为 Bowen 病、基底细胞癌和鳞状细胞癌。砷诱导的末梢神经改变主要表现为感觉异常和麻木,严重病例可累及运动神经,伴有运动和反射减弱。此外,呼吸道黏膜受砷化物刺激可引起鼻出血、嗅觉减退、喉痛、咳嗽、咳痰、喉炎和支气管炎等。

砷是目前已确认的人类致癌物,职业暴露主要致肺癌和皮肤癌,也有报道与白血病、淋巴瘤及肝癌等有关。砷可通过胎盘屏障并引起胎儿中毒、胎儿体重下降或先天畸形。

四、诊断

生产中主要是慢性砷中毒,其诊断原则及分级标准分别为:

1. 诊断原则　职业性慢性砷中毒是指在职业活动中较长时间地接触砷化物而引起的以皮肤、肝脏损害为主要表现的全身性疾病。根据较长期间密切接触砷化物的职业史,出现皮炎、皮肤过度角化、皮肤色素沉着,以及以消化系统、神经系统

为主的临床表现,参考发砷等实验室检查结果,综合分析,排除其他原因引起类似疾病,方可诊断。

2. 观察对象　具有头痛、头晕、失眠、多梦、乏力、消化不良、消瘦、肝区不适等症状;发砷超过当地正常参考值。

3. 慢性轻度中毒　除上述表现外,具有下列情况之一者:①皮肤角化过度,尤其在掌跖部位出现疣状过度角化;②躯干部及四肢出现弥漫的黑色或棕褐色的色素沉着和色素脱失斑;③轻度肝脏损伤;④轻度周围神经病。

4. 慢性重度中毒　在慢性轻度中毒的基础上,具有下列表现之一者:①肝硬化;②周围神经病伴肢体运动障碍或肢体瘫痪;③皮肤癌。

五、治疗与处理

1. 治疗　脱离砷的接触,口服二巯丁二酸或用二巯丙磺酸钠或二巯丁二酸钠驱砷治疗,同时辅以补硒、维生素 C 等对症支持治疗。慢性砷中毒者的角化过度的皮肤病变,可外用 5% 二巯丙醇油膏和可的松软膏,部分患者能获好转。

2. 其他处理　观察对象一般半年或 1 年复查 1 次,但仍可从事原工作。凡诊断为慢性砷中毒者,不得继续从事砷作业;重度中毒者应避免化学物质接触。

六、预防

应改善生产条件,提高自动化、机械化和密闭化程度,加强个人防护。对各种含砷的废气、废水与废渣应予回收和净化处理,严防污染环境。作业工人应每年定期查体,监测尿砷。有严重肝脏、神经系统、造血系统和皮肤疾患的人员,不宜从事砷作业。

第三节　砷化氢中毒

砷化氢中毒是指在职业活动中,短期内吸入较高浓度砷化氢气体所致的以急性血管内溶血为

主的全身性疾病,严重者可发生急性肾功能衰竭。

一、中毒机制

砷化氢经呼吸道吸入后,随血循环分布至全身各脏器,以肝、肺、脑含量较高。人脱离接触后,砷化氢部分以原形自呼气中排出;如肾功能未受损,砷—血红蛋白复合物及砷的氧化物可自尿排出。

砷化氢为剧毒,是强烈的溶血性毒物。砷化氢引起的溶血机制尚不十分清楚,一般认为90%～95%血液中砷化氢与血红蛋白结合,形成砷—血红蛋白复合物,通过谷胱甘肽氧化酶的作用,使还原型谷胱甘肽氧化为氧化型谷胱甘肽,红细胞内还原型谷胱甘肽下降,导致红细胞膜钠—钾泵作用破坏,红细胞膜破裂,出现急性溶血和黄疸。砷—血红蛋白复合物、砷氧化物、破碎红细胞及血红蛋白管型等可堵塞肾小管,是造成急性肾损害的主要原因,可造成急性肾功能衰竭。此外,砷化物尚对心、肝、肾有直接的毒性作用。

二、临床表现

主要为不同程度的急性溶血和肾脏损害。中毒程度与吸入砷化氢的浓度密切相关。潜伏期愈短则临床表现也愈严重。

轻度中毒有头晕、头痛、乏力、恶心、呕吐、腹痛、关节或腰部酸痛,皮肤及巩膜轻度黄染。血红细胞及血红蛋白降低。尿呈酱油色,隐血阳性,蛋白阳性,有红、白细胞。血尿素氮增高。可伴有肝脏损害。

重度中毒发病急剧,有寒战、高热、昏迷、谵妄、抽搐、发绀、巩膜及全身重度黄染;贫血加重,网织红细胞明显增多;少尿或无尿,尿呈深酱色,尿隐血强阳性;血尿素氮明显增高,出现急性肾功能衰竭,并伴有肝脏损害。根据职业接触史,现场调查,典型病例诊断并不困难。早期症状需与急性胃肠炎和急性感染相鉴别。发生溶血后,须与其他原因引起的溶血相鉴别。尤其在急性中毒早期,尿砷可正常,早期检查尿常规、尿胆原、黄疸指数,以及网织红细胞等有助于诊断。

三、诊断原则

根据短期内吸入较高浓度砷化氢气体的职业史和急性血管内溶血的临床表现,结合有关实验室检查结果,参考现场劳动卫生学调查资料,综合分析,排除其他病因所致的类似疾病,方可诊断。

接触反应具有乏力、头晕、头痛、恶心等症状,脱离接触后症状较快地消失。

四、诊断与分级标准

1. 轻度中毒　常有畏寒、发热、头痛、乏力、腰背部酸痛,并且出现酱油色尿、巩膜皮肤黄染等急性血管内溶血的临床表现;外周血血红蛋白、尿潜血试验等血管内溶血实验室检查异常,尿量基本正常。符合轻度中毒性溶血性贫血,可继发轻度中毒性肾病。

2. 重度中毒　发病急剧,出现寒战、发热,明显腰背酸痛或腹痛,尿呈深酱色,少尿或无尿,巩膜、皮肤明显黄染,极严重溶血时皮肤呈古铜色或紫黑色,符合重度中毒性溶血性贫血,可有发绀、意识障碍。外周血血红蛋白显著降低,尿潜血试验强阳性,血浆或尿游离血红蛋白明显增高。血肌酐进行性增高,可继发中度至重度中毒性肾病。

五、处理方法

1. 患者均应住院治疗。

2. 立即脱离接触,安静、给氧,保护肝、肾和支持、对症治疗。

3. 对接触反应者,应严密观察48小时,安静休息,鼓励饮水,口服碱性药物,并监测尿常规及尿潜血试验。

4. 为减轻溶血反应及其对机体的危害,应早期使用大剂量肾上腺糖皮质激素。

5. 早期合理输液,并注意维持水和电解质平衡;保证足够热量等对症支持治疗。

6. 正确应用利尿剂以维持尿量,并用碱性药物使尿液碱化,以减少血红蛋白在肾小管的沉积。也可早期使用甘露醇以防止肾功能衰竭。

7. 重度中毒　肾功能损害明显者需用透析疗

法,应及早使用;根据溶血程度和速度,必要时可采用换血疗法。

8.溶血治疗 由于严重溶血,血红蛋白、砷—血红蛋白复合物与红细胞碎片可堵塞并毒害肾小管。溶血后贫血又导致肾缺氧,加重了肾的损害。故应用大剂量激素控制溶血,并静脉补充碳酸氢钠碱化尿液,保持尿 pH 7～8,减轻血红蛋白对肾小管的阻塞。

9.透析及换血疗法 急性砷化氢中毒并发急性肾衰者均需尽快进行透析治疗和换血疗法。换血疗法能排出血液内红细胞碎片、砷—血红蛋白复合物、血影细胞等;补充正常红细胞,改善贫血、缺血、缺氧是砷化氢中毒时的特殊治疗方法。换血过程中应密切观察患者生命体征的变化,尤其是血压的变化;如血压偏低,则应在血压正常后行换血治疗,或先输血后放血,保证足够的血容量,密切观察有无输血反应。血液透析,每日 1 次,每

次透析 5 小时,首次 3 小时。由于患者凝血功能障碍,故透析时应减少肝素剂量;合并消化道出血的患者行无肝素透析,应用全身和局部止血药。每日观察尿量、血压、全身水肿情况,能下床行走的患者应监测体重,以决定透析脱水量,避免发生心力衰竭。注意有无高钾、低钠、低钙、代谢性酸中毒等临床表现。

10.解毒药物的合理应用 对于合并急性肾衰的患者,由于砷化氢中毒的解毒药具有肾毒性,并且络合物不能从尿排出,故应减少用药剂量,在透析配合下使用。二巯丙醇肌注后 30 分钟,其血浓度达高峰,吸收与解毒于 4 小时内完成,故于透析前 4 小时静脉推注。中度中毒,6～8 小时静脉推注二巯丁二酸钠 1 g,并保持尿量 > 1 500 mL/d,至尿砷正常为止。巯基类解毒药物并不能抑制溶血,反而会加重肾脏负担,所以驱砷药物应在中毒后数日溶血反应基本停止后才使用。

第四节　磷化锌中毒

磷化锌(zinc pHospHide,Zn_3P_2)纯品为深灰色粉末,有强烈的电石气臭味,不溶于水及乙醇,易溶于酸。

一、中毒机制

磷化锌为高毒类毒物,口服后与胃酸反应生成氯化锌和磷化氢,前者引起胃黏膜腐蚀性损害,后者干扰神经系统、心、肝、肾等的细胞呼吸和代谢。

中毒致死量:成人致死量一般 2～3 g(40～60 mg/kg)。

二、临床表现

磷化锌经口服摄入进入人体后多在 1.5 分钟至 2 小时内出现中毒症状。

口服后可有胃烧灼感、口渴、恶心、呕吐,呕吐物有大蒜臭味,尚有腹痛、腹泻、消化道出血表现。逐渐出现血压下降、全身麻木、头晕,重者抽搐、意

识模糊或昏迷,还可有血尿、蛋白尿、管型尿、肝大、黄疸、心肌损害等表现。

三、实验室检查

1.尿常规 见蛋白尿、血尿及管型;血生化检查肝、肾功能异常。

2.心电图 显示有心肌损害、心律失常等。

四、治疗

1.去除毒物 口服中毒者立即用 0.5%～1% 硫酸铜溶液反复洗胃,使磷变为不溶性黑色磷化铜,直至洗出液无蒜臭味为止。再用 1∶5 000 高锰酸钾溶液彻底洗胃,以使残留的磷化锌氧化为磷酸盐而失去毒性。然后由胃管注入活性炭,最后注入硫酸钠 20～40 g 导泻。禁用硫酸镁或蓖麻油导泻,也不宜蛋清、牛奶、油类灌胃,以免促进吸收。洗胃及导泻均应操作轻柔,以防胃肠出血穿孔。

2.对症支持治疗 包括止痛、镇静、保护肝功能、防治肺水肿和中毒性心肌病等。

3.中毒后患者应禁食,尤其禁食鸡蛋、牛乳、油类及脂肪类食物。

第五节 工业性氟病

工业性氟病是由于工作中长期接触过量的无机氟化物所致,以骨骼改变为主的全身疾病。氟及其化合物在工农业生产中应用很广,如炼铝磷肥、钢铁、农药、化工、含氟塑料和橡胶、铀提炼等多种工业。氟及其化合物主要以气体及粉尘形态经呼吸道和胃肠道进入人体,氢氟酸则可通过皮肤吸收一部分。经常接触低浓度氟化物可出现慢性鼻炎、咽喉炎、支气管炎及牙齿酸蚀症,氟骨症则是慢性氟中毒和地方性氟病的主要病变,一般先损及躯干骨,以后累及长骨。严重病例可因骨骼畸形压迫神经,影响生活和工作能力,或因关节活动受限,引起功能障碍。

一、发病原因

由于工作中长期接触过量无机氟化物所致,以骨骼改变为主的全身性疾病。

骨骼改变可由X线检查发现。最先出现于躯干骨尤其是骨盆和腰椎,继而桡、尺骨和胫、腓骨亦可受累。骨密度增高,骨小梁增粗、增浓,交叉成网织状,呈"纱布样"或"麻袋纹样",严重者如"大理石样"。桡骨、尺骨、胫骨、腓骨、骨盆和腰椎等处的骨膜、骨间膜、肌腱和韧带出现大小不等、形态不一(萌芽状、玫瑰刺状或烛泪状等)的钙化或骨化等骨周改变。

在临床上,眼、上呼吸道和皮肤刺激症状和慢性炎症出现较早,尿氟含量往往超过当地正常值。腰背和四肢疼痛、类神经症以及消化道症状(食欲不振、恶心、呕吐和上腹痛等)比较常见。严重者可有关节运动受限、骨骼畸形和神经受压症状。

二、诊断原则

应根据密切的职业接触史和骨骼X线改变,参考临床症状及化验检查等,进行综合分析,排除其他疾病,方可诊断。

本病是由于长期接触过量无机氟化物所致,故必须有在高浓度环境下工作多年的历史,发病年限一般在10年以上;劳动条件特别恶劣的特殊情况,接触3年者也有发病。

骨骼X线改变是本病诊断分期的主要依据。由于骨骼X线改变仅具有相对的特异性,故必须排除具有类似骨骼X线改变的其他疾病,如地方性氟病、类风湿性关节炎、石骨症、骨转移瘤和肾性骨病等。

本病的临床表现较为复杂,几乎累及每一个器官。这些症状虽非特异,但却可先于骨骼改变或与骨骼改变同时存在,是发现疾病的重要线索,在综合分析中能提供有力佐证。诊断时应参考临床症状,但因其与骨骼X线改变多不平行,且难以明确分期,故诊断与分期主要以骨骼X线改变为依据。

尿氟检查结果不规律,波动性大,除受饮水和食物影响外,主要原因是留尿时间不一致。氟作业工人上班后尿氟随接触情况而升降,休息24小时后,基本上恢复原来水平,故留脱离接触24小时后的班前尿较能反映工人体内的实际水平。考虑到尿氟的自然波动,应每周留1次,连续3次以上,取其平均值作为衡量尿氟高低的依据。

三、临床诊断要点

1.有氟及其化合物密切接触史。

2.典型的骨骼X线改变,参考临床症状。

3.发病工龄一般在10年以上。

4.尿氟增高。

5.排除其他类似疾病。

6.骨骼X线改变分期。

(1)观察对象:骨质密度在正常范围内,骨小梁稍有增粗,骨周有轻微改变。

(2)Ⅰ期:骨质密度增高,骨小梁增粗、增浓,交叉呈"纱布样";桡、尺骨或胫、腓骨骨膜、骨间膜有明确的钙化或骨化。在骨质或骨周改变中,如有一项显著而其他改变轻微者,亦可诊断。

(3)Ⅱ期:除躯干骨外其他部位亦可受累,骨质密度明显增高,骨小梁明显增粗,呈"麻袋纹样";骨周改变较为明显和广泛。

(4)Ⅲ期:全身大部分骨骼受累,骨质密度显著增高,骨小梁模糊不清如"大理石样";长骨皮质增厚,髓腔变窄,骨周改变更为明显和广泛,椎体间可有骨桥形成。

四、处理原则

1.可适当加强营养,补充维生素类,并给予对症治疗。

2.其他处理

(1)观察对象:定期复查,不需要特殊处理。

(2)Ⅰ期患者:一般不必调离氟作业。

(3)Ⅱ期及Ⅲ期患者:调离氟作业,根据机体功能状态安排适当工作或休息。

第六节　偏二甲基肼中毒

职业性急性偏二甲基肼中毒是在职业活动中,短期内接触较大量的偏二甲基肼引起的以中枢神经系统损害为主的疾病,常伴有肝脏损害。

一、诊断

根据短时间内吸入或皮肤污染较大量偏二甲基肼的职业史,结合中枢神经系统损害及肝脏损害的临床表现,参考现场劳动卫生学调查资料,综合分析,并排除其他病因所致类似疾病,方可诊断。

1.接触反应具有下列情况之一者

(1)接触偏二甲基肼后出现一过性的眼与上呼吸道的刺激症状,随后出现头晕、头痛、乏力、恶心等症状,神经系统检查无阳性发现。

(2)皮肤污染后可有烧灼感、局部红肿等表现。

2.诊断与分级标准

(1)轻度中毒:有明显的头晕、头痛、乏力、失眠、恶心、呕吐、食欲不振等症状,并有下列情况之一者:①兴奋、烦躁不安、肢体抽搐。②符合急性轻度中毒性肝病。

(2)重度中毒:全身阵发性强直性痉挛。

二、治疗

1.偏二甲基肼中毒后应迅速脱离现场,移至空气新鲜处,脱去污染的衣物。

2.体表污染液态偏二甲基肼时,立即用清水冲洗干净。皮肤小面积污染者可用2.5%碘酒擦洗至碘酒不褪色为止。

3.偏二甲基肼进入人体后,与维生素 B_6 及5 - 磷酸吡哆醛结合生成腙。而维生素 B_6 和5 - 磷酸吡哆醛是谷氨酸脱羧酶和 γ - 氨基丁酸转氨酶的辅酶。脑内这两种酶活性降低,可致 γ - 氨基丁酸生成减少,从而使中枢神经系统处于兴奋状态,导致痉挛发作。故偏二甲基肼中毒常用特效解毒剂维生素 B_6 进行治疗。

4.对症支持治疗

(1)止痉:轻度中毒中的肢体抽搐是指短时间的肢体痉挛发作,上下肢抽搐可为单侧,亦可双侧,无意识障碍。重度中毒的全身阵发性强直性痉挛表现类似癫痫大发作表现。

使用维生素 B_6 可根据病情轻重,先静脉注射维生素 B_6 1.0~5.0 g;若痉挛不止,再重复静脉注射0.5~1.0 g,然后改为静脉滴注,每0.5~1小时0.5 g。一般用量10 g/d,最高可至35 g/d。在痉挛发作过程中,可同时使用苯巴比妥、安定等止痉药,效果更佳。肼、一甲基肼类所致痉挛发作时,可据此方案使用维生素 B_6 治疗。

（2）纠正酸碱平衡及电解质紊乱。

（3）保肝治疗。

5.急性轻度中毒患者多在数天内恢复,痊愈后可恢复原工作。重度中毒患者经积极治疗后也可完全恢复。少数患者抢救脱险后,恢复期症状有一定反复。

第七节　氰及氰类化合物中毒

氰化物中毒初期中毒症状为头晕、头痛、呼吸速率加快,后期为发绀（由于缺氧而血液呈暗紫色）和昏迷现象;中毒的患者呼吸之间有些人可闻到氰化物特有的杏仁味道。暴露在高剂量下,在很短时间内可伤害脑及心脏,造成昏迷及死亡;如低剂量长期暴露,可能导致呼吸困难、心口痛、呕吐、血液变化（血红素上升、淋巴细胞数目上升）,头痛和甲状腺肿大。如果食入高量氰化物,可能有憋气感、呼吸短促、昏厥、失去意识或死亡。皮肤接触后会有溃烂、皮肤刺激及红斑;眼睛接触后会有刺激、烧伤、视力模糊,过量或延时性接触会造成眼睛永久性伤害。

一、氰化物概述

氰化物是一类剧毒物,常见的有氰化氢、氰化钠、氰化钾、氰化钙及溴化氰等无机类和乙腈、丙腈、丙烯腈、正丁腈等有机类;另外,某些植物果实中如苦杏仁、桃仁、李子仁、枇杷仁、樱桃仁及木薯等都含有氰苷,分解后可产生氢氰酸。

氰化物可分为无机氰化物,如氢氰酸、氰化钾（钠）、氯化氰等;有机氰化物,如乙腈、丙烯腈、正丁腈等,均能在体内很快析出离子,均属高毒类。凡能在加热或与酸作用后或在空气中与组织中释放出氰化氢或氰离子的氰化物,都具有与氰化氢同样的剧毒性作用。

工业中使用氰化物很广泛,如从事电镀、洗注、油漆、染料、橡胶等行业人员接触机会较多。日常生活中,桃、李、杏、枇杷等含氢氰酸,其中以苦杏仁含量最高,木薯亦含有氢氰酸。在社会上也有用氰化物进行自杀或谋杀情况。

职业性氰化物中毒主要是通过呼吸道,其次

在高浓度下也能通过皮肤吸收。生活性氰化物中毒以口服为主。口腔黏膜和消化道能充分吸收。

氰化物大多数属于剧毒或高毒类,可经人体皮肤、眼睛或胃肠道迅速吸收,口服氰化钠 50 ~ 100 mg 即可引起猝死。

氰化氢和丙烯腈烟雾可通过皮肤和呼吸道快速吸收。氰化物阻滞三羧酸循环,使组织细胞的生物氧化作用不能正常进行,造成"细胞内窒息",而血氧饱和度不受影响,仍呈鲜红色。中枢神经系统首先受累,呼吸中枢麻痹常为氰化物中毒的致死原因。

二、氰化物中毒的途径

氰化物一种可迅速致命的血液性毒剂,曾经被用作毒气室执行死刑以及战争时的杀人武器。氰化物可由自然界的某些细菌、霉菌及藻类产生,并在一些植物性的食物如杏仁、樱桃、李子、桃子、银杏（白果）、干果梨、苹果和梨种子、树薯和特殊竹芽,以及维生素 B_{12} 中获得。氰化物会存在于植物自然产生的糖或其他的有机复合物中,成为其中的一部分。由其化学结构来看,氰化物包含碳氮三键（C≡N）,通常是以化合物（结合两种或以上的化学物质形成的物质）的形态存在,如无色气体的氰化氢（HCN）或氯化氰（CNCl）,白色粉末或结晶的氰化钠（NaCN）或氰化钾（KCN）,以及有机化合物。

除了一般被蓄意下毒外,也可能是腈（nitriles）类化物,如乙腈（acetonitrile）、亚硝酰铁氰化盐类（nitroprussid）等化学物质在进入人体后可代谢成氰化物,而可能导致中毒。桃、杏、枇杷、李子、杨梅、樱桃的核仁皆含有苦杏仁苷和苦杏仁甙酶。苦杏仁甙遇水在苦杏仁甙酶的作用下,分解为氢氰酸、苯甲醛及葡萄糖。因此服食过量可以发生氢氰酸中毒(hydrocyanic acidpoisoning)。

苦的桃仁、杏仁比甜的毒性高数十倍,生食数粒即可出现症状。氢氰酸中毒的原理是氰酸离子(CN^-)易与三价铁(Fe^{3+})结合,但不能与二价铁(Fe^{2+})结合。当其被吸收入血后,因血红蛋白含二价铁,故不与结合,而随血流运送至各处组织细胞,很快与细胞色素及细胞色素氧化酶的三价铁结合,使细胞色素及细胞色素氧化酶失去传递电子的作用,而发生细胞内窒息。正常人体内含有硫氰生成酶,能使少量 CN^- 转变为无毒的硫氰化物,由肾脏排出,但这种机体解毒反应进行比较缓慢,当不足以解除氢氰酸的毒性时,即发生中毒。

非自然氰化物的来源,包括电镀业、金属表面处理、电子废料中贵金属回收(剥金剂)、化学合成、尼龙(nylon)中间产物、相片显影、毒鱼、火灾现场等。火灾现场的氰化物,有些氰化物(腈类)是石化工业中的原料及中间产物,目前许多不绫衣物均可能是石化产物,所以燃烧时易有氰化物产生。另外,火灾现场的毛料、丝质衣物燃烧亦是氰化物的来源。

三、氰化物中毒的机制

氰化物可经由口服、吸入及皮肤黏膜被吸收到体内。氰化物由于可以抑制多种酶,被吸收后和细胞中线粒体(mitochondria)上细胞色素氧化酶(cytochrome oxidase)三价铁离子产生络合物,抑制细胞氧化磷酸化作用(oxidative pHospHylation),阻断能量 ATP(adenosine tripHospHate)的生成,使得细胞缺氧窒息。

一般而言,对于微量的氰化物,人体可借由与变性血红素(methemoglobin)作用,而不是与色素氧化酶结合的方式,而达到排除毒性的效果。而氰化变性血红素(Cyanomethemoglobin)之后与一种硫化物转移酶——硫氰酸生成酶(rhodanese)作用,形成硫氰化铵(thiocyanate)错合物。硫氰化铵由肾脏排泄(也就是由尿液排出)。过多的氰化物进入人体,前述反应机制无法负荷,因而产生

毒性。

四、氰化物中毒的症状

多于食果仁后 2～6 小时内出现症状。轻者有恶心、呕吐、头痛或头晕、四肢无力、精神不振或烦躁不安等症状。体温正常或稍高,脉搏增速,呼吸深而稍快。严重者昏迷、惊厥,体温降低,血压下降,脉搏减慢,呼吸困难或不规则,多不伴青紫;瞳孔散大,对光反射消失;四肢阵发性痉挛,腱反射亢进或消失;白细胞可增高。患儿往往死于呼吸麻痹。若为氰化物中毒,症状发生更急更快,重者顿时昏迷、惊厥而死。

五、氰化物中毒的并发症

重度中毒表现为意识丧失,出现强直性和阵发性抽搐,直至角弓反张,血压下降,尿、便失禁,常伴发脑水肿和呼吸衰竭。氢氰酸对人体的慢性影响表现为神经衰弱综合征,如头晕、头痛、乏力、胸部压迫感、肌肉疼痛、腹痛等,并可有眼和上呼吸道刺激症状。皮肤长期接触后,可引起皮疹,表现为斑疹、丘疹,极痒。

六、氰化物中毒的诊断

1. 主要依靠病史及吐出物中查见毒物残渣来诊断。患者呼气中有时可有杏仁味,有助于诊断。疑为氰化物中毒时,可用特效解毒剂作诊断性治疗。至于采取标本做氰化物分析,方法复杂,非一般医院所能推行。氰化物中毒的即刻诊断比较困难,必须根据接触史、高 AG 性代酸和顽固性低氧血症综合考虑。

2. 氰化物中毒的检查

(1)中毒环境的空气及物品中可分析出毒物。中毒患者的血中可查出氰基,尿中硫氰酸盐浓度增加。

(2)动静脉血氧分压差缩小可作为氰化物中毒的诊断线索之一。

(3)早期胸部 X 线检查,大致正常。

3. 氰化物中毒的检测 氰化物中毒与否,除了前述"杏仁"味存在可当为一可能征兆外,最终

之确认检验,可以传统之比色法或滴定法测定。在分光光度计比色法中,于溶液的 pH < 8 时氰化物与氯胺-T(Chloramine - T)反应转换成氯化氰(CNCl),当反应完成后,添加吡啶—巴比妥酸剂(Pyridine - barbituric acid reagent)呈色,之后产生的错合物以分光光度计在波长 578 nm 测量其吸光度来判断其浓度。在滴定法中,需在样品中加入针对银类化物的指示剂,再使用标定过之标准硝酸银溶液当成滴定剂来决定氰化物之浓度。

更精确的检测法可以气象色层分析仪加上氮磷侦测器(Nitrogen pHospHrous Detection,NPD)或是电子捕捉侦测器(Electron - Capture detection,ECD)进行分析检测。

七、氰化物中毒的鉴别

急性氰化物中毒,应与神经性毒剂和一氧化碳中毒鉴别。神经性毒剂中毒多表现为毒蕈碱样、烟碱样和中枢神经症状,皮肤黏膜发绀,血液 AchE 活性下降。一氧化碳中毒多呈昏迷,无痉挛或伴有精神症状,皮肤黏膜樱桃红色。与其他窒息毒物如氮气、硫化氢等急性中毒相鉴别。此外,还应与糖尿病昏迷、脑炎癫痫相鉴别。

八、现场急救

1. 急救方法　立即将患者移至空气新鲜处,吸氧。呼吸停止者应进行人工呼吸(但避免用口对口人工呼吸法),心跳停止者应即时做胸外心脏按压。有条件者立即将亚硝酸异戊酯 2 支包在手帕中压碎,置患者口鼻前吸入,可反复应用 2 ~ 3 次。

不管接触途径为何,先给氧气,如果是食用性中毒,切勿催吐!目前已上市的氰化物解毒剂盒中含亚硝酸钠(Sodium Nitrite)、硫代硫酸钠(Sodium Thiosulfate)以及亚硝酸异戊酯(Amyl Nitrite)吸入剂。其解毒机制如下:亚硝酸钠和血红素作用形成变性血红素(Methemoglobin),变性血红素能从各种不同的组织中移除氰离子,并和它们形成毒性相对较低的氰变性血红素(Cyanmethemoglobin)。硫代硫酸钠的功能是经由

硫氰酸生成酶(rhodanese)将氰化物转变成硫代氰化物(Thiocyanate)。其结合的机制列举于下列化学式:

$$NaNO_2 + Hemoglobin = Methemoglobin$$
$$HCN + Methemoglobin = Cyanomethemoglobin$$
$$Na_2S_2O_3 + Cyanomethemoglobin = SCN + Methemoglobin$$

2. 解毒措施

(1)一亚硝酸盐硫代硫酸钠疗法:先用亚硝酸钠、亚硝酸异戊酯,从而迅速生成高铁血红蛋白。高铁血红蛋白就能从氰化细胞色素氧化酶中把细胞色素氧化酶置换出来,从而恢复其活性。

残余的 CN^- 用硫代硫酸钠清除,生成无毒的硫氰酸盐排出体外。

(2)亚甲蓝(美蓝):小剂量亚甲蓝可用于高铁血红蛋白血症;大剂量亚甲蓝可用于氰化物中毒的急救。

氰化钠口服致死量为 150 ~ 250 mg(成人口服苦杏仁 40 ~ 60 g 即能引起中毒或死亡)。

3. 家庭急救

(1)口服中毒者,可用 1:2 000 高锰酸钾溶液洗胃,并刺激咽后壁诱导催吐洗胃。

(2)吸入中毒者,应立即撤离现场,移至空气新鲜、通风良好的地方休息。

(3)用亚硝酸异戊酯 1 ~ 2 支击碎后倒入手帕,放在中毒者的口鼻前吸入,每 2 分钟 1 次,连用 5 ~ 6 次。

(4)对症抢救。发生循环、呼吸衰竭者,给予强心剂、升压药,呼吸兴奋剂,吸氧,人工呼吸等;皮肤烧伤者,可用高锰酸钾溶液冲洗,然后用硫化铵溶液洗涤。

(5)经上述现场急救之后,应立即送医院救治,切不可延误。

九、氰化物中毒的治疗

1. 一般处理　催吐,洗胃可用 1:2 000 高锰酸钾、5% 硫代硫酸钠或 1% ~3% 过氧化氢。口服拮抗剂,保持体温,尽早供氧,镇惊止痉,给呼吸兴奋剂以及在必要时持续人工呼吸直至呼吸恢复。同

时进行静脉输液,维持血压等对症治疗。一旦确诊,应尽快应用特效解毒药。

2. 特效疗法 特效解毒药有:①硫代硫酸钠:是利用其中之硫与 CN^- 结合成无毒的硫氰化物,由肾脏排出。②亚硝酸盐类:是使血红蛋白转变为高铁血红蛋白,从而夺取 CN^- 形成氰化高铁血红蛋白,减少 CN^- 与细胞色素氧化酶的结合,恢复细胞呼吸,起到缓解中毒的作用。由于氰化高铁血红蛋白仍将解离,放出 CN^-,若中毒不重,陆续解离出的 CN^- 可被机体自身转变为无毒的硫氰化物,排出体外;若中毒较重,仍需再用硫代硫酸钠。③美蓝:大剂量注射亦可使血红蛋白转变为高铁血红蛋白,并且美蓝含硫原子,故有解毒作用。④含钴的化合物:钴与氰离子生成无毒的氰钴化物,且钴与氰的亲和力大于细胞色素氧化酶与氰的亲和力,所以含钴的化合物如羟钴胺(与氰生成氰钴胺即维生素 B_{12})、依地酸二钴等,(CO_2EDTA)、氯化钴等,也是氰酸中毒的有效解毒剂。

(1)轻度中毒:应用亚硝酸钠、硫代硫酸钠或美蓝三者中任何一种均可,也可用羟钴胺、氯化钴。

(2)重度中毒:为了争取时间,应立即给吸入亚硝酸异戊酯,将安瓿包于纱布内压碎,每隔 1 ~ 2 分钟吸入 15 ~ 30 秒,此时尽快配制 1% 亚硝酸钠溶液依年龄大小用 10 ~ 25 mL(或 10 mg/kg),由静脉每分钟注入 3 ~ 5 mL(注射时应备有肾上腺素在旁,密切注意血压,如血压下降即肌注肾上腺素,血压明显下降时应暂停注亚硝酸钠);或用 1% 美蓝每次 10 mg/kg(即每次 1% 溶液 1 mL/kg),加 25% ~ 50% 葡萄糖 20 mL 静脉注射,注射时观察口唇,出现暗紫发绀即可停药。然后再用 25% 硫代硫酸钠按每次 0.25 ~ 0.5 g/kg,于 10 ~ 20 分钟内静脉缓慢注入。注射后如果氰中毒症状未消或以后症状反复,可重复上述药物 1 次,剂量减半。但应注意:亚硝酸钠、美蓝和硫代硫酸钠用量过大都可引起中毒,注射时应格外细心,严密观察患者,防止过量中毒。

十、预后

如果短时间内高浓度吸入,可无任何先兆症状,突然晕倒随后心搏骤停而致"电击样"死亡。

十一、氰化物中毒的预防

1. 含有氰苷的果仁,如桃、杏、枇杷、李子、杨梅、樱桃等,切勿过量食用。

2. 加强个人防护,处理事故和进入现场抢救时,应戴防毒面具。

3. 严格遵守操作规程,普及防毒和急救知识。

(李光杰　孔令敏)

第二十章　刺激性气体中毒

刺激性气体是指对眼、呼吸道黏膜和皮肤具有刺激作用的一类有害气体。在化学工业生产中，常见的刺激性气体有氯气、光气、双光气、二氧化硫、氮氧化物、甲醛、硫酸二甲酯、氯化氢、氟化氢、溴化氢、氨、臭氧等。此类气体多具有腐蚀性，常因不遵守操作规程或容器、管道等设备被腐蚀而发生跑、冒、滴、漏而污染作业环境。

刺激性气体对机体作用的特点是对皮肤、黏膜有强烈的刺激作用，其中一些同时具有强烈的腐蚀作用。刺激性气体对机体的损伤程度与其在水中的溶解度与作用部位有关。一般来说，水溶性大的化学物，如氯气、氨气、二氧化硫等对眼和上呼吸道迅速产生刺激作用，很快出现眼和上呼吸道的刺激症状；水溶性较小的化学物，如光气、

二氧化氮等，对下呼吸道及肺泡的作用较明显。刺激性气体造成的病变的严重程度除与化学物本身的性质有关外，最重要的是与接触化学物的浓度和时间密切相关。短期接触高浓度刺激性气体，可引起严重急性中毒，而长期接触低浓度则可造成慢性损伤。

急性刺激性气体中毒通常先出现眼及上呼吸道刺激症状，如眼结膜充血、流泪、流涕、咽干、咳嗽、胸闷等症状，随后这些症状可减轻或消失，经过几小时至3天不等的潜伏期后症状突然重现并很快加重，严重者可发生化学性支气管炎、肺水肿，表现为剧烈咳嗽、咳白色或粉红色泡沫痰、呼吸困难、发绀等，可因肺水肿或并发急性呼吸窘迫症等导致残疾。

第一节　氯气中毒

工业上接触氯的机会有氯的制造或使用过程中，若设备管道密闭不严或检修时均可接触氯。液氯灌注、运输和贮存时，若钢瓶密封不良或有故障，亦可发生大量氯气逸出。主要见于电解食盐、制造各种含氯化合物、造纸、印染及自来水消毒等工业。

氯气是黄绿色的刺激性气体，比重为空气的2.5倍，可引起呼吸道的严重损伤，对眼睛黏膜和皮肤有高度刺激性。氯气中毒，祖国医学无此记载，根据中毒症状来看，属于咳嗽和哮喘的范畴。从辨证来看，又和实喘型、燥咳型相似。

氯气中毒是在工作过程中，短期内吸入较大量氯气所致的以急性呼吸系统损害为主的全身性疾病。

一、病因病机

氯气主要由呼吸道吸入，作用于支气管和细支气管及肺泡。低浓度时仅侵犯眼和上呼吸道，对局部黏膜有烧灼和刺激作用。高浓度或接触时间过长，产生氯化氢和次氯酸，可引起支气管痉挛，也可透过细胞膜，破坏膜的完整性、通透性以及肺泡壁的气—血、气—液屏障，引起眼、呼吸道黏膜炎性水肿、充血、坏死，重者可致呼吸道深部病变甚至形成肺水肿。吸入高浓度氯气还可引起迷走神经反射性心搏骤停或喉痉挛，出现电击样死亡。

外邪袭肺，使肺气壅遏不宣，以致咳喘。因肺为娇脏，其性肃降，上连咽喉，开窍于鼻，外合皮毛，属卫，主气，司呼吸，为气体出入的主要脏器。

一旦受到外邪侵袭,首当其冲,肺失清肃而壅遏不宣,肺气上逆遂成咳喘。陈修园说:"肺为脏腑之华盖,呼之则虚,吸之则满,只受得本脏之正气,受不得外来之客气,客气干之,则呛而咳矣。"

二、临床表现

氯气主要经呼吸道侵入,损害上呼吸道;空气中氯浓度较高时也侵入深部呼吸道。氯气对人体的作用有急性中毒和慢性损害两种。

1. 急性中毒　主要为呼吸系统损害。起病及病情变化一般均较迅速,通常无潜伏期。可立即出现眼及上呼吸道刺激反应,如畏光、流泪、咽痛、呛咳、咳少量痰等,很快咳嗽加剧,出现胸闷、气急、胸骨后疼痛、呼吸困难或哮喘样发作等症状。严重吸入者可在 1~2 小时内出现肺水肿。表现为进行性呼吸频数、唇发绀、心动过速、咳白色或粉红色或血性泡沫痰、顽固性低氧血症等。肺部常有干、湿性啰音及哮鸣音。极高浓度时由于呼吸道黏膜内末梢感受器受刺激,致局部平滑肌反射性挛缩而加剧通气障碍,甚至喉头痉挛窒息死亡。有时还可引起迷走神经反射性心搏骤停而发生电击式死亡。

严重中毒患者可陷入昏迷,出现脑水肿或中毒性休克。氯气中毒可引起眼痛、畏光、流泪、结膜充血、水肿等急性结膜炎表现,高浓度时造成角膜损伤。液氯或高浓度氯气可引起皮肤暴露部位急性皮炎或烧伤。

胸部 X 线表现为两侧肺纹理增粗、模糊,或散布点、片状模糊阴影,或呈网状,或融合成大片状、云雾状,或呈蝶翼状分布。血气分析可有不同程度的低氧血症或高碳酸血症。心电图检查可呈心动过速、传导阻滞、短暂性心律失常、ST－T 波改变等异常表现。

急性氯气中毒还可伴发一过性肝、肾功能损害。

2. 氯气对人体的慢性影响　主要表现为上呼吸道、眼结膜、皮肤方面的刺激症状及类神经症、氯痤疮、牙齿酸蚀症等。

三、诊断

根据短期内吸入较大量氯气后迅速发病,结合临床症状、体征、胸部 X 线表现,参考现场职业卫生学调查结果,综合分析,排除其他原因引起的呼吸系统疾病,方可诊断。

1. 刺激反应　出现一过性眼和上呼吸道黏膜刺激症状,肺部无阳性体征或偶有散在性干啰音,胸部 X 线无异常表现。

2. 轻度中毒　临床表现符合急性气管—支气管炎或支气管周围炎。如出现呛咳,可有少量痰、胸闷,两肺有散在干、湿啰音或哮鸣音;胸部 X 线表现可无异常或可见下肺野有肺纹理增多、增粗、延伸,边缘模糊。

3. 中度中毒　凡临床表现符合下列诊断之一者:①急性化学性支气管炎:如有呛咳、咳痰、气急、胸痛等,可伴有轻度发绀;两肺有干、湿性啰音;胸部 X 线表现常见两肺下部内带沿肺纹理分布呈不规则点状或小斑片状边界模糊、部分密集或相互融合的致密阴影。②局限性肺泡性肺水肿:上述症状、体征外,胸部 X 线显示单个或多个局限性轮廓清楚、密度较高的片状阴影。③间质性肺水肿:如胸闷、气急较明显;肺部呼吸音略减低外,可无明显啰音;胸部 X 线表现肺纹理增多、模糊,肺门阴影增宽、境界不清,两肺散在点状阴影和网状阴影,肺野透亮度减低,常可见水平裂增厚,有时可见支气管袖口征及克氏 B 线。④哮喘样发作:症状以哮喘为主,呼气尤为困难,有发绀、胸痛;两肺弥漫性哮鸣音;胸部 X 线可无异常发现。

4. 重度中毒　符合下列表现之一者:①弥漫性肺泡性肺水肿或中央性肺水肿;②急性呼吸窘迫综合征(ARDS);③严重窒息;④出现气胸、纵隔气肿等严重并发症。

四、治疗

1. 立即脱离接触,保持安静及保暖。出现刺激反应者,严密观察至少 12 小时,并予以对症处理。吸入量较多者应卧床休息,以免活动后病情加重，并应用喷雾剂、吸氧；必要时静脉注射糖皮质激素，有利于控制病情进展。

2.可选择适当方法给氧，吸入氧浓度不应超过60%，使动脉血氧分压维持在8~10 kPa。如发生严重肺水肿或急性呼吸窘迫综合征，给予鼻面罩持续正压通气(CPAP)或气管切开呼气末正压通气(PEEP)疗法，呼气末压力宜在0.5 kPa左右。

3.应用糖皮质激素，应早期、定量、短程使用，并预防发生副作用。

4.可给予雾化吸入疗法、支气管解痉剂，去泡沫剂可用二甲硅油(消泡净)；如有指征应及时施行气管切开术。

5.预防发生继发性感染。维持血压稳定，合理输液及应用利尿剂，纠正酸碱和电解质紊乱，良好的护理及营养支持等。

6.由急性中毒所引起的症状、体征、胸部X线异常等基本恢复，患者健康状况达到中毒前水平，中毒患者治愈后，可恢复原工作；中毒后如常有哮喘样发作，应调离刺激性气体作业工作。

五、辨证论治

1.实证 症见胸闷、气紧、频繁呛咳，少痰，喘息，唇绀，伴流泪、头痛、恶心、声音嘶哑等。舌质红，苔薄黄，脉细数。治法：解氯宣肺，润肺止咳，佐以祛瘀。方用：解氯止咳糖浆。方药：甘草、绿豆、罂粟壳、地龙、黄芩、二冬、桃仁、冬瓜仁、苏子、冰糖。

2.虚证 症见干咳，咳声短促，痰少黏白，或痰中带血丝，或声音逐渐嘶哑，口干咽燥，常伴有午后潮热，手足心热，夜寐盗汗，口干，舌质红少苔，或舌上少津，脉细数。治法：滋阴润肺，化痰止咳。方用：沙参麦冬汤。方药：沙参、玉竹、生甘草、冬桑叶、麦冬、生扁豆、花粉。

第二节 二氧化硫中毒

二氧化硫广泛用于工业，是硫矿、造纸业、矿物燃烧的副产品，也是大气的常见污染物。

职业性急性二氧化硫中毒，是在生产劳动或其他职业活动中，短时间内接触高浓度二氧化硫气体所引起的，以急性呼吸系统损害为主的全身性疾病。

二氧化硫(SO_2)是一种无色、高度水溶性、有辛辣气味的刺激性气体，比空气重。

一、病因病机

二氧化硫的浓度为1.5 mg/m³时可被察觉，浓度为1.8~3.0 mg/m³时刺激鼻腔和咽喉部，稍高浓度引起明显的上呼吸道不适和持续咳嗽。

急性中毒罕见，可引起与氯气中毒类似的临床症状。相对低浓度的二氧化硫(3.0~150 mg/m³)，大部分沉积在鼻咽部和咽喉部。因为具有高度水溶性的特点，接触18~30 mg/m³的二氧化硫可引起严重的结膜和上呼吸道黏膜的刺激症状。接触较高浓度的二氧化硫可导致喉部、气管、远端气道和肺泡的损伤，刺激黏膜分泌，引起支气管痉挛，甚至肺水肿。

二氧化硫是一种刺激性气体，由于溶解性高，在上呼吸道与水接触生成硫酸和亚硫酸，引起黏膜损伤，造成临床一系列症状。凡是接触较高浓度的SO_2均可致病，除直接刺激眼与上气道外，在呼吸道与水接触生成硫酸和亚硫酸引起黏膜损伤，进而导致一系列临床症状。人体接触二氧化硫后可表现为双相反应：即刻反应包括对眼、鼻、喉的刺激和灼伤，如结膜炎、角膜炎、咽炎，表现打喷嚏、流泪、视物模糊，并有胸部紧束感、呼吸困难和刺激性咳嗽，肺部可有啰音；接触高浓度的二氧化硫在数小时内可引起急性肺水肿和死亡。急性期存活的部分患者于中毒后2~3周可表现为弥漫性肺浸润或持续性气道梗阻而发生呼吸衰竭。

外邪袭肺，直接灼伤呼吸道和肺脏，影响肺脏的功能,使肺气壅遏不宣,以致胸闷、咳嗽。肺为娇脏,肺又为水之上源,水液失其调节功能,聚集在肺脏,形成病理性的水饮致病,导致悬饮的发生。故二氧化硫中毒的治疗当区分重症与轻症。

二、临床表现

人体接触二氧化硫后症状可分为双相反应。即刻反应包括对眼睛、鼻、喉的刺激和烧伤,并有胸部紧束感,气急和干咳,表现为结膜炎、角膜烧伤、红斑样咽炎,胸部听诊可有啰音。接触高浓度的二氧化硫在数小时内可引起急性肺水肿和死亡。急性期存活的患者于中毒后 2~3 周产生第二相的呼吸系统症状,患者可因弥漫性肺浸润而呼吸衰竭。部分患者可有持续性的气流受阻。

1. 急性中毒 吸入二氧化硫后很快出现流泪,畏光,视物不清,鼻、咽、喉部烧灼感及疼痛,咳嗽等眼部和上呼吸道刺激症状。较重者可有声音嘶哑、胸闷、胸骨后疼痛、剧烈咳嗽、心悸、气短、头痛、头晕、乏力、恶心、呕吐及上腹部疼痛等。检查可见眼结合膜充血水肿,鼻中隔软骨部黏膜小块发白的灼伤,两肺可闻干、湿啰音。严重者发生支气管炎、肺炎、肺水肿,甚至呼吸中枢麻痹;如当吸入浓度高达 5 240 mg/m³ 时,立即引起喉痉挛、喉水肿,迅速死亡。有报告急性中毒引起双基底节区变性坏死的病例。液态二氧化硫污染皮肤或溅入眼内,可造成皮肤灼伤和角膜上皮细胞坏死,形成白斑、瘢痕。

2. 慢性影响 长期接触低浓度二氧化硫,引起嗅觉、味觉减退甚至消失,头痛,乏力,牙齿酸蚀,慢性鼻炎、咽炎,气管炎,支气管炎,肺气肿,肺纹理增多,弥漫性肺间质纤维化及免疫功能减退等。

三、诊断

根据接触史、呼吸系统受损的临床表现及现场劳动卫生学调查,可明确诊断。按 GB16375 - 1996(职业性急性二氧化硫中毒诊断标准及处理原则)规定,诊断分级如下:

1. 刺激反应 出现上呼吸道刺激症状,短期

内(1~2 天)能恢复正常,体检及 X 线征象无异常。

2. 轻度中毒 除刺激反应临床表现外,伴有头痛、恶心、呕吐、乏力等全身症状;眼结合膜、鼻黏膜及咽喉部充血水肿;肺部有明显干性啰音或哮鸣音,胸部 X 线表现为肺纹理增强。

3. 中度中毒 除轻度中毒临床表现外,尚有胸闷、剧咳、痰多、呼吸困难;体征有气促、轻度发绀、两肺有明显湿啰音;胸部 X 线征象示肺野透明度降低,出现细网和(或)散在斑片状阴影,符合肺间质水肿征象。

4. 重度中毒 出现下列情况之一者,即可诊断为重度中毒:①肺泡肺水肿。②突发呼吸急促,每分钟超过 28 次;血气 $PaO_2 < 8$ kPa,吸入 < 50% 氧时 PaO_2 无改善且有下降趋势。③合并重度气胸、纵隔气肿。④窒息或昏迷。⑤猝死。

四、治疗

1. 立即将患者移离有毒场所,静卧、保暖、呼吸新鲜空气或氧气,雾化吸入 2%~5% 碳酸氢钠 + 氨茶碱 + 地塞米松 + 抗生素。用生理盐水或清水彻底冲洗眼结膜囊及被液体二氧化硫污染的皮肤。

2. 对吸入高浓度二氧化硫有明显刺激症状但无体征者,应密切观察不少于 48 小时,并对症治疗。

3. 积极防治肺水肿,可早期、足量、短期应用糖皮质激素。需要时可用二甲硅油消泡剂。必要时气管切开。

4. 对症及支持治疗。防治感染、合理输液、纠正电解质紊乱及抗休克等均与内科治疗原则相同。

5. 其他处理。急性轻、中度中毒者治愈后可恢复工作。重度中毒或中毒后有持续明显的呼吸系统症状者,应调离刺激性气体接触作业。需进行劳动能力鉴定者按 GBT/16180 处理。

五、辨证论治

1. 轻症 表现为胸部紧束感、呼吸困难和刺

激性咳嗽,喉燥咽痛,鼻流黄涕,口渴等热证,舌苔薄黄,脉浮数或浮滑。治则:疏风清热,宣肺止咳。方用:清金化痰汤。方药:黄芩、山栀子、知母、桑白皮、瓜蒌仁、贝母、麦门冬、橘红、茯苓、桔梗、甘草。

2.重症 表现为咳嗽,胸闷,憋气,咳唾时胸胁引痛,转侧不利,偏卧于病侧则痛缓,肋间胀满,呼吸急促。舌苔薄白,脉象沉弦。治法:逐水祛饮。方用:十枣汤。方药:芫花、大戟、甘遂、大枣。

六、预防

生产、运输和使用时应严格按照刺激性气体有害作业要求操作和做好个人防护,可将数层纱布用饱和碳酸氢钠溶液及1%甘油湿润后夹在纱布口罩中,工作前后用2%碳酸氢钠溶液漱口。生产和使用场所空气中二氧化硫浓度不应超过15 mg/m³的最高容许浓度。有明显呼吸系统及心血管系统疾病者,禁止从事与二氧化硫有关的作业。

第三节 二氧化氮中毒

二氧化氮(NO_2)为刺激性气体,对上呼吸道黏膜刺激作用弱,主要进入呼吸道深部的细支气管及肺泡,逐渐与水起作用,形成硝酸和亚硝酸,对肺组织严重刺激和腐蚀作用,引起肺水肿,从而导致中毒。

一、接触机会

二氧化氮(NO_2),相对分子量为46.01,为红棕色刺鼻气体或黄色液体,溶于碱、二硫化碳和氯仿,微溶于水,较稳定。

氮氧化物中毒大部分为氧化氮和二氧化氮(NO_2)所致。二氧化氮是红棕色气体,不溶于水,具有特征性的甜味。氮氧化物在许多职业均可接触到,包括用乙炔吹管焊接、电镀、金属清洗和采矿业,以及制造染料、油漆或使用硝酸的过程。二氧化氮也是喷气发动机燃料的重要成分和柴油燃烧副产品。主要来自于车辆废气、火力发电站和其他工业的燃料燃烧及硝酸、氮肥、炸药的工业生产过程,具有腐蚀性和生理刺激作用。青储饲料的地窖中亦可因接触氮氧化物而引起中毒。接触150 mg/m³以上的二氧化氮3~24小时后,出现呼吸道症状,如咳嗽、发热、气急等,痰中带血丝、极度虚弱、恶心和头痛。

二、中毒机制

儿童、老人和患呼吸系统疾病的人群受二氧化氮的影响更大。

二氧化氮污染指数小于200时,短期接触对人体不会产生不利影响;污染指数为201~300时,儿童、老人和呼吸道疾病患者应当减少户外剧烈的锻炼活动;污染指数大于300时,儿童、老人和哮喘病等呼吸道疾病患者应当减少一切户外活动。

1.二氧化氮水溶性较差,呼吸道黏膜上水分又少,吸入后短时间内刺激性不大;进入肺泡后,由于肺泡水分多,二氧化氮溶于水生成硝酸和亚硝酸。亚硝酸可使肺泡上皮细胞和毛细血管内皮细胞通透性增强,造成肺水肿。

二氧化氮污染急性中毒很少有结膜和口咽部黏膜的刺激症状,初始患者往往不知道已中毒。肺损伤程度取决于气体浓度和吸入的时间。接触150 mg/m³以上的二氧化氮3~24小时后,出现呼吸道症状,如咳嗽、发热、气急等,痰中带血丝、极度虚弱、恶心和头痛。支气管痉挛是急性期的主要特征,胸部听诊可闻及啰音和哮鸣音。

2. 亚硝酸在肺组织内与碱性物质结合生成亚硝酸盐。后者可以:①使血红蛋白变成高铁血红蛋白;②扩张血管使血压降低。

三、临床表现

1. 急性中毒

(1)分期

1)潜伏期:接触二氧化氮后 4～6 小时(个别人 12 小时)内仅有眼部不适及轻咳,往往被忽视。

2)肺水肿期:潜伏期过后,症状突然加重,全身无力、头痛、头晕、胸憋气促、咳嗽、咳白色或血性泡沫痰,双肺大量湿啰音;继而出现高热寒战、意识障碍、躁动、抽搐、昏迷、血压降低、休克、死亡。

3)恢复期:幸免者呈慢性恢复过程。

2. 分度

1)急性轻度中毒:可有咽部不适、干咳、胸闷等呼吸道刺激症状及恶心、无力,一般经 2～3 日即可恢复。

2)急性中度中毒:常在吸入氮氧化合物后 24 小时上述症状加重,伴食欲减退、轻度胸痛、呼吸困难,体温可略升高。

3)急性重度中毒:可见明显发绀、极度呼吸困难,常可危及生命。少数患者接触高浓度二氧化氮后产生急性呼吸衰竭,到达医院前死亡。

2. 慢性中毒　长期吸入低浓度氮氧化合物,可出现咽干、咽痛、咳嗽等不适,还可见不同程度的类神经症,表现为神经衰弱症候群、慢性支气管炎、肺纤维化。有人报道,还可发生中毒性精神病、多发性神经炎等。

二氧化氮中毒的亚急性期或慢性期的特征包括严重气急、干咳、喘息、寒战和发热。胸片示弥漫性和斑片状浸润。可发展为严重低氧血症和高碳酸血症。

并发症:重度中毒者剧烈咳嗽,可并发严重气胸、纵隔气肿或严重心肌损害等。

四、实验室及特殊检查

实验室检查示外周血白细胞增高,中性粒细胞增加,动脉血气示肺泡动脉血氧分压差增大。开始时胸片可正常,逐渐出现肺水肿征象。

五、诊断

1. 有明确的 NO_2 接触史。

2. NO_2 中毒其特点是潜伏期长,易出现迟发性肺水肿。

3. 胸部 X 线表现为两肺满布粟粒状阴影。

根据上述三条即可确诊。

六、鉴别诊断

须与本病鉴别的疾病如急性心源性肺水肿、急性肺栓塞、特发性肺间质纤维化。

七、治疗

1. 二氧化氮中毒急救　立即脱离现场。不论症状轻重均应静卧,呼吸新鲜空气或氧气,密切观察 24 小时。

(1)立即口服强的松 10 mg。

(2)肺水肿期患者

1)静滴氢化考的松 100～200 mg 或氟美松 10～20 mg。可给予皮质激素治疗,尤其有明显气流受阻时。

2)异内肾上腺素 0.1～0.2 mg、地塞米松 2～5 mg,用注射用水稀释成 10～20 mL,雾化吸入。

3)肺水肿者予以酒精吸氧或在湿化瓶内加消泡净(二甲硅油),可试用呋塞米(速尿)或利尿酸钠。

4)治疗高铁血红蛋白血症,参考"亚硝酸盐中毒"。

2. 对症处理　无高压氧设备可采取常压戴面罩大流量吸氧。躁动、抽搐者可使用镇静剂或亚冬眠疗法。

3. 急性阶段的治疗　主要是支持性治疗,包括吸氧、辅助通气,应用支气管扩张剂、利尿剂,进行血流动力学监护。严重的非心源性肺水肿,有必要采用机械通气和 PEEP。

4. 不主张预防性抗菌治疗。

5. 存在正铁血红蛋白血症时，除了上述治疗外，可静脉应用亚甲蓝治疗。急性期过后，部分患者可在初始中毒后 3~6 周症状复发。

亚急性期或慢性期使用皮质激素可能有效，但部分患者康复后有不同程度的阻塞性肺病，极少数患者因进行性呼吸衰竭死亡。

第四节　光气中毒

光气又称为碳酰氯（$COCl_2$），无色，具有发霉柴草气味，很少溶于水，水解后形成盐酸，剧毒，微溶于水，较易溶于苯、甲苯等。光气由一氧化碳和氯的混合物通过活性炭制得，环境中的光气主要来自染料、农药、制药等生产工艺。

光气通常用于有机合成、制造染料、塑料和其他中间体（如异氰酸酯），制造农药和制药等行业，也曾用做军用毒剂。光气比空气重 3 倍以上，对黏膜无刺激性，使吸入高浓度光气的人体无感觉。光气主要工业用途是生产苯胺染料。其他接触机会较多的行业为消防队员、焊接工人等。

光气稀释时，有一种干草的霉味。在 0℃ 时冷凝为透明无色发烟液体。分子式 $COCl_2$，相对分子量 98.92，相对密度 1.381（20/4℃），熔点 -118℃，沸点 8.2℃，蒸气压 161.96 kPa（20℃），蒸气密度 3.4。微溶于水，易溶于苯、甲苯、冰乙酸和许多液态烃类。遇水缓慢分解，生成一氧化碳和氯化氢。加热分解，产生有毒和腐蚀性气体。万一有光气漏逸，微量时可用水蒸气冲散；较大量时，可用液氨喷雾解毒；也可被苛性钠溶液吸收。侵入途径：可经呼吸道吸入。

研究证明：当生产环境中光气的浓度在 30~50 mg/m³ 时，可引起劳动者急性中毒；在 100~300 mg/m³ 时，人接触 15~30 分钟，即可引起严重中毒，甚至死亡。光气中毒事故的发生，一是生产设备没有定期检修而出现光气泄漏，也有的是在设备检修时，没有按规定对设备进行充氮置换，当检修人员拆卸设备检修时，光气喷出造成人员中毒。二是在生产过程中，由于作业者违章操作，加料过快造成冲料外溢；再有就是光气尾气处理系统失灵、分解能力不足或分解剂失效致使光气分解不完全而排气等，也可造成作业者中毒；还有的

是因为管理措施不力，光气输送管道或容器发生爆炸以及设备其他意外事故等导致光气大量泄漏，这种情况可能造成群体性中毒。另外，在金属冶炼过程中，氯代碳氢化合物，如氯仿、四氯化碳、三氯乙烯等遇明火燃烧或接触炽热的金属物品及聚氯乙烯塑料制品燃烧时，均可分解生成光气，若不注意防护，都有可能发生中毒。光气中毒是由呼吸道吸入而引起，其毒性作用主要是对呼吸系统的损害。人吸入光气后，一般有 2~24 小时的潜伏期，吸入量越多，则潜伏期越短，病情越严重。人吸入浓度较低的光气时，局部刺激症状可不明显；但经过一段潜伏期后，则可直接损害毛细血管内膜，出现肺水肿。当吸入较高浓度光气时，中毒者可发生支气管痉挛，有些中毒者可在肺水肿出现之前即出现窒息症状。

一、病因病机

从吸入光气到出现肺泡性肺水肿有一潜伏期，一般为 6~15 小时，亦有短至 2 小时或更短者。吸入光气后可产生恶心、头晕、咳嗽、胸骨后不适，喘息和气急，咳血痰。儿童患者症状往往不明显，以客观表现为主，如咳嗽、恶心、呕吐等；而成人则以主观不适为主，如胸闷、气短、头昏、乏力。

光气是剧烈窒息性毒气，高浓度吸入可致肺水肿，毒性比氯气约大 10 倍，但在体内无蓄积作用。在生产条件下以急性中毒为主，主要对呼吸系统造成损害。吸入光气后，发生典型的刺激症状，初为干咳，数小时后加重，轻者出现咳嗽、胸闷、气促、眼结膜刺激和头痛、恶心等；重者可发展为肺水肿、呼吸困难，甚至出现休克。

光气为窒息性毒气，大鼠吸入 20 分钟的 LC50

为 100 mg/m³。较低浓度时无明显的局部刺激作用，经一段时间后出现肺泡—毛细血管膜的损害，而导致肺水肿。较高浓度时可因刺激作用而引起支气管痉挛，导致窒息。人的嗅觉阈为 0.4 ~ 4 mg/m³。8 mg/m³ 对眼和鼻有轻度刺激作用。

光气的毒理作用与氯气相似，但比氯气强15.5 倍，具有强烈的刺激及腐蚀性，它对细小支气管，尤其是肺泡的毒性极强，造成肺毛细血管内皮损伤，渗透性增高，患者多发生肺水肿。这样，可导致患者缺乏氧气逐渐窒息。再则，血液因其血浆总量之 1/3 ~ 1/2 渗入肺泡，血液高度浓缩黏稠，血色素常超过 140%，致使心脏因血液过于黏稠而使循环发生困难，也加重了缺氧。

故从中医角度与氯气辨证类似，治疗亦相同，如果咯血严重则从血证论治。本篇即讨论咯血的辨证论治。

二、临床表现

从吸入光气到出现肺泡性肺水肿有一潜伏期，一般为 6 ~ 15 小时，亦有短至 2 小时或更短者。光气属高毒类，但吸入后呼吸道刺激症状不明显，加之潜伏期的存在，对人体的影响主要表现为急性中毒，而慢性影响迄今未见报道。

误吸光气后产生恶心，头晕，咳嗽，胸骨后不适，喘息和气急，咳血痰。儿童患者症状往往不明显，以客观表现为主，如咳嗽、恶心、呕吐等；而成人则以主观不适为主，如胸闷、气短、头昏、乏力。吸入高浓度的光气，如每立方米空气含光气150 mg 以上时，只需半小时患者即可致死。中毒时，患者先有局部刺激症状，同氯气中毒相似，如两眼烧灼感、咽喉干燥发热，以后迅速出现刺激性咳嗽、咳痰（痰中带血）、呼吸变快、喘息、面部青紫；患者血压逐渐下降，脉搏细弱无力，全身皮肤转为灰白色，最后可因呼吸、循环衰竭而死亡。亦有当时未死者，但多伴有继发感染致死。中毒较轻时，出现一般呼吸道炎症，经治疗多能痊愈。

光气所致急性中毒的临床表现分为四期：

1. 刺激期（立即反应期）　吸入光气当时即出现呛咳、胸闷、气促和眼结膜刺激症状，还可有头晕、头痛、恶心等。

2. 症状缓解期　吸入光气后一般有 3 ~ 24 小时的症状缓解期，这时刺激期所表现的症状可缓解或消失，但肺部病变仍在发展。

3. 症状再发期　肺部病变逐步发展为肺水肿，可有怕冷、发热、头昏、烦躁不安、胸闷、气急、呼吸困难、发绀、咳嗽、咳粉红色泡沫样痰，甚至出现休克等症状，此期可持续 1 ~ 3 天。

4. 恢复期　经积极救治，肺水肿逐渐吸收，3 ~ 4 天后基本恢复，在恢复期中可出现自主神经功能紊乱。急性中毒痊愈后，一般无后遗症。

三、辅助检查

X 线胸片是诊断急性光气中毒肺水肿的必要手段，其改变比症状、体征出现早，应在中毒即刻、8 小时、24 小时分别拍胸片，加以比较。如中毒后8 小时胸片仍无改变，发生肺水肿的可能性不大。肺水肿早期改变为间质性肺水肿，往往出现在无明显症状的潜伏期。故及早通过胸片可发现间质性肺水肿，对于治疗和预后有着极其重要的意义。

实验室检查：动脉血氧分压低于预计值1.33 ~ 2.66 kPa。

四、诊断

1. 诊断原则　根据明确短期内接触光气职业史，急性呼吸系统损害的临床症状、体征，胸部 X 线表现，结合血气分析等其他检查，参考现场劳动卫生学调查资料，综合分析，排除其他病因所致类似疾病，方可诊断。

刺激反应：出现一过性的眼和上呼吸道黏膜刺激症状。肺部无阳性体征，胸部 X 线表现无异常改变。

2. 诊断与分级标准

（1）轻度中毒　咳嗽、气短、胸闷或胸痛，肺部可有散在干、湿性啰音。X 线胸片表现为肺纹理增强，或伴边缘模糊。以上表现符合支气管炎或支气管周围炎。

（2）中度中毒　具有下列情况之一者：

1）胸闷、气急、咳嗽、咳痰等，可有痰中带血，常伴有轻度发绀,两肺出现干、湿性啰音。胸部X线表现为两中、下肺野可见点状或小斑片状阴影。以上表现符合急性支气管肺炎。

2)胸闷、气急、咳嗽、咳痰较严重,两肺呼吸音减低,可无明显啰音,胸部X线表现为肺纹理增多,肺门阴影增宽、境界不清,两肺散在小点状阴影和网状阴影,肺野透明度减低,常可见水平裂增厚,有时可见支气管袖口征或克氏B线。以上表现符合急性间质性肺水肿。

血气分析常为轻度或中度低氧血症。

(3)重度中毒 具有下列情况之一者:

1)明显呼吸困难、发绀,频繁咳嗽,咳白色或粉红色泡沫痰,两肺有广泛的湿性啰音,胸部X线表现为两肺野有大小不一、边缘模糊的小片状、云絮状或棉团样阴影,有时可融合成大片状阴影或呈蝶状分布,血气分析显示 $PaO_2/FiO_2 \leq 40$ kPa(300 mmHg)。以上表现符合弥漫性肺泡性肺水肿或中央性肺泡性肺水肿。

2)上述情况更为严重,呼吸频数(>28次/分)或(和)呼吸窘迫,胸部X线显示两肺呈融合的大片状阴影,血气分析显示 $PaO_2/FiO_2 \leq 26.7$ kPa(200 mmHg)。以上表现符合急性呼吸窘迫综合征。

3)窒息。

4)并发气胸、纵隔气肿。

5)严重心肌损害。

6)休克。

7)昏迷。

五、鉴别诊断

应与心源性肺水肿、心力衰竭相鉴别。

六、治疗

1.在潜伏期给予适当治疗,可阻断肺水肿的发生与发展。对明确的光气吸入者,应卧床休息,严格限制其体力活动。

凡吸入光气者应迅速脱离现场到空气新鲜处,立即脱去污染的衣物,体表沾有液态光气的部位用水彻底冲洗净。保持安静,绝对卧床休息,注意保暖。早期给氧,给予药物雾化吸入,用支气管解痉剂、镇咳、镇静等对症处理。至少要密切观察48小时,注意病情变化。

2.防治肺水肿。早期、足量、短程应用糖皮质激素,早期、足量、短程使用地塞米松对防止肺水肿有较好的效果,病情危重者应给予冲击疗法。

3.急性呼吸窘迫综合征治疗。

4.氧疗是关键环节,胸闷、气急、胸部束紧感、呼吸过速、发绀等为氧疗指征,可采用鼻导管或鼻塞,亦可采用高频喷射通气(HFJV)、氧帐或高压氧。早期治疗和合理用药,为治疗肺水肿的关键。可以应用消泡剂如二甲硅油气雾剂吸入,注意保持呼吸道通畅。合理给氧:吸入氧浓度(FiO_2)不宜超过60%。

5.控制液体输入。

6.须重视抗感染治疗。

7.不宜应用利尿剂、脱水剂,禁用吗啡。

8.如配合碱性药物超声雾化吸入,有助于缓解刺激症状,解除支气管痉挛。大部分患者可康复。

9.急性中毒患者治愈后,可恢复原工作。重度中毒患者如X线胸片、血气分析或肺功能测定等仍有异常表现者,应调离刺激性气体作业。

七、辨证论治

1.燥热伤肺 症状:喉痒咳嗽,痰中带血,口干鼻燥,或有身热,舌质红,少津,苔薄黄,脉数。治法:清热润肺,宁络止血。方用:桑杏汤。方药:桑叶、栀子、淡豆豉、沙参、梨皮、贝母、杏仁。

2.阴虚肺热 症状:咳嗽痰少,痰中带血或反复咯血,血色鲜红,口干咽燥,颧红,潮热盗汗,舌质红,脉细数。治法:滋阴润肺,宁络止血。方用:百合固金汤。方药:百合、麦冬、玄参、生地、熟地、当归、白芍、贝母、甘草、桔梗。

第五节　氨中毒

氨是一种无色、有强烈刺激味的气体,易溶于水成氨水,可做化肥用。氨在常温下加压可以液化,成液态氨,便于运输。氨是重要的化工原料,用途很广,常用于石油冶炼、化肥制造、合成纤维、制革、医药、塑料、染料等制造业。在氨的生产制造、运输、贮存、使用中,如遇管道、阀门、贮罐等损坏,氨气泄漏可造成中毒。氨对皮肤黏膜有刺激及腐蚀作用,高浓度可引起严重后果,如化学性咽喉炎、化学性肺炎等,吸入极高浓度可引起反射性呼吸停止、心搏骤停。

氨是建筑物内常见的污染物之一,主要来自高碱混凝土膨胀剂和含有尿素的混凝土防冻剂,这些物质随环境温湿度的改变,还原的氨气缓慢地从墙体释放,污染室内环境。氨对皮肤黏膜有刺激及腐蚀作用,高浓度可引起严重后果,如化学性咽喉炎、化学性肺炎等,吸入极高浓度可引起反射性呼吸停止、心搏骤停,但一般装修材料中散发出的氨量较少,主要引起刺激反应。南方潮湿地区还对家具、建筑物起到腐蚀作用。

氨在人体组织内遇水生成氨水,可以溶解组织蛋白质,与脂肪起皂化作用。氨水能破坏体内多种酶的活性,影响组织代谢。吸入氨气可引起咽、喉痛,发音嘶哑。吸入氨浓度较高时可引起喉头痉挛、声带水肿,发生窒息。氨进入气管、支气管会引起咳嗽、咳痰、痰内有血。严重时可咯血及肺水肿,呼吸困难,咳白色或血性泡沫痰,双肺布满大、中水泡音。吸入高浓度的氨可诱发惊厥、抽搐、嗜睡、昏迷等意识障碍。

一、病因病机

氨在人体组织内遇水生成氨水,可以溶解组织蛋白质,与脂肪起皂化作用。氨水能破坏体内多种酶的活性,影响组织代谢。氨对中枢神经系统具有强烈刺激作用。

1. 氨具有强烈的刺激性,吸入高浓度氨气,可以兴奋中枢神经系统,引起惊厥、抽搐、嗜睡和昏迷。吸入极高浓度的氨可以反射性引起心搏骤停、呼吸停止。

2. 氨系碱性物质,氨水具有极强的腐蚀作用。碱性烧伤比酸性物质烧伤更严重,因为碱性物质的穿透性较强,皮肤的氨水烧伤创面深、易感染、难愈合,与2度烫伤相似。

3. 氨气吸入呼吸道内遇水生成氨水。氨水会透过黏膜、肺泡上皮侵入黏膜下、肺间质和毛细血管,引起:

(1)声带痉挛,喉头水肿,组织坏死。坏死物脱落可引起窒息。损伤的黏膜易继发感染。

(2)气管、支气管黏膜损伤、水肿、出血、痉挛等,影响支气管的通气功能。

(3)肺泡上皮细胞、肺间质、肺毛细血管内皮细胞受损坏,通透性增强,肺间质水肿。氨刺激交感神经兴奋,使淋巴总管痉挛,淋巴回流受阻,肺毛细血管压力增加。氨破坏肺泡表面活性物质。上述作用最终导致肺水肿。

(4)黏膜水肿、炎症分泌增多,肺水肿,肺泡表面活性物质减少,气管及支气管管腔狭窄等因素,严重影响肺的通气、换气功能,造成全身缺氧。

氨中毒与之前所述大多吸入性毒气中毒表现相类似,均可根据相应的症状进行辨证处理。此外,氨中毒尚可诱发惊厥、抽搐等,本文即讨论惊厥、抽搐的中医治疗方法。氨中毒为外邪侵袭,其表现与中医之厥证相类似。《诸病源候论》对尸厥的表现进行描述:"其状如死,犹微有息而不恒,脉尚动而形无知也",并探讨其病机是"阴阳离居,营卫不通,真气厥乱,客邪乘之"。

二、临床表现

接触氨后会嗅到强烈刺激气味,同时会流泪并感到眼部刺痛。过浓的氨水溅入眼内可损伤角膜,引起角膜溃疡,严重者可引起角膜穿孔、晶体混浊、虹膜炎症等,可致失明。

吸入氨气可引起咽、喉痛,发音嘶哑。吸入氨浓度较高时可引起喉头痉挛、声带水肿,发生窒息。

氨进入气管、支气管会引起咳嗽、咳痰、痰内有血。严重时可咯血及肺水肿,呼吸困难、咳白色或血性泡沫痰,双肺布满大、中水泡音。

吸入高浓度的氨可诱发惊厥、抽搐、嗜睡、昏迷等意识障碍。个别患者吸入极浓的氨气可发生呼吸心跳停止。

肺继发感染时患者高热、咳血性黄痰,呼吸困难、发绀。消化道受损可引发腹痛、呕吐等,后期出现黄疸及肝功能损害(中毒性肝炎)等。

三、诊断

1. 有接触氨气后发病史。

2. 呼吸及皮肤有氨的气味。

3. 皮肤、黏膜、呼吸道受损伤的临床表现。

四、诊断分级标准

1. 氨气刺激反应　仅有一过性眼和上呼吸道刺激症状,肺部无明显阳性体征。

2. 轻度中毒　根据下列指标可诊断为轻度中毒:

1. 流泪、咽痛、声音嘶哑、咳嗽、咳痰,伴有轻度头晕、头痛、乏力等;眼结膜、咽部充血、水肿,肺部干性啰音。

2. 胸部 X 线征象,肺纹理增强或伴边缘模糊,符合支气管炎或支气管周围炎。

3. 血气分析。在呼吸空气时,动脉血氧分压低于预计值 1.33 ~ 2.66 kPa(10 ~ 20 mmHg)。

3. 中度中毒

(1)声音嘶哑、剧咳,有时伴血丝痰,胸闷,呼吸困难,常有头晕、头痛、恶心、呕吐、乏力等;轻度发绀,肺部有干湿啰音。

(2)胸部 X 线征象:肺纹理增强,边缘模糊或呈网状阴影,或肺野透亮度降低,或有边缘模糊的散在性或斑片状阴影,符合肺炎或间质性肺炎的表现。

(3)血气分析:在低浓度吸氧(小于 50% 氧)时,能维持动脉血氧分压大于 8 kPa(60 mmHg)。

4. 重度中毒　具有下列(1)(2)(3)或(4)条者,可诊断为重度中毒。

(1)剧烈咳嗽,咳大量粉红色泡沫痰,气急、胸闷、心悸等,并常有烦躁、恶心、呕吐或昏迷等;呼吸窘迫,明显发绀,双肺布满干湿啰音。

(2)胸部 X 线征象:两肺野有密度较淡边缘模糊的斑片状、云絮状阴影,可相互融合成大片或呈蝶状阴影,符合严重肺炎或肺水肿。

(3)血气分析:在吸入高浓度氧(大于 50%)情况下,动脉血氧分压仍低于 8 kPa(60 mmHg)。

(4)呼吸系统损害程度符合中度中毒,而伴有严重喉头水肿或支气管黏膜坏死脱落所致窒息;或较重的气胸或纵隔气肿;或较明显的心、肝或肾等脏器损害者。

五、治疗

1. 常规治疗

(1)迅速脱离中毒现场,呼吸新鲜空气或氧气。呼吸浅慢时可酌情使用呼吸兴奋剂。呼吸、心跳停止者应立即进行心肺复苏。不应轻易放弃。喉头痉挛、声带水肿应迅速做气管插管或气管切开。

(2)脱去衣服,用清水或 1% ~ 3% 硼酸水彻底清洗接触氨的皮肤。用 1% ~ 3% 硼酸水冲洗眼睛,然后滴抗生素及可的松眼药水。

(3)静滴 10% 葡萄糖溶液、葡萄糖酸钙、肾上腺皮质激素、抗生素,预防感染及喉头水肿。

(4)雾化吸入氟美松、抗生素溶液。

(5)昏迷患者使用 20% 甘露醇 250 mL 静注,每 6 ~ 8 小时 1 次,降低颅内压。

2. 高压氧治疗

(1)治疗原理:氨中毒患者能否进行高压氧治疗曾有争论。有人顾虑在加压过程中可能将呼吸道分泌物或脱落物压入支气管、肺泡内,堵塞气道和加重感染,因而认为氨中毒不宜进行高压氧治疗。笔者认为当患者处于严重缺氧、肺水肿、脑水肿、休克的危险阶段,如不及时纠正缺氧,控制肺水肿、脑水肿、休克,会很快危及生命。此时只有进行高压氧治疗才能迅速纠正缺氧,控制肺水肿、脑水肿,打破恶性循环,给机体恢复创造条件和争取足够的时间。

高压氧治疗原理:

1)迅速纠正组织缺氧:氨中毒引起的支气管、肺泡的损伤,肺水肿使肺的通气和换气功能发生障碍,动脉血氧分压(PaO_2)可低于 8.0 kPa(60 mmHg),甚重者低至 4 kPa(30 mmHg),造成机体严重缺氧。在这种情况下,采用常压下鼻管吸氧,动脉血氧分压不会高于 8.0~9.3 kPa(60~70 mmHg);而在高压环境中呼吸纯氧,动脉血氧分压很容易提高到 13.3~26.6 kPa(100~200 mmHg)以上,这样可以迅速纠正组织的缺氧状态,改善组织有氧氧化,增加能量供应,纠正组织酸中毒。

2)高气压下呼吸道内气泡体积缩小或破碎,呼吸道内泡沫减少,保持呼吸道通畅。

3)高压氧可以降低颅内压,可防治脑水肿。

4)高气压可以防治肺水肿。

5)高压氧可以控制休克。

6)高压氧下可以迅速改善各器官的缺氧,加快各脏器的修复,如心、肝、肾、脑等。

(2)治疗方法与注意事项:由于氨中毒一般病情凶险、危重,呼吸道黏膜损伤重,创面较深,分泌物和脱落物有堵塞呼吸道的危险。因此:

1)治疗压力不宜过高,以 0.2 MPa 为宜。升压时间适当延长至 40~50 分钟,以免压力变化剧烈,呼吸道被脱落物堵塞。减压时间也应相应延长 40~50 分钟。稳压时间不变,吸氧时间不能随意延长。

2)进行高压氧治疗时应有医护人员陪舱监护,应备好气管插管、气管切开物品;备好吸痰器及大空针。在舱内不应中断常规治疗。

3)首次高压氧治疗后,如果缺氧纠正不满意,肺水肿、脑水肿未控制,可在几小时以后再进行一次高压氧治疗。

六、辨证论治

氨中毒属于外邪入侵之实证,治疗当以开窍、化痰、辟秽而醒神。开窍法是救治急症的独特疗法之一,适用于邪实窍闭之神昏证,以辛香走窜的药物为主,具有通关开窍的作用。主要是通过开泄痰浊闭阻,温通,辟秽化浊,宣窍通利气机而达到苏醒神志的目的。方药急用牛黄安宫丸以开窍醒神,之后用通瘀煎,方中以当归尾、红花、山楂活血散瘀,乌药、青皮、木香、香附等顺气开郁,泽泻性下行而泻,引气血而下。另外,可加用石决明、钩藤、牛膝平肝潜阳。若急躁易怒、肝热者,加菊花、丹皮、龙胆草;若兼见阴虚不足、眩晕头痛者,加生地、枸杞、珍珠母。

第六节　氮氧化合物中毒

生产中引起急性职业氮氧化合物中毒的常是几种混合气体,包括氧化亚氮(即笑气、一氧化氮)、二氧化氮、三氧化二氮、四氧化二氮和五氧化二氮,主要是二氧化氮和一氧化氮,亦称硝气(烟)。其中除二氧化氮外,皆不稳定,最后都可变为二氧化氮,分子量45.01,沸点21.2℃。二氧化氮在常温下为红棕色刺激性气体,可溶于水、二硫化碳、碱等,与水反应生成硝酸和一氧化氮。

接触氮氧化物的行业和工种有制造硝酸、硝基炸药、硝化纤维、苦味酸等,利用硝酸进行零件酸洗;苯胺染料的重氮化过程;焊接、气割及电弧发光操作等。

一、病因病机

较难溶于水,故对上呼吸道黏膜刺激作用弱,主要进入呼吸道深部,与细支气管及肺泡上的水逐渐起作用,生成硝酸和亚硝酸对肺组织产生刺激和腐蚀作用,使肺泡及毛细血管通透性增加,导致肺水肿;被吸收入血后形成硝酸盐和亚硝酸盐。硝酸盐可引起血管扩张,血压下降;亚硝酸盐能使血红蛋白氧化为高铁血红蛋白,引起组织低氧。氮氧化物中,若以 NO_2 为主,主要引起肺损害;若以 NO 为主时高铁血红蛋白血症和中枢神经系统损害明显。

中医当以悬饮论治。《金匮要略·痰饮咳嗽病脉证并治》:"饮后水流在胁下,咳唾引痛,谓之悬饮。"症见胁下胀满,咳嗽或唾涎时两胁引痛,甚则转身及呼吸均牵引作痛,或兼干呕、短气等。治宜攻逐水饮,方用十枣汤、三花神佑丸等。

二、临床表现

临床表现主要以急性肺水肿等呼吸系统损害为特征。此外,尚有胸闷、咳嗽、呼吸困难、咳痰或咳血丝痰等症状,体征有轻度发绀。

急性氮氧化物中毒主要损害呼吸系统。根据临床表现分为:

1. 轻度中毒 一般经 6~72 小时的潜伏期后,出现胸闷、咳嗽、咳痰等,可伴有轻度头晕、头痛、无力、心悸、恶心等症状。胸部有散在的干啰音。X 线表现肺纹理增强或肺纹理边缘模糊。吸入空气时,血气分析显示动脉血氧分压低于预计值1.33~2.67 kPa。

2. 中度中毒 除上述症状外,可有呼吸困难、胸部紧迫感,咳嗽加剧,咳痰或咳血丝痰,轻度发绀。两肺可闻干啰音或散在湿啰音。X 线表现可见肺野透光度减低、网状阴影或点片状阴影。在吸入低于50%低浓度氧气时,血气分析显示动脉血氧分压大于 8 kPa。

3. 重度中毒 可见肺水肿,表现为咳嗽加剧,咳大量白色或粉红色泡沫痰,呼吸窘迫,明显发绀。两肺可闻干湿啰音。X 线表现两肺满布密度较低、边缘模糊的斑片状阴影或大小不等的云絮状阴影,可融合成大片状阴影。有的可并发较重程度的气胸、纵隔气肿或出现窒息。在吸入高于50%高浓度氧气时,血气分析显示动脉血气分压小于 8 kPa。还可出现昏迷或窒息,急性呼吸窘迫综合征(ARDS)。

4. 迟发性阻塞性毛细支气管炎 有些患者肺水肿基本恢复后 2 周左右,又突然发生咳嗽、胸闷及进行性呼吸窘迫等症状,有明显发绀,两肺可闻干啰音或细湿啰音。X 线可见两肺布满粟粒状阴影。

三、诊断

根据短期内吸入较大量的氮氧化物的职业史,呼吸系统损害的临床表现和胸部 X 线征象,结合血气分析及现场职业卫生学调查资料,综合分析,并排除其他原因所致的类似疾病,方可诊断。

1. 刺激反应 出现一过性胸闷、咳嗽等症状,肺部无阳性体征,胸部 X 线检查无异常表现。

2. 急性轻度中毒 出现胸闷、咳嗽等症状,肺部有散在干啰音。胸部 X 线征象:肺纹理增强,可伴有边缘模糊。符合急性气管—支气管炎或支气管周围炎。

3. 急性中度中毒 胸闷加重,咳嗽加剧,呼吸困难,咳痰或咳血丝痰等症状;体征有轻度发绀,两肺可闻及干、湿性啰音。胸部 X 线征象:肺野透亮度减低,肺纹理增多、紊乱、模糊呈网状阴影,符合间质性肺水肿;或斑片状阴影,边缘模糊,符合支气管肺炎。血气分析常呈轻度至中度低氧血症。

4. 急性重度中毒 具有下列之一者:①明显的呼吸困难,剧烈咳嗽,咳大量白色或粉红色泡沫痰,明显发绀,两肺满布湿性啰音。胸部 X 线征象:两肺野有大小不等、边缘模糊的斑片状或云絮状阴影,有的可融合成大片状阴影,符合肺泡性肺水肿。血气分析常呈重度低氧血症。②急性呼吸窘迫综合征。③并发较重程度的气胸或纵隔气肿。④窒息。

四、治疗与处理

1. 急救处理

(1)迅速将患者移离中毒现场,静卧保暖,立即吸氧。严密观察48小时。

（2）对刺激反应者，应观察 24～72 小时，观察期内应严格限制活动，卧床休息，保持安静，并给予对症治疗。

（3）三羟甲基氨基甲烷（THAM）静脉滴注，常用 7.28% THAM 100 mL 加于 10% 葡萄糖注射液 100 mL 中静脉滴注，每日 1～2 次，能中和细胞内酸中毒，可望减少肺水肿的发生率，降低病死率。

（4）镇静安眠：安定、舒乐安定、异丙嗪等口服，以减少耗氧量。显著烦躁不安者，可施行亚冬眠疗法。

（5）给予雾化吸入、支气管解痉剂、去泡沫剂（如二甲硅油），必要时给予气管切开。雾化吸入是治疗急性中毒性呼吸系统疾病行之有效的方法之一，根据病情每日 2～3 次超声雾化吸入。

（6）积极防治肺水肿。

（7）出现高铁血红蛋白血症者，可用维生素 C 1 g 或 1% 亚甲蓝 5 mL 加于 50% 葡萄糖注射液 40 mL 中静脉注射。

（8）预防控制感染，防治并发症，维持水、电解质、酸碱平衡。咳嗽频繁者可用止咳剂。

（9）早期、足量、短程应用糖皮质激素。

2.其他处理　急性轻、中度中毒，治愈后可恢复原工作；根据重度患者恢复情况，应调离刺激性气体作业。

五、辨证论治

1.痰热郁肺证　咳嗽、气息急促，或喉中有痰声，痰多黏稠或为黄痰，咳吐不爽，或痰有热腥味，或咳吐血痰，胸胁胀满，或咳引胸痛，面赤，或有身热，口干欲饮，舌苔薄黄腻，舌质红，脉滑数。治法：清热肃肺，化痰止咳。方用：清金化痰汤。方药：黄芩、山栀子、知母、桑白皮、瓜蒌仁、贝母、麦门冬、橘红、茯苓、桔梗、甘草。

2.饮停胸胁证　咳唾时胸胁引痛，转侧不利，偏卧于病侧则痛缓，肋间胀满，呼吸急促。舌苔薄白，脉象沉弦。治法：逐水祛饮。方用：十枣汤。方药：芫花、大戟、甘遂、大枣。

第七节　一氧化碳中毒

一氧化碳（CO）为无色、无味、无刺激性的气体，比重为 0.967。当环境中一氧化碳浓度达到 12.5% 时，可发生爆炸。煤气管道漏气、高炉煤气、机动车尾气、失火现场和煤矿瓦斯爆炸时，都可放出或产生大量 CO，人吸入而导致中毒。日常生活在通风不良的浴室内使用燃气加热器淋浴、冬季煤炭取暖、吸入机动车尾气等偶然事故中毒占大多数，自杀、他杀也是常见的原因。

一、病因病机

一氧化碳经肺泡进入血液，与红细胞的血红蛋白结合形成碳氧血红蛋白，减少了能与氧气结合的血红蛋白，而致组织缺氧。轻者头晕、头痛、耳鸣、眼花、心慌、四肢无力、呼吸急促等，重者很快进入昏迷、惊厥、呼吸不规则、虚脱等症状，最后可因呼吸衰竭而死亡。若是昏迷超过 24 小时，纵使神志恢复，但由于脑组织因缺氧所致的严重损害，常遗留严重的后遗症，如智力减退、痴呆、轻度瘫痪、震颤等。

一氧化碳经呼吸道吸入，通过肺泡吸收入血后，与血红蛋白结合形成碳氧血红蛋白，导致机体组织严重缺氧，尤以大脑最敏感。急性一氧化碳中毒为较常见的生活性及职业性中毒，如未及时发现并实施救治，短时间内危及生命，为常见临床急症。

CO 中毒主要引起组织缺氧。当大量 CO 经呼吸道进入机体后，立即与血液中的血红蛋白结合形成碳氧血红蛋白。CO 与血红蛋白的亲和力比氧与血红蛋白的亲和力大 200～300 倍，且碳氧血红蛋白一旦形成则不易解离，其解离速度与氧与血红蛋白解离速度之比为 1:3 600。碳氧血红蛋白无携氧能力，大量存在于血中，会造成全身组织器官严重缺氧。

高浓度 CO 还可与细胞色素氧化酶的铁结合，直接抑制组织细胞的内呼吸，阻碍其对氧的利用。CO 可透过胎盘屏障对胎儿产生毒害作用。

中枢神经系统对缺氧最敏感。CO 中毒时，脑内血液循环障碍导致血栓形成、缺血性软化和广泛性脱髓鞘变性，是急性 CO 中毒后遗症的主要病理基础。缺氧产生大量氧自由基等，损伤脑组织及血脑屏障。因此，重症者可发生脑疝，危及生命。

一氧化碳中毒所致的昏迷大体属于外邪侵入人体，热邪充斥三焦，营血受到蟠灼而致。再从短时间内即出现神志不清、昏迷等症状来看，更能接近于叶天士"逆传心包"之理论。因此对本病的治疗，当采取叶天士的"入血乃恐耗血动血，直须凉血散血"的温病治疗方针。

二、临床表现

1. 急性中毒　接触一氧化碳发生急性中毒的程度，取决于患者接触毒物的时间长短、既往健康状况。

据临床表现及血碳氧血红蛋白浓度，将急性中毒分为轻、中、重三度。

（1）轻度中毒　以剧烈头痛、头晕、乏力、恶心、呕吐、视物不清、嗜睡、意识模糊为特点，原有冠心病患者，可诱发心绞痛发作。查体可见患者口唇黏膜呈樱桃红色。血碳氧血红蛋白浓度为 10%～20%。此时患者迅速脱离中毒现场并吸入新鲜空气或氧气后，短时内可恢复。

（2）中度中毒　血液 HbCO 浓度可高于 30%～40%。患者出现呼吸困难、意识模糊、谵语、幻觉、抽搐、昏迷，对疼痛刺激可有反应，瞳孔对光反射和角膜反射迟钝，腱反射减弱，呼吸、血压和心律可有改变。若抢救及时，经氧疗可完全恢复。

（3）重度中毒　患者进入昏迷状态，伴反复惊厥发作，大小便失禁，血压下降，呼吸不规则，瞳孔扩大，各种反射减弱甚至消失，体温升高，可并发肺水肿、脑水肿及心脏、肾脏损害。部分患者呈现去大脑皮层状态，表现为无意识、睁眼、不动、无语、呼之不应、推之不动。此期患者若抢救存活，多遗留中枢神经系统后遗症。

2. 急性一氧化碳中毒迟发脑病（神经精神后发症）　急性一氧化碳中毒患者，在意识障碍恢复后，经过 2～21 天的"假愈期"，可出现下列临床表现：①精神意识障碍：痴呆状态、谵妄状态或去大脑皮层状态；②锥体外系神经障碍，震颤麻痹综合征；③锥体系神经损害：偏瘫，病理反射阳性；④大脑皮层局灶性功能障碍，失语、失明、继发性癫痫。

三、实验室检查

1. 血碳氧血红蛋白测定为确定诊断的重要方法。血碳氧血红蛋白测定超过 10% 可以确定诊断，并可依据测定结果结合临床表现做出分级诊断。

2. 脑电图检查可见弥漫性低波幅慢波与缺氧性脑病进展相平行。

3. 头部 CT 检查脑水肿时可见脑部有病理性密度减低区。常见苍白球软化、坏死，两侧常对称，大脑深部白质坏死，髓鞘脱失改变。

四、诊断

1. 有吸入一氧化碳史　有导致急性一氧化碳中毒的情况存在，如长期处于用煤炉取暖且关闭门窗的房间内，或应用燃气热水器洗澡而环境通风不良以及家用煤气发生泄漏等，工作环境有碳燃烧不全情况且防护不当等。

2. 典型临床表现。

3. 实验室检查

（1）HbCO 定性试验阳性或定量试验 HbCO > 10%。

（2）心肌酶谱：LDH、ALT、AST、CPK－MB 多在中毒后 4～8 小时升高，24～48 小时达高峰。

4. 其他检查

（1）心电图：ST－T 改变，传导阻滞和各种异位搏动等心律失常。

（2）颅脑 CT：双侧苍白球和皮质可见低密度区。

（3）脑电图：脑弥漫性损害。

（4）颅脑多普勒：血流变慢和血液黏滞度增高。

五、急救处理

1. 现场急救　立即打开门窗，解开领口，迅速将患者移至空气流通处，保持呼吸道通畅。呼吸、心搏骤停者，立即行心肺脑复苏。

2. 吸氧　是抢救 CO 中毒的主要环节之一。可用面罩或高浓度吸氧，8～10 L/min，氧中加入 5% 的 CO_2 能刺激呼吸中枢，加速 CO 的释放。必要时做高压氧疗，可显著改善脑细胞的代谢，改变由缺氧所致的血管通透性异常，迅速去除体内 CO。对缺氧极重者，有条件的医院可采取换血疗法。

3. 防治脑水肿　急性一氧化碳中毒可发生脑细胞及细胞间质水肿，于发病后 24～48 小时达高峰，尤其有意识障碍的中、重度中毒患者，应用 20% 甘露醇和（或）糖皮质激素、利尿药（呋塞米）治疗。昏迷患者头部冰敷降温。

4. 对症治疗　高热者给予物理降温及药物降温；抽搐患者适当应用镇静药，严重发作的患者可考虑应用人工冬眠疗法；纠正水、电解质失衡，防治感染、肺水肿与急性肾功能衰竭。

5. 急性 CO 中毒迟发脑病的防治措施　主要是尽早采取高压氧疗法，早期应用糖皮质激素、氧自由基清除剂及神经细胞营养药物对症治疗。

六、辨证论治

外邪逆传心包，症见昏迷不醒，呼吸急促，身热肤燥无汗，面赤如妆，口唇红，肢体强直，牙关紧闭，大小便失禁，便秘，脉细数有力，舌质红绛，苔干黄。治当清血分邪热之法，方用清营汤合沙参麦门冬饮。方药：犀角（水牛角代替）、生地、银花、连翘、元参、黄连、竹叶心、丹参、麦冬、北沙参、玉竹、天花粉、扁豆、桑叶、生甘草。

武宏采用中医辨证方法治疗一氧化碳中毒 160 余例取得较好疗效，其具体分型如下：①痰火扰心型：症见狂暴无知，言语杂乱，打骂不避亲疏，或毁物伤人或哭笑无常，渴喜冷饮，便秘溲赤，不食不眠，舌红，苔黄腻，脉弦滑数。治法：泻火逐痰，醒脑开窍。②脾虚痰浊型：症见表情淡漠，语无伦次或喃喃自语，喜怒无常，不思饮食，面色苍白，气短乏力，舌胖质淡，苔白腻，脉细滑。治法益气健脾，化痰开窍。③血瘀气滞型：症见神情呆滞，反应迟钝，善忘善恐，寡言少语，或情绪躁扰不安，恼怒多言，甚至登高而歌，弃衣而走，苔薄白，脉细弦、沉迟或见涩脉。治法：活血行气，通窍健脑。④脾肾亏损型：症见表情呆滞，寡言少动，哭笑无常，面色苍白，心悸易惊，思维贫乏，魂梦颠倒，舌淡肥大有齿痕，苔薄白，脉细弱无力。治法：补肾益脾，健脑生髓。

依据临证经验，将一氧化碳中毒作以下论治：①浊毒蒙窍：症见神志时清时昧，头痛头晕，恶心欲吐，步态不稳，舌苔薄白，舌质淡红，脉滑。治法：芳香辟秽，降浊开窍。方选菖蒲郁金汤加减。②痰热阻窍：症见神志昏迷，或昏聩不语，面色潮红，口唇缕红，多汗，舌苔厚腻，舌淡色红，脉滑数。治法：清热涤痰，开窍解毒。静滴清开灵注射液，鼻饲涤痰汤加减。③阴闭、内闭外脱证与脱证。a. 阴闭：症见神志昏迷，不省人事，牙关紧闭，四肢强直，瞳仁缩小，舌质淡红，舌苔厚腻，脉滑。治法：豁痰开窍，降浊启闭。静滴醒脑静注射液、川芎嗪注射液，鼻饲至宝丹和苏合香丸。b. 内闭外脱证：症见神志昏迷，不省人事，四肢强直，二便失禁，壮热不退，面色苍白，四肢厥冷，舌质淡红，苔厚腻，脉细数；神经反射消失，潮式呼吸，血压下降。治法：清热开窍，回阳固脱。静滴清开灵注射液、生脉注射液，鼻饲安宫牛黄丸合独参汤。c. 脱证：症见神志不清，不省人事，二便失禁，目合口张，鼻鼾息微，四肢厥冷，大汗淋漓，舌淡苔白，脉微欲绝。治法：回阳救逆，固脱复脉。静滴参附注射液或生脉注射液。

第八节　二硫化碳中毒

一、概述

二硫化碳为无色易挥发的液体,是工业上应用广泛的化学溶剂,也用于黏胶纤维、四氯化碳、农药生产等。二硫化碳经呼吸道进入人体,也可经皮肤和胃肠道吸收,中毒后出现神经精神症状,严重者出现脑水肿、昏迷、呼吸衰竭、死亡。个别可留有中枢及周围神经损害。慢性中毒主要损害神经和心血管系统。

1. 使用二硫化碳的工业生产事故　常见用二硫化碳制粘胶纤维的化纤厂拉丝车间,以及制造玻璃纸、硫化橡胶、四氯化碳、硫氰酸盐等化工生产中。由于二硫化碳对金属、木质及橡胶等都有较强的腐蚀作用,故生产设备、管道极易受腐蚀而发生跑、冒、滴、漏或突然破裂等意外事故,导致急性中毒发生。

2. 无防护地使用二硫化碳　在用二硫化碳为羊毛去脂的羊毛加工业,以二硫化碳作为衣服去渍剂的干洗业,以及将其作为熏蒸剂为粮食消毒、灭虫的种库、粮仓可接触二硫化碳;也可因疏于防护,在通风不良环境中作业过久而吸入大量高浓度二硫化碳气体,引起急性中毒。

3. 制造二硫化碳的生产过程中中毒　在用硫蒸气通入燃烧的炭火以制造二硫化碳的生产过程中,如设备简陋或防护措施不周,可因吸入大量逸出的浓二硫化碳蒸气而发生急性中毒。

一般人在二硫化碳空气浓度为 $1 \sim 1.2\ g/m^3$ 的环境中几小时即可出现急性中毒症状,吸入浓度 $10\ g/m^3$ 以上 $1 \sim 2$ 小时者可致死。二硫化碳液体也可经皮肤或消化道吸收。成人经口最小致死量为 $10\ mL$。

二、病因病机

二硫化碳(carbon disulfide, CS_2)是工业上应用广泛的化学溶剂,也用于黏胶纤维、四氯化碳、农药生产等,为易挥发的无色透明液体。工业品有坏萝卜味。不溶于水,溶于有机溶剂及氢氧化钠溶液,腐蚀性强。二硫化碳经呼吸道进入人体,也可经皮肤和胃肠道吸收。进入体内后,10% ～30% 仍经肺排出,70% ～90% 经代谢从尿排出。重者脑水肿出现兴奋、谵妄、昏迷,可因呼吸中枢麻痹死亡。个别可留有中枢及周围神经损害。慢性中毒主要损害神经和心血管系统。

急性中毒需与中枢神经系统感染、代谢障碍疾病、脑血管意外、脑外伤或精神病等鉴别。轻度慢性中毒的诊断需排除社会心理因素和其他躯体疾患,包括脑动脉硬化、甲状腺功能亢进、肾上腺皮质功能减退、高血压病、冠心病、贫血、屈光不正、鼻旁窦炎、慢性肝炎等,以及某些精神病早期所引致的类神经症。重度慢性中毒者应与脑退行性疾病、血管性痴呆等鉴别。鉴别的要点在于详细调查毒物接触史,以及全面仔细地进行查体和必要的有关实验室检查。

二硫化碳中毒表现为神经衰弱症候群,以及多发性神经炎,四肢神经肌电图检查可见神经源性损害,临床特点是以肢端感觉障碍为主的周围神经病变。中医认为其为营血亏损、血虚液燥,气血不能随之运行,肢体、肌肤失养。

三、症状表现

急性中毒呈麻醉样作用,多见于生产事故。轻者表现酒醉状态、步态不稳及精神症状,并有感觉异常。重者可有脑水肿,出现兴奋、谵妄、昏迷,可因呼吸中枢麻痹死亡。个别可留有中枢及周围神经损害。慢性中毒主要损害神经和心血管系统。

神经系统早期为精神症状,随后出现多发性神经炎、脑神经病变,严重的可有锥体外系损害。

精神症状不一,轻者为情绪、性格改变,重者有躁狂抑郁型精神病。多发性神经炎早期呈手套、袜套形,沿桡、尺、坐骨及外腓神经疼痛。以后骨间肌和鱼际肌萎缩,甚至步态不稳、跟腱反射消失。如基底受损可发生震颤麻痹综合征。心血管系统可有脑、视网膜、肾等处的动脉和冠状动脉的类似粥样硬化的损害,血中胆固醇可增高。

重者可有脑水肿,出现兴奋、谵妄、昏迷,可因呼吸中枢麻痹死亡。个别可留有中枢及周围神经损害。慢性中毒主要损害神经和心血管系统。

四、实验室检查

测定尿中二硫代物(二硫代四氢噻唑酸)和血清 N－乙酰神经氨酸,可分别作为 CS_2 接触指标及中毒诊断指标。脑电图检查、肌电图测定神经传导速度及荧光眼底摄影,可反映中枢和周围神经系统损害及血管硬化的早期改变。

五、诊断及分级标准

1. 轻度中毒 具有以下任何一项者:

(1)四肢对称性手套、袜套样分布的痛觉、触觉或音叉振动觉障碍,同时跟腱反射减弱。

(2)上述体征轻微或不明显,但神经—肌电图显示有神经源性损害。

2. 重度中毒 具有以下任何一项者:

(1)四肢远端感觉障碍、跟腱反射消失,伴四肢肌力明显减退,或四肢远端肌肉萎缩者;肌电图显示神经源性损害,伴神经传导速度明显减慢或诱发电位明显降低。

(2)中毒性脑病。

(3)中毒性精神病。

3. 诊断依据

(1)慢性轻度中毒:①具有长期接触超过国家允许浓度的二硫化碳职业史;②有头晕、头痛、失眠、多梦、乏力、记忆力减退、激动等类神经症,多汗、心动过速或过缓、血压波动超出正常范围或心电图呈现心律不齐等自主神经失调表现;③多发性周围神经病变,如四肢末端多次检查有范围恒

定的明确感觉减退或肌电图显示两条以上的神经传导速度减慢;④脑电图呈中度异常;⑤视网膜微动脉瘤、出血点或片状出血、渗出;⑥有肯定的视功能(视力、视野)障碍,伴有角膜知觉消失及视网膜动脉硬化(有动静脉交叉压迫症)者。

具有①②两项以及③④⑤中任一项者可诊断。

(2)慢性重度中毒:①有职业接触史及轻度中毒的表现;②有中毒性中枢神经器质性损害的症状与体征,脑电图呈重度异常,或可确诊为中毒性精神病者;③多发性周围神经病变明显加重,并伴有运动障碍;④视神经萎缩,视功能(视力、视野)高度障碍。

具备①项以及②③④中任一条者可诊断。

六、急救措施

1. 吸入中毒者,应立即逆风向转移至空气新鲜处,并给予吸氧。

2. 呼吸停止者,应立即做人工呼吸;呼吸衰竭时,应用呼吸兴奋剂。

3. 换去污染的衣物。皮肤沾染者,可用酒精擦洗,再用清水冲净。

4. 对昏迷患者,在吸氧、给予呼吸/循环兴奋剂同时,可给予甘露醇、山梨醇或 50% 葡萄糖等脱水剂,以减轻脑水肿,促进苏醒。

5. 对躁狂、兴奋、抽搐者,可用安定、苯巴比妥等静脉注射,或用水合氯醛灌肠,也可用针灸治疗。

6. 误服中毒者,应尽快给予催吐或洗胃、导泻。

7. 可给予 γ 氨酪酸、能量合剂、细胞色素 C、胞磷胆碱、都可喜等,以促进脑细胞代谢。对视神经炎等周围神经病变,可用维生素 B_1、B_2、B_6 和糖皮质激素等治疗。有人报道,用强的松龙 0.2 mL 加普鲁卡因 2 mL 做球后封闭,对眼底病变效果较好。

七、辨证论治

1. 气血虚衰证 症见肢体麻痹而常兼见酸

软、面色无华,唇舌偏僵,或有头晕、眼花、失眠、健忘、心悸等,脉象细弱。治以补血和营,兼益气润燥。方用:参麦注射液,出自古代名方生脉散,由人参、麦冬提纯制备而成,有大补元气、益阴生津固脱的特点。

2.阴虚证 症见肢体麻痹而常兼见酸软、咽干口燥,潮热,五心烦热,盗汗,颧红,舌红少苔。治以养阴清热、培补肝肾、活血化瘀。方用脉络宁注射液,由玄参、石斛、牛膝、金银花、党参等。

八、预防

1.二硫化碳易挥发,易燃,易爆,故在制造和使用本品的车间里,通风、照明、电源系统均须有防火、防爆装置。禁止在车间里抽烟或以明火取暖,还应安装有效的通风、排气设备。

2.在运输或贮存二硫化碳的容器内应加入大量的水,以封闭液面,防止本品的液体和蒸气逸出。

3.在黏胶化纤生产厂,二硫化碳与硫化氢同时存在,设备、容器、管道等应尽量改用水泥、陶瓷、塑料管。对废气、废液,应安装二硫化碳冷却塔进行回收处理。

4.加强个人防护。进入高浓度危险地带操作,如洗涤黏胶搅拌器、投料、管道疏通或反应炉炉顶加料等,必须事先穿戴好防毒面具、塑料手套和防护衣服,防止皮肤接触。

5.中国现有的车间空气中 CS_2 最高容许浓度为 10 mg/m^3,已有一些研究结果提示,这一卫生标准需要修订,以确保作业者的健康。对 CS_2 作业者应给予就业体检和上岗后的定期查体,包括内科、神经科和眼科检查,必要时进行神经肌电图、血脂、心电图等检查。具有器质性神经系统疾病、严重神经官能症、各种精神病、视网膜病变、冠心病、糖尿病、肾疾病,或怀疑有慢性中毒者,不宜从事 CS_2 作业。

第九节 硫化氢中毒

一、概述

硫化氢(hydrogen sulfide, H_2S)为具有特殊臭蛋样气味的无色易燃气体,燃烧时生成二氧化硫(SO_2)和水(H_2O)。硫化氢的分子量为34.08,沸点为 $-60.7℃$,密度为 1.19 g/L,易溶于水生成硫酸,并易溶于乙醇、石油。

职业性硫化氢中毒多见,占职业性急性中毒的第二位。多是由于生产设备损坏,输送硫化氢的管道或阀门漏气,违反操作规程,生产故障以及硫化氢车间失火等致硫化氢大量逸出,或由于含硫化氢的废气、废液排放不当及在疏通阴沟、粪池等意外接触所致。

在石油工业,钻探开采石油、石油炼制过程中脱硫及排放废气时,有硫化氢逸出;在采矿、含硫矿石提炼时,硫是常有的杂质,接触者均易发生中毒。化纤工业生产橡胶、人造纤维、合成树胶等过程有硫化氢逸散;化学工业在制造某些有机磷农药、硫化染料、某些含硫药物、造纸、制革、脱毛等化学生产过程以及动植物原料腐败时均可产生硫化氢;从事阴沟清理、粪池清除、蔬菜腌制加工及从事病畜处理时,由于有机物质腐败均能生成硫化氢,屡有接触者发生急性硫化氢中毒事件的报道。由于硫化氢气体比空气重,故易积聚在低洼处,这一特性也是导致易发生中毒的原因之一。

二、病因病机

硫化氢是窒息性气体,也是刺激性气体,属剧毒物。主要引起细胞内窒息,造成神经系统、肺、心和上呼吸道黏膜刺激等多脏器损害。主要经呼吸道进入机体可吸收,皮肤虽可吸收但速度甚慢。

中毒机制主要是硫化氢是细胞色素氧化酶的

抑制剂,它进入细胞后与线粒体内的细胞色素 a、a_3 结合,阻断细胞内呼吸造成组织缺氧;与谷胱甘肽的巯基结合,使之失活,加重组织内缺氧;直接损伤肺,增加毛细血管通透性,引起肺水肿,导致机体缺氧;高浓度时可强烈刺激嗅神经、呼吸道黏膜神经及颈动脉窦和主动脉体的化学感受器,使其先兴奋,后迅速进入超限抑制,导致呼吸麻痹或发生猝死;另外硫化氢具有全身性毒性作用,表现为中枢神经系统抑制及窒息症状。急性中毒死亡为"闪电样",心肌损害可能线粒体损伤、细胞色素氧化酶失活、心肌缺血导致。

接触高浓度硫化氢后以脑病表现显著,出现头痛、头晕、易激动、步态蹒跚、烦躁、意识模糊、谵妄、癫痫样抽搐可呈全身性强直阵挛发作等;可突然发生昏迷;也可发生呼吸困难或呼吸停止后心跳停止。中医当以痫病论治。

"痫"字为"癇"字简体,从"病"从"间"。间者,即指其病发作有时,间隔而作。痫病早在《内经》即有论述。神机受累引起元神失控,意识丧失,以突然仆倒,昏不知人,两目上视,口吐涎沫,四肢抽搐,项背强直,甚则二便失禁,或发则怪叫。以心脑神机受损为本,脏腑功能失调为标,其脏气不平,阴阳偏胜,心脑所主之神明失用,神机失灵,元神失控是病机的关键所在,其病位在心脑。

三、临床表现

短时间内吸入高浓度硫化氢可引起以中枢神经系统、眼和呼吸系统损害为主的急性中毒表现。

1. 中枢神经系统损害　表现为头痛、头晕、恶心、呕吐、全身乏力、焦虑、烦躁、意识障碍、抽搐、昏迷、大小便失禁、全身肌肉痉挛或强直,最后因呼吸肌麻痹而死亡。吸入高浓度硫化氢可使患者立即昏迷,甚至在数秒内猝死。

2. 眼部刺激症状　眼刺痛、异物感、流泪、畏光、视物模糊,视物时有彩晕,结膜充血、水肿,重者角膜浅表浸润及糜烂、点状上皮脱落、混浊,国外称之为"毒气眼病"。

3. 呼吸系统刺激和损害症状　常致流涕、咽干、咽喉灼痛、声音嘶哑、咳嗽、咳痰、胸闷、胸痛、体温升高、咯血。肺部有干湿性啰音。X 线胸片显示肺纹理增多、增粗或片状阴影,表现为支气管炎、支气管周围炎或肺炎征象。严重者出现呼吸困难、发绀、烦躁,咳大量白色或粉红色泡沫痰,甚至自口、鼻涌出。两肺有弥漫性湿啰音。X 线胸片早期显示间质性肺水肿表现,两肺纹理模糊,有广泛的网状阴影或散在的细粒状阴影,肺野透亮度降低。随着病情发展,出现肺泡性肺水肿,X 线胸片可见均匀密度增高阴影或大小与密度不一和边缘模糊的大片阴影,广泛分布在两肺野,少数呈蝶翼状。PaO_2 下降,可有呼吸性或代谢性酸中毒或碱中毒。严重中毒时还可并发喉头水肿、皮下和纵隔气肿、ARDS 继发感染。

4. 心肌损害　表现为心电图检查常见部分导联呈心肌缺血改变,如 T 波低平、倒置,ST 段呈弓背样抬高,有时可出现不典型 Q 波,酷似心肌梗死。心肌酶学检查可有不同程度的升高。此外,还可出现窦性心动过速或过缓。要特别注意的是,绝大多数急性中毒患者的肺水肿、心肌损害出现在 24 小时内,但有少数可在急性中毒昏迷恢复好转后发生,甚至 1 周后方出现"迟发性"肺水肿及心肌损害表现。因此在诊断、处理时要及时,及早发现,积极治疗。

四、诊断

1. 病史　短时间内有确切吸入大量硫化氢气体后迅速发病的病史。

2. 临床分组

(1)刺激反应:有眼刺痛、畏光、流泪、流涕、咽喉部烧灼感等症状,脱离接触很快恢复。

(2)轻度中毒:有眼刺痛、畏光、流泪、眼睑浮肿、眼结膜充血、水肿,角膜上皮混浊等急性角膜结膜炎表现;有咳嗽、胸闷,肺部可闻及干、湿性啰音,X 线胸片可显示肺纹理增强等急性支气管周围炎表现;可伴有头痛、头晕、恶心、呕吐等症状。

（3）中度中毒：有明显的头痛、头晕并出现轻度意识障碍；有咳嗽、胸闷，肺部闻及干、湿啰音，X线胸片显示两肺纹理模糊，有广泛的网状阴影或散在细粒状的阴影，肺野透亮度降低或出现片状密度增高阴影，显示间质性肺水肿或支气管肺炎。

（4）重度中毒：表现为昏迷、肺泡性肺水肿、心肌炎、呼吸循环衰竭或猝死。

在现场立即陷入昏迷的患者应与一氧化碳、氰化物、芳香烃类急性中毒及脑血管意外、心肌梗死相鉴别。了解病史及接触史，就不易误诊。绝大多数患者的肺水肿和心肌损害出现在24小时内，但少数患者可在昏迷好转后发生，甚至1周后方出现"迟发性"肺水肿及心肌损害。所以对急性中毒者要密切观察，及早发现，及时治疗。

3. 实验室检查　血内出现硫化血红蛋白，血硫化物含量明显增高。毒物测定：将试纸浸于2%醋酸铅乙醇溶液中至现场取出，暴露30秒，观察试纸颜色变化深浅而得出硫化氢在空气的大致浓度：$10 \sim 20 \, mg/m^3$，绿色至棕色；$20 \sim 60 \, mg/m^3$，棕黄至棕黑色；$60 \sim 150 \, mg/m^3$，棕黑至黑色。这一反应并不是特异性的，当环境中有磷化氢或锑化氢时，也会有相似的反应，应注意鉴别。

五、急救

1. 急救

（1）迅速协助吸入者脱离染毒区，转移到空气新鲜处，脱去被污染衣物，保持呼吸道通畅，立即给氧。

（2）对呼吸、心搏停止者，立即进行心肺复苏术。

（3）重症者立即实施高压氧治疗，高压氧可有效地改善机体的缺氧状态，加速硫化氢的排出和氧化解毒。

（4）在抢救过程中，抢救人员应注意自身安全，穿隔离衣、戴防毒面罩，以便顺利进行抢救。

2. 解毒治疗　可用大剂量谷胱甘肽、半胱氨酸或胱氨酸以加强细胞的生物氧化能力，加速硫

化氢的代谢。同时给予改善细胞代谢的药物，如三磷腺苷、辅酶A、辅酶Q_{10}、细胞色素C等。

3. 对症支持治疗

（1）高流量吸氧，呼吸兴奋剂应用。重症者行高压氧治疗，可加速恢复、减少或减轻后遗症。也可采用血液置换或自体血光量子疗法。

（2）减轻大脑缺氧损伤，给予细胞色素C静脉滴注，每日60 mg。

（3）防治中毒性肺水肿，短程足量给予糖皮质激素，如地塞米松10～20 mg，每日3～4次；适当控制入量；必要时吸入二甲硅油气雾消泡剂等。

（4）防治脑水肿，可给予甘露醇、糖皮质激素等。

（5）防治心肌损伤，如可静脉输注极化液及三磷腺苷、辅酶A、肌苷等能量制剂。

（6）接触硫化氢后出现眼部症状时，在现场立即用大量清水冲洗，有条件时以2%碳酸氢钠溶液冲洗，后按眼灼伤处理。

（7）其他对症治疗，防治各种并发症及各种感染。

六、辨证论治

1. 阳痫症状　发病前多有眩晕、头痛而胀、胸闷乏力、喜哈欠等先兆症状，或无明显症状，旋即仆倒，不省人事，面色潮红、紫红，继之转为青紫或苍白，口唇青紫，牙关紧闭，两目上视，项背强直，四肢抽遗，口吐涎沫，或喉中痰鸣，或发怪叫，甚则二便自遗。治法：急以开窍醒神，继以泻热涤痰熄风。方用：黄连解毒汤送服定痫丸。方以黄芩、黄连、黄柏、栀子清上中下三焦之火，并以此汤送服定痫丸，有豁痰开窍，熄风止痉之功。

2. 阴痫症状　发病则面色晦暗青灰而黄，手足清冷，双眼半开半合，昏愦，僵卧，拘急，或抽搐时作，口吐涎沫，一般口不啼叫，或声音微小。醒后周身疲乏，或如常人，舌质淡，苔白腻，脉多沉细或沉迟。治法：急以开窍醒神，继以温化痰涎。方用：五生饮。方以生南星、生半夏、生白附子辛温祛痰，半夏又能降逆散结，川乌大辛大热，散寒除

积滞,黑豆补肾利湿。可合二陈汤健脾除痰,以截生痰之源。

七、预防

凡有产生硫化氢的生产过程,均需密闭并安装通风排毒装置;定期检修或更换管道、阀门等生产设备;进入有硫化氢的密闭容器、坑窖、阴沟、蓄粪池处工作,应先通风或先用空气将硫化氢气体进行驱除,或戴供氧防毒面具,身上缚以救护带,采取轮流作业,在危险区处做好监护,并备救护设备;进入硫化氢气体泄漏的区域抢救中毒患者,必须佩戴有效呼吸防护器,并有专人监护。

（李光杰　孔令敏　孟宪志）

第二十一章 有机溶剂中毒

有机溶剂是指能溶解油脂、蜡、树脂、橡胶和染料等物质的有机化合物,一般为液体。有机溶剂的种类多,用途广,可以作为化学工业的基本原料或是重要的中间产物;除做溶剂以外,还可作为燃料、萃取剂、麻醉剂、稀释剂、清洁剂以及灭火剂等。接触最多的行业是涂料工业、化学工业、橡胶工业、机械制造、汽车制造、印刷业、皮革工业、塑料工业、医药卫生以及生活服务方面的洗染业等。由于有机溶剂具有挥发性及不同的理化特性、毒性作用特点,因此对人体产生一定的危害,如几乎全部有机溶剂都能使皮肤脱脂或使脂质溶解,引起职业性皮炎;脂溶性有机溶剂都能引起中枢神经系统的抑制或全身麻醉,还可引起周围神经损害。另外,有机溶剂对呼吸系统、心脏、肝脏及血液等也有一定的危害。在常用溶剂中,苯是肯定的人类致癌物质,可引起急性或慢性白血病。有些溶剂如二硫化碳对女性生殖功能和胎儿的神经系统发育均有不良影响。

工业溶剂约 30 000 余种,常用有机溶剂有苯、甲苯、二甲苯、汽油、二硫化碳、四氯化碳等。

第一节 苯的氨基、硝基化合物中毒

苯或其同系物(如甲苯、二甲苯、酚)苯环上的氢原子被一个或几个氨基($-NH_8$)或硝基($-NO_2$)取代后,即形成芳香族氨基或硝基化合物。以此为基础,可在苯环的不同位置上代入不同数量的氨基或硝基、卤素或烷基而形成很多种类的衍生物。常见的有苯胺、苯二胺、联苯胺、二硝基苯、三硝基甲苯、硝基氯苯等。该类化合物在常温下沸点高、挥发性低,呈固体或液体状态,难溶或不溶于水,而易溶于脂肪、醇、醚、氯仿及其他有机溶剂。

这类化合物广泛应用于制药、印染、油漆、橡胶、印刷、炸药、有机合成、染料制造以及化工、农药等工业。如苯胺常用于制造染料,作为橡胶促进剂、抗氧化剂、光学白涂剂、照相显影剂等;联苯胺常用于制造偶氮染料和作为橡胶硬化剂,也用来制造塑料薄膜等;三硝基甲苯主要在国防工业、采矿、筑路等工农业生产中使用较多。该类化合物在生产条件下,主要以粉尘或蒸气的形态存在于空气中,可经呼吸道和完整皮肤吸收。该类化合物主要引起血液及肝、肾等损害,由于此类衍生物结构不同,其毒性也不尽相同。如苯胺形成高铁血红蛋白(MetHb)较快;硝基苯对神经系统作用明显;三硝基甲苯对肝和眼晶体损害明显;邻甲苯胺可引起血尿;联苯胺和萘胺可致膀胱癌等。

一、接触机会

苯胺是以硝基苯为原料制成的。它主要用于制造染料及染料中间体、橡胶促进剂和抗氧化剂、光学白涂剂、照相显影剂以及药物合成、香料、塑料及树脂等工业。

二、毒理

苯胺可经呼吸道、消化道及皮肤吸收,但以经皮肤接触吸收为主要中毒途径。吸收后的苯胺有 15% ~60% 氧化为对氨基酚,并有 10% ~15% 与葡萄糖醛酸结合,28% 与硫酸结合而经尿排出,以原形从尿排出少于1%;仅少量经呼吸道以原形排出(<0.5%)。

苯胺的主要毒性是使血红蛋白变成 MetHb 而产生低氧和形成 Heinz 小体,导致溶血性贫血等损害。

三、临床表现

急性中毒主要表现为高铁血红蛋白血症引起的低氧和发绀,严重者血中出现 Heinz 小体。中毒后 4 天左右出现溶血性贫血,中毒后 2～7 天发生肝、肾、心脏损害及中枢神经系统症状。

慢性中毒主要表现为头痛、头昏、乏力、失眠、多梦等类神经症和自主神经紊乱以及溶血性贫血等。皮肤经常接触苯胺蒸气后,可发生湿疹、皮炎等。

四、诊断

根据短期内接触高浓度苯胺的职业史,出现以高铁血红蛋白血症为主的临床表现,结合现场卫生学调查结果,综合分析,排除其他原因所引起的类似疾病,方可诊断。急性苯胺中毒诊断标准为:

1. 接触反应　接触苯胺后有轻度头晕、头痛、乏力、胸闷,高铁血红蛋白低于 10%,短期内可完全恢复。

2. 轻度中毒　口唇、耳郭、舌及指(趾)甲发绀,可伴有头晕、头痛、乏力、胸闷。高铁血红蛋白在 10%～30% 以下,一般在 24 小时内恢复正常。

3. 中度中毒　皮肤、黏膜明显发绀,可出现心悸、气短、食欲不振、恶心、呕吐等症状,高铁血红蛋白在 30%～50% 之间,或高铁血红蛋白低于 30% 且伴有以下任何一项者:①轻度溶血性贫血,Heinz 小体可轻度升高;②化学性膀胱炎;③轻度肝脏损害;④轻度肾脏损害。

4. 重度中毒　皮肤黏膜重度发绀,高铁血红蛋白高于 50%,并可出现意识障碍,或高铁血红蛋白低于 50% 的,且伴有以下任何一项者:①Heinz 小体可明显升高,并继发溶血性贫血;②严重中毒性肝病;③严重中毒性肾病。

五、治疗

1. 迅速将患者脱离现场至空气新鲜处,保持安静,立即脱去污染衣服,并注意保暖。皮肤污染时,则可用肥皂和清水彻底冲洗。严密观察患者情况,给予对症治疗。发绀时,应立即给予氧气吸入;维持心血管功能。对高铁血红蛋白血症、溶血性贫血,应根据病情进行治疗。

2. 其他处理。轻、中度中毒治愈后,可恢复原工作。重度中毒视疾病恢复情况可考虑调离原工作。

第二节　苯中毒

苯中毒(benzene poisoning)是由接触苯引起的。苯是从煤焦油分馏及石油裂解所得的一种芳香烃化合物,系无色有芳香气味的油状液体,挥发甚速,易燃易爆。工业上常作为溶剂、稀释剂和化工原料。苯属中等毒类,可引起急性或慢性中毒。急性苯中毒主要对中枢神经系统产生麻醉作用,出现昏迷和肌肉抽搐;高浓度的苯对皮肤有刺激作用。长期接触低浓度的苯可引起慢性苯中毒,出现造血障碍,早期常见血白细胞数减低,进而出现血小板数减少和贫血,患者可有鼻出血、牙龈出血、皮下出血、月经过多等临床表现。急性中主要

采取急救和对症治疗。慢性苯中可采用刺激骨髓细胞造血的各种药物,必要时可输血。慢性苯中毒的患者,一旦确诊应尽早脱离苯作业;治疗恢复以后,短期内不应再接触苯以及有关化合物。

一、病因

苯主要以蒸气状态经呼吸道吸入,皮肤仅少量吸收,消化道吸收完全。进入体内后,部分以原形由肺呼出;部分在肝脏代谢,通过微粒体混合功能氧化酶进行羟化,转化为酚、对苯二酚、邻苯二酚等酚类代谢产物。近来发现苯还可代谢转化为

环氧化苯。这些代谢产物分别与硫酸根、葡萄糖醛酸结合为苯基硫酸酯及苯基葡萄糖醛酸酯,自肾排出。中毒机制尚未完全阐明。

急性中毒是因苯的亲脂性,附于神经细胞表面,抑制生物氧化,影响神经递质,麻醉中枢神经系统。慢性毒性作用主要是苯及代谢产物酚类所致造血系统损害。①酚类为原浆毒,直接抑制细胞核分裂,并且环氧化苯及酚类,尤其是对苯二酚和邻苯二酚,还能影响 DNA 合成。对增殖活跃的骨髓造血细胞,特别是处于 S 及 G2 期细胞有明显的抑制作用。②酚类与巯基作用及与白细胞中硫结合,分别使谷胱甘肽代谢障碍及形成具有自身抗原性的变性蛋白,导致血细胞破坏。③苯可抑制δ-氨基-γ-酮戊酸合成酶,干扰红细胞生成素对红细胞增殖的刺激作用。④苯也影响造血系统微环境,削弱造血干细胞复制机能。这些都是引起造血系统损害的可能原因。另外,由于苯及其代谢产物能影响 DNA 合成,故可引起染色体畸变、血细胞突变而导致白血病。

二、毒理

1.吸收与代谢 苯在生产环境空气中以蒸气状态存在,主要通过呼吸道进入人体,皮肤仅能吸收少量。苯蒸气进入肺泡后,血/气分配系数为 6.58~9.3。吸收的苯约 50% 以原形由呼吸道重新排出。40% 左右在体内氧化,形成酚(23.5%)、对苯二酚(4.8%)、邻苯二酚(2.2%)等,这些代谢物与硫酸和葡萄糖醛酸结合(约 30%)随尿排出,故测定尿中硫酸盐及尿酚的量可反映近期体内吸收的情况。一部分邻苯二酚也可氧化形成黏糠醛,然后分解为 CO_2 和水排出体外。

留在体内的苯,主要分布在骨髓、脑及神经系统等含脂肪组织多的组织内,尤以骨髓中含量最多,约为血液中的 20 倍。苯的代谢主要在肝脏内进行。肝微粒体的混合功能氧化酶使苯羟基化,形成苯基羟胺。

2.毒性 苯属中等毒类。空气中苯浓度达 2% 时,人吸入后在 5~10 分钟内致死。成人摄入约 15 mL 苯可引起虚脱、支气管炎及肺炎。大量

吸入苯主要引起中枢神经系统抑制作用,长期接触一定量的苯,可损害造血系统,出现血象及骨髓象异常,甚至发生再生障碍性贫血或白血病。

3.中毒机制 苯中毒的发病机制迄今尚未阐明,结合近代的细胞及分子水平的研究结果,有以下观点:①对骨髓造血系统的影响:苯的许多代谢产物,如苯醌、醌醇、苯三酚等,具有影响细胞内大分子活性的作用,它们可同 RNA、DNA、蛋白质上的某些化学基团结合,进而造成酶失活,阻断 DNA 合成和蛋白质的装配等,如苯酚可连接到 DNA 或蛋白质的分子上。醌醇、苯醌、苯酚能抑制细胞 RNA 的合成。苯醌还能与谷胱甘肽分子共价结合,影响其生物活性,而黏糠醛可以和氨基酸或细胞的巯基结合产生毒性作用,在动物实验中已发现它有明显的骨髓毒性。②苯影响免疫系统:从分子免疫学角度,芳香族化合物与蛋白质结合后极易形成自身抗原,诱发机体产生变态反应,造成血液细胞的损害。③酚类为原浆毒:可直接抑制造血细胞的核分裂,对骨髓中增生活跃的幼稚细胞有明显损害作用。

三、临床表现

1.急性中毒 多由于短时间在通风不良的作业场所,例如在密闭船舱、室内喷涂时吸入大量苯蒸气而引起。主要表现为中枢神经系统症状,轻者出现黏膜刺激症状,患者诉头痛、头晕、恶心、呕吐、步态不稳、幻觉、哭笑失常等表现,随后出现兴奋或酒醉状态,严重时发生意识丧失、肌肉痉挛或抽搐、血压下降、瞳孔散大,可因呼吸麻痹和循环衰竭死亡。个别病例可有心室颤动。目前急性中毒罕见。

2.慢性中毒 除影响神经系统外,还影响造血系统。

神经系统最常见的表现为神经衰弱和自主神经功能紊乱综合征;个别病者可有肢端感觉障碍,出现痛、触觉减退和麻木,亦可发生多发性神经炎。

造血系统损害的表现是慢性苯中毒的主要特征,患者常有头晕、头痛、乏力、失眠、记忆力减退

等神经衰弱症候群的表现。

临床以白细胞减少和血小板减少最常见；中性粒细胞内可出现中毒颗粒和空泡，示有退行性变化。粒细胞明显减少易致反复感染，白细胞数低于 $4 \times 10^9/L$ 有诊断意义。血小板减少可有皮肤黏膜出血倾向，女性月经过多，血小板数减至 $80 \times 10^9/L$ 有诊断意义，出血倾向与血小板数往往不平行。严重患者发生全血细胞减少和再生障碍性贫血，个别有嗜酸性粒细胞增多或轻度溶血。苯还可引起骨髓增生异常综合征。苯接触所致白血病自1928年报道后渐有增多，至1994年国内已有209例报道。苯引起白血病多在长期高浓度接触后发生，最短6个月，最长23年。白血病以急性粒细胞白血病为多，其次为急性淋巴细胞白血病和红白血病，而慢性粒细胞白血病很少见。

3. 局部作用 皮肤经常直接接触苯，可因脱脂而变干燥、脱屑以致皲裂，有的出现过敏性湿疹。

4. 并发症 苯可导致胎儿先天性缺陷。长期吸入苯（1~2个月）可发生再生障碍性贫血，但若及早发现并脱离与苯的接触，适当处理后也可痊愈。

四、诊断

1. 急性苯中毒 可根据毒物接触史及临床表现做出。

（1）有短期内吸入大量高浓度苯蒸气或误服苯的病史。

（2）轻症出现黏膜刺激症状、醉酒步态（头晕、头痛、恶心、步态蹒跚等），严重时表现为中毒性脑病，昏迷、抽搐、血压下降、肺水肿，以至呼吸及循环衰竭。

（3）现场环境空气中苯的浓度超过卫生标准。我国车间空气中最高容许浓度为 $40 \ mg/m^3$，潜艇90天容许浓度为 $3 \ mg/m^3$。

2. 慢性苯中毒 除毒物接触史及临床表现外，还要根据血象、骨髓象等有关血液实验室检查，并与其他可引起血液改变的病因鉴别。另外，尿酚测定有一定参考价值。国内报道尿酚正常值

差异很大，多为 $132 \sim 253 \ \mu mol/L$（$12.4 \sim 23.8 \ mg/L$）。

根据大量或长期接触苯的职业史和以中枢神经系统和造血系统为主的临床表现，结合环境空气中苯浓度的测定资料，排除其他原因，进行综合分析。

（1）慢性苯中毒：诊断分析标准如下：

1）观察对象：常有头昏、头痛、乏力、失眠、记忆力减退等类神经症的表现，白细胞数波动于（4 ~4.5）$\times 10^9/L$；或血小板数波动于（80 ~100）$\times 10^9/L$，兼有出血倾向，在1个月内复查。

2）慢性轻度苯中毒：除上述症状外，白细胞数低于 $4 \times 10^9/L$（1~3个月内检查3次），或中性粒细胞数低于 $2 \times 10^9/L$ 者，可予诊断。如白细胞数波动于（4~4.5）$\times 10^9/L$，有下列情况之一者，也可诊断：血小板低于 $80 \times 10^9/L$，并伴有出血倾向；中性粒细胞碱性磷酸酶活性明显升高；中性粒细胞胞质中性颗粒明显增多。

3）慢性中度苯中毒：具有下列情况之一时可诊断为慢性中度苯中毒：白细胞数低于 $4 \times 10^9/L$，血小板数低于 $60 \times 10^9/L$，并有明显出血倾向。

4）慢性重度苯中毒：经血象及骨髓象检查，确定有再生障碍性贫血或白血病者，可诊断为慢性重度苯中毒。

（2）慢性中毒：诊断依据：

1）轻度中毒：①有与高浓度苯接触史或被苯污染环境中长期生活史。②有轻重不同的类神经症。③血白细胞计数持续低于 $4.0 \times 10^9/L$，中性粒细胞减少，淋巴细胞相对增多，并且血小板持续低于 $80.0 \times 10^9/L$。

2）重度中毒：除上述临床症状外，全血细胞减少。晚期出现中毒性再生障碍性贫血，或骨髓保留局灶性增生和红细胞无效性生成。慢性重度苯中毒可致白血病。

五、防治原则

1. 急救处理

（1）吸入中毒者，应迅速将患者移至空气新鲜处，脱去被苯污染的衣服，清除体表污染物，剪去

头发,用肥皂水充分擦洗头发及全身皮肤,用50%酒精擦洗外鼻孔、耳郭内外、指(趾)间的毒物,再用清水冲净。水温不宜超过30℃,以免扩张血管增加毒物吸收。保暖休息。

(2)口服中毒者应用活性炭悬液或碳酸氢钠溶液洗胃催吐,可用1:4 000的高锰酸钾液或温水反复洗胃,然后服导泻和利尿药物,以加快体内毒物的排泄,减少毒物吸收。

(3)皮肤中毒者,应换去被污染的衣服和鞋袜,用肥皂水和清水反复清洗皮肤和头发。

(4)有昏迷、抽搐者,应及早清除口腔异物,保持呼吸道的通畅。烦躁、抽搐时遵医嘱给予10%水合氯醛10 mL保留灌肠。

(5)若出现呼吸抑制,应给予吸氧,辅以人工呼吸。忌用肾上腺素或麻黄素。

(6)静脉注射大量维生素C和葡萄糖醛酸,有辅助解毒作用,可促进毒物排泄。

2.慢性苯中毒 治疗的关键是增加白细胞。可采用中西医疗法,给以多种维生素、核苷酸类药物以及皮质激素、丙酸睾酮等。发生再生障碍性贫血或白血病者,可按内科治疗原则进行治疗。

六、预防

采用综合性的预防措施。

1.以无毒或低毒的物质代替苯 如喷漆作业中改用无苯稀料,制药工业以酒精代替苯做萃取剂,印刷工业中以汽油代替苯做溶剂。用对血液系统影响不明显的甲苯、二甲苯代替苯做溶剂,但高浓度的甲苯、二甲苯对中枢神经的麻醉作用和黏膜刺激作用均较苯强烈。

2.改革生产工艺 在现今乡镇制鞋行业中用含苯80%左右的氯丁胶做粘胶剂是重度苯中毒高发的主要原因,因此应改用无苯胶,改革生产方式,以达到工作人员不接触或少接触苯的目的。对喷漆业,根据具体情况采用静电喷漆、自动化淋漆、浸漆等。

3.通风排毒 使用苯的操作在排毒罩内进行,排出的气体要进行回收处理,以防污染大气环境。

4.卫生保健措施 对苯作业现场进行定期的劳动卫生调查和空气中苯浓度的测定。对劳动防护设备加强管理,注意维修及更新,以防失效。在特殊作业环境下无法降低空气中苯浓度时,应教育工人加强个人防护,戴防苯口罩或使用送风式面罩。

对企业管理人员和工人要加强宣传教育,使他们了解苯的毒性及预防苯中毒的基本知识,增强自我保健意识,切忌不恰当地使用苯,禁止在印刷行业用苯作为清洗手部油墨的清洁剂等。

苯作业工人进行定期体检,制定工人就业前及工作后定期体检制度,重点在血液系统指标的检查对具有从事苯作业的职业禁忌证者,如患有中枢神经系统性疾病、精神病、血液系统疾病及肝、肾器质性病变者,都不宜从事接触苯的工作。

第三节 三硝基甲苯中毒

一、理化性质

三硝基甲苯[TNT,$CH_3C_6H_2(NO_2)$]有6种异构体。本品为α异构体,即2,4,6-三硝基甲苯,呈灰黄色晶体,相对分子量为227.13,密度1.654 g/L,熔点80.65℃,沸点240℃(爆炸)。不溶于水,溶于油脂、乙醇、苯、丙酮及各种有机溶剂。受到压力时可发生爆炸。

二、接触机会

三硝基甲苯目前主要用于制造炸药,广泛应用于国防、采矿、开凿隧道,在粉碎、过筛、配料、包装等过程中,均可产生大量粉尘及蒸气。TNT还可作为染料和照相药品的中间体。

三、毒理

以粉尘和蒸气经皮肤及呼吸道吸收,尤其在夏季,气温高,湿度大,暴露皮肤面积增加,经皮肤吸收更容易。进入体内的 TNT 除一部分以原形经尿排出体外,部分经硝基还原,最终形成氨基,部分经甲基氧化为羧基。TNT 的苯环氧化成酚类化合物,TNT 的多种代谢产物与葡萄糖醛酸结合。TNT 及其代谢产物主要经尿排泄,尿粪排泄比为5:1。

三硝基甲苯的主要靶器官是眼的晶体、肝脏和血液系统,可直接进入眼前房液,使晶体可溶性蛋白发生变性混浊。高浓度时形成高铁血红蛋白血症。

四、临床表现

1. 急性中毒 短期内接触大量 TNT 可发生急性中毒。

(1)轻度中毒:患者有头晕、头痛、恶心、呕吐、食欲不振、上腹部痛,面色苍白,口唇、鼻尖、耳郭、指(趾)端发绀,尿急、尿频和尿痛等。

(2)重度中毒:除上述症状加重外,患者意识不清,呼吸浅表、频速,大小便失禁,瞳孔散大,对光反应消失,角膜及睫反射消失,严重者可因呼吸麻痹死亡。

2. 慢性中毒 长期接触 TNT 可致慢性中毒,主要损害肝、眼晶体、血液等。

(1)消化系统表现:除有乏力、恶心、呕吐、厌油、腹痛和便秘等外,主要表现为肝大、肝区痛,多无黄疸,肝功能检查可有异常。

(2)眼晶体改变:形成 TNT 中毒性白内障,开始于双眼晶体周边部呈环形混浊,环多为尖向内、底向外的楔形混浊融合而成,进而水晶体中央部出现盘状混浊。

(3)血液系统改变:据国内调查,长期接触低浓度 TNT 很少见有血液系统改变。但有报道认为接触 TNT 工人平均红细胞容积增高,平均红细胞血红蛋白含量和平均红细胞血红蛋白浓度显著降低。

(4)皮肤改变:有的接触 TNT 工人出现"TNT面容",表现为面色苍白,口唇、耳郭发绀。另外,手、前臂、颈部等裸露部位皮肤产生过敏性皮炎、黄染,严重时呈鳞状脱屑。

(5)对生殖功能影响:接触 TNT 男工有性功能低下。精液检查精子显著减少,形态异常率增高;接触者血清睾酮含量显著降低。女工则表现为月经周期异常,月经量过多或过少,痛经等。

(6)其他:接触 TNT 工人可有尿蛋白含量明显增高,细胞免疫功能降低,心肌劳损,心电图检查窦性心动过缓及不齐、P – R 间期延长、左室高电压等改变。

五、诊断

根据密切的职业接触史,皮肤污染程度,肝脏损害的动态观察和实验室检查结果,参考眼晶体改变的特点,结合车间空气浓度监测等职业卫生学资料,进行综合分析,并排除其他病因引起的肝脏损害后方可诊断。

1. 观察对象 具有下列表现之一者,可列为观察对象:①出现头晕乏力、食欲减退、肝区痛等症状,肝大质软,压痛、叩痛不明显,肝功能试验正常;②临床症状不明显,肝不大,肝功能试验异常;③肝大并已出现三硝基甲苯白内障。

2. 轻度中毒 具有下列表现之一者,可诊断为轻度中毒:①出现乏力、食欲减退、恶心、厌油、肝区痛等症状,肝大、质软或韧,有压痛或叩痛,肝功能试验异常;②肝脏缓慢性增大,质软或韧,有压痛或叩痛。

3. 中度中毒 轻度中毒症状加重,具有下列表现之一者,可诊断为中度中毒:①肝大、质韧,肝功能试验反复异常;②出现脾脏肿大。

4. 重度中毒 具有下列表现之一者,可诊断为重度中毒:①肝硬化;②再生障碍性贫血。

六、治疗与处理

1. 急性中毒 可给予维生素 C 1.0 g 加入50% 葡萄糖液 40 mL 中静脉注射,或维生素 C 2.5～5.0 g加入 5% 葡萄糖液 500 mL 中静脉滴注,每日 1 次。出现皮肤黏膜发绀者可给予亚甲蓝50 mg(1～2 mg/kg)加入 25% 葡萄糖液 20 mL,静脉滴注。

2.慢性肝病的治疗　根据病情可选用葡萄糖醛酸内酯 0.1 g,每日 3 次;联苯双酯 25 mg,每日 3 次,口服;维生素 C 2.5 g 加 10% 葡萄糖液 500 mL 静脉滴注,每日 1 次。

3.白内障的治疗　目前无特效药物,可用氨肽碘、吡诺辛钠等眼药水滴眼。

4.其他处理　三硝基甲苯白内障诊断成立后,原则上患者应调离三硝基甲苯作业。改革生产工艺及设备,特别是炸药生产厂的球磨和装药车间应大力降低 TNT 粉尘浓度;加强通风排毒措施,改善工作条件和作业环境,尽量避免或减少接触 TNT。严格操作规程,建立、健全各项安全生产制度。加强个人防护和个人卫生,穿"三紧"工作服,戴防尘口罩等。严禁在车间内进食、饮水。工作完毕后应温水淋浴,可使用 10% 亚硫酸钾肥皂洗浴,以除去 TNT 污染。加强健康监护,上岗前体检和每年 1 次定期体检,特别注意肝(包括肝功能)及眼晶体检查,根据情况可实行工种轮换制。

第四节　甲苯中毒

一、接触机会

甲苯用于制苯、甲酚、苯甲酸、苯甲醛、混合二硝基甲苯、邻甲苯、磺酰胺等,这些中间体是合成纤维、药物、染料、农药、炸药等的原料。此外,可作为汽油添加剂和各种用途的溶剂,如苯甲酸和苯甲醛萃取剂。

二、侵入途径

可经呼吸道和消化道吸收,经皮肤吸收不易达到急性中毒剂量。

三、毒理

人经口 LD50:50 mg/kg。大鼠经口 LD50:636 mg/kg;吸入 LC50:49 mg/(m³·4h)。小鼠吸入 LC50:400 ppm/24 h。兔经皮 LD50:14 100 μl/kg。

甲苯对皮肤黏膜有刺激作用,高浓度时对中枢神经系统有麻醉作用。工业品中常含有苯等杂质,可同时出现杂质的毒性作用。进入体内的甲苯主要分布于富含脂的组织,以肾上腺、脑、骨髓和肝为最多。少量以原形经肺排出;80%～90% 氧化成苯甲酸,并与甘氨酸结合形成马尿酸随尿排出;另有少量苯甲酸与葡萄糖醛酸结合随尿排出。引起眼刺激的浓度为 300 ppm,吸入的 MLC 为 200 ppm,经口的 MLD 为 50 mg/kg。正常人尿中马尿酸的含量因膳食品种和吸收量的不同而有变化,并且个体差异较大,故尿中马尿酸含量不能作为吸收指标和诊断指标。

四、临床表现

急性中毒:吸入较高浓度蒸气后有头晕、头痛、恶心、呕吐、四肢无力、意识模糊、步态蹒跚,重症者有躁动、抽搐或昏迷,并伴有眼和上呼吸道刺激症状,可出现眼结膜和咽部充血。直接吸入液体后可出现肺炎、肺水肿、肺出血及麻醉症状。

五、急救处理

1.吸入较高浓度蒸气者立即脱离现场至空气新鲜处。

2.有症状者给吸氧,密切观察病情变化。

3.对症处理。可用葡萄糖醛酸。有意识障碍或抽搐时注意防治脑水肿。心跳未停者忌用肾上腺素。

4.直接吸入液体者给吸氧,应用抗生素预防肺部感染,对症处理。如出现全身症状,需及时处理。

第五节 二甲苯中毒

一、致病原因

1. 制造、使用、贮存、运送甲苯、二甲苯的石油化工业，油漆涂料、染料、塑料、橡胶、皮革、糖精、人造麝香和合成纤维等生产中，发生管道/贮罐意外损坏、阀门漏气等情况下，较长时间大量吸入高浓度甲苯、二甲苯蒸气可以引起急性中毒。

2. 在密闭型的贮罐槽内涂刷以甲苯、二甲苯为溶剂的防腐涂料，因无良好通风，大量甲苯、二甲苯蒸气积聚，可使作业工发生急性中毒。曾见报道针织厂密闭完备的印花车间用含甲苯的洗液水进行清洗而引起 7 名女工发生急性甲苯中毒。

一般甲苯、二甲苯空气浓度 200 ~ 300 mg/m³ 吸入 8 小时即可产生轻度中毒症状，3.76 g/m³ 浓度吸入 1 小时即发生急性中毒，71.4 g/m³ 浓度下数分钟可使吸入者迅速昏迷、死亡。

3. 经皮或误服致急性中毒者，罕见报道。

二、急救处理

1. 立即移至空气新鲜处，必要时给予吸氧。除去沾染衣物及皮肤上毒物。

2. 解毒剂可用葡萄糖醛酸内酯（参见"急性苯中毒"）。

3. 对症处理。口服 B 族维生素，防治脑水肿等。

三、预防

1. 加强车间通风、排气和生产设备的密闭、检修。

2. 经常监测空气中甲苯浓度。

3. 注意个人防护，必要时戴防护用品。

4. 定期体检，严格掌握禁忌证。

四、预后

一般预后良好，即使是重度中毒昏迷者，只要及时获得积极抢救，也多能恢复神志，逐渐康复，不留后遗症；仅个别患者有头部胀痛，并可持续较长时间。经治疗病情恢复后，一般休息 3 ~ 7 天，仍可从事原工作；病情较重者，休息时间可适当延长，出现精神异常或昏迷者，痊愈后可考虑调离苯类作业。

第六节 正己烷中毒

正己烷中毒是由于长期接触生产环境中正己烷气体而引起的以神经系统损伤为主的全身性疾病。工业用品中正己烷常含有一定量的苯、甲苯等有机物，植物油提取、合成橡胶、聚乙烯薄膜印刷等行业均可接触到正己烷溶剂。正己烷进入人体后主要对中枢神经系统能量代谢的影响，致神经纤维变性，导致类神经症及自主神经功能紊乱。

正己烷中毒是指正己烷在常态下为略带异臭的液体，沸点为 68.74℃，几乎不溶于水，但可溶于醇类与醚类有机溶剂。因其挥发性和脂溶性高，在人体内可蓄积，特别对神经系统具有毒性，故应考虑列为高毒类化合物。

一、中毒机制

正己烷主要通过呼吸道、皮肤及胃肠道吸收进入人体，人皮肤接触其蒸气，每小时可吸收 16 ~ 27 mg。在体内，正己烷主要分布于血液及脑、肾、脾等器官，分布多少与各器官的脂肪含量有关。

肝细胞为其生化代谢与解毒场所,一般在接触后数小时即可以原形及其代谢产物从肾脏排出。高浓度急性中毒主要表现为呼吸道刺激症状和头晕、麻醉等。长期职业性接触低浓度正己烷可引起慢性中毒,主要引起多发性周围神经病及类神经症,起病隐匿并逐步进展。

二、分类

1.急性毒性　正己烷小鼠吸入 LC 为 120 ~ 150 g/m³（2 小时）,麻醉浓度为 100 g/m³（1 小时）。大鼠经口 LD50 为 24 ~ 29 mL/kg。兔涂皮 2 ~ 5 mL/kg(4 小时),引起共济失调与躁动。人吸入单纯正己烷 1 800 mg/m³,3 ~ 5 分钟无刺激;2 880 mg/m³, 15 分钟眼及上呼吸道有刺激;5 040 ~ 7 200 mg/m³,10 分钟,有恶心、头痛、眼及咽刺激;18 000 mg/m³,10 分钟,出现眩晕、轻度麻醉。经口中毒可出现恶心、呕吐等消化道刺激症状及急性支气管炎,摄入 50 g 可致死。溅入眼内可引起结膜刺激症状。

2.慢性毒性　正己烷慢性毒性作用主要为多发性神经病。神经传导速度减慢,甚至肌肉萎缩。严重者可引起肝肾损害。大鼠每日吸入 2.76 g/m³,143 天,仅有夜间活动减少,但体重、血象、血清蛋白与对照组无明显差异。处死后组织学检查见网状内皮系统有轻度反应,末梢神经有髓鞘退行性变、轴突轻度变性,腓肠肌肌纤维轻度萎缩。18 000 mg/m³,每周 16 小时,共 4 周,周围神经运动传导速度明显下降,肌力降低。

小鼠吸入 360 mg/m³,每周 6 天,经 1 年,未引起神经病;900 mg/m³,引起轻度神经病;1 800 mg/m³,出现步态不稳、肌萎缩。长期职业性低浓度接触正己烷的工人,可发生周围神经病,特点是隐匿性和进展缓慢。轻症者多为远端感觉型周围神经病;较重者出现运动型周围神经病;严重者可发生下肢瘫痪及肌肉萎缩,并可伴有自主神经功能障碍。正己烷可刺激皮肤,引起潮红、水肿、水疱、皮肤粗糙。正己烷无致癌活性,也未见致畸报告。

三、临床表现

1.急性中毒　急性吸入高浓度正己烷可引起眼与呼吸道刺激及中枢神经系统麻醉症状。口服中毒可出现急性消化道和上呼吸道刺激。

2.慢性中毒　长时间接触低浓度正己烷可引起多发性周围神经病,起病隐匿而缓慢。

早期表现为手足发麻,痛觉、触觉减退,呈手套、袜套样分布。进一步发展可表现为四肢无力,握拳困难,行走费力,甚至不能站立。双上肢出现肌无力时,双手难以做精细动作,如不能夹菜、扣衣扣、剥鸡蛋壳等。严重时垂足、垂腕及手脚远端肌肉萎缩。该病严重时可致瘫痪,瘫痪的特点是四肢左右对称,下肢较上肢为重,远端重于近端。在停止接触正己烷后数月病情仍可进展。经积极治疗,一般需半年至 1 年才能恢复健康。部分严重病例恢复不完全。正己烷中毒不仅影响生产,也影响个人生活。

(1)轻症:主要表现为肢体远端感觉型神经病,出现指趾端感觉异常和感觉低下,即麻木、触、痛、震动、位置觉减退,以下肢为重,肌肉疼痛,登高时明显,肌无力,腱反射减退。感觉减退一般呈手套、袜套样分布。

(2)重症:出现运动型神经病。首先表现下肢远端无力,合并肌肉疼痛或痉挛,腓肠肌压痛。腱反射消失较少且仅限于跟腱反射。上肢较少受累。

感觉运动型多发性周围神经病也以运动障碍为主,触、痛觉消失限于四肢远端手足部,震动觉、位置觉仅轻度减退。严重者出现下肢瘫痪及肌肉萎缩,并伴有自主神经系统功能障碍。此外,正己烷可抑制血胆碱酯酶,并可用解磷定复能。

四、诊断要点

1.有正己烷气体密切接触史。

2.典型的周围神经炎等临床表现。

3.排除其他相类似的疾病。

4.诊断分级

(1)观察对象:四肢远端感觉异常,体检触、痛、温觉减退而无缺失者。

(2)轻度中毒:有明显的下肢肌力减退伴类神经症,体检足或手部感觉有缺失,肌电图出现运动动作电位减少者。

（3）中度中毒：肌肉萎缩或有垂足、垂腕，体检手足震动觉减退、跟腱反射消失，肌电图出现正相尖波者。

（4）重度中毒：肢体瘫痪或脑神经损害，或肌电图出现肌纤颤电位，多相位电位者。

五、实验室检查

1. 尿正己烷与 2,5 - 己二酮　两者皆与环境中正己烷浓度正相关，尤其后者为较好的监测指标。有人报告约 2.2 mg/L 2,5 - 己二酮与暴露在 144 mg/m³ 正己烷环境相对应。

2. 脑脊液与生化检查　偶见蛋白增高，神经纤维变性可能已上升至脊神经根。

3. 肌电图检查　轻者肌肉最大收缩时呈混合相，肌肉小力收缩时，20 个运动单位平均时限延长 20% 以上，多相电位增多（＞20%）或出现自发电位。重者出现正锐波、纤颤电位及肌肉动作电位波幅降低。

4. 神经传导速度测定　轻者可正常或属正常下限。重者神经传导速度进行性减慢，并与肌无力程度成正比。

5. 神经活检　轻者光镜及电镜检查正常，或偶见神经肌肉接头或肌肉神经细支异常；中、重者结旁轴突极度肿胀，伴髓鞘回缩。电镜见轴突肿胀，包括 10 nm 神经微丝积聚，也有脱髓鞘、髓鞘再生与正常再生。

六、诊断与鉴别诊断

根据长期密切接触正己烷的职业史，以及以多发性周围神经损害为主的临床症状、体征和神经—肌电图改变、尿正己烷、2,5 - 己二酮测定结果，结合现场卫生学调查和空气中正己烷浓度测定资料，排除其他病因引起的周围神经病后，可诊断正己烷中毒。

七、治疗措施

按多发性周围神经病的处理原则进行治疗，包括给予 B 族维生素、能量合剂、活血化瘀及通络补肾的中药、针灸，辅以理疗和四肢运动功能锻炼等，多数病例未使用皮质激素。

有报道经给予胞磷胆碱、神经细胞生长因子、弥可保等静滴，治疗 6 个月后临床症状、体征明显减轻，病情好转出院。随访 5 年，患者四肢肌力恢复，无痛觉、触觉障碍，肌电图检查正常，无后遗症。

有报道给予皮质激素治疗 20～30 天，或行 12 次以上的高压氧治疗，均无明显疗效。

有多发性周围神经病的患者应尽早脱离接触，及时治疗。为保证职业安全、预防正己烷引起多发性周围神经病，有人认为生产环境正己烷的安全浓度应低于 180 mg/m³。

第七节　汽油中毒

汽油不溶于水，易溶于苯、二硫化碳和醇，极易溶于脂肪。工业上主要作为汽油机的燃料，也用于橡胶、制鞋、印刷、制革、油漆、洗染等行业，也可用作机械零件的清洗剂。

汽油作为有机溶液，还可以作为萃取剂使用，目前作为萃取剂最广泛的应用为国内大豆油主流生产技术：浸出油技术。浸出油技术操作方法为将大豆在 6 号轻汽油中浸泡后再榨取油脂，然后经过一系列加工过后形成食用大豆油。

一、作用机制

误服煤油、汽油，或吸入高浓度煤油、汽油蒸气都可引起中毒（keroseneor gasoline poisoning）。

汽油为麻醉性毒物，主要作用于中枢神经系统，引起神经功能紊乱，低浓度时引起人体条件反射的改变，高浓度时可致人体呼吸中枢麻痹。汽油在体内对脂肪代谢有特殊作用,引起神经细胞内类脂质平衡失调,血中脂肪含量波动及胆固醇磷脂的改变。劳动环境的高温会加速汽油蒸发,使毒性增加,汽油与一氧化碳同时进入人体;人直接吸入液态汽油引起的中毒死亡病例尸检见有肺水肿、渗出性支气管炎,并有肺瘀血等等损伤。

汽油为麻醉性毒物,对人体的影响表现为:

1. 急性中毒、吸入性肺炎　急性汽油中毒一般可发生于未用防护措施进入油塔、清洗贮油管,或炼油厂蒸馏设备发生故障等时,临床表现为头晕、头痛、心悸、四肢无力、恶心、呕吐、视物模糊、酩酊感、易激动、步态不稳、短暂意识丧失等和上呼吸道刺激症状。

2. 重度中毒　为吸入高浓度汽油蒸气后,表现为中毒性脑病,少数可产生脑水肿,出现颈项强直、面色潮红、脉搏波动和呼吸浅快;吸入极高浓度汽油后可引起突然意识丧失,反射性呼吸停止而死亡。部分患者可出现中毒性精神病症状,如惊恐不安、欣快感、幻觉、哭笑无常等。急性经口中毒可出现口腔、咽及胸骨后烧灼感,恶心、呕吐、腹痛以及肝、肾损害等。液态汽油直接吸入呼吸道,可引起支气管炎、肺水肿。

3. 慢性中毒　主要表现为类神经症、自主神经功能紊乱以及肢端麻木、感觉减退、跟腱反射减弱或消失等,严重者肢体远端肌肉可萎缩。皮肤接触可发生急性皮炎,出现红斑、水疱及瘙痒。

患有器质性神经系统疾病或明显的神经官能症、过敏性皮肤疾病等者不宜从事汽油作业。妇女妊娠及哺乳期应暂时脱离接触。

进入高浓度汽油作业环境时,应严格遵守安全操作规程制度,进行强制性通风,做好个人防护,佩戴送风式防毒面具。

二、临床表现

汽油工作者容易发生汽油中毒,人接触汽油蒸气,当空气中浓度达38~49 g/m³时,4~5分钟便会出现明显的眩晕、头痛及麻醉等;5~6分钟可能有生命危险。急性中毒多发生在清洗油槽及夏天通风不良、汽油浓度较高的车间,或司机将汽

油吸入肺内或胃内而造成中毒。如长期接触含铅汽油,铅易在人体中积累,此时会出现头痛、头晕、全身乏力、记忆力下降、睡眠不安、食欲不振、恶心等症状。特别严重者会出现精神失常、昏迷、水肿等。

1. 急性中毒

(1)轻度中毒:多表现为轻度的麻醉作用及眼结膜刺激感,患者有流泪、流涕、眼结膜充血、咳嗽、头晕、剧烈头痛、心悸、四肢乏力、视力模糊、恶心、呕吐、易激动、不自主的多言、无意识哭笑、酩醉状、步态不稳、四肢震颤等表现。

(2)重度中毒:极为少见,一般多发生在汽油蒸发浓度极高的环境下,引起意识突然丧失,呼吸反射性停止而致死亡。有的吸入较高浓度的汽油蒸气后,出现昏迷,四肢抽搐、眼球运动障碍或斜视、眼球震颤、瞳孔散大、对光反应迟钝或消失。部分患者面色潮红、心音微弱、血压波动、脉搏加速或减慢、呼吸速而浅、嘴唇发紫,先有寒战、体温下降,继而体温升高可达40℃。另外,有的患者表现惊恐不安、幻觉、无原因的哭笑、胡言乱语、手舞足蹈,呈癫症样发作等。

急性中毒患者经治疗多可在短时间内恢复,部分患者后遗球后视神经炎、智力和记忆力减退、多发性周围神经炎等。

(3)吸入性肺炎:汽油吸入性肺炎,其原因一是司机用口吸堵塞的油管将汽油吸入肺内;二是汽油站工人跌入油槽,使汽油直接被吸入呼吸道,引发的支气管炎、支气管肺炎、大叶肺炎甚至肺水肿及渗出性胸膜炎。一般经口吸入以右肺下叶发病多见。

2. 慢性中毒

(1)神经衰弱症候群:患者多有头痛、头晕、精神不振、全身乏力、记忆力减退等。睡眠障碍多表现为失眠多梦,伴食欲不振、心悸、四肢肌肉酸痛等。

(2)多发性周围神经炎:患者四肢发冷、麻木,不能走远路,有时打软腿,上楼费力,湿毛巾拧不干等,检查手、足呈手套、袜子形浅感觉障碍。

(3)汽油性癔症:患者思想多不集中,幻听幻

觉、悲观,恐惧易激动,哭笑无常,呈癔症样发作,严重者表现淡漠、痴笑、语言迟钝,出现类似精神分裂症的症状。

(4)部分患者由于汽油中含芳香烃量较多,可引起贫血及白细胞总数减少。

3.皮肤损害 因为汽油对皮肤有去脂作用,所以汽油接触者有皮肤干燥、破裂、角化、慢性湿疹和指甲黄染、变厚、下凹等改变;有的引起急性皮炎和毛囊炎,出现红斑、丘疹、水疱及"灼伤"等皮肤损害。

4.并发症 急性中毒可致肺水肿;由口鼻误吸入呼吸道者可引起吸入性肺炎。

三、辅助检查

1.X线检查对于急性吸入性中毒,肺部可见片状或致密团块阴影;白细胞总数及中性粒细胞可增加。

2.对于慢性中毒者应做神经—肌电图显示有神经源性损害。

3.呕吐物中可以分析出毒物。

四、诊断

误服煤油、汽油或吸入高浓度煤油、汽油蒸气都可引起汽油中毒。

根据短时间吸入高浓度汽油蒸气或长期吸入汽油蒸气以及皮肤接触汽油的职业史,出现以中枢神经或周围神经受损为主的临床表现,结合现场卫生学调查和空气中汽油浓度的测定,并排除其他病因引起的类似疾病后,方可诊断。

1.急性中毒

(1)轻度中毒:下列条件之一者即可诊断:①头痛头晕、恶心、呕吐、步态不稳、视物模糊、烦躁。②情绪反应。③轻度意识障碍。

(2)重度中毒:下列条件之一者即可诊断:①中度或重度意识障碍。②化学性肺炎。③反射性呼吸停止。

(3)吸入性肺炎:下列表现之一者即可诊断:①剧烈咳嗽、胸痛、咯血、发热、呼吸困难、发绀及肺部啰音。②X线检查肺部可见片状或致密团块

阴影,白细胞总数及中性粒细胞可增加。

2.慢性中毒

(1)轻度中毒:下列条件之一者即可诊断:①四肢远端麻木,出现手套、袜套样分布的痛、触觉减退。伴有跟腱反射减弱。②神经—肌电图显示有神经源性损害。

(2)中度中毒:除上述表现,有下列条件之一者即可诊断:①四肢肌力减弱至3级以下,常有跟腱反射消失。②四肢远端肌肉萎缩。

(3)重度中毒:下列条件之一者即可诊断:①中毒性脑病。②中毒性精神病。③中毒性周围神经病所致的瘫痪。

(4)皮肤损害:如皮肤干燥、皲裂等。

五、鉴别诊断

1.急性汽油中毒应注意与常见精神病、中枢神经系统感染或急性四乙铅中毒相鉴别。

2.慢性中毒应与神经官能症鉴别。

六、治疗

1.急性中毒 急性汽油中毒病情变化快,应密切观察病情变化,及时调整抢救方案和治疗药物。

(1)急救。急性中毒者要迅速移离现场,清除皮肤污染及安静休息。静卧在空气新鲜处,将患者腰带、纽扣松开,保持呼吸道畅通,用肥皂及清水清洗皮肤、头发等。眼睛污染者可用2%碳酸氢钠溶液冲洗,硼酸眼药水滴眼。误服汽油者可灌入牛奶或植物油,然后催吐、洗胃、导泻。

(2)对呼吸停止者,应口对口进行人工呼吸或气管插管,提供有效供氧,清除痰液,保持呼吸道通畅,尽快使用呼吸兴奋剂。

(3)心搏骤停:可行心脏复苏术,禁用肾上腺素,以免引起心室颤动;吸入性肺炎者,可给予肾上腺皮质激素及抗生素以控制感染;癔症样症状者,给予镇静药物。

(4)吸入性肺炎的治疗:患者应卧床休息,保持呼吸道通畅。吸氧,应用糖皮质激素,预防感染。

（5）如患者出现意识障碍、精神障碍、抽搐、自主神经功能紊乱、颅内压增高表现等急性中毒脑病症状及体征，应迅速给氧、降温、降低颅内压、防治脑水肿（糖皮质激素、脱水剂、利尿剂）、止痉及镇静（抗癫痫药物、安定剂、人工冬眠疗法等），保护及恢复脑功能（ATP、辅酶 A、细胞色素 C 等）。脑疝应进行手术治疗。

2. 慢性中毒 慢性汽油中毒的治疗主要参照中毒性周围神经病的治疗。可选用维生素 B_1、维生素 B_6、维生素 B_{12}、烟酰胺、三磷腺苷、地巴唑等药物。如出现妄想及幻觉等精神症状，可选用甲氯丙嗪、氯普噻嗪、奋乃静进行对症治疗。

可采用中医中药，亦可给予维生素类及利眠宁等药物，或用小剂量胰岛素低血糖疗法。有类似精神分裂症状者，可按一般精神分裂症治疗。皮肤有红肿、水疱者用 3% 硼酸溶液湿敷。角化、皲裂可用 100% 尿素软膏，干燥者可用蛤蜊油等。

3. 其他处理

（1）观察对象：每年体检 1 次，重点进行神经系统检查，尽可能做神经—肌电图检查。

（2）急性中毒：轻度患者治愈后，可恢复原工作；重度中毒患者经治疗恢复后，应调离汽油作业；吸入性肺炎治愈后，一般可恢复原工作。

（3）慢性中毒患者应调离汽油作业，定期复查，并根据病情适当安排工作或休息。

4. 急性中毒治疗常用药

（1）尼可刹米注射液（Inj Nikethamide）1.125 g，洛贝林注射液（Inj Lobeline）9 mg，0.9% 氯化钠注射液 20 mL，立即静脉注射。

（2）右旋糖酐 40 注射液（Inj Dextran 40）500 mL，静脉滴注，每日 1 次。

（3）纳洛酮注射液（Inj Naloxone）0.8 mg，肌注，立即执行。

（4）地塞米松注射液（Inj Dexamethasone）20 mg，肌注，每日 1 次。

（5）20% 甘露醇注射液（20% Inj Mannitol）250 mL，20 分钟内静脉滴注，立即执行。

（6）呋塞米注射液（Inj Furosemide）30 mg，静脉注射，每日 3 次。

（7）地西泮注射液（Inj Diazepam）10 mg，静脉缓慢注射，立即执行。

（8）三磷腺苷注射液（Inj Adenosin Triphosphate）20 mg，肌肉注射，每日 1 次。

（9）细胞色素 C 注射液（Inj Cytochrom C）30 mg，25% 葡萄糖注射液（25% Inj Glucose）20 mL，静脉缓慢注射，每日 1 次。

（10）注射用头孢唑啉（Inj Cefazolin）2.0 g，注射用水 20 mL，静脉注射，每日 2 次。

5. 慢性中毒治疗常用药

（1）维生素 B_1 注射液（Inj Vitamin B_1）100 mg，肌注，每日 1 次。

（2）维生素 B_{12} 注射液（Inj Vitamin B_{12}）100 mg，肌注，每日 1 次。

（3）地巴唑（Dibazole）10 mg，口服，每日 3 次。

第八节 一甲胺中毒

一甲胺（methylamine，CH_3NH_2）在常温下呈气态，为有毒、无色、熔点 -93.5℃、沸点 -6.3℃、易溶于水的化工原料，高压可液化，具特殊臭味，有极强的亲水性和腐蚀性。主要用于生产农药、染料、炸药、制革和橡胶硫化等。空气中浓度高于 5 mg/m³ 时就会引起中毒。

一甲胺中毒主要是高浓度一甲胺气体直接刺激和腐蚀皮肤、黏膜，致化学性灼伤。呼吸道黏膜充血、水肿，甚至坏死、脱落；黏膜下腺体分泌亢进，分泌物增多；支气管痉挛；肺泡毛细血管通透性增大，渗出增多。

一、发病机制

在生产、运输、储存和使用过程中,若发生一甲胺气体泄漏,可引起眼、皮肤、呼吸道黏膜灼伤和中毒,甚可累及肾、肝及心脏等器官,严重者出现喉头水肿、肺水肿、ARDS 及呼吸衰竭。

二、病理生理

一甲胺中毒主要是高浓度一甲胺气体直接刺激和腐蚀皮肤、黏膜,致化学性灼伤。呼吸道黏膜充血、水肿,甚至坏死、脱落;黏膜下腺体分泌亢进,分泌物增多;支气管痉挛;肺泡毛细血管通透性增大,渗出增多。由此可堵塞呼吸道,造成管腔狭窄,影响通气功能,出现低氧血症。

三、临床表现

有密切接触史。潜伏期 10 分钟以内。化学性灼伤是一甲胺的突出表现,有咽干、咽痛等呼吸道灼伤表现,可产生支气管黏膜坏死、脱落,可见眼部灼伤、口腔溃疡及腹痛、呕吐、黑便等消化道灼伤,皮肤灼伤面积可较大。

呼吸系统中毒症状,分为轻、中、重及极重度4 级。轻度者有咳嗽、咽部不适或微痛,少数伴有胸闷和气短;中度者咽喉剧痛,呼吸困难,肺有痰鸣、喘鸣或少许湿啰音;重度者烦躁不安,喉头及肺水肿,喉鸣,咳粉红色泡沫痰,两肺布满大水泡音,极度呼吸困难,口唇发绀,并出现"三凹征";极重度者主要是通气和换气功能障碍,机体严重缺氧,表现为呼吸浅促,全身发绀,血压下降,意识不清,生命垂危。神经系统可见头痛、头昏,个别可出现锥体束征阳性,脑脊液蛋白阳性,细胞数增多。皮肤灼伤范围较广,如颜面、颈、胸、躯干、腹部、会阴部及四肢等,深度多为Ⅰ、Ⅱ度。少数患者因角膜灼伤,造成视力减退,甚至失明。重度可出现低氧血症、低碳酸血症,三分之一左右为呼吸性碱中毒,少数为代谢性酸中毒,个别可留有慢性阻塞性肺病、肺纤维化、肺心病等后遗症,严重者丧失劳动能力。

四、诊断

血象检查:急性中毒时白细胞可增多,尿中可出现蛋白、红细胞、白细胞及管型,部分伴血清尿素氮和肌酐升高,可恢复正常,血清 ALT 可升高,约 1 个月可恢复。

1. 一甲胺急性中毒喉水肿致吸气性呼吸困难分四度。

一度:安静时无呼吸困难,活动或哭闹时显示吸气性呼吸困难。

二度:安静时也有轻度"三凹征",活动时加重,但不影响睡眠,也无烦躁不安。

三度:吸气性呼吸困难明显,"三凹征"显著,并且有烦躁不安,不易入睡。

重度:除三度呼吸困难的表现外,还有坐卧不安,手足乱动,出冷汗,面色苍白或发绀,最后昏迷直至心跳停止。

本诊断分级是以呼吸系统损害程度为主要依据,刺激反应不属急性中毒范畴。一度至二度吸气性呼吸困难的喉水肿和急性支气管炎为本病的诊断特点。

一甲胺水溶液可因气化以气态形式经呼吸道吸入,以上分度也适用于由一甲胺水溶液所致皮肤灼伤时伴有的吸入中毒。

2. 血气分析 PaO_2 测定值为诊断分级的参考指标,低氧血症分三度:轻度,PaO_2 小于 10.7 kPa(80 mmHg);中度,PaO_2 小于 8 kPa(60 mmHg);重度,PaO_2 小于 5.3 kPa(40 mmHg)。判断缺氧严重程度,应结合临床表现并动态观察,排除技术误差。

五、治疗

1. 无特殊解毒药,对症治疗为主。本病治疗无特效解毒剂,常用非特异性拮抗剂肾上腺皮质激素。中、重度中毒者可联合应用莨菪碱类药物,如东莨菪碱每次 0.3～0.9 mg 或每次 654 - 2 10～20 mg,静脉给药。应早期用药并达到一定治疗剂量,但不强调达到极量化,原则上剂量先大后小,间隔时间先短后长。

病程初期抢救重点是防治喉水肿和肺水肿；部分患者病情易出现反复，在肺水肿控制后仍需严密观察，积极防治肺部继发感染、气道黏膜脱落阻塞等并发症。

中毒者出现弥漫性肺泡性肺水肿、口鼻腔大量分泌物涌出；昏迷伴明显发绀；三至四度吸气性呼吸困难者应及时做气管切开。

吸氧氧流量一般为 3～4 L/min，肺水肿者可 5～6 L/min。

2. 重点放在减轻呼吸道黏膜的充血、水肿，抑制腺体分泌，解除支气管痉挛及降低毛细血管通透性，保持呼吸道通畅。反复抽吸呼吸道分泌物和坏死、脱落组织；咳粉红色泡沫痰者加用 10% 二甲硅油气雾剂喷雾吸入，提高供氧效果。

高流量氧鼻导管吸入，氧流量 3～5 L/min。对喉头水肿严重、呼吸极度困难、缺氧明显者尽早行气管切开，确保呼吸道通畅。

3. 糖皮质激素，如用地塞米松 10 mg，静脉注射 6～8 小时 1 次。

4. 早期肺水肿者可用山莨菪碱 10～20 mg/L，静脉滴注。

5. 雾化吸入。药物雾化吸入是治疗中必不可少的方法之一，常用雾化液成分是：①地塞米松 5 mg＋庆大霉素 8 万 U＋654－2 10 mg＋速尿 20 mg＋生理盐水 50～100 mL，超声雾化吸入，每次 10～20 mL，间隔时间根据病情轻重决定。②地塞米松 5 mg、庆大霉素 8 万 U、糜蛋白酶 5 mg、氨茶碱 0.25 g 加生理盐水 60 mL，每日喷雾 15 mL，每日 4～6 次。③也可将雾化液置于口腔麻醉器内人工喷雾。若患者缺氧明显或有意识障碍，超声雾化器可接在氧气瓶上，用氧气送入超声雾化液。④也可选用激素类制剂普米克（pulmicort）、必可酮喷雾吸入。⑤β₂－兴奋剂 0.5% 沙丁胺醇溶液 1 mL 或特布他林溶液 1 mL 雾化吸入。⑥胆碱能阻滞剂 0.5% 溴化异丙托品溶液 1 mL 雾化吸入。

6. 有支气管痉挛时，轻者给予克仑特罗（双氯醇胺）20～40 μg 口服，每日 3 次；重者氨茶碱 0.125～0.25 g 加入葡萄糖液 500 mL 中维持静脉滴注。

7. 抗感染治疗。早期选择使用氨苄西林、苯唑西林、哌拉西林或阿米卡星等。根据细菌培养及药敏试验再调整抗生素用药。

既要重视对全身中毒症状的急救，同时也不能忽视对眼和皮肤灼伤的局部处理。对一甲胺水溶液所致皮肤 Ⅱ° 灼伤面积大于或等于 20%，或 Ⅲ° 灼伤面积大于或等于 10% 或头面部灼伤者，应警惕一甲胺可经皮肤吸收加重中毒，早期即使呼吸系统症状不明显，也要常规做胸部 X 线、血气分析等检查，注意观察呼吸道症状和肺部体征变化，必要时给予预防性治疗。

第九节 有机氟聚合物单体及其热裂解物中毒

急性职业性有机氟聚合物单体和热裂解物中毒，是指工业生产中吸入二氟一氯甲烷和四氟乙烯的裂解气，以及聚四氟乙烯和聚全氟乙丙烯的单体或热分解产物等有机氟气体所致的急性中毒性疾病。主要经呼吸道吸入，潜伏期 0.5～24 小时不等，发热、头痛、咽痛、全身关节痛、胸闷等为早期临床表现，继而可出现支气管周围炎及化学性肺炎。中毒后绝大多数患者预后良好，不留后遗症；少数重症病例可发生肺功能障碍，超声心动图和心阻抗图轻度异常。

这些化合物主要引起呼吸系统损害，轻者为急性支气管炎或支气管周围炎；较重者出现支气管肺炎或间质型肺水肿；严重者出现支气管肺炎或肺泡型肺水肿、呼吸衰竭或肺纤维化，有时可并发中毒性心肌病变及肾脏病变。

一、病因

有机氟种类很多，以氟代烃类、氟烷烃类和氟烯类的毒性较大,其中尤以八氟异丁烯为剧毒。氟聚合物的本身较为稳定,加热至 300～400℃时所产生的裂解气可引起聚合物烟尘热。有机氟广泛用于制造塑料、橡胶、医药、制冷、高能燃料、杀虫剂和杀菌剂等。在制造、热加工、残液和残气处理过程中,以及氟聚合物燃烧时产生的裂解气中的有毒有机氟单体可以引起中毒。当聚四氟乙烯加热至 400℃时产生水解性氟化物,如氟化氢和氟光气,对呼吸道有强烈的刺激作用,可导致肺水肿。加热至 450℃以上可产生四氟乙烯、六氟丙烯、八氟环丁烷和八氟异丁烯等,温度越高,八氟异丁烷的成分越多,毒性亦就越大。有机氟聚合物的制造过程中,管道溢流、残液处理不当、加工时自控失灵、电焊、高温切割、管道检修,或更换阀门、垫圈等时均可接触其热裂解物而引起中毒。

二、病理

有机氟主要对呼吸道有刺激作用,甚至引起肺水肿,其他尚有抑制中枢神经和损害心、肾、肝等毒性作用,引起心肌变性,心内、外膜有出血斑点;胃肠黏膜出血,胃黏膜脱落;肝、肾充血,凝血功能障碍。

三、临床表现

主要经呼吸道吸入,潜伏期 0.5～24 小时不等,发热、头痛、咽痛、全身关节痛、胸闷等为早期临床表现,继而可出现支气管周围炎及化学性肺炎。中毒后绝大多数患者预后良好,不留后遗症;少数重症病例可发生肺功能障碍,超声心动图和心阻抗图轻度异常。

四、诊断原则

根据有短期高浓度有机氟聚合物单体或热裂解物吸入的职业史及相应的症状、体征,结合 X 线胸片、心电图、肾功能等检查所见,排除其他疾病,综合分析后方可诊断。

五、诊断与分级标准

1. 聚合物烟热　短期吸入高浓度有机氟聚合物热裂解产物后,出现畏寒、发热、寒战、肌肉酸痛、咳嗽、胸部紧束感,并有头痛、恶心、呕吐等症状。症状一般可在 24 小时内消退。

2. 急性中毒

(1)轻度中毒:吸入毒物后短期内一般在 72 小时内出现头晕、乏力、咽痛、胸闷及咳嗽等症状;有咽部充血、体温升高、呼吸音粗糙或散在性干啰音等体征;X 线胸片示两肺纹理增多、增深、增粗或紊乱,边缘模糊。

(2)中度中毒:轻度中毒的临床表现加重,出现胸部紧束感、胸痛、心悸及活动后轻度发绀,两肺有较多的干啰音或少量湿啰音,呼吸音降低;X 线胸片除有上述肺纹理改变外,局部尚可见点片状阴影,境界不清,密度较低。有时肺纹理呈网状,部分肺野背景不清晰,呈毛玻璃状。

(3)重度中毒:中度中毒的临床表现加重,出现发绀、呼吸急促、咳粉红色泡沫样痰;两肺呼吸音明显降低、消失,或有广泛的湿啰音;X 线胸片示两肺野透明度降低或两肺广泛散布大小不等、形态不一的团、片状阴影,密度较高,境界不清,肺门可增宽。有些病例可合并明显的心肌或肾脏病变。

六、治疗原则

1. 迅速使患者脱离现场,临床观察 24～72 小时。除聚合物烟热外,均需绝对卧床休息,保持呼吸道通畅。早期进行给氧、镇静、保暖、退热等对症处理及支持疗法。

2. 为防治肺水肿,早期、足量、短程(3～5 天)应用糖皮质激素,并继续应用小剂量糖皮质激素治疗 1～2 周,以防肺纤维化的发生。其他急救和治疗措施与内科相同。

3. 出现中毒性心肌病变、肾病变时治疗与内科相同。

七、劳动能力鉴定

1. 轻度中毒病情恢复后,可回原工作岗位。
2. 中度中毒病情恢复后,经短期休养,可回原工作岗位。

3.重度中毒如遗留有肺、心、肾等功能损害者,应调离原工作岗位,并定期复查。

八、健康检查

要求有机氟聚合物作业工人均需进行就业前体检,并根据接触程度、工种、工龄等不同情况,每2～3年进行定期检查,体检包括内科、五官科、口腔科检查内容,以及胸部 X 线摄片、心电图、尿常规等有关检查项目。

九、禁忌证

1.明显的慢性呼吸系统疾患。
2.明显的慢性心血管系统疾患。
3.明显的肝肾疾患;地方性氟病。

第十节 二氯乙烷中毒

二氯乙烷(dichloroethane,CH_3CHCl_2)分两种异构体:1,2 - 二氯乙烷为对称异构体;1,1 - 二氯乙烷为不对称异构体。有似氯仿气味的无色液体。相对分子量 98.97,比重为 1.252 9,熔点 -35.3℃,沸点83.5℃,蒸气压11.60 kPa(25℃),在空气中的爆炸限为6.2～15.9。不对称体比重为 1.174(20/4℃),熔点 -96.7℃,沸点 57.3℃,蒸气压30.66 kPa(25℃)。蒸气比重均为3.4。均难溶于水,溶于乙醇和乙醚。加热分解,可产生光气。对称异构体主要作为蜡、脂肪、橡胶等的溶剂,还用于制造氯乙烯和聚碳酸酯,也用于谷仓的熏蒸和土壤的消毒。不对称体主要用于化学合成的中间体或是其副产品,也曾作为麻醉剂。二氯乙烷(dichloroethane,$CH_2CH_2Cl_2$)为有芳香甜味的无色液体,难溶于水,易溶于酒精。燃烧时可产生光气。急性二氯乙烷中毒主要由于短期内吸入高浓度1,2二氯乙烷蒸气引起,以神经系统、肝脏损害为特征。

一、吸收、分布、代谢和排出

对称异构体以呼吸道和消化道吸收为主,也可由皮肤吸收。动物试验证明,22%～57%以原形和二氧化碳方式呼出,51%～73%放射活性可出现于尿中,0.6%～1.3%存留于体内。尿中主要代谢物为硫二醋酸和硫二醋酸氧硫基,因此可以推测谷胱甘肽在生物转化中起着重要的作用。不对称体在体内的吸收、代谢过程目前尚无明确的报告。

二、对人体的影响

两种异构体常以不同的比例共存。对称体属高毒类,用途广,接触机会多。不对称体属微毒类,所以造成对人体影响和中毒事故的发生主要是由于吸入对称体所致。皮肤吸收少见。单独由不对称体引起的中毒,尚未见报道。多数是对眼和呼吸道的刺激作用,吸入者还可以引起肺水肿。对中枢神经系统有抑制作用。刺激胃肠及引起肝、肾和肾上腺损害。皮肤接触者尚可引起皮炎。当人接触浓度为 100 mg/m³ 时,可有乏力、头痛、失眠和自主神经系统功能紊乱的症状;接触浓度为300 mg/m³ 时可发生轻度中毒。口服15～20 mL可以致死。尸检可见主要病变在肝、肾和肾上腺,肝脏缩小、广泛坏死,肾小管坏死,肾上腺灶性退行性变及坏死。

三、致病原因

1.工业上常见于橡胶、树脂、油漆及合成纤维、氯乙烯等生产中,因疏于防护或意外泄漏,使高浓度1,2 - 二氯乙烷蒸气被大量吸入,导致急性中毒。一般人在0.3～0.6 g/m³ 空气浓度下2～3 小时即可发生中毒,浓度达16.8 g/m³ 时则危及生命。

2.在农村多作为谷物或粮仓的熏蒸剂和土壤消毒剂。粮仓熏蒸后如无防护而过早入仓,可引起急性吸入性中毒。因药液大面积沾染或浸泡皮肤后吸收引起急性中毒偶也见报道。

3.误服该药液引起的急性中毒极少见。人的口服致死量为 15～20 mL。

四、临床表现

1.**急性中毒** 有两期过程:最初表现为兴奋、激动、头痛、恶心,重者很快出现中枢神经系统抑制,神志丧失。第二期以胃肠症状为主,频繁呕吐、上腹疼痛、血性腹泻,肝损害,肝坏死以及肾病变。也有报告口服中毒后出现低血糖和高血钙。吸入高浓度者,可以很快出现呼吸困难、抽搐、昏迷、血压下降及酸中毒的表现。实验室检查可见白细胞增多,二氧化碳结合力减低和肝、肾功能异常等。

近来,东莞粘胶中毒事故报告中重度急性中毒者,治疗后遗留抽搐等症状。

2.**慢性中毒** 长期吸入低浓度二氯乙烷可有头晕、头痛、乏力、睡眠障碍等类神经症的表现,也有食欲减退、恶心、呕吐等消化道症状,并可有消化道或呼吸道出血及中毒性肝病的表现,有的患者还可见到肌肉和眼球震颤。

五、诊断与鉴别诊断

急性中毒根据接触史,结合劳动卫生学调查和临床检查结果,特别是以中枢神经系统麻醉为主的症状,呼吸道、消化道黏膜刺激症状,中毒性肝、肾病的表现和化验检查结果,一般诊断不难,但是要注意鉴别诊断,特别是与苯中毒的鉴别。增加环境监测、医学检查和对生物材料检测的监察手段,提高监护水平是防止误诊的重要环节。

六、治疗

目前尚无特殊解毒药物,主要采取对症处理。
1.**急救**
(1)急救时立即移离现场,脱去污染衣物,并注意保暖。气急者可给吸氧。
(2)误服者立即以清水洗胃,或催吐和导泻。除按一般抢救原则处理外,要注意对肝、肾的保护治疗。

(3)早期即应积极采取措施保护脑、肝、肾及心、肺功能,如及早使用小剂量的苏醒剂、保肝药、利尿合剂(促进毒物排泄)等。

(4)治疗惊厥、抽搐时用安定静脉滴注,每次 10～20 mg;或使用其他抗惊厥、抗癫痫类药物。有躁动不安或惊厥时可用水合氯醛或针刺疗法,不宜使用巴比妥类药物,忌用吗啡。禁用肾上腺能药物,以免加重卤代烃类所致的致命性心律失常。

(5)纠正酸中毒,以 5% 碳酸氢钠 200 mL 静脉滴注,并根据血气检验结果及时进行调整。对出现呼吸抑制者,可选用呼吸兴奋剂,如尼可刹米等。

(6)能量合剂、10% 葡萄糖和维生素 C 等静脉滴注以及口服多种维生素和保肝药物的治疗,对肝、肾功能的保护和恢复也是很有益处的。10% 葡萄糖注射液加维生素 C、氯化钾静脉滴注。呕吐、腹痛明显者,可静脉推注 10% 葡萄糖酸钙 10～20 mL。

2.**慢性中毒的治疗** 主要是口服多种维生素、葡萄糖醛酸、三磷腺苷、肌苷等营养药物和适当的对症治疗。恢复期宜进高糖类、高蛋白、高钙、低脂饮食,禁止饮酒或避免剧烈运动。

七、预防

1.生产和使用二氯乙烷时,应在低温下操作。要有良好的通风设备。做好个人防护,如戴乳胶手套,忌穿呢料工作服;不穿被油污染的工作服;忌用本品洗手等。

2.患有肝、肾疾病者,不宜接触本品。近年来,企业对进口化工原料及试剂,出于保密的商业目的,一般只具有代号和(或)商品名称,要认真加以识别。加强对本品的专门保管,标签应清楚、醒目,防止误用、误服。

3.增加监察手段,提高职业健康监护水平,是防止中毒的关键所在。

第十一节 四氯化碳中毒

四氯化碳(carbon tetrachloride,CCl_4)又名四氯甲烷,为无色透明的脂溶性油状液体,有类似氯仿的微甜气味,不易燃,易挥发。相对分子量为153.84,沸点76.8℃,微溶于水,可与乙醇、乙醚、氯仿及石油醚等混溶。四氯化碳为公认的肝脏毒物,急性中毒多因生产劳动中吸入其高浓度蒸气所致,以中枢性麻醉症状及肝、肾损害为主要特征。

四氯化碳中毒(carbon tetrachloride poisoning)主要由呼吸道吸入引起。四氯化碳有轻度麻醉作用,对肝、肾有严重损害作用,其可在体内转变为自由基,扰乱肝细胞膜上类脂质的代谢,引起肝细胞坏死。

一、致病原因

1.高浓度四氯化碳蒸气吸入,主要见于制造二氯二氟甲烷、三氯氟甲烷及氯仿等的化工行业,因车间无良好通风或设备管道意外泄漏,使作业短时间内大量吸入高浓度四氯化碳蒸气。也可发生于窄闷室内,用四氯化碳灭火器灭火时,或用四氯化碳熏蒸、干洗、擦洗枪支或机器时。

四氯化碳蒸气经呼吸道吸收,暴露皮肤也可吸收少许。一般人在 $1～2 g/m^3$ 的四氯化碳蒸气浓度中 30 分钟以上即可出现急性中毒症状,在 $320 g/m^3$ 浓度中 $5～10$ 分钟将会中毒致死。

2.误服四氯化碳液体经消化道吸收或沾染皮肤吸收,临床少见。生产和生活中,人误服四氯化碳数毫升即可发生中毒。国外曾有口服 29.5 mL 本品引起死亡的报道。

3.当四氯化碳接触火焰或灼热的金属时易分解出大量光气及氯化氢,此时可发生光气危害。

二、中毒机制

四氯化碳(carbon tetrachloride,CCl_4)为无色液体,是工业生产中良好的溶剂,也作为干洗剂、灭火剂及熏蒸剂。CCl_4 遇火焰或灼热金属表面,可分解为光气和氯化氢,毒性增加。CCl_4 及其分解产物可经呼吸道吸收,皮肤接触吸收也快。在体内代谢迅速,吸入后约 50% 以原形自肺排出,20% 在体内氧化转化,最终产物为二氧化碳。CCl_4 对中枢神经系统有麻醉作用,也损害周围神经,但较突出的是肝损害。CCl_4 在肝细胞内质网经羟化酶作用,产生自由基 $-CCl_3$,发生脂质过氧化,使内质网改变,溶酶体破裂和线粒体损伤及钙离子通透变化,引起肝细胞坏死。这是肝损害的可能原因。另外,CCl_4 还可引起肾小管上皮细胞变性和坏死,导致肾损害。

三、临床表现

人对 CCl_4 毒性易感性差别很大。吸入高浓度 CCl_4 蒸气后,可迅速出现昏迷、抽搐等急性中毒症状,并可发生肺水肿、呼吸麻痹。稍高浓度吸入,有精神抑制、神志模糊、恶心、呕吐、腹痛、腹泻等表现,中毒第 $2～4$ 天可出现肝、肾损害征象。严重时出现腹水、急性重型肝炎和肾功能衰竭。少数可有心肌损害、心房纤颤、室性早搏。经口中毒,肝脏症状明显。慢性中毒表现为神经衰弱症候群及胃肠功能紊乱,少数可有肝大及肝功异常,肾功能损害罕见,视神经炎及周围神经炎为数很少。

四、诊断依据

1.有口服或吸入四氯化碳史。

2.临床表现

(1)神经系统症状:头痛、头晕、精神恍惚、抽搐、腱反射亢进、嗜睡、昏迷、呼吸肌麻痹。

(2)消化系统症状:恶心、呕吐、腹痛、腹泻,引起中毒性肝炎者有黄疸、右上腹痛、肝大、肝功能受损。

（3）吸入中毒者，有上呼吸道刺激症状、窒息感，重者可有肺水肿。

（4）其他：可有中毒性心肌炎、急性坏死性肾病表现。

3. 急性中毒者，24 小时内血、尿或呼气中可测出四氯化碳。

五、治疗

主要对神经系统及肝肾损害对症处理。口服中毒洗胃时，可先用液体石蜡或植物油溶解毒物，并严防吸入呼吸道。忌用肾上腺素及含乙醇的药物，以防诱发室性纤颤和病情加重。尤其要注意防治肝、肾功能衰竭。出现肾功能衰竭时，可行血液透析或腹膜透析治疗。

1. 吸入四氯化碳蒸气中毒者，应立即移离现场并给予吸氧。有呼吸麻痹现象应给呼吸兴奋剂，必要时进行人工呼吸。皮肤及眼可用 2% 碳酸氢钠或大量温水清洗。

2. 口服中毒者，可立即用 1∶2 000 高锰酸钾或 2% 碳酸氢溶液洗胃。洗胃前，可先用液体石蜡或植物油溶解毒剂，洗胃时须小心谨慎，严防误吸入呕吐物。

3. 给予半胱氨酸 200 mg，肌肉注射，每日 2 次。

4. 静脉滴注 10% 葡萄糖注射液和 20% 甘露醇溶液，初 6 小时各用 250 mL，以后每 12 小时各用 250 mL，共用 5 天，以保护肝、肾，促进毒物排泄。还可给维生素 B_1、维生素 B_{12}、胆碱等保肝。有尿少、尿闭时，应控制液体入量（不宜超过 800 ～ 1 000 mL/d），必要时可行腹膜透析。

5. 中毒最初 2 天，可静脉注射 10% 葡萄糖酸钙 10 mL/5 ～ 6 小时，以后间隔时间延长，同时可口服钙剂。

6. 对症处理，如抗休克、抗心力衰竭、防感染等，可短程使用糖皮质激素，忌用肾上腺素、去甲肾上腺素、麻黄素、吗啡及巴比妥类等药物。

第十二节　氯乙烯中毒

一、接触机会

氯乙烯为生产聚氯乙烯的单体，也可与醋酸乙烯或丙烯腈制成共聚物，用做绝缘材料、黏合剂、涂料、纺制合成纤维等，还可作为化学中间体或溶剂。氯乙烯合成过程中，在转化器、分馏塔、贮槽、压缩机等处，以及聚合反应的聚合釜、离心机处，都有可能接触氯乙烯，特别是进入聚合釜内清洗或抢修设备，更有大量接触的机会。

二、毒理

氯乙烯主要由吸入其蒸气而进入体内。皮肤受其液体污染也可部分吸收。大部分由呼吸道以原形排出，少部分可分布于皮肤、肝脏、肾脏等脏器中。主要经醇脱氢酶途径在肝脏代谢，先水解成 2 - 氯乙醇，再形成氯乙醛和氯乙酸；还有经肝微粒体混合功能氧化酶的作用而环氧化，生成氧化氯乙烯。氧化氯乙烯不稳定，可重排成氯乙醛。其代谢产物经尿液排出。

氯乙烯及其代谢产物对肝脏上皮细胞和间叶细胞都有刺激作用，引起肝细胞的代偿性反应，导致肝和间叶细胞的增生，形成肝脏损害、肝纤维化和脾肿大。长期接触后，其代谢产物氯乙醛和氧化氯乙烯，可以引起肝血管肉瘤和致畸、致突变。

三、临床表现

1. 急性中毒　表现为中枢神经系统的麻醉作用，主要由检修设备或意外事故大量吸入所致。轻度中毒时出现眩晕、头痛、恶心、胸闷、步态蹒跚等。如及时脱离现场，吸入新鲜空气，即可恢复。严重中毒者，出现意识障碍，甚至造成死亡。皮肤接触氯乙烯液体后，即引起局部麻木，随之出现红斑、水肿以至局部坏死等改变。眼部接触呈明显刺激症状。

2.慢性中毒 长期接触氯乙烯对人体各系统均有不同程度的影响。

(1)神经系统:有眩晕、头痛、嗜睡、记忆力减退及烦躁不安等症状,还有瘙痒感、烧灼感、手足发冷、发热等多发性神经炎表现,有时有手指、舌或眼球震颤。肌电图及神经传导测定可以发现异常。

(2)消化系统:有食欲减退、恶心、呃逆、腹胀、便秘或腹泻等症状。部分有肝功能异常。

(3)皮肤病变:经常接触可发生皮肤干燥、皲裂、丘疹、粉刺或手掌角化、指甲变薄等。少数人有秃发。部分可发生湿疹样皮炎或过敏性皮炎。个别可有硬皮病样改变。

(4)血管病变:接触工人有指端动脉痉挛,呈现雷诺现象。指端动脉痉挛往往是肢端溶骨症的早期表现,也可两者同时并存。

(5)造血系统:可有贫血倾向,并且伴有轻微的溶血现象;白细胞数变化不大,但有嗜酸性粒细胞升高的趋势。

(6)呼吸系统:主要为上呼吸道刺激症状,有咽喉、鼻黏膜充血,鼻黏膜苍白等。长期暴露于氯乙烯烟尘中,也可引起尘肺样改变,使肺功能下降,并出现相应的X线表现。

(7)内分泌系统:少数患者可发生暂时性内分泌失调,有时伴有性功能障碍,但脱离接触后即恢复。部分患者可有甲状腺功能受损。

(8)对生殖的影响:氯乙烯作业男工的配偶或氯乙烯作业女工流产率上升,并且胎儿中枢畸形的发生率亦有增高,提示氯乙烯具有一定的生殖毒性。

(9)肢端溶骨症:多发生于工龄较长的清釜工,发病工龄最短者仅1年。早期表现为雷诺综合征:手指麻木、疼痛、肿胀、变白或发绀等,随后逐渐出现末节指骨骨质溶解性损害。X线检查常见单指或多指末节指骨粗隆边缘呈半月状缺损,伴有骨皮质硬化,最后发展至指骨变粗变短,外形似鼓槌(杵状指)。手指动脉造影可见管腔狭窄、

部分或全部阻塞。局部皮肤(手及前臂)局限性增厚、僵硬,呈硬皮病样损害,活动受限。

(10)肿瘤:氯乙烯的肝毒性已被普遍认同。近年来通过动物实验、临床观察及流行病学调查,已确定氯乙烯为化学致癌物质。接触氯乙烯工人可患肝血管肉瘤,也可致其他肿瘤,如肝癌。氯乙烯作业工人肺、淋巴组织和脑部肿瘤发病率增高,值得引起重视。

四、诊断

1.诊断原则 短时间内吸入大剂量氯乙烯气体,出现以中枢神经系统麻醉为主要临床表现,并排除其他病因,方可诊断为急性氯乙烯中毒。有长期接触氯乙烯的职业史,主要有肝脏和(或)脾脏损害、肢端溶骨症及肝血管肉瘤等临床表现,结合实验室检查、现场危害调查与评价,进行综合分析,并排除其他疾病引起的类似损害,方可诊断为慢性氯乙烯中毒。

2.接触反应 短时间内吸入高浓度氯乙烯气体后出现头晕、恶心、胸闷、乏力而无意识障碍。

3.观察对象 长期接触氯乙烯的人员出现头晕、头痛、乏力、睡眠障碍等脑衰弱综合征及恶心、食欲减退、肝区胀痛等消化功能障碍,但肝功能试验正常者。

4.急性氯乙烯中毒

(1)轻度中毒:出现轻度意识障碍。

(2)重度中毒:具有下列表现之一者:①中度以上意识障碍;②呼吸、循环衰竭。

5.慢性氯乙烯中毒

(1)轻度中毒:出现乏力、恶心、食欲不振等全身症状且伴有下列表现之一者:①肝脏胀痛、肿大;②肝功能试验轻度异常;③雷诺征。

(2)中度中毒:前述全身症状加重,且具有下列表现之一者:①肢端溶骨症;②肝脏进行性肿大;③肝功能试验持续异常;④脾脏肿大。

(3)重度中毒:肝硬化。

五、治疗与处理

1.对急性中毒患者,要及早脱离现场,保持呼

吸道通畅,换去污染的衣服。呼吸停止者,迅速进行人工呼吸,吸氧。给予对症处理,维持生命体征,预防并发症发生。眼或皮肤受污染者,应尽快用大量清水冲洗。

2.慢性患者,一般采用对症处理。对有肝病或肢端溶骨症患者,须及早调离。对雷诺症、皮肤病变,可采用糖皮质激素、其他免疫抑制药物以及对症处理。肝血管肉瘤患者应争取手术切除,不能手术切除者可采用化疗或放射治疗。

3.其他处理。急性轻度中毒者治愈后,可返回原岗位工作;急性重度中毒者治愈后,应调离有毒作业岗位。慢性轻度中毒和中度中毒治愈后,一般应调离有毒有害作业岗位;慢性重度中毒者应调离有毒有害作业岗位,应予以适当的治疗和长期休息。

六、预防

应特别重视聚合釜出料时的清釜过程。清釜工应佩戴送气式防毒面具。清釜前先进行釜内通风换气,清釜工采取轮班间隙操作,减少清釜次数。凡患神经系统疾患、肝肾疾病及慢性湿疹等皮肤病者,不宜从事氯乙烯生产。

第十三节　三氯乙烯中毒

三氯乙烯中毒是工作中接触高浓度三氯乙烯蒸气或液体所引起的以神经系统改变为主的全身性疾病。除神经系统受损外,亦可累及心、肝、肾脏器。三氯乙烯是中枢神经系统蓄积性麻醉剂。

一、致病原因与发病机制

本品用于机械仪表制造业的金属脱脂和金属零件清洗,化工行业作油脂、树脂、橡胶、硝化纤维和生物碱的溶剂及制备农药的原料等,也用于冷冻剂、杀虫、消毒剂及洗衣业干洗剂等的生产。

三氯乙烯(trichloroethylene, $CHCl=CCl_{12}$)为有芬芳气味的无色液体,呈高度脂溶性,遇火焰或紫外线可生成光气。

急性中毒主要发生在其生产、贮存、运输及使用过程中,因开放性操作或管道设备意外泄漏等使作业者短期内大量吸入其高浓度蒸气所致。一般在 $1\sim5\ g/m^3$ 空气浓度下 $1\sim2$ 小时或 $6\sim20\ g/m^3$ 下数分钟即可发生急性中毒。在极高浓度下($53.8\ g/m^3$)可迅即发生昏迷甚至死亡。急性三氯乙烯中毒是短期内大量吸入其高浓度蒸气或液体所引起的以中枢神经系统抑制为主,累及心、肝、肾等脏器的全身性疾病。

因偶发事故,三氯乙烯液体溅染大面积皮肤、黏膜或裸手浸泡操作等,单纯经皮肤吸收而致急性中毒者很少见。偶见因误服致急性中毒者。

急性中毒出现酒醉样、头痛、头晕、易激动、癔症样表现。重症出现中毒性脑病及肝、肾和心脏损害,恢复期可出现神经抑郁、类偏执型精神病。

急性三氯乙烯中毒主要表现为中枢神经系统的抑制。脑神经和明显的心、肝、肾损害虽有发生,但均较少见。

根据接触情况及检查结果综合分析,可做出诊断。但应与其他原因引起的意识障碍、脑神经及心、肝、肾疾病相鉴别。

实验室检查尿和血中可检出三氯乙酸和三氯乙醇。慢性中毒表现为中毒性神经官能症、中毒性心肌炎、肝脏损害及周围神经病,常损害三叉神经感觉支,出现味觉及嗅觉障碍、面部和舌前部感觉障碍。三氯乙酸可引起接触性皮炎。除脱离接触外,主要为对症治疗。

二、临床表现

对人体的危害分为急性中毒和慢性中毒。

1.急性中毒　轻者可有头痛、头晕、耳鸣、酩酊感,步态不稳,疲乏,易激动,癔症样表现,嗜睡或失眠,肢体发麻,震颤,肌肉和关节疼痛等。重者谵妄、抽搐、神志不清、昏迷、呼吸麻痹或循环衰竭。可引起中毒性肝炎及三叉神经麻痹,有嗅觉、味觉障碍,面部、舌前部感觉丧失。

2.慢性中毒 可有疲乏无力、工作能力减退,头痛、发作性头晕、睡眠障碍,胃肠功能紊乱,心悸,胸部压迫感,心律不齐,周围神经炎,自主神经功能障碍和肝脏损害等。三叉神经麻痹的特点和急性中毒后所见相同。皮肤接触能引起皮炎、湿疹及造成皮肤干裂和继发性感染。

三、诊断

1.观察对象 短期大量接触后,出现头晕、头痛、乏力、心悸、恶心等症状,或有眼及上呼吸道黏膜刺激现象。一般在24小时内可恢复正常。

2.轻度中毒 除上述症状外,出现欣快感、易激动、频繁呕吐、步态不稳、嗜睡或短暂的浅昏迷者。

3.重度中度 上述症状加重,并具有下列一项表现者:

(1)昏迷。

(2)以三叉神经为主的脑神经损害。

(3)明显的心、肝或肾损害。

急性中毒时,尿三氯乙酸含量往往增高,但在我国现有条件下尚难普及此项检查,因此尿三氯乙酸测定仅列为参考指标。

四、治疗

1.急救处理

(1)立即将患者移离中毒现场,安静卧床休息,观察对象至少应观察24小时。

(2)眼和上呼吸道有刺激症状时,可用2%碳酸氢钠溶液冲洗或蒸气吸入。

(3)对中毒者应给静脉输液,并尽早积极对症处理,如有呼吸衰竭及意识抑制者,使用可拉明、洛贝林等兴奋剂;血压降低或休克者,可用阿拉明、多巴胺等升压药;昏迷、心跳及呼吸骤停者,迅速进行脑、心、肺复苏,注意保护肝、肾功能等。

(4)重度中毒者可适当使用糖皮质激素,但心搏未停者忌用肾上腺素。

五、预防

1.使用三氯乙烯或以其做原料的产品的生产设备应密闭化,并要定期检修,防止意外大量泄漏。作业场所应具有良好的通风排气设施。

2.三氯乙烯作业应尽量杜绝开放操作,或裸手浸泡与操作。当嗅及其特有的氯仿样气味,对眼睛有明显刺激感时,表明其空气浓度已超过$1 g/m^3$,应立即戴口罩、面罩,并加强通风,及时排除泄漏源,清除泄漏液。

3.尽可能以低毒物质代替三氯乙烯做金属脱脂剂或清洗剂。

4.本品应妥善保管于阴凉处,避免火种,减少其蒸发。严防本品与火焰接触,以免产生高毒的光气。

5.作业人员应禁酒,因为乙醇可加强本品及其代谢物对肝、肾和中枢神经系统的毒性作用。

6.三氯乙烯作业人员应做就业前及每1~2年1次的定期体格检查。对神经系统、心、肝、肾及眼底等有病变者,应禁止上岗。

第十四节 氯丙烯中毒

氯丙烯中毒是接触过量氯丙烯引起神经系统损伤为主的疾病。接触过高浓度氯丙烯主要引起眼、呼吸道刺激症状,中枢神经麻醉和肾脏损害,但急性中毒罕见。皮肤接触可产生轻度刺激,接触部位的深部可有疼痛感。慢性中毒主要表现为周围神经病,出现四肢无力、手套袜套样感觉丧失,甚至瘫痪、肌肉萎缩。

一、毒理

慢性氯丙烯中毒是工业生产中密切接触氯丙

烯(烯丙基氯)所致的以周围神经损害为主的疾病。在工业中用以生产甘油与环氧树脂的中间体,以及农药的化学原料时均可接触氯丙烯。它具有高度的挥发性和脂溶性,经呼吸道及皮肤等途径吸收。高浓度对皮肤黏膜有刺激性,当浓度达 156 ~ 313 mg/m³ 时,即可出现流泪、眼部疼痛等症状;浓度达 783 mg/m³ 时,咽干、胸闷、头沉、头晕、嗜睡、全身无力等神经系统症状,脱离后症状迅速消失。长期密切接触氯丙烯工人,出现以多发性周围神经病为主要临床表现。慢性氯丙烯中毒引起的周围神经损害属于轴索变性,受损的神经纤维虽可再生,但恢复缓慢,重度中毒者可长期留下肌萎缩等后遗症。

二、中毒分级标准

1. 观察对象　具备下列任何一项者:

(1)双腿沉重乏力,四肢远端麻木、酸胀、抽痛、发凉等症状,或神经肌电图有可疑的神经源性损害,无周围神经损害体征者。

(2)仅神经肌电图显示有可疑的神经源性损害而无周围神经损害的典型症状及体征者。

2. 轻度中毒　除上述症状外,具备以下任何一项者:

(1)对称性的手套、袜套样分布痛觉、触觉、音叉振动觉障碍,同时有跟腱反射减弱。

(2)体征轻微或不明显,但神经肌电图显示有肯定的神经源性损害者。

3. 重度中毒　同时具有以下四项中任何三项者:

(1)四肢肌力减弱,肌力 3 级或不足 3 级,或有四肢远端肌肉萎缩者。

(2)四肢痛觉、触觉、音叉振动觉障碍,多数呈对称性手套袜套样分布,且上界达肘部或膝部者。

(3)跟腱反射消失。

(4)肌电图检查出神经源性损害,并有较多自发性失神经电位。

三、治疗原则

1. 除脱离接触外,可对症治疗。

2. 可用 B 族维生素、能量合剂或具有活血通络作用的中药治疗,并辅以体疗、理疗、针灸疗法和对症处理。

第十五节　丙烯腈中毒

一、接触机会

丙烯腈(AN)是一种无色的有刺激性气味液体,易燃,其蒸气与空气可形成爆炸性混合物,遇明火、高热易引起燃烧,并放出有害气体,与氧化剂、强酸、强碱、胺类等反应剧烈。目前主要用丙烯与氨、氧气在触媒催化下氧化制得,是制造合成树脂、合成橡胶、合成纤维等重要合成材料的主要原料,还可用以制造丙烯酸酯。丙烯腈目前是最重要化学产品之一,也是十分重要的工业毒物和环境污染物。从事丙烯腈生产和以丙烯腈为主要原料生产腈纶纤维、丁腈橡胶、ABS 塑料等作业的化工、检修工、清理工、装卸工等有机会接触其蒸气或液体而引起急性或慢性中毒。

二、毒理

丙烯腈可经呼吸道、胃肠道及完整皮肤吸收入体内。属高毒物质。丙烯腈的急性毒性主要与其在体内释出的 CN^- 有关,临床及动物实验均可见 AN 中毒症状与 HCN 中毒十分相似,且使用氧化物解毒剂治疗有效。AN 本身对呼吸中枢有直接麻醉作用,AN 可直接与各种含巯基酶类反应,干扰其生理功能等。此外,AN 分子本身或其环氧化物还可与体内大分子物质如 DNA、RNA、蛋白、酶等结合,构成了 AN"三致"作用的生化基础。AN 可视为潜在致癌物,还是皮肤的致敏原。

三、临床表现

1. 急性中毒　症状与氰化氢中毒相似，但发病较缓，潜伏期多在数十分钟以上，有的甚至在 12 小时后才发病。主要表现为头痛、头晕、乏力、恶心、呕吐、腹痛、腹泻，有轻度黏膜刺激症状。如仍未脱离 AN 接触，则症状加重，并可出现胸闷、呼吸困难、胸痛、面色灰白、心悸、脉搏弱慢、血压下降、呼吸浅慢而不规则、意识不清，甚至昏迷、大小便失禁、全身阵发性抽搐。部分病例可引起肺水肿。如患者吸入高浓度丙烯腈蒸气可在数十分钟内出现前述不适症状，发绀、心律失常、呼吸浅慢，常因呼吸骤停引起死亡。

接触 AN 后 1 小时，即可查见血浆中 CN⁻ 升高；24 小时，尿中 SCN⁻ 亦见明显增高。这些是 AN 接触的生物标志物。

急性 AN 中毒后，部分患者可遗留神经衰弱症状，但多可在数月后逐渐恢复；还可引起神经系统损害表现，如感觉性周围神经病，脊髓前角细胞损害导致肌萎缩和肌震颤等。

2. 慢性中毒　长期接触丙烯腈的人群类神经症发生率较高，有低血压、甲状腺摄碘率偏低等非特异性表现。直接接触其液体可致接触性皮炎。其致癌、致突、致畸作用仍需进一步研究。

四、诊断

根据短时间内接触大量的丙烯腈职业史，以中枢神经系统损害为主要临床表现，结合现场职业卫生学调查结果综合分析，排除其他原因所引起的类似疾病，方可诊断。

1. 接触反应　头痛、头昏、乏力、咽干、结膜及鼻咽部充血等表现，脱离接触后在短时间内恢复。

2. 轻度中毒　头痛、头昏加重，上腹部不适、恶心、呕吐、手足麻木、胸闷、呼吸困难、腱反射亢进。嗜睡状态或意识模糊，可有血清转氨酶升高、心电图或心肌酶谱异常。

3. 重度中毒　在轻度中毒的基础上，出现以下一项者：①癫痫大发作样抽搐；②昏迷；③肺水肿。

五、治疗与处理

1. 急救　迅速脱离现场，脱去被污染的衣物，皮肤污染部位用清水彻底冲洗。接触反应者应严密观察，症状较重者对症治疗。轻度中毒可静脉注射硫代硫酸钠；重度中毒者使用高铁血红蛋白形成剂和硫代硫酸钠，硫代硫酸钠根据病情可重复应用。可根据病情采用高压氧舱治疗。如出现脑水肿可应用糖皮质激素及脱水、利尿等处理。

2. 其他处理　轻度中毒者经治疗后，适当休息可恢复原工作。重度中毒者如神经系统症状、体征恢复不全，应调离原作业，并根据病情恢复情况需继续休息或安排轻工作。

六、预防

加强生产设备及管道的密闭和通风，降低车间空气中丙烯腈的浓度。加强个人防护。心血管和神经系统疾病、肝肾疾病患者，禁止从事丙烯腈作业。

第十六节　氯丁二烯中毒

氯丁二烯中毒是接触过量氯丁二烯引起的疾病。急性中毒少见，有呼吸道黏膜刺激症状，重症出现步态不稳、震颤、呕吐、面色苍白、血压下降，甚至意识丧失。长期过量接触可出现类神经症、低血压；部分患者可有中毒性肝病，出现肝大、肝区痛、肝功能异常，β-球蛋白降低。脱发和指甲变色是较为特殊的体征。少数患者有接触性皮炎。除脱离接触外，可给予对症治疗。

一、毒理

氯丁二烯属中等毒类,可经呼吸道、消化道及皮肤吸收,大部分在体内转化为环氧化中间产物,可抑制疏基酶活性。对中枢神经系统有麻醉作用,对黏膜有强烈刺激。实验动物中毒出现肺水肿、出血,肝、肾细胞变性、坏死。小白鼠吸入 $3\,000\ mg/m^3$ 浓度 1 小时,即可在 24 小时内死亡;大白鼠吸入 $10\,000 \sim 15\,000\ mg/m^3$ 浓度 5 小时,发生肺水肿。人在 $5\,400 \sim 6\,300\ mg/m^3$ 浓度中暴露 5 分钟,即可有轻度头晕。

二、临床表现

1. 轻度中毒　接触低浓度氯丁二烯,可引起强烈的刺激症状,出现眼结膜充血、流泪、咳嗽、胸痛,以及头痛、头晕、嗜睡、恶心、呕吐等症状。

2. 重度中毒　吸入高浓度氯丁二烯,可引起严重呕吐、烦躁不安、兴奋、抽搐、血压下降、肺水肿、休克,严重者迅速陷入昏迷。

3. 长期接触可致毛发脱落,发生接触性皮炎、结膜炎、角膜周边性坏死,以及贫血和肾脏损害。

三、实验室检查

血中谷胱甘肽(GSH)明显减少可作为诊断中毒的参考。尿中可出现蛋白质,外周血红细胞、白细胞、血小板可下降,网织红细胞增多。

四、诊断标准

1. 职业性氯丁二烯中毒诊断标准(Diagnostic Criteria of Occupational Chloroprene Poisoning GBZ32 - 2002)　氯丁二烯中毒是吸收氯丁二烯蒸气或液体所致的急性或慢性全身性疾病。急性中毒以中枢神经系统抑制和呼吸道刺激作用的表现为主。慢性中毒以肝脏损害和类神经症为主,多数病例尚有脱发。

2. 诊断原则　根据短期大量或长期密切的职业接触史,和以麻醉作用或肝脏损害为主的临床表现,结合劳动卫生学调查及必要的动态观察资料,进行综合分析,排除其他疾病,特别是病毒性肝炎,方可诊断为急性或慢性氯丁二烯中毒。

3. 观察对象　具有头晕、头痛、失眠、记忆力减退、乏力、食欲减退等类神经症的表现,并有下列改变之一者:①轻度脱发;②指甲变色;③β - 球蛋白自身对比降低 20% 以上;④肝脏在锁骨中线肋缘下 1.0 cm 以内,质度及肝功能均有可疑改变。

五、诊断与分级标准

1. 慢性轻度中毒　除上述类神经症表现加重外,具备以下任何一项者,可诊断为轻度中毒:①中度或重度脱发。②肝下缘在锁骨中线肋缘下 1.0 ~ 1.5 cm,伴有触痛并有肝功能异常;或肝大超过锁骨中线肋缘下 1.5 cm 以上,而无肝功能异常。③检查乙型肝炎病毒感染的血清学指标:HBsAg 为阴性,HBeAg 为阴性,抗 HBc - IgM 阴性,以便尽可能除外病毒性乙型肝炎。

2. 慢性重度中毒　在氯丁二烯慢性轻度中毒性肝病的基础上,出现肝硬化者。

3. 急性轻度中毒　具有下述临床表现者,可诊断为急性轻度中毒:①头昏、头痛、乏力、四肢麻木、步态不稳,或短暂的意识障碍、恶心、呕吐;②流泪、咽部干痛、咳嗽、胸闷、呼吸困难;③眼结膜充血、咽部充血,肺部可有散在干、湿啰音;④X 线胸片可有肺纹理增强。

4. 急性重度中毒　上述临床表现加重,并具有下列表现之一者:①昏迷;②癫痫样抽搐。

六、处理原则

1. 治疗原则

(1)急救处理

1)迅速移离中毒场所,保持安静、保暖、吸氧,清洗污染的皮肤,更换污染衣服。用清水、生理盐水或 1% ~ 2% 碳酸氢钠溶液冲洗污染的眼部。急性期应注意卧床休息、对症处理。

2)吸氧。

3)必要时,给予呼吸兴奋剂,呼吸停止者应立即行人工呼吸。

4)以 10% 硫代硫酸钠 10 mL 静脉注射。

5）及时防治肺水肿及保肝治疗。重视对症治疗。

（2）慢性中毒适当休息、加强营养、对症治疗。

2.其他处理

（1）观察对象应每半年复查1次。

（2）慢性轻度中毒、中度或重度脱发者，应休息1～2个月，并进行对症治疗。有肝脏损害者应给予及时治疗，治愈后恢复原工作。有重度改变者，应调离氯丁二烯作业，每3～6个月复查1次。

（3）慢性重度中毒者，不再从事氯丁二烯作业，可视病情半休或从事较轻工作。

（4）急性轻度中毒经治愈后，可恢复原工作。

（5）急性重度中毒经治愈后，应休息2个月；如无肝脏损害恢复原工作。急性重度中毒后1～2个月可出现肝脏损害，应按上述肝损害处理。

（6）妊娠期和哺乳期妇女，应暂时脱离氯丁二烯作业。

第十七节　苯的氨基及硝基化合物中毒

职业性苯的氨基、硝基化合物（不包括三硝基甲苯）中毒是短期内吸收大量苯的氨基、硝基化合物所致的以高铁血红蛋白血症、溶血性贫血或肝脏损害为主要病变的全身性疾病。在染料、制药、橡胶、炸药、合成树脂、油漆、塑料等行业可接触到苯的氨基、硝基化合物。进入机体主要经呼吸道和皮肤，吸收后形成高铁血红蛋白血症、溶血、中毒性肝病以及肾脏的损害。一般轻、中度中毒者均可治愈，不留后遗症；重症中毒者可留下永久性伤残。

一、中毒病因

苯的氨基、硝基化合物是一类含苯基或硝基的化学物。苯胺和硝基苯是最常见的苯的氨基、硝基化合物。苯胺是无色油状液，遇空气和光会变黑，稍溶于水，易溶于酒精、苯、乙醚及氯仿，呈弱酸性，与明火接触可燃烧。硝基苯为黄色油状液，有苦杏仁臭味，能与酒精、苯、乙醚混溶。

苯的氨基、硝基化合物主要用于制造染料、橡胶、制药、炸药、合成树脂、涂料、鞋油、香料、农药、塑料等化工工业。工人在生产中不慎污染皮肤可引起中毒。搬运工人常因盛装容器陈旧，有跑、冒、滴、漏，或在运输中污染地面，遇热挥发或在排放含此类化合物的热性废渣、废水时，可以吸入高浓度蒸气而急性中毒。

二、毒理

该类化合物吸入体内后，苯胺经氧化、硝基苯经还原，最后两者均转化为氨基酚，从肾脏随尿排出。但苯胺的转化快，而硝基苯则慢，所产生中间代谢产物的毒性常比母体大，如苯基羟胺的高铁血红蛋白形成能力比苯胺大10余倍。

苯的氨基、硝基化合物的毒性作用有许多共同之处，大多数可引起高铁血红蛋白血症、溶血、形成变性珠蛋白小体等。但由于苯环上氨基或硝基的结合位置及数目不同，毒物的毒性作用可有所不同，如苯胺以形成高铁血红蛋白为主要毒性作用，硝基苯对神经系统毒性作用明显，三硝基甲苯则以肝、晶体损害为明显，邻甲苯胺可引起血尿，联苯胺和萘胺可致膀胱癌。一般来说，氨苯或硝基取代的数目越多，毒性也越大，烷基、羧基、磺基取代或乙酰化可使毒性大大减弱。在苯胺和硝基苯分子中含有氯时，对血液的毒性更大。此类化合物的主要毒性作用如下：

1.高铁血红蛋白血症　高铁血红蛋白不仅本身不能携氧，还妨碍血红蛋白的释氧功能使氧不易释放到组织中去，更加重组织缺氧。

2.溶血作用　维持红细胞生存，需不断供给还原型谷胱甘肽，后者具有下列作用：①维持细胞膜的正常功能；②与还原型辅酶Ⅱ一起防止血红蛋白氧化或使高铁血红蛋白还原；③使红细胞内产生的过氧化物分解,起解毒作用。当苯的氨基、硝基化合物进入人体后,其中间产物可使还原型谷胱甘肽减少,而导致红细胞破裂,产生溶血。

3. 肝脏损害 常在中毒后 2~4 天出现,以硝基化合物所致的肝脏损害较为常见。一般认为此类化合物进入人体后,在硝基还原酶的催化下,生成硝基阴离子自由基,从而启动自由基及生物膜脂质过氧化,导致膜损伤及钙稳定失衡,产生细胞结构和功能的破坏,甚至细胞死亡。

4. 泌尿系统损害 本类毒物及代谢产物可直接作用于肾脏,引起肾实质损害;也可继发于大量溶血,引起肾脏间接性损害。部分患者早期可出现化学性及出血性膀胱炎。

5. 皮肤损害及致敏作用 有些化合物对皮肤有强烈的刺激作用和致敏作用。如对苯二胺、二硝基氯苯、对亚硝基二甲基苯胺等可引起接触及过敏性皮炎。一般在接触数日至数周后发病,脱离接触及进行适当治疗皮损可痊愈。此外,个别过敏体质者,接触对苯二胺和二硝基氯苯后,还可发生支气管哮喘。

6. 晶体损害 本类化合物中三硝基甲苯、二硝基酚、环三次甲基三硝苯胺(黑索金)均可引起白内障。

7. 致癌作用 目前公认 β-萘胺、联苯胺为职业性膀胱癌的主要致癌物,发病专业工龄一般在 15 年以上,最长者可达数十年。此外,动物实验还证实4-氨基联苯能致肝和膀胱肿瘤,金胺为致肝癌物等。

三、临床表现

主要引起高铁血红蛋白血症、溶血性贫血及肝脏损害。

1. 轻度中毒 口唇、指(趾)甲、耳郭、舌发绀,可伴有头晕、乏力、胸闷、嗜睡等症状。高铁血红蛋在 10%~30% 以下。一般在 24 小时内可以恢复正常。

2. 中度中毒 皮肤、黏膜明显发绀,可出现心悸、气短、食欲不振、恶心、呕吐等症状,高铁血红蛋在 30%~50% 之间,尿呈深红葡萄酒色。

3. 重度中毒 皮肤黏膜重度发绀,并出现意识障碍,高铁血红蛋高于 50% 尿呈酱油色。

四、抢救

迅速将中毒者移到空气新鲜的地方静卧,立即脱去被污染的衣、裤、鞋,注意保暖。被污染皮肤先用温肥皂水清洗,然后用流动清水彻底冲洗 5 分钟以上。用酒精擦洗毛发、指甲、皮肤皱纹处的污染物。多次用生理盐水冲洗眼睛,给患者滴考的松眼药水和消炎眼药水。迅速将患者送往医院治疗。

五、预防

1. 凡患有血液病,肝、肾疾患和皮肤病患者,不得从事、接触苯胺、硝基苯类化合物的工作。

2. 严格遵守操作规程,上班时穿工作服,紧扎袖口,戴胶手套,穿长筒胶靴。检修时戴好活性炭防毒面罩。

3. 运输、装卸苯胺类化合物应先检查包装是否严密,防止泄漏或污染皮肤。

4. 立即更换被苯胺污染的衣、鞋,上班前不饮酒,下班后不用热水淋浴,因热水和酒可促进毒物吸收。

5. 皮肤保持干燥,注意不要着凉,以减少毒物进入皮肤。一旦皮肤被污染,立即用温肥皂水及流动清水彻底冲洗。

6. 多饮水,多吃水果、蔬菜。

第十八节　三硝基甲苯中毒

三硝基甲苯中毒是接触过量三硝基甲苯 (TNT)引起的主要损害晶状体、肝和血液系统的疾病。急性中毒出现高铁血红蛋白血症、发绀及中枢神经系统抑制。慢性中毒除神经衰弱综合征外,主要表现为中毒性白内障、中毒性肝炎及低色素性贫血及再生障碍性贫血,有"三硝基甲苯面容",即面色苍白、口唇及耳郭青紫。除脱离接触外,急性中毒可使用高铁血红蛋白还原剂(美蓝等),慢性中毒可对症治疗。对白内障尚无特异治疗。

一、致病原因

1. 三硝基甲苯呈灰黄色针状结晶,熔点82℃,沸点240℃,溶于乙醚、丙酮、苯和脂肪,不溶于水,受到压力时可发生爆炸。

2. 三硝基甲苯目前主要用于制造炸药。以粉尘和蒸气态经皮肤及呼吸道吸收,尤其在夏季,气温高、湿度大、暴露皮肤面积增加,经皮肤吸收更容易。

3. 三硝基甲苯的主要靶器官是眼的晶体、肝脏和血液系统,可直接进入眼前房液,使晶体可溶性蛋白发生变性混浊。高浓度时形成高铁血红蛋白血症。

二、临床表现

在生产条件下,TNT急性中毒很少见,以慢性中毒为主。1979年全国5种职业中毒普查,接触TNT作业工人42 020名,中毒患病率为3.99%。

1. 急性中毒

(1)轻度中毒:患者有头晕、头痛、恶心、呕吐、食欲不振、上腹部痛,面色苍白,口唇、鼻尖、耳郭、指(趾)端发绀,尿急、尿频和排尿痛等。

(2)重度中毒:除上述症状加重外,患者意识不清,呼吸浅表、频速,大小便失禁,瞳孔散大,对光反应消失,角膜及腱反射消失,严重者可因呼吸麻痹死亡。

2. 急性中毒

(1)消化系统表现:除乏力、纳差、恶心、呕吐、厌油、腹痛和便秘等外,主要表现为肝大、肝区痛,多无黄疸,肝功能试验可异常,主要包括血清丙氨酸氨基转移酶(ALT)、天门冬氨酸氨基转移酶(AST)、γ-谷氨酰转肽酶(γ-GT)、血清肝胆酸(CG)、血清转铁蛋白(TF)和前白蛋白(PA)、色氨酸耐量试验(ITTT)、吲哚氰绿滞留试验(ICG)等。

(2)眼晶状体改变:形成TNT中毒性白内障,最初双眼晶状体周边部呈环形混浊,环为多数尖向内、底向外的楔形混浊融合而成,随后晶体中央部进一步出现盘状混浊。

TNT白内障特点是:

1)一般接触TNT工龄6个月至3年可发生白内障,工龄越长发病率越高,10年以上工龄为78.5%,15年以上高达83.65%。

2)白内障形成后,即使不再接触TNT,仍可进展或加重,脱离接触时未发现白内障的工人数年后仍可发生。

3)一般不影响视力,但晶体中央部出现混浊,可使视力下降。

4)TNT白内障与TNT中毒性肝病发病不平行。

(3)血液系统改变:据国内调查,长期接触低浓度TNT很少见血液系统改变。有报道认为,接触TNT工人平均红细胞容积增高,平均红细胞血红蛋白含量和平均红细胞血红蛋白浓度显著降低。

(4)皮肤改变:有的接触TNT工人出现"TNT面容",表现为面色苍白,口唇、耳郭青紫色;另外手、前臂、颈部等裸露部位皮肤产生过敏性皮炎、黄染,严重时呈鳞状脱屑。

(5)生殖功能影响:接触TNT男工有性功能低下(性欲低下、早泄与阳痿等)。精液检查:精液虽显著减少,精子活动率<60%者显著增多,精子形态异常率增高。接触者血清睾酮含量显著降低。女工则表现为月经周期异常,月经量过多或过少,痛经等。

(6)其他:接触TNT工人可有尿蛋白含量明显增高,细胞免疫功能降低,心肌劳损,心电图示窦性心动过缓及不齐、P-R间期延长、左室高电压等改变。

三、治疗

1.急性中毒的治疗可给予维生素 C 1.0 g 加入 50% 葡萄糖液 40 mL 中静脉注射,或维生素 C 2.5 ~ 5.0 g 加入 5% 葡萄糖溶液 500 mL 中静脉滴注,每日 1 次。出现皮肤黏膜发绀者可给予亚甲蓝 50 mg(1 ~ 2 mg/kg)加入 25% 葡萄糖液 20 mL 静脉滴注。

2.慢性肝病的治疗根据病情可选用葡萄糖醛酸内酯 0.1 g,每日 3 次;联苯双酯 25 mg 每日 3 次,口服。维生素 C 2.5 g 加 10% 葡萄糖液 500 mL,静脉滴注,每日 1 次。

3.白内障的治疗目前无特效药物,可用氨肽碘、吡诺辛钠等眼药水滴眼。

4.对症及支持疗法。

第十九节 甲醇中毒

甲醇又称木醇、木酒精,为无色、透明、略有乙醇味的液体,是工业酒精的主要成分之一。摄入甲醇 5 ~ 10 mL 就可引起中毒,30 mL 可致死。甲醇对人体的毒性作用是由甲醇本身及其代谢产物甲醛和甲酸引起的,主要特征是以中枢神经系统损伤、眼部损伤及代谢性酸中毒为主,一般于口服后 8 ~ 36 小时发病,表现为头痛、头晕、乏力、步态不稳、嗜睡等,重者有意识朦胧、谵妄、癫痫样抽搐、昏迷、死亡等。造成中毒的原因多是饮用了含有甲醇的工业酒精或用其勾兑成的"散装白酒"。

一、中毒途径

1.职业中毒 主要见于甲醇的生产、搬运和以甲醇为原料或溶剂的工业。在用甲醇制造甲醛或生产纤维素、摄影胶片、防冻液和变性剂等接触甲醇岗位,如通风不良或发生意外事故,可在短期内吸入高浓度甲醇,引起急性或亚急性中毒。此外,在包装或搬运时,如容器破裂或泄漏,可经皮肤吸收大量甲醇而引起中毒。

2.经口中毒 多数为误服甲醇污染的酒类或饮料所致,部分为企图自杀者。人口服中毒最低剂量约为 100 mg/kg,经口摄入 0.3 ~ 1 g/kg 可致死。

3.甲醇的参考中毒量 5 ~ 10 mL(4 ~ 8 g)。甲醇参考致死量 30 mL(约 24 g),但有少至 5 mL、多到 250 mL 致死的报道。甲醇中毒多因饮甲醇含量过高的酒引起。近年来国内假酒造成的急性甲醇中毒事件屡有发生,假酒多系用甲醇或含甲醇很高的工业酒精勾兑而成。

二、中毒机制

甲醇经呼吸道和消化道吸收,皮肤也可部分吸收,分布于脑脊液、血、胆汁和尿中且含量极高,骨髓和脂肪组织中最低,甲醇在体内氧化和排泄均缓慢,故有明显蓄积作用。甲醇的主要毒性机制为:

1.对神经系统有麻醉作用 对神经细胞有直接毒性作用。

2.酸中毒 甲醇经脱氢酶作用,代谢转化为甲醛、甲酸,抑制某些氧化酶系统,致需氧代谢障碍,体内乳酸及其他有机酸积聚,导致代谢性酸中毒。

3.眼毒性 由于甲醇及其代谢物甲醛、甲酸在眼房水和眼组织内含量较高,可抑制视网膜氧化磷酸化过程,致视网膜代谢障碍,易引起视网膜细胞、视神经损害及视神经脱髓鞘,导致视盘水肿、视神经髓鞘破坏和视神经损害。临床表现为畏光、重影、视野缺损,眼底检查见充血、视盘水肿等。

摄入体内的大部分于肝脏在醇脱氧酶、过氧化酶、醛脱氢酶和过氧化氢酶作用下,氧化为甲醛、甲酸,最后转化为二氧化碳和水随尿和呼气排出;小部分以原形随尿和呼气排出。甲醇对机体的毒性作用是由甲醇本身和其代谢产物甲醛和甲酸引起的。

三、临床症状

1. 急性中毒　急性中毒引起以中枢神经系统、眼部损害及代谢性酸中毒为主的全身性疾病。急性中毒主要见于大量吸入甲醇蒸气或误做乙醇饮入所致。急性中毒可并发急性胰腺炎、心律失常、转氨酶升高和肾功能减退等。

(1)潜伏期:8~36 小时,亦有短至几十分钟、长至 4 天后发病者,同时摄入乙醇,可使潜伏期延长。

(2)症状:中毒早期呈酒醉状态,出现头昏、头痛、乏力、视力模糊和失眠,严重时可有谵妄、意识模糊、昏迷等,并可出现脑水肿,甚至死亡。双眼可有疼痛、复视,甚至失明。

(3)辅助检查:眼底检查可见视网膜充血、出血,视神经乳头苍白及视神经萎缩等。血液中甲醇、甲酸增高,个别有肝、肾损害。二氧化碳结合力降低,血气分析可见 pH 降低、SB 减少及 BE 负值增加等。

2. 慢性中毒　慢性中毒可出现视力减退、视野缺损、视神经萎缩,以及类神经症和自主神经功能紊乱等。

四、实验室检查

1. 血气分析　pH 降低,BE(剩余碱)降低,SB(标准碳酸氢根)降低。

2. 血、尿中甲醇和甲酸浓度增高　潜伏期内血甲醇超过 1.6 mmol/L(5 mg/dl),血甲酸超过 7.6 mg/dl,尿甲酸超过 200 mg/dl,对诊断有价值。

3. 视觉诱发电位(VEP)检查　对诊断早期视神经损伤有帮助。

4. 严重中毒者颅脑 CT 检查可见脑白质和基底节密度减低及豆状核病变。

5. 心电图可见 ST-T 改变、室性期前收缩等。另外可见白细胞计数增高,肝、肾功能异常,个别患者可见肌红蛋白尿。

五、诊断

血液甲醇和甲酸测定可帮助明确诊断和指导

治疗。诊断参见国家标准 GBZ53-2002。

六、治疗

1. 急救

(1)阻止甲醇继续进入体内,可采用催吐、洗胃。对症和支持治疗保持呼吸道通畅,危重患者床旁应置有呼吸机,以备突发呼吸骤停时用;防治脑水肿可用 20% 甘露醇和地塞米松等;意识模糊、朦胧状态或嗜睡者可给纳洛酮;癫痫样发作者可用苯妥英钠;及时纠正水与电解质平衡失调;增加营养,补充多种维生素;避免眼睛直接受光线刺激,可用纱布或眼罩遮盖双眼。

(2)清除已进入体内的甲醇,血液透析或腹膜透析可有效地清除甲醇。血透可使甲醇排泄速度提高 5~10 倍。血透效率较腹膜透析高 8 倍以上。

(3)根据血气分析或二氧化碳结合力等测定结果及临床表现给予碳酸氢钠溶液,以纠正酸中毒。

(4)乙醇可抑制甲醇氧化。通常用 5%~10% 葡萄糖液加入乙醇,配成 10% 的乙醇溶液,按每小时 100~200 mL 速度滴入,使血液中乙醇浓度维持在 21.7~32.6 mmol/L(100~150 mg/dl),可连用几天。当血中甲醇浓度低于 6.24 mmol/L 以下,可停止给药。

(5)叶酸可促进甲酸氧化成 CO_2 和水。用法:50 mg 静脉注射,每 4 小时 1 次,可连用几天。

(6)甲基吡唑(4MP)可抑制醇脱氢酶,阻止甲醇代谢成甲酸,一般摄入 20 mg/kg 后,24 小时体内无甲酸形成。

(7)乙醇:从 1940 年乙醇就用于治疗甲醇中毒,是传统解毒剂。乙醇分布容积为 0.6~0.7 L/kg,90%~98% 在肝脏代谢,与乙醇脱氢酶的亲和力约是甲醇的 10 倍,通过与甲醇竞争乙醇脱氢酶的位点而抑制甲醇代谢为甲酸。血清乙醇有效治疗浓度为 1 000~1 500 mg/L,应 1~2 小时监测 1 次。乙醇的副作用有低血糖、静脉炎、中枢神经系统抑制、充血、消化道损害等。

(8)甲吡唑:从 1981 年就开始应用于甲醇和

乙二醇中毒的治疗。甲吡唑口服吸收迅速,分布容积为 0.6 ~ 1.0 L/kg,蛋白结合率低,97% 在肝脏代谢,可被透析清除。甲吡唑是乙醇脱氢酶抑制剂,抑制甲醇代谢为甲酸,它与乙醇脱氢酶的亲和力是乙醇的 500 ~ 1 000 倍。动物试验和人类研究均表明,血清甲吡唑浓度大于 0.8 mg/L 可持续抑制乙醇脱氢酶活性。Brent 等研究表明,甲吡唑静脉负荷量为 15 mg/kg,随后每 12 小时给予 10 mg/kg 共 4 次,之后每 12 小时静脉注射 15 mg/kg 产生的血药浓度大于 0.8 mg/L。美国两项多中心前瞻性研究证实了甲吡唑治疗甲醇中毒是有效的。甲吡唑价格昂贵,但给药方便,与乙醇脱氢酶的亲和力远大于乙醇,药效较持久,不需要监测血药浓度,无中枢神经系统抑制作用,嗜酒者亦不需要调整剂量,副作用少(轻度的恶心、头痛、头晕等)。

(9)乙醇与甲吡唑:乙醇或甲吡唑治疗甲醇中毒的指征为:①血清甲醇浓度 >200 mg/L;②明确的近期摄入中毒量甲醇病史且 Om - Oc > 10 mOsm/(kg·H$_2$O);③病史或临床高度怀疑甲醇中毒且下面三项中至少符合两项:动脉血 pHm - Oc > 10 mOsm/(kg·H$_2$O);停用乙醇或甲吡唑指征为甲醇浓度小于 200 mg/L 且代谢性酸中毒和渗透压异常已纠正。

(10)甲酰四氢叶酸:动物实验和人肝细胞体外研究发现,甲酰四氢叶酸能促进甲酸代谢为二氧化碳和水,推荐用法为每 4 小时静脉注射 50 mg,共 5 次;之后每天注射 50 mg,直到甲醇和甲酸被清除。血液透析是治疗甲醇中毒的重要方法,能有效清除甲醇和甲酸(两者相对分子量小,易溶于水,不与蛋白质结合,透析易清除),纠正代谢性酸中毒和电解质紊乱。Ramon 和 Rafael 对 7 例甲醇中毒患者应用甲吡唑和血液透析(透析器为聚砜膜,面积为 1.8 m^2,血流量为 250 mL/min)治疗,甲醇的平均透析清除率为 222 mL/min,甲酸为 225 mL/min。

(11)血液透析:具备下列情况之一就需要进行血液透析治疗:①严重代谢性酸中毒(pH 为 7.25 ~ 7.30);②出现视力、眼底、精神异常;③积极支持治疗下病情仍然继续恶化者;④肾功能衰竭;⑤常规治疗不能纠正的电解质紊乱;⑥血清为甲醇浓度大于 500 mg/L。甲醇中毒的预后尤其是永久性视力损害或死亡与酸中毒的严重程度及甲酸浓度有关,而不是血清甲醇浓度。由于乙醇副作用多、监测复杂,故在乙醇做解毒剂时,仅血清甲醇浓度大于 500 mg/L 可作为透析指征。

2.一般治疗

(1)吸入中毒者立即脱离现场,用清水冲洗污染皮肤;口服者用 3% ~ 5% 碳酸氢钠溶液充分洗胃,充分饮水。

(2)病室内避免强烈光线,用软纱布遮盖双眼。

(3)10% 葡萄糖液 500 mL 加普通胰岛素 20 U 静滴,肌注大剂量维生素 B$_1$,适当补充钾、镁及磷酸盐。

(4)50% 乙醇水溶液或高浓度白酒 30 mL 内服或胃管给予,3 ~ 4 小时 1 次,可抑制甲醇氧化、加速排泄,患者呈明显抑制状态者忌用。

(5)有发绀者吸氧,注射苯甲酸钠咖啡因。

(6)应及时处理惊厥、休克、脑水肿等,并给保肝药物,严重者可行血液或腹膜透析。

七、预防

严格遵守操作规程;加强保管,防止误服或将甲醇用于酒类饮料;定期进行卫生安全监测。

第二十节 酚中毒

酚中毒指酚经皮肤黏膜吸收后分布到身体各组织,透入细胞引起的全身中毒症状。

酚类制剂广泛用于公共卫生消毒和兽医临床工作中,常见石炭酸、来苏儿、愈创木酚、二甲苯等制剂。酚作为腐蚀剂和灭菌剂，可以消毒地面、犬舍、犬食具，如果被犬舔食或人误食一定的量，会出现中毒症状；酚制剂能引起神经系统损害；与酚制剂接触的皮肤发红，有渗出；患者多见精神不振、呕吐、强直性痉挛、麻痹。

酚又称羟基苯、苯酚或石炭酸，为白色针状结晶，有令人不快的芳香气味。

一、临床表现

酚可通过皮肤黏膜、胃肠道和呼吸道等途径侵入体内。其中胃肠道途径多系生活性中毒，而职业性中毒的侵入途径主要是皮肤。另外，酚灼伤时患处疼痛程度较轻，易麻痹大意，而忽视全身中毒的可能性，需引起重视。

中毒初期表现为皮肤苍白、起皱、软化、疼痛；后转为红色、棕黑色，严重时坏死。皮肤接触面积较大时可引起急性中毒，出现头痛、眩晕、乏力、呼吸困难等症状。

酚溅入眼内，若未及时用水冲洗，可导致结膜、角膜灼伤甚至坏死。口服酚后可引起口腔、咽喉、胸骨烧灼感，剧烈腹痛、呕吐和腹泻。长期吸入低浓度酚可引起恶心、呕吐、食欲减退和腹泻等消化道症状。酚还可能引起过敏性皮炎和湿疹。

急性酚中毒可损害诸多脏器，而临床表现是以肾脏和中枢神经系统损害及溶血为主。肾脏是酚中毒最常见的靶器官。小面积的酚灼伤（10%）也可发生肾脏损害，一般可在灼伤后 24 小时内出现。急性肾功能衰竭常是导致酚中毒死亡的主要原因。

中枢神经系统损害常是急性酚中毒的首发症状，轻度中毒者可出现头痛、头晕、乏力、恶心等症状，症状较轻，持续时间较短。重度中毒常以昏迷或反复抽搐起病，可在酚灼伤后数分钟内发生，且大多出现在酚灼伤面积 20% 者。

溶血也是酚中毒早期临床表现之一，常在灼伤后 2 小时内出现，2~10 天可恢复，大都发生在酚灼伤面积 10% 左右者。一般为轻度溶血，严重者少见。

由于酚对血管舒缩中枢的直接抑制，酚灼伤皮肤后早期就可出现休克，并且大多发生在酚灼伤面积 20% 左右者。

二、诊断标准

尿酚为酚的吸收指标，尿酚检测宜在灼伤早期进行。尿酚值与酚灼伤的面积、深度、部位及酚中毒的病情程度无相关性，但有助于鉴别诊断。尿酚增高与棕褐色尿无明显关系，需考虑溶血因素。尿酚正常参考值 5~25 mg/24 h（WS/T48 尿中酚的分光光度测定方法）。

肾脏损害作为主要诊断指标。轻、中度肾脏损害是指尿常规中具有 2 项异常者，如蛋白尿、管型尿、血尿、低比重尿等，和（或）血肌酐、尿素氮增高，重度肾脏损害是指急性肾功能衰竭。

职业性急性酚中毒分为轻、重两级，其划分界限的重点是根据酚中毒靶器官的病损程度，如肾脏损害中尿常规异常和（或）血肌酐、尿素氮增高列入轻度中毒，而急性肾功能衰竭列入重度中毒；又如溶血常为轻症而列入轻度中毒，而昏迷、反复抽搐和休克为重症表现，均列入重度中毒。

三、治疗

治疗时，应将局部皮肤用水洗净，然后用 10% 的乙醇冲洗受侵害部位的皮肤以中和酚，而后用浸油敷料包扎患部以进一步排除酚。治疗食入酚制剂中毒者，可以洗胃，口服牛奶、鸡蛋清或活性炭；静脉给予利尿剂；肌肉注射异丙肾上腺素加强血液循环以抗休克。

目前尚无特效解毒剂。为防治酚中毒，灼伤创面的早期处理至关重要。首先接触者应立即脱去污染衣物，并用大量流动清水彻底冲洗。由于酚微溶于水，通常在冲洗后即用浸过 30%~50% 酒精棉花反复擦洗创面至无酚味为止（注意不能将患处浸泡于酒精溶液中），再继用 4%~5% 碳酸氢钠溶液湿敷创面 2~4 小时。

血液净化治疗既可防治急性肾功能衰竭，又可清除体内的酚。血液净化技术可根据各自不同条件采用血液透析和血液灌流等方法。血液净化疗法原则上宜尽早进行，甚至采用预防性透析，进行性加重的氮质血症,早期出现反复抽搐、昏迷等征象,就应立即采用。

第二十一节 五氯酚钠中毒

五氯酚钠可由呼吸道、消化道以及皮肤进入人体引起中毒,但无蓄积作用,在进入人体后24小时内就有70%随尿排出,4%~7%从胃肠道排出,在4天内可排尽。五氯酚钠对肝、肾有一定损害,从呼吸道吸入可引起肺炎。对皮肤黏膜有刺激作用,可发生接触性皮炎。

一、主要用途

可作为落叶树休眠期喷射剂,以防治褐腐病,也用做除草或杀虫剂。本品对眼和呼吸道有刺激性。人长期接触,偶见周围神经炎,对黏膜有刺激作用,溶液浓度超过1%时,对皮肤有刺激作用。五氯酚钠(sodiumpentachlorophenate)是目前用于血防灭螺的药物,对蚂蟥、蜻蜓、果树害虫、真菌、细菌等亦有杀灭功能,还可作为木材防腐和农业除草剂,用途甚广,但对人、畜的毒性也大。

二、毒理

大鼠口服本品急性中毒半数致死量为78 mg/kg,成人由各种途径进入的急性致死量均为2 g左右。

五氯酚钠刺激细胞氧化过程,阻抑磷酸化过程,以致氧化过程受刺激所产生的能量不能通过磷酸化过程转变为三磷腺苷和磷酸肌酸的形式予以贮存,而以热能散发,故出现临床一系列症状。

三、临床表现

五氯酚钠经口进入体内超过一定量后,对胃肠道、肝、肾、心、肺的损害作用均可危及生命。根据临床经验,一是吞服五氯酚钠的量按每千克体重计算,少于20 mg时(对于成人,少于7.5 mL 20%五氯酚钠浓缩液,W/V)无症状表现,或仅出现胃肠道症状,一般能恢复。二是吸入体内的五氯酚钠的量达到每千克体重20~40 mg(对于成人,其量相当于7.5~15 mL 20%五氯酚钠浓缩液)时,胃肠道、肾、肝、肺受损,肺部纤维化,多数会出现死亡,但可拖延2~3周。三是当吸入体内的五氯酚钠的量超过每千克体重40 mg(对于成人,这个量相当于多于15 mL 20%百草枯浓缩液)时,胃肠道、肾、肝、肺严重受损,发展速度很快,口咽部出现明显溃疡,在1~7天内死亡率达100%。

五氯酚钠引起全身中毒的表现分为三个阶段:

第一阶段:口咽、食管、胃、小肠等的黏膜层出现肿胀、水肿、溃疡。

第二阶段:中央区肝细胞受损伤,近端肾小管受损,心肌、骨骼肌出现局部坏死,有的还出现神经系统和胰腺受损。

第三阶段:一般在吞服后2~14天明显表现症状,五氯酚钠主要集中在肺组织内,破坏肺实质细胞,使肺出血、水肿,以及使白细胞侵入肺泡,肺细胞纤维化细胞增殖,气体交换严重受损,致使血液和组织缺氧而导致死亡。

五氯酚钠对肾小管细胞的损害作用有可逆倾向,因正常的肾小管细胞能有效消除血液中的五氯酚钠,将其分泌到尿中去。但毒物血浓度太高时,中毒能完全破坏肾细胞,引起肾功能衰竭,使五氯酚钠停留在组织内(包括在肺部组织内)。这些病变可在吞服五氯酚钠后头几个小时内发生,而且是在采取治疗措施生效前便在肺组织内达到致死浓度。

肝脏损伤严重时会引起黄疸,但肝脏毒性很少成为确定临床预后的因素。

吞服五氯酚钠的早期中毒症状和体征:口腔、咽喉、胸、上腹部有烧灼性疼痛,这是由于五氯酚钠对黏膜层的腐蚀作用所引起的。

症状表现有头晕、头痛、发热、肌痛、腹泻(还会出现血性腹泻),也可导致胰腺炎而引起严重腹痛。

肾受损伤后出现血尿、蛋白尿、脓尿、氮血尿，肾小管细胞急性坏死会出现少尿和缺尿。

吞服五氯酚钠 2 ~ 4 天后出现咳嗽、呼吸困难、呼吸急促等症状，也有吞服 14 天后表现症状的情况。如果很快出现发绀，常会发生昏迷，然后死亡，有时出现泡沫痰（肺水肿），咳嗽是肺损伤的早期症状表现。

四、诊断

医师要特别询问服药史、用药品种、剂量和时间，还要熟悉每一种药物的不良反应，了解患者家族药物毒性反应史。中毒症状潜伏期对诊断的参考意义很大，多为 1 ~ 2 天，最多不超过 10 ~ 12 天。

五、鉴别诊断

对病史的询问和临床检验与一般疾病基本相同，但对药物中毒的鉴别诊断比较复杂。首先应区分患者出现毒性症状是由于病情发展所致，还是因用药引起，如头痛、头晕、恶心、呕吐等。遇有皮疹突然发生时，应考虑与药物或毒物有关。

应注意与中暑、流行性感冒等发热疾病和急性消化系统疾病相鉴别。中暑是指在高温环境下人体体温调节功能紊乱而引起的以中枢神经系统和循环系统障碍为主要表现的急性疾病。除了高温、烈日曝晒外，工作强度过大、时间过长、睡眠不足、过度疲劳等均为常见的诱因。

根据临床表现的轻重，中暑可分为先兆中暑、轻症中暑和重症中暑，它们之间的关系是渐进的。高温环境下，出现头痛、头晕、口渴、多汗、四肢无力发酸、注意力不集中、动作不协调等症状。

流行性感冒（influenza，简称流感）是流感病毒引起的急性呼吸道感染，也是一种传染性强、传播速度快的疾病。主要通过空气中的飞沫、人与人之间的接触或与被污染物品的接触传播。典型的临床症状是：急起高热，全身疼痛，显著乏力和轻度呼吸道症状。一般秋冬季节是其高发期，所引起的并发症和死亡现象非常严重。

六、急救治疗

1. 经口中毒者应立即进行催吐、洗胃及导泻。

（1）催吐：首先应用最简单的方法，即用手指、匙柄、压舌板、筷子、羽毛等钝物刺激咽后壁，引起反射性呕吐。也可用 2% ~ 4% 盐水或淡肥皂水催吐。必要时可用 0.5% ~ 1% 硫酸铜 25 ~ 50 mL 灌服。中枢反射性催吐剂只在特殊情况下使用，如不能灌服催吐液者可用阿扑吗啡，成人 5 mg，5 岁以上儿童 1 mg，皮下注射，5 ~ 10 分钟可出现呕吐，但有休克、中枢神经系统抑制及吗啡中毒者禁用。已发生呕吐的患者应多次饮清水或盐水使其反复呕吐，达到洗胃的目的。

（2）洗胃：患者可取坐位，昏迷患者取平卧头侧位，假牙应取下，极度烦躁者可酌情给予镇静剂。一般使用洗胃管，昏迷患者及儿童可用普通胃管，出口端连接注射器后反复注液及抽吸，或连接在胃肠减压器上。胃管前端涂以液体石蜡润滑，经口腔（普通胃管可经鼻腔）插入。成人一般插入深度 45 ~ 50 cm，插入时如患者出现咳嗽或发绀，可能误入气管，须迅速拔出重插。插入后应首先确定管子是否在胃内，可先用注射器抽取，如见到胃内容物，则在胃中。亦可用注射器向胃内快速注入少量空气，同时在剑突下听诊可闻到气泡声，也可确定在胃内。胃管入胃后应尽量先将胃内容物抽出，再行洗胃。洗胃时每次注入液体以 200 ~ 300 mL 为宜，过多则易将中毒药物驱入肠内。洗胃应彻底，至洗出液完全清澈为止。对腐蚀性毒物，用洗胃软管，宜先灌入牛奶或蛋清，洗液量适当减少，洗胃后留置一合适胃管用于减压及观察消化道情况。可用 2% 碳酸氢钠洗胃。

（3）导泻：在催吐或彻底洗胃后，可由胃管注入或口服泻剂，使已进入肠腔的毒物迅速排出。常用泻剂为 50% 硫酸镁 50 mL（具有中枢神经抑制作用的毒物中毒者忌用）或硫酸钠 10 ~ 15 g 溶于 100 mL 水中。体质极度衰弱者、已有严重脱水患者及强腐蚀性毒物中毒者及孕妇禁用导泻。

2. 皮肤污染用肥皂水、清水彻底冲洗。

3. 因无特效解毒剂，应对症治疗，脱水可进行补液维持电解质平衡,抽搐用牛黄安宫丸,在治疗时要使用保护肝、肾的药物。

4.严禁使用阿托品及巴比妥类药物,以免增加毒性,加重病情。

七、预防措施

做好卫生宣传工作:

1. 教育小儿勿在施药场所玩耍。

2. 禁止食用或接触被五氯酚钠污染的食物、水和毒死的禽、畜、鱼类。

3. 禁止在施药的水中洗手、足及游泳等。

4. 本品须妥善保管,防止小儿误触、误食。

5. 禁止将残余带有五氯酚钠的药物随处丢弃。

6. 加强体育锻炼,增强体质。

第二十二节　甲醛中毒

甲醛化学分子式 HCHO,相对分子量为30.03,是一种无色、有强烈刺激性气味的气体,易溶于水、醇、醚。在常温下是气态,通常以水溶液形式出现;其40%的水溶液称为福尔马林,此溶液沸点为19℃,故在常温时极易挥发,随着温度的上升挥发速度加快。

一、甲醛的来源

室内的甲醛多来源于各类人造板材(大芯板、九厘板、中密度板等),涂料和油漆也含有一定甲醛,但含量较低。解决甲醛释放过多的办法有:减少大芯板和其他人造板材的使用量;尽量购买环保的人造板材;板材进场后使用甲醛清除剂1号涂刷板材,然后再对板材进行加工。避免进入甲醛危害严重的场所:新装修的居室、办公室、会议室、宾馆、KTV 包房和家具商场、建材商场等。

二、易感人群

在所有接触者中,儿童和孕妇对甲醛尤为敏感,危害也就更大,是装修和家具的主要污染物。其释放期长达 3～15 年,遇热遇潮就会从材料深层挥发出来,严重污染环境,已成为难以解决的世界性难题,对老人、小孩和孕妇危害最大。

三、临床表现

急性甲醛中毒为接触高浓度甲醛蒸气引起的以眼、呼吸系统损害为主的全身性疾病。甲醛中毒对人体健康的影响主要表现在嗅觉异常、刺激、过敏、肺功能异常、肝功能异常和免疫功能异常等方面。其浓度在每立方米空气中达到 0.06～0.07 mg/m^3 时,儿童就会发生轻微气喘;当室内空气中达到 0.1 mg/m^3 时,就有异味和不适感;达到 0.5 mg/m^3 时,可刺激眼睛,引起流泪;达到 0.6 mg/m^3,可引起咽喉不适或疼痛。浓度更高时,可引起恶心、呕吐、咳嗽、胸闷、气喘甚至肺水肿;达到 30 mg/m^3 时,会立即致人死亡。

长期接触低剂量甲醛的危害有:引起慢性呼吸道疾病,引起鼻咽癌、结肠癌、脑瘤、月经紊乱、细胞核的基因突变,DNA 单链内交联和 DNA 与蛋白质交联及抑制 DNA 损伤的修复、妊娠综合征,引起新生儿染色体异常、白血病,引起青少年记忆力和智力下降。

甲醛为较高毒性的物质,在我国有毒化学品优先控制名单上高居第二位,已经被世界卫生组织确定为致癌和致畸形物质,是公认的变态反应源,也是潜在的强致突变物之一。研究表明,甲醛具有强烈的致癌和促癌作用。

四、诊断

1.诊断原则　根据短期内职业接触高浓度甲醛蒸气后迅速发病,结合临床症状、体征和胸部 X 线表现综合分析,排除其他原因引起的类似疾病,方可诊断为急性甲醛中毒。

2. 诊断与分级标准

（1）甲醛刺激反应：表现为一过性的眼及上呼吸道刺激症状，如眼刺痛、流泪、咽痛、胸闷、咳嗽等，胸部听诊及胸部X线无异常发现。甲醛中毒引起的喉水肿导致呼吸困难分四度：一度，安静时无呼吸困难，活动时呈吸气性呼吸困难；二度，安静时呈"三凹征"，活动时加重，但不影响睡眠，也无烦躁不安；三度，吸气性呼吸困难明显，"三凹征"显著，并且有烦躁、入睡困难；四度，除三度呼吸困难的表现外，还有躁动、出冷汗、面色苍白或发绀。

（2）轻度中毒：有视物模糊、头晕、头痛、乏力等全身症状，检查可见结膜、咽部明显充血，胸部听诊呼吸音粗糙或闻及干性啰音。经综合分析，可诊断为轻度中毒。胸部X线检查除出现肺纹理增强外，无重要阳性发现。

（3）中度中毒：根据下列表现综合分析，可诊断为中度中毒：①持续咳嗽、声音嘶哑、胸痛、呼吸困难，胸部听诊有散在的干、湿性啰音，可伴有体温增高和白细胞计数增加。②胸部X线检查有散在的点片状或斑片状阴影。

（4）重度中毒：具有以下情况之一者，可诊断为重度中毒：①喉头水肿及窒息；②肺水肿；③昏迷；④休克。

3. 血气分析 PaO₂测定值为急性甲醛中毒的诊断分级的参考指标，低氧血症分三度：轻度，$PaO_2 < 10.7$ kPa（80 mmHg）；中度，$PaO_2 < 8$ kPa（60 mmHg）；重度，$PaO_2 < 5.3$ kPa（40 mmHg）。

五、治疗原则

1. 迅速脱离现场，静卧、保温，必要时吸氧。短期内吸入大量甲醛蒸气后，出现上呼吸道刺激反应者至少观察24小时，避免活动后病情加重。本病的潜伏期长达48小时，在发作前可无明显的临床症状和体征，因此对接触高浓度甲醛者应注意观察，采取积极的预防措施。早期可给予0.1%淡氨水吸入，促进甲醛转化为毒性较低的六次甲基四胺（乌洛托品），以保护呼吸道黏膜。

2. 注意观察，防止肺水肿。本病的治疗无特效解毒剂，必要时可早期应用糖皮质激素。

3. 对症处理，治疗并发症，预防感染。

六、劳动能力鉴定

轻度和中度中毒，经短期休息治疗，治愈后一般可以从事原作业；有过敏体质者及重度中毒治愈后应调离。

七、健康检查的要求

1. 甲醛作业工人应做就业前体检及每2年1次的定期体检。

2. 体检时须进行内科、五官科、皮肤科等的检查项目，以及胸部X线透视或缩影片等有关检查，有条件单位可做肺功能测定。

八、职业禁忌证

1. 呼吸系统慢性疾病。

2. 全身性皮肤病。

3. 慢性眼病。

4. 对甲醛过敏者。

九、防止甲醛危害注意事项

1. 注意室内空气的检测和净化，根据室内空气中的甲醛污染程度，请相关专家提供有效的治理方案，特别是家中有老人、儿童和过敏性体质的家庭，更要注意。

2. 用人造板制作的衣柜，如甲醛未清除干净，使用时一定要注意，尽量不要把内衣、睡衣和儿童的服装放在里面。

3. 在室内和家具内采取一些有效的净化措施，可以降低家具释放出的有害气体。

第二十三节　硫酸二甲酯中毒

硫酸二甲酯为有机化合物,无色或微黄色,略有葱头气味的油状可燃性液体,在50℃或者碱水易迅速水解成硫酸和甲醇。在冷水中分解缓慢,遇热、明火或氧化剂可燃,硫酸二甲酯是可使DNA甲基化的试剂,经甲基化后,DNA可在甲基化位置被降解。

一、理化性质

硫酸二甲酯为无色或微黄色、略有葱头气味的油状可燃性液体;相对分子量为126.14,相对密度为1.3322(20℃/4℃),熔点－31.8℃,沸点188℃/开环,闪点83.33℃,自燃点187.78℃,蒸气密度4.35,蒸气压2.00 kPa(15 mmHg 76℃),溶于乙醇和乙醚,在水中溶解度为2.8 g/100 mL,在50℃或者碱水易迅速水解成硫酸和甲醇,在冷水中分解缓慢,遇热、明火或氧化剂可燃。

二、毒理学

人吸入LCLO:97 ppm/10M。大鼠经口LD50:205 mg/kg;吸入LC50:45 mg/m³/4h。小鼠经口LD50:140 mg/kg;吸入LC50:280 mg/m³。

硫酸二甲酯属高毒类,作用与芥子气相似,急性毒性类似光气,比氯气大15倍。对眼、上呼吸道有强烈刺激作用,对皮肤有强腐蚀作用,可引起结膜充血、水肿,角膜上皮脱落,气管、支气管上皮细胞部分坏死、管壁穿破,导致纵隔或皮下气肿。此外,还可损害肝、肾及心肌等,皮肤接触后可引起灼伤、水疱及深度坏死。

作用机制尚不完全明了,多数学者认为是由于该物质的甲基性质,它在体内水解成甲醇和硫酸而引起毒性作用,这已由动物实验和死亡病例的血液和内脏中检测到甲醇所证实。Ghiringhelli认为硫酸二甲酯对眼和皮肤的局部作用,部分是由于硫酸所致;而全身和神经系统的影响以及肺水肿是由于硫酸二甲酯分子本身的毒性作用,因它能使体内某些重要基团甲基化所致。

硫酸二甲酯对皮肤的损害,除其腐蚀作用外,还可能引起接触性过敏性皮炎。

动物实验报告,急性硫酸二甲酯中毒后可引起染色体畸变。用大鼠进行实验还证实有致癌作用。

三、临床表现

中毒时受损的主要靶器官是眼和呼吸系统,表现为急性结膜炎、角膜炎、咽喉炎、气管支气管炎或支气管周围炎,重症表现为肺炎、肺水肿。

急性硫酸二甲酯中毒常经过6~8小时的潜伏期后迅速发病,潜伏期越短症状越重,人接触500 mg/m³(97 ppm)10分钟即致死。刺激反应表现为有一过性的眼结膜及上呼吸道刺激症状,肺部无阳性体征。轻度中毒表现为明显的眼结膜及呼吸道刺激症状,如畏光、流泪、眼结膜充血水肿、咳嗽、咳痰、胸闷等,两肺有散在干啰音或少量湿性啰音,肺部X线符合支气管炎或支气管周围炎。中度中毒表现为明显咳嗽、咳痰、气急,伴有胸闷及轻度发绀,两肺有干啰音或哮喘音,可伴散在湿性啰音,胸部X线符合支气管肺炎、间质性肺炎或局限性肺泡性肺水肿。重度中毒表现为咳嗽、咳大量白色或粉红色泡沫痰,明显呼吸困难、发绀,两肺广泛湿啰音,胸部X线符合弥漫性肺泡性肺水肿,严重者可导致呼吸窘迫综合征或窒息(喉头水肿、大块坏死的支气管黏膜脱落),或出现较严重的纵隔气肿、气胸、皮下气肿。

四、治疗

1.急救处理　首先迅速将中毒患者移至空气新鲜处,脱去污染衣服,彻底清洗皮肤,对刺激反应者至少观察24~48小时。及时吸氧,给予镇静、祛痰及解痉药物等对症治疗。眼部受污染时现场及早用生理盐水或清水彻底冲洗,再用5%~

10%碳酸氢钠溶液冲洗,再用可的松与抗生素眼药水交替滴眼。早期、适量、短程的糖皮质激素疗法可有效防治肺水肿。皮肤灼伤采用抗感染及暴露或脱敏疗法。要时刻警惕迟发性中毒效应的发生。

2.中毒　患者应绝对卧床休息,保持安静,严密观察病情,急救治疗包括合理吸氧,给予支气管舒缓剂和止咳祛痰剂。肾上腺糖皮质激素的应用要早期、适量、短程;早期给予抗生素,必要时可给予镇静剂。

硫酸二甲酯有机化学中用做甲基化试剂,但随着对碳酸酯研究的深入,硫酸二甲酯的应用范围越来越小,相信不久将为无毒的碳酸酯完全取代。

五、泄漏应急处理

迅速撤离泄漏污染区人员至安全区,并立即隔离150 m,严格限制出入。切断火源。建议应急处理人员戴自给正压式呼吸器,穿防毒服。不要直接接触泄漏物,尽可能切断泄漏源,防止进入下水道、排洪沟等限制性空间。①小量泄漏:用砂土、蛭石或其他惰性材料吸收。②大量泄漏:构筑围堤或挖坑收容;用泡沫覆盖,降低蒸气灾害;用泵转移至槽车或专用收集器中,回收或运至废物处理场所处置。

第二十四节　丙烯酰胺中毒

丙烯酰胺中毒,是生产和使用过程中因密切接触丙烯酰胺所致以神经系统改变为主的疾病。该品多在生产劳动过程中由于通风不良或发生意外事故,经呼吸道吸入丙烯酰胺粉尘或经皮肤直接接触其水溶液而导致中毒。丙烯酰胺在体内有蓄积作用,主要影响神经系统,可能与神经系统中蛋白质的巯基结合有关。

丙烯酰胺为白色结晶粉末,易溶于水、乙醇、乙醚、丙酮与本品易发生聚合和共聚反应,在酸碱环境中可水解成丙烯酸。丙烯酰胺属中等毒类,可经皮肤和呼吸道吸收,在体内有蓄积作用,主要影响神经系统,从而引起四肢乏力、刺痛、麻木、共济失调,甚至肌肉萎缩等症状。体内丙烯酰胺需积累到一定剂量才发病,故急性中毒十分罕见,主要表现为迟发性毒性作用,引起亚急性和慢性中毒。丙烯酰胺对眼和皮肤也有一定的刺激作用,其发病多为亚急性。气候炎热时,发病率明显增高。

一、病因

在丙烯酰胺生产过程中,或用于树脂合成、黏合剂、地下建筑、改良土壤、油漆、造纸等行业时,有机会接触本品,接触丙烯酰胺有三种形式:经口、呼吸道吸入及皮肤接触。丙烯酰胺被吸入后分布于体液中。水是最重要的被污染物,非职业性接触丙烯酰胺主要来自被丙烯酰胺污染的饮用水和食物,如防护不良均可造成中毒。

二、危害毒理

动物实验资料证明,丙烯酰胺对神经系统的作用部位大概在皮质下,受损部位包括大脑皮质、小脑、视丘、苍白球、薄枣核、脊髓前角细胞、脊神经节细胞和周围神经远端部分。其代谢情况目前尚不清楚,鉴于症状发作较迟,须累积一定剂量才出现症状,故认为在代谢过程中有可能转化成毒性更高的物质。该品的水溶液很容易通过皮肤吸收,对眼和皮肤有一定的刺激性。

三、临床表现

1.亚急性中毒　密切大量接触可出现亚急性发病,出现嗜睡和小脑功能障碍,表现为眼球水平震颤,言语含糊,指鼻及跟膝胫试验不稳,轮替动作失调,步态不稳等。2周后出现感觉运动型多发性周围神经病,表现为肢体麻木、刺痛、下肢无力。

音叉振动觉和跟腱反射减退,具有早期诊断价值。神经肌电图检查显示远端感觉电位明显降低,有神经源性损害,可伴有较多自发失神经电位。

2.慢性中毒　低浓度接触数月数年后,渐出现头痛、头晕、疲劳、嗜睡、手指刺痛、麻木感,常伴有两手掌发红,脱屑,掌足心多汗。进一步出现四肢无力,肌肉疼痛,步态蹒跚,易向前倾倒。神经系统检查,可见深反射减弱或消失,音叉震动觉和位置觉减退,闭目难立试验阳性等。神经肌电图检查表现与亚急性中毒相似;脑电图可轻度异常。

四、诊断与分级标准

1.轻度中毒　具有观察对象前两项中任何一项,同时具备以下任何一项者,可诊断为轻度中毒:

(1)肢体远端音叉震动觉或痛觉、触觉障碍,同时伴跟腱反射减弱。

(2)双侧跟腱反射消失。

(3)神经—肌电图显示有神经源性损害。

2.中度中毒　在轻度中毒基础上,具备以下任何一项者,可诊断为中度中毒:

(1)四肢震动觉或痛、触觉障碍水平达肘、膝以上,同时伴跟腱反射消失。

(2)感觉性共济失调。

(3)肌电图显示神经源性损害,并有较多自发性失神经电位。

3.重度中毒　具备以下任何一项者,可诊断为重度中毒:

(1)明显嗜睡及小脑功能障碍。

(2)四肢远端明显肌肉萎缩,并影响运动功能。

五、治疗

1.可用 B 族维生素、能量合剂,并辅以体疗、理疗及对症治疗,重度中毒者应同时加强支持疗法。

2.其他处理

(1)观察对象:一般不调离丙烯酰胺作业,半年复查 1 次,尽可能做神经—肌电图检查。进行动态观察。

(2)轻度中毒:患病期间暂时调离丙烯酰胺作业,经治愈后可恢复原工作,并定期复查。

(3)中度及重度中毒:应调离丙烯酰胺和其他对神经系统有害的作业,经治疗后根据检查结果安排休息或工作。

第二十五节　二甲基甲酰胺中毒

二甲基甲酰胺为无色、淡的氨气味的液体,分子式为 $C_3—H_7—N—O$,相对分子量为73.10,相对密度为 0.944 5(25℃),熔点 -61℃,沸点152.8℃,闪点 57.78℃,蒸气密度 2.51,蒸气压 0.49 kPa(3.7 mmHg 25℃),自燃点445℃,折射率1.428 17,溶解度参数为 δ = 12.1。蒸气与空气混合物爆炸极限 2.2% ~ 15.2%。与水和常用有机溶剂可混溶。遇明火、高热可引起燃烧爆炸,能与浓硫酸、发烟硝酸剧烈反应甚至发生爆炸。危险标记7(易燃液体)。主要用途:主要用做工业溶剂,医药工业上用于生产维生素、激素,也用于制造杀虫脒。

一、接触机会

主要用做萃取乙炔和制造聚丙烯腈纤维的溶剂,亦用于有机合成、染料、制药、石油提炼和树脂等工业。在以上工作岗位可因接触 DMF 蒸气而中毒。急性中毒发生原因多数为生产故障、设备漏裂,或在检修设备时未采取有效的防护措施,大量接触毒物。中毒常是吸入和皮肤吸收并存,并且以皮肤吸收为主。

其他中毒情况少见,但有口服以及将本品灌肠作为治疗溃疡性结肠炎的药物而引起严重中毒的病例。

二、中毒机制

DMF 的毒性作用机制尚未完全明了,目前认为与其体内代谢过程有关。DMF 甲基烃基化,生成 N - 甲基 - 甲醇酰胺(HMMF),HMMF 部分脱羟甲基分解成甲基甲酰胺(NMF)和甲醛,NMF 还可羟基化,然后再分解成甲酰胺(F),还有少部分 DMF 以原形从尿中排出。实验表明,NMF 毒性强于 DNF 及 HMMF。NMF 或 HMMF 生成 N - 甲基氨基甲酰半胱氨酸(AMCC)过程中的活性中间产物(可能是异氰酸甲酯)具有亲电性,可以与蛋白质、DNA、RNA 等大分子的亲核中心共价结合,造成机体肝、肾器官损伤。

可经呼吸道、皮肤及消化道吸收。对眼、皮肤和呼吸道有刺激作用。毒物经各种途径吸收后,主要经肝内微粒体混合功能氧化酶进行脱甲基化作用,脱去一个甲基,代谢产物为一甲基甲酰胺和甲酰胺,代谢迅速。甲酰胺在血中滞留稍长,进而代谢为甲酸和氨排出,部分二甲基甲酰胺以原形物从尿和呼气排出。人每天吸入 DMF 浓度为 $63 \ mg/(m^3 \cdot 4 \ h)$,共 5 天,停止接触 4 小时,血中 DMF 已不能检出;吸入浓度为 $30 \ mg/m^3$,24 小时代谢物的排出量占总量的 $61\% \sim 86\%$;吸入浓度为 $60 \ mg/m^3$,24 小时尿中的一甲基甲酰胺排出量不超过 30 mg,48 小时内已不能检出;浓度为 $27 \ mg/m^3$,吸入 5 天,24 小时尿中一甲基甲酰胺量为 25 mg 左右,从而提出 24 小时尿中一甲基甲酰胺超过 60 mg,提示接触 DMF 浓度已超过 $60 \ mg/m^3$,故认为尿中一甲基甲酰胺可作为接触 DMF 的一个监测指标。

侵入机体后,主要由肝内代谢,排泄较快,主要靶器官为肝脏,肾脏也有一定损害,属中等毒性。

三、临床表现

呼吸道吸入后一般经 6 ~ 12 小时后发生急性中毒;皮肤侵入,潜伏期可较长,也有在皮肤灼伤基本愈合后再出现中毒的报道。亚急性中毒病例,自接触至发病为 2 ~ 4 周时间。

1. 临床特点

(1)刺激症状:DMF 蒸气可引起眼、上呼吸道轻、中度刺激症状。

(2)皮肤:污染皮肤可致轻重不等的灼伤,皮肤起皱,肤色发白,伴有灼痛感,严重者可使皮肤肿胀,剧烈灼痛。

(3)眼:污染眼引起灼痛、流泪、结膜充血,严重者可引起角膜坏死。

(4)胃肠道症状:患者常有食欲不振、恶心、呕吐、腹部不适及便秘等,少数病例中有中上腹痛。

(5)肝脏:急性中毒时肝脏损害常较为突出,患者有明显乏力,右上腹胀痛、不适,出现黄疸,肝脏逐渐肿大,有压痛,常规肝功能检查示异常,其中血清转氨酶升高较明显。病变一般不严重,经治疗可逐步减轻,数周内病情可完全恢复。

2. 严重急性中毒 表现为重症中毒性肝病,职业性中毒为少见。接触高浓度,尤其是皮肤污染严重,未及时彻底洗清者,应警惕发生严重中毒。

3. 生活性中毒 曾有原患慢性溃疡性结肠炎患者,以 DMF 灌肠,作为治疗药物而引起肝病,病情呈进行性加剧,类似亚急性重型肝炎,2 周内出现肝昏迷,预后凶险。

特殊危险者:原患有各种原因的肝脏疾病者,对 DMF 较为敏感。

四、诊断

1. 临床表现 首先出现胃肠系统症状,随后有中毒性肝病的表现。

2. 生物学检测 测血中二甲基甲酰胺或尿中一甲基甲酰胺,作为吸收本品的指标。

3. 肝功能试验异常 可作为肝脏有病变的指标。

综合分析现场、临床特点,诊断一般不困难,当一群体陆续发生肝脏疾病时,应做现场调查及流行病学调查,以做出正确的诊断。

五、鉴别诊断

主要与急性病毒性肝炎相鉴别,常有将本品

引起的中毒性肝病误诊为病毒性肝炎,在早期更应引起注意。鉴别诊断要点是重视询问接触毒物史,现场调查,密切观察病情进展,以及正确评价病毒性肝炎血清标志的诊断意义等。

此外,要与药物性肝病相鉴别。

六、处理

1.急救措施

(1)皮肤接触:脱去被污染的衣着,用大量流动清水冲洗,至少15分钟。

(2)眼睛接触:立即提起眼睑,用大量流动清水或生理盐水彻底冲洗至少15分钟。

(3)吸入:迅速脱离现场至空气新鲜处,保持呼吸道通畅,如呼吸困难,给输氧;如呼吸停止,立即进行人工呼吸。

(4)食入:饮足量温水,催吐。

2.本品尚无特效解毒剂。皮肤污染时用大量清水彻底冲洗。如皮肤有灼伤,参见化学性皮肤灼伤的治疗。眼污染时用清水彻底冲洗,必要时请眼科检查。口服毒物必须彻底洗胃。

3.重点针对中毒性肝病:①卧床休息。②清淡、富含维生素易消化的饮食。③给予 B 族维生素。④葡萄糖液注射。⑤选择 1～2 种常用的治疗药物,如酵母片、肝泰乐、肝乐、维丙肝、胆碱等。⑥较重者可用糖皮质激素,一般用地塞米松 20～60 mg/d,分次肌注,用药不超过 1 周,逐步减量。需特别注意副作用,尤其是胃肠道出血。

4.其他对症、支持治疗。中医辨证论治。

(李光杰　刘家民)

第二十二章　职业性农药中毒

第一节　有机磷农药中毒

有机磷农药中毒是接触有机磷农药引起的以胆碱酯酶活性下降,出现毒蕈碱样、烟碱样和中枢神经系统症状为主的全身性疾病。

有机磷农药是目前使用最多的一类广谱杀虫药,大多呈油状,有大蒜臭味,稍有挥发性,一般难溶于水(乐果、敌百虫除外)而易溶于有机溶剂,在酸性环境中较稳定,在碱性条件下易水解而失效。根据毒性强弱分为四类(表22-1)。

表22-1　有机磷农药的分类

毒性分级	半数动物致死量 (LD50:mg/kg)	常用种类
剧毒类	<10	甲拌磷(4~10 mg)、内吸磷(4~10 mg)、对硫磷等
高毒类	10~100	甲基对硫磷(14~42 mg)、敌敌畏(50~110 mg)、氧化乐果等
中毒类	100~1 000	敌百虫(450~500 mg)、乐果(230~450 mg)、乙硫磷、二溴磷(430 mg)、杀螟松(250 mg)等
低毒类	1 000~5 000	马拉硫磷(1 800 mg)、辛硫磷、氧硫磷等

职业禁忌证:神经系统器质性疾病;明显的肝肾疾病;明显的呼吸系统疾病;全身性皮肤病;全血胆碱酯酶活性明显低于正常值。

一、中毒原因

有机磷杀虫剂可经胃肠道、呼吸道、皮肤和黏膜吸收。中毒主要由于误服、自服或摄入被杀虫药污染的水源和食物;生产或喷洒虫药时皮肤吸收,以及吸入农药所致;也有因误用有机磷农药治疗皮肤病或驱虫而发生中毒。

二、毒物的吸收、分布和代谢

吸收后迅速分布全身各脏器,6~12小时血浓度达高峰;大多在肝进行生物转化,24~48小时通过肾由尿完全排出体内。部分氧化后毒性反而增强,如对硫磷氧化为对氧磷,毒性增强300倍以上;敌百虫在肝内先转化为敌敌畏,其毒性增强,降解后失去毒性。

三、中毒机制

有机磷农药进入人体后,以其磷酸根与胆碱酯酶的活性部分紧密结合,形成稳定的磷酰化胆碱酯酶,使胆碱酯酶失去水解乙酰胆碱的能力,从而导致体内胆碱能神经末梢释放的乙酰胆碱蓄积过多,作用于胆碱能受体,使其先过度兴奋,而后抑制,最终衰竭,从而产生一系列中毒症状,严重时可因昏迷、呼吸衰竭而发生死亡。

体内胆碱能神经主要包括副交感神经末梢及交感神经节。副交感神经末梢兴奋主要表现为:腺体分泌增加,平滑肌痉挛,心脏抑制,瞳孔括约肌收缩。交感神经节兴奋,其节后交感神经末梢释放儿茶酚胺增加,出现肌纤维颤动、血压升高、心律失常等。

四、临床表现

急性中毒发病时间与毒物种类、剂量和侵入途径密切相关。经皮肤吸收中毒,一般在2~6小时后发病,口服中毒多在10分钟至2小时发病。

1. 中毒主要表现　见表22-2。

表22-2　有机磷农药中毒的主要表现

类型	作用机制	主要表现
毒蕈碱样症状	副交感神经兴奋,使平滑肌痉挛,腺体分泌增多	恶心、呕吐、腹痛、瞳孔缩小、流泪、流汗、流涎、肺部啰音等
烟碱样症状	乙酰胆碱在横纹肌神经肌接头处过度蓄积	肌纤维颤动→肌无力→呼吸困难
中枢神经症状	作用于中枢神经	头痛、头晕→烦躁→抽搐→昏迷

2. 局部损害　皮肤接触后可引起过敏性皮炎,可出现水疱和脱皮。滴入眼部可引起结膜充血和瞳孔缩小。

3. 严重中毒　可导致内脏器官功能受损,并发中毒性心肌炎、心律失常、心力衰竭、脑水肿、呼吸衰竭、肾功能衰竭。

五、实验室检查

1. 全血胆碱酯酶活力测定　全血胆碱酯酶活力是诊断有机磷杀虫剂中毒的特异性实验室指标,对判断中毒程度、指导用药、评估疗效和预后均极为重要。

2. 尿中有机磷杀虫剂分解产物测定　对硫磷(1605)和甲基对硫磷在体内氧化分解生成对硝基酚由尿排出,敌百虫中毒时在尿中出现三氯乙醇,有助于中毒的诊断。

六、诊断

1. 诊断依据

(1)患者有明确有机磷杀虫药接触史。

(2)临床表现:有毒蕈碱样、烟碱样及中枢神经系统的症状和体征。

(3)实验室检查:有全血胆碱酯酶活力降低等。

2. 中毒程度　根据临床表现及全血胆碱酯酶活力分3度。

七、鉴别诊断

1. 与氨基甲酸酯类农药中毒的鉴别　二者临床表现基本相同,血胆碱酯酶活力均降低,但后者胆碱酯酶活力在数小时后(2~4小时内)能自行恢复。治疗以阿托品对症为主,忌用肟类复活药。有些氨基甲酸酯类农药如急性西维因中毒,使用肟类胆碱酯酶复能剂反会增强毒性和抑制胆碱酯酶活性,影响阿托品治疗效果,故氨基甲酸酯类农药中毒一般不使用肟类胆碱酯酶复能剂治疗。如系氨基甲酸酯类农药和有机磷农药混合中毒,可先用阿托品,在中毒一段时间后,可酌情适量使用胆碱酯酶复能剂。

2. 与其他类型农药中毒的鉴别　鉴别的要点是血胆碱酯酶活力正常,毒物定性分析可确诊。

3. 脑干出血或梗死　表现为突发意识障碍,瞳孔缩小,出汗异常,但病理征阳性,血胆碱酯酶活力正常,颅脑CT检查等可以鉴别。

八、治疗

1. 迅速清除毒物　立即使患者脱离中毒现场,清洗污染处。脱去污染衣服,用肥皂水(忌用热水)彻底清洗污染的皮肤、头发、指甲,咽部如受污染,应迅速用清水或2%碳酸氢钠溶液冲洗。用清水、2%碳酸氢钠溶液(敌百虫忌用)或1:5 000高锰酸钾溶液(对硫磷忌用)洗胃。用硫酸镁或硫酸钠导泻。

2. 特效解毒药的使用　原则是尽早、足量、反复给药,一经确诊立即给予。

轻度中毒者可单独给予阿托品;中度或重度中毒者,需要阿托品及胆碱酯酶复活剂并用。联合使用时有协同作用,剂量应适当减少。敌敌畏、乐果等中毒时,使用胆碱酯酶复活剂效果较差,治疗以阿托品为主。

(1)胆碱酯酶复活药:为肟类化合物。其肟基与磷原子有较强的亲和力,使磷酰化胆碱酯酶酯解分离,从而恢复胆碱酯酶活力,对解除烟碱样毒性作用较为明显。肟类对已老化的胆碱酯酶无效,中毒后30分钟内使用效果最好。首次需给冲击剂量(负荷量),如氯磷定10~30 mg/kg,在5分钟内达到有效血浆浓度(>4 mg/L),然后再继以低剂量静滴。常用药物有氯磷定和碘解磷定。

(2)抗胆碱药:有阻断乙酰胆碱对副交感神经和中枢神经系统的作用,对缓解毒蕈碱样症状和对抗呼吸中枢抑制有效,但对烟碱样症状和胆碱酯酶活力的恢复无效,常用阿托品。阿托品应用的原则:早期、足量、反复给药,快速阿托品化(瞳孔扩大、皮肤干燥、口舌干燥、颜面潮红、肺部湿啰音消失、心率增快),避免阿托品中毒(神志模糊、烦躁不安、抽搐、昏迷和尿潴留等)。

3.对症支持治疗

(1)维持呼吸功能:有机磷杀虫药中毒的主要死因是呼吸衰竭。应密切观察呼吸变化,保持呼吸道通畅,吸氧,应用呼吸兴奋剂,必要时行人工呼吸、气管插管或切开。

(2)积极处理严重并发症:出现休克、脑水肿、水及电解质、酸碱失衡等情况,应予以相应处理。

(3)适当应用抗生素,预防感染。

(4)加强全身支持治疗。

4.换血疗法 对危重患者经常规治疗后,呼吸衰竭、昏迷无改善、阿托品依赖、复能剂过量中毒者等可考虑换血疗法。静脉放血200~300 mL,再输入新鲜血液400~600 mL,每日2次,至临床症状消失,胆碱酯酶活力恢复到50%以上。也可联合采用血液灌流吸附毒物,有助于胆碱酯酶的回升,缩短病程,减少阿托品的用量。

5.辨证论治 有机磷农药中毒分为邪结胃肠、痰湿阻滞、痰浊上扰、气虚阳微、火热内扰、脾虚痰恋六型:

(1)邪结胃肠型:主症:恶心呕吐,腹胀腹痛,口中不和,头昏头重,舌苔薄白,脉浮。治则:清除毒邪,上下分消。方药:大黄甘草散。

(2)痰湿阻滞型:主症:肢体湿冷,口吐涎沫,目眦流泪,头目眩晕,瞳仁缩小,喉间痰鸣,呼吸气促,烦闷不安,苔白腻,脉濡滑。治则:化痰利湿,祛瘀通络。方药:涤痰汤加减。

(3)痰浊上扰型:主症:流泪流涕,喉间痰鸣,汗出如油,烦躁头痛,爪甲青紫,甚则神志昏迷,二便失禁,舌紫暗,脉滑或弱。治则:化痰降浊,开窍醒神。方药:礞石滚痰丸。

(4)气虚阳微型:主症:神志淡漠,皮肤湿冷,鼻鼾息微,面色苍白,四末不荣,舌淡,脉细无力。治则:益气回阳。方药:参附汤口服或独参注射液静脉推注。

(5)火热内扰型:主症:高热口干,皮肤干燥,神昏谵语,撮空理线,颜面赤红,呼吸气粗,脉洪数,舌赤。治法:清热除烦,养阴生津。方药:白虎汤加减。

(6)脾虚痰恋型:主症:纳呆、恶心,胃脘不适,体倦乏力,腹泻便溏,苔白滑,脉滑细。治则:健脾利湿。方药:六君子汤或参苓白术散加减。

也有将有机磷农药中毒进行辨证论治,分为以下证型:

(1)毒邪入胃:主症:恶心、呕吐,腹痛、腹泻等。治法:导泻和胃,解毒祛邪。方药:枳实导滞丸加减。

(2)毒邪上攻头目:主症:头晕、头痛等。治法:通腑解毒,通络止痛。方药:黄连上清丸加减。

(3)毒邪闭阻肺气:主症:咳嗽、喘促等。治法:泄毒宣肺,降气定喘。方药:定喘汤加味。

(4)毒邪蓄积于肾:主症:尿频尿急,尿少尿闭等。治法:泄毒祛邪,通利小便。方药:八正散加味。

(5)毒邪内陷厥阴:主症:肌肉震颤、四肢抽搐等。治法:凉肝熄风,增液舒筋解毒。方药:羚角钩藤汤化裁。

(6)毒邪上攻于心:主症:心悸心慌、胸闷气急等。治法:益气养阴生津,清心解毒祛邪。方药:①生脉注射液或参麦注射液20~50 mL静滴。②丹参注射液16 mL静滴。③清宫汤加味。

(7)毒邪内陷心包:主症:意识不清,昏迷,惊厥。分闭证与脱证。闭证以牙关紧闭、大小便闭、肢体强痉、痰涎壅盛、静卧不烦、四肢不温为特点；脱证以口合目张、手撒肢冷、大小便失禁、肢体软瘫、脉微欲绝为特点。治法：扶正醒脑，清心开窍祛邪。方药：①醒脑静注射液 4 mL 静注。②脱证

者以益气回阳救逆：参附注射液 10 ~ 20 mL 静注。③参麦注射液或生脉注射液 10 ~ 40 mL 静注。④清宫汤加味。

第二节　氨基甲酸酯类农药中毒

一、概述

常用的氨基甲酸酯类农药品种有：甲萘威、仲丁威、叶飞散、杀螟丹、抗蚜威、速灭威、混灭威、羿丙威、灭多威等，可通过呼吸道、消化道、皮肤引起中毒。

这类农药也是一种胆碱酯酶抑制剂，主要抑制胆碱酯酶活性，使酶活性中心丝氨酸的羟基被氨基甲酰化，因而失去酶对乙酰胆碱的水解能力。但它又不同于有机磷制剂，它是整个分子和胆碱酯酶仅形成一种络合物，这种络合物在体内极易水解，胆碱酯酶可迅速恢复活力；它与胆碱酶的结合是可逆的，抑制后的胆碱酯酶复能快，所以一般不会引起严重中毒。由于氨基甲酰化胆碱酯酶不稳定，使得氨基甲酸酯类农药中毒症状出现快，一般几分钟至 1 小时即表现出来，中毒剂量和致死剂量差距较大。另外，不能用血 ChE 活性作中毒检验指标。氨基甲酸酯类农药中毒死亡病例的死因多是呼吸障碍和肺水肿。

1. 中毒症状　头昏、头痛、乏力、面色苍白、恶心呕吐、多汗、流涎、瞳孔缩小、视力模糊。严重者出现血压下降、意识模糊不清，皮肤出现接触皮炎如风疹而局部红肿奇痒，眼结膜充血，流泪，胸闷，呼吸困难等。大量经口中毒严重时可发生肺水肿、昏迷和呼吸抑制，中毒后不发生迟发性周围神经病。

2. 急救　立即脱离现场，到空气新鲜地方，脱掉衣裤，用肥皂水彻底冲洗。经口中毒者立即引吐洗胃等。注意清除呼吸道中污物，对呼吸困难者要采取人工呼吸。输液可加速毒物排出，但要防止肺水肿发生。

3. 治疗　以阿托品疗效最佳，用 0.5 ~ 2 mg 口服或静脉或肌肉注射，每 15 分钟重复 1 次至阿托品化，维持阿托品化直至中毒症状消失。不能采用复能剂。出现肺水肿以阿托品治疗为主，病情重者加用肾上腺素，失水过多要输液治疗。呼吸道出现病变者应注意保持畅通，维持呼吸功能。

需要特别注意的是，解磷定对缓解氨基甲酸酯类农药中毒症状不但无益，反而有副作用。因而，此类农药中毒切不可用解磷定。

如氨基甲酸酯类农药和有机磷农药混合中毒，可先用阿托品，在中毒一段时间后，可酌情适量使用胆碱酯酶复能剂。

二、灭多威中毒

灭多威又称乙肟威、灭多种、万灵，是近年生产使用内吸性氨基甲酸酯类广谱杀虫剂，属高毒类，毒性与氨基甲酸酯类杀虫剂一致。灭多威具有触杀和胃毒性作用，无内吸、熏蒸作用，具有一定的杀卵效果，对有机磷已经产生抗性的害虫也有较好防效。适用范围为棉花、蔬菜、烟草上防治鳞翅目、同翅目、鞘翅目及其他害虫。

挥发性强，吸入毒性高，对眼睛和皮肤有轻微刺激作用，在试验剂量下无致畸、致突变、致癌作用，无慢性毒性，对鸟、蜜蜂、鱼有毒。主要抑制人体胆碱酯酶（主要是红细胞的乙酰胆碱酯酶），急性中毒进展快，如不及时救治易发生呼吸循环衰竭而死亡。

1. 中毒症状　可有头昏、头痛、乏力、面色苍白、呕吐、多汗、流涎、瞳孔缩小、视力模糊，严重者出现血压下降、意识不清，皮肤出现接触性皮炎如风疹，局部红肿奇痒，眼结膜充血、流泪、胸闷、呼

吸困难等。中毒症状出现快,一般几分钟至 1 小时即表现出来。

2. 急救治疗

(1)对口服灭多威中毒患者首先给予阿托品,用阿托品 0.5～2 mg 口服或肌肉注射,阿托品应早期足量尽快达到阿托品化,重者加用肾上腺素。

(2)转为基本生命体征后再行彻底洗胃。

(3)对重症患者在其呼吸停止以后不要轻易放弃。

(4)对严重患者可给予新鲜全血充氧后输入,可应用高压氧舱纠正脑缺氧。

(5)充分认识呼吸机在心肺脑复苏中的重要性。

(6)禁用解磷定、氯磷定、双复磷、吗啡。

3. 注意事项 灭多威是高毒农药,只能在我国已经批准登记的作物上使用。不能与波尔多液、石硫合剂及含铁、锡的农药混用。硫双灭多威不能与碱性和强酸性农药混用,也不能与代森锰、代森锰锌混用。

三、甲萘威中毒

甲萘威学名 1－萘基－N－甲基氨基甲酸酯,又名西维因,一种氨基甲酸酯杀虫剂。

工业产品为白色固体,纯品熔点 142℃,在水中溶解度极小,在多数有机溶剂中溶解度不大,化学性质稳定,但遇碱易分解。毒性较低,急性毒性 LD50 值:对大白鼠经口为 500～850 mg/kg。

甲萘威具有触杀及胃毒性作用,能抑制害虫神经系统的胆碱酯酶使其致死。通常加工成粉剂和可湿性粉剂使用。由于杀虫谱广和毒性较低,在农业上应用颇广。

(李光杰　刘家民)

第二十三章　工业中毒

第一节　强酸类中毒

强酸中毒是指接触、误服强酸或吸入大量酸性烟雾所导致的临床综合征。一般所谓强酸主要指硫酸、硝酸、盐酸三种常见的无机酸。此外，醋酸、草酸、蚁酸等也属于强酸类，但临床上引起急性中毒相对少见。强酸类都具有强烈的刺激作用和腐蚀作用，因此急性中毒患者就医时都表现得极其痛苦，及时、快速、合理、有效地对患者给予紧急处理，有助于减少并发症的严重程度。

一、中毒机制

强酸类的毒性作用主要是导致机体与之相接触的组织蛋白质凝固，造成组织凝固性坏死；被接触的局部组织发生充血、水肿、坏死及溃疡，严重时引起脏器穿孔。随后形成瘢痕、狭窄和变形，随着药物吸入血循环，引起内脏器官的损害，以肝、肾损害较重。

1. 硫酸具有强烈的刺激和腐蚀作用，使蛋白质凝固成为不溶性酸性蛋白，以致组织灼伤和凝固性坏死，甚至炭化；可使血液中的血红蛋白变成酸性高铁血红素。成人的致死量浓硫酸约为4 mL。

2. 盐酸毒理作用与硫酸中毒相同，但其具挥发性，在空气中产生白色烟雾，有氯化氢的强烈刺激气味，对呼吸道的作用比较明显。致死量一般为10～15 mL。

3. 硝酸不稳定，分解物在空气中形成酸雾。浓度高于30%的硝酸能与环状氨基酸化合形成黄色硝基化合物，使组织变成黄色，即蛋白黄色反应。硝酸吸收入血后转变为亚硝酸盐和硝酸盐，前者能使血红蛋白转变为高铁血红蛋白。浓硝酸8～10 mL可致死。

二、临床表现

1. 皮肤接触所致损伤主要表现为局部界限清楚的烧伤，呈凝固性坏死，溃疡形成或结痂，硫酸烧伤创面为黑褐色或棕褐色，硝酸烧伤后创面为黄色或橙黄色，盐酸烧伤为淡白色间黄色，后转为灰棕色。一般烧伤越深，痂色越深，痂皮内陷也越深。

2. 眼部接触者发生结膜炎、角膜混浊、穿孔，可引起全眼炎甚至失明。

3. 经口中毒者口咽部、胸骨后和腹部剧烈烧灼性疼痛，口咽部可见溃疡，并有恶心、呕吐、腹痛、便秘或腹泻等症状，呕吐物有酸味，含有血液和黏膜碎片，消化道糜烂、出血，严重者并发食管或胃穿孔、腹膜炎，甚至休克。后期常形成食管和幽门狭窄，腹膜粘连，消化道功能紊乱等后遗症。经口服大量强酸吸收后，常发生重度酸中毒，出现呼吸困难、惊厥、昏迷等，部分患者有肝肾损害，甚至发生肝坏死、尿毒症。硝酸中毒除上述症状外，还可导致高铁血红蛋白血症，并出现血压下降和心肌损害等。

小儿因误服草酸和草酸盐中毒时，可引起低血钙及手足搐搦，若肾小管被草酸钙等结晶体堵塞，则可引起尿闭。

4. 呼吸道接触者由于强酸类烟雾吸入性刺激，主要表现为呛咳、胸闷、呼吸加快。中毒性肺水肿时可出现呼吸困难、发绀、咳粉红色泡沫痰，两肺可闻及湿啰音,严重时可引起喉头水肿、支气管痉挛及呼吸衰竭。同时有血压下降,体温升高。

5.强酸进入血液循环,可发生酸中毒、中毒性肝肾损害等。

6.重症患者可有烦躁不安、反射性痉挛,有时出现休克。

三、诊断

1.有强酸接触史。

2.有酸中毒的临床症状。

四、急诊治疗

1.灼伤皮肤治疗 硫酸、盐酸、硝酸等强酸烧伤时,忌用强碱液冲洗,应早期应用大量流动清水冲洗,持续时间在 1 小时以上,应注意水流速度不要太小,否则酸遇水后产生的热量可致烧伤加重。冲洗后用 5% 碳酸氢钠、3% 氢氧化钙、氧化镁糊剂或肥皂水等中和皮肤上残留的氢离子。氢氟酸烧伤时,可用 5% ~ 10% 氯化钙离子导入,每日 1 ~ 2 次,每次 20 ~ 30 分钟,使游离氟离子与钙离子形成氟化钙,减轻疼痛。创面界限完全清楚的,视创面大小进行植皮,严重者需截肢。酸烧伤时,创面渗出较少,补液可相对减少。第一个 24 小时,胶体液和电解质液量按 1 mL/kg 每 1% 烧伤面积补充。眼睛被强酸灼伤时,即刻用清水冲洗。冲洗方法是用一盆清水,将面部放入水中,两眼睁大,头部在水中左右摇晃,如此反复换几次水冲洗,然后再用 3% 碳酸氢钠溶液清洗,之后滴入 0.01 硫酸阿托品药水。

2.呼吸道吸入者,立即将中毒者移离中毒环境,对有呼吸困难者,予以吸氧,严重者气管切开,呼吸机辅助呼吸。用 2% ~ 5% 碳酸氢钠液雾化吸入。

3.经消化道中毒者,忌催吐与洗胃,禁服碳酸氢钠,以免产生过多 CO_2 促发胃穿孔。可选氢氧化铝凝胶或镁乳 60 mL 中和强酸,也可兼用牛奶或植物油或豆浆或蛋清加水约 200 mL,以此稀释强酸,降低其损伤力。若吞服稀释后腐蚀性已不太强的酸类,可谨慎地插入细软的胃管小心冲洗洗胃,尽力消除胃内毒物。因草酸中毒发生手足搐搦症时,静脉缓注 10% 葡萄糖酸钙。因硝酸等中毒发生高铁血红蛋白血症时,应用适量美蓝。

4.有全身代谢性酸中毒者可给予碱性药纠正酸中毒,并根据病情,给予抗生素预防感染。对于不能进食者,应给予静脉营养支持,并注意维持水、电解质平衡。静脉输液加入 1/6 mol 乳酸钠等溶液纠正脱水、酸中毒。发生肝、肾功能损害应注意早期给予相应的治疗,对于呼吸、循环衰竭应给予积极抢救。疼痛明显者可用吗啡或度冷丁等镇痛剂,必要时做气管切开及胃造口术。

第二节　强碱类中毒

强碱包括苛性碱(氢氧化钠、氢氧化钾)、氧化钠(钾)及生石灰(氧化钙)、氨水等。这些化合物对人体具有强烈的刺激性和腐蚀性。其中以氢氧化钠、氢氧化钾、氧化钠、氧化钾的腐蚀性最强,其他碱类化合物作用较弱。碱类化合物多为固体或液体,仅有氢氧化铵易挥发。中毒原因主要为经口自服或误服,皮肤及黏膜直接接触,氢氧化铵挥发形成的氨可经呼吸道吸入引起中毒。

一、中毒机制

碱烧伤时,碱性物质有吸收组织水分和皂化脂肪组织的作用,使细胞脱水而死亡,其皂化脂肪作用可使深层组织继续坏死。碱性物质的碱离子与组织蛋白结合形成碱性变性蛋白化合物,造成对皮肤较强的浸润性破坏,使深层组织继续坏死,易致深度烧伤。有的碱性物质如生石灰,遇水可大量产热,加重组织烧伤程度,因此碱损伤较酸损伤程度严重且持久。接触的皮肤、黏膜管肿胀、坏死并有溃疡形成，严重时可致食管、胃穿孔，急性期后可引起受损器官形成瘢痕、狭窄及畸形。强碱类可经皮肤或消化道吸收进入体内分布全身，主要损害肝脏、肾脏，从而引起全身中毒。大量碱被吸收可导致碱中毒；当吸入高浓度的氨时可刺激呼吸道黏膜导致黏膜脱落，严重时引起肺水肿。

二、临床表现

1. 皮肤接触　局部充血、水肿、糜烂、溃疡，并首先形成白色随后变为红棕色的痂。眼部接触者，可致结膜充血、水肿，角膜溃疡、穿孔，严重者可失明。形成的痂皮软，易碎，与正常组织分界不清，脱落后形成的溃疡易出血，难愈合，并且愈合后留瘢痕。大面积灼伤可引起体液丢失而发生休克。

2. 呼吸道症状　吸入氢氧化铵所释放的氨刺激呼吸道黏膜，出现剧烈咳嗽、呼吸困难、喉头水肿、声门狭窄以及呼吸道黏膜脱落，可咳出大量泡沫样痰及坏死组织，造成气道阻塞以致窒息。当吸入高浓度氨时可很快出现肺水肿，如不积极抢救可迅速发生休克、昏迷而死亡。

3. 消化道中毒者　口咽黏膜，食管及胃肠受损，有剧烈疼痛、恶心、呕吐，甚至并发消化道出血，也可遗留食管瘢痕狭窄。

4. 全身症状　可出现全身性碱中毒，血 pH 升高、二氧化碳结合力下降；因血游离钙浓度降低可导致低钙性抽搐；出现肝脏损害时可表现为转氨酶升高、黄疸等；休克、昏迷、呼吸衰竭为早期重症患者死亡原因；后期可因继发感染、消化道出血及急性肾衰竭而危及生命。

三、诊断

1. 有强碱接触史。
2. 有碱中毒临床表现。
3. 实验室检查　中毒者的血或尿中可检出碱类。尿呈碱性，因大量磷酸盐沉淀而呈混浊状态。

四、治疗

1. 皮肤接触　立即以流动清水冲洗干净，然后皮肤还可用1%醋酸涂抹受损伤处，切勿在使用清水冲洗前应用中和剂，否则中和产生的热量将加重局部烧伤。对石灰灼伤应先将石灰粉末清除干净后再用大量清水冲洗，以免石灰遇水产热加重灼伤。眼灼伤时立即用无菌蒸馏水或大量清水彻底冲洗，禁用酸性液体进行中和冲洗。

2. 强碱入眼内　可有怕光、流泪、视力模糊、异物感，严重者可致角膜损伤及失明。紧急处理是先以清水或生理盐水冲洗30分钟以上，再用2%～3%硼酸溶液冲洗，然后滴入0.5%的卡因，再滴维生素C眼液或请眼科处理。角膜损伤后期的病变是永久性的，可施行角膜移植治疗。

3. 呼吸道吸入　立即将中毒者移离现场，急性吸入性氨中毒如若发生呼吸困难、肺水肿时应及早行气管切开，应及时从气管切开处吸出大量的呼吸道分泌物及脱落的坏死组织，以保持呼吸道通畅，防止窒息。

4. 口服中毒　严禁洗胃、催吐或导泻，可服食醋或橘汁中和碱类，也可兼用牛奶、豆浆、植物油或蛋清加水约200 mL稀释碱类，并保护消化道黏膜，但碳酸盐中毒时禁用中和治疗方法，避免由于产生过多二氧化碳导致胃肠胀气、穿孔，酌情应用肾上腺皮质激素，以减轻瘢痕形成。

5. 全身治疗　纠正脱水、休克。防止和控制消化道穿孔和感染，维持酸碱平衡。血钙降低时，给予10%葡萄糖酸钙和保肝药物等。

6. 镇痛　强碱对组织有强烈的腐蚀作用，剧烈疼痛可致休克，应以吗啡或度冷丁止痛，同时密切观察有无胃、食管穿孔发生，以免延误病情。如果突然腹痛加剧、板状腹、血压下降，应急诊手术救治。

7. 食入强碱　幸存者，约95%患者有持续性食管狭窄。为预防食管狭窄，可在穿孔危险期过后2～3日行食管术。如患者早期即有咽下困难，可让其咽下一根橡皮管并保留，防止食管完全阻塞。同时可在合用抗生素情况下使用激素治疗，以防瘢痕组织形成，因激素有促进穿孔的危险，在使用激素的同时行食管扩张术。

第三节　急性酒精中毒

一、概述

常因生活中饮酒过量,出现神经精神症状。不同类酒含酒精量不同:白酒,50% ~ 60%;果酒,16% ~ 48%;米酒,30% ~ 40%;啤酒, < 10%。纯酒精致死量为300 ~ 400 mL。

二、中毒机制

过量酒精可对中枢神经系统产生抑制作用。酒精具有脂溶性,可迅速透过脑神经细胞膜,并作用于膜上某些酶而影响细胞功能;随着剂量的增加,此作用由大脑皮层向下,渐扩展至边缘系统、小脑、网状结构到延脑。小剂量时主要作用于脑内突触后膜苯二氮䓬 – γ – 氨基丁酸受体,从而解除 γ – 氨基丁酸对脑的抑制作用;大剂量时作用波及小脑和网状结构,分别导致共济失调和昏睡、昏迷;极高浓度酒精可直接抑制延髓中枢,引起呼吸、循环功能衰竭。急性酒精中毒可致乳酸含量增高,酮体蓄积,出现代谢性酸中毒,糖原异生受阻而发生低血糖。

三、特殊临床表现

饮酒量不同,所致临床表现分为以下三期:

1. 兴奋期　血乙醇浓度达 10 mmol/L,出现头痛、欣快、兴奋、健谈、饶舌、易激惹及行为失常。

2. 共济失调期　血乙醇浓度达 10 ~ 30 mmol/L,此时有肌肉运动不协调,行动笨拙,言语含糊不清,复视,步态不稳。

3. 昏迷期　血乙醇浓度达 50 mmol/L,可出现昏睡,瞳孔散大,体温降低。当血乙醇浓度超过 87 mmol/L时,可出现深昏迷,此时心率加快,血压下降,呼吸变慢。

急性酒精中毒程度临床分级:

轻度(单纯性醉酒):仅有情绪、语言兴奋状态的神经系统表现,如语无伦次,但不具备攻击行为,能行走,但有轻度运动不协调,嗜睡能被唤醒,简单对答基本正确,神经反射正常存在。

中度:具备下列之一者为中度酒精中毒:①处于昏睡或昏迷状态,或 Glasgow 昏迷评分 > 5 分,≤8 分;②具有经语言或心理疏导不能缓解的躁狂或攻击行为;③意识不清伴神经反射减弱的严重共济失调状态;④具有错幻觉或惊厥发作;⑤血液生化检测有以下代谢紊乱的表现之一者,如酸中毒、低血钾、低血糖;⑥在轻度中毒基础上并发脏器功能明显受损表现,如与酒精有关的心律失常(频发期前收缩、心房纤颤或扑动等)、心肌损伤表现(ST – T 异常、心肌酶升高 2 倍以上)或上消化道出血、胰腺炎等。

重度:具有下列之一者为重度酒精中毒:①处于昏睡或昏迷状态,Glasgow 评分 ≤5 分;②出血,微循环灌注不足表现,如脸色苍白、皮肤湿冷、口唇微紫、心率加快、脉搏细弱或不能触及,血压代偿性升高或下降(低于 90/60 mmHg),或收缩压较基础血压下降 30 mmHg 以上,昏迷并伴有失代偿期临床表现的休克也称为极重度;③出现代谢紊乱的严重表现,如酸中毒(pH 7.2)、低血钾(血钾 2.5 mmol/L)、低血糖(血糖 2.5 mmol/L)之一者;④出现重要脏器如心、肝、肾、肺等急性功能不全表现。

四、诊断要点

1. 有过量饮酒史。

2. 出现过度兴奋、共济失调或昏迷等临床表现。

3. 血乙醇浓度增高, ≥11 mmol/L(50 mg/dl)。

五、急救措施

1. 轻症患者无须治疗,兴奋躁动的患者行为应加以约束。

2. 共济失调者应卧床休息,避免发生外伤。

可行"糖胰 B"疗法加速乙醇在体内氧化,10% 葡萄糖 500 mL 加胰岛素 12 U 加维生素 B_6 100 mg,静脉滴注,同时注意低血糖的发生。

3.昏迷患者除上述治疗外,尽早采取以下治疗措施:

(1)保持呼吸道通畅,吸氧,必要时行人工呼吸、气管插管及呼吸机辅助呼吸。

(2)监测血压、心率,应用血管活性药物,维持

循环功能。

(3)保暖,维持正常体温。

(4)维持水、电解质及酸碱平衡。

(5)纳洛酮有助于缩短昏迷时间,用法:0.4 mg,静脉注射,10~30 分钟 1 次。

(6)透析疗法。因酒精水溶性强,对严重中毒者可考虑应用,以便及时缓解症状。

第四节　其他常见急性工业性毒物中毒

常见急性中毒的临床表现和治疗要点见表 23-1。

表 23-1　一些常见急性工业性毒物中毒的临床表现和治疗要点

分类		毒物	最小致死量	临床表现	治疗
腐蚀性毒物	强酸、强碱	浓硫酸	5 mL	皮肤灼伤 吞服后,口腔消化道腐蚀 严重者休克。后期可发生食管和胃穿孔、食管狭窄	皮肤冲洗;避免洗胃 保护剂:饮牛奶、生蛋清、氢氧化铝凝胶 抗休克;对症处理:补液、止痛 防止食管狭窄
		浓硝酸	5 mL		
		浓盐酸	5 mL		
		氢氧化钠	5 g		皮肤冲洗 保护剂:饮牛奶、生蛋清、氢氧化铝凝胶 抗休克;对症处理:补液、止痛
		浓氨水	10 mL		
金属		铅	50 g	口内金属味、流涎。齿龈可见铅线,恶心、呕吐、阵发性腹绞痛;重症循环衰竭,伴中毒性肝病和贫血	10% 葡萄糖酸钙 10~20 mL 静注或皮下注射阿托品 0.5~1.0 mg 解毒药:依地酸二钠 1.0 加 5% 葡萄糖 200~300 mL 静滴;支持疗法
		汞		吸入高浓度汞蒸气之后,出现口腔炎	脱离接触;解毒药:二巯丙磺酸钠或二巯丁二酸钠;抗休克
非金属		砷 三氧化二砷(砒霜)	0.2 g	食后出现严重胃肠炎、休克,1~3 周后出现周围神经病、皮炎。可有肝病	脱离接触;解毒药:二巯丙醇、二巯丙磺酸钠或二巯丁二酸钠;抗休克
		砷化氢	50 mg/m³	吸入后数小时至 1~2 天,大量血管内溶血,出现血红蛋白尿、贫血。严重者 2~3 天后发生急性肾功能衰竭	碱化尿液;早期应用解毒药;防治急性肾功能衰竭

（续表）

分类	毒物	最小致死量	临床表现	治疗
有机溶剂	甲醇	30~60 mL	吸入后,眼、上呼吸道有明显刺激现象。可有视力障碍。甲醇代谢为甲酸可引起酸中毒。一般可口服后 8~36 小时发病,表现为头痛、头晕、乏力、步态不稳、嗜睡等,重者有意识朦胧、谵妄、癫痫样抽搐、昏迷、死亡等	纠正酸中毒:碳酸氢钠,含5%乙醇葡萄糖溶液 500~1 000 mL 静脉滴注
	苯	24 g/m³	吸入大量苯蒸气或饮入大量苯后,出现麻醉现象	迅速移离现场;保持呼吸道通畅;禁用肾上腺素,以免诱发心室颤动
	四氯化碳	30 mL,90 g/m³	吸入或饮入后,有麻醉和消化道刺激症状。急性期后可出现肝、肾、心肌损害	保护肝功能和肾功能

（李光杰　刘家民）

第四篇　其他职业病

第二十四章　物理因素所致的职业病

第一节　职业性中暑

一、概述

中暑与生产场所气温过高有密切的关系，多发生于气温超过 34℃ 时。在同样的高气温条件下，若同时存在着高气湿或强热辐射，特别是风速小时，劳动强度过大、持续劳动时间过长、缺乏工间休息或休息条件不良、过度疲劳、睡眠不足等，都可能成为促进中暑发生的因素。

1. 高温、强热辐射作业　在绝大多数高温作业中，高温与热辐射常同时存在，如冶金工业的炼焦、炼铁、炼钢等车间；机械制造工业的铸造车间；陶瓷、玻璃、砖瓦等工业的护窑车间；发电厂（热电站）、煤气厂和轮船的锅炉间等。在此类高温车间里，夏季气温可高达 40～50℃，并且有强烈的热辐射。在此环境中劳动时间过长，尤其是在抢修、维修过程中，就有可能发生中暑。

2. 高温、高湿作业　在纺织、印染等工厂中，由于放散大量热蒸汽，夏季车间气温一般在 30℃ 以上，相对湿度常达 80% 以上；在深井煤矿中，由于煤层产热和空气的压缩热以及水分蒸发，可使矿井气温升高至 30℃ 以上，气湿达 90% 以上。在这种情况下，若散热量不能等于或大于产热量，亦可导致中暑。

3. 夏天露天作业　夏季露天作业的高气温和热辐射主要来源于太阳辐射及地表被加热后形成的二次热辐射源。在南方炎热地区的夏季露天作业中，中午前后的气温可上升至 30℃ 以上，下午 2 时左右最高。此时如劳动时间过长或劳动强度过大，就容易发生中暑，常见于田间、建筑工地和码头作业者等。

暑为夏季的主气，乃火热所化。暑邪致病有明显的季节性，主要发生于夏至以后、立秋以前。暑邪纯属外邪，无内暑之说。暑邪为中医"六淫"之一，宋·陈无择《三因极——病证方论·卷二》言："夫六淫者，寒暑燥湿风热是也""六淫，天之常气，冒之则先自经络流入，内合于脏腑，为外所因。"《素问·天元纪大论》说："寒暑燥湿风火，天之阴阳也，三阴三阳上奉之"。中暑是指感受暑邪引起的以高热汗出或肤燥无汗、烦躁、口渴、神昏抽搐，或呕恶腹痛为主要表现的疾病，是盛夏多发病之一。夏至以后，酷暑高温，伤人气阴，中暑实际上就是人体不能耐受酷暑高温湿热所引起，起病急骤，以发热、自汗、背寒面垢、头晕、头痛、烦渴、手足厥冷、心悸、胸闷、恶心、疲乏无力，甚至高热、神昏、烦躁、抽搐、身重、舌红苔黄腻、脉虚数为特点。中暑发病有明显的季节性，男女老幼皆可患病。

中暑一名首见于宋·朱肱《类证活人书》："中暑即背寒面垢，手足微冷，烦渴口燥。"金元四大家之一的张元素将其分为"中暑""中热"两大类，"中暑"为阴，"中热"为阳。《素问·刺志论》称中暑为"伤暑"。后世从阴阳的角度将其分为伤暑、中暑、冒暑，就其病情而言，初病为伤暑，轻症为冒暑，重症为中暑。

二、病因病机

在正常生理情况下，机体的产热与散热两个过程总是维持着动态平衡，以使体温保持在一个相对稳定的水平上。在热环境下，或高温作业过程中,人体除受作业环境的热作用外,主要是劳动代谢产热,以致总热负荷量增加,机体通过体温调节、水盐代谢、循环系统、消化系统和神经系统等生理功能的调节,加强散热,以维持热平衡。当散热速度等于产热与辐射、对流等散热的速度时,或深部体温维持在38℃左右时,尚不致发生热代谢失调和其他生理功能的受损。但是,机体的体温调节能力是有一定限度的,当机体产热与获热大于散热的情况持续存在,使蓄热量不断增加,体温升高,就会发生中暑。职业性中暑是高温环境下由于热平衡和(或)水、电解质代谢紊乱等而引起的一种以中枢神经系统和(或)心血管系统障碍为主要表现的急性热致疾病。

人体热负荷增加或散热功能障碍,如:①出汗功能障碍:如先天性汗腺缺乏、汗腺损伤、皮肤广泛受损以及使用镇静药;②热适应障碍:患有各种慢性疾病、产妇、营养不良、年老体弱、过度疲劳、睡眠不足、大量饮酒;③急性感染可提高人体的热敏感性等均诱发中暑。

按发病机制与临床表现的不同,中暑性疾病可分为三种类型:热射病、热痉挛和热衰竭。这种分类是相对的,临床上往往难于区分,常以单一类型出现,亦可多种类型并存。

1.热射病 是中暑最严重的一种,病情危急,死亡率高。人体在热环境下,由于体内产热和受热超过散热,引起体内蓄热,体温不断增高,致使下背侧丘脑体温调节功能发生障碍。体温调节功能受损,可能是机体失水、热负荷过大、心血管系统负荷过重、过度换气、内生致热原的释放等诸因素综合作用的结果。

2.热痉挛 发病机制较明确,是由于水和电解质的平衡失调所致。高温作业时由于大量出汗,体内的水和钠、钾过量丢失而发生肌痉挛。

3.热衰竭 发病机制尚不明确,多数认为在高温、高湿环境下,皮肤血流的增加不伴有内脏血管收缩或血容量的相应增加,因此不能足够的代偿,致脑部暂时供血减少而晕厥。

病位以肺卫为主,传变后可累及心、心包、脾、肝、肾诸脏。多为虚实夹杂,轻者暑邪郁于肌表,属卫分证;若不及时治疗,极易耗气伤津,发生暑入阳明、暑陷心包、暑热动风,热邪伤阴耗气,可致气阴两竭之重证。

外伤暑邪为中暑之外因,正气亏虚、痰饮内盛为中暑之内因。病机:天暑地热之时,在高温环境中工作,或在烈日下远行曝晒过久,或暑湿秽浊之气伤人,感受暑热之邪,闭塞清窍,清升浊降失序,气化失常,导致阴阳气血失和而发病。或年老体弱或病后正气不足,阴津亏损;或产后血虚;或疲劳过度,睡眠不足,汗出过多等致正气虚损,不耐暑热,感而病发。

三、临床表现

1.热射病 临床特点为突然发病,体温升高可达40℃以上,开始时大量出汗,以后出现"无汗",并伴有干热和意识障碍、嗜睡、昏迷等中枢神经系统症状。

多数患者起病急,少数有数小时至1天左右的前驱期,表现无力、头痛、头晕、恶心、呕吐和多尿。典型症状为急骤高热,脏温常在41℃以上;皮肤干燥、灼热而无汗;有不同程度的意识障碍,表现嗜睡、谵妄、昏迷、抽搐。由于高热致全身热损伤,重症患者可有肝、肾功能异常及血清ALT、AST及LDH升高,可出现蛋白尿及血尿素氮升高;血清羟丁酸脱氢酶(HBD)和肌酸磷酸激酶(CFK)升高等。

2.热痉挛 临床表现特征为明显的肌痉挛伴有收缩痛。肌痉挛以四肢、咀嚼肌及腹肌等经常活动的肌肉为多见,尤以腓肠肌为明显。痉挛呈对称性,时而发作,时而缓解,轻者不影响工作,重者疼痛剧别。患者神志清醒,体温多正常。

3.热衰竭 一般起病急,主要临床表现先有头昏、头痛、心悸、恶心、呕吐、出汗、面色苍白,继而晕厥,体温不高或稍高。通常晕厥片刻即清醒,一般不引起循环衰竭,体温多不高。此类型以老年人或心血管疾病患者较多。

这三种类型的中暑,热射病最为严重,尽管迅速救治,仍有20%~40%的患者死亡。

四、诊断与鉴别诊断

1. 诊断原则 根据高温作业人员的职业史,主要应了解患者工作场所的气象条件,如气温、气湿和(或)热辐射强度,夏季露天作业场所以测定气温为主,以及体温升高、肌痉挛或晕厥等主要临床表现,排除其他类似的疾病,可诊断为职业性中暑。

2. 诊断与分级标准

(1) 中暑先兆:中暑先兆(观察对象)是指在高温作业场所劳动一定时间后,出现头昏、头痛、口渴、多汗、全身疲乏、心悸、注意力不集中、动作不协调等症状,体温正常或略有升高。

(2) 轻症中暑:轻症中暑除中暑先兆的症状加重外,出现面色潮红、大量出汗、脉搏快速等表现,体温升高至38.5℃以上。

(3) 重症中暑:重症中暑可分为热射病、热痉挛和热衰竭三型,也可出现混合型。①热射病(包括日射病):亦称中暑性高热,其特点是在高温环境中突然发病,体温高达40℃以上,疾病早期大量出汗,继之"无汗",可伴有皮肤干热及不同程度的意识障碍等。②热痉挛:主要表现为明显的肌痉挛,伴有收缩痛。好发于活动较多的四肢肌肉及腹肌等,尤其以腓肠肌明显。常呈对称性,时而发作,时而缓解。患者意识清楚,体温一般正常。③热衰竭:起病迅速,主要临床表现为头昏、头痛、多汗、口渴、恶心、呕吐,继而皮肤湿冷、血压下降、心律失常、轻度脱水,体温稍高或正常。

3. 鉴别诊断 对热痉挛与热衰竭的鉴别一般不难。主要应与其他引起高热伴有昏迷的疾病作鉴别诊断,如脑炎和脑膜炎、脑型疟疾、产后感染、脑出血昏迷等。

五、治疗

1. 中暑先兆 暂时脱离高温现场,并予以密切观察。

2. 轻症中暑 迅速脱离高温现场,到阴凉通风处休息,饮含盐清凉饮料及对症处理。

3. 重症中暑 迅速送入医院抢救。治疗原则

是降低过高的体温,纠正水与电解质紊乱,促使酸碱平衡,积极防治休克、脑水肿等。①热射病:迅速采取降低体温、维持循环呼吸功能的措施,必要时应纠正水、电解质平衡紊乱。除非有明显脱水现象,否则不宜大量输液,以免发生肺水肿、脑水肿。②热痉挛:及时口服含盐清凉饮料,必要时补充氯化钠,亦可缓慢静脉推注10%葡萄糖酸钙液10 mL。③热衰竭:使患者平卧,移至阴凉通风处,口服含盐清凉饮料,对症处理。有时静脉注射50%葡萄糖液40 mL可有助于患者恢复。

降低体温的方法是物理降温与药物降温相结合。物理降温是冰水浸浴、全身冷敷加电扇吹风等;药物降温常采用吩噻嗪类药物氯丙嗪降温,并可用度冷丁或安定等控制寒战。在降温过程中,必须加强护理,密切观察体温、血压和心脏情况,以免发生虚脱。

4. 防止休克 脉细弱者应立即注射中枢兴奋剂,并给予升压药物,维持收缩压。对重症患者应及时给予氧气吸入和预防继发感染。

对中暑患者及时进行对症处理,一般可很快恢复。不必调离原作业。若因体弱不宜从事高温作业,或有其他就业禁忌证者,应调换工种。

六、辨证论治

暑为火热之邪,易耗伤气津,内陷心包,蒙蔽神明。治以清热、益气、养阴、开窍、熄风为主,佐以化湿、醒脾等。

1. 暑郁肌表致热束肺卫

症见:头晕、眼花、耳鸣、恶心、胸闷、心悸、无力、口渴、大汗、注意力不集中、四肢麻木,体温正常或稍高,舌质红,苔白腻,脉浮数。此为中暑先兆,若及时采取措施如迅速离开高温环境等,多能阻止中暑的发展。

治法:解表清暑,益气养阴。

方药:王氏清暑益气汤。

2. 暑入阳明致气阴两伤

症见:壮热多汗,口渴引饮,面赤气粗,大便燥结,小便短赤,舌质红,脉洪数。

治法:清泻阳明,益气生津。

方药:白虎加人参汤加减。

3. 暑犯心包致热余气积

症见:猝然昏倒或昏狂谵语,身热肢厥,斑色紫黑,舌绛起刺,脉洪大而滑数。

治法:清心开窍,凉血解毒。

方药:清营汤加减;亦可选用安宫牛黄丸,每次 1 丸,每日 2 次;或紫雪丹 3~6 g,每日 1~2 次。

4. 暑热亢盛致肝风内动

症见:昏眩欲倒,四肢挛急,头项抽搐,甚至角弓反张,牙关紧闭,神志不清,舌绛红,苔黄腻,脉弦紧。

治法:镇肝熄风,开窍醒神。

方药:镇肝熄风汤加减。

6. 阴损及阳致气虚欲脱

症见:面色不华,头晕心悸,精神萎靡,汗出肢冷,发作时昏倒仆地,气息短促,舌质紫暗,苔白腻,脉沉微或沉缓无力。

治法:益气固脱,益阴复阳。

方药:参附汤加减。

七、预防

1. 技术措施

(1)采用先进技术,改革工艺过程,实行机械化和自动化生产,可以从根本上改善劳动条件,减少或避免工人在高温或强热辐射条件下劳动,同时也减轻了劳动强度。

(2)在进行工艺设计时,应合理布置热源。

(3)隔热是将热源的热作用限制在某种范围内,减少对工作环境及整个车间的影响,是防暑降温的一项重要措施。

(4)通风降温。

2. 保健措施

(1)高温作业工人需要合理供给清凉饮料,及时补充因大量出汗所丢失的水分和盐分,维持高温作业工人水、电解质代谢平衡。

(2)高温作业工人应穿导热系数小、透气性好的工作服。根据作业特点和要求,还应适当佩戴防热面罩、防护眼镜、工作帽、手套、鞋套、护腿等个人防护用品。

(3)高温作业工人要在上岗前和入暑前进行职业健康检查,凡有就业禁忌证如心血管系统疾病、中枢神经系统疾病、消化系统疾病及重病恢复期和年老体弱者,不宜从事高温作业。

3. 组织措施 做好防暑降温工作,加强领导和管理,认真贯彻执行《中华人民共和国职业病防治法》及有关防暑降温的政策法令,各级卫生、劳保、安全部门对厂矿企业防暑降温工作要进行检查督促。

附 穴位急救法

中医疗法多样,治疗中暑配合穴位急救法可取得更好的疗效。

1. 中暑先兆

取温开水(或用糖开水)一杯给患者饮下,并扶到空气清新阴凉的地方,当患者出现热昏厥情况,可用一茶匙食盐混合 600 mL 水慢慢饮下。

取穴:按摩太阳穴(用按摩油按摩效果更好);如晕倒,用手指甲刺激人中穴(鼻唇中间上 1/3 处);舒缓胸口不适,可加按内关穴(腕纹上 2 寸)。用按摩或刮痧方式刺激中指尖端、百会穴(头顶部两耳尖边线之中点)、涌泉穴(足底心前 1/3 处),可令患者尽快苏醒。可用西瓜皮或湿毛巾为患者擦身,加速体温下降。

2. 轻症

主症:头痛头晕,汗多,皮肤灼热,气粗,舌燥,口干烦渴,脉浮大而数。

治法:取督脉、手厥阴经、阳明经穴为主。针刺用泻法,以泄热祛暑。

处方:大椎、内关、曲池、委中。大椎泻全身之热;委中又名血郄,放血以清血分热;曲池清热要穴;内关清热泄三焦火。

3. 重症

主症:先头痛,烦渴,呼吸喘息,继则突然昏倒,不省人事,汗出,脉沉而无力。

治法:取督脉经穴为主。针刺用泻法,以开窍、泄热、祛暑。

处方:水沟、百会、十宣、曲泽、委中。神志昏迷,取水沟、百会以开窍醒神;曲泽为心包经合穴,配委中刺血以清血热;十宣放血以开窍苏厥。

第二节　减压病

减压病，俗称潜水员病或沉箱病（Decompression sickness，DCS），泛指人体因周围环境压力急速降低时造成的疾病，是潜水危害及气压病的一种。减压病是由于高压环境作业后减压不当，体内原已溶解的气体超过了过饱和界限，在血管内外及组织中形成气泡所致的全身性疾病。在减压后短时间内或减压过程中发病者为急性减压病。主要发生于股骨、肱骨和胫骨，缓慢演变的缺血性骨或骨关节损害为减压性骨坏死。

1973 年 Smith 首次描述该症为沉箱病（Caisson disease），即在潜水高压环境中迅速变换压力出现的内耳损伤。潜水员作业中发生率为1%，一般潜入水下每沉 10 m 即增加一个大气压的水压，相当于施加人体 17～18 mmHg 的压力。因此潜水时必须吸入压缩性空气或氮气和氧的混合气体，以调节鼓室和鼻腔的内外压力。如果变换压力过快或咽鼓管功能失调，便可发病。这是一种因周围压力降低（如潜水上升，出沉箱或高压舱，或上升到高海拔区），促使溶解于血液或组织中的气体形成气泡所致的疾病，其常见的特征为疼痛和（或）神经系统症状。"弯曲症"（the bends）系指减压病所致的局部疼痛，但常作为整个减压病的同义词应用。

一、病因病机

减压病可因下列几种状况发生：潜水员急速上浮，或在长时间或深潜后没有进行减压停留；未有加压设施的飞机升空时；飞机的座舱增压失效时；潜水员于潜水后马上搭乘飞机。纵然飞机进行了加压，但座舱压力若未能维持在海平面的压力时亦会出现；或工程人员从加压后排除地下水的沉箱或坑道出来时；太空人进行太空漫步或舱外活动时，而宇航服内的压力较舱内压力低时。这些状况都会使溶在身体组织内的气体（主要是氮气）溶出，在体内形成气泡而致病。

根据亨利定律，当一种在液体上的气体的压力下降时，该气体溶于液体的量亦会下降。这个定律的例子就是当开启软性饮料的樽或罐时，气体会从中出来，在液体中亦有气泡。这些二氧化碳的排出是因在容器内的压力下降至大气压力。

同样，氮气是一种溶解于人体组织及体液内的气体。当身体暴露于压力下降的环境时，氮气会被释放到离开身体的气体中。若氮气被逼离体液的速度太快时，气泡会在身体内形成，造成减压症的症状，如皮肤发痒及皮疹、关节痛、感觉器衰弱、麻痹及死亡。

因其他过程而造成的空气栓塞症，与减压症的大部分症状相似。

减压病是由于高压环境作业后减压不当，体内原已溶解的气体超过了过饱和界限，在血管内外及组织中形成气泡所致的全身性疾病。在减压后短时间内或减压过程中发病者为急性减压病。减压病症状往往涉及多个系统，如皮肤瘙痒、皮肤紫斑、头痛、眩晕、胸闷、肺水肿、腹痛、恶心、呕吐、腹泻、四肢疼痛等。主要发生于股骨、肱骨和胫骨，缓慢演变的缺血性骨或骨关节损害为减压性骨坏死，轻者有劳累后酸痛，重者可呈搏动、针刺或撕裂样难以忍受的剧痛。

潜水后身体不适可能是减压病，水下作业时，身体每下潜 10 m，大致相当于增加一个大气压的压力，所增加的压力称附加压。附加压和地面大气压的总和，称总压或绝对压（ATA）。机体在高气压环境下，肺泡内各种气体分压随之增高，并立即与吸入压缩空气中各种气体的分压相平衡。因肺泡内气体分压高于血液中气体压力，气体便按照波义耳定律，相应地增加了气体在血液中的溶解量，再经血循环运送至各组织。其中大部分氧及二氧化碳迅速被血红蛋白及血浆内成分所吸收，仅少量以物理状态游离于体液中。氮在体液内的溶解量与气压高低和停留时间长短成正比。

由于氮在各组织中溶解度不同,因此在组织中分布也不相等。氮在脂肪中溶解度约为血液中的5倍,所以大部分氮集中于脂肪和神经组织中。

当人体由高气压环境逐步转向正常气压时,体内多余的氮便由组织中释放而进入血液,并经肺泡逐渐缓慢地排出体外,无不良后果。当减压过速时,就无法继续维持溶解状态,于是在几秒至几分钟内游离为气相,以气泡形式聚积于组织和血液中;减压愈快,产生气泡愈速,聚积量也愈多。氮可长期以气泡状态存在。在脂肪较多而血液循环较少的组织中,如脂肪组织、外周神经髓鞘、中枢神经白质、肌腱和关节囊的结缔组织等,脱氮困难。除了血管内的气泡外,氮气泡往往聚积于血管壁外,挤压周围组织和血管,并刺激神经末梢,甚至压迫、撕裂组织,造成局部出血等症状。在脂肪少而血流通畅的组织中,氮气泡多在血管内形成栓塞,阻碍血液循环。同时,气泡可引起血管痉挛,导致远端组织缺血、水肿及出血。根据栓塞部位及其所引起的组织营养障碍程度和时间久暂,可产生一系列症状。此外,由于血管内外气泡继续形成,造成组织缺氧及损伤,细胞释放出钾离子蛋白水解酶等,后者又可刺激产生组胺及5-羟色胺。这类物质主要作用于微循环系统,致使血管平滑肌麻痹、微循环血管阻塞等,进而减低组织与体液内氮的脱饱和速度。所以在减压病的发病机理中,气泡形成是原发因素;但因液气界面作用,尚可继发引起一系列病理生理反应,使减压病的临床表现显得很复杂。

骨骼内气泡的特殊作用:骨骼是一种不能扩张的组织。股骨、肱骨、胫骨等长骨内黄骨髓含脂量高,血流很缓慢,减压时会产生大量气泡,直接压迫骨骼内的血管;骨骼营养血管内也有气栓与血栓,容易造成局部栓塞,最终缓慢地引起无菌性的缺血性骨坏死,又称减压性骨坏死(dysbaric osteonecrosis)或无菌性骨坏死,其形成除了骨骼内气泡的特殊作用外,还有脂肪栓塞、血小板凝聚、气体引起渗透压改变、自体免疫等的作用。

影响因素:

1. 减压的幅度 压力大幅下降会有较高出现减压病的可能。例如,周边压力在潜水上升10 m后或从海平面飞行上升5 000 m后会减半。在潜水不久后飞行亦会扩大压力的下降。

2. 重复暴露 在短时间内(约数小时)重复潜水或上升超过海拔6 000 m以上亦会增加患减压病的风险。

3. 上升的程度 上升越快,患减压病的风险亦越高。

4. 高海拔的滞留时间 在海拔6 000 m以上的时间愈久,愈容易得减压病。

5. 年龄 有多篇研究报告指出,随着年龄增加罹患减压病的风险也越高。

6. 之前受伤病史 曾有关节或肢体损伤者较易加重减压病的发生。

7. 环境温度 有些证据指出,低温环境中更易造成减压病的发生。

8. 身体形态 一个有较高身体脂肪的人会较易患上减压病。这是由于不健康的血液供应,氮会较多储存于脂肪组织之内。虽然脂肪只占成人身体的15%,它却储存了超过一半的氮。

9. 运动 在飞上约6 000 m以上高空前或潜水前后曾经从事激烈运动中,都有较高的风险得减压病。

10. 饮用酒精 饮酒后从事会有减压状况的活动有较高的风险得病。

11. 房间隔缺损 胎儿心脏心房间的孔洞,在出生后首次呼吸后会靠垂下物来遮盖。约有20%的成人这个垂下物并没有完全封死这个孔洞,因咳嗽或其他提升胸部压力的活动会使血液流过这个孔洞。在潜水时,静脉内的血液及微气泡会经此孔直接进入动脉,而非经过可排放气泡的肺部。

本文讨论最为常见的减压性骨坏死,一般认为与中医中的"骨痹""骨痿""骨蚀"等相类似。

《内经》中即有"肾气热,则腰脊痛不能举,骨枯而髓减,发为骨痿"等类似股骨头坏死相关症状的描述。《素问·长刺节论》:"病在骨,骨重不可举,骨髓酸痛,寒气至,名曰骨痹。"也是对骨痹的表述。《华佗神方》云:"骨痹者,乃嗜欲不节伤于肾也。气内消则不能关禁,中上俱乱,三焦之气,痹而不通……旁攻四肢,则为不仁。"以上均是中医文献对骨痹的描述记载。

本病大体可分为标本两方面来进行病因病机的讨论。首先"不通则痛",将之归为因气血的凝滞不通,从瘀血理论来辨识本病,气血瘀阻不通,瘀而致痹,用药不离活血,使血流运行而祛除死骨,则新骨生,为"祛瘀而生新"之理。其次中医认为肾为先天之本,主骨生髓。肾精生髓而髓能养骨,肾健则髓充,髓充则骨坚;反之,则髓枯骨痿。肾精气不足,髓不生骨是本病的重要病机,故应把补肾强骨作为治疗本病的重要法则。

二、临床表现

气泡可以在身体任何一个部分形成,但肩膀、手肘、膝盖及足跟等部位常见相关症状。

关节痛占 60% ~70%,而肩膀是最常见的疼痛部位。神经症状占 10% ~15%,最普遍的有头痛及视觉障碍。栓塞的情况较少出现,只占不足 2%。皮肤表现占 10% ~15%。

减压病的症状有皮肤皮疹、虚脱、关节痛、视觉障碍、平衡障碍、呼吸困难、乏力、麻痹、瘫痪、昏迷及死亡。中枢神经系统损害的症状就显示有严重的创伤。

绝大多数患者症状发生在减压后 1 ~2 小时内。在减压过程中发病者占总发病数 9.1%,减压结束后 30 分钟内占 50%,1 小时占 85%,3 小时占 95%,6 小时占 99%,6 ~36 小时仅占 1%。减压愈快,症状出现愈早,病情也愈重。严格遵守减压规则,可以不发病。

潜水者的局部疼痛(弯曲症)大多发生于上肢关节或其附近,而空气压缩工人的局部疼痛则多见于下肢关节。有时疼痛的部位难以确定,疼痛的性质难以描述,但表现为"深部痛"和"像有某物钻入骨头那样痛"。有时疼痛很尖锐,界线很清楚。开始时疼痛轻而间歇性,但可逐渐加重直至很严重。局部常无炎症和触痛,疼痛不受活动的影响。

神经系统症状可单独发生也可伴有疼痛。>50% 的减压病患者有神经系统症状,用水下呼吸器潜水后比沉箱工作后或用传统防护头盔潜水后更为常见。神经系统的症状和体征差异很大,轻者仅为感觉异常,重的可有严重的脑部症状。前庭受累时可产生严重的眩晕,难以与外淋巴瘘区别。表面轻微的早期症状(如无力或肢体麻木)可有偏瘫等严重后果,若延误治疗或治疗不适当则不可逆转。有时开始时的病损太严重,即使迅速而正确的治疗也无效。高压氧反复治疗似乎有帮助。减压病所致的脊髓损伤的预后比其他原因所致的脊髓损伤的预后好。

气哽(呼吸道减压病)罕见但严重,此乃肺血管支被大量气泡栓塞所致。某些患者的呼吸道减压病可自行消退,但若不给予及时加压,则可迅速进展到循环衰竭而死亡。深吸气或吸烟时出现胸骨下不适或咳嗽常是早期症状。动物实验时,气哽与潜水后立即暴露于高海拔区密切相关。发生于高海拔区的气哽和其他严重症状在返回地面后不一定能痊愈,必须立即进加压舱加压。

皮肤瘙痒及皮肤灼热最多见。瘙痒可发生在局部或累及全身,以皮下脂肪较多处为重,主要由于气泡刺激皮下末梢神经所致。由于皮肤血管被气泡栓塞,可见缺血(苍白色)与静脉瘀血(青紫色)共存,而呈大理石样斑纹。大量气体在皮下组织聚积时,也可形成皮下气肿。

约 90% 的病例出现肢体疼痛。轻者有劳累后酸痛,重者可呈搏动、针刺或撕裂样难以忍受的剧痛。患肢保持弯曲位,以求减轻疼痛,又称屈肢症或弯痛(bends)。疼痛部位在潜水作业者以上肢为多,沉箱作业则以下肢为多,主要由于深度较大、时间较长且劳动强度较大之故。局部检查并无红肿和明显压痛。引起疼痛原因可由于神经受累、血管与肌肉痉挛、局部缺氧、肌腱及骨关节损伤等。近年来减压性骨坏死(无菌性骨坏死)引起了人们的关注。

神经系统大多损害在脊髓,因该处血流灌注较差,特别是在供血较少的胸段。可发生截瘫,四肢感觉及运动机能障碍,导致尿潴留或大小便失禁等。如不及时进行有效治疗,病变可长期存在。

由于脑部血液供应丰富,脑部病变较少。如

脑部血管被气泡栓塞,可产生头痛、眩晕、呕吐、运动失调、偏瘫,重者昏迷甚至死亡。特殊感官受累可产生内耳眩晕综合征、神经性耳聋、复视、视野缩小、视力减退等。

循环、呼吸系统:血循环中有多量气体栓塞时,可引起心血管功能障碍,如脉搏增快、黏膜发绀等,严重者并发低血容量休克。淋巴管受侵,可产生局部浮肿。如大量气体在肺小动脉及毛细血管内栓塞时,可引起肺梗死或肺水肿等。

其他如大网膜、肠系膜及胃血管中有气泡栓塞时,可引起腹痛、恶心、呕吐或腹泻等。患者也可有发热。

三、诊断与鉴别诊断

有潜水作业、沉箱作业、特殊的高空飞行史,未遵守减压规定,并出现氮气泡压迫或血管栓塞症状和体征者,均应考虑为减压病。国外学者将减压病分为轻级(Ⅰ型)和重级(Ⅱ型)。凡出现中枢神经系统症状或循环、呼吸系统受累者均属重级。实际上约1/3的患者为Ⅰ和Ⅱ型复合病例。

国家卫计委将急性减压病分为轻、中、重三级:①轻度:表现为皮肤症状,如瘙痒、丘疹、大理石样斑纹、皮下出血、浮肿等;②中度:主要发生于四肢大关节及其附近的肌肉关节痛;③重度:凡出现神经系统、循环系统、呼吸系统和消化系统障碍之一者。

采用多普勒(Doppler)气泡检测仪能在症状未发生前,就及时在心前区大血管内发现流动气泡,称为"超声监视"。磁共振检查可见到脊髓损害的部位。本病疼痛症状需与一般外伤和炎症相鉴别。其他潜水疾病如肺气压伤、急性缺氧、氧中毒及氮麻醉等必须与潜水减压病鉴别清楚。

对减压性骨坏死的常规诊断用X线片检查,根据骨骼X线改变分为三期。还可用锝-99m进行闪烁骨扫描显影或γ照相摄影,可较早发现一些在X线片上未能查到的病灶,但不能显示囊变与钙化病灶。

四、治疗

1.再加压治疗 严格遵守减压规则,及时送入高压舱中再加压治疗减压病,是唯一有效的方法,可使90%以上的急性减压病获得治愈。休息及吸氧(须提高氧气浓度)亦对轻微的症状有效。再压一般都是在再压舱进行。在潜水时,较危险的有水中再压。

在缺乏再压舱或快速上升时,氧疗对于怀疑减压病者是有效的急救措施。大部分循环呼吸器可以提供高浓度的氧气,并且可以作为开路给氧复苏器的另一选择。

近年来,我国用加压治疗,使有的慢性减压病患者症状明显减轻。加压治疗愈早愈好,以免时间过久招致组织严重损害而产生持久的后遗症。在升压、高压停留、减压(按治疗方案逐步减压以至出舱包括2.8ATA以下的吸氧减压)过程中,必要时尚需辅以其他对症治疗措施,如补液或注射血浆以治疗休克等。患者出舱后,应在舱旁观察6~24小时;如症状复发,应立即再次加压治疗。

加压应优先于其他次要措施,首先将患者转运至适当的加压单位。即使病情看上去较轻也不应耽误转运,因为更严重的症状随后可能发生。若患者有中枢神经系统症状,特别是如果对加压治疗的反应不佳或迟缓,应采取减轻脑或脊髓肿胀的措施。

2.药物治疗 对严重病例,加压治疗只能排除气泡的栓塞作用,有时难以解决继发的生化变化及机能障碍。药物作为辅助疗法,一般应在减压病刚发病时就给予,效果较好。常用药物有血液扩容剂如低分子右旋糖酐、血浆和生理盐水,除了使血液扩容外,尚可抑制血小板黏附和聚集,减少血小板因子的活性,从而阻止血凝,改善症状和体征。

乙醇对急性减压病有直接治疗作用,主要由于乙醇不但是有效的消泡剂,还能抑制血小板黏附到气泡壁上,并且使血小板从气泡壁上解离下来,因而血小板数明显上升。提出潜水员出水后迅速饮50度白酒75~150g治疗急性减压病为适宜剂量,此疗法简便,在无加压舱的边远地区更有实际意义。此外,小剂量阿司匹林可抑制血小板的聚集和释放作用。肾上腺皮质激素类药物可恢复血管的正常通透性,减少血浆渗出,缓解脑和脊髓水肿。根据病情可用多巴胺、氨茶碱、地西泮(安定)等对症处理。

3.其他治疗　如有肌肉关节痛,在再加压后,可进行全身热水浴,并可用按摩及理疗等。有气急者,除再加压外,需保持安静,适量给氧吸入等。

五、辨证论治

根据本病病因病机的不同可分为气滞血瘀、风寒湿痹、痰湿痹阻、气血虚弱、肝肾不足等证型,根据相应的不同证型在补虚驱邪的治则下采取不同的治法以进行治疗。

1.内治法

(1)气滞血瘀:骨关节活动不利伴刺痛不移,以夜间疼痛为多见。舌黯或有瘀点、瘀斑,脉弦或沉涩。治法:活血祛瘀、行气通络。方药:身痛逐瘀汤加减。

(2)风寒湿痹:患者关节疼痛伴活动不利,多由感受风寒湿邪而发,每于寒湿天气加重,患者多表现为畏寒喜温喜热,得温痛减。苔薄白,脉弦滑。治法:祛风除湿,温通经络。方药:补阳还五汤合二陈汤加减。

(3)痰湿痹阻:肥人多痰湿,故而患者往往体型多肥胖,痰多,痛处重着不移,关节漫肿,屈伸不利。治法:利水除湿,祛痰通络。方药:宣痹汤加减。

(4)气血虚弱:骨关节筋脉拘急伴肌肉萎缩,并有心悸气短、乏力、面色无华等气血虚弱的表现。治法:调补气血,活血化瘀。方药:八珍汤合活络效灵丹加减。

(5)肝肾不足:该型为股骨头坏死终末期表现,病程日久致肝肾严重亏虚,筋骨失养,腰酸腿软,五心烦热,盗汗,脉沉弱无力。治法:补髓滋肾,益肝健脾。方药:补肾活血汤加减。

2.外治法

针灸治疗:肾俞、关元俞均取双侧,温针灸;另委中、阳陵泉、足三里、绝骨、太溪均取双侧,平补平泻法。留针1小时,隔日治疗1次,10次一疗程,疗程间隔1周。

第三节　航空病

航空病是减压病的一种类型,又称高空减压病。职业性航空病是指由于航空飞行环境中的气压变化所引起的航空性中耳炎、航空性鼻窦炎、变压性眩晕、高空减压病、肺气压伤五种疾病。暴露于航空环境中飞行人员(包括飞行员及其他机组人员)和低压舱内工作人员,会出现耳痛、听力减退、鼻窦区疼痛、眼胀痛、眩晕、肌肉关节痛、胸痛、咳嗽、头痛、呼吸困难等症状。航空病中出现的航空减压病在本章第二节有所介绍,耳鼻喉疾病可以参照第三十五章"职业性耳鼻喉疾病"进行辨证治疗。本篇主要论述航空病中的眩晕病。中医文献中有"眩晕"病名,并做了详细记载。眩晕是由于情志、饮食内伤、体虚久病、失血劳倦及外伤、手术等病因,引起风、火、痰、瘀上扰清空或精亏血少,清窍失养为基本病机,以头晕、眼花为主要临床表现的一类病证。

古代文献中多有对眩晕的记载。《素问·至真要大论》:"诸风掉眩,皆属于肝,"《丹溪心法·头眩》说:"头眩,痰挟气虚并火,治痰为主,挟补气药及降火药。无痰不作眩,痰因火动,又有湿痰者,有火痰者。"《景岳全书·眩运》:"丹溪则曰无痰不能作眩,当以治痰为主,而兼用它药。余则曰无虚不能作眩,当以治虚为主,而酌兼其标。孰是孰非,余不能必,姑引经义,以表其大意如此。"

一、病因病机

人自地面迅速上升到8 000 m以上高空,即由正常的一个大气压上升至低于一个大气压而又无适当防护的空间,空气中氮分压骤然下降,体液和组织中释放出的氮不能及时排出体外,而存留在组织和血液中,形成气泡。

职业性航空病是指由于航空飞行环境中的气压变化所引起的航空性中耳炎、航空性鼻窦炎、变压性眩晕、高空减压病、肺气压伤五种疾病。

本病病位在清窍,由气血亏虚、肾精不足致脑髓空虚,清窍失养,或肝阳上亢、痰火上逆、瘀血阻窍而扰动清窍发生眩晕,与肝、脾、肾三脏关系密切。眩晕的病性以虚者居多,故张景岳谓"虚者居其八九",如肝肾阴虚、肝风内动、气血亏虚、清窍失养,肾精亏虚、脑髓失充。眩晕实证多由痰浊阻遏,升降失常,痰火气逆,上犯清窍,瘀血停着,痹阻清窍而成。眩晕的发病过程中,各种病因病机,可以相互影响,相互转化,形成虚实夹杂;或阴损及阳,阴阳两虚。肝风、痰火上扰清窍,进一步发展可上蒙清窍,阻滞经络,而形成中风;或突发气机逆乱,清窍暂闭或失养,而引起晕厥。

二、诊断

根据确切的低气压暴露史,结合临床表现及相应的实验室资料,进行综合分析做出诊断。

观察对象:暴露于航空环境中飞行人员(包括飞行员及其他机组人员)和低压舱内工作人员,当出现耳痛、听力减退、鼻窦区疼痛、眼胀痛、眩晕、肌肉关节痛、胸痛、咳嗽、头痛、呼吸困难等症状时,应密切观察,必要时采取相应处理措施。

三、急救措施

乘飞机旅行,采取以下措施,能有效地防治航空性中耳炎。

1. 调节鼓膜内外压力平衡做吞咽动作,促使耳咽管主动通气,以调节鼓膜内外的压力平衡。当飞机在飞行中尤其在下降之时,每当耳有胀满感或听力稍受影响时,及时做吞咽口水动作,或做捏鼻闭口吹张(鼓腮)动作,或嚼糖果(泡泡糖、口香糖),或喝些饮料,这样可使耳咽管口短暂地开启,使中耳腔内的压力与外界气压保持相对平衡,从而可预防航空性中耳炎的发生。因此,飞机上专门为乘客准备了糖果、饮料。婴幼儿的耳咽管较短,鼻腔部常有黏液阻塞,当飞机快速上升或突然下降,气压急剧变化时,对耳部的刺激更大,常因耳部疼痛不适而哭闹不安。所以,如果携带婴幼儿乘坐飞机,应准备好饮料和奶瓶,在飞机升降时用奶瓶给婴幼儿喂饮料;稍大一些的孩子可教其做吞咽动作。如果因疏忽未带奶瓶或饮料,母亲可给婴幼儿哺乳或让其吃其他食品。

2. 患有耳、鼻部炎症或感冒者暂勿乘机。已患有鼻炎、鼻窦炎、中耳炎、耳咽管黏液阻塞等疾病者,如果乘坐飞机旅行,则更容易发生航空性中耳炎。得了感冒,鼻咽部黏膜充血、水肿、分泌物增加,可使耳咽管鼻咽侧壁的开口堵塞,有时即使尽力做吞咽动作,也不易使耳咽管开放,亦容易引起航空性中耳炎。因此,凡患有上述疾病而病情较重者,注意暂时不要乘坐飞机。曾有一乘坐飞机的旅客因正患感冒,当飞机起飞后上升爬高时,他感到耳中轰轰直响,听力下降,然后是逐渐加重的耳胀、耳痛,飞机着陆后,发现其鼓膜已穿孔。但如果患鼻炎或感冒等病的症状轻微,则可以乘飞机旅行。不过,应在登机之前,使用滴鼻净以收缩血管,改善通气状况,并注意做吞咽动作,以防止炎症影响耳咽管或中耳,引起航空性中耳炎。

3. 患航空性中耳炎应积极治疗,可用1%～2%麻黄素或1%快麻液滴鼻,使耳咽管管口黏膜血管收缩,管口开放;然后做耳咽管吹张通气治疗(耳鼻喉科有此设备),以促使中耳腔内与外界气压恢复平衡;还需应用抗生素(如吡哌酸每次0.5 g,每日3～4次口服)、激素(如强的松5～10 mg,每日3次口服)等治疗。

四、一般治疗

1. 滴用麻黄素液,多做咀嚼和吞咽动作,促进咽鼓管通畅。

2. Valsalva动作。深吸一口气,捏住鼻子,闭嘴,像吹气球那样两腮隆起,用力鼓气,迫使空气进入咽鼓管。成功后,耳内会听见呼的一声,听力也会明显改善。

3. 如6小时后症状仍存在,应到医院就诊。

有时需要做鼓膜穿刺治疗,即在鼓膜上做一个孔,人为恢复两侧压力,穿孔多在 1 个月内愈合。

五、辨证施治

眩晕的治疗原则主要是补虚而泻实,调整阴阳。虚证以肾精亏虚、气血衰少居多,精虚者填精生髓,滋补肝肾;气血虚者宜益气养血,调补脾肾。实证则以潜阳、泻火、化痰、逐瘀为主要治法。

1. 内治法

(1)肝阳上亢

症状:眩晕耳鸣,头痛且胀,遇过劳、恼怒加重,肢麻震颤,失眠多梦,急躁易怒,舌红苔黄,脉弦。

治法:平肝潜阳,滋养肝肾。

方药:天麻钩藤饮。

(2)肝火上炎

症状:头晕且痛,其势较剧,目赤口苦,胸胁胀痛,烦躁易怒,寐少多梦,小便黄,大便干结,舌红苔黄,脉弦数。

治法:清肝泻火,清利湿热。

方药:龙胆泻肝汤。

(3)痰浊上蒙

症状:眩晕,头重如蒙,视物旋转,胸闷作恶,呕吐痰涎,食少多寐,苔白腻,脉弦滑。

治法:燥湿祛痰,健脾和胃。

方药:半夏白术天麻汤。

(4)瘀血阻窍

症状:眩晕头痛,兼见健忘,失眠,心悸,精神不振,耳鸣耳聋,面唇紫暗,舌瘀点或瘀斑,脉弦涩或细涩。

治法:活血化瘀,通窍活络。

方药:通窍活血汤。

(5)气血亏虚

症状:头晕目眩,动则加剧,遇劳则发,面色㿠白,爪甲不荣,神疲乏力,心悸少寐,纳差食少,便溏,舌淡苔薄白,脉细弱。

治法:补养气血,健运脾胃。

方药:归脾汤。

(6)肝肾阴虚

症状:眩晕久发不已,视力减退,两目干涩,少寐健忘,心烦口干,耳鸣,神疲乏力,腰酸膝软,遗精,舌红苔薄,脉弦细。

治法:滋养肝肾,养阴填精。

方药:左归丸。

2. 外治法

(1)刺灸法

肝阳上亢:治则:平肝潜阳,滋水涵木。处方:风池、肝俞、肾俞、行间、侠溪。操作:毫针刺,风池、肝俞、行间、侠溪泻法,肾俞补法,每日 1 次,每次留针 20~30 分钟,10 次为一疗程。

痰湿中阻:治则:运脾和中,除湿涤痰。处方:头维、内关、中脘、丰隆、阴陵泉。操作:毫针刺,头维、丰隆、阴陵泉泻法,内关、中脘平补平泻法,每日 1 次,每次留针 15~20 分钟,10 次为一疗程。

肾精亏损:治则:补肾益精,培元固本。处方:百会、悬钟、肾俞、太溪。操作:毫针刺,均补法,每日 1 次,每次留针 30 分钟,10 次为一疗程。

气血虚弱:治则:调理脾胃,补益气血。处方:百会、足三里、脾俞、胃俞。操作:毫针刺,补法,每日 1 次,每次留针 30 分钟,10 次为一疗程,可灸。

(2)耳针法

选穴:肾上腺皮质、下颌。随证配穴:肝阳上亢——肝、胆;痰湿中阻——脾;肾精亏损——肾、脑;气血虚弱——脾、胃。操作:毫针刺,中等刺激,每日或隔日 1 次,每次留针 30 分钟;或王不留行籽贴压。

(3)三头针法

选穴:顶中线。方法:沿头皮刺入,快速捻转,每日 1 次,每次留针 30~60 分钟。

(4)四穴位注射法

选穴:参照刺灸法。方法:维生素 B_1 或维生素 B_{12} 注射液,每穴注射 0.5 mL,隔日 1 次。

六、预防

1. 防晕机 晕机呕吐是平衡器官紊乱,身体适应较差的缘故。一般只要保持镇静,排除杂念,服些防晕车船药就会平安无事。如果知道自己可能会晕机,最好在登机前 15 分钟服药。

2.防旧病突发　飞机起飞、降落、上升、下降、转弯、颠簸等飞行姿态的变化，以及飞机在穿越云层时光线明暗的快速变化，会刺激一些疾病发作。

由血栓或出血引起的脑病患者，绝对不要乘飞机；重度脑震荡患者应有专科医生随行并采取有效防范措施，轻度脑震荡患者应随身带些止痛药；患有血管硬化症的老年人在登机前可服少量镇静剂；感冒流涕和鼻塞不通的患者最好不乘坐飞机，因为咽鼓管阻塞有鼓膜穿孔的危险。

3.防航空性中耳炎　预防的有效措施是张嘴和吞咽。张着嘴或一个劲地吞口水，当然也能起预防作用，但毕竟欠雅观，所以航班上一般都忘不了给每位旅客送一小包包装精美的糖果，道理就在其中。嚼几粒糖果或口香糖可使咽鼓管常开。嚼吃是预防航空性中耳炎的最有效办法，也是最令人轻松愉快的措施。

若感觉症状仍未消除，可用拇指和食指捏住鼻子，闭紧嘴巴，用力呼气，让气流冲开咽鼓管进入中耳空气腔而消除耳闷、耳重、耳痛等症状。

第四节　冻　伤

在寒冷环境中，大量血液由外周流向内脏器官，中心和外周之间形成很大的温度梯度，所以中心体温尚未过低时，可出现四肢或面部的局部冻伤。冻伤系由于寒冷作用下，局部组织冻结、融化后引起的损伤，属冷损伤的一种。冷损伤可分为全身性和局部性冷损伤。全身性冷损伤称体温过低，亦称冻僵。局部性冷损伤又按其是否发生组织冻结，分为非冻结性损伤和冻结性损伤，非冻结性冷损伤包括冻疮、战壕足、浸渍足等，冻结性冷损伤是对人群健康危害最大的冷损伤。冻伤主要发生于肢端，足部尤多。冻伤伤度受环境冷强度、暴露时间、身体状况、防护条件等因素的影响。Ⅰ、Ⅱ度冻伤占多数。Ⅲ度冻伤有可能导致截肢伤残，后果较严重。

一、接触机会

日常生活或职业性接触低于0℃的环境或递质（如制冷剂、液态气体等）时，均有发生冻伤的可能。这些职业包括寒冷季节从事室外、室内无采暖或有冷源设备的低温条件下的作业，如林业、渔业、农业、矿业、土建、通讯、运输、环卫、警务、投递、制造业（室外）、护路等。冻伤多为散发。

二、发病机制

在环境低温及各种诱因的协同作用下，当组织湿度降低到 $-3.6 \sim -2.5℃$ 时，即可发生组织冻结。冻结、融化及融化以后的病理生理过程均能导致组织损伤。冻结时冰晶主要出现在细胞外液，细胞内水分外逸到细胞外液中，细胞内电解质浓度升高，导致膜系统损伤，膜磷脂则是最易受累的成分。脱水使细胞内活性物质变性，脱水还能使细胞皱缩，超过其抗皱缩能力时，可引起细胞破裂。复温融化时，冰晶体的凝聚和增大过程，以及细胞复水时的稀释效应，使过量水分进入细胞而致其肿胀破裂，均可能增加损伤。融化后的最突出表现为冻区循环障碍：血管扩张，血流淤滞，血浆外渗，红细胞聚集，冻后24小时血栓形成已较明显，有的重度冻伤部位，血流甚至不能重建。血管内皮损伤、血细胞凝集系统和血液流变学性能的变化，为冻区循环障碍、组织坏死的主要原因。融化后，血液中由内皮细胞合成并释放的前列环素（PGI_2），血管紧张素Ⅰ转化酶（ACE）、因子Ⅷ相关抗原（ⅧR∶Ag）和纤维结合蛋白（Fn）含量均发生变化，血栓素（TXA_2）含量及 TXA_2/PGI_2 比值亦明显升高。冻伤水疱液中较早而持久地出现浓度较高的 TXA_2。这些均表明内皮细胞对冻伤很敏感。另外，冻伤后血液处于高凝状态，血液流变学性能恶化，又进一步加重了局部微循环灌流障碍。近年的研究还表明，冻伤引起的早期损伤可能与缺血—再灌流过程中氧自由基介导的内皮细胞损伤有关。

三、临床表现

随着组织冻结程度(冻结深度、范围、持续时间等)的不同,在融化后的临床表现及转归亦各异。轻度冻伤(即浅表冻伤)分为只是表皮冻结的Ⅰ度和皮肤全层冻结的Ⅱ度冻伤,重度冻伤(即深部冻伤)为Ⅲ度。

Ⅰ度冻伤:冻伤常为足趾或手指末端。复温后皮肤充血,肤色发红或紫红,或带有紫斑纹,皮肤热而干燥。局部肿胀,但不出现水疱。常有剧烈的痒感、灼感或麻木感,刺痛。若充分休息,通常在5天内水肿消退,伤后5~10天内开始脱屑。部分病例在伤后2~3周可能出现深部酸痛、皮肤感觉异常、发绀、多汗或局部皮肤温度较低等,并可能持续数月。

Ⅱ度冻伤:由于伤及皮层,复温后早期表现为充血、水肿和烧灼痛。肤色深红或暗红,并带有斑纹的发绀,触之有灼热及干燥感。典型的症状为出现水疱。疱壁较薄,疱液为透明浆液性,橙黄色,疱底呈鲜红色。水疱多分布于趾、指端,包括在足背或手背形成较大的疱,但手掌及脚底较少见。如无并发感染,在4~5天后水肿减轻,疱液逐渐干燥,约2个月可完全吸收;2~3周形成痂皮,脱落后痊愈,无组织丢失。后遗症与Ⅰ度相似。

Ⅲ度冻伤:复温后肢体可明显水肿,肤色紫红、青蓝,皮肤温度较低,甚至接近于室温。伤部皮肤感觉迟钝,甚至消失。自觉疼痛较Ⅱ度强烈。多数有水疱出现,疱较小,且常分布于足趾、手指端。疱壁较厚,疱液为血性,早期呈红色,疱底呈灰白或污秽色,随后疱液转为褐色甚至黑色。出现血性水疱是与Ⅱ度冻伤的重要区别。由于伤及皮下甚至其下的组织,伤部逐渐形成较厚而硬的黑色痂皮,较难脱落,对于肢体某段深部均已坏死的患部,该部炎症反应可能不很明显,肿胀较轻,不生水疱或仅有少数小血疱,感觉消失。随着坏死组织水分不断蒸发,冻后2~6周该部位变干、变黑,终将脱落。

四、诊断

目前暂无诊断标准。

根据寒冷暴露职业史和临床组织局部表现可进行诊断。仍处于冻结状态的患部皮肤冰冷,呈灰、白色或蜡样,触之发硬无弹性。

可根据以下临床指征对轻或重度冻伤进行估计。轻度冻伤者较早出现大的清澈的水疱,并扩展到足趾或手指末端;感觉恢复较早;伤部温度高;压之变白;以后毛细血管充盈迅速,肤色较红。重度冻伤者皮肤发绀或暗红,压之不变白;伤部温度低,感觉消失;无水疱或无大水疱,疱液为血性;水肿很轻或全无水肿,伤部较早地干缩;出现组织坏死的全身性体征,即发热、心动过速、衰竭等;并发有创伤等。

五、治疗

1. 现场急救处理

(1)立即将患者移到防风保暖处所。

(2)将紧裹伤部的鞋袜、手套脱掉,必要时用剪刀小心地剪开。

(3)用毛毯或其他可能的手段包裹保温。

(4)有条件时应采用温水快速复温,其余的方法可将手或足伸入自己或同伴的衣内,靠身体的热量复温。

(5)严禁用拍打、烤火、雪搓等方法。

(6)如患者清醒能吞咽,应给以热饮热食。

2. 医院治疗　在现场急救处理的同时,应争取时间,尽快转送到医院治疗。

(1)局部仍处于冻结状态,应施行温水快速复温。温水快速复温是目前救治仍处于冻结状态伤部的最好方法。

(2)局部处理:大的水疱在无菌条件下,抽吸或低位切口排液。采取早期削痂法,削除与正常组织分离的痂皮,以防痂下感染,应注意勿损伤其下肉芽组织。对挛缩的环形硬痂,也应切成两半以免阻碍肢体远端血流。对面积较大的创面应尽早切痂植皮以助愈合。

(3)局部药物治疗:Ⅰ、Ⅱ度冻伤可局部敷

741 冻伤膏(1% 呋喃西林霜剂)、2% 新霉素霜剂或 5% 磺胺嘧啶锌软膏,每日 1~2 次。氯己定(洗必泰)液多次温浸疗法对重度冻伤有较好疗效。方法为每日 1~2 次,每次 20 分钟将患部浸于保持 40℃ 的 0.1% 盐酸氯己定或醋酸氯己定液中,连续 6~10 天。浸后小心拭干,敷约 1 mm 厚的 741 冻伤膏,消毒敷料包裹。

(4)改善局部血液循环:针对冻伤后血管损伤、血液流变学性能恶化、血细胞聚集、血液高凝倾向、血栓形成等造成局部血液循环障碍的疗法很多,可酌情使用。

(5)抗感染:应给以充分重视。定期进行伤部细菌学检查,根据细菌涂片及菌谱分析,给以抗生素预防和治疗感染。

(6)全身支持疗法:冻伤患者往往有脱水的情况。在入院早期,甚至在快速复温开始前即应根据病情进行输液。根据患者以往免疫情况,及时做预防破伤风的处理。病室应暖和,供应良好的饮食,给以精神上的安慰和鼓励,卧床休息与适度的功能锻炼相结合。

(7)截肢:在确认分界线远端组织已完全坏死时方可进行。截肢后相应进行整形手术。

(8)后遗症的治疗较为困难,多数只能采用对症治疗,注意保暖以减轻症状。

3. 中医辨证施治 西医之冻伤,相当于中医的冻疮疾病,是人体遭受寒邪侵袭所引起的局部性或全身性损伤。临床上以暴露部位的局部性冻疮最为常见。2014 年《职业病分类与目录》中将冻伤纳入职业病体系,有效确保了户外劳动者的权益。根据受冻部位的不同,分别称为"水浸手""水浸足""战壕足"等,全身性冻伤中医称为"冻死",西医称为"冻僵"。本病的临床特点是轻者局部红肿发凉,瘙痒疼痛,皮肤青紫或起水疱、溃烂;重者可发生肢体坏死、脱疽;全身性冻伤体温下降,四肢僵硬,甚至阳气亡绝而死亡。

冻疮古称之为"涿",首见于《五十二病方》,当时已记载有外洗、外敷、按摩等多种外治方法。

冻疮之名始见于《诸病源候论·冻烂肿疮候》,历史文献中尚有"冻烂疮""冻风""冻裂"等名称。唐代《备急千金要方·卒死第一》中运用缓慢复温法救治全身性冻伤。清代《外科大成·冻疮》认为:"冻疮者,由寒极气凝,血滞肌死而成也。甚则手足耳鼻受冷,至不知痛痒者。"主张:"宜服内托之药,以助阳气",强调从整体上应用内服药治疗冻疮。

(1)病因病机:本病总因寒邪侵袭肌肤,寒凝血脉,阳气失于温通,气血凝滞而成。与职业因素相关的可分为两种情况:

时值冬日,衣着单薄,肢体长期暴露在寒冷、潮湿或冷热变化比较快的环境中,或因衣带过紧,气血流通不畅,寒湿留滞肌肤经络,最终导致寒凝血瘀而发病。

素体气血不足,肌肤失于温煦,或对寒冷刺激敏感,寒凝血瘀而发病。

(2)辨证论治:本病由寒凝血瘀、阳气失于温煦而成,治疗以化瘀消肿、温经散寒、活血止痛为原则。轻度冻伤以外治为主;重度冻伤要内外合治;全身性冻疮要立即抢救复温,忌用直接火烤或暴热解冻之法,否则反失生机。

1)内治法

①寒凝血瘀证

证候:局部麻木冷痛,肤色青紫或暗红,肿胀结块,或有水疱,瘙痒,手足清冷;舌淡苔白,脉沉或沉细。

治法:温经散寒,祛瘀通脉。

方药:当归四逆汤或桂枝加当归汤加减。

②寒盛阳衰证

证候:时时寒战,四肢厥冷,感觉麻木,幻听幻视,意识模糊,蜷卧嗜睡,气息微弱,甚则神志不清;舌淡紫苔白,脉沉微细。

治法:回阳救逆,温通血脉。

方药:四逆加人参汤或参附汤加味。

③瘀滞化热证

证候:疮面溃烂流脓,四周红肿色暗,疼痛加重;伴发热、口干;舌红苔黄,脉数。

治法:清热解毒,活血止痛。

方药:四妙勇安汤加减。

④气虚血瘀证

证候:疮面不敛,疮周暗红漫肿、麻木;伴神疲体倦,气短懒言,面色少华,舌淡,苔白,脉细弱或虚大无力。

治法:益气养血,祛瘀通脉。

方药:人参养荣汤或八珍汤合桂枝汤加减。

2)外治法

轻度冻疮:用 10% 胡椒酒精浸液(取胡椒粉 10 g,加 95% 酒精至 100 mL,浸 7 天后取上清液)外涂,每日数次;或以红灵酒、生姜辣椒酊(生姜、干辣椒各 60 g,放入 95% 酒精 300 mL 内,浸泡 10 天,去渣贮瓶备用)外擦,轻柔按摩患处,每日 2~3 次,用于红肿痛痒未溃烂者;或用冻疮膏或阳和解凝膏外涂;或用芫花、甘草各 15 g 煎水洗浴患处,每日 3 次;或用独胜膏外敷患处,每日 1 次。

有水泡的中度冻疮应在局部消毒后用无菌注射器抽出疱液,或用无菌剪刀在水疱低位剪一小口放出疱液,外涂冻疮膏、红油膏或生肌白玉膏等。

重度冻疮:用 75% 酒精或碘酊消毒患处及周围皮肤,有水疱或血疱者用注射器抽液后用红油膏纱布包扎保暖;有溃烂时用红油膏掺九一丹外敷;腐脱新生时用红油膏掺生肌散或生肌玉红膏外敷。局部坏死严重者可配合手术修切。肢端全部坏死或湿性坏疽危及生命时,可行截肢术。

中药外用洗剂:①桂附煎:桂枝 50 g,红花 20 g,附子 20 g,鸡血藤 15 g,荆芥 20 g,金银花 20 g,热时熏蒸患处,温时浸泡患处 20~30 分钟。②川桂煎:25 g,生姜 30 g,桂枝 25 g,鱼腥草 25 g,新鲜橘皮 4~5 个,用法同上。

3)其他疗法

针法:病变在面耳部取阿是穴;病变在手部取阳池、阳溪、合谷、外关、中渚;病变在足部取解溪、通谷、侠溪、公孙。平补平泻,留针 15 分钟,阿是穴放血少许,隔日 1 次。

灸法:点燃艾条,直接灸患处,每日 3~5 次,1~2个月为一个疗程。或用鲜姜切片 0.5 cm 厚,置红肿上,点燃艾柱,隔姜灸每次 3~5 壮,每日 1 次。

刺血疗法:患处消毒后于肿处中心进针 1~4 支,补法,捻转提插,不留针,出针后挤出少许血液,并轻轻按摩,每 2 日 1 次。

蒜膏外敷:用独蒜捣膏,于夏季头伏、中伏、末伏之日在冻疮发作处涂擦,可预防复发。

六、预防

冻伤重在预防,应根据低温环境及作业特点,采取相应的措施预防各类冻伤。

1. 严密的组织管理　做好冻伤防治知识的教育与训练,事先应制订合理周密的计划并具体落实。物质保障充分,如防寒服装、热食热饮、场所保温采暖、救治药物和运送工具等。加强对易感人员的医学监督,落实冻伤的救治组织。

2. 防寒保暖措施　应按《工业企业设计卫生标准》和《采暖、通风和空气调节设计规范》的规定,提供必要的防寒、采暖设备,或在作业位置附近建立局部温区。备足防寒服装并注意合理使用,尤其应注意手足保暖。严寒或某些特殊作业时,有时得借助于辅助加热手段。

3. 经常冷水浴或冷水擦身或较短时间的寒冷刺激,结合体育锻炼,均可提高对寒冷的适应和身体御寒能力。吸烟及饮酒均不利于机体抗寒,应尽量避免。防治汗足症,可避免足部冻伤的发生。

4. 根据作业特点采取相应措施。应注意天气预报及现场气象条件监测,合理安排劳动作息制度。

第五节 振动病

物体在外力作用下沿直线或弧线以中心位置（平衡位置）为基准的往复运动，简称振动。振动对人体的影响可以相对地分为全身振动和局部振动。

全身振动的频率范围主要在 1～20 Hz，由振动源（活动的工作平台）通过身体的支持部分（足部和臀部），将振动沿下肢或躯干传布全身引起振动。全身振动可引起前庭器官刺激和自主神经功能紊乱症状，如眩晕、恶心、血压升高、心率加快、疲倦、睡眠障碍等。全身振动引起的功能性改变，脱离接触和休息后，多能自行恢复。

局部振动，又称手臂振动或手传振动，频率范围在 20～1 000 Hz。振动通过振动工具、振动机械或振动工件传向操作者的手和臂，由于工作状态的不同，局部振动可传给一侧或双侧手臂，有时可传到肩部。长期待续使用局部振动工具能引起末梢循环、末梢神经和骨关节肌肉运动系统的障碍，危害严重者可患局部振动病。振动病在我国目前条件下，通常是指局部振动病，又称手臂振动病。手臂振动病是长期从事手传振动作业而引起的以手部末梢循环和（或）手臂神经功能障碍为主的疾病，并能引起手臂骨关节—肌肉的损伤。其典型表现为振动性白指（VWF），患者多为神经衰弱综合征和手部症状。手臂振动病是我国法定职业病。

一、接触机会

在我国发病的地区和工种分布相当广泛，主要是使用振动工具接触手传（局部）振动的作业。接触局部振动危害较大的作业主要有：①矿业开采：凿岩工、煤矿掘进工、矿石粉碎工等；②机械制造：造型捣固、矽轮磨光、部件抛光等；③冶金行业：金属锻造、钢板锤打等；④林业木器：油锯伐木、电锯锯木等；⑤建筑作业：锤打捣固、沼凝搅拌等；⑥交通运输：各种交通工具的驾驶作业，特别是摩托驾驶等。有的作业患病率高达60%。

二、致病因素

1. 振动特性　振动是振动病最主要的致病因素。振动参量特别是振动强度的大小和振动频率的范围的不同，引起的生物学效应也不同。一般认为，振动频率30～250 Hz易引起血管痉挛反应，并伴有神经、肌肉系统的障碍；250 Hz以上的振动对血管的痉挛作用减弱，而对神经、肌肉系统的影响增强；频率高于1 000 Hz的振动，则难以被人体主观感受。50 Hz以下的低频振动，主要作用于骨—关节系统、前庭器官，并伴有神经、肌肉系统的变化。在一定的频率范围内，随着振动强度（振动加速度或振幅）的增加，其致血管痉挛及其他生物学作用也增加。振动性白指的发病率是与接触振动的强度和时间呈正相关，振动加速度的大小对机体的影响起主导作用。

2. 暴露时间　振动的"剂量"和累积作用决定于接触振动的强度和时间。国内外的调查表明，振动病的患病率是随着接振时间的延长而增加，振动病的严重程度也是随着接振时间的延长而加重的。振动的时间剂量与振动损伤之间存在明显相关。

3. 环境温度和噪声　一般认为，寒冷和噪声是振动病发生、振动性白指发作的促进和诱发因素。气温在15℃以下，特别是局部和全身受冷，可直接影响血管功能，血液黏稠度增加，改变血流动力学特征，引起循环功能特别是肢端循环障碍，促进振动性白指的发生。振动作业往往伴有噪声，其强度多在85 dB以上。噪声与振动联合对人体听觉、视觉、心血管循环功能及皮肤温度的影响具有协同作用。

4. 体位姿势和操作方式　人体对振动的敏感性与体位姿势关系很大。立位时对垂直振动敏感，卧位时对水平振动敏感。如用手紧握振动把手,甚至被迫以胸腹部直接接触受振动的部位等操作方式,则受振的影响更大。

5.加工物件的硬度和静力紧张 被加工部件硬度越高,机械反冲力就越大,人体受冲击的影响也越大。冲击力强的振动易使骨关节发生病变。静力紧张还可增加振动的传导,血管受压,影响局部血液循环。检查发现,手紧捏工具时,其血流只有平时的1/5。

6.个体差异 在振动病的发生和流行中,个体差异也很明显。在同样条件下接触振动,有的数周发病,有的10年以上发病,甚至不发病,说明存在个体差异。吸烟、饮食、营养状况、体质好坏、对寒冷和振动的敏感性等,都能影响振动性白指的发生及其发作的频率。男女性别末梢循环机能有很大不同,女性对寒冷、振动等因素有更高的敏感性。

三、发病机制

尚未完全阐明。一些作者认为是由于长期反复的振动引起血管持续收缩,或由于血小板功能亢进,血小板于机械刺激破坏后释放血管平滑肌增强因子,全血黏度增加(特别在寒冷时),血小板黏着力亢进,促进血栓形成。此外,交感神经功能亢进也使血管平滑肌处于紧张状态,这些因素均可使血管壁的营养状态失调,内膜变性,发生增殖性变化。

手部长期接触振动和握持工具,使局部组织压力增加,影响血管内皮细胞功能,进一步损伤内皮细胞,致使内皮细胞产生的收缩因子释放增加,引起局部血管收缩。内皮细胞损伤可致血管内膜增厚、管腔狭窄甚至阻塞;同时,由于内皮细胞产生的松弛因子释放减少,使血管舒张机理的反应降低,抗血小板凝聚功能减低而致局部血管阻塞过程加剧。另一方面,振动刺激可通过躯体感觉—交感神经反射使手指血管运动神经元兴奋性增强,还可使血管平滑肌细胞对去甲肾上腺素(NA)的反应增强。振动可损伤存在于血管平滑肌中的肾上腺素的受体,导致血管舒张功能减退。另外,动—静脉吻合中的β肾上腺素能血管舒张机理也可受损,进而使血管对寒冷的扩张反应降低。在出现振动性白指的患者中,发现血清中具有强烈血管收缩作用的肽类——内皮素ETI-21较对照者明显增高。

振动使血液黏度增加,对引起振动性白指可能有一定作用。寒冷刺激则可引起手指血管平滑肌的收缩。如果在振动作用下损伤了动—静脉吻合血管舒张机理,寒冷所致的血管舒张反应便不会出现;如果损伤了肾上腺素的α_1受体或影响了EDRF的释放,血管舒张功能将进一步受限。必须指出的是,振动亦可使EDCF释放增加,导致小动脉阻塞性变化,将进一步促进血管收缩。总之,振动作为致病因素,寒冷作为诱发因素,均导致手指局部血管的扩张减弱、收缩增强、血管痉挛,最终发生白指。

此外,尚有免疫学说、中枢和自主神经功能紊乱学说等,但都难以解释白指发作的一过性特点。

四、临床表现

局部振动病早期主诉多为手部症状和自主神经症症状。其中手部症状以手麻、手痛、手胀、手僵等较为普遍,其中手麻、手痛症状往往影响整个上肢。夜间手痛、手麻更为明显,往往影响睡眠。疼痛的性质为钝痛或刺痛。患者多自述于寒冷季节接触冷水后手部疼痛难忍,于工作、活动或加温后可稍缓解。手部特别是指端的感觉减退,手颤、无力和动作不灵活等功能障碍也是常见的临床表现。可伴有运动功能障碍,如影响书写、系纽扣等细微动作。此外,尚有手控重物易疲劳、手上举困难、肘关节屈伸障碍等。检查可见振动觉、痛觉阈值升高,前臂感觉和运动神经传导速度减慢和远端潜伏期延长,肌电图检查可见神经源性损害。自主神经症的症状常见头痛、头昏、失眠、乏力、记忆力减退等。此外,还可出现自主神经功能紊乱的表现。

临床体征可有手指肿胀、手指关节变形,指端痛觉、振动觉、深度觉和两点分辨觉感觉减退,甚至可见"手套样"感觉障碍。严重病例可见手部肌肉萎缩,肘关节、肩关节活动障碍。

手臂振动病的典型表现是振动性白指,也是诊断本病的主要临床依据。振动性白指又称职业性雷诺现象,其发作具有一过性和时相性特点,一般是在受冷后出现患指麻、胀、痛,并由灰白变苍白,由远端向近端发展,界限分明,可持续数分钟至数十分钟,再逐渐由苍白、灰白变为暗红,恢复至常色。白指常见的部位是食指、中指和无名指的远端指节,严重者可累及近端指节,以致全手指变白,故有"死指"之称。足趾阵发性变白的病例也有报道。X线片上可见骨及关节改变。病变多在腕骨、指骨、掌骨和肘关节,胸椎、腰椎少见。骨质改变有囊样变、内生骨疣(骨岛)和变形性骨关节病。如果下肢接触振动,以上症状则出现在下肢。

五、实验室检查

1. 手部皮肤温度测定及冷水复温试验 一般认为,常温下健康成人的手指皮温在 33.0℃ ± 3.0℃ 的范围内,左右对称。振动病患者可出现手指皮温降低。

2. 振动觉阈值检查 食指振动觉阈值正常参考值一般为 7.5 ~ 15.5 dB,17.5 dB 作为上限值参考。

3. 痛觉阈值检查 成年人的痛觉阈值正常参考值为 6 g 以下。

此外,还有神经—肌电图的检查及其神经源性损害的判断、指甲压迫试验、甲皱微循环检查、肌力测定、骨关节 X 线检查等。

六、诊断与分级标准

1. 诊断原则 具有长期从事手传振动作业的职业史,出现手的振动病的主要症状和体征,结合末梢循环功能、周围神经功能检查,参考作业环境的职业卫生学调查资料,进行综合分析,并排除其他病因所致类似疾病,方可诊断。

2. 观察对象 具有长期从事手传振动作业的职业史,出现手麻、手胀、手痛、手掌多汗、手臂无力和关节疼痛等症状,并具有下列表现之一者:①手部冷水复温试验复温时间延长或复温率降低;②指端振动觉和手指痛觉减退。

3. 诊断及分级标准

(1)轻度手臂振动病:具有下列表现之一者:①白指发作累及手指的指尖部位,未超出远端指节的范围,遇冷时偶尔发作;②手部痛觉、振动觉明显减退或手指关节肿胀、变形,经神经—肌电图检查发现神经传导速度减慢或远端潜伏期延长。

(2)中度手臂振动病:具有下列表现之一者:①白指发作累及手指的远端指节和中间指节(偶见近端指节),常在冬季发作;②手部肌肉轻度萎缩,神经—肌电图检查出现神经源性损害。

(3)重度手臂振动病:具有下列表现之一者:①白指发作累及多数手指的所有指节,甚至累及全手,经常发作,严重者可出现指端坏疽;②手部肌肉明显萎缩或出现"鹰爪样"手部畸形,严重影响手部功能。

七、鉴别诊断

在临床上引起发作性指端苍白、发绀的原因很多,需要注意鉴别。如原发性雷诺病、某些结缔组织疾病、血管阻塞性疾病、某些中毒性疾病及神经系统疾病以及创伤等,再加寒冷刺激、情绪激动、精神紧张等诱因,均可能使患者手指以至足趾发生一过性或持续性变白或发绀。

八、治疗

1. 治疗 该病目前尚无特效疗法,基本原则是根据病情进行综合性治疗。

(1)应用扩张血管及营养神经的药物,改善末梢循环。

(2)采用活血化瘀、舒筋活络类的中药治疗并结合物理疗法、运动疗法等,促使病情缓解。运动疗法:做医疗体操或开展各种球类运动,可促进全身循环,有助于神经反射功能恢复。

(3)必要时进行外科治疗,如交感神经阻断疗法、封闭疗法等。

(4)患者应加强个人防护,注意手部和全身保暖,减少白指的发作。

(5)物理疗法中包括温水(温泉)浴及红外

线、紫外线照射,超短波治疗,蒸气升压局部喷射疗法,石蜡疗法等,可配合一定的运动疗法。

(6)药物疗法中,常用以下药物:①末梢血管扩张剂:如盐酸妥拉苏林、酚妥拉明等;②维生素B族和维生素C及三磷腺苷(ATP)等;③活血化瘀、舒筋活络、镇静止痛类中药口服(如四妙勇安汤、舒筋活血片、复方丹参片和参桂再造丸等),或用中药洗剂,局部温热浸泡双手,可缓解手部症状。

2. 观察对象 一般不需调离振动作业,但应每年复查1次,密切观察病情变化。轻度手臂振动病调离接触手传振动的作业,进行适当治疗,并根据情况安排其他工作。中度手臂振动病和重度手臂振动病必须调离振动作业,积极进行治疗。如需做劳动能力鉴定,参照《职工工伤与职业病致残程度鉴定》(GB/T16180)的有关条文处理。

3. 中医辨证施治 手臂振动病是长期使用振动工具而引起的以末梢循环障碍为主的全身性疾病,也可累及肢体神经及运动功能。发病部位多在上肢末端,典型表现为发作性手指变白。中医文献中并无手臂振动病此名,根据其表现的手麻、手胀、手痛、手掌多汗、手臂无力、手指关节疼痛,可有手指关节肿胀、变形,痛觉、振动觉减退,甚至累及全手,出现手部肌肉明显萎缩或手部出现"鹰爪样"畸形,严重者可出现指端坏疽等症状,可诊断为中医的"痹证"和"脱疽"。

"痹证"在中医文献中多有记载,如《素问·痹论》:"风寒湿三气杂至,合而为痹""所谓痹者,各以其时,重感于风寒湿之气也。"《三因极一病证方论·痹叙论》:"夫风寒湿三气杂至,合而为痹,虽曰合痹,其用各殊。风胜为行痹,寒胜为痛痹,湿胜为着痹。三气袭人经络,入于经脉、皮肉、肌肤,不已则入五脏。……大抵痹之为病,寒多则痛,风多则行,湿多则着。在骨则重而不举,在脉则血凝不流,在筋则屈而不伸,在肉则不仁,在皮则寒,逢寒则急,逢热则纵。""脱疽"在中医文献中的记载有《灵枢·痈疽》:"发于足趾,名脱痈,其状赤黑,死不治;不赤黑,不死。治之不衰,急斩之,不则死矣。"

(1)病因病机:手臂振动病的病因当以正气不足为内在因素和病变的基础,加之长期使用振动工具,使局部营卫之气涣散,无法抵御外邪,风、寒、湿、热之邪往往相互为虐,侵入机体,导致发病。风、寒、湿、热病邪留注肌肉、筋骨、关节,造成经络壅塞,气血运行不畅,肢体筋脉拘急、失养为本病的基本病机。但风寒湿热病邪为患,各有侧重:风邪甚者,病邪流窜,病变游走不定;寒邪甚者,肃杀阳气,疼痛剧烈;湿邪甚者,黏着凝固,病变沉着不移;热邪甚者,煎灼阴液,热痛而红肿。日久不愈,气血津液运行不畅之病变日甚,血脉瘀阻,津液凝聚,痰瘀互结,闭阻经络,深入骨骱,出现皮肤瘀斑、关节肿胀畸形等症。更为甚者发为脱疽。

(2)辨证论治:本病为邪气痹阻经络,气血运行不畅所致,故祛邪活络、缓急止痛为本病的治疗原则。

因邪气杂至,祛风、散寒、除湿、清热、祛痰、化瘀通络等治法应相互兼顾,因邪气有偏胜,祛邪通络又各有重点。正气不足是本病的重要病因,久病耗伤正气而虚实夹杂者,应扶正祛邪,且扶正有助祛邪。风邪胜者或久病入络者,应佐养血之品,正所谓"治风先治血,血行风自灭"也;寒邪胜者,应佐助阳之品,使其阳气旺盛,则寒散络通;湿邪胜者,佐以健脾益气之品,使其脾旺能胜湿;热邪胜者,佐以凉血养阴之晶,以防热灼营阴而病深难解。益气养血、滋补肝肾是虚证、顽痹的重要治法。治疗手臂振动病,当以内外法合用以加强疗效。

1)内治法

①寒湿痹阻:肢体关节疼痛较剧,甚至关节不可屈伸,遇冷痛甚,得热则减,痛处多固定,亦可游走,皮色不红,触之不热,苔薄白,脉弦紧。

治法:温经散寒,祛风除湿。

方药:乌头汤。

②湿邪困阻:肢体关节疼痛重着、酸楚,或有肿胀,痛有定处,肌肤麻木,手足困重,活动不便,苔白腻,脉濡缓。

治法:除湿通络,祛风散寒。

方药:薏苡仁汤加减。

③热邪燔灼:热痹化火伤津,症见关节红肿,疼痛剧烈,入夜尤甚,壮热烦渴,舌红少津,脉弦数者。

治法:清热解毒,凉血止痛。

方药:犀角散加减。

④湿热毒盛:患肢剧痛,日轻夜重,局部肿胀,皮肤紫暗,浸淫蔓延,溃破腐烂,肉色不鲜;身热口干,便秘溲赤;舌红,苔黄腻,脉弦数。

治法:清热利湿,活血化瘀。

方药:四妙勇安汤加连翘、黄柏、赤小豆、丹参、川芎、赤芍、牛膝等。

⑤气血两虚:病程日久,坏死组织脱落后疮面久不愈合,肉芽暗红或淡而不鲜,倦怠乏力,不欲饮食,面色少华,形体消瘦;舌淡,少苔,脉细无力。

治法:补益气血。

方药:八珍汤加减。

⑥肝肾亏虚:肝肾虚证,培肝补肾,舒筋止痛。代表方:独活寄生汤加减。

2)外治法

①外敷法:威灵仙60 g研末,葱白30 g捣烂,用醋适量共调成糊状,外敷;丝瓜络30 g,地龙20 g,莱菔子12 g,共捣烂,外敷;乳香、没药各10 g,地骨皮15 g,车前草20 g,共捣烂,外敷;白鲜威灵仙500 g,松树针90 g,甘草50 g,水煎,熏蒸并热敷;食盐500 g,小茴香120 g研末,共炒热,用布包熨痛处。川乌头、草乌、松节、生胆南星、生半夏各30 g,共研细末,酒调拌,外敷贴于痛处,每日1次,每次1小时;或浸酒外擦患处(不可内服)。

②刺灸法:按不同部位,关节选择相应穴位,也可选阿是穴。肩部:肩髃、肩髎、肩贞、肩前、肩后。肘臂:曲池、合谷、天井、外关、天泽。痛痹者,加肾俞、关元。着痹者,加足三里、商丘。热痹者,加大椎、曲池。操作:热痹者,用毫针泻法浅刺,并可用皮肤针叩刺。痛痹者,多灸,深刺留针,可兼用隔姜灸。着痹者,针灸并施或兼用温针、皮肤针和拔罐法。

③耳针法

选穴:耳区相应部位肾上腺、神门。

方法:毫针刺,每日1次,每次留针20~30分钟;亦可揿针埋藏或王不留行籽贴压,每3~4日更换1次。

④穴位注射法

选穴:参照刺灸法穴位。

方法:当归注射液或威灵仙注射液,每穴每次注射0.5~1 mL,注意勿注入关节腔,每隔1~3日注射1次,10次为一疗程。每次选穴不宜过多,交替应用。

⑤电针法

选穴:参照刺灸法穴位。

方法:进针得气后通电,先用连续波5分钟,后改疏密波,通电时间为10~20分钟,每日或隔日1次,10次为一疗程,间歇3~5日。

九、预防

目前尚无特效药物和治疗方法,重在预防。

1.进行工艺技术改革,采取新技术,通过减振、隔振等措施,减轻或消除振动源的振动,是预防振动职业危害的根本措施。如在可能条件下以液压、焊接、粘接等新工艺代替铆接;改进风动工具,采取减振措施,设计自动、半自动式操纵装置,减少手及肢体直接接触振动体,工具把手设缓冲装置,改造压缩空气泄出口的方位,防止手部受冷风吹袭。工具应有专人保管,专人使用,及时保养和检修,预防零件松动。控制振动源,应在设计、制造生产工具和机械时,采用减振措施,避免产生共振现象,使振动降低到对人体无害水平。

2.限制作业时间和振动强度。通过研制和实施振动作业的卫生标准,限制接触振动的强度和时间,可以有效地保护作业者的健康,是预防振动危害的重要措施。如工作日中应安排适当的工作间休息及定期轮换工作制度,如工作2小时,休息20分钟。

3.改善作业环境,加强个人防护。加强作业过程或作业环境中的防寒、保温措施,特别是在北方寒冷季节的室外作业,须有必要的防寒和保暖设施。如冬季野外作业地点设置取暖休息室。振动工具的手柄温度如能保持40℃、车间内温度应在16℃以上等,对预防振动性白指的发生和发作具有较好的效果。控制作业环境中的噪声、毒物和气湿等,对防止振动职业危害也有一定作用。

合理配备和使用个人防护用品,如防振手套、防寒服装、减振座椅等能够减轻振动危害。目前对局部振动常用的有防护手套、双层衬垫无指手套或衬垫泡沫塑料无指手套和棉手套。较好的防振用品是高分子发泡材料做的防振衣。

4. 卫生保健措施。凡从事局部振动作业的人员均应进行上岗前职业健康检查,发现职业禁忌证者不得从事该作业。在岗期间均应定期进行体检,间隔时间为1年。早期发现振动损伤的人员,应采取适当的预防措施并对振动病患者进行及时治疗。加强健康管理和宣传教育,提高劳动者健康意识。饮食方面应供给高热量、优质蛋白和高维生素饮食。科学安排作业时间,并注意日常的体育运动,增强体质。平时经常做好手臂和手指的锻炼,改善局部的神经功能及血液循环,加强营养,经常补充维生素 B_1、维生素 C 等。

第六节　高原病

从医学角度来看,高原系指海拔3 000 m以上的地区,超过5 800 m称之为"特高海拔"。就我国而言,有以千万计的人居住在不同海拔高度的高山上,是世界高原高山地区人口最多的国家。就其对人体健康的影响而言,高原气象有一些特点,如气压、氧分压低,海拔愈高,气压愈低,氧分压也下降;紫外线、电离辐射强,寒冷、风大、干燥。人进入高原后,由于高原低氧环境的影响,机体在神经体液调节下,解剖和生理功能发生一系列可逆的和非遗传性的改变,使机体的内环境与外界条件相适应。一旦适应性改变失调和失代偿,则发展成高原病,其发生和发展与进驻海拔高度、天气、进驻速度、营养和健康情况有密切关系。

职业性高原病是在高海拔低氧环境下从事职业活动所致的一种疾病。低气压性低氧是主要病因。临床上根据发病急缓可分为急性和慢性高原病。

一、发病机制

高原低气压性低氧是导致该病的主要病因,机体低氧引起的功能失代偿和靶器官受损是病变的基础。在高原地区,大气氧分压与肺泡气氧分压之差随高度的增加而缩小,直接影响肺泡气体交换、血液携氧和结合氧在组织内释放的速度,使机体供氧不足,产生低氧。初期,由于低氧刺激外周化学感受器,大多数人肺通气量增加,心率加快。部分人血压升高,并见血浆和尿中儿茶酚胺水平增高。适应后,心排血量增加,大部分人血压正常。由于肺泡低氧引起肺小动脉和肺动脉的收缩,造成肺动脉高压且随海拔升高而增高,而使右心室肥大。血液方面,红细胞和血红蛋白有随海拔升高而增多,2,3 - 二磷酸甘油酯(2,3 - DPG)合成增多,血细胞比容的均值、血液比重和血液黏滞性也增加。后者也是加重右心室负担的因素之一。在组织适应方面,丰富毛细血管和肌球蛋白以促进氧的弥散;还提高线粒体密度和呼吸链多种酶的活力,诸如细胞色素氧化酶活力。此外,初登高山者可因外界低气压,而致腹内气体膨胀,胃肠蠕动受限,消化液如唾液、胃液、胆汁均减少,常见腹胀、腹泻、上腹疼痛等症状。轻度低氧可使神经系统兴奋性增高,反射增强;但海拔继续升高,反应性则逐步下降。

二、临床表现

高原病的分型,一般按发病的急缓分为急性和慢性高原病两大类,再根据临床特征分为若干型。将急性高原病分为急性高原反应、高原肺水肿和高原脑水肿。慢性高原病分为高原心脏病、高原红细胞增多症和高原血压异常。

1. 急性高山病（AMS）　主要症状为头痛、失眠、呼吸困难、食欲缺乏和疲劳,其中头痛是很突出的。这些症状多在抵达高海拔24小时内发生。与登山中的多尿相反,少尿是AMS的一个特点。潮气量下降,20%~30%受影响个体可闻及肺部啰音。神经系统症状包括记忆力减退、眩晕、耳鸣和视听觉障碍。突然暴露于中等海拔高度(3 000 m),约30%的人患AMS,更高海拔(4 500 m)则达75%。

(1)高原肺水肿(HAPE):迅速攀登超过海拔2 500~4 000 m,可发生HAPE。过度用力等是此病的诱因。症状包括干咳、发绀,咳血性泡沫状痰,呼吸极度困难、胸痛、烦躁不安。两肺广泛性湿啰音。X线检查见两肺中、下部密度较低,云絮状边缘不清阴影,尤其右下肺严重。低氧性肺血管收缩、肺动脉高压和肺毛细血管负载失效共同导致HAPE。对166名病例的回顾性研究发现,HAPE的病死率为11%;无法治疗处理时,病死率为44%。

(2)高原脑水肿:发病急,一般在4 000 m以上,多为未经习服的登山者。发病率低,但病死率高。由于低氧引起大脑血流和脑脊液压力升高,血管通透性增强,而产生脑水肿;低氧又可直接损害大脑皮质,加重脑细胞变性、灶性坏死等。故患者可出现一系列神经精神症状,如剧烈头痛、兴奋、失眠、恶心和呕吐,颅侧神经麻痹、瘫痪、幻觉、癫痫样发作、木僵和昏迷。

2.慢性高山病 是指失去了对高海拔的适应而产生慢性肺源性心脏病并伴有神经系统症状。急性高原反应患者症状迁延不愈;移居高原长期生活正常者以及少数世居者由于某种原因失去对缺氧的适应能力,均可发生慢性高原病。此类疾患是由于肺泡过低通气所致,表现为发绀、红细胞过度生成、非常低的动脉氧饱和度、肺动脉高压及右心扩大,肺动脉可肌化。慢性低氧所致的中枢性肺通气抑制,呼吸速率提高(潮气量减低)加重了肺泡过低通气。动脉血氧明显不足常见于睡眠中,这强烈地刺激红细胞生成。返回平原地区可使许多异常情况减退甚至消失。

三、诊断

1.诊断原则 职业性高原病的诊断应根据进抵海拔3 000 m以上高原,连续工作一段时间,经临床有关检查结果,结合职业卫生学调查及必要的动态观察,进行综合分析,排除其他疾病引起的类似改变后方可诊断。

2.急性高原病(AMS)

(1)高原脑水肿(HACE):急速进抵高原,一般在海拔4 000 m以上发病,少数人可在海拔3 000 m以上发病。具有以下中枢神经系统表现之一者:①剧烈头痛、呕吐、表情淡漠、精神忧郁或欣快、多语、烦躁不安、步态蹒跚、共济失调。②不同程度意识障碍(神志忧伤、意识不清、嗜睡,甚至昏迷),可出现脑膜刺激征及锥体束征阳性。③眼底可出现视盘水肿和(或)火炬状出血。

(2)高原肺水肿(HAPE):近期抵达海拔3 000 m以上高原。①出现静息状态时呼吸困难、咳嗽、咳白色或粉红色泡沫状痰;②中央性发绀、肺部湿性啰音;③肺部X线检查:可见以肺门为中心向单侧或双侧肺野呈点片状或云絮状湿润阴影,常呈弥漫性、不规则性分布,亦可融合成大片状阴影。心影多正常,亦可见肺动脉高压及右心增大征象。

3.慢性高原病(CMS)

(1)高原红细胞增多症(HAPC):①在海拔3 000 m以上高原发病,病程呈慢性经过。②临床表现主要为头痛、头晕、乏力、睡眠障碍、发绀、眼结膜充血、皮肤紫红等多血症病状。③血液学参数:具有以下三项:RBC $>6.5 \times 10^9$、Hb >200 g/L、Hct $>65\%$。一般在1~3个月内检查3次以上方可做出诊断。

(2)高原心脏病(HAHD):多见于移居者在高原出生成长的婴幼儿,成年移居者在进入高原6~12个月发病。①一般在海拔3 000 m以上高原发病。②临床表现主要为乏力、心悸、胸闷、呼吸困难、咳嗽、发绀、肺动脉瓣第二心音亢进或分裂,重症者出现尿少、肝脏肿大、下肢水肿等右心衰竭症。②具有肺动脉高压征象。③胸部X线表现肺动脉凸出,右肺下动脉干扩张,右心室增大。④心电图示右室肥厚、劳损,或不完全右室传导阻滞。

四、鉴别诊断

1.高原脑水肿 排除急性脑血管病、急性药物或一氧化碳中毒、癫痫、脑膜炎、脑炎。

2.高原肺水肿 排除心肌梗死、心力衰竭、肺炎等心肺疾患。

3.高原红细胞增多症 排除真性红细胞增多症和其他继发性红细胞增多症。

4.高原心脏病 排除其他心血管疾病,特别是慢性阻塞性肺疾患、肺心病及原发性肺动脉高压症。

五、治疗

1.急性高原病 ①早期发现、早期诊断、适当休息并就地给予对症治疗。②大流量给氧、高压氧、糖皮质激素、钙通道拮抗剂等治疗或转至低海拔区。

2.慢性高原病 转至低海拔区治疗,静脉放血术可改善症状。应用呼吸刺激剂治疗,可增加潮气量和每分通气量,使得步行以及睡眠期间$PaCO_2$、PaO_2升高,并且血细胞容积恢复正常水平。

一般不宜再返高海拔地区工作。

3.中医辨证施治 高原病是由平原进入高原(海拔3 000 m以上,对机体产生明显生物效应的地区),或由低海拔地区进入海拔更高的地区时,由于对低氧环境的适应能力不全或失调而发生的综合征,又称高山病。高原低氧环境引起机体缺氧是其病因。人体在对高原缺氧环境的适应过程中,机体生理代偿或失代偿所致组织和器官负荷加重而出现的临床症候群,是器官、组织、细胞等适应缺氧环境特殊状态。高原病在中医理论中无相对应的病名,对于慢性高原病而言,有学者认为其症状表现多样,单一的某个病名很难尽述其症状表现,但是根据慢性高原病不同病情阶段,以及各个阶段不同的临床表现,可以将其归属中医学不同病名当中,比如在"心悸""胸痹""头痛""眩晕""痰饮""喘证""水肿""水气""血证"等病的记载中,通过分析古人所描述的症状,以及以药测证等方法,可知它们分别包括了慢性高原病某阶段的一些表现。急性高原病则对应"瘴气""瘴疠""水土不服""药瘴""烟瘴"等范畴。

中医文献虽没有直接对高原病的记录,但是古人在很早之前就发现地域对疾病的影响。《素问·五常政大论》:"帝曰:天不足西北,左寒而右凉,地不满东南,右热而左温,其何故也? 岐伯曰:阴阳之气,高下之理,太少之异也……是以地有高下,气有温凉,高者气寒,下者气热,故适寒凉者胀,西北之气,散而寒之"。另外有《卫藏通志》云:"墨雨拉山高峻积雪多瘴""锅葛拉山高积雪不消,中多瘴气""康定至折多山,崇岗在壁,峭嵊逼人,药瘴气候异常,令人气喘,蛮荒冰雪,使人心摄""该处山高,阴寒凝结,即成瘴疠,雪后瘴气更甚"。

(1)病因病机:人与自然是对立统一的关系,即天、地、人三位一体,一切疾病起因皆有内外两种因素,内外因素剧烈变化超出人体适应能力时就会导致疾病发作,高原病的中医病因也不例外,外因为天地之气致病包括高原清气不足、高原严寒、高原气燥,内因则为人之气不足致病。

高原地区特殊的地理环境特点决定了患者体质以气虚、血瘀、阴虚证型为主,有时单见一证,有时多证夹杂,其病机始终与"气"有关。高原气压低,氧分压亦相应降低,自然清气稀薄,故宗气化源匮乏。高原处多寒冷,寒邪外侵,寒为阴邪,易伤阳气,寒邪日久,可致气滞血瘀,故而出现唇舌紫青等阴寒内盛,心阳不足,瘀血内阻之证,此为血瘀证产生之病机。高原风大燥胜,燥邪由皮毛、口鼻而入,先伤气津,伤肺气,后伤阴血,肺燥气逆,可见干咳无痰,气逆而喘,咽干口渴,鼻唇干燥,舌边尖红等肺燥之证。气虚日久伤阴,阴血不足,可导致肺肾阴虚,表现为身体消瘦、咳嗽痰少或痰中带血,咽干口燥或声音嘶哑,潮热盗汗,颧赤,腰膝酸软等阴虚症状。

(2)辨证论治:高原病属本虚标实之患。本虚者,以气虚为主,或兼阳虚,或兼阴虚,或兼血虚;标实者,以湿、痰、水、瘀、风为要。所以治疗方法当以益气培本为主,或兼育阴生津、壮阳、养血之法;治标则以淡渗燥湿、泻肺利水、豁痰开窍、活血化瘀、熄风为要。急则治其标,缓则治其本。

1)内治法

①气虚证

肺气虚:短气不足以吸,甚则喘促,语声低细,少动懒言,精神疲惫,四肢倦怠。或腠理不固,时有自汗;或见咳嗽痰唾,脉象虚数或虚软。

治法:补肺益气养阴。

方药:生脉饮加减。

心气虚:心悸怔忡,胸闷气短,面无华色,神疲乏力,失眠多梦,神志不宁。或欣快喜笑,易于激动;或神情呆滞,喃喃自语,少动独居。

治法:补益心气、养阴活血。

方药:补天大造丸合桃红四物汤加减。

脾气虚:面色无华,呕恶纳呆,饮食无味,食后腹胀,频转矢气,神疲气短,肌肤消瘦,脉象虚缓或虚数。

治法:益气补脾、兼营心肺。

方药:人参养荣丸加减。

肾气虚:腰酸腿软,稍事活动即感疲惫不堪,性欲减退,作强无能。或气化不利,尿少水肿,湿痰为患,腰膝冷痛,畏寒喜暖,欲裹衣被,舌胖质嫩,脉象虚软或沉迟。

治法:补肾益气。

方药:大补元煎加减。

②血瘀证:目赤、颧紫、唇绀、指端色青,舌有紫点、紫斑,肌肤甲错,或头身、胸、腹疼痛,痛位固定,其势剧烈;或胁下痞块。

治法:活血化瘀,温阳益气。

方药:补阳还五汤加减。

③痰浊壅肺:头痛头晕,纳差,继之出现咳嗽、咳痰,胸闷气促,甚则痰声漉漉,张口抬肩,胸痛窒塞,咳大量清稀白痰或粉红色泡沫痰,唇绀舌紫,脉象滑数。

治法:祛痰降逆,利肺平喘。

方药:葶苈大枣泻肺汤、三子养亲汤合二陈汤加减。

④高原中风证:单侧肢体麻木为先兆,宿营山崖,一觉醒来发现口眼歪斜,舌强语謇,半身瘫痪,难于行动。

治法:益气活血,温经通络。

方药:补阳还五汤加红参、桂枝合牵正散加减。

2)外治法

①针刺疗法:针刺气海、膻中、内关、鱼际等穴位可解除患者心慌、胸闷、气短、呼吸困难以及头痛、恶心、眩晕、呕吐等高原反应或不适,通过催眠针刺可以提高机体的免疫功能,使内、外环境变化稳定,以达治疗高原反应的效果。

②耳穴埋针:内分泌、神门、肾上腺等耳穴埋针,亦可较长时间地保持体内肾上腺素等激素水平,使重要器官功能稳定,减少不良反应。

第七节　非电离辐射损伤

非电离辐射是指紫外线、可见光、红外线、激光和射频辐射而言,它们都属于电磁辐射谱中的特定波段。由于其量子能量水平不足 12 eV,不能导致生物组织发生电离,因此称其为非电离辐射。

一、高频电磁场

我国的民用交流电频率为 50 Hz,在其导线周围存在有交变的电场和磁场。当交流电的频率经高频振荡电路提高到 10 kHz 以上时,电场和磁场就能以波动形式向周围空间发射传播,称电磁波。电磁波的频率和波长呈反比。频率从 100 kHz 到 300 MHz 的频段范围称高频电磁场,属于射频辐射。

二、接触机会

高频波段在工业、农业、军事、医药业以及家庭生活中广泛应用。按作用性质可分为感应加热和递质加热两类。①感应加热:大多用于金属的加热处理包括机械工业的淬火、焊接及熔炼,电子管的排气和封接,半导体材料加工等,其频率一般为 300 Hz ~ 3 MHz。②递质加热:多用于塑料制品热合,木材、皮革及棉纱的烘干,橡胶的硫化等,其频率一般为 10 M ~ 30 MHz。

三、发病机制

生物体组织接受一定强度的射频辐射,达到一定的时间,会使照射局部或全身的体温升高,即所谓高频电磁场的热效应。实际工作中并未发现人体处于射频辐射场中有体温升高的现象,也未测出人体局部温度的上升,可工人却有一系列主观诉述,有时也能见到客观体征,人们把这种不足以引起人体产热而产生的健康影响,称为非热效应。至于非热效应的机制,至今尚未阐明,多数人认为可能是电磁场对神经内分泌系统或细胞生物膜的直接作用所致。

四、临床表现

高频电磁场对人体健康的影响,主要表现为轻度类神经症。

1. 类神经症　以头晕、全身无力、记忆力减退、睡眠障碍、易激动等症状较为多见。此外,主诉有情绪不稳定、多汗、脱发、消瘦等。

2. 自主神经功能失调　表现在心血管系统,以副交感神经反应占优势的为多。主要表现为心动过缓,血压下降。但在大强度影响的后段,有的则相反呈心动过速、血压波动及高血压倾向。主诉有心悸、心区疼痛或压缩感。

3. 生殖功能的改变　女工常发生月经紊乱,男工偶见性功能减退,但未见影响生育功能。

4. 心电图改变　可出现窦性心动过缓、窦性心律不齐、传导阻滞,QRS 间期延长,ST 段下降,T 波低平等。

5. 其他检查　其发现的阳性体征多无特异性。

五、诊断

高频电磁场所致类神经症具有可复性较快的特点,有的症状在工休后就可消失或有明显减轻:随着接触时间的延长,一般未见症状加重,反而有"适应性"的表现。新接触场源或年轻人的反映常常多于老工人为其重要特点。类神经症的轻重,主要取决于接触电磁场的强度。

六、治疗

一般对症处理可收到良好效果,尤其是脱离接触的收效更为明显。如症状诉述众多,患者萎靡不振、虚弱,或有较明显的自主神经系统紊乱体征,建议脱离接触有场源的工作岗位。如症状好转较慢,给予一定时间的休息,绝大多数症状或体征均可减轻或消失。

七、预防

明确辐射场源,采用屏蔽、远距离和限时操作三原则。在不妨碍操作和符合工艺要求的基础上,屏蔽场源的效果最好。对高频感应加热,采取屏蔽高频输出变压器措施;高频真空排气,则使操作位远离馈电线,并尽量要求缩短馈电线长度,对塑料高频递质加热,限制工人操作时间,适当增加休息次数。场源的屏蔽材料多用薄铁板或铝合金。屏蔽体要有接地装置。工作场所减少存放带金属外壳的设备和金属零部件。不要用金属材料做工作桌椅等,防止形成二次辐射源。凡有器质性中枢神经系统疾病及精神症状者,避免参加与高频电磁场有关的工作。

第八节 微波损伤

电磁振荡频率在 300 MHz ~ 300 GHz 间的射频辐射,称微波,其波长小于 1 m。微波与高频电磁场为电磁辐射波谱中的不同波段。习惯上把波长短于 1 m 的称微波;波长大于 1 m、频率在 300 MHz 以下的称高频电磁场。它们发射的量子能量在 10^{-12} ~ 10^{-5} eV 间,均属非电离辐射。微波的波长短、频率高、量子能量大,其生物学效应大于高频电磁场。

一、接触机会

微波广泛用于木材、纸张、药材、皮革的干燥,食品加工和医学上的理疗等,微波加热设备的频率一般采用 2.45 GHz 和 0.915 GHz 的固定频率。微波在雷达导航、通讯、电视及核物理科学研究中应用普遍。

二、发病机制

微波有脉冲波和连续波之分。一般情况下,脉冲波的生物学作用比连续波强。微波对机体作用与高额电磁场一样,既有热效应,也有非热效应。微波对身体各部位的作用,呈不均匀状态。很大程度上取决于受用组织的水分含量、血流的循环以及组织对微波能量的吸收、反射等因素。含水量多的组织易吸收微波能量;血液循环差的组织,因微波辐射产热的能量不易被血流传导带走,受害程度就较大,如眼的晶体和睾丸组织。微波的非热效应比电磁场明显,表现更为广泛和多样。其发生机制虽有很多假设,但与高频电磁场一样也未十分清楚。

三、临床表现

微波对人体健康的影响,主要取决于微波机的发射功率、设备泄漏能的大小、辐射源的屏蔽状态,以及在安装校验、维修时是否有合理的防护措施等。微波对人体健康的影响,要比高频电磁场为重。除表现为类神经症等功能性变化以外,严重时还可有局部器官的不可逆性损伤,如微波辐射可引起眼晶体混浊,少数接触大功率微波辐射者可能发展为白内障。

1. 类神经症 主诉与接触高频电磁场的工作者类同,一般情况下,主诉较多,症状较为明显,持续时间也较长,脱离后恢复稍慢。脑电图检查,少数人可出现较多的 δ 波和 Q 波,无特征性图像。

2. 心血管系统 主诉有心悸、心前区疼痛或胸闷感。血压波动,接触早期血压偏高,长期接触者以低血压多见。心电图检查常可发现窦性心动过缓或窦性心律不齐。有时也可见 T 波平坦或倒置,或 ST 段压低的表现,偶见有右束支传导阻滞。

3. 造血系统 在动态观察中可发现部分微波接触者有白细胞缓慢下降的趋势,少数人同时伴有血小板减少,但未见出血体征。脱离接触后一段时间,外周血的变化会恢复正常。

4. 生殖内分泌系统 女性月经异常表现多样化;部分男工主诉有性功能减退。如下腹部睾丸局部接受微波照射后,可发现精子数量明显减少,并表现为暂时性不育。一般在脱离照射后 3 个月,多数人都可恢复。此外,还有关于甲状腺功能亢进和血中性激素含量波动的一些报道。

5. 免疫功能的影响以及微波的致畸和致突变作用 文献报道意见不一,多见于动物实验和体外试验,至今尚无明确定论。

四、诊断

进行现场调查,明确微波辐射接触史。接触者中往往有相似的临床表现。发现外周血常规中白细胞数下降时,查明现场有无同时接触其他因素可能,如 X 线等;或给予暂时脱离接触,观察外周血白细胞数的动态变化。有性功能下降者,应排除其他疾患。有眼晶体混浊者,应动态观察。

五、治疗

1. 中西医结合对症治疗类神经症可获良好疗效。疑似眼晶体混浊者,转眼科处理。明确微波引起的白内障患者,应脱离微波接触。

2. 对症处理。

六、预防

微波防护措施的基本原则是屏蔽辐射源、加大辐射源与作业点的距离、合理的个人防护。职业健康检查,发现有严重类神经症、心血管疾患和眼晶体混浊者,不宜从事微波作业。

第九节　红外辐射损伤

红外辐射也称红外线,凡是温度 $0°K$($-273℃$)以上的物体都能发射红外线。物体的温度愈高,辐射强度愈大,其辐射波长愈短。在生产环境中加热金属、熔融玻璃、强发光体都可发出红外线。炼钢工、轧钢工、焊接工等都可受到红外线照射。

一、临床表现

红外辐射对机体影响主要是皮肤和眼睛。

1. 皮肤　红外线照射皮肤时,大部分可被吸收,只有 1.4% 左右被反射。较大强度短时间照射,皮肤局部温度升高,血管扩张,出现红斑反应(俗称火激红斑);停止接触后红斑消失。反复照射,局部可出现色素沉着。过量照射,特别是近红外线(短波红外线),除发生皮肤急性烧伤外,还可透入皮下组织,使血液及深部组织加热。

2. 眼睛　长期暴露于低能量红外线下,可致眼的慢性损伤,常见为慢性充血性睑缘炎。也可引起视网膜损伤及红外线白内障。

二、治疗

详见眼有关章节。

三、预防

为了减少红外线的危害,工人应常使用反射性铝制遮盖物和铝箔制衣服,戴能有效过滤红外线的防护镜。严禁裸眼观看强光源。

第十节　紫外辐射损伤

波长 $100 \sim 400 \text{ nm}$ 的电磁波称为紫外辐射,或称紫外线。在生产环境中,凡是物体的温度达 $1\ 200℃$ 以上,辐射光谱中就可有紫外线,如电焊、气焊、冶炼炉、氧弧焊、等离子焊接等都可产生紫外线。从事碳弧灯和水银灯制板、摄影工作,紫外线灯消毒等均接触到紫外线。另外,在高原雪地、沙漠、海洋上工作或航行也可受到紫外线照射。

一、临床表现

与红外辐射相似,紫外辐射对机体影响主要也是皮肤和眼。

1. 皮肤　波长 297 nm 的紫外线对皮肤作用最强,能引起红斑反应。波长大于 320 nm 和小于 240 nm 的紫外线,红斑作用很微弱或没有。如皮肤受到紫外线过量照射,可发生弥漫性红斑,有痒感或烧灼感,并可形成小水疱和水肿。伴有全身症状,如头痛、疲劳、周身不适等。一般在几天内消退,留有色素沉着。国外报道,长期接触紫外线可引起皮肤癌,并已有动物实验证实。

2. 眼睛　通常 $200 \sim 320 \text{ nm}$ 波段的紫外线对人体眼睛产生损害,主要引起急性角膜结膜炎,即电光性眼炎。由于紫外线是一种看不见的光线,照射到眼睛上,早期轻症仅有双眼异物感和轻度不适。重症者有眼部烧灼感或剧痛,并伴有高度畏光、流泪和眼睑痉挛。眼部检查可见双眼睑水肿、结膜充血,有浆液性分泌物,瞳孔缩小,对光反应迟钝,角膜呈雾状混浊,上皮点状脱落。

二、预防

防护措施上,以屏蔽和增大与辐射源的距离为原则。电焊工及其辅助工必须佩戴专门的面罩、防护眼镜,以及适宜的防护服和手套。电焊时产生的有害气体和烟尘,宜采用局部排风排毒,减少对工人的危害。

第十一节 激光损伤

激光是在物质的原子或分子体系内,因受激辐射而使光得到放大的一种特殊光,具有亮度高、单色性、方向性、相干性好等优异特性,在工业、农业、国防、医疗和科研中广泛地应用。产生激光的装置称为激光器。按其工作物质的不同可分为固体激光器(如红宝石激光器)、气体激光器(如二氧化碳、氦氖)、液体激光器(如有机染料溶液)和半导体激光器(如砷化镓)等。激光器的工作方式有连续波和脉冲波两种。工业上微型机的焊接、硬金属的钻孔、切割及建筑业,军事上通讯、测距、瞄准、追踪或制导导弹,科学研究方面微量元素分析、等离子研究等,医学上眼科治疗、血管凝固、皮肤病及外科手术等,均接触激光。

一、发病机制

激光与生物组织的相互作用,主要表现为热效应、光化学效应、机械压力效应和电磁场效应。

当生物组织吸收激光能后激活了的生物分子与周围分子发生多次碰撞,能量转换产生热运动;激光能被具有偶极子的吸收,转变为分子的振动和转动,通过分子碰撞产热造成组织的热烧伤,这就是热效应。

激光辐射的光量子由生物组织有选择地被吸收而产生光化学效应。生物大分子接受激光能后,可使蛋白质、核酸变性,酶灭活,表现为杀菌效应、红斑反应和色素沉着等现象。

激光所具的动能可产生一定的光压。激光束聚焦后,光压明显增大,称一次压强。当激光辐照生物组织后,组织因产热、蒸发膨胀,温度升高的同时压力增加,这种继发的热瞬变所产生的压力,称二次压强,使组织发生机械性破坏。

激光亦为电磁波,生物组织大小分子在电磁场作用下,随频率的变化而转动、颤动,以致组织分子发生不停地伸缩,这种电致伸缩所产生的压强可形成压强波,压强波的引发可激起生物组织内的超声波形成。超声波的热效应、机械作用和空化作用,使细胞损伤、破裂,导致组织的水肿。

激光的生物学效应随发射波长而异,各种变化有同有异,十分复杂。几种效应可相互转化,也可互相作用。

二、临床表现

激光对人体组织的伤害及损伤程度,主要取决于激光的波长、光源类型、发射方式、入射角度、辐射强度、受照时间及生物组织的特性与光斑大小。激光伤害人体的靶器官主要为眼睛和皮肤。

1.一般情况下,可见光与近红外波段激光主要损害视网膜,紫外与远红外波段激光主要损伤角膜,而在远红外与近红外波段、可见光与紫外波段之间,各有一过渡光谱段,可同时造成视网膜和角膜的损伤,并可危及眼的其他屈光递质,如晶体。

(1)激光对角膜的损伤:波长为 295 nm 的紫外激光几乎全被角膜吸收,是损伤角膜的最主要波段。角膜上皮细胞对紫外线最为敏感,照射早期就有疼痛、畏光等症状。临床上表现为急性角膜炎和结膜炎。一旦激光伤及角膜基层,形成乳白色混浊斑,就很难恢复。

由于角膜表面的神经末梢对热异常敏感,红外激光也可烧伤角膜。主要症状为剧烈疼痛,可使角膜因过热而凝固、坏死甚至角膜穿孔。

(2)晶体:长波紫外和短波红外激光可大量被晶体吸收。低水平、长时间的慢性照射,扰乱了晶体中胶原纤维的超微结构,降低了晶体的透明度,可使之混浊导致白内障。

(3)视网膜:当眼睛处于水平的激光束时,视网膜的曝光强度比角膜大 200 000 倍。就目前大多数激光器发射的波长来说,以对视网膜的威胁最大,事故性伤害也多见于此。一般把可见光和短波红外辐射称为光辐射的视网膜伤害波段。因这些波段的光束可在视网膜高度聚焦,并多位于中央视区黄斑部。视网膜黄斑色素对可见光的吸收高峰为 450 nm,激光在视网膜的致伤中,以 500 nm 以下波长的可见光波段危害最大。损伤的典型表现为水肿、充血、出血,以致视网膜移位、穿孔,最后导致中心盲点和瘢痕形成,视力急剧下降。视网膜边缘部烧伤,一般多无主观感觉,因这种烧伤是无痛性的,人们容易麻痹、疏忽。视网膜对 460 nm 的蓝光比对 520 nm 的绿光更为敏感,蓝光可使视网膜的视锥细胞永久消失,即"蓝光损害",主要症状为目眩。如发现色觉缺失现象,则有一个或多个视锥细胞群受损。

2.激光对皮肤的损伤主要为内热效应所致,以可见光和红外激光为多见,轻度损伤表现红斑反应和色素沉着。随着辐照剂量的增加,可出现水疱,以及皮肤褪色、焦化、溃疡形成。250 ~ 320 nm 的紫外激光,可使皮肤产生光敏作用。遭受大功率激光辐射时,也能透过皮肤使深部器官受损。

三、诊断

必须实地调查事故发生的全过程,分析伤害原因。检查患者伤害部位、性质、程度,并参阅以往健康登记内容。必要时随访观察后再下诊断结论。

四、治疗

激光伤患者应安静平卧,充分休息,眼睛避光保护。如有出血、渗出,采取妥善措施,促使吸收。可使用维生素、能量制剂,必要时采用糖皮质激素治疗。也可采用活血、化瘀、消肿的中药治疗。

五、预防

对激光的防护应包括激光器、工作室环境及个体防护三方面。激光器必须有安全设施,凡光束可能漏射的部位,应设置防光封闭罩;安装激光开启与光束止动的连锁装置。工作室围护结构应用吸光材料制成,色调宜暗。工作区采光宜充足。室内不得有反射、折射光束的设备、用具和物件。所有参加激光作业人员,必须先接受激光危害及其安全防护的教育。作业场所应制定安全操作规程,确定操作区和危险带,要有醒目的警告牌,无关人员严禁入内。工作人员配有防燃工作服和防激光眼镜。工作人员就业前应做健康检查,以眼睛为重点。

第十二节 超声波损伤

声波的频率高于人耳可听频率范围为超声波,简称超声。它与声波一样,都是振动在弹性介质中的传播,呈机械能表现形式。由于超声波的频率很高(20 kHz ~ 10 GHz),波长短,发射角小,传播时方向性强,投射在不同介质的界面,可发生折射、反射,有略似光辐射的辐射型传播。

工业上多应用 20 k ~ 30 kHz 超声清洗、除气、孔化、焊接、探伤、厚度测量、流速测量和加工坚硬、易碎材料等。医学上使用高功率超声波除牙垢,低功率超声仪用于医疗诊断或理疗。

一、发病机制

超声波具有机械振荡、空化和致热作用。由于空气对超声波的吸收很大,使之传播不远;其次由于皮肤和空气的声阻相差,使超声波几乎被全部反射而不能进入体内。正因为超声波不易在空气中传播,所以,只有换能器与身体直接接触,才具有害影响。

超声波辐照动物全身,可引起条件反射反应延缓;辐照动物头部,因热效应可使动物致死。如手握超声波换能器局部,可使皮肤灼伤。超声波对机体的损伤程度,决定于超声的功率、距离和作用时间。

二、临床表现

接触高强度超声波设备的工人,可出现头痛、头昏、恶心、呕吐、睡眠不佳、疲倦和全身不适等症状,有时有眩晕等耳前庭功能影响的表现。

应用 1.5 kW 超声波清洗槽具,手指暴露 3 分钟就有刺痛感觉。当功率密度高达 $6 \sim 7$ W/cm^2 时,可引起周围神经和末梢血管的伤害,表现为接触部位的感觉减退。

至今尚无因接触超声波而损害人体健康的确凿病例报道。

三、预防

工业用超声波发生器的设置点,与操作人员应有一定的间隔距离。应封闭超声波泄漏的洞孔,或在发生器周围安装防护罩、防护帘。防护材料可用金属薄片(如铝合金)与橡胶片交织模压。若操作点混杂有高频噪声,工人应佩戴防噪声护耳器,必要时使用隔绝超声传递的手套和手柄,避免超声发射器与身体的直接接触。有听器官疾患者,不宜参加超声波作业的操作。

(李光杰　刘家民)

第二十五章　职业性放射性疾病

第一节　外照射急性放射病

外照射急性放射病（acute radiation sickness from external exposure）是指人体一次或短时间（数日）内分次受到大剂量外照射引起的全身性疾病。根据其临床特点和基本病理改变，外照射引起的急性放射病分为骨髓型、肠型和脑型三种类型，其病程一般分为初期、假愈期、极期和恢复期四个阶段。

骨髓型急性放射病（bone marrow form of acute radiation sickness）又称造血型急性放射病（hematopoietic form of acute radiation sickness），是以骨髓造血组织损伤为基本病变，以白细胞数减少、感染、出血等为主要临床表现，具有典型阶段性病程的急性放射病。按其病情的严重程度，又分为轻、中、重和极重四度。

肠型急性放射病（intestinal form of acute radiation sickness）是以胃肠道损伤为基本病变，以频繁呕吐、严重腹泻以及水、电解质代谢紊乱为主要临床表现，具有初期、假缓期和极期三阶段病程的严重的急性放射病。

脑型急性放射病（cerebral form of acute radiation sickness）是以脑组织损伤为基本病变，以意识障碍、定向力丧失、共济失调、肌张力增强、抽搐、震颤等中枢神经系统症状为特殊临床表现，具有初期和极期两阶段病程的极其严重的急性放射病。

一、诊断原则

必须依据受照史、现场受照个人剂量调查及生物剂量的结果（有个人剂量档案）、临床表现和实验室检查所见，并结合健康档案加以综合分析，对受照个体是否造成放射损伤以及伤情的严重程度，做出正确的判断。

二、诊断标准

受照后引起的主要临床症状、病程和实验室检查所见是判断病情的主要依据，其严重程度、症状特点与剂量大小、剂量率、受照部位和范围以及个体情况有关。对多次和（或）高度不均匀的全身照射病例，更应注意其临床表现的某些特点。

1. 骨髓型急性放射病的诊断标准　一次或短时间（数日）内分次接受 1～10 Gy 的均匀或比较均匀的全身照射。

在全面检查和严密观察病情发展的过程中，进行综合分析，进一步确定临床分度及分期诊断。

重度以下骨髓型急性放射病经有效积极治疗后，可不出现极期临床表现，如出血、感染（包括体温升高、咽炎、腹泻、拒食、柏油便等），使极期阶段症状不明显；此时可参考白细胞数持续低于 1×10^9/L，或中性粒细胞数低于 0.5×10^9/L，血小板数低于 10×10^9/L 及脱发等作为极期阶段（重度）的判断指征。反之，由极期转入恢复期也可从骨髓造血功能的改善如增生低下转为活跃，出现幼稚细胞、单核细胞等，以及外周血象如网织红细胞、中性粒细胞、血小板数的恢复，出现单核样细胞增多或成群、成批出现的所谓"阵雨现象"进行综合判断。

2. 肠型急性放射病的诊断标准　一次或短时间（数日）内分次接受大于 10 Gy 的均匀或比较均

匀的全身照射。

（1）轻度肠型急性放射病：受照剂量为 10 ~ 20 Gy，除照后 1 小时内出现严重恶心、呕吐外，1 ~ 3 天内出现腹泻稀便、血水便，并可有腮腺肿痛，经 3 ~ 6 天假愈期后上述症状加重，为极期开始，可伴有水样便或血水便、发热。

（2）重度肠型急性放射病：受照剂量 20 ~ 50 Gy，受照后 1 天内出现频繁呕吐，难以忍受的腹痛，严重稀水便，血液浓缩，脱水，全身衰竭，低体温。继之剧烈呕吐胆汁或咖啡样物，严重者第二周在血水便或便中混有脱落的肠黏膜组织，大便失禁，高热。

受照后因严重呕吐和腹泻，如伤后 2 ~ 5 天内血红蛋白上升至 110% 以上。应注意肠型急性放射病的发生。

3. 脑型急性放射病的诊断标准　一次或短时间（数日）内接受大于 50 Gy 的均匀或比较均匀的全身照射。偶见于特大核事故及核战争条件下瞬时受到特大剂量照射的人员。

受照剂量为 50 ~ 100 Gy，病程 2 天左右，受照后出现站立不稳、蹒跚步态等共济失调，定向力和判断力障碍，肢体或眼球震颤，强直抽搐，角弓反张等征象。如受照剂量 > 100 Gy，则受照后意识丧失，瞳孔散大，大小便失禁，血压下降，休克，昏迷，患者很快死亡，病程仅数小时。

三、骨髓型、肠型和脑型急性放射病的鉴别诊断

急性放射病分型诊断的要点是肠型与极重度骨髓型及脑型放射病的鉴别。根据受照后患者的临床表现、受照剂量及病程即可区分三型放射病。

四、治疗原则

根据病情程度和各期不同特点，尽早采取中西医综合治疗措施。

1. 骨髓型急性放射病的治疗原则

（1）轻度：一般不需特殊治疗，可采取对症处理，加强营养，注意休息。对症状较重或早期淋巴细胞数较低者，必须住院严密观察和给予妥善治疗。

（2）中度和重度：根据病情采取不同的保护性隔离措施，并针对各期不同临床表现，制订相应的治疗方案。

初期：镇静、脱敏止吐、调节神经功能、改善微循环障碍，尽早使用抗辐射药物。

假愈期：有指征地（白细胞总数低于 $3.0 \times 10^9/L$，皮肤黏膜出血）预防性使用抗菌药物，主要针对革兰阳性细菌，预防出血，保护造血功能。当白细胞总数低于 $2.0 \times 10^9/L$、血小板数低于 $50 \times 10^9/L$ 时，及早使用造血生长因子（rhG – CSF/rhGM – CSF），也可输注经 γ 射线 15 ~ 25 Gy 照射的新鲜全血或血小板悬液。

极期：根据细菌学检查或对感染源的估计，积极采取有效的抗感染措施（特别注意针对革兰阴性细菌）。消毒隔离措施要严密，根据需要和可能使用层流洁净病室。控制出血，减轻造血损伤，输注经 γ 射线 15 ~ 25 Gy 照射的新鲜全血或血小板悬液。纠正水、电解质紊乱。注意防止肺水肿。

恢复期：强壮治疗，促进恢复。

（3）极重度：可参考重度的治疗原则。但要特别注意尽早采取抗感染、抗出血等措施。及早使用造血生长因子。注意纠正水、电解质紊乱，可保留 Hickman 导管插管，持续输液，积极缓解胃肠和神经系统症状，注意防治肠套叠。在大剂量应用抗菌药物的同时，要注意霉菌和病毒感染的防治。一般对受照 9 Gy 以上的患者，有人类白细胞抗原（HLA）相合的合适供者时，可考虑同种骨髓移植，注意抗宿主病的防治。

2. 肠型急性放射病的治疗原则　根据病情程度，采取积极综合对症的支持治疗，特别注意早期的妥善处理。

（1）对轻度肠型放射病患者尽早无菌隔离，纠正水、电解质紊乱和酸碱失衡，改善微循环障碍，调节自主神经系统功能，积极抗感染、抗出血，有条件时及时进行骨髓移植。

（2）对于重度肠型放射病患者应用对症治疗措施，减轻患者痛苦，延长生命。

3. 脑型急性放射病的治疗原则　减轻患者痛

苦,延长患者存活时间。可积极采用镇静剂制止惊厥,快速给予脱水剂保护大脑,抗休克,使用肾上腺皮质激素等综合对症治疗。

4.急性放射病临床治愈后的处理原则 长期脱离射线工作,病情稳定后进行严密医学随访观察和定期健康检查,注意可能发生的远期效应,并予以相应的处理。根据恢复情况可疗养、休息或安排适当工作。

第二节 外照射亚急性放射病

放射工作人员或非放射工作人员长期接触导致本病。使体内累积接受大于全身均匀剂量1 Gy的外照射,在较长时间(数周至数月)内连续或间断累积接受大于全身均匀剂量1 Gy的外照射,出现:①全血细胞减少及其有关症状;②淋巴细胞染色体畸变中既有近期受照射诱发的非稳定性畸变,同时又有早期受照残存的稳定性畸变,二者均增高;③骨髓检查增生减低,如增生活跃须有巨核细胞明显减少及淋巴细胞增多。

一、临床表现

1.轻度

(1)发病缓慢。贫血、感染、出血较轻。血象下降较慢,骨髓有一定程度损伤。

(2)血象:血红蛋白,男 <120 g/L,女 <100 g/L;白细胞计数 <4×10^9/L;血小板计数 <80×10^9/L。早期可能仅出现其中两项异常。

(3)骨髓象:骨髓粒、红、巨核系中二系或三系减少,至少有一个部位增生不良,巨核细胞明显减少。

2.重度

(1)发病较急,贫血进行性加剧,常伴感染、出血。

(2)血象:血红蛋白 <80 g/L,网织红细胞 <0.5%,白细胞 <1.0×10^9/L,中性粒细胞绝对值 <0.5×10^9/L,血小板 <20×10^9/L。

(3)骨髓象:多部位增生减低,粒、红、巨核三系造血细胞明显减少;如增生活跃,须有淋巴细胞增多。

二、诊断检查

1.在较长时间(数周至数月)内连续或间断累积接受大于全身均匀剂量1 Gy的外照射。

2.全血细胞减少及其有关症状。

3.淋巴细胞染色体畸变中既有近期受照射诱发的非稳定性畸变,同时又有早期受照残存的稳定性畸变,二者均增高。

4.骨髓检查增生减低,如增生活跃须有巨核细胞明显减少及淋巴细胞增多。

5.能除外其他引起全血细胞减少的疾病,如阵发性睡眠性血红蛋白尿,骨髓增生异常综合征中的难治性贫血,急性造血功能停滞,骨髓纤维化,急性白血病,恶性组织细胞病等。

6.一般抗贫血药物治疗无效。

7.可伴有下列检查的异常:①微循环障碍;②免疫功能低下;③凝血机制障碍;④生殖功能低下。

三、治疗方案

1.脱离射线接触,禁用不利于造血的药物。

2.保护并促进造血功能的恢复,可联合应用男性激素或蛋白同化激素与改善微循环功能的药物,如654-2等。

3.纠正贫血,补充各种血液有形成分以防治造血功能障碍所引起的并发症。

4.增强机体抵抗力,肌注丙种球蛋白;较重病例有免疫功能低下者,可静脉输注免疫球蛋白或应用增强剂。

5.白细胞 <1.0×10^9/L 时,实行保护性隔离。

6.其他抗感染、抗出血等对症治疗。

7.注意休息,加强营养,注意心理护理。

第三节 外照射慢性放射病

外照射慢性放射病是放射工作人员在较长时间内连续或间断受到超剂量当量限值的外照射,达到一定累积剂量当量后引起的以造血组织损伤为主并伴有其他系统改变的全身性疾病。

一、病因

1.有长期连续或间断超剂量当量限值照射史,法定个人剂量记录显示平均年剂量0.15 Gy以上或最大年剂量0.25 Gy,累积剂量当量达到或超过1.5 Gy。

2.接触射线以前身体健康,接触数年后出现明显的无力型神经衰弱症状,其症状消长与脱离及接触射线有关。

3.可有出血倾向。

4.接触射线以前造血功能正常,接触数年后,血象经多次动态观察证明造血功能异常(采血部位应固定,以便自身对照)。

二、临床表现

1.体液免疫降低。

2.细胞免疫降低。

3.淋巴细胞转化功能降低。

4.易于感染,全身抵抗力下降。

5.生殖功能降低。

三、诊断

外照射慢性放射病目前尚无特异性诊断指标,必须根据照射史、个人剂量档案、受照累积剂量当量、临床表现和实验室检查,结合健康档案进行综合分析,排除其他因素和疾病方能做出诊断。

Ⅰ度:具备以下各项者可诊断为Ⅰ度:有长期连续或间断超剂量当量限值照射史;法定个人剂量记录显示平均年剂量0.15 Gy以上或最大年剂

量0.25 Gy,累积剂量当量达到或超过1.5 Gy。

1.接触射线以前身体健康,接触数年后出现明显的无力型神经衰弱症状,其症状消长与脱离及接触射线有关。

2.可有出血倾向。

3.接触射线以前造血功能正常,接触数年后,血象经多次动态观察证明造血功能异常(采血部位应固定,以便自身对照)。

Ⅱ度:

1.有较顽固的自觉症状,有明显的出血倾向。

2.白细胞数持续在$3.0 \times 10^9 / L$以下;白细胞数持续在$(3.0 \sim 4.0) \times 10^9 / L$,兼有血小板数和(或)血红蛋白量持续减少。

3.骨髓增生低下。

4.具有一个系统或一个系统以上异常。

5.脱离射线及积极治疗后恢复缓慢。

四、治疗方案

1.Ⅰ度:脱离射线,中西医结合对症治疗,加强营养,每年检查1次,以后每2年全面检查1次。在此期间根据健康状况,可参加非放射性工作。恢复后,再继续观察1年,临床确认治愈则不再按外照射慢性放射病Ⅰ度诊断。

2.Ⅱ度:脱离射线,住院积极治疗,全休。必要时进行疗养,定期随访,1~2年全面复查1次。根据恢复情况可考虑参加力所能及的非放射性工作。

3.待遇和处理办法按国家关于职业病的有关规定办理。

五、疾病预防

长期脱离射线工作,注意可能发生的远期效应。

第四节　慢性内照射放射病

慢性内照射放射病是经物理、化学等手段证实有过量放射性核素进入人体,形成放射性核素内污染,其有效累积剂量当量可能大于 1.0 Sv;或者较长有效生物半衰期的放射性核素,一次或多次进入体内,使机体放射性核素摄入量超过相应的年摄入量限值几十倍以上。

经物理、化学等手段证实有过量放射性核素进入人体,形成放射性核素内污染,其有效累积剂量当量可能大于 1.0 Sv;或者较长有效生物半衰期的放射性核素,一次或多次进入体内,使机体放射性核素摄入量超过相应的年摄入量限值几十倍以上。

放射性核素长期超量蓄积在体内,可引起慢性内照射放射病。战时在没有防护设备下,在沾染地区停留过久,或长期处于核爆炸后的下风向及早期落下灰沉降区,可造成内照射放射损伤。此外,生产和使用开放性核素过程中,缺乏防护措施,放射性核素可通过消化道、呼吸道和损伤的皮肤进入体内。

一、病因

现代放疗技术的发展推动了内照射广泛的应用。内照射是直接把放射源插入肿瘤或其周围组织,以此方式照射肿瘤细胞。放射源可注射、贮于特殊的施源器内或通过针或种子型小管植入。

1.体内放射治疗　是将放射性同位素通过血管内注入或放入脏器,如膀胱或腹部。

最常用的全身治疗方式涉及用放射性[131]碘,它有时用于甲状腺肿瘤。它在甲状腺癌中应用是有限的,因为许多甲状腺癌不能摄取碘。但如果在预试验中甲状腺癌能摄取碘(给予的[131]碘同位素将在腺体内浓聚),因此可给予高放射剂量,而其他组织免于受损。

锶-89 用于治疗来自前列腺癌和乳腺癌的骨转移,血管内给药。这种治疗初步应用即在临床已显示出可喜的治疗前景。

2.间质放疗　也称近距离放疗,是直接将放射源放入肿瘤内或周围组织。最常用于头颈部肿瘤、前列腺肿瘤、乳腺肿瘤。它也可与外照射联合应用。有两种植入类型:

(1)永久植入:如用金或碘的放射源直接置入受侵脏器。例如,碘-125 源用于前列腺癌。通过数周或数月,放射源对肿瘤缓慢释放特定剂量的射线。

可去除植入是最常见的间质放疗法。手术在全麻醉下进行,将一细而中空的不锈钢针管入肿瘤。一旦置入的位置满意,Teflon(聚四氟乙烯)导管通过针管到达肿瘤,撤出钢质针管,留置 Teflon 管在肿瘤部位。结束手术,送患者回病房。在病房内,一根细条状的放射源通过 Teflon 管送达肿瘤部,此种方法称为"后装"放疗。

用计算机制订治疗计划,选定每个放射源特定的强度,提供在一定时期内肿瘤体积确需的剂量。一旦剂量达到,撤出管子和放射源。此种植入方式常用于头颈部肿瘤,或作为乳腺癌局部切除术后外放射源治疗的补加照射。

多数间质放疗用多根导管或放射源留置在肿瘤内 2~3 天。

(2)单一、可移动的放射源:它是置于柔性金属丝末端极小的高密度放射源。在计算机控制下,可进出的梭形治疗施源器按设定的时间停在预定的位点。用此法,门诊患者可完成总共 5~10 分钟的全部治疗。

一些治疗中心使用高剂量比内置放射源,患者经镇静处理后,在技术员指导下用远距离控制器置入施源器。内放射源放入一个特定的位置,每次几秒。此法要几个内置放射源,疗程要几周。其主要优点是不会出现因卧床久而致肺栓塞的风险。

3.腔内放疗　此法最常用于妇科肿瘤,如子宫肿瘤。特别设计的中空施源器在全麻或硬膜外麻醉下送入子宫。术中摄X线片确定位置，一旦位置满意，结束手术。在回病房后，将内含特定需要量的放射同位素源的细塑料管子置入中空的施源器。放射源和施源器放置48～72小时，在此期间患者应卧床休息。放射源照射剂量应达特定的时间，一旦剂量达到，撤去施源器和放射源。

此法最大优点是对肿瘤给予高剂量放疗，同时快速撤出放射源，给予周围结构最大的保护。

4. 管腔内放疗　此种方法限于一些中空器官，如食管和胆道。例如，在食管癌患者中，用特别设计的管子放入食管腔内。然后在X线监视下（或在纤维内镜导引下）几个小放射源放入导管中正对肿瘤的位置。肿瘤接受高剂量放疗，同时周围组织受量减少。腔内放疗通常与体外放疗联用。

5. 健康危害　造成体内污染放射性核素的来源主要有核工业生产中的开采矿石，放射性核素生产中的各个工序，工、农、医等行业中应用放射性核素的各个环节，反应堆和核动力装置的运行和维修等方面。

放射性核素进入人体的主要途径是通过消化道、呼吸道，也可透过皮肤或从伤口吸收。如放射性核素可随污染的食品、水经口进入消化道，或以气态、气溶胶或粉尘状态经呼吸道进入人体。大部分放射性核素不易透过健康皮肤进入人体，但有一些气态的放射性核素（如氚、氡、碘等）和某些可溶性的放射性核素（如磷、铝等）也可经健康皮肤进入体内；特别是当皮肤破损时，则可大大增加吸收的速度和吸收率，如^{147}Pm（放射性钷元素）经擦破的皮肤吸收率比正常皮肤高几十倍。

来自体外的那些放射性核素一次或较短时间（数日）内进入人体，使全身在较短时间内，均匀或比较均匀地受到照射，其有效累积剂量当量可能大于1.0 Sv（西沃特，为剂量当量的国际单位）；或在相当长的时间内，放射性核素多次进入体内或较长有效半衰期的放射性核素一次或多次进入体内，致使机体放射性核素摄入量超过相应的年摄入量限值几十倍以上，即可引起内照射放射病。

内照射放射损伤的特点是：放射性核素在体内长时间持续作用，新旧反应或损伤与修复同时并存；靶器官损伤明显，如骨髓、网状内皮系统、肝、肾、甲状腺等。另外，某些放射性核素本身的放射性虽很弱，但具有很强的化学毒性，如铀对机体的损伤就是以化学毒性为主。此外，内污染还可能造成远期效应，对人体健康产生更为深远的危害。

二、临床表现

1. 内照射放射损伤取决于进入体内的放射性物质所致电离密度大小，因而α衰变的核素危害性最大，β和γ衰变次之。与外照射不同，放射性核素在体内滞留时，按衰变规律不断释放射线，形成持续性照射。在放射性核素全部从机体内排出或全部衰变完后，对机体的照射作用才停止。

2. 放射性核素进入体内的吸收、分布和排泄过程较为复杂。因核素的理化特性、进入体内的途径以及体内蓄积部位的不同，不同放射性核素的吸收量、蓄积部位、排出速度有很大差别。某些放射性核素选择性蓄积于某些器官，造成靶器官的严重损伤。如亲骨型核素（锶-90、镭-226、钚-239），对骨髓造血功能和骨骼的损伤严重，晚期可诱发骨肿瘤。沉积于网状内皮系统的核素（钍-232、铈-144、钋-210等）对肝、脾损伤较重，引起中毒性肝炎，晚期可诱发肝肿瘤。亲肾型核素（铀-238、钌-106等）可引起肾脏损害，出现肾功能不全。

3. 不易由胃肠道吸收的放射性核素，从口腔进入后，绝大部分由肠道排出体外。气态及挥发性的核素，主要经呼吸道迅速排出。机体中某些代谢产物，能影响放射性核素在体内的蓄积和排出，如胆酸、乳酸、柠檬酸等。锶、镭等理化特性类似于钙，与骨组织结合能力很强，因此排出率很低，晚期几乎不排出。

4. 某些核素的放射性虽较弱，但进入体内可产生化学毒性作用。如铀、钍对机体的损伤，化学毒性是主要因素。

5. 长期小量的放射性核素进入体内，形成一定量体负荷或肺负荷的内污染病例，与慢性外照射放射病患者不尽相同,机体可无近期放射性损伤征象,主要表现为远期效应,经过较长潜伏期,可以发生骨质疏松、恶性肿瘤等。

三、诊断

内照射放射病是极少见的疾病。诊断的成立首先需经物理、化学等手段证实有过量放射性核素进入人体,形成放射性核素内污染,其有效累积剂量当量可能大于 1.0 Sv;或者较长有效生物半衰期的放射性核素,一次或多次进入体内,使机体放射性核素摄入量超过相应的年摄入量限值几十倍以上。

其次,要有该放射性核素所致的特征性效应,如对选择性分布的放射性核素,应有相应靶器官损害的临床表现,同时伴有神经衰弱症候群和造血功能障碍等全身表现。靶器官的损害,因放射性核素种类而异;放射性碘引起甲状腺功能低下或甲状腺结节形成;镭、钍等亲骨性放射性核素,引起骨质疏松和病理性骨折;稀土元素和以胶体形式进入体内放射性核素,引起网状内皮系统的损害。

最后还要有类似外照射放射病的全身性表现,经综合分析,方能做出诊断。

四、治疗方案

1. 除一般治疗和外照射放射病相同外,主要通过减少吸收和加速放射性核素的排出来治疗,关键是争取时间及时用药。

2. 经胃肠道吸收的放射性核素,可通过催吐,洗胃,服沉淀剂、吸附剂、导泻剂等方法,减少胃肠道内的吸收。锶、钡、镭等二价放射性核素可用硫酸钡、磷酸二钙、氢氧化铝凝胶等沉淀剂或用吸附

剂活性炭处理。褐藻酸钠有阻止锶、镭等放射性核素从肠胃道吸收的作用。

3. 经呼吸道吸入放射性核素时,应及时用棉签拭去鼻腔内污染物,用 1% 麻黄素滴鼻,或鼻咽部喷入 1:1 000 肾上腺素使血管收缩,然后用生理盐水冲洗。也可用祛痰剂,使残留在呼吸道内的放射性核素随痰排出。

4. 已沾染的伤口可用生理盐水或 3% 肥皂水冲洗,必要时则需扩创。

5. 已进入体内的放射性核素,应及时选用合适的促排药物加速从体内的排出。氚进入人体后,在体内很快与水达到平衡,可通过大量饮水加速水代谢的方法,以达到加速氚的排出。

五、预防

防止放射性核素对工作人员的内污染,应改进操作工艺,改善安全防护设备,同时应健全防护制度。严格遵守操作规程,做好个人防护,养成良好卫生习惯。在放射性工作场所内严格禁止吸烟、进食或存放食具。

1. 从事放疗的工作人员应加强个人防护,防止放射性核素进入体内。

2. 对接受放疗的患者,需严格掌握放疗的适应证,合理设计照射方法,制定正确的照射剂量。

3. 接触可能会造成内污染放射性核素的从业人员应做好个人防护工作,防止放射性核素进入体内。

4. 放射性工作从业人员,应做好上岗前及在岗期间每年 1 次的体检,必要时需进行应急健康检查。凡查出职业禁忌证者应禁止或脱离放射性工作。

第五节　放射性复合伤

放射性复合伤是指在战争时核武器爆炸和平时核事故发生时,人体同时或相继发生以放射损

伤为主的复合烧伤、冲击伤等的一类复合伤。核爆炸时可发生多类复合伤,主要为放烧冲复合伤、

放烧复合伤、放冲复合伤以及不复合放射损伤的烧冲复合伤。

目前对放射复合伤尚无统一的分类方法,放射复合伤中各种损伤的名称按损伤的主次排列顺序可分为:①放烧冲复合伤:以放射损伤为主,复合烧伤与冲击伤。②放烧复合伤:以放射损伤为主,复合烧伤。③放冲复合伤:以放射损伤为主,复合冲击伤。

一、放烧冲复合伤

以放射损伤为主,复合烧伤、冲击伤可加重放射损伤效应。其特点是死亡率高,存活时间短;病程短,症状出现早;休克多见;感染难以控制;造血组织破坏严重;烧伤和创伤愈合困难等。

1.临床表现 放烧冲复合伤的病程及临床表现与急性放射病的特点相同,有明显的阶段性。病情严重程度主要取决于辐射剂量。现就各度放烧冲复合伤临床经过简述如下。

(1)轻度放烧冲复合伤:辐射剂量一般在 1 Gy 以上,临床分期不明显。伤后数天内可出现疲乏、头晕、失眠、恶心和食欲减退等一般症状。有的在伤后 3~4 周可见到体表出血点。烧伤创面在早期可发生感染,伴有一过性发热,一般在数天内降至正常。造血组织损伤轻,外周血白细胞波动较大,早期可有轻度降低;当创面感染时,白细胞可以增高,主要是中性粒细胞增加。血红蛋白变化不明显。

(2)中度放烧冲复合伤:辐射剂量一般在 2 Gy 以上,临床经过呈阶段性。初期主要表现为疲乏无力、头昏、目眩、恶心、呕吐和食欲减退等症状。感染发热比急性放射病出现早,持续时间可超过 1 周。极期发生呕吐、腹泻、皮肤黏膜出血。白细胞早期可有一过性升高,继而减少。淋巴细胞在伤后 1 天即有明显下降。下降程度与辐射剂量一致。血红蛋白轻度减少,整个病程约 3 个月。

(3)重度放烧冲复合伤:辐射剂量一般在 3 Gy 以上。病程有明显阶段性,与同剂量急性放射病相比明显加重。其病程发展快,假愈期缩短。极期提前并延长,伤后早期即可有一过性发热,极期

感染发热出现早。一般状况恶化,厌食、恶心、腹泻等胃肠症状更为严重,皮肤黏膜出血、便血都比同剂量急性放射病出现早而重。

当有肺部损伤和鼻黏膜烧伤时,常见严重肺出血和鼻出血。伤后白细胞下降速度与急性放射病大致相似。最低值出现早,数更低。贫血发生早而严重。与此同时,由于放射损伤的影响,烧伤、创伤及骨折等愈合慢。伤口感染重,易出血,创面炎症反应弱,肉芽组织苍白、脆弱,极期前未愈合者到极期不易愈合。有骨折者骨痂形成慢,可形成骨不连或假关节。全身感染如肺炎、败血症等也容易发生。水、电解质平衡失调和代谢紊乱等更加明显。

(4)极重度放烧冲复合伤:辐射剂量一般在 4 Gy 以上。病情极重,发展快,无明显假愈期。平均伤后 2 天开始发热,牙龈炎、扁桃体炎。拒食、恶心、呕吐、腹泻等消化道症状亦同时出现。机体很快衰竭,白细胞下降速度快,降低程度更重,死亡率很高。

2.诊断 根据事故的性质、受照人员的具体情况(如所处位置、活动范围和时间)、现场监测情况、个人剂量仪读数、体表测量结果等,可综合判定受照剂量和放射性污染水平,以及可能发生复合伤的类型。实验室检查中,伤后 1 天血清肌酸激酶(CK)和天门冬氨酸氨基转移酶(AST)明显增高,早期血尿素氮(BUN)明显升高和二氧化碳结合力下降,具有重要的诊断意义。

3.治疗

(1)急救。放烧冲复合伤的急救,包括止血、包扎、骨折固定和防休克、防窒息等;如有放射性核素污染伤口时,先用纱布或棉花填塞后包扎,以保护伤口和减少放射核素的吸收,并迅速撤离污染区。

(2)中度以上的放烧冲复合伤具有互相加重的效应,故在治疗中应特别注意防治休克,早期采用抗放措施,加强感染防治,保护和改善造血功能,防止出血,纠正水、电解质紊乱。病情严重者可输注血液有形成分、胎肝悬液及进行骨髓移植等。

（3）对烧伤、冲击伤的外科处理基本上与一般外科治疗原则相同，只是由于急性放射病的影响，治疗时应注意手术时间的选择，手术宜在初期和假愈期进行，力争伤口与创面在极期到来之前愈合。尽量采用针刺麻醉或局部麻醉而少用全身麻醉。对开放性骨折，应尽早手术，力争在极期前转为闭合性骨折。固定治疗的时间也要适当延长。

二、放烧复合伤

放烧复合伤是指人体同时或相继发生放射损伤为主，复合烧伤的一类复合伤。受照剂量超过1 Gy，烧伤多为皮肤烧伤，也可同时发生呼吸道烧伤或眼烧伤（外眼烧伤及视网膜烧伤）。

1. 伤情分度

（1）轻度放射损伤复合轻度烧伤为轻度放烧复合伤。

（2）中度放射损伤复合轻度烧伤为中度放烧复合伤。

（3）重度放射损伤复合轻度烧伤，或中度放射损伤复合中度烧伤，一般为重度放烧复合伤。

（4）极重度放射损伤复合各度烧伤，或重度放射损伤复合中度或重度烧伤，均为极重度放烧复合伤。

2. 临床表现　放烧复合伤的伤情可分为轻度、中度、重度及极重度四级。中、重度放烧复合伤的病程经过可分为休克期、局部感染期、极期及恢复期。轻度病程经过轻，分期不明显；极重度病程经过极重，往往休克期过后即进入极期。

（1）休克期：是放烧复合伤病程的第一期，伤后最初数天内出现烦躁不安、口渴、恶心、呕吐、腹泻，烧伤局部体液丢失，血液浓缩，外周血白细胞、血小板数短暂上升，然后下降。

（2）局部感染期：是放烧复合伤病程的第二期，神经和胃肠症状缓解或消失，但造血功能障碍继续发展，烧伤创面炎性反应减弱并发生感染。

（3）极期：是放烧复合伤病程发展到最严重的时期。全身状况恶化，再次发生呕吐、腹泻，造血功能障碍处于低谷，并发全身感染，烧伤创面也易感染、出血，肉芽组织和上皮再生延迟以至停止。

（4）恢复期：如病情不严重或经适当治疗，可进入恢复期。此期病情好转，上述症状和体征逐渐消失，造血功能恢复，烧伤创面肉芽组织和上皮再生修复。

3. 诊断　依据受伤史、个人剂量监测记录或现场受照个人剂量调查结果提供的受照剂量、烧伤伤情、临床表现、实验室检查结果，结合健康档案进行综合分析，在查明两种单一伤严重程度的基础上，参照两种单一伤均达中度以上时复合伤伤情可有相互加重效应的特点，做出复合伤伤情诊断。

（1）放射损伤及其严重程度可参照外照射急性放射病诊断标准进行诊断，合并有烧伤者可诊断为放烧复合伤。

（2）烧伤可由核爆炸光辐射或火焰引起，也可由两者合并引起。烧伤深度判定均取三度四分法（一度、浅二度、深二度和三度），烧创面积按中国九分法或手掌法判定。对光辐射烧伤，应注意视网膜烧伤和衣下烧伤。

（3）鼻毛烧焦，鼻黏膜红肿，并出现咳嗽、声音嘶哑、呼吸困难，以致咳出脱落的气管黏膜，X线检查呈肺水肿阴影等症者，可诊断有呼吸道烧伤。

（4）有眼前核爆炸火球史，并出现视觉异常、畏光、流泪、疼痛、视力减退，眼底检查黄斑部有烧伤病灶者，可诊断视网膜烧伤。

（5）由于烧伤易于察觉，诊断的重点是有无复合放射损伤及其程度。如烧伤并伴有放射病的初期症状，恶心、呕吐及腹泻，可早期诊断为放烧复合伤。

4. 治疗　根据伤情和病期不同，采取综合救治措施。

（1）急救。包括灭火、遮盖创面，镇静、止痛、保暖、口服补液防治休克，口服抗菌药预防感染，防治窒息。

（2）静脉输注低分于右旋糖酐，对症治疗及补充营养。

（3）预防注射破伤风类毒素。

（4）伤后3天内，尽早应用有治疗作用的辐射防治药及升高白细胞药。

(5)保护造血功能,防治出血,纠正微循环障碍及水、电解质紊乱。

(6)伤后已服抗菌药,若出现体温不降或白细胞降至2.0×10^9/L时,应改用敏感抗菌药;如使用3天仍不能控制感染,应联合使用大剂量广谱抗生素,并注意防治霉菌及病毒感染。

(7)外周血血小板降至20×10^9/L或有严重出血时,可输注血小板悬液,悬液输注前必须经$15 \sim 25$ Gy γ射线照射处理。

(8)对中度以上伤员,消毒隔离措施要严密,根据需要和可能使用层流洁净病室。

(9)对极重度伤员,可考虑同种异基因骨髓移植,并注意抗宿主病的防治。对胸部受照者,要重视后期间质性肺炎的防治。

(10)烧伤创面处理:①早期清创用生理盐水和0.1%新洁尔灭溶液清洗创面,创面如有放射性核素沾染,应尽早消除沾染,并可与早期清创结合进行。②在二度烧伤创面上涂布具有杀菌、消炎、收敛作用和促进愈合的制剂,防止创面感染。③对三度烧伤一般应尽早切(削)痂自体植皮,争取极期前闭合创面,变复合伤为单一伤,但具体实施须根据整体病情综合考虑。烧创面积小于10%,伤员状况较好,可采用早期切痂自体植皮。如烧创面积较大但仍能耐受切痂手术,可做异体植皮或异体皮和自体皮相间植皮,覆盖创面,度过极期,再行自体植皮。如整体伤情较重不宜手术,则应严密保痂,在加强全身治疗的同时,切实防治创面感染(特别是创面脓毒症),待进入恢复期后再行脱痂或去痂自体植皮。④取皮和植皮时,可选用局部麻醉,或氯胺酮静脉复合麻醉。

(11)合并呼吸道烧伤时,应清洁口腔,喉头水肿有窒息危险时应及时做气管切开,支气管痉挛时应给予支气管扩张剂,吸入氧气,保持呼吸道湿润。

(12)合并视网膜烧伤时,应采取促进水肿吸收、控制炎症和减少瘢痕形成的措施。可用考的松、高渗葡萄糖、碘化钾及多种维生素等治疗。

三、放冲复合伤

放冲复合伤是指人体同时或相继发生的放射损伤为主,复合冲击伤的一类复合伤。冲击伤是由于核爆炸或其他爆炸所产生的冲击波,作用于人体引起的损伤。如冲击波直接作用于人体引起的损伤,称直接冲击伤;如冲击波通过物体、建筑物等作用于人体引起的损伤,称间接冲击伤或称创伤。

1. 伤情分度　放冲复合伤的伤情可分为轻度、中度、重度及极重度四级。

(1)轻度放射损伤复合轻度冲击伤为轻度放冲复合伤。

(2)中度放射损伤复合轻度冲击伤为中度放冲复合伤。

(3)重度放射损伤复合轻度冲击伤,或中度放射损伤复合中度冲击伤,一般为重度放冲复合伤。

(4)极重度放射损伤复合中、重度冲击伤为极重度放冲复合伤。

2. 临床表现

(1)轻度:可发生轻度脑震荡、听觉器官损伤、内脏出血点或皮肤擦伤等。临床表现有一过性精神恍惚、头痛、头昏、耳鸣、听力减退、鼓膜充血或破裂,一般无明显的全身症状。

(2)中度:可发生脑震荡,严重听觉器官损伤,内脏多处斑点状出血,肺轻度出血、水肿,软组织挫伤和单纯脱臼等。临床可表现一时性意识丧失、头痛、头昏、耳痛、耳鸣、听力减退、鼓膜破裂、胸痛、胸闷、咳嗽、痰中带血,有时可闻及啰音,伤处肿痛,活动受限。

(3)重度:可发生明显的肺出血、水肿、腹腔脏器破裂、骨折等。临床表现为胸痛、呼吸困难、咳血性痰,胸部检查有浊音区和水泡音。腹痛、腹壁紧张及压痛,血压下降,有不同程度的休克和昏迷,并有骨折局部的相应症状和体征。

(4)极重度:可发生严重肺出血、肺水肿,肝、脾严重破裂,颅脑严重损伤。临床可表现呼吸极度困难,发绀,躁动,胸部有浊音区、干湿啰音,喷出血性泡沫样液体,有危重急腹症症状,处于严重的休克或昏迷状态。

3. 诊断

(1)诊断原则:依据受伤史,个人剂量监测记录或现场受照个人剂量调查结果提供的受照剂量,查明冲击伤的部位和严重程度,结合临床表现及实验室检查结果,参照健康档案,进行综合分析,做出正确判断。诊断的重点是受照剂量和内脏冲击伤。

(2)诊断标准:放射损伤及其严重程度可参照外照射急性放射病诊断标准进行诊断,合并以下一种或多种损伤者,可诊断为放冲复合伤。

1)复合听器伤时,发生耳鸣、耳痛、听力障碍,外耳道流出浆液或血性液,耳镜检查可见鼓膜穿孔、出血等。

2)复合胸部伤时,如有肺损伤,会出现胸痛、咳嗽、咳血性泡沫痰及呼吸困难。X 线检查:有肺出血时,肺野内呈片状阴影;有胸腔积血时,肺野下部可见上缘呈弧形的阴影;有气胸时,显示伤侧胸腔积气,肺脏被压缩,纵隔偏向健侧。有心脏损伤时,会出现心前区痛、胸闷、憋气感和出冷汗,心电图检查显示心肌损害。

3)复合腹部伤时,发生腹痛、压痛、腹肌紧张,肠鸣音减弱或消失及气腹等。重者可有烦躁不安、口渴、舌干、脸色苍白、心动过速、血压下降等出血性休克的表现。腹腔穿刺、腹腔灌洗、X 线检查、B 超检查等都有确定诊断的意义。

4)复合骨折时,有伤处疼痛、出血、肿胀及活动障碍,X 线检查可获明确诊断。

5)复合闭合性颅脑损伤时,有脑震荡、脑挫伤、脑受压(颅内血肿等)等的临床表现。

6)复合肢体挤压伤时,伤肢显著肿胀,变实而少弹性,麻木或瘫痪,远端动脉搏动减弱或消失,可出现低血容量休克和肌红蛋白尿等。

7)复合软组织伤时,可有挫伤、撕裂伤及飞射物、碎玻璃片所致损伤等的临床表现。

8)复合眼损伤时,可有相应的眼部临床表现。

四、治疗

根据整体伤情和不同的受伤部位,采取综合治疗。对有较重的内脏伤者,应卧床休息,避免负荷,以防加重肺出血、肺水肿、内脏血肿破裂和发生心力衰竭等。

1. 现场急救　包括止血、固定、包扎、止痛、防休克、防窒息等。

2. 全身治疗　①预防注射破伤风类毒素。②输血、补液防治休克。如有肺损伤,应控制输注的量和速度,防止发生或加重肺水肿。③使用辐射防治药,防治感染、出血,输注血小板、胎肝细胞及骨髓移植等。

3. 局部处理　①复合听器伤时,外耳道塞以消毒棉球防止感染。如已感染,用4%温热硼酸水清洗后,置纱布条引流,鼓膜穿孔可于恢复期做成形术。②复合胸部伤时,有肺损伤者应保持呼吸道通畅,吸入95%酒精雾化氧,给予促进水肿吸收的药物;有血胸应做胸腔穿刺排空积血,不易抽吸干净的血胸,应做闭式引流术;开放气胸应立即严密封闭包扎伤口,张力性气胸应做闭式引流排气。有心脏伤时应适当休息,避免活动,对症治疗;有心力衰竭时,使用西地兰或毒毛旋花子甙 K。③复合腹部伤时,如肝、脾血肿,胃肠损伤,应绝对卧床休息和对症治疗;如有肝、脾破裂,胃肠穿孔,应做急诊手术进行止血和修补。④复合骨折时,应尽早进行骨折复位固定手术,骨折固定时间比一般骨折延长,具体时间根据临床表现和 X 线检查结果而定。⑤复合颅脑损伤时,轻者(脑震荡)给予镇静、止痛、卧床休息;重者尽早手术,如头皮断裂伤的修补术、颅骨骨折的整复术及颅内血肿清除术等。⑥复合软组织伤并有放射性核素沾染时,应尽早消除沾染;有过量放射性核素进入体内时,应进行放射性核素加速排出治疗;软组织伤早期扩创后,做初期缝合或延期缝合。⑦复合肢体挤压伤时,应固定伤肢,避免不必要的活动,沿伤肢纵轴行深筋膜切开降压术,术后用厚层敷料包扎固定。注意防治急性肾功能衰竭。⑧复合眼损伤时,经急救后由眼科医师处理。⑨手术麻醉应采用局部麻醉,氯胺酮与 γ-羟基丁酸钠,氯胺酮与度冷丁或普鲁卡因复合麻醉等比较安全。在休克期、局部感染期和恢复期可酌情采用吸入麻醉及静脉麻醉,但复合肺冲击伤和呼吸道烧伤时,禁用乙醚麻醉。

4. 放冲复合伤治疗后,经治疗已确认临床治愈者,应进行严密医学随访观察和定期健康检查,注意可能发生的伤残和远期效应,并予以相应的处理。

第六节　放射性皮肤疾病

皮肤属于对电离辐射敏感的组织。根据电离辐射的性质、剂量、暴露时间的长短,可以发生急性、慢性放射性皮肤损伤和皮肤癌。本节只介绍急、慢性放射性皮肤损伤。急性放射性皮肤损伤是身体局部受到一次或短时间(数日)内多次大剂量(X、γ 及 β 射线等)外照射所引起的急性放射性皮炎及放射性皮肤溃疡。慢性放射性皮肤损伤是由急性放射性皮肤损伤迁延而来的,或由小剂量射线长期照射(职业性或医源性)后引起的慢性放射性皮炎及慢性放射性皮肤溃疡。

一、临床表现

1. 急性放射性皮肤损伤分为四期。

(1)初期反应:受照后数小时到数天,可见初期红斑,持续一至数天,很易被忽略。剂量大时可有轻度水肿、瘙痒、不适感,或有刺痛、触痛、麻木感、灼热感等。

(2)假愈期:此期症状消失,时间长短与剂量大小明显相关。剂量越大,假愈期越短,甚至可无假愈期而由初期反应直接过渡到极期。

(3)极期:初期症状重新出现,其严重程度与剂量相关。Ⅰ度皮肤损伤可有干性脱皮或脱毛,局部淋巴结可肿大,持续数周后进入恢复期。Ⅱ度皮肤损伤时,红斑更为严重。呈深紫红色,数天后出现小水疱并逐渐融合成大疱,破溃后形成糜烂面,易感染而不易愈合。Ⅲ度皮肤损伤时,照后局部麻木感,疼痛,很快出现水疱和组织坏死,溃疡有时可深达肌肉和骨髓。创面呈秽黄色并有纤维素样物质覆盖,无肉芽形成,易感染绿脓杆菌,剧痛难忍。局部淋巴结肿大,全身症状明显。

(4)恢复期:恢复程度与损伤程度密切相关。病程数月或甚至数年。

2. 慢性放射性皮肤损伤分为三度:

(1)Ⅰ度损伤:表现为皮肤干燥、粗糙、脱屑,失去弹性。毛发脱失,指纹变浅或模糊。皮肤菲薄,可有色素脱失或沉着,指甲灰暗或有纵嵴,带状色甲,甲脆易劈裂。

(2)Ⅱ度损伤:有皮肤角化过度、皲裂,较多疣状突起或皮肤萎缩变薄,指纹紊乱或消失,指甲增厚变形、变脆或外翻呈舟状甲。

(3)Ⅲ度损伤:主要出现在长期不愈的溃疡,皮肤角质突起物,指端严重角化与指甲融合。可合并肌腱挛缩、关节变形强直。甲皱微循环检查可见甲皱毛细血管袢数目减少,管袢变窄,长度缩短,扭曲变形、渗出或出血等。

二、诊断

根据 GBZ-112-2002 进行诊断。

1. 急性放射性皮肤损伤的诊断标准

(1)根据患者的职业史、皮肤受照史、法定局部剂量监测提供的受照剂量及现场受照个人剂量调查和临床表现,进行综合分析做出诊断。

(2)皮肤受照后的主要临床表现和预后,因射线种类、照射剂量、剂量率、射线能量、受照部位、受照面积和身体情况等而异。依据急性放射性皮肤损伤分度诊断标准做出分度诊断:Ⅰ度皮肤损伤可有毛囊丘疹、暂时脱毛。Ⅱ度皮肤损伤时,皮肤红斑、脱毛,假愈期为 2～6 周。Ⅲ度皮肤损伤时,局部有红斑、烧灼感,很快出现水疱和组织坏死,出现二次红斑、水疱,假愈期为 1～3 周。Ⅳ期反应为红斑、麻木、瘙痒、水肿、刺痛,出现二次红斑、水疱、坏死、溃疡,假愈期为数小时至 10 天。

(3)最后诊断,应以临床症状明显期皮肤表现为主,并参考照射剂量值。

2. 慢性放射性皮肤损伤的诊断标准

（1）局部皮肤长期受到超过剂量限值的照射，累积剂量一般大于15 Gy（有个人剂量档案），受照数年后皮肤及其附件出现慢性病变；亦可由急性放射性皮肤损伤迁延而来。应结合健康档案，排除其他皮肤疾病，进行综合分析做出诊断。

（2）慢性放射性皮肤损伤可依据慢性放射性皮肤损伤分度诊断标准做出分度诊断：Ⅰ度临床表现皮肤色素沉着或脱失、粗糙，指甲灰暗或纵嵴，带状色甲。Ⅱ度临床表现皮肤角化过度，皲裂或萎缩变薄，毛细血管扩张，指甲增厚变形。Ⅲ度临床表现坏死溃疡，角质突起，指端角化融合，肌腱挛缩，关节变形，功能障碍。

三、鉴别诊断

1. 急性放射性皮肤损伤应与日晒性皮炎、热烧伤、丹毒、糜烂性毒剂所致皮肤损伤鉴别。

2. 慢性放射性皮肤损伤的Ⅰ、Ⅱ度放射性皮炎必须与霉菌感染、扁平疣、接触性皮炎等疾病鉴别。

四、治疗

1. 急性放射性皮肤损伤的治疗　立即脱离辐射源或防止被照区皮肤再次受到照射或刺激。疑有放射性核素沾染皮肤时应及时予以洗消去污处理。对危及生命的损害（如休克、创伤和大出血），应首先给以抢救处理。

（1）全身治疗：皮肤损创面积较大、较深时，不论是否合并全身外照射，均应卧床休息，给予全身治疗。①加强营养，给予高蛋白和富含维生素及微量元素的饮食。②加强抗感染措施，应用有效的抗生素类药物。③给予维生素类药物，如维生素C、E、A及B族。④给予镇静止痛药物。疼痛严重时，可使用度冷丁类药物，但要防止成瘾。⑤注意水、电解质和酸碱平衡，必要时可输入新鲜血液。⑥根据病情需要，可使用各种蛋白水解酶抑制剂、自由基清除剂和增加机体免疫功能的药物，如超氧化物歧化酶（SOD）、α_2-巨球蛋白

（α_2-M）、丙种球蛋白制剂等。⑦必要时，可使用活血化瘀、改善微循环的药物，如复方丹参、低分子右旋糖酐等。⑧如合并内污染时，应使用络合剂促排。

（2）局部保守治疗：①Ⅰ、Ⅱ度放射性皮肤损伤或Ⅲ度放射性损伤在皮肤出现水疱之前，注意保护局部皮肤，必要时可用抗组胺类或皮质类固醇类药物。②Ⅲ、Ⅳ度放射性皮肤损伤出现水疱时，可在严密消毒下抽去水疱液，可用维斯克溶液湿敷创面，加压包扎，预防感染。③疱皮有放射性核素沾污时，应先行去污，再剪去疱皮。④Ⅳ度放射性皮肤损伤，水疱破溃形成浅表溃疡，可使用维斯克溶液外敷，预防创面感染。如创面继发感染，可根据创面细菌培养的结果，采用敏感的抗生素药物湿敷。进入恢复期后施行手术。

（3）手术治疗：①急性期应尽量避免手术治疗，因此时病变尚在进展，难以确定手术的病变范围。必要时可进行简单的坏死组织切除及生物敷料和游离皮片覆盖术。注意保护局部功能。待恢复期后再施行完善的手术治疗。②位于功能部位的Ⅳ度放射性皮肤损伤或创面大于25 cm²的溃疡，应进行早期手术治疗。

2. 慢性放射性皮肤损伤的治疗　在职业性放射性工作人员中，Ⅰ度慢性放射性皮肤损伤患者，应妥善保护局部皮肤避免创伤及过量照射，并长期观察；Ⅱ度损伤者，应视皮肤损创面积的大小和轻重程度，减少射线接触或脱离放射性工作，并给予积极治疗；Ⅲ度损伤者，应脱离放射性工作，并及时给予局部和全身治疗。对经久不愈的溃疡或严重的皮肤组织增生或萎缩性病变，应尽早手术治疗。

（1）局部保守治疗：①Ⅰ度损伤无须特殊治疗，可用润肤霜、膏保护皮肤。②Ⅱ度损伤具有角质增生、脱屑、皲裂，使用含有尿素类药物的霜或膏软化角化组织，或使用刺激性小的霜膏保护皮肤。③Ⅲ度损伤早期或伴有小面积溃疡，短期内局部可使用维斯克溶液或含有超氧化物歧化酶（SO）、表皮生长因子（EGF）、含锌的抗生素类霜、膏，并配合用α-巨球蛋白制剂，促使创面加速愈

合。如创面出现时好时坏者,应及时手术治疗。

(2)手术治疗:对严重放射性皮肤损伤的创面,应适时施行彻底的局部扩大切除手术,再用皮片或皮瓣等组织移植,做创面修复。手术治疗的

指征:①局部皮肤病损疑有恶性变时;②皮肤有严重角化、增生、萎缩、皲裂、疣状突起或破溃者;③皮肤瘢痕畸形有碍肢体功能者;④经久不愈的溃疡多较大、较深,周围组织纤维化,血供较差者。

第七节 放射性甲状腺疾病

放射性甲状腺疾病是指电离辐射以内和(或)外照射方式作用于甲状腺和(或)机体其他组织所引起的原发或继发性甲状腺功能和(或)器质性改变。根据损伤的性质及特点可分为急性放射性甲状腺炎、慢性放射性甲状腺炎、放射性甲状腺功能减退症、放射性甲状腺良性结节等。

急性放射性甲状腺炎是指甲状腺短期内受到大剂量急性照射后所致的甲状腺局部损伤及其引起的甲状腺功能亢进症。慢性放射性甲状腺炎是指甲状腺一次、短时间(数周)内多次或长期受射线照射后,导致的自身免疫性甲状腺损伤。放射性甲状腺功能减退症是指甲状腺局部一次、短时间(数周)内多次大剂量受照射或长期超当量剂量限值的全身照射所引起的甲状腺功能低下。放射性甲状腺良性结节是指甲状腺组织受到大剂量长期超当量剂量限值的照射后诱发的结节性病变。

一、临床表现

1. 急性放射性甲状腺炎 一般在口服大量 ^{131}I 2 周内出现颈部发痒,甲状腺肿胀、触痛、压迫感,喉痛,咽下困难等局部反应。同时出现心悸、出汗、头昏、手抖、消瘦等甲状腺功能亢进症状,但较少出现甲状腺危象。实验室检查血清三碘甲状腺原氨酸(T_3)、甲状腺素(T_4)和甲状腺球蛋白(Tg)升高,血沉加快、白细胞减少、淋巴细胞染色体畸变率和微核率升高。

2. 慢性放射性甲状腺炎 内外照射均可诱发。病程发展缓慢,甲状腺逐渐呈弥漫性增大,对称,表面光滑,质地较软,约 50% 以上患者有甲状腺功能减退。颈部局部有压迫症状。

3. 放射性甲状腺功能减退症 内照射(^{131}I)和外照射(头颈部放射治疗)都可引起甲状腺功能低下(甲低)。早期甲低症状较轻,不需处理即可自行消失。晚期甲低,主要表现怕冷、厌食、疲乏无力、便秘、表情淡漠、动作缓慢、反应迟钝、少汗、皮肤干燥、发稀且无光泽、脉缓、关节肌肉疼痛、水肿等。血清 T_3、T_4 降低,TSH 升高(原发)或降低(继发性)。TSH 兴奋试验,延迟反应病变在下背侧丘脑,低弱反应或无反应病变在垂体。

4. 放射性甲状腺良性结节 内照射(^{131}I)和外照射均可诱发放射性甲状腺良性结节。常见多个结节,逐渐形成,腺体表面光滑,质地较软,吞咽时活动度大,大部分无症状。

二、诊断

根据 GBZ101 – 2011 进行诊断。

1. 急性放射性甲状腺炎诊断

(1)有射线接触史,甲状腺剂量为 200 Gy 以上。

(2)一般照射后 2 周内发病。

(3)有甲状腺局部压痛、肿胀。

(4)有甲状腺功能亢进症状与体征,重症可出现甲状腺危象。

(5)三碘甲状腺原氨酸(T_3)、血清甲状腺素(T_4)及甲状腺球蛋白(Tg)升高。

(6)参考指标:①白细胞数减少。②红细胞沉降率加快。③淋巴细胞染色体畸变率及微核率升高。

2. 慢性放射性甲状腺炎诊断

(1)诊断标准:①有射线接触史,甲状腺吸收剂量为 0.3 Gy 以上。②潜伏期 1 年以上。③甲状

腺肿大，多数无压痛。④甲状腺微粒体抗体（Tm-Ab）和（或）甲状腺球蛋白抗体（Tg-Ab）阳性，促甲状腺激素（TSH）增高。⑤可伴有甲状腺功能减退症。

（2）鉴别诊断：①原发性慢性淋巴细胞性甲状腺炎。②单纯性甲状腺肿、甲状腺癌等。

3.放射性甲状腺功能减退症诊断

（1）诊断标准：①有射线接触史，甲状腺吸收剂量为 10 Gy 以上。②潜伏期：受照后数月、数年甚至数十年。③血清 T_3、T_4 经数次检查低于正常，TSH 升高（原发性）或降低（继发性）。④参考指标：a.甲状腺^{131}I摄取率降低。b.促甲状腺激素释放激素（TRH）兴奋试验确定病变部位。c.头颈、上胸部外照射可伴有放射性皮肤损伤、放射性口腔黏膜损伤。d.淋巴细胞染色体畸变率升高。

（2）分型：①亚临床型甲状腺功能减退症，又称潜在型或生化型甲状腺功能减退症，特点是仅有实验室检查改变，无明显的临床症状和体征。②临床型甲状腺功能减退症，除实验室检查改变外，有明显的甲状腺功能减退的症状与体征。

（3）鉴别诊断：①碘缺乏性甲状腺功能减退症。②先天性甲状腺功能减退症。③其他因素引起的甲状腺功能减退症。④低 T_3、T_4 综合征。

4.放射性甲状腺良性结节诊断

（1）诊断标准：①明确的射线接触史，甲状腺吸收剂量为 0.2 Gy 以上。②潜伏期 10 年以上。③经物理学、病理学和临床实验室检查综合判定为良性结节。④参考指标：甲状腺制剂治疗后结节可变小；外周血淋巴细胞染色体畸变率升高。

（2）鉴别诊断：①缺碘性甲状腺结节。②其他因素引起的甲状腺结节。③甲状腺癌。

三、治疗

1.急性放射性甲状腺炎的治疗　避免继续接触放射线或摄入放射性核素，促进体内^{131}I排出，对症治疗。转变为甲状腺功能减退症者按要求处理。

2.慢性放射性甲状腺炎的治疗　脱离射线，补充甲状腺制剂，必要时可加用皮质激素。合并甲状腺功能减退症者按要求处理。

3.放射性甲状腺功能减退症的治疗

（1）亚临床型甲状腺功能减退症：密切观察病情，每年复查 1 次（禁用核素显像检查），TSH 及血脂持续升高者给予甲状腺制剂替代治疗，并暂时调离原工作，恢复后可继续从事放射性工作。

（2）临床型甲状腺功能减退症：脱离辐射接触，甲状腺制剂替代及辅助治疗，每年定期复查，恢复后可继续从事原工作，持续不恢复者终身替代治疗。

4.放射性甲状腺良性结节的治疗　脱离辐射接触，甲状腺制剂治疗，每年复查 1 次（禁用核素显像检查）；癌变者手术切除，按放射性甲状腺癌处理。

第八节　放射性骨损伤疾病

放射性骨损伤是人体全身或局部受到 1 次或短时间内分次大剂量外照射，或长期多次受到超过剂量当量限值的外照射所致骨组织的一系列代谢和临床病理变化。按病理改变，分为骨质疏松、骨髓炎、病理骨折、骨坏死和骨发育障碍。

放射性骨质疏松是骨组织受电离辐射以后骨细胞变性坏死、骨密度减低为主的一系列病理变化过程。放射性骨髓炎是骨组织受到一定剂量电离辐射后，在骨质疏松的基础上继发细菌感染而产生的炎性改变。放射性骨折是骨组织在骨质疏松、骨髓炎病变的基础上产生的骨的连续性破坏。放射性骨坏死是骨组织受到电离辐射以后骨细胞或骨营养血管损伤，血循环障碍而产生的骨块或骨片的坏死。放射性骨发育障碍是骨骺软骨受到电离辐射以后骨的生长发育障碍,使骨的长度和周径都小于正常发育的骨组织。

一、临床表现

骨损伤的程度与放射源性质、照射剂量、剂量率、照射次数、间隔时间、照射部位及范围等因素有关。放射性骨损伤发展较为缓慢。受照后早期常无明显症状,数年后才出现症状。常出现在皮肤和软组织放射性损伤发生之后,故骨损伤常伴有放射性皮炎、皮肤放射性溃疡等。有时并发细菌感染成为骨髓炎。晚期可发生病理性骨折、骨坏死等。少年儿童受照射,尤其是骨干骺端受照,可发生骨发育障碍。儿童时期脊柱接受 25 Gy 照射后可有生长受阻。全部脊柱受照射则坐位身高降低。

二、X 线检查

早期出现脱钙、骨膜反应,轻者骨小梁稀疏、粗糙,重者可出现斑片状透光区;骨皮质增厚或变薄、白线消失、关节间隙变窄。并发骨髓炎时,以骨质疏松为主,有时伴死骨形成。骨发育障碍时,可见骨干变细,长度变短,皮质变薄,骨和软骨呈发育迟缓或停滞现象。

三、诊断

1. 诊断原则　必须根据受照史、受照剂量、剂量率、临床表现、X 线影像学或骨密度测定等检查所见,进行综合分析,并排除其他原因造成的骨疾病,方能诊断。

2. 分类诊断　身体局部受到一次或短时间(数日)内分次大剂量照射所引起的受用范围内(或照射野内)骨骼损伤,骨损伤剂量参考阈值为 20 Gy;长期接触射线所引起的骨损伤,参考阈值为 50 Gy。

(1)放射性骨质疏松:①多伴有局部皮肤的放射性皮炎改变。②X 线征象:轻者骨小梁稀疏、粗糙;重者骨小梁网眼稀疏,有斑片状透光区,骨皮质显著增厚呈层板状或皮质白线消失。

(2)放射性骨髓炎:①多伴有局部皮肤及软组织深达骨质的溃疡,常伴有不同程度的细菌感染。②X 线征象:骨皮质密度减低、变薄,表面不光滑,骨质有不规则破坏伴附近骨质疏松,并可见不规则的斑片状透光区,偶尔也伴有骨质增生或死骨形成。

(3)放射性骨折:①此类骨折为继发于放射性骨损伤(骨质疏松、骨髓炎、骨坏死)的病理性骨折。②局部皮肤有放射性皮炎或溃疡存在。③骨折发生前一般有程度不同的活动过度、外力作用等诱因,但有时诱因不明显。④骨折多发生在持重骨(椎体、股骨颈、桡骨头、胫腓骨、锁骨和肋骨等)。⑤X 线征象:有骨质疏松基础,两断端有骨质疏松改变,骨折线一般较整齐。

(4)放射性骨坏死:①多在骨萎缩、骨髓炎或骨折的基础上发生。②伴有局部皮肤及软组织的重度放射性损伤。③X 线征象:在骨质疏松区内或骨折断端附近出现不规则的片状致密阴影,夹杂一些透光区。

(5)放射性骨发育障碍:①多见于受照射时骨骺呈活跃增生的儿童(约 6 岁前或青春期少年)。②局部皮肤可无明显放射损伤改变,或伴轻度放射性皮炎改变。③X 线征象:骨与软骨生长发育迟缓,甚至停滞。长骨向纵向及横向生长皆有障碍,长度变短,骨干变细,皮质变薄。

四、鉴别诊断

放射性骨损伤需与一般血行感染所致化脓性骨髓炎、失用性骨质疏松、老年性脱钙和骨转移瘤等疾病进行鉴别。

五、治疗

1. 对已确定局部受照剂量超过骨损伤的参考阈剂量者,无论有无骨损伤的临床或 X 线表现,均应脱离辐射接触;凡出现骨损伤者,更应脱离辐射接触,或视全身情况改为非放射性工作。

2. 为预防和减轻放射性骨损伤的发生,应给予富含钙和蛋白质的饮食,注意适当活动。

3. 应用改善微循环和促进骨组织修复、再生的药物,如复方丹参、谷胱甘肽、抗坏血酸、降钙素、维生素 A、维生素 D 和康力龙等,以及含钙制剂药物。

4.有条件者也可应用高压氧治疗。

5.注意避免骨损伤部位遭到创伤或感染,避免活检;皮肤出现明显萎缩或溃疡时,应及时处理并采取手术治疗,用血循环良好的皮瓣或肌皮瓣覆盖,以改善局部的血液循环,消灭创面。

6.发生骨髓炎时,应给予抗感染治疗,并及时采取手术治疗,彻底清除坏死骨,以带血管蒂的肌皮瓣充填腔穴和修复创面。

7.单个指骨或趾骨出现骨髓炎时,应及时截指(趾);如累及多个指(趾)而保留剩余个别指(趾)已无功能时,可考虑截肢,但应慎重。截肢高度应超过损伤的近端 3 ~ 5 cm。

第九节　其他器官组织放射损伤

电离辐射还可引起一些组织和器官的损伤,如神经系统、内分泌系统、消化系统、呼吸系统、心血管系统及泌尿系统等。

研究资料发现,辐射对大脑的生长发育有显著影响,可产生严重的智力迟钝。性腺对电离辐射是高度敏感器官之一,在辐射事故及职业性照射条件下常引起不孕及月经失调。辐射常引起一系列严重的消化系统问题,如恶心、呕吐、腹泻和吸收摄取障碍,产生水、电解质紊乱,营养不良,肝的解毒功能受影响,肠黏膜脱落使屏障功能丧失,发生内源性感染。肠本身也可发生肠梗阻及肠穿孔等严重并发症。呼吸系统的肺泡上皮和小血管、淋巴管内皮细胞对辐射的直接、间接作用均较敏感。在较大剂量照射后,可出现典型的放射性肺炎,最终导致肺实质纤维化。肺部病变可引起不同程度的肺功能障碍。电离辐射对照射野内大小血管均能产生影响,受照后数月乃至数十年内,可伴有脉管闭塞的过早动脉硬化。泌尿系统对辐射的敏感性差异很大,以肾最敏感,膀胱居中,而输尿管最具有耐受性。肾的远期后遗症与所受剂量相关,可以发生肾炎、组织坏死和纤维性变、肾功能障碍及高血压。

第十节　电离辐射远后效应

电离辐射的远后效应是指受照射后几个月、几年、几十年或直至终生所发生的慢性效应。这种效应可以显现在受照者本人身上,也可显现在后代身上,前者称为躯体效应,后者称为遗传效应。

远后效应可发生于 1 次大剂量的 X 线、γ 射线、中子的急性照射之后,也可是长期小剂量累积作用。长半衰期的放射性核素一次大量或多次小量进入机体,又不易排出体外,使机体长期受到照射,同样可引起远后效应。

除了恶性肿瘤之外,常见的电离辐射远后效应有血液系统疾病(贫血、白血病)、寿命缩短、胚胎效应和遗传效应等。

人体细胞经常受到放射线照射,可能引起突变,即细胞不受控制地连续进行分裂,恶性繁殖生长,最终形成肿块,这就是辐射致癌。无论急性照射和超过容许水平的小剂量长期照射都有可能诱发恶性肿瘤。甲状腺癌是因外照射引起的癌症之一,发病率与照射剂量大小、性别有关,女性的发病率高于男性。内照射诱发癌症可用铀矿工人肺癌发病率高的情况来说明,这是由于铀矿工人长期接触放射性氡气及其子体放射性产物,并吸入体内于肺部沉积后造成的结果。辐射致癌的潜伏期较长,可以从几年到几十年。潜伏期长短与照射方式、剂量率、剂量大小及其他多种因素有关。调查证实,吸烟可以明显缩短铀矿工人诱发肺癌的潜伏期。

电离辐射致白血病通常由核爆炸、职业性照射或者多次接受放射治疗引起。核爆炸是辐射致白血病的最重要原因,有人曾对113 169名日本原子弹照射过的幸存者做过调查,结果发现有117名患白血病,发病率为1 000/百万人口,比普通居民的自然发病率高20倍左右。职业性辐射致白血病也不乏其例,著名的法国物理学和放射化学家居里夫人,在发现镭和钋的长期研究工作中,由于没有注意对辐射防护,最终殉职于白血病。另据统计,美国早年的放射医学工作人员中,白血病发病率较高,曾在1948－1961年期间,年龄为35～74岁男性放射科医师47 384名中做过调查,发现有12例白血病患者,而按自然发病率计算仅为4例。由于大剂量X线治疗造成白血病也是值得注意的。

电离辐射能破坏非特异性免疫机理,降低机体的防御能力,增加毛细血管、黏膜、皮肤和其他防御屏障的通透性,容易并发感染,缩短寿命,导致死亡。据资料报道,美国早年从事放射性工作者平均寿命比普通人员缩短5.2年,前者受到的累积剂量可能达到5.16×10^{-1}C/kg。应该指出,在辐射远期效应的研究中,关于射线尤其是小剂量辐照导致人的非特异性寿命缩短的问题,目前看法尚不一致。迄今为止的资料尚不足以说明射线能促进非特异性老化作用而使寿命缩短。

遗传效应也是一种远后效应。亲代生殖细胞遗传物质因电离辐射所致突变而对胚胎或子代产生的影响称遗传效应。如果辐射引起的是显性突变,则在下一代就会表现出来;如果是隐性突变,则必须与一个带有相同突变基因的配偶结合,才能在后代表现出来,所以遗传效应是一种随机效应。辐射对遗传的影响主要表现在染色体畸变与基因突变,主要临床表现有致畸、死产、智力不全等。

(李光杰　叶秀香)

第二十六章　职业性传染病

第一节　炭　疽

炭疽是由炭疽杆菌引起的动物源性传染病，属于自然疫源性疾病，主要发生于草食动物，特别是牛、马、和羊。职业性炭疽发生于从事密切接触炭疽杆菌的相关职业，如皮毛加工、屠宰、兽医、畜牧、肉食品加工、疫苗和诊断制品生产，以及从事炭疽防治的工作人员。临床上主要为皮肤炭疽，表现为皮肤坏死及特异性黑痂；其次为肺炭疽和肠炭疽，进而可继发炭疽杆菌败血症和炭疽脑膜炎。

炭疽杆菌为革兰阳性需氧芽孢杆菌，菌体较大，$(5 \sim 10)\ \mu m \times (1 \sim 3)\ \mu m$，两端钝圆，芽孢居中呈卵圆形，排列成长链，呈竹节状。在宿主体内形成荚膜，荚膜具有抗吞噬性和很强的致病性。细菌可产生三种毒性蛋白，包括保护性抗原、水肿因子和致死因子。细菌在有氧条件下普通培养基上生长良好，在体外可形成芽孢。芽孢有很强的抵抗力，可在动物尸体及土壤中存活数年，而细菌的繁殖体对热和普通消毒剂都非常敏感。

一、流行病学

炭疽在牧区仍呈地方性流行，发达国家由于普遍疫苗接种和广泛动物类医疗工作的施行，动物及人类炭疽几乎消灭。在发展中国家，本病仍在一定范围内流行，每年发病数估计为1万~20万。近5年来，全国每年炭疽发病数波动在40~1 000人，主要集中在贵州、新疆、甘肃、四川、广西、云南等西部地区。

1. 传染源　主要为患病的食草动物，如牛、马、羊、骆驼等，其次是猪和狗。它们的皮、毛、肉、骨粉均可携带细菌。炭疽患者的痰、粪便及病灶渗出物可检出细菌，但人与人之间的传播极少见。

2. 传播途径　人因直接或间接接触病畜或其排泄物以及染菌的动物皮毛、肉、骨粉等均可引起皮肤炭疽；吸入带芽孢的粉尘或气溶胶可引起肺炭疽；进食被炭疽杆菌污染的肉类和乳制品可引起肠炭疽。

3. 人群易感性　人群普遍易感，特别是参与动物屠宰、制品加工、动物饲养以及兽医等为高危人群。大部分炭疽病为散发病例，大规模的流行可能发生。病后可获得持久的免疫力。

二、临床表现

潜伏期因侵入途径不同而不同。皮肤炭疽的潜伏期相对较长，一般为1~5天，也可短至几小时，长至2周左右。肺炭疽的潜伏期较短，一般都在几小时之内。

1. 皮肤炭疽　最常见，占90%以上，病变多见于面、颈、肩、手和脚等裸露部位皮肤。初期为斑疹或丘疹，次日出现水疱，内含淡黄色液体，周围组织肿胀。第3~4天病灶中心出血坏死而稍下陷，四周有成群小水疱，水肿区继续扩大。第5~7天坏死区破溃成浅溃疡，血样分泌物结成硬而黑似炭块状的焦痂，痂下有肉芽组织形成。焦痂坏死区直径大小不等，其周围皮肤浸润及水肿范围较大。由于局部末梢神经受压而疼痛不明显，稍有痒感，无脓肿形成。此后水肿消退，黑痂在1~2周内脱落，逐渐愈合成疤。病程中常有轻至中度发热、头痛和全身不适等中毒症状。

2.肺炭疽　较少见,通常是致死性的,而且诊断较困难。病初有短期、非特异流感样表现,2~4天后出现严重的呼吸困难、高热、发绀、咯血、喘鸣、胸痛和出汗。体检科发现少量湿啰音、哮鸣音和胸膜摩擦音。X线胸部检查可见纵隔影增宽、胸腔积液和支气管肺炎征象。可发生休克并在24小时内死亡,常并发败血症和脑膜炎。

3.肠炭疽　极罕见。其症状包括高热、剧烈腹痛、腹泻、呕血、黑便,并很快出现腹水。腹部可有明显的压痛、反跳痛甚至腹肌紧张,极似外科急腹症,易并发败血症休克而死亡。

4.炭疽败血症　常继发于肺、肠道和严重皮肤炭疽。除原发局部炎症表现加重外,全身毒血症状更为严重,如高热、寒战、衰竭。易发生感染性休克、DIC和脑膜炎等。

5.脑膜炎炭疽　大多继发于伴有败血症的各型炭疽,偶可原发。临床表现与其他原因所致的急性化脓性脑膜炎类似,表现为谵妄、抽搐与昏迷,病情迅速恶化而死亡。脑脊液常呈血性,涂片易找到竹节状革兰阳性杆菌。

三、诊断

职业性炭疽主要发生于从事密切接触炭疽杆菌的相关职业,如皮毛加工、屠宰、兽医、畜牧、肉食品加工、疫苗和诊断制品生产,以及从事炭疽防治的工作人员等。炭疽的诊断应同时具备下列各项:

1.具备某一类型炭疽(如皮肤炭疽、肠炭疽、肺炭疽、炭疽败血症、炭疽脑膜炎)的临床表现。

2.显微镜检查,发现皮肤溃疡的分泌物、痰、呕吐物、血液、脑脊液等标本中大量两端平齐、串联状的革兰阳性杆菌,同时细菌分离培养获炭疽芽孢杆菌,或血清抗炭疽特异性抗体滴度升高4倍或以上。

职业性炭疽诊断要明确分型,如职业性炭疽(×××型)。

四、治疗

1.一般治疗和对症治疗　患者应严密隔离,卧床休息。多饮水及给予流食或半流食,对呕吐、腹泻或进食不足者给予适量静脉补液。对有出血、休克和神经系统症状者,应给予相应处理。对皮肤恶性水肿和重症患者,可应用肾上腺皮质激素,对控制局部水肿的发展及减轻毒血症有效,如氢化可的松每天100~300 mg。皮肤炭疽局部可用1:20 000高锰酸钾溶液湿敷,切忌挤压和切开引流。重度颈部肿胀导致呼吸困难者,可考虑气管插管或气管切开。

2.病原治疗　青霉素G是治疗炭疽的首选药物,尚未发现耐药菌株。皮肤型炭疽用青霉素G,每日240万~320万U,静脉注射,疗程7~10天;肺、肠炭疽和并发脑膜炎者,应用大剂量青霉素G,400万~800万U,每6小时1次,静脉注射。还可用头孢菌素和氨基糖苷类抗生素,新近证实喹诺酮类抗菌药物对本病亦有疗效。

五、预防

1.严格管理传染源　皮肤炭疽的患者按照传染病防治法规定的乙类传染病进行管理,其中肺炭疽按照甲类传染病管理,患者严密隔离至痊愈,其分泌物和排泄物应彻底消毒,接触者医学观察8天。对疫区草食动物进行包括动物减毒疫苗接种、动物检疫、病畜治疗和焚烧深埋等处理。

2.切断传播途径　对从事可疑污染物接触人群加强劳动保护,染菌的皮毛可用甲醛消毒处理。牧畜收购、调运、屠宰加工要有兽医检疫。防治水源污染,加强饮食、饮水及乳制品的监督。

3.保护易感人群　对从事畜牧业、畜产品收购、加工、屠宰业、兽医等工作人员及疫区的人群注射炭疽杆菌活疫苗。我国使用的是"人用皮上划痕炭疽减毒活疫苗",接种后2天可产生免疫力,可维持1年。再发生疫情时应进行应急接种,方法为0.1 mL皮肤划痕法接种,每年1次。在流行区动物的预防接种也十分重要。

第二节　森林脑炎

职业性森林脑炎是指劳动者在森林地区的职业活动中,因被蜱叮咬而感染的中枢神经系统的急性病毒性传染病,具有明显地区性和季节性。

森林脑炎病毒为 RNA 病毒,属于虫媒病毒组披盖病毒科黄病毒属,是蜱传脑炎病毒中的一种类型。本病毒的抵抗力不强,对热及一般消毒剂均较敏感,经甲醛灭活的病毒仍保留抗原性。本病毒能在多种组织培养中生长,但对细胞的致病作用不稳定,只对猪肾细胞产生稳定的细胞病变。

一、流行病学

主要高发区为原苏联远东地区,其亚型(中欧型脑炎)则主要见于欧洲。我国黑龙江和吉林等省林区,四川、河北、新疆、云南等地亦有报告,主要发生于春季,5 月下旬至 6 月为流行高峰。

1. 传染源　主要是疫区内的野生啮齿类动物。鸟类及牛、山羊、鹿等亦为易感动物。患者作为传染源意义不大。

2. 传播途径　主要是通过硬蜱吸血传播。病毒进入蜱体内后可在体内繁殖达 1 000 倍,其中以唾液腺中浓度最大,再吸血时即可感染动物或人。卵巢及卵中病毒的浓度也相当高,故可越冬经卵传代,因此硬蜱既是传播媒介又是储存宿主。病毒亦可在羊体内繁殖后从奶汁排出,人饮用后亦可受染。

3. 易感人群　人类普遍易感,本病因借蜱叮咬传播,故感染主要见于与林区有关的人群,如林业工人、勘探人员、猎户等。患病后可获得稳固持久的免疫力。

二、临床表现

1. 潜伏期　一般为 10 ~ 15 天,最短 2 天,长者可达 35 天。

2. 前驱期　一般数小时至 3 天,部分患者和重型患者前驱期不明显。前驱期主要表现为低热、头昏、乏力、全身不适、四肢酸痛,大多数患者为急性发病,呈急性型经过。

3. 急性期　病程一般为 2 ~ 3 周。

(1) 发热:一般起病 2 ~ 3 天发热达高峰(39.5 ~ 41℃),大多数患者持续 5 ~ 10 天,然后阶梯状下降,经 2 ~ 3 天下降至正常,热型多为弛张热,部分患者可出现稽留热或不规则热。

(2) 全身中毒症状:高热时伴头痛、全身肌肉痛、无力、食欲缺乏、恶心、呕吐等;由于血管运动中枢的损害,患者还可出现面部、颈部潮红,结膜充血,脉搏缓慢;部分重症患者有心肌炎表现,常有心音低钝,心率增快,心电图检查有 T 波改变,严重患者可以突然出现心功能不全、急性肺水肿等。

(3) 意识障碍和精神损害:约半数以上患者有不同程度神志、意识变化,如昏睡、表情淡漠、意识模糊、昏迷,亦可出现谵妄和精神错乱。

(4) 脑膜受累的表现:最常见的症状是剧烈头痛,以颞部及后枕部持续钝痛多见,有时为爆炸性和搏动性,呈撕裂样全头痛,伴恶心、呕吐、颈项强直、脑膜刺激征阳性,一般持续 5 ~ 10 天。可和昏迷同时存在,当意识清醒后,还可持续存在 1 周左右。

(5) 肌肉瘫痪:以颈肌及肩胛肌与上肢联合瘫痪最多见,下肢肌肉和颜面肌瘫痪较少,瘫痪多呈弛缓型,此与乙型脑炎不同,一般出现在病程第 2 ~ 5 天,大多数患者经 2 ~ 3 周后逐渐恢复,少数留有后遗症而出现肌肉萎缩,造成残疾。由于颈肌和肩胛肌瘫痪而出现本病特有的头部下垂表现;肩胛肌瘫痪时,手臂摇摆无依状态。

(6) 神经系统损害的其他表现:部分患者出现锥体外系统受损表现,如震颤、不自主运动等,偶尔可见语言障碍、吞咽困难等延髓麻痹症状,或中枢性面神经和舌下神经的轻瘫。

4. 恢复期　平均 10 ~ 14 天,体温下降,肢体瘫痪逐步恢复,神志转清,各种症状消失。

森林脑炎一般病程 14~28 天,但有少数患者可留有后遗症,如失语、痴呆、吞咽困难、不自主运动,还有少数病情迁延可达数月或 1~2 年之久,患者表现为弛缓性瘫痪、癫痫及精神障碍。

三、诊断

从事接触森林脑炎病毒的相关职业,并有蜱叮咬史,突然发热、典型急性中枢神经系统损伤的临床表现、特异性血清学检查阳性,参考现场森林脑炎流行病学调查结果,综合分析,并排除其他病因所致的类似疾病方可诊断。职业性森林脑炎的诊断要明确分度,如职业性森林脑炎(×××度)。

诊断及分度标准:

1. 轻度脑炎 突然起病,发热伴头痛、恶心、呕吐等症状,体温多在 1 周内恢复正常;血清特异性抗体 IgM 或 IgG 阳性。

2. 中度森林脑炎 前述表现加重,并出现颈项强直及 Kernig 征、Brudzinski 征等脑膜刺激征阳性。

3. 重度森林脑炎 上述表现加重,并具有下列情况之一者:

(1)颈肩部部或肢体肌肉迟缓性瘫痪。

(2)吞咽困难。

(3)语言障碍。

(4)意识障碍或惊厥。

(5)呼吸衰竭。

四、治疗

1. 轻度患者 采用一般的对症支持治疗,如降温,保持水、电解质平衡等。

2. 中度和重度患者 应积极防治脑水肿,保持呼吸道畅通,必要时可使用抗病毒药、抗生素等治疗。

3. 其他治疗 早期使用高效价丙种球蛋白可获得较好疗效,必要时可配伍干扰素等使用。

4. 中医中药治疗 一般按温病治则进行辨证论治,常用方剂为白虎汤、银翘散加减。有瘫痪等后遗症者,可采用针刺、按摩、理疗、体疗等措施,促进神经肌肉功能康复。

五、预防

1. 接种疫苗。凡去林区工作者均应接种。由于接种后 1.5~2 个月方能产生抗体,故进入林区者预防接种应在 3 月份前完成;有效期约为 1 年,故林区工作者每年均需重复注射疫苗。

2. 加强个人防护。应穿五紧服、高筒靴、防虫帽。建立互检自检站,随时清除附着的蜱。改造环境,防蜱灭蜱。

3. 对未接种疫苗已被蜱叮咬者,可注射恢复期血清 30 mL 或高价免疫马血清 10~15 mL。

第三节 布鲁菌病

布鲁菌病又称波状热、地中海弛张热、马耳他热,是布鲁菌所致动物源性传染病,临床上以长期发热、多汗、乏力、关节疼痛、肝脾及淋巴结肿大为特点。

布氏杆菌为不活动、微小、革兰染色阴性的多形性球状杆菌。本菌在外界生命力较强,故可通过多种途径传播。对光、热和常用化学消毒剂抵抗力较弱,加热至 60℃ 或日光下曝晒 10~20 分钟可杀死此菌。

一、流行病学

该病为全球性疾病,来自 100 多个国家每年上报 WHO 的布鲁菌病超过 50 万例。我国于 20 世纪 60~70 年代曾进行大规模的动物布鲁菌感染防治,使发病率显著降低,年发病为 6 000 人次左右。但近年来有增高趋势,主要流行于西北、东北、青藏高原及内蒙古等牧区。我国主要以牛种菌和羊种菌为重要的病原体。

1. 传染源　牧区已知有 60 多种家畜、家禽、野生动物是布鲁菌的宿主。与人类有关的传染源主要是羊、牛、猪，其次是犬、鹿、马、骆驼等。其中，羊布鲁菌病最为多见。染菌动物首先在同种动物间传播，造成带菌或发病，随后波及人类。

2. 传播途径

(1) 经皮肤或黏膜接触传染：直接接触病畜或其排泄物、阴道分泌物、娩出物；在饲养、挤奶、剪毛、屠宰以及加工皮、毛、肉等过程中没有注意防护，可经受损的皮肤或眼结膜感染；也可间接接触病畜污染的环境及物品而感染。

(2) 经消化道传染：食用含菌的乳类、水和食物而受染。

(3) 经呼吸道传染：病菌污染环境后形成气溶胶，可发生呼吸道感染。

(4) 其他：如苍蝇携带、蜱叮咬也可传播本病。

3. 人群易感性　人群普遍易感，疫区从事家畜养殖或肉类、皮毛加工者，以及兽医、检疫人员等均为易感人群。本病感染率高低主要取决于与病畜及其产品接触机会的多寡。病后可获较强免疫力。因不同种布鲁杆菌之间存在交叉免疫，因此再次感染者很少。疫区居民可因隐性感染而获免疫。

二、临床表现

潜伏期一般 1～3 周，平均 2 周，也可长至数月甚至 1 年以上。本病可侵犯各种组织器官，故临床表现复杂多样。临床上可分为亚临床感染、急性感染、亚急性感染、慢性感染、局限性感染和复发。急性感染指患病 3 个月以内；亚急性感染，3 个月到 1 年；慢性感染，1 年以上。实验室中受染者大多于 10～50 天内发病。

1. 亚临床感染　常发生于高危人群，血清学检测 30% 以上有高水平的抗布鲁菌抗体，不能追溯明确的临床感染史。

2. 急性和亚急性感染　病多缓起，主要症状为发热、多汗、乏力、关节痛、睾丸痛等。发热多为

不规则热，5%～20% 出现典型的波浪形，其特点为：发热 2～3 周后，间歇数天至 2 周，发热再起，反复多次，故又称本病为波状热。多汗亦为本病突出的症状之一，常于夜间或凌晨热退时大汗淋漓。关节痛常较剧烈，呈游走性，主要累及大关节。睾丸痛最具特征性，占男性患者的 20%～40%，由睾丸炎及附睾炎所致，多为单侧。肝、脾、淋巴结肿大常见。其他尚可有头痛、神经痛、皮疹等。

3. 慢性感染　可由急性感染发展而来，也可无急性期病史而直接表现为慢性。本期变现更是多种多样，基本上可分两类：一类是全身性非特异性症状，类似神经官能症和慢性疲劳综合征；另一类是器质性损害，其中以骨骼—肌肉系统最为常见，如大关节损害、肌腱挛缩等，神经系统病变也较常见，如周围神经炎、脑膜炎等。泌尿生殖系统病变也可见到，如睾丸炎、附睾炎、卵巢炎等。

4. 局灶性感染　布鲁菌病可以局限在几乎所有的器官，最常局限在骨、关节、中枢神经系统，表现为相应临床症状和体征。

5. 复发　经抗菌治疗后约 10% 的患者出现复发。复发往往发生在初次治疗结束后 3～6 个月。复发往往与细菌的耐药性、细菌在细胞内的定位以及不规范治疗有关。

三、诊断

职业性布鲁菌病主要发生于从事密切接触布鲁菌的相关职业，如兽医、畜牧、屠宰、肉食品加工、皮毛加工、疫苗和诊断制品生产及从事布鲁菌病防治的工作人员等。

有确切职业接触史，临床表现典型（波状热、关节痛等），实验室细菌学及血清学检查结果阳性等综合分析，排除风湿热、伤寒、副伤寒、肺结核、淋巴结核和疟疾等疾病后可确诊。慢性布鲁菌病诊断比较困难，特别是神经官能症类型者，更必须根据实验室材料综合分析。

布鲁菌病诊断应同时具备下列各项：

1. 出现持续数日乃至数周发热（包括低热）、多汗、乏力、肌肉和关节疼痛等；多数患者淋巴结、

肝脾和睾丸肿大,少数患者可出现各种各样的充血性皮疹和黄疸;慢性期患者多表现为骨关节系统损害。

2. 实验室检查。血清学检查(试管凝集试验、补体结合试验、抗人球蛋白试验)任何一项为阳性或从患者血液、骨髓、其他体液及排泄物等任一种培养物中分离到布鲁菌。

职业性布鲁菌病的诊断要明确分期,如职业性布鲁菌病(×××期)。

急性期:发病 3 个月以内,凡有高热和有明显其他症状、体征(包括慢性期患者急性发作),并出现较高滴度的血清学反应者。

亚急性期:发病在 3～6 个月,凡有低热和有其他症状、体征(即有慢性炎症),并出现血清学阳性反应者。

慢性期:发病 6 个月以上,体温正常,有本病症状、体征,并出现血清学阳性反应者。

残余期:体温正常,症状、体征较固定或功能障碍往往因气候变化、劳累过度而加重者。

四、治疗

1. 急性和亚急性感染

(1)对症治疗和一般治疗:注意休息,在补充营养的基础上给予对症治疗。高热者可同时应用解热镇痛剂。

(2)病原治疗:应选择能进入细胞内的抗菌药物,且应采用联合治疗。

1)成人及 8 岁以上儿童:WHO 首选多西环素(又称强力霉素)(每次 100 mg,每日 2 次,口服,6 周)联合利福平(每次 600～900 mg,每日 1 次,口服,6 周),或多西环素(每次 100 mg,每日 2 次,口服,6 周)联合链霉素(每次 1 000 mg,每日 1 次,肌肉注射,2～3 周)。如果不能使用上述药物或效果不佳,可采用多西环素联合复方磺胺甲噁唑或利福平联合氟喹诺酮类药物。

2)8 岁以下儿童:可采用利福平联合复方磺胺甲噁唑治疗,也可采用利福平联合氨基糖苷类药物治疗。

3)孕妇:可采用利福平联合复方磺胺甲噁唑治疗。如果妊娠 12 周内发生布鲁菌病,可选用三代头孢菌素类药物联合复方磺胺甲噁唑治疗,可减少妊娠中断的发生;药物治疗对孕妇存有潜在的危险,应权衡利弊使用。

4)并发症:合并中枢神经系统疾病,必须采用易于渗透血脑屏障的药物,同时疗程应适当延长。应用多西环素、链霉素联合利福平或复方磺胺甲噁唑共 6～8 周;合并心内膜炎,也可采用上述治疗方案,但常需同时采取瓣膜置换术,疗程也应适当延长;合并睾丸炎,除采用多西环素联合利福平外,可短期加用小剂量糖皮质激素;合并脊柱炎,应采用多西环素联合利福平,可延长疗程至 8 周或以上,必要时行手术治疗。

2. 慢性感染　治疗较为复杂,包括病原学治疗、脱敏治疗及对症治疗。

(1)病原学治疗:与急性和亚急性感染者治疗相同,必要时需要重复治疗几个疗程。

(2)脱敏治疗:采用少量多次注射布鲁菌抗原,避免引起剧烈的组织损伤,又起到一定的脱敏作用。

(3)对症治疗:根据患者的具体情况采取相应的治疗方法。

五、预防

对疫区的传染源进行检疫、治疗或捕杀病畜,加强畜产品的消毒和卫生监督,做好高危职业人群的劳动防护和菌苗接种。对流行区家畜普遍继续菌苗接种可防止本病流行。必要时可用药物预防。

预后良好,患者大多于 3～6 个月内康复。

第四节 艾滋病

艾滋病是获得性免疫缺陷综合征（AIDS）的简称，系由人免疫缺陷病毒（HIV）引起的慢性传染病，在人体内潜伏期平均为 8～9 年。本病主要经性接触、血液及母婴传播。HIV 主要侵犯、破坏 CD4$^+$T 淋巴细胞，导致机体免疫细胞和（或）功能受损乃至缺陷，最终并发各种严重机会性感染和肿瘤，具有传播迅速、发病缓慢、病死率高的特点。

HIV 为单链 RNA 病毒，属于反转录病毒科慢病毒属中的人类慢病毒组。根据 HIV 基因的差异，目前可将 HIV 分为 HIV－1 和 HIV－2 型。包括我国在内，全球流行的主要毒株是 HIV－1。HIV 是一种变异性很强的病毒，不规范的抗病毒治疗是导致耐药变异的重要原因。HIV 对外界的抵抗力低。对热敏感，56℃ 30 分钟能使 HIV 在体外对人 T 淋巴细胞失去感染性，但不能完全灭活血清中的 HIV；100℃ 20 分钟可将 HIV 完全灭活；能被 75% 乙醇、0.2% 次氯酸钠及含氯石灰灭活。0.1% 甲醛、紫外线和 γ 射线均不能灭活 HIV。HIV 侵入人体可刺激产生抗体，但并非中和抗体，血清同时存在抗体和病毒时仍有传染性。

一、流行病学

1. 传染源　HIV 感染者和艾滋病患者是本病唯一的传染源。无症状而血清 HIV 抗体阳性的 HIV 感染者是具有重要意义的传染源，血清病毒阳性而 HIV 抗体阴性的窗口期感染者亦是重要的传染源，窗口期通常为 2～6 周。

2. 传播途径　目前公认的传播途径主要是性接触、血液接触和母婴接触。

（1）性接触传播：HIV 存在于血液、精液和阴道分泌物中，唾液、眼泪和乳汁等体液也含 HIV。性接触传播是主要的传播途径（包括同性、异性和双性性接触）。性接触摩擦所致细微破损即可侵入机体致病。精液含 HIV 量远高于阴道分泌物，男传女的概率高于女传男 2～3 倍，但在性传播高发区，两者无显著差别。与发病率有关的因素包括性伴数量、性伴的感染阶段、性交方式和性交保护措施等。

（2）血液接触传播：共用针具静脉吸毒，输入被 HIV 污染的血液或血制品，以及介入性医疗操作等均可受感染。

（3）母婴传播：感染 HIV 的孕妇可经胎盘将病毒传给胎儿，也可经产道及产后血性分泌物、哺乳等传给婴儿。目前认为 11%～60% HIV 阳性孕妇会发生母婴传播。

（4）其他：接受 HIV 感染者的器官移植、人工授精或污染的器械等，医务人员及警察可能因介入性医疗操作或被 HIV 污染的针头刺伤以及破损皮肤受污染也可受染。目前无证据表明可经食物、水、昆虫或生活接触传播。

3. 易感人群　人群普遍易感，15～49 岁发病者占 80%。儿童和妇女感染率逐年上升。高危人群为男性同性恋者、静脉药物依赖者、性乱者，以及血友病、多次接受输血或血制品者。

二、临床表现

潜伏期平均 9 年，可短至数月，长达 15 年。从初始感染 HIV 到终末期，是一个较为漫长的复杂过程，在全程的不同阶段，与 HIV 相关的临床表现呈多种多样，可分为急性期、无症状期和艾滋病期。

1. 急性期　通常发生在初次感染 HIV 的 2～4 周，部分感染者出现 HIV 病毒血症和免疫系统急性损伤所产生的临床症状。大多数患者临床症状轻微，持续 1～3 周后缓解。临床表现以发热最为常见，可伴有全身不适、头痛、盗汗、恶心、呕吐、腹泻、咽痛、肌痛、关节痛、皮疹、淋巴结肿大以及神经系统症状等。此期血清可检出 HIV RNA 及 P24 抗原。HIV 抗体则在感染后数周才出现。CD4$^+$T 淋巴细胞计数一过性减少，同时 CD4/CD8 比例倒置,部分患者可有轻度白细胞和(或)血小板减少及肝功能异常。

2.无症状期 可从急性期进入此期,或无明显的急性期症状而直接进入此期。此期持续时间一般为6~8年,时间长短与感染病毒的数量、病毒型别、感染途径、机体免疫状况的个体差异、营养、卫生条件及生活习惯等因素有关。此期内由于 HIV 在感染者体内不断复制,免疫系统受损,CD4$^+$T 淋巴细胞计数逐渐下降,因而具有传染性。

3.艾滋病期 为感染 HIV 后的最终阶段。患者 CD4$^+$T 淋巴细胞计数明显下降,多少于200/mm^3,HIV 血浆病毒载量明显升高。此期主要的临床表现为 HIV 相关症状、各种机会性感染及肿瘤。

(1)HIV 相关症状:主要表现为持续1个月以上的发热、盗汗、腹泻;体重减轻10%以上。部分患者出现神经精神症状,如记忆力减退、精神淡漠、性格改变、头痛、癫痫及痴呆等。另外还可出现持续性全身淋巴结肿大,其特点为:①除腹股沟以外有两个或两个以上部位的淋巴结肿大。②淋巴结直径≥1 cm,无压痛,无粘连。③持续时间3个月以上。

(2)各种机会性感染及肿瘤

1)呼吸系统:人肺孢子菌引起的肺孢子菌肺炎,表现为慢性咳嗽、发热、发绀、血氧分压降低,少有肺部啰音。胸部 X 线显示间质性肺炎。另外,巨细胞病毒、结核分枝杆菌、鸟复合分枝杆菌、念珠菌及隐球菌等常引起肺结核、复发性细菌、真菌性肺炎。卡波西肉瘤也常侵犯肺部。

2)中枢神经系统:新隐球菌脑膜炎、结核性脑膜炎、弓形虫脑病、各种病毒性脑膜脑炎。

3)消化系统:白色念珠菌食管炎、巨细胞病毒性食管炎,沙门菌、痢疾杆菌、空肠弯曲菌及隐孢子虫性肠炎。表现为鹅口疮、食管炎或溃疡,吞咽疼痛、胸骨后烧灼感、腹泻、体重减轻,感染性肛周炎、直肠炎。粪检和内镜检查有助于诊断。

4)口腔:鹅口疮、舌毛状白斑、复发性口腔溃疡、牙龈炎等。

5)皮肤:带状疱疹、传染性软疣、尖锐湿疣、真菌性皮炎和甲癣。

6)眼部:巨细胞病毒视网膜脉络膜炎和弓形虫性视网膜炎,表现为眼底絮状白斑。眼睑、眼板腺、泪腺、结膜及虹膜等常受卡波西肉瘤侵犯。

7)肿瘤:恶性肿瘤、卡波西肉瘤等。卡波西肉瘤侵犯下肢皮肤和口腔黏膜,可出现紫红色或深蓝色浸润斑或结节,融合成片,表面溃疡并向四周扩散。这种恶性病变可出现于淋巴结和内脏。

三、诊断

职业性艾滋病诊断仅限于医疗卫生人员与人民警察。HIV 感染或艾滋病的诊断需结合流行病学史、临床表现和实验室检查等进行综合分析。职业性艾滋病限于医疗卫生人员及人民警察在职业过程中感染艾滋病毒。诊断 HIV 感染或艾滋病必须是经确证试验证实 HIV 抗体阳性,HIV RNA 和 P24 抗原的检测能缩短抗体"窗口期"。

诊断标准:

1.急性期 近期内有流行病学史和临床表现,结合实验室 HIV 抗体由阴性转为阳性即可诊断,或仅实验室检查 HIV 抗体由阴性转为阳性即可诊断。

2.无症状期 有流行病学史,结合 HIV 抗体阳性即可诊断,或仅实验室检查 HIV 抗体阳性即可诊断。

3.艾滋病期 有流行病学史,实验室检查 HIV 抗体阳性,加之以下各项中的任何一项,即可诊断为艾滋病。

(1)原因不明的持续不规则发热1个月以上,体温高于38℃。

(2)慢性腹泻1个月以上,次数 >3 次/天。

(3)6个月内体重下降10%以上。

(4)反复发作的口腔白色念珠菌感染。

(5)反复发作的单纯疱疹病毒感染或带状疱疹感染。

(6)肺孢子菌肺炎。

(7)反复发生的细菌性肺炎。

(8)活动性结核或非结核分枝杆菌病。

(9)深部真菌感染。

（10）中枢神经系统病变。

（11）中青年人出现痴呆。

（12）活动性巨细胞病毒感染。

（13）弓形虫脑病。

（14）青霉菌感染。

（15）反复发生的败血症。

（16）皮肤黏膜或内脏的卡波西肉瘤、淋巴瘤。

HIV 抗体阳性，虽无上述表现或症状，但 CD4$^+$T 淋巴细胞 < 200/mm^3，也可诊断为艾滋病。

四、治疗

抗反转录病毒治疗是针对病原体的特异治疗，目标是最大限度地抑制病毒复制，重建或维持免疫功能，提高患者的生活质量。目前国际上抗反转录病毒有六类三十余种药物，国内的药物目前有核苷类反转录酶抑制剂（NRTIs）、非核苷类反转录酶抑制剂（NNRTIs）、蛋白酶抑制剂（PIs）和整合酶抑制剂四类 12 种。鉴于仅用一种抗病毒药物易诱发 HIV 变异，产生耐药性，因而目前主张联合用药，称为高效抗反转录病毒治疗（high active anti - retroviral therapy，HAART）。根据目前的药物，可以组成以 2NRTIs 为骨架的联合 NNRTI 或 PI 方案，每种方案都有其优缺点，如毒性、耐药性对以后治疗产生的影响、实用性和可行性等，需根据患者的具体情况来掌握。

1. 治疗时机　在开始 HAART 治疗前，如果患者存在严重的机会性感染或处于既往慢性疾病急性发作期，应控制病情待温度正常后再进行抗病毒治疗。开始抗病毒治疗的指征和时机：

（1）急性感染期：无论 CD4$^+$T 淋巴细胞计数为多少，建议治疗。

（2）无症状感染期：如果 CD4$^+$T 淋巴细胞 < 350/μl，无论血浆病毒载量的值为多少，建议治疗；如果 CD4$^+$T 淋巴细胞 ≥ 350/μl 而 < 500/μl，考虑治疗。

（3）艾滋病期：无论 CD4$^+$T 淋巴细胞计数为多少，都要进行治疗。

（4）以下情况建议治疗：高病毒载量（> 10^{5}cp/mL），CD4$^+$细胞每年下降 > 100/μl，心血管疾病高风险，合并活动性 HBV、HCV 感染，HIV 相关肾脏疾病和妊娠。

2. 治疗方案　初治患者推荐方案为 2 种 NRTIs + 1 种 NNRTIs，或 2 种 NRTIs + 1 种加强型 PIs（含利托纳韦）。基于我国的药物情况，推荐的治疗如下：

（1）一线治疗方案：替诺福韦酯（TDF）+ 拉米夫定（3TC）+ 基于 NNRTI 的依非韦伦（EFV）或基于 PI 的洛匹那韦（LPV/r），或其他如拉替拉韦（RAV）或依曲韦林（ETV）。

（2）替代方案

1）叠氮胸苷（AZT）+ 拉米夫定（3TC）+ 奈韦拉平（NVP）。

2）司他夫定（d4T）+ 拉米夫定（3TC），6 个月后改为叠氮胸苷（AZT）+ 拉米夫定（3TC）或阿巴卡韦（ABC）+ 拉米夫定（3TC）。

上述药物的用法用量：

替诺福韦酯（TDF）：每次 300 mg，每日 1 次，与食物同服。

拉米夫定（3TC）：每次 150 mg，每日 2 次。

依非韦伦（EFV）：每次 600 mg，每日 1 次。

洛匹那韦（LPV/r）：每次 2 片，每日 2 次。

拉替拉韦（RAV）：每次 400 mg，每日 2 次。

依曲韦林（ETV）：每次 200 mg，每日 2 次，饭后服用。

叠氮胸苷（AZT）：每次 300 mg，每日 2 次。

奈韦拉平（NVP）：每次 200 mg，每日 2 次。

司他夫定（d4T）：每次 30 mg，每日 2 次。

阿巴卡韦（ABC）：每次 150 mg，每日 2 次。

3. 抗病毒治疗监测　在抗病毒治疗过程中，要定期进行临床评估和实验室检测，以评价治疗的效果，及时发现抗病毒药物的不良反应，以及病毒是否产生耐药性。必要时更换药物以取得抗病毒治疗的成功。

（1）病毒学指标：大多数患者在抗病毒治疗 4 周内病毒载量应下降 1 个 Log 以上；在治疗 3 ~ 6 个月后，病毒载量应达到低于检测水平。

（2）免疫学指标：在抗病毒治疗3个月时，CD4$^+$T淋巴细胞增加30%；或治疗1年后，CD4$^+$T淋巴细胞增加100/μl，提示有效。

4. 治疗机会性感染及肿瘤

（1）肺孢子菌肺炎：首选复方磺胺异噁唑（SMZ-TMP），轻、中度肺孢子菌肺炎患者口服TMP 20 mg/（kg·d）、SMZ 100 mg/（kg·d），分3~4次服用，疗程2~3周。重症患者可静脉用药，剂量和疗程与口服相同。

（2）其他真菌感染：口腔及食管真菌感染用克霉唑1.5 g或酮康唑0.1 g，每日2次；制霉菌素2.5万U涂抹黏膜病变处，每日4次。肺部念珠菌病等可用氟康唑或伊曲康唑治疗。新型隐球菌脑膜炎用两性霉素B、氟胞嘧啶或氟康唑治疗等。

（3）全身病毒感染：CMW、HSV、EBV感染及带状疱疹可用阿昔洛韦7.5~10 mg/kg，或更昔洛韦5 mg/kg，每天静脉注射2次，疗程2~4周。

（4）弓形虫病：螺旋霉素或克林霉素0.6~1.2 g/d，前两者常与乙胺嘧啶合用或交替应用。也可用SMZ/TMP或磺胺嘧啶1 g，每日4次，疗程4周。

（5）鸟型分枝杆菌感染：阿奇霉素600 mg，每日1次；或克拉霉素500 mg，每日2次；或乙胺丁醇每天15 mg/kg，或利福布汀每日200~600 mg，利福平每天600 mg、环丙沙星0.5 g，每日3次；氯法齐明0.1 g，每日1次。疗程与抗结核相同。

（6）卡波西肉瘤：AZT与α-INF联合治疗，也可用博莱霉素10 mg/m^2、长春新碱2 mg/m^{2}和阿霉素20 mg/m^{2}联合化疗等。

5. 预防性治疗 医务人员被污染针头刺伤或实验室意外，在2小时内开始康苄韦（300 mg，每日2次）或司他夫定（d4T）+去羟肌苷（DDI）等治疗，疗程4~6周。HIV感染而结核菌素试验阳性者服INH 4周。CD4$^+$细胞<200/μl者应用药物预防肺孢子菌肺炎，如喷他脒300 mg每月雾化吸入1次，或服SMZ/TMP。

五、预防

1. 管理传染源 本病是《传染病防治法》管理的乙类传染病。发现HIV感染者应尽快（城镇于6小时内、农村于12小时内）向当地疾病预防控制中心（CDC）报告。高危人群普查HIV感染有助于发现传染源。隔离治疗患者，监控无症状HIV感染者。

2. 切断传播途径 加强艾滋病防治知识宣传教育。严格筛查血液及血液制品，使用一次性注射器。严格消毒患者用过的医疗器械，对职业暴露采取及时干预。

3. 保护易感人群 重组HIV-Igp120亚单位疫苗或重组痘苗病毒表达的HIV包膜作为疫苗等均尚在研制中，包括核酸疫苗在内部分进入了Ⅱ/Ⅲ期实验研究阶段。

第五节 莱姆病

莱姆病是由伯氏疏螺旋体引起的自然疫源性疾病，通过硬蜱虫叮咬人传播。临床上表现为皮肤、神经、关节和心脏等多脏器、多系统受损。早期以慢性游走性红斑为主，中期表现为神经系统及心脏异常，晚期主要是关节炎。

伯氏疏螺旋体是一种单细胞的革兰阴性螺旋体，形态较小，长4~30 μm，横径在0.22 μm左右，对常用化学消毒剂如酒精、戊二醛、含氯石灰等敏感，对高温、紫外线等常用物理方法敏感，对青霉素、氨苄西林、四环素、红霉素等抗生素均敏感，对庆大霉素、卡那霉素等不敏感。

一、流行病学

1. 传染源 鼠类自然感染率很高，是本病的主要传染源和保存宿主。我国报告的鼠类有黑线姬鼠、大林姬鼠、黄鼠、褐家鼠和自足鼠等。患者仅在感染早期血液中存在伯氏疏螺旋体,故作为本病传染源的意义不大。

2.传播途径 莱姆病主要通过节肢动物蜱叮咬为媒介而在宿主动物与宿主动物及人之间传播,也可因蜱粪中螺旋体污染皮肤伤口而传播。传播媒介蜱的种类因地区而异,我国主要是全沟硬蜱和嗜群血蜱。全沟硬蜱是北方林区优势种蜱,其带螺旋体率为20%～50%。而粒行硬蜱和二棘血蜱可能是南方地区的重要生物媒介。

3.人群易感性 人对本病普遍易感,无年龄及性别差异。人体感染后可为显性感染而发病或无症状的隐性感染,两者的比例约为1:1。无论显性或隐性感染,血清均可检出高滴度的特异性IgM和IgG抗体。患者痊愈后血清抗体在体内可长期存在,但可反复感染,故认为特异性IgG抗体对人体无保护作用。

4.流行特征 本病主要流行地区是东北林区、内蒙古林区和西北林区,林区感染率为5%～10%,平原地区在5%以下。全年均可发病,但6～10月呈季节高峰,以6月最为明显。青壮年居多,发病与职业关系密切,室外工作人员患病的危险性较大。

二、临床表现

本病是多器官、多系统受累的炎性综合征,且患者可以某一器官或某一系统的反应为主。潜伏期为3～20天,平均9天。临床上根据典型的临床表现将莱姆病分为三期,各期可依次或重叠出现,也可第一、二期症状不明显,而直接进入第三期。

1.第一期(局部皮肤损害期) 莱姆病皮肤损害的三大特征是游走性红斑、慢性萎缩性肢端皮炎和淋巴细胞瘤。60%～80%的患者在蜱虫叮咬处发生慢性游走性红斑或丘疹,数天或数周内向周围扩散形成一个大的圆形或椭圆形充血性皮损,外缘呈鲜红色,中心部渐趋苍白,有的中心部可起水疱或坏死,周围皮肤有显著充血和皮肤变硬,局部灼热或痒、痛感。某些患者的红斑不仅发生于蜱叮咬处,还可出现于其他部位,通常以腋下、大腿、腹股沟为常见。多数患者的红斑随着病程进展而逐渐增大,大约25%的患者不出现特征性的皮肤表现。本期内多数患者伴有疲劳、发热、头痛、淋巴结肿大、颈部轻度强直、关节痛、肌痛等。红斑一般在3～4周内消退。

2.第二期(播散感染期) 发病2～4周,即可出现神经和心血管系统损害。

(1)神经系统症状:本病在早期有皮肤受损表现时就可出现轻微的脑膜刺激症状,而进入此期则可出现明显的神经系统受累的症状,神经系统的损害——脑膜炎、脑炎、神经根炎。局部脑神经炎最常见,发生率为15%～20%,表现为头痛、呕吐、眼球痛、颈强直及浆液性脑膜炎等。约1/3患者可出现明显的脑炎症状,表现为兴奋性升高、睡眠障碍、谵妄等,脑电图常显示尖波。半数患者可发生神经炎,面神经损害最为常见,表现为面肌不完全麻痹,病损部位麻木或刺痛,但无明显的感觉障碍。此外,还可使动眼神经、视神经、听神经及周围神经受到损害。面神经损害在青少年多可完全恢复,而中、老年则常留后遗症。

(2)循环系统症状:发生病后5周或更晚。约80%患者出现心血管系统症状,急性发病,主要表现为心音低钝、心动过速和房室传导阻滞,严重者可发生完全性房室传导阻滞。通常持续数天至6周,随后症状缓解、消失,但可反复发作。

3.第三期(持续感染期) 病后2个月或更晚,个别病例可发生在病后2年。此期的特点为关节损害,通常受累的是大关节如膝、踝和肘关节,以关节和肌肉僵硬、疼痛为常见症状。表现为关节肿胀、疼痛和活动受限。多数患者表现为反复发作的对称性多关节炎,在每次发作时可伴随体温升高和中毒症状等。在受累关节的滑膜液中,嗜酸性粒细胞及蛋白含量均升高,并可查出伯氏疏螺旋体。此外,慢性萎缩性肢端皮炎也是莱姆病晚期的主要表现,主要见于老年妇女,好发于前臂或小腿皮肤,初为皮肤微红,数年后萎缩硬化。

三、诊断

莱姆病的诊断主要依据职业史、流行病学资料、临床表现和实验室检查。

1. 职业史及流行病学资料　从事野外林区工作,近日至数月曾到过疫区,或有蜱虫叮咬史。

2. 临床表现　早期皮肤损害(慢性游走性红斑)有诊断价值。晚期出现神经、心脏和关节等受累。

3. 实验室检查　从感染组织或体液分离到伯氏疏螺旋体,或检出特异性抗体。

4. 鉴别诊断　由于本病为多系统损害,临床表现复杂,应与下列疾病鉴别诊断:

(1)鼠咬热:有发热、斑疹、多发性关节炎,并可累及心脏,易与本病混淆。但都有鼠或其他动物咬伤史,血培养小罗菌阳性,并可检出特异性抗体。

(2)恙虫病:恙螨叮咬处皮肤焦痂、溃疡,周围有红晕,并有发热、淋巴结肿大等,焦痂、溃疡为其特点。血清学检测可以进行鉴别。

(3)风湿病:可有发热、环形红斑、关节炎及心脏受累等,化验检查抗溶血性链球菌"O"抗体、C反应蛋白阳性,并可分离出特异性细菌。

其他还需与病毒性脑炎、脑膜炎、神经炎及皮肤真菌感染相鉴别。

四、治疗

在对症和支持治疗的基础上,应用抗生素抗螺旋体治疗是最主要的治疗措施,尽早应用抗生素治疗。

1. 病原治疗　早期、及时给予口服抗生素治疗,既可使典型的游走性红斑迅速消失,也可以防止后期的主要并发症(心肌炎、脑膜炎或复发性关节炎)出现。

(1)第一期:成人:常采用多西环素 0.1 g,每日 2 次口服;或红霉素 0.25 g,每日 4 次口服。儿童:首选阿莫西林,每日 50 mg/kg,分 4 次口服;或用红霉素。疗程均为 10 ~ 21 天。治疗中需注意患者可发生赫氏反应。

(2)第二期:无论是否伴有其他神经系统病变,患者出现脑膜炎就应静脉给予青霉素 G,每日 2 000 万 U 以上,疗程为 10 天。一般头痛和颈强直在治疗后第 2 天开始缓解,7 ~ 10 天消失。

(3)第三期:晚期有严重心脏、神经或关节损害者,可应用青霉素,每日 2 000 万 U 静滴;也可应用头孢曲松 2 g,每日 1 次,疗程均为 14 ~ 21 天。

2. 对症治疗　患者应卧床休息,注意补充足够的液体。对于有发热、皮损部位有疼痛者,可适当应用解热止痛剂。高热及全身症状者,可给予糖皮质激素,但对关节损害者应避免关节腔内注射。患者伴有心肌炎,出现完全性房室传导阻滞时,可暂时应用起搏器至症状及心律改善。

五、预防

本病的预防主要是进入森林、草地等疫区的人员要做好个人防护,防止硬蜱虫叮咬。若被蜱虫叮咬后,可用点燃的香烟头点灼蜱体,也可用氯仿或疫苗或煤油、甘油等滴盖蜱体,使其口器退出皮肤再轻轻取下,取下的蜱不要用手捻碎,以防感染。如蜱的口器残留在皮内,可用针挑出并涂上酒精或碘酒,只要在 24 小时内将其除去,即可防止感染。因为蜱虫叮咬吸血,需持续 24 小时以上才能有效传播螺旋体。在蜱虫叮咬后预防性使用抗生素,可以达到预防目的。近年重组外表脂蛋白 A 莱姆病疫苗对莱姆病流行区人群进行预防性注射,取得良好效果。

(李光杰　杨淑丽　刘家民)

第二十七章 职业性肿瘤

第一节 概 述

在工作环境中长期接触致癌因素,经过较长的潜伏期而患某种特定肿瘤,称职业性肿瘤或职业癌。职业性肿瘤的历史可以追溯到很远。1755年英国著名的外科医师 Percival Pott 首次发现皮肤癌及阴囊癌多发与长期接触煤焦油有关,这种阴囊癌被称为"扫烟囱者癌"。从此,职业性肿瘤越来越受到人们的重视。1875 年 Volkmann 报道,褐煤干馏工厂的工人常发生皮肤癌。19 世纪英国纺织厂中接触润滑油的工人也同样发生皮肤癌及阴囊癌。19 世纪后期有人报道除煤焦油外,石油蒸馏成分(润滑油)也有致癌性。当时已大规模发展染料工厂,膀胱癌因而增多,主要与一些染料有关。此时,人们对职业性肿瘤的认识更加深入。同时,发现德国 Erz 山脉的铀矿矿工肺癌死亡率很高,原因是放射性元素造成。以后,在航空仪器、钟表表面板、道路标志等工业中使用大量镭配制而成的夜光涂料,使很多工人发生癌症及白血病。由此可见,很多职业都可能引起职业性肿瘤。由于职业性肿瘤的临床预后不佳,患者几乎丧失全部劳动能力,所以职业肿瘤被认为是最严重的一种职业疾患。

目前对肿瘤的病因和发病机制了解还不够,尚在继续研究,对其中有的部分已经肯定。国际癌症研究机构(IARC)每年都发表一些全球性的肿瘤病因研究进展与结果评审,现已确定约 50 种因素为肯定的对人类致癌因素,其中约一半与职业有关。

在我国,职业性肿瘤的研究和防治工作普遍受到重视,全国已建立起肿瘤防治网。目前我国如果按癌症发病总数的 5% 估算,每年新发生的职业性肿瘤就有 8 万人。根据本国实际情况是否把某种致癌物所致癌症列为职业病在各国有所不同,因此规定的职业肿瘤名单在各国是不同的。我国在重点调查研究的基础上,在新修订的职业病名单中列入的职业性肿瘤有 11 种:①联苯胺所致膀胱癌;②石棉所致肺癌、间皮癌;③苯所致白血病;④氯甲醚、双氯甲醚所致肺癌;⑤砷所致肺癌、皮肤癌;⑥氯乙烯所致肝血管肉瘤;⑦焦炉逸散物所致肺癌;⑧铬酸盐制造业所致肺癌;⑨毛沸石所致肺癌;⑩煤焦油、煤焦油沥青、石油沥青所致皮肤癌;⑪β - 萘胺所致膀胱癌。

一、职业性致癌因素

能引起职业性肿瘤的致病因素,称职业性致癌因素。职业性致癌因素可以是化学的、物理的和生物的。职业性致癌因素最常见的是化学性的和物理性的。职业性致癌因素中,有些是明确的化学物质或物理因素,有些是不明确的混合物。

1. 化学性致癌因素 在引起肿瘤的各种因素中,化学因素占重要位置。据估计,人类癌症的80% 是由化学性致癌因素所引起的。现在已经知道,大约有 1 100 种以上的化学物质对实验的动物有致癌作用。这些致癌物质在外界分布非常广泛,其中大部分物质与工业化的生产有一定的关系,也就是说工业的发展之后,大量的"三废"不能得到妥善的处理,如废气、废液、废渣中的化学物质进入空气、水和土壤,也可进入食物,也可随着日用品(洗涤剂、油漆、除臭剂)、食物添加剂、药物等进入人体内,从而引起癌的发生。国际上通过大量的调查和动物实验研究,较公认对人有致癌作用的化学物质有39种,其中有21种是肯定的,有18种因材料不足尚未肯定。以下列举一些致癌物质引起的肿瘤。

(1)多环碳氢化合物:这类化合物有3,4-苯并[a]芘、1,2,5,6-双苯蒽等,它们是强烈的致癌物质。将该化学物质涂抹在皮肤上可引起皮肤发生鳞状细胞癌,注射到皮下可引起皮下组织发生肉瘤。此类的化学物质主要存在于沥青、煤炭、工厂的煤烟以及汽车、内燃机的废气中。

(2)芳香胺类:如印染厂工人职业性膀胱癌,是由于长期接触与苯胺有关的α-萘胺所致。这类物质有致癌作用,进入人体后主要代谢物由肾脏排出,刺激膀胱发生膀胱癌。

(3)亚硝胺类:亚硝胺类是近年发现并受到广泛重视的具有比较强烈致癌作用的物质。一般说来,亚硝胺在自然界中存在的量很少,但合成亚硝胺的前体物质(原料)亚硝酸盐和二级胺,在自然界中比较广泛存在。如果这些原料通过饮食进入人体内,在适宜的条件下,在体内合成致癌的亚硝胺。研究人员在变质的蔬菜和食物中测出亚硝胺来。亚硝酸盐又是鱼类、肉类的防腐剂、着色剂和腌制剂。目前普遍认为亚硝胺与食管癌、鼻咽癌、肝癌、胃癌有着密切的关系。

(4)其他:砷是对人类有致癌作用的化学物质,多以硫化物或氧化物形式存在于环境中,天然的三价砷化合物可引起人类的肺癌和皮肤癌。此外,铬能引起肺癌,四氧化碳引起肝脏的肿瘤,镉可引起前列腺癌。

2.物理性致癌因素 目前已经知道一些物理因素对人类有致癌作用。属于这类因素的有电离辐射,如X线、γ射线、镭、氡等;非电离辐射,如日光与紫外线、热辐射等;还有一些可能与癌症的发生有关的其他因素,如纤维性物质、创伤、长期慢性刺激等。

(1)电离辐射:现已公认,电离辐射如X线、镭、氡等放射性元素无论是体内还是体外照射,都有致癌的可能性。体外长期接触放射线可发生皮肤癌、白血病、肉瘤或骨肉瘤。长期吸入放射性粉尘可诱发肺癌。γ射线是比X线波长短的一种电磁波,人体受到γ射线照射后会出现白细胞减少、器官及皮肤出血、红斑、水肿、坏死,可能引起白血病和其他恶性肿瘤。与γ射线相比,中子线产生的危害更大,中子线的穿透能力极强,可接近原子核而使之破坏。据推测,中子线导致白血病的能力较γ射线约强5倍。

(2)日光及紫外线:日光的长期曝晒及紫外线的辐射对人类的皮肤有致癌作用。有的人皮肤长期受到过量的照射,同时具有易感因素才会发生癌症。如浅色毛发和皮肤白的人,受到长期大量的日光曝晒后很容易发生皮肤癌。自古以来,船夫、渔夫、农夫、牧羊人、筑路工、建筑工人都在强烈的直射阳光下长期劳动,暴露部分的皮肤颜色开始变深,由于色素沉着而发生黑皮病,皮肤变性形成疣等,继而发展至皮肤萎缩形成皮肤癌。根据目前的研究结果表明,太阳光线中紫外线是诱发癌症的主要因素。紫外线是波长100~400 nm的电磁波,长期受到紫外线的照射,可使人的皮肤发生变性或慢性病变,并可以发生皮肤癌。波长260~340 nm的紫外线最危险。

(3)热辐射:在印度北部的克什米尔地区,牧羊者腹部多发生皮肤病,这个地方特有的风俗习惯是将一种特殊形状的陶器,用炉火烧过后,缠在腹部用来保暖,长时间会引起腹部皮肤炎症,并逐渐形成瘢痕,最后变成皮肤癌。红外线也可引起癌症,煤炉工、焦炭炉工、锅炉工、锻工、冶炼工、火工、玻璃工等暴露于高温环境中,因经常受到强烈的红外线照射而易发生皮肤癌,这与直接接触热的物体,在烧伤基础上发生的癌症有所不同。

(4)强电流:有人报道,住在靠近变压器、高压线等强电流通过地点的人群,癌的发生率增高。对距强电流40 m以内住户的调查发现,白血病、淋巴瘤和神经系统肿瘤死亡率是预期值的2倍,推测强电流周围的电磁场可以致癌。

(5)纤维性物质的致癌作用:纤维性物质(石棉、玻璃丝、氢化铝等)如果长期、大量地吸入肺内或人工植入动物的胸腔,可分别诱发肺、胸膜的恶性肿瘤。

(6)机械及炎症刺激:有人认为,每一种慢性刺激,无论是机械性的还是炎症的,只要持续一定的时间,达到一定的强度,就能够引起肿瘤,如舌癌常常发生于龋齿、断齿或假牙长期接触的部位,胆囊凝结物症合并胆囊癌等。

第二节　职业性肿瘤的特点

职业性肿瘤在临床表现上与非职业性肿瘤很相似,但职业性肿瘤的致病因素相对非职业性肿瘤的病因来说比较单一,有时甚至只有一个因素、一个物质就可以引起职业性肿瘤。因此,职业性肿瘤与一般肿瘤、其他职业病相比也有比较突出的几个特点,了解这些特点对于更好地预防和控制职业性肿瘤的发生有很大帮助。

一、职业性肿瘤与一般肿瘤的比较

一般肿瘤的病因大多尚未阐明,而职业性肿瘤则有明确的病因可寻,即与接触职业性致癌因素有密切关系。大量研究证明,对大多数致癌物来说存在明显剂量—反应关系,即在暴露致癌物的人群中,接触大剂量的要比接触小剂量的肿瘤发病率和死亡率都高。动物实验和流行病学调查研究都支持这一结论。在工业卫生状况欠佳情况下所发生的职业性肿瘤,发病年龄大多较轻。一般从开始接触到发病为5～15年,所以职业性肿瘤患者的发病年龄比一般常见肿瘤要早。某些职业性肿瘤有多发倾向,是致癌因素在体内广泛作用的表现,如砷可致皮肤癌和肺癌,若经口服则可引发肝血管肉瘤。

二、职业性肿瘤与其他职业病的比较

1. 两类疾病的共同点是都有职业接触史,不同之处则为职业性肿瘤从接触到发病的潜隐期长,所以因果联系不像急性疾病或一般职业病那样容易明确。

2. 职业性肿瘤的发病率往往比其他职业病低,在统计分析中需以10万人年计,有些少见职业性肿瘤甚至于要用百万人年计。

3. 一般职业病,除少数重症及有后遗症者外,大都有自限性,这是因为:①患者感到不适而脱离了继续接触;②机体有自卫代偿功能,阈下接触就不至于有明显问题;③机体修复功能使病变恢复。

4. 职业性肿瘤属于肿瘤性疾病,一旦细胞经致癌因素作用启动了癌变过程,其肿瘤性质的特点能经过生物复制而保留,并且随相继的多次突变而使恶性程度聚集和增强,病变范围随细胞的增殖而不断扩大。所以一旦启动,很少有自限性,从而造成对健康和生命的严重威胁。

三、职业性肿瘤的好发部位

职业性肿瘤往往有比较固定的好发部位或范围。经皮肤吸收和经呼吸道吸收是人体接触致癌物的两个主要途径,因此皮肤和呼吸系统肿瘤是最常见的职业性肿瘤。但有时致癌物能作用于同一系统的邻近器官,如致肺癌因素偶可引发气管、咽喉、鼻腔或鼻窦的肿瘤;也可能作用于远隔部位,如皮肤接触芳香胺却导致膀胱癌。值得注意的是,有时同一致癌物能引起不同部位的肿瘤,如无机砷剂可引起皮肤癌、肺癌或淋巴癌。此外,还有一些致癌因素能引起范围较广的肿瘤,如电离辐射因直接照射者患皮肤癌,吸入电离辐射尘粒者患肺癌,如该电离辐射物沉积于骨则多发骨肉瘤或白血病。

四、职业性肿瘤的发病条件

职业性肿瘤往往有一定的发病条件。很多职业性致癌因素在我们的日常生活中也可能接触到,但不是一接触就会产生癌症,因为职业性肿瘤发病有一定的条件,我们也可以理解接触这些物质的工人也不是全部会发生职业性肿瘤。对职业性肿瘤的研究发现,致癌物质的化学结构、接触途

径、接触剂量和时间都是职业性肿瘤发生的必要条件。首先,很多有机物虽然组成相同,但结构不同,其作用也迥异。如萘胺同分异构体中 β 位异构体为强致癌物,而 α 位异构体致癌性则弱得多。其次,特定的物质需要特定的接触途径才能引起癌症,如不溶性铬酸盐及镍盐仅在吸入时致癌,而经口或经皮肤接触都无致癌作用。第三,接触剂量和时间长短也至关重要。只有接触总剂量、接触浓度、接触时间或年限均达到一定的值后,才有可能引起职业性肿瘤。

五、潜伏期与发病年龄

动物实验和对人类已知致癌物的研究表明,在首次接触致癌物到肿瘤发生有一个明显的间隔期,称为潜伏期。有证据表明,肿瘤是从 DNA 一个碱基对发生突变的非正常细胞引发的,但最终是否发展或何时发展成为肿瘤,受一系列因素影响,如细胞损伤的修复能力,肿瘤发生的内、外源促进因子以及免疫系统的有效性等。因此,不同的致癌因素可有不同的潜伏期。在人类,潜伏期最短 4 年,如放射线致白血病;最长达 40 年以上,如石棉诱发间皮瘤;但对大多数职业肿瘤,潜伏期

为 12 ~ 25 年。

由于潜伏期较长,患职业性肿瘤的年龄通常在 40 岁以上。据近年观察,职业性肿瘤的发病年龄有明显提前趋势,可能是因为工人与致癌物接触较早和某些致癌物的致癌作用较强。总的看来,职业性肿瘤发病年龄比非职业性同类肿瘤低,如芳香胺引起的泌尿系统癌变,发病年龄以 40 ~ 50 岁最多见,较非职业性肿瘤早 10 ~ 15 年。我国湖南某砷矿职工中的恶性肿瘤(以肺癌为主)发病年龄比所在省居民早 10 ~ 20 岁。

六、病理类型

职业性肿瘤往往具有特定的组织类型。很多职业性致癌物产生的癌有独特的病理类型,如氯乙烯引起肝血管肉瘤,铀引起的肺癌多为未分化小细胞癌,铬引起的多为鳞癌,家具工人因吸入硬木所致鼻咽癌大部分为腺癌。一般认为,接触强致癌物以及高浓度接触所致肺癌多为未分化小细胞癌,反之则多为腺癌。上述病理学特点,可供与非职业性肿瘤进行鉴别时做参考。但是也有例外,如苯所致白血病的病理类型就较分散,很难说集中在某一类型。

第三节 职业性肿瘤的发现和确认

人们发现和确认职业性肿瘤主要通过临床观察、职业性肿瘤的流行病学研究及实验研究三种途径。

一、临床观察

这是认识和发现职业性肿瘤的第一阶段。许多职业性肿瘤是由观察细致、努力探索的临床医师首先发现和报道的。历史上,1775 年 Pott 从很多成年人的阴囊癌病例中,问到他们在儿童少年时期都曾从事扫烟囱的工作,揭示阴囊癌与扫烟囱工作之间的联系。直至 1922 年,Passey 从实验中证明烟灰的致癌物质来自含沥青的烟煤。在 Pott 报告 100 年后,在德国、苏格兰的煤气生产工

人中发现了类似的癌症,人们认识到工业部门的煤焦油产物能引起皮肤癌(包括阴囊癌),后来又证明了煤焦油中的多环芳烃类物质可以引发实验动物癌症。在 20 世纪 60 年代以前高度恶性的弥漫性间皮瘤是极为罕见的疾病,1954 年有人提到此种疾病可能与石棉有关,但是病例特少,与接触石棉的总人数不一致。1960 年在南非工作的 Wagner 医师报道了 33 例,2 年后积累至 60 例,大多病例来自青石棉矿区附近,引起了职业医学界的震惊,遂开展广泛的调研,报道的病例数大增,到 1976 年西方 22 个国家共报道了 4 539 例,4 271 例为一般调查中积累的病例,2 543 例有完整的接触史记录,其中 43% 从事过接触石棉的职业,9%

曾在石棉厂矿附近居住，还有 10% 接触过石棉，总计 62% 的患者肯定自己有过石棉接触史。又如肝血管肉瘤是更为罕见的恶疾，一般人群的年死亡率仅为百万分之 0.14。研究此病的医师得悉某氯乙烯工厂中发生 3 例，在 1974 年作了报道，很快就获得流行病学调研的证实。氯乙烯在广泛生产应用 36 年后才被发现有致癌危害，成为震惊西方的大事。20 世纪以来，国际上普遍工业化，加速采用新的物理化学工序，这些工序带来了对致癌物的暴露。接触放射性物质人员多发肺癌、白血病；生产品红染料的工人好发膀胱癌等均来源于临床观察。由此可见，有时临床病例分析对探索和识别职业或环境致癌因素会提供重要线索。

二、实验研究

实验研究是用可疑致癌物做动物诱癌试验或体外试验，观察能否诱发与人类相似的肿瘤或判定是否具有致突变或诱导染色体损伤的能力，从而推断其致癌性，也是识别和判定职业性致癌因素的重要方法之一。目前实验研究主要以动物实验和体外试验为主。

1. 动物实验 有助于工作环境致癌病因的因果关系的分析和致癌机制的研究。自从 20 世纪初人们用生命周期短的动物进行致癌实验以来，已发现不少可疑的致癌物。国际癌症研究机构（IARC）到 1980 年已出版 25 卷有关化学致癌的专著，介绍了 140 多种经动物实验获得充分证据的化学致癌物，这些发现既有助于对流行病学调查数据的分析，又可缩短发现新的环境致癌物的时间。例如，氯乙烯的致癌作用（氯乙烯引起肝血管肉瘤），便是 1970 年先从实验动物身上取得证据，然后 1974 年才取得对人致癌的证据的；合成塑料用的双氯甲醚的致癌作用也是 1968 年先取得动物实验数据，1973 年才取得对人致癌的证据的。黄曲霉毒素、4 - 氨基联苯、芥子气等也都是首先通过动物实验发现的致癌物。

（1）动物实验设计的基本要求：动物诱癌实验研究程序在国际上已被大多数研究单位标准化，国际癌症研究机构（IARC）对动物实验设计的基本要求为：①要用两种动物（一般为小鼠和大鼠），每组雌雄各半；②每个实验组和相应对照组要求有足够动物数，每种性别至少 50 只；③给药和观察时间必须能够超过该种动物期望寿命的大部分（大鼠和小鼠一般为 2 年）；④在实验组中，至少有高剂量和低剂量两个组，高剂量组应接近最大耐受剂量（MTD）。条件允许最好设三个剂量组；⑤结果的确定要来源于足够量的动物病理学检查；⑥用合适的方法对资料进行统计学分析。

（2）设计良好的动物实验可获得可靠的实验结果，用以判定某种物质是否对被试动物具有致癌性。IARC 建立的判定动物致癌试验证据的标准分为四类：充分证据，有限证据，不充分证据及无资料。现就前三种予以介绍：

1）充分致癌性证据：结果显示恶性肿瘤发病率增加具有以下之一者：①多种属动物；②在多个试验（最好不同给药途径或不同剂量）；③在不同部位或不同肿瘤类型，或在发生年龄上程度异常。其他证据包括：存在剂量—反应关系，体外试验或化学结构方面提供致癌性佐证。

2）有限致癌性证据：结果显示该物质有致癌性，但受下列原因所限制：①研究只限于一种动物或单一试验；②剂量不足或动物接触时间不充分，或因存活性差没有充分的观察，或动物数太少；③同时产生自发的恶性肿瘤以及目前又难于单从组织学上把它归类于恶性的肿瘤。

3）不充分的致癌性证据：由于在主要的质量或数量上的限制，研究结果不能被解释为有致癌作用或没有致癌作用，或因实验的限制，该化学物没有显示致癌作用等，则列为不充分证据。

（3）当将动物致癌实验资料推至人的时候，要考虑到如下问题：①是否已证明对动物致癌的所有化学物质也能引起人类癌症，或反之也如此。②从定量的观点出发，是否人类对引起动物致癌的相同剂量的致癌物有同样的致癌易感作用。如果满足这两方面，表明动物实验结果与人类致癌有较好的相关性。

（4）动物实验研究的局限性包括几方面：①试验动物数少，和大样本人群的调查比较则相对不敏感。在标准样本动物实验中,为了检测出某物质诱发肿瘤发病率具有统计学显著性,其引起的肿瘤发生率必须超过15%,较低的发生率不能提供有力证据,特别是伴有自然发生肿瘤时。为了增加动物实验敏感性,一般选择最大耐受剂量作为高剂量,而这将远远高于人类通常的职业与环境暴露,因此对危险度估计增添了不可靠性,常引起错误的阳性结果。②由于动物实验中给药途径(如灌胃、口服或腹腔注射等)不同于人的接触途径,那么至少在理论上动物实验结果将不同于人的暴露结果。③由于动物和人的种属差异,对致癌物的反应有很大不同,例如DDT可诱发实验小动物的肿瘤,但在大量接触DDT的职业人群中,迄今未见有与之有关的肿瘤病例报告;反之,砷及苯等已经流行病学研究证实对人致癌,但实验动物诱发肿瘤试验未获完全成功。此外,即使在动物和人的致癌性上有较强的相关性,但靶器官及发癌部位在啮齿类动物和人之间可能是不同的,如联苯胺可使大鼠、仓鼠及小鼠发生肝肿瘤,但对人和狗则发生膀胱癌。故不能单凭动物实验结果轻率地做出对人有无致癌作用的结论。所以,如何应用动物实验的数据来评定化学物质对人的致癌危险性还是一个需要研究的课题。

2.体外试验 虽然动物试验是获得化学物致癌性证据的工具之一,但也存在缺陷,如耗资巨大。美国官方统计,每检测一个化学物需要10万美元;费时长,至少需要2~3年时间,适应不了工业发展的需要。为了能快速地鉴别新化学品、新农药等致癌性,近十多年来人们应用了体外试验的方法。体外试验是指用体外试验的方法,不用长期观察或随访就可检测某些化学物质是否具有致突变或诱导染色体损伤的能力,从而推断其致癌性。这种试验优点是快速、花费少。用这类试验判断和识别致癌物的依据是,肿瘤的发生是由于DNA的突变引起,故用短期试验检测该化学物是否具致突变性,如有致突变性则认为该化学物有致癌的可能性。至于该化学物是否能致感染,则需要进一步用动物试验加以证实。大多数化学致癌物可与DNA共价结合诱导DNA损伤,从而引起DNA突变。

(1)较常用的这类试验有:①Ames试验:可检测化学物质诱导DNA基因突变;②DNA修复试验:可用来证明DNA暴露于一种化合物时发生的损伤,包括近年来设计的用来检验能和DNA共价结合的化学物质(DNA加合物);③染色体结构畸变分析:可检测化学物质对细胞染色体的损伤作用,试验可用哺乳动物,包括人的淋巴细胞;④姊妹染色单体互换试验:用之判定化学物质对遗传物质的影响,这种方法比检测染色体畸变更敏感,也可用动物和人的细胞来进行;⑤哺乳细胞恶性转化试验:用于判定加入培养液中的化学物质是否具有使培养的细胞向恶性转化的能力,并且当把这种恶性转化的细胞注射给动物时可否产生肿瘤。

(2)目前主张用一组短期试验而不是单独一种短期试验来测试化学物的致突变性,原则是应包括低等动物、高等动物,体内及体外试验,体细胞、生殖细胞均有,这样才较全面。最常用是Ames试验、体外微核染色体畸变试验与生殖细胞染色体畸变试验等。

(3)体外短期试验的局限性。用短期试验结果预测化学物质对人的致癌性的价值目前尚不明了,与人及动物实验之间的相关性也不完善。这类试验和动物实验结果的一致性大约为60%,其中Ames试验用得最多。短期试验中大量致DNA突变的物质,在动物实验中并不显示致癌性,目前尚无法解释在短期试验中出现的这些假阳性结果。

(4)姊妹染色单体互换和DNA加合物试验,已用来检测接触职业或环境致癌物的人体细胞,如已发现某些接触环氧乙烷的工人的姊妹染色单体互换率增高,但其临床意义尚不清楚。目前还不能根据这些结果对工人致癌性做出预测,因此其应用仅限于研究中。

(5)目前,国际上对新化学产品致癌性的鉴定,已形成一套工作程序。一般通过快速体外试验发现阳性后,再考虑进行动物实验和人群流行病学调查,这样可以节省时间和费用。

三、流行病学调查

由于肿瘤病因学与发病学中有许多基本问题尚不清楚,加上职业因素错综复杂,除职业病危害因素影响外,还存在其他因素。要确定某种职业性致癌因素对人的致癌性,必须通过流行病学调查,在人群中得到确切的证据。病例报告和描述性流行病学研究对致癌性只能提供建议性的证据;分析性流行病学研究可对致癌的因果关系得出结论;大量的队列研究或病例对照研究产生的阳性结果,可为识别和判定致癌物提供有力证据。为了具体帮助确定流行病学研究中阳性结果是否表明因果关系,要遵循下列判定标准。

1. 判定标准

(1)因果关系的强度:因果关系的强度是指接触组和对照组比较,其相对危险的程度。这个强度越大,也就是说接触组肿瘤发病率或死亡率越高,这种接触所致的因果关系越容易建立,因为它不是由偏差造成的。例如我国云南某锡矿1954－1975年的22年中井下矿工肺癌年平均发病率为240.8/10万,比井上人群的肺癌发病率高122倍,提示肺癌发生与井下作业有关。某器官或系统的肿瘤发病率异常增高,例如,我国一些橡胶厂的胃、肝、肺及食管癌发病率明显增高,某些染化厂工人中陆续发现膀胱癌病例等。一般来说,联系的强度越大,其相对危险的程度也越大。

此外,不要忽略在某一职业人群中通常属罕见的发病率甚低的肿瘤出现高发现象,例如生产氯乙烯单体的工人发生肝血管肉瘤,接触青石棉工人易患间皮细胞瘤等,这表明该种因素引发的肿瘤强度异常大,可为识别和判定职业性致癌因素提供又一线索。在实际调查中,要注意以工种而不要以全厂工人为基数进行统计分析,以免掩盖实际接触人群中的高发病率。

(2)因果关系的一致性:这是指对某致癌因素引起的因果关系调查研究的广度,即在不同的接触情况下,如不同厂矿接触同一物质或因素的人群,对其所致肿瘤发生所得的结论是否一致。这些结论的一致性越强,对识别和判定该致癌物的因果关系提供的证据越有力。如有人为了研究职业性砷接触的致癌问题,在1948－1975年期间先后进行了13个厂及居民区的流行病学调查,包括8个冶炼厂(铜冶炼和三氧化二砷生产)、3个含砷农药厂、1个含砷农药应用现场和1批冶炼厂周围居民。从调查中发现共同的因子是无机砷,并发现肺癌死亡率都有明显上升,从而说明砷是致癌物。

(3)接触—反应关系:如果接触可疑致癌因素的剂量或水平越高,癌症的发病率也越高,提示存在接触—反应关系。这种关系越密切,对病因引起的因果关系的建立越有帮助。例如上海市关于氯甲醚作业工人的肺癌调查,发现肺癌发病随接触年限的增加而增加,支持了氯甲醚为肺癌病因的推断。

(4)生物学合理性:即该研究是建立在有根据的、对于该种物质危害作用产生机理是已知的判断基础上,而非生物学谬误所致。

(5)年龄及性别比例的异常:各种癌症有不同的高发年龄,如某一人群癌症高发年龄明显提前,即应予以重视。肿瘤发病的性别比例异常,一般情况下,几种常见的肿瘤如肺、胃、肝、食管癌等的发病率都是男性显著多于女性。但职业性肿瘤的性别比例有趋于相等的倾向。例如调查发现,某市5年间橡胶行业男性肿瘤发病率为151/10万,女性为140/10万,而对照组相应为102/10万及40/10万。

(6)时间依存性:即在时间上,作为原因的"接触"必须在作为结果的"效应"之前。

尽管在判断因果关系上应用了这些标准,但其中的时间依存性是绝对必要的。在研究中,没有充分显示剂量—反应作用或因果关系一致性很弱,仍可能是因果关系,只不过在研究中是因偏差或混杂因素存在所致。反过来说,当事实上偏差存在时,所得的结论可能满足这些标准,但并非真正因果关系。毫无疑问,当研究能够满足上述标准的多数,其因果关系的可能性当然会高。国际癌症研究中心(IARC)近年已建立了判定某物质是否为致癌物的类似标准。

2.流行病学研究的局限性 流行病学研究常因条件限制使其具有一定局限性,这包括流行病学调查时因人群的流动使失访率增加;暴露环境状况改变很难确定接触剂量;没有单一暴露于所研究因素的人群而使选择合适研究组及对照组困难;长潜伏期需要延长随访,以及相对缺乏敏感的流行病学研究方法等。这些局限性常使因果关系判定缺乏准确性,甚至出现错误的结果,尤其所得的阴性流行病研究结果很难对一种化学物质的致癌性提供证据。

3.致癌物的分类 临床发现可疑的职业性肿瘤病例后,须进一步掌握流行病学证据,即要从接触某种可疑致癌物的人群中,发现足够数量的具有共同特性的肿瘤病例,才能确定它与职业接触的联系。在根据动物实验研究结果,职业致癌物可分为三类:

(1)确认致癌物:指在流行病学调查和动物实验中都已有明确证据,表明对人有致癌性,如煤焦油、芳香胺、石油产品、石棉、铬、镍、芥子气、异丙基油、氯甲甲醚、氯乙烯、氯丁二烯、放射性物质等。

(2)可疑致癌物:这类物质有两种情况:一是临床上有个别人的致癌报告,但尚未为流行病学调查所确切肯定者,如锡、铍、铜、铁等;二是已在多种动物,特别是对人类血缘很近的灵长类动物中致癌试验阳性,对人致癌的可能性甚大者,如亚硝胺等。这类致癌物,应是目前流行病学研究的重点。

(3)潜在致癌物:这类物质在动物实验中已获阳性结果,但在人群中尚无资料表明对人有致癌性,如钴、锌、铅、硒等。

四、职业性肿瘤的诊断与处理

1.职业性肿瘤的临床表现与一般肿瘤大致相同,注意区别它们的不同点后,可根据各自的临床表现进行诊断。诊断原则为:①肿瘤诊断明确,必须是原发性肿瘤;肿瘤的发生部位与所接触致癌物的特定靶器官一致;经细胞病理或组织病理检查,或临床影像检查,或腔内镜检查等确诊。②有明确的职业性致癌物接触史,接触致癌物的年限和肿瘤发病潜隐期符合诊断细则的相关规定。确定后,再进一步进行病因诊断确定其与职业的关系,符合有关国家法规规定的可作为法定职业病处置。

2.处理。职业性肿瘤的治疗和预后均与同类肿瘤相似,对接触职业致癌因素的职工作定期健康监护,能够及早发现与诊断,立即治疗,脱离接触致癌物的作业,其预后则能较好。

第四节 职业性呼吸道肿瘤

由于呼吸道是大多数职业病危害因素进入人体的主要途径,呼吸道也就成为许多职业性致癌因素的靶器官。在职业性肿瘤中,呼吸道肿瘤占极高比例。目前已知对人类呼吸道有致病作用的物质有砷、石棉、煤焦油类物质、氯甲醚类、铬、镍、芥子气、异丙油、放射性物质等。吸烟已被证明是肺癌发生的最危险因素,吸烟对职业性呼吸道肿瘤可有明显影响或相乘作用。如调查发现,吸烟者肺癌死亡的相对危险度为11,接触石棉的工人为5,而接触石棉同时吸烟者则为50以上。下面介绍几种引起呼吸道肿瘤的职业致癌物。

一、砷

砷及其化合物主要包括砷的氧化物及其盐类,常见的有三氧化二砷(白砒)、五氧化二砷、砷酸钙和亚砷酸钠等。在熔炼含砷矿石、处理有色金属矿渣、烟道都可接触三氧化二砷粉尘。此外,生产和使用含砷农药、木材防腐剂、杀虫剂、无线电工业、玻璃工业、毛皮工业、颜料制作中都可接触砷。

接触无机砷化合物可引起皮肤癌和肺癌,其

危险度一般比常人高出 2～8 倍。我国生产条件差的炼砷厂,作业工人肺癌的 SMR 为 72.04,较对照人群显著增高。湖南雄黄矿的调查材料表明,肺癌发病率达 234.2/10 万,比该省会居民高 25.1 倍,比该县居民高 101.8 倍。已证实接触砷的累计剂量与呼吸道肿瘤死亡率有明确的接触水平——反应关系。我国已将砷所致职业性肿瘤列为法定职业病。

关于砷致病作用及机制,常见的细胞恶性转化学说中有突变假说,其中包括点突变和染色体畸变、非突变假说、调节失控假说等,研究砷致癌机制的资料多集中在研究致突变的范畴。研究资料表明,砷直接损伤 DNA 的意见尚难完全肯定,但对染色体损伤的认识较一致,认为在一定浓度时,砷是一种致突变剂。

砷所致职业性肺癌的临床表现与病理类型分布和一般人群的肺癌相似。砷所致肺癌的诊断原则为原发性肺癌诊断明确;含砷采矿及冶炼累计接触工龄 3 年以上(含 3 年),潜伏期 6 年以上(含 6 年)。

二、石棉

石棉是纤维状的硅酸盐矿物,石棉分蛇纹石和闪石两大类,以蛇纹石石棉(温石棉)在工业上用途最广,另外还有闪石棉、蓝石棉、铁石棉、直闪石、透闪石和阳起石。已知有 3 000 种以上的制品与石棉有关。除开采石棉矿外,其他如石棉绝缘材料制造、建筑业、汽车刹车片的制造、长纤维石棉纺织业等都可以接触石棉。工人在作业中吸入的石棉纤维沉积在肺内形成石棉肺,并能诱发支气管肺癌、恶性间皮瘤和其他部位的恶性肿瘤。20 世纪 70 年代起,国际癌症研究机构(IARC)已将石棉列为人类的致癌物之一。石棉接触者或石棉肺患者肺癌发生率显著增高。影响发生肺癌的因素是多方面的,如石棉粉尘接触量、石棉纤维类型、工种、吸烟习惯和肺内纤维化存在与否等。近年对石棉粉尘接触量与肺癌发生的研究表明,随接触量的增加,肺癌发生危险度增加,它们之间呈线性关系。石棉诱发肺癌发病潜伏期一般是 15～

20 年,而且发病年龄提早。关于石棉纤维类型方面,一般认为青石棉的致癌作用最强,其次是温石棉、铁石棉;肺癌的组织学类型以外周型腺癌为多,且常见于两肺下叶的纤维化区域。相同的石棉纤维类型,由于工种不同,发生肺癌的危险性也不同,如石棉采矿工肺癌发生率低于选矿工和使用工。石棉和吸烟均可导致肺癌,两者呈现协同作用。吸烟的石棉工人肺癌发生率显著高于不吸烟者,也高于普通人群 20～100 倍。

石棉可致间皮瘤。间皮瘤分良性和恶性两类,只有恶性间皮瘤才与石棉接触有关。间皮瘤可发生于胸、腹膜,以胸膜最多见。在石棉作业人群中,间皮瘤约占总死亡率的 10%(普通人群近于零),而全部间皮瘤患者中 75%～80% 的恶性间皮瘤患者过去曾经接触过石棉。发生间皮瘤的潜伏期多数是在首次接触石棉后的 15～40 年期间发生。在居民中,间皮瘤发生率低。间皮瘤随年龄增高而增加,但在 70 岁以后反而下降。恶性间皮瘤发生与石棉类型有关,闪石类比蛇纹石类更强,在闪石类中,青石棉致癌性最强,直闪石致癌性最弱。致恶性间皮瘤强弱顺序为:青石棉＞铁石棉＞温石棉。研究表明,接触石棉尘剂量与恶性间皮瘤的发生不存在剂量——反应关系,即使非职业性微量接触者也可发生恶性间皮瘤。

关于石棉纤维诱发恶性间皮瘤的机理,一般认为主要是物理作用而非化学致癌,特别是石棉纤维的粒径最为重要,粒径 ＜0.25 μm、长度 ＞5 μm 者致恶性间皮瘤作用最强。有人认为引起恶性间皮瘤者多系长度 ＞8 μm 的纤维。青石棉和温石棉具有较强的致恶性间皮瘤潜能,可能是与其纤维性状和多丝结构,容易断裂成巨大数量的微小纤维富集于胸膜有关。此外,石棉纤维的耐久性和表面活性也是致癌的重要因素。

石棉可致腹膜间皮瘤,但其发生率低于胸膜间皮瘤。心包膜间皮瘤极罕见,有人认为它与石棉无关。有机纤维是否与恶性间皮瘤有关,目前尚无定论。胸膜间皮癌患者中大约 20% 伴有石棉肺。

石棉所致肺癌的诊断原则为原发性肺癌诊断

明确;接触石棉粉尘累计工龄 7 年以上(含 7 年),潜伏期 10 年以上(含 10 年);石棉肺合并肺癌者即可诊断。石棉所致间皮瘤的诊断原则为必须有细胞病理学诊断;接触石棉粉尘累计工龄 1 年以上(含 1 年),潜伏期 15 年以上(含 15 年)。

三、铬

在工业生产中,接触铬及其化合物的机会很多,如铬矿开采、冶炼、铸造含铬合金、镀铬工业、橡胶、陶瓷、颜色制造、皮革工业、照相、印刷制版、木材防腐、火柴制造、电镀、电焊、水泥等可以接触铬及其化合物。铬酸盐对皮肤、黏膜有较强的腐蚀作用,接触铬酸盐还可引发鼻中隔黏膜糜烂、穿孔和皮肤溃疡。人群流行病学调查已证明,铬特别是六价铬可致呼吸道肿瘤。

据美、英、日等国调查资料,从事铬酸盐生产的工人肺癌的发病率比一般人群高,肺癌死亡率占全部死亡的 20% ~ 45%(一般人群仅为 1% ~2%)。在全部癌症死亡中,肺癌占 50% ~ 80%(一般人群为 8% ~12%)。铬酸盐生产的工人发生肺癌危险性比一般人群高出 3 ~30 倍。铬铁合金生产也见类似情况,但电镀过程接触铬酸的工人则未见此种现象。铬化合物致肺癌平均潜伏期为 21 年,多属鳞状细胞癌,部分为未分化圆形细胞癌,癌组织中铬含量明显增加。

铬酸盐制造业工人所致肺癌的诊断原则为原发性肺癌诊断明确;从事铬酸盐制造累计接触工龄 1 年以上(含 1 年),潜伏期 4 年以上(含 4 年)。

四、镍

镍是人体必需微量元素之一,但过量接触也会对机体产生不良影响。如碳基镍可致机体中毒,镍及其水溶性盐类对皮肤可以致敏,甚至可以引起鼻窦癌和肺癌。流行病学调查表明,镍矿的开采、熔炼、精炼行业肺癌危险度增高,肺癌发生率比预期高出 10.5 倍,潜伏期平均为 27 年。镍化合物中部分有致癌作用,其中硫酸镍、镍精炼工业中接触的镍硫化物和镍氧化物对人有致癌性;金属镍和镍合金对人致癌性证据不足。

围绕镍致癌机理已有多方面研究报道。Sunderman F. W. Jr. 综合已有资料,归结为如下几点结论:①镍化合物致癌活性的差异可能是由于它们在靶细胞内关键部位提供 Ni^{2+} 的能力不同所致;②Ni^{2+} 能启动致癌过程,可能包括直接遗传毒性(如自由基反应),诱发 B – DNA 向 Z – DNA 的转换,调节基因的移位和调整,DNA 切除修复抑制,各种基因外机制;③Ni^{2+} 能作为促癌物起作用,如通过阻断细胞至细胞的信息传递,或者可能通过激发脂质过氧化;④Ni^{2+} 可加快肿瘤进展,如通过抑制自然细胞杀伤活性。

经过镍冶炼工艺的自动化、密闭化,加强卫生防护后,这些肿瘤发病率明显降低。

五、氯甲醚类

氯甲醚又称氯甲基甲醚,工业产品中常混杂有双氯甲醚。氯甲醚是重要的工业化合物和实验用试剂。本品主要用作甲基化的原料,包括离子交换树脂、防水剂以及纺织品处理剂的生产,也用做聚合反应的溶剂等。在酸性条件下,氯离子与甲醛可形成氯甲醚,故在有甲醛和氯离子同时存在的工业环境中,如纺织、造纸、塑料和橡胶等工业中,也有可能形成氯甲醚而存在于空气中。氯甲醚对皮肤、呼吸道黏膜和眼结膜有强烈的刺激作用。氯甲醚和双氯甲醚有致癌作用,是人的致癌剂。上海调查表明,氯甲醚类作业工人的肺癌发病率为 889.68/10 万,肺癌死亡率为 533.81/10 万,显著高于非接触人群。所引起的肺癌多为燕麦细胞(未分化小细胞)型肺癌。氯甲醚具有致癌性强、恶性程度高、潜伏期短、发病年龄小的特点。更具有指导意义的结论是接触时间对肺癌死亡率无明显影响,起决定作用的是接触浓度,短时间高浓度接触比长时间低浓度接触更危险。

氯甲醚致癌作用及机制为:氯甲醚类是强的烷化剂,具有直接致癌作用,在体外不需要代谢活化即产生致癌作用。由于氯甲醚有迅速水解的特性,遇水即迅速失活,主要引起直接作用部位的肿瘤。氯甲醚主要诱发肺小细胞性肺癌。

氯甲醚所致肺癌的诊断原则为原发性肺癌诊

断明确;生产和使用氯甲醚(二氯甲醚或工业品—氯甲醚)累计接触工龄 1 年以上(含 1 年),潜伏期 4 年以上(含 4 年)。

六、炼焦与肺癌

烟煤在高温低氧的焦炉炭化室内干馏过程中产生的气体、蒸汽和烟尘,在装煤、出焦、漏气时会弥散到焦炉的工作场所空气中。这些从焦炉逸出的气体、蒸汽和烟尘统称为焦炉逸散物。我国于 20 世纪 80 年代初期对焦化厂、煤气厂等接触焦炉逸散物的工人进行的流行病学调查发现,癌症尤其是肺癌发病率明显高于正常水平。这是由于煤在干馏生成焦炭、煤焦油和煤气的过程中会产生大量的有害气体和烟尘,它们当中含有多种致癌的多环芳烃,其中的苯并芘致癌性最强,使得炼焦工作区受到严重污染,导致工人癌症高发。调查显示,焦炉和煤气发生炉操作工人在接触污染物 20~25 年之后罹患肺癌的危险性明显增加。以后各国研究人员通过流行病学调查,确认炼焦工人的肺癌高发与其职业有关。

焦炉工人所致肺癌的诊断原则为原发性肺癌诊断明确;焦炉工累计接触工龄 1 年以上(含 1 年),潜隐期 10 年以上(含 10 年)。

接触放射性物质、芥子气、异丙油等,均可使呼吸道肿瘤增多。

第五节　职业性肺癌

职业性肺癌指劳动者在劳动环境中长期接触石棉、氯甲醚、二氯甲醚、砷、焦炉逸散物、六价铬化合物等所致的肺癌。

一、诊断原则

职业性肺癌首先应是原发性肿瘤诊断明确。

二、诊断细则

1. 石棉所致肺癌

有明确的石棉粉尘职业暴露史,石棉粉尘的累计暴露年限 1 年以上(含 1 年)。

——潜隐期 15 年以上(含 15 年)。

2. 氯甲醚、二氯甲醚所致肺癌

有明确的氯甲醚(二氯甲醚或工业品—氯甲醚)职业暴露史,生产和使用氯甲醚(二氯甲醚或工业品—氯甲醚)累计暴露年限 1 年以上(含 1 年)。

——潜隐期 4 年以上(含 4 年)。

3. 砷所致肺癌

有明确的职业性砷暴露史,无机砷累计暴露年限 3 年以上(含 3 年)。

——潜隐期 6 年以上(含 6 年)。

4. 焦炉逸散物所致肺癌(焦炉工肺癌)

有明确的焦炉逸散物职业暴露史,焦炉逸散物累计暴露年限 1 年以上(含 1 年)。

——潜隐期 10 年以上(含 10 年)。

5. 六价铬化合物所致肺癌(铬酸盐制造工肺癌)

有明确的六价铬化合物职业暴露史,六价铬化合物累计暴露年限 1 年以上(含 1 年)。

——潜隐期 4 年以上(含 4 年)。

三、处理原则

1. 脱离致癌物的暴露。

2. 按恶性肿瘤治疗原则积极治疗,定期复查。

四、辨证施治

常见诱发职业性肺癌的因素包括:石棉、氯甲醚、双氯甲醚、砷及其化合物、焦炉逸散物、六价铬化合物等。中医认为,肺癌是由于正气内虚、邪毒外侵引起的,以痰浊内聚,气滞血瘀,蕴结于肺,以致肺失宣发与肃降为基本病机,以咳嗽、咯血、胸痛、发热、气急为主要临床表现的一种恶性疾病。本病类属于中医学的"肺积""痞癖""咳嗽""咯血""胸痛""肺岩"等范畴。

《素问·奇病论》说:"病胁下满气上逆,……病名曰息积,此不妨于食。"《灵枢·邪气脏腑病形》说:"肺脉……微急为肺寒热,怠惰,咳唾血,引腰背胸。"《素问·玉机真藏论》说:"大骨枯槁,大肉陷下,胸中气满,喘息不便,内痛引肩项,身热脱肉破䐃。"《难经·论五脏积病》说:"肺之积曰息贲。……久不已,令人洒淅寒热,喘热,发肺壅。"以上这些描述与肺癌的主要临床表现有类似之处。明·张景岳《景岳全书·虚损》说:"劳嗽,声哑,声不能出或喘息气促者,此肺脏败也,必死。"这同晚期肺癌的临床表现相同,并明确指出预后不良。《杂病源流犀烛·积聚癥瘕痃癖痞源流》所提到的"邪积胸中,阻塞气道,气不宣通,为痰,为食,为血,皆得与正相搏,邪既胜,正不得而制之,遂结成形而有块",则说明了肺中积块的产生与正虚邪侵、气机不通、痰血搏结有关,对于后世研究肺癌的发病和治疗,均具有重要的启迪意义。

五、病因病机

中医认为,肺癌是由于正气虚损,阴阳失调,邪毒乘虚入肺,邪滞于肺,导致肺脏功能失调,肺气阴郁,宣降失司,气机不利,血行瘀滞,津液失于输布,津聚为痰,痰凝气滞,瘀阻络脉,于是瘀毒胶结,日久形成肺部积块。因此,肺癌是因虚而得病,因虚而致实,是一种全身属虚、局部属实的疾病。肺癌的虚以阴虚、气阴两虚为多见,实则不外乎气滞、血瘀、痰凝、毒聚之病理变化。其病位在肺,但因肝主疏泄,脾主运化水湿,肾主水之蒸化,故与肝、脾、肾关系密切。

六、辨证论治

扶正祛邪、标本兼治是中医治疗肺癌的基本原则。本病整体属虚,局部属实,正虚为本,邪实为标。肺癌早期,以邪实为主,治当行气活血、化

瘀软坚和清热化痰、利湿解毒;肺癌晚期,以正虚为主,治宜扶正祛邪,分别采用养阴清热、解毒散结及益气养阴、清化痰热等法。临床还应根据虚实的不同,每个患者的具体情况,按标本缓急恰当处理。由于肺癌患者正气内虚,抗癌能力低下,虚损情况突出,因此,在治疗中要始终顾护正气,保护胃气,把扶正抗癌的原则贯穿肺癌治疗的全过程。应在辨证论治的基础上选加具有一定抗肺癌作用的中草药。

1. 气血瘀滞

症状:咳嗽不畅,胸闷气憋,胸痛有定处,如锥如刺,或痰血暗红,口唇紫暗,舌质暗或有瘀斑,苔薄,脉细弦或细涩。

治法:活血散瘀,行气化滞。

方药:血府逐瘀汤。

2. 痰湿蕴肺

症状:咳嗽,咳痰,气憋,痰质稠黏,痰白或黄白相间,胸闷胸痛,纳呆便溏,神疲乏力,舌质淡,苔白腻,脉滑。

治法:行气祛痰,健脾燥湿。

方药:二陈汤合瓜蒌薤白半夏汤。

3. 阴虚毒热

症状:咳嗽无痰或少痰,或痰中带血,甚则咯血不止,胸痛,心烦寐差,低热盗汗,或热势壮盛,久稽不退,口渴,大便干结,舌质红,舌苔黄,脉细数或数大。

治法:养阴清热,解毒散结。

方药:沙参麦冬汤合五味消毒饮。

4. 气阴两虚

症状:咳嗽痰少,或痰稀而黏,咳声低弱,气短喘促,神疲乏力,面色㿠白,形瘦恶风,自汗或盗汗,口干少饮,舌质红或淡,脉细弱。

治法:益气养阴。

方药:生脉饮合百合固金汤。

第六节 职业性膀胱癌

职业性膀胱癌在职业性肿瘤中占有相当地位,在膀胱癌死亡病例中有 20% 可找出致癌物的接触史,主要的致膀胱癌物为芳香胺类。IARC 认定对人类致癌的芳香胺有联苯胺、β-奈胺、4-氨基联苯胺等。芳香胺类所致膀胱癌发病率各国报道不一,最低 3%,最高达 71%。几种不同芳香胺致癌平均发病率为 26.2%,接触 1-萘胺者膀胱癌发生率比平常人高 61 倍,接触联苯胺者高 19 倍,2-萘胺者高 16 倍。我国某市调查,共患职业性膀胱癌 21 例,发病率为 1.31%,首次接触 15 年以上者占 2.6%,与国外比较明显偏低。高危职业有:生产萘胺、联苯胺和 4-氨基联苯的化工行业,以萘胺、联苯胺为原料的染料、橡胶添加剂、颜料等制造业;使用芳香胺衍生物作为添加剂的电缆、电线行业等。此外,联苯胺还是实验室常用的一种试剂。近年发现农药杀虫脒的中间体和主要代谢产物对氯邻甲苯胺,也有较强的致膀胱癌作用。此外,要注意吸烟对芳香胺致膀胱癌有协同作用。职业性膀胱癌的潜伏期一般为 16~21 年,长的可达 50 多年。

联苯胺致癌机制为:根据 Niosh 的技术报告,N-羟化是许多芳香胺转变为终致癌物的主要步骤。氨基中的氮发生羟化,羟化后再与硫酸、葡萄糖醛酸或醋酸、磷酸等结合,形成水溶性很高的酯。许多研究表明,通过转硫酶作用的硫酸酯是关键的致癌物,硫酸酯基团随后裂解成带正电荷的芳酰胺离子。

联苯胺所致膀胱癌的诊断原则为原发性膀胱癌诊断明确,生产或使用联苯胺人员累计接触工龄 1 年以上(含 1 年),潜伏期 3 年以上(含 3 年)。

中医中并无膀胱癌之名,但根据其症状将其归属于中医“血尿”“癃闭”“淋证”范畴。

一、中医文献参考

《素问·四时刺逆从论》曰:“少阴……涩则病积溲血”。《景岳全书》言:“溺孔之血,近者,出自膀胱,其证溺时必孔道涩痛,小便红赤不利……溺孔之血,其来远者,出自小肠,其证则溺孔不痛,而血随溺出,或痛隐于脐腹,或遂见于脏腑……”《金匮要略》曰:“热在下焦者,则尿血,亦令淋秘不通。”《诸病源候论》记载:“血淋者,是热淋之甚者则尿血,谓之血淋。”《证治汇补·癃闭》言:“有热结下焦,壅塞胞内,而气道涩滞者;有肺中伏热,不能生水,而气化不施者;……由久病多汗,津液枯耗者,有肝经忿怒,气闭不通者;有脾气虚弱,通调失宜。”《备急千金要方》载:“人有因时疾,瘥后得闭塞不通,遂致夭命,大不可轻之。”上述对膀胱疾患的病因病机、预后的描述,与膀胱肿瘤的压迫症状、尿不通畅、无尿、血尿症状相似。

二、病因病机

血尿、癃闭、淋证虽与膀胱有关,但究其病机,与肺、脾、肝、肾、三焦等脏腑亦有密切关系。肺热气壅,外感热邪,闭塞气机,热邪壅肺,肃降失司,气机不畅,气滞血瘀,久瘀成瘤成块。脾气虚弱不能升清降浊,小便闭塞不通,气机不畅,气滞血瘀而成瘤。肝郁气滞七情内伤,肝气郁结,疏泄不及,致三焦运化、气化功能失调,气血瘀滞,滞而成瘤。肾气虚弱,膀胱气化无权,溺不得出,气不摄血,血络受损,血不归结,经溺孔而出,出现血尿。

五脏毒邪下注于膀胱,谓其外因。与此同时,素体虚弱,饮食劳倦所伤,七情太过或不及等内因,共同作用,致膀胱正虚邪陷,气化无权,或结石阻溺,致浊液残留瘀积,或心肾之热下移膀胱,热蕴毒积,损坏脬膜,日久皆可导致膀胱恶变。正如《诸病源候论》所说:“心家有热,结于小肠,故小便血也。”亦如《素问·气厥论》曰:“胞移热于膀胱,则癃溺血。”

膀胱长期受毒邪侵袭后恶变,又致脾肾两亏或身体素虚,脾肾不足,脾主运化,肾主气化,运化失司,气化不利,则水湿内停,湿邪内停日久而生热,湿热下注于膀胱,而致尿频、尿急、尿痛。热灼络脉,迫血妄行,或气虚摄血无力而致血离经脉发为血淋、溺血。瘀血不去,新血不生,瘀热交搏,渐化为毒,毒热交织,腐蚀肌肉,致发热、贫血、衰竭之征象。

三、辨证论治

膀胱癌大多以本虚标实为特点。本属肾气虚、脾气虚、肺气虚、肝气郁结等,标实为湿热、毒热、痰浊、瘀血为患。其中药治疗原则应以补肾健脾益肺为主,兼以利湿止血,清热止血,解毒化瘀。

1.肾气虚弱　小便不通,或滴滴不畅,排出无力,腰痛乏力,舌质淡,苔薄白,脉细。治法:补肾益气。方药:参蛤散加减。

2.脾气虚弱　小便欲解而不得出,或量少而不爽利,血尿,肢体倦怠乏力,肌肉消瘦,大便溏泄,纳呆乏味,气短言微等,舌质淡,苔白,脉沉无力。治法:健脾益气,通利水道。方药:补中益气汤加减。

3.脾肾两虚　腰痛、腹胀、腰腹部肿块,血尿,纳差,呕吐恶心,消瘦,面色㿠白,虚弱气短,舌质淡,苔薄白,脉沉细无力或弱。治法:健脾益肾,软坚散结。方药:四物汤合左归饮加减。

4.肝郁气滞　情志抑郁,或多烦易怒,小便不通或通而不畅,血尿,腰痛,胁腹胀痛,苔薄或薄黄,舌红,脉弦。治法:疏肝理气,通利小便。方药:沉香散加减。

5.湿热下注　小便不得出,或小便量少热赤,尿急尿频尿痛,血尿,小腹胀满,腰背酸痛,下肢浮肿,口苦口黏,或口渴不欲,舌苔黄腻,脉滑数或弦数。治法:清热利湿,化瘀止痛。方药:八正散加减。

6.肺热壅盛　小便不通或不畅,血尿,发热,咳嗽,咽干痛,呼吸急促,烦渴欲饮,苔薄黄,脉数。治法:清肺泄热,通利水道。方药:清肺饮加减。

7.瘀血内阻　面色晦暗,腰腹痛,腰腹部肿块,肾区憋胀不适,舌质紫暗或瘀斑瘀点,苔薄黄,脉弦或涩或结代。治法:活血化瘀,理气散结。方药:桃红四物汤加减。

8.阴虚内热　口干不欲饮,五心烦热,小便短赤,大便干,腰骶部疼痛,低热,消瘦,舌质红,苔薄,脉细数。治法:滋阴清热,活血化瘀。方药:知柏地黄汤加减。

第七节　职业性皮肤癌

这类职业性肿瘤发现最早,在人类皮肤癌中约占10%。职业性皮肤癌与致癌物的关系,是最直接、最明显的,经常发生在暴露部位和接触的局部。在工业化学物质中,能引起皮肤癌者主要有煤焦油、沥青、蒽、木馏油、页岩油、杂酚油、石蜡、氯丁二烯、砷化物等。在煤焦油类物质中,主要含致癌性最强的苯并芘及少量致癌性较弱的多环芳烃。扫烟囱工人的阴囊皮肤癌是最早发现的皮肤癌,是由于阴囊皮肤直接接触煤焦油类物质所引起,它可由乳头状瘤发展而成,并以扁平细胞角化癌较为常见。

页岩油、煤焦油、沥青、木馏油等在引起职业性皮肤癌前可出现前驱性皮损,表现为接触部位产生煤焦油黑变病、痤疮和乳头状瘤(或称"煤焦油软疣"),最常见于面、颈、前臂和阴囊。其他前驱性皮损还可有皮肤炎症、红斑疹、指甲变形、白斑症、角化过度和局限侵蚀性溃疡等。上述物质引起的皮肤癌,亦以扁平细胞角化癌为常见。

接触无机砷化合物(例如制造砷农药)可诱发皮肤癌。早期见四肢及面部皮肤出现过度角化、色素增多、溃疡形成。这些变化可能属于癌前病变,可发展成扁平细胞角化癌或腺癌。无机砷所致皮肤癌的诊断原则为原发性皮肤癌诊断明确;无机砷作业接触工龄5年以上(含5年);潜伏期5年以上(含5年);有慢性砷中毒病史者所患皮肤癌,即可诊断。

放射工作者长期接触X线又无适当防护患皮肤癌增多,潜伏期为4~17年,多见于手指。早期见皮肤呈局部灶性增厚,有较深的皱纹与擦损、局部萎缩、皮肤色素增多或减退、毛细血管扩张、指甲变脆、甲面成沟并凹陷,有时可出现溃疡,这些变化称为X线皮炎。在皮炎基础上,有时可出现癌变。

皮肤癌初期以局部邪实为主,多为痰湿、热毒搏结;晚期全身气血亏虚,而实邪尚存。中医文献中无皮肤癌之名,就其临床表现属于中医"翻花疮""石疔""失荣""赘瘤""石疽""恶疮"等病的范畴。

一、中医文献参考

《诸病源候论·疮病诸候·反花疮候》,其曰:"反花疮者,由风毒相搏所为。初生如饭粒,其头破则血出,便生恶肉,渐大有根,浓汁出,肉反散如花状,因名反花疮。"清·邹岳《外科真诠》云:"翻疮花溃后,疮口胬肉突出,其状如菌,头大蒂小,愈胬愈翻,虽不大痛大痒,误有蚀损,流血不止。"这些描述与皮肤癌、癌性溃疡及黑色素细胞瘤等十分相似。《医宗金鉴》亦云:"推之不动,坚硬如石,皮色如常,日渐长大,……日久难愈,形气渐衰,肌肉消瘦,愈溃愈硬,色现紫红,腐烂浸淫,渗流血水。疮口开大……形似翻花瘤证。"这些描述与皮肤癌颇为类似。

二、病因病机

皮肤癌与肺、脾、肝等脏腑密切有关。肺主气,司呼吸,外合皮毛,肺气虚则卫外不顾,卫气低下,不能紧固肌腠,导致邪气易入侵。脾脏主运化而升清,运化五谷精微,濡养机体,脾气虚则运化无权,津液内停可致皮肤肿物溃后经久不愈等症状。肝脏主藏血和主疏泄,调节人体气机的变化,肝喜条达,恶抑郁,肝气郁结,情志不遂,可导致血瘀、水停、痰结等多种疾患。

皮肤癌病因有内因、外因之分,外因为六淫之邪入侵肌表,留邪不去,耗血伤阴,气血凝滞。内因为脏腑功能失调,或情志不遂,肝气郁结,气滞血瘀,以致气郁化火,久而化毒,腐蚀肌肤;或素体羸弱,气血亏虚,艰荣于外,肌肤失养;或外邪袭肺,肺气失调,布摄失司,皮毛不润;或饮食厚味,醇酒炙博,壅塞脾胃,运化失司,湿浊内生,阻于肌肤;内外之邪交结留恋,外伤肌表,气血凝结;内耗阴血,夺精灼液,日久皮生湿毒恶疮。

三、辨证论治

治疗皮肤癌须内治与外治相结合。内治以扶正为主,益气固本,健脾补血,清热解毒,佐以攻伐之品,活血化瘀,消肿排脓;外治则通过外敷药物,以化腐生肌,辅助治疗。

1. 内治法

(1)热毒内蕴证

主症:皮肤癌溃烂,分泌恶臭脓液,口苦且干,低热烦躁,大便干结,小便短赤,舌质红或有瘀斑点,苔黄,脉弦或弦数。

治法:清热解毒,祛瘀扶正。

方药:五味消毒饮(《医宗金鉴》)加减。

(2)湿毒内蕴证

主症:皮肤癌呈囊肿状,呈现蜡色,内含黏液,逐渐增大,若破溃流恶臭液汁,口黏、困倦、乏力、便溏,脉滑数,舌质暗红体胖,苔厚腻或黄腻。

治法:祛湿败毒,软坚消瘀。

方药:羌活胜湿汤(《医方集解》)加减。

(3)肝郁湿毒证

主症:乳头周围皮烂痒,时流滋水,干燥后结黄褐色痂片,乳头凹陷,触之坚硬。若发生在阴部可蔓延至大腿内侧和臀部,也可累及阴囊或阴唇、腋下等处。自觉瘙痒、麻木、刺痛。脉弦数、舌红,苔白。

治法:疏肝解郁,利湿解毒。

方药:逍遥散(《和剂局方》)加减。

(4)脾虚湿阻证

主症:皮肤癌肿如堆粟,表面破溃,边缘高起坚硬,翻如花状,触之出血,全身无力,纳差消瘦,舌淡苔白,脉沉缓。

治法:健脾助运,利湿软坚。

方药:参苓白术散(《和剂局方》)加减。

（5）肝郁血瘀证

主症：皮肤癌瘤破溃后不易收口，边缘高起，暗红色，质硬，翻如花状，性情急躁，易怒，胸肋胀痛，舌有瘀斑，苔白或薄黄，脉弦微滑。

治法：疏肝理气，活血化瘀。

方药：柴胡疏肝散（《景岳全书》）加减。

2. 外治法

（1）千金散 + 桃花散外涂

千金散：制乳香 15 g，制没药 15 g，轻粉 15 g，飞朱砂 15 g，煅白矾 6 g，赤石脂 15 g，炒五倍子 15 g，煅雄黄 15 g，醋制蛇含石 15 g，各药研细和匀。

功能主治：蚀恶肉，化疮腐。

桃花散（《先醒斋医学广笔记》）：白石灰 250 g，大黄片 45 g。先将大黄煎汁，白石灰用大黄汁泼成末，再炒，以石灰变成红色为度，将石灰筛细备用。

功能主治：止血生肌。

以上二药配合，适用于基底细胞癌。

（2）砒枣散

组方：红枣 1 枚，红砒 1 粒（如绿豆大），冰片少许；将红枣去核，细入红砒，置瓦上，用炭火煅之存性，研极细末，再加冰片少许（约 15 枚红枣加冰片 0.6 g）和匀。

功能主治：祛腐拔毒。

砒枣散每日 1 次，连敷 7 ~ 10 天，再改用桃花散外敷，适用于皮肤鳞状细胞癌。

第八节　肝血管肉瘤

氯乙烯的肝毒性已被普遍认同。近年来通过动物实验、临床观察及流行病学调查，已确定氯乙烯为化学致癌物质。1974 年 Creed 首次报道接触氯乙烯工人患肝血管肉瘤，至 1990 年，全世界共报道 118 例。国内首例报道于 1991 年。根据国外一组 58 例报道，发病年龄为 37 ~ 71 岁，工龄为 4 ~ 32 年，氯乙烯所致肝血管肉瘤发病率约为 0.014/10 万。肝血管肉瘤早期临床表现不一，可有腹胀、腹痛、倦怠等，晚期可有消瘦、腹水、腹痛加剧、上消化道出血；可有贫血、肝功能异常，但甲胎蛋白不高，可与原发性肝癌相鉴别。氯乙烯可致其他肿瘤的报道也逐渐增多。国内对 5 459 名氯乙烯作业工人调查发现，氯乙烯接触男工的肝癌发病率、死亡率均显著高于对照组，而且肝癌发病年龄比对照组显著提前，认为氯乙烯对肝脏有广泛的致癌作用。另有部分作者研究发现，氯乙烯作业工人肺、淋巴组织和脑部肿瘤发病率增高，值得引起重视，并不断积累资料。

氯乙烯诱发肝血管肉瘤，其发病机理尚难阐明。有人认为随着体内氯乙烯代谢产物不断产生，非蛋白疏基化合物的逐渐消耗，则有更多的烷化代谢物与细胞内 RNA、DNA 呈共价结合，从而导致肝窦内皮细胞恶性变。也有人提出这种致癌作用可能与免疫机制有关。

氯乙烯所致肝血管肉瘤诊断原则为病理组织学诊断为原发性肝血管肉瘤；从事聚氯乙烯生产，有明确的氯乙烯单体接触史，累计接触工龄 1 年以上（含 1 年）；潜隐期 1 年以上（含 1 年）。

一、肝血管肉瘤的诊断

肝血管肉瘤诊断主要遵循以下原则：①典型的临床表现：如黄疸、腹水、腹部包块等；②影像学表现：包括超声、CT、MRI，必要时可行数字减影血管造影术（DSA）、核素扫描等；③肿瘤标记物升高：甲胎蛋白（AFP）是经典的肝血管肉瘤肿瘤标记物；④病理学检查：常通过经皮肝穿刺或外科开腹手术获得标本。

但根据上述几条来进行肝血管肉瘤的早期诊断尚存困难。常规的影像学检查有时对一些 1 ~ 2 cm 结节性质的判断是很困难的，即便使用造影剂，有时候也难以出现典型的肝血管肉瘤表现。至于 AFP，尽管大多数教科书上认为有 70% 的阳性率,但就笔者的临床经验,AFP 在为数不少的肝血管肉瘤患者中处于正常值范围,其阳性率可能低于 60%。对于某些患者,AFP 处于一个不高不低的水平,更难以判断。而作为肝血管肉瘤诊断金标准的病理活检,大多数患者又难以接受。

因此,要在早期诊断肝血管肉瘤不是很容易,需要一套比较科学、可行的临床诊断路径。

二、肝血管肉瘤的治疗

1. 肝血管肉瘤传统治疗策略 传统的恶性肿瘤的治疗策略,包括外科手术、放疗和化疗三种手段。对于肝血管肉瘤,外科手术主要通过肝叶切除术和肝移植术实现。对于单个小病变,上述术式能达到较好疗效。但是,对于许多患者,确诊肝血管肉瘤时仅 30% ~ 40% 能做根治性治疗,而其他患者由于病灶较大或病灶较多,分散于各叶,常侵袭门静脉,已丧失根治性肝叶切除术的时机。在这种情况下,肝移植术亦不适合,因为这类患者多通过循环系统发生微转移或影像学可见的转移,肝移植术后常规使用的免疫抑制剂,在抑制排斥反应的同时,也抑制机体对肿瘤细胞的免疫监视,肝血管肉瘤极易复发。根据 Milan 标准,对于满足单个肿瘤直径 < 5 cm,多发性肿瘤直径 < 3 cm 和肿瘤总数不超过 3 个,没有血管和淋巴结侵犯和肝外转移的肝血管肉瘤患者,实施肝移植才是较为明智的选择。而传统的放疗、化疗,因肿瘤的反应率低、副作用大,已逐渐淡出其主流治疗。这使得传统的恶性肿瘤治疗策略在肝血管肉瘤治疗上严重受限。

但随着近年来国际上对肝血管肉瘤生物学特性和分子生物学方面基础研究的不断深入,探索性治疗和临床试验的开展,为这种恶性程度很高的肝血管肉瘤治疗带来了新的希望。

2. 微创手术治疗 由于许多肝血管肉瘤患者在确诊时已处于较晚阶段,多丧失施行传统治疗时机。再者,肝血管肉瘤患者多合并肝硬化,其肝功常处于 Child - Pugh 评分 B ~ C 级,传统治疗也具有较大风险。在这样一种背景下,为微创手术局部治疗肝血管肉瘤提供了发展空间。

(1)消融治疗:通过物理方法改变肿瘤的温度或将化学药物注入瘤体,直接作用于肝血管肉瘤组织细胞,使得肝血管肉瘤组织细胞发生凝固性坏死,而周围正常肝组织相对得以保护,从而达到治疗目的。施加的理化因素有很多种,常用的化学药物有无水乙醇、醋酸等,物理方法有冷冻消融、射频消融、超声波消融等。其中经皮酒精消融费用低、易于操作且不良反应小,应用广泛,运用于 < 2 cm 肝血管肉瘤可达到 90% ~ 100% 反应率,3 cm 肿瘤约 70% 反应率,5 cm 肿瘤约 50% 反应率。射频消融运用也日趋广泛,可经皮、经腹腔镜或经开腹施行。射频消融与经皮乙醇消融相比,总生存率没有显著性差异。近年来消融治疗的效果得到了越来越多的肯定,其地位不断攀升,各有条件的医疗机构亦竞相开展该项目。NCCN 在《肝胆恶性肿瘤临床实践指南(Ver 2. 2009)》中明确指出,对于可以外科手术切除的肝血管肉瘤患者,亦可采取消融术予以治疗,充分肯定了该方法在肝血管肉瘤治疗中的地位。

(2)经动脉灌注化疗栓塞术(TACE):通过导管经血管途径选择性地对肿瘤的供血动脉进行栓塞和(或)灌注化疗药物。常用的栓塞物有碘油、明胶海绵、弹簧圈等。常用的化疗药物有阿霉素、5 - 氟尿嘧啶、丝裂霉素、链脲霉素等。在正常的肝组织演变为肝血管肉瘤组织的过程中,门静脉供血成分逐渐减少,肝动脉供血成分逐渐增多并逐渐发展为肝血管肉瘤组织的优势供血动脉。这为 TACE 提供了重要的理论基础,通过使用栓塞剂来阻断肿瘤养分来源,使肿瘤组织丧失血供,从而发生缺血坏死、凋亡等。而化疗药物的使用,与传统的化疗相比,则更具靶向性,相同剂量药物到达肝脏更多且不良反应更少。栓塞剂的使用,使肿瘤组织中的血流速度减慢,化疗药物回到体循环的量减少,可延长化疗药物在肝血管肉瘤组织中的作用时间。一般认为,TACE 适用于无法通过手术治疗,肝功能 Child - Pugh 评分 A ~ B 级,没有门静脉栓塞的肝血管肉瘤患者。TACE 有助于提高不能手术切除的肝血管肉瘤患者的 2 年生存率。但近年来,亦有对小肝血管肉瘤患者进行

TACE 和经皮无水乙醇注射(PEI)联合治疗,其疗效优于单纯 PEI 治疗;亦有学者倡导将 TACE 与其他方法联合治疗作为不能切除肝血管肉瘤治疗的首选。

3.药物治疗

(1)索拉非尼:Raf/MEK/ERK 信号传导通路在肝细胞癌的发生与发展中发挥着重要作用,Raf 激酶在大部分肝细胞癌中过度表达,并能被 HBV、HCV 感染和有丝分裂生长因子所激活。索拉非尼是一种 Raf 激酶和受体酪氨酸激酶抑制剂,一方面可靶向作用于肿瘤细胞上的 Ser/Thr 激酶及 TPK,通过抑制受体酪氨酸激酶 KIT 和 FLT-3,以及 Raf/MEK/ERK 途径中的 Ser/Thr 激酶,抑制肿瘤细胞增殖;另一方面,通过上游抑制受体酪氨酸激酶 VEGFR 和 PDGFR,及下游抑制 Raf/MEK/ERK 途径中 Ser/Thr 激酶,抑制肿瘤血管生成。最新的临床试验表明,索拉非尼对晚期肝细胞癌的患者,能起到延长生存期的作用。索拉非尼已被美国食品与药品监督管理局(FDA)批准用于晚期肝细胞癌的靶向治疗。但由于其价格昂贵,限制了其临床应用。

(2)生长抑素(SST)及其类似物:SST 是一种由 D 细胞分泌的环状多肽类激素,它对多种内外分泌激素有抑制作用。近年许多研究显示,SST 有抑制肿瘤增殖、诱导肿瘤细胞凋亡的功能。天然 SST 由于半衰期极短,难以成为理想的临床用药。人工合成的 SST 类似物,从药代动力学来看,能较理想应用于肝血管肉瘤的治疗中。奥曲肽是第一个人工合成的 SST 八肽类似物,半衰期明显延长。新近合成的奥曲肽(LAR)和兰瑞肽是长效缓释 SST 类似物,半衰期进一步延长,具有广泛的临床应用价值。SST 类似物能诱导肝血管肉瘤细胞凋亡,抑制肿瘤血管增殖,从而使肿瘤生长受限。Kouroumalis 等、Dimitrouloopoulos 等、Samonakis 等报道使用 SST 类似物的肝血管肉瘤患者比未使用者生存期明显延长,生活质量得以提高。对于合并有肝硬化的肝血管肉瘤患者,使用 SST 类似物,因其能够降低门静脉压力,减少腹水的形成和消化道出血的风险,从而具有一定的优势。

(3)环氧化酶-2(COX-2)抑制剂:近年来的研究发现,COX-2 在肝血管肉瘤起重要的作用。COX-2 抑制剂可以通过抑制肝血管肉瘤细胞和基质血管的增殖,降低癌细胞的侵袭性,诱导癌细胞凋亡的发生,从而达到治疗肝血管肉瘤的目的。已有基础研究证实,COX-2 抑制剂对于肝血管肉瘤有抑制作用,尽管该药物还缺乏用于肝血管肉瘤治疗的大样本量临床试验,但其仍有不错的应用前景,加之其价格便宜,且有一定的镇痛作用,可能在未来肝血管肉瘤治疗领域会占有一席之地。

(4)性激素类似物:肝血管肉瘤患者的血清中,睾酮水平下降,雌二醇水平升高,癌组织中雌、雄激素受体表达水平升高,而性激素可以调节肝细胞的增殖。由此提出了通过性激素类似物与雌、雄激素受体结合来拮抗性激素对肝血管肉瘤细胞的促增殖作用。在这类药物中,较常应用的是他莫昔芬。对于他莫昔芬是否对肝血管肉瘤有治疗效果,还存在争议,但倾向于反对意见,最新的关于他莫昔芬用于肝血管肉瘤治疗的系统评价亦持不支持使用的态度。其他的性激素类似物目前也没有强有力的证据支持其用于肝血管肉瘤的治疗。

(5)干扰素:干扰素是单核细胞和淋巴细胞发生免疫反应而产生的一种具有多种功能的糖蛋白,具有抗病毒、免疫调节作用和抗增殖作用。干扰素有三大类型,目前用于肝血管肉瘤治疗的以 α-干扰素及其亚型最为常见。目前一系列的临床试验认为低到中剂量的干扰素的使用,对于肝硬化患者的癌变预防,以及早期肝血管肉瘤根治术或局部治疗后的预防复发是有益的;但对于晚期肝血管肉瘤患者是否有效尚无定论。大剂量的干扰素能使肿瘤消退,但由于其毒性反应和生存期是否延长并不确定,限制了它的临床使用。

总之,肝血管肉瘤恶性程度高、进展快,临床确诊时多已处于晚期。加强对高危人群的定期筛查,以期提高肝血管肉瘤的早期诊断率,从而得以及时治疗。对于晚期肝血管肉瘤患者,一方面是传统肿瘤三大治疗手段的难以令人满意,另一方面是微创治疗和药物治疗的不断进展。在这样一对矛盾中，多学科联合治疗应作为肝血管肉瘤治疗的理性选择。

4.中医辨证施治　氯乙烯所致肝血管肉瘤的主要因素。肝血管肉瘤是以脏腑气血亏虚为本，气、血、湿、热、瘀、毒互结为标，蕴结于肝，渐成癥积，肝失疏泄为基本病机，以右胁肿硬疼痛、消瘦、食欲不振、乏力，或有黄疸、昏迷等为主要表现的一种恶性疾病。肝血管肉瘤一病，早在《内经》就有类似记载，历代有肥气、痞气、积气之称。

《难经·五十六难·论五脏积病》载："肝之积名曰肥气，在左胁下，如覆杯，有头足。""脾之积，名曰痞气，在胃脘，覆大如盘，久不愈。令人四肢不收，发黄疸，饮食不为肌肤。"《诸病源候论·积聚病诸候·积聚候》："脾之积，名曰痞气，在胃脘覆大如盘，久不愈，令人四肢不收，发黄疸，饮食不为肌肤。……诊得脾积，脉浮大而长，饥则减，饱则见肠，起与谷争，累累如桃李，起见于外，腹满呕泄，肠鸣，四肢重，足胫肿厥，不能卧，主肌肉损，……色黄也。"宋代《圣济总录》云："积气在腹中，久不差，牢固推之不移者，……按之其状如杯盘牢结，久不已，令人身瘦而腹大，至死不消。"其所描述的症状与肝血管肉瘤近似，对肝血管肉瘤不易早期诊断、临床进展迅速、晚期的恶病质、预后较差等都作了较为细致的观察。

（1）病因病机：肝血管肉瘤病位在肝，但因肝与胆相表里，肝与脾有密切的五行生克制化关系，脾与胃相表里，肝肾同源，故与胆、脾胃、肾密切相关。其病性早期以气滞、血瘀、湿热等邪实为主，日久则兼见气血亏虚，阴阳两虚，而成为本虚标实，虚实夹杂之证。其病机演变复杂，由肝脏本脏自病或由他脏病及于肝，使肝失疏泄是病机演变的中心环节。肝失疏泄则气血运行滞涩，可致气滞、血瘀，出现胁痛，肝大；肝失疏泄则胆汁分泌、排泄失常，出现黄疸、纳差；肝失疏泄，气机不畅，若影响及脾胃之气的升降，则脾胃功能失常，气血生化乏源，见纳差、乏力、消瘦，水湿失于运化而聚湿生痰，湿郁化热，而出现胁痛、肝大；肝失疏泄，气血运行不畅，若影响肺、脾、肾通调水道的功能，

则水液代谢失常，出现腹胀大、水肿。故由肝失疏泄可产生气滞、血瘀、湿热等病理变化，三者相互纠结，蕴结于肝，而表现出肝血管肉瘤的多种临床表现。日久则由于病及脾、肾，肝不藏血，脾不统血而合并血证；邪毒炽盛，蒙蔽心包而合并昏迷；肝、脾、肾三脏受病而转为鼓胀。

（2）辨证论治：针对肝血管肉瘤患者以气血亏虚为本，气血湿热瘀毒互结为标的虚实错杂的病机特点，扶正祛邪，标本兼治，以恢复肝主疏泄之功能，则气血运行流畅，湿热瘀毒之邪有出路，从而减轻和缓解病情。治标之法常用疏肝理气、活血化瘀、清热利湿、泻火解毒、消积散结等法，尤其重视疏肝理气的合理运用；治本之法常用健脾益气、养血柔肝、滋补阴液等法。要注意结合病程、患者的全身状况处理好"正"与"邪"，"攻"与"补"的关系，攻补适宜，治实勿忘其虚，补虚勿忘其实。还当注意攻伐之药不宜太过，否则虽可图一时之快，但耗气伤正，最终易致正虚邪盛，加重病情。在辨证论治的基础上应选加具有一定抗肝血管肉瘤作用的中草药，以加强治疗的针对性。

1）肝气郁结

主症：右胁部胀痛，右胁下肿块，胸闷不舒，善太息，纳呆食少，时有腹泻，月经不调，舌苔薄腻，脉弦。

治法：疏肝健脾，活血化瘀。

方药：柴胡疏肝散。

2）气滞血瘀

主症：右胁疼痛较剧，如锥如刺，入夜更甚，甚至痛引肩背，右胁下结块较大，质硬拒按，或同时见左胁下肿块，面色萎黄而黯，倦怠乏力，脘腹胀满，甚至腹胀大，皮色苍黄，脉络暴露，食欲不振，大便溏结不调，月经不调，舌质紫暗有瘀点瘀斑，脉弦涩。

治法：行气活血，化瘀消积。

方药：复元活血汤。

3）湿热聚毒

主症：右胁疼痛，甚至痛引肩背，右胁部结块，身黄目黄，口干口苦，心烦易怒，食少厌油，腹胀满，便干溲赤，舌质红，苔黄腻，脉弦滑或滑数。

治法:清热利胆,泻火解毒。

方药:茵陈蒿汤。

4)肝阴亏虚

主症:胁肋疼痛,胁下结块,质硬拒按,五心烦热,潮热盗汗,头昏目眩,纳差食少,腹胀大,甚则呕血、便血、皮下出血,舌红少苔,脉细而数。

治法:养血柔肝,凉血解毒。

方药:一贯煎。

第九节　白血病

苯是一种芳香族烃类化合物,在工业上使用相当广泛,除作为溶剂外,还是生产酚、硝基苯、香料、药品、农药、合成纤维、合成橡胶、合成洗涤剂、合成染料的化工原料。因此,接触苯的作业很多。苯主要经呼吸道吸入人体,吸入高浓度苯蒸气时,可发生急性苯中毒。低浓度的长期接触苯,可引起造血器官损害,如白细胞、血小板减少,贫血或全血细胞减少,可发展为再生障碍性贫血,甚至白血病等。作业中,接触苯短的仅几个月,长的可达20年发生白血病。国内外已报道苯所致白血病病例共289例。

苯引起白血病以急性型为多见,慢性的很少见。急性型中,以粒细胞性多见,其次为红白血病,淋巴细胞性及单核细胞性较少见。苯引起白血病的临床表现与非苯所致白血病相类似,以发热、出血、进行性贫血、继发性感染及鼻、口腔溃疡为主,肝、脾、淋巴结可无肿大或轻度肿大,周围血白细胞以不增多或接近正常为常见。因此,骨髓检查常为确定诊断的重要步骤。本病预后极恶劣。积极应用化学疗法后,仅少数患者可获得较长的完全缓解期。

苯所致白血病诊断原则为经细胞病理学检查确诊;苯作业累计接触工龄1年以上(含1年),潜伏期1年以上(含1年);如有慢性苯中毒史者,所患白血病即可诊断。

近十年来,随着分子生物学、生物遗传学的进展,对白血病的病因病理认识更加深入,同时新疗法、新药物的发现以及中药的使用,使白血病预后得到极大的改观。“白血病是不治之症”已成为过去。正规、系统的治疗可以使大多数白血病患者长期无病生存,甚至痊愈。以我们科室近年来收治的白血病为例,只要能坚持正规系统的中西医结合治疗,急性淋巴细胞白血病的缓解率在90%以上,3年以上生存率在80%以上;粒细胞白血病(M3)的3年无病生存几乎100%;其他类型白血病的生存率也大大提高,白血病患者无病生存最长已近10年,在临床上可以视为治愈。因此,我们讲“白血病是不治之症”已成了过去,白血病是完全可以治愈的。

一、白血病诊断标准

1.病史与症状

(1)病史:职业史,起病缓慢,患者多无明显症状,问诊应注意是否有低热、盗汗,易感染表现。

(2)临床症状:乏力、消瘦、纳差、盗汗、体力减退、发热,偶有皮肤瘙痒。

2.体检发现　全身淋巴结肿大,质中等硬,可移动,晚期相互粘连融合;肝脾轻度肿大,晚期脾脏明显肿大。骨痛不明显。晚期皮肤可见出血点。

3.辅助检查

(1)血象:正细胞正色素贫血。白细胞计数$>10 \times 10^9/L$,分类:淋巴细胞$>50\%$,绝对值$>5.0 \times 10^9/L$;以成熟淋巴细胞为主,可见幼稚淋巴细胞及异型淋巴细胞。血小板正常或减少。

(2)骨髓象:增生活跃至极度活跃,以成熟淋巴细胞增生明显,占40%以上;原、幼稚淋巴细胞$<10\%$。红系、粒系相对减少,巨核细胞正常或减少。

(3)血免疫球蛋白减少;或为单株免疫球蛋白增高,多为IgM型。κ轻链或λ轻链检测阳性。

4.CLL 临床分期与鉴别诊断

（1）分期

Ⅰ期：淋巴细胞增多，可伴有淋巴结肿大。

Ⅱ期：Ⅰ期＋肝大或脾大。

Ⅲ期：Ⅰ期或Ⅱ期＋贫血（血红蛋白 < 100 g/L）或（和）血小板减少（< 100 × 10^9/L）。

（2）鉴别诊断：应与结核性淋巴结炎、淋巴瘤、传染性单核细胞增多症、毛细胞白血病、幼淋巴细胞白血病等鉴别。

二、白血病免疫分型

白血病的免疫分型是利用单克隆抗体检测相应的白细胞表面或细胞质内的抗原，精确地了解被测白细胞的不同分化阶段，从而有助于临床分型、判断预后、指导治疗。目前此技术已成为白血病临床治疗及基础医学研究的一个重要手段。

三、老年人白血病特点

老年人造血系统恶性肿瘤中，以慢性淋巴细胞白血病、恶性淋巴瘤、多发性骨髓瘤为多见，骨髓增生性疾病包括骨髓纤维化（MDS）、真红细胞增生症、原发性血小板增多症也以老年人为常见。

老年人白血病发病率比较高。急性白血病以急性单核细胞白血病最为常见，慢性白血病以慢性淋巴细胞白血病最为常见。

老年人急性白血病与成年人相比，起病相对较缓慢、隐匿，起病时以贫血为主要症状，其他症状较为少见。部分老年人则表现为低增生性白血病，血细胞减少、骨髓增生低下。由于老年人体质较差，又常合并其他系统疾病，对强烈的化疗不能耐受，预后较差。

慢淋约三分之二为 60 岁以上的老年人。起病缓慢，早期常没有症状，多在体检或查血时被发现。临床以淋巴结肿大和肝脾肿大为主要表现。由于病程进展缓慢，多数患者生存期较长。

毛细胞白血病是一种比较罕见、比较缓慢的白血病，患者多为老年人。该病起病隐匿，患者常因乏力、巨脾而被发现。血象呈全血细胞减少。本病进展缓慢，患者生存期较长。

四、红血病与红白血病区别

急性红血病表现以原红细胞、早幼红细胞的恶性增生为主，可见类巨幼变，临床上常误诊为巨幼细胞贫血。急性红白血病则表现为红、白两系（主要是粒系）的恶性增生，最后可发展成为典型的急性粒细胞白血病或急性粒、单核细胞白血病。一般认为红血病可以发展成红白血病，后者可再进一步转化为急性白血病。临床上不是每个病例都有这样的转化过程，有的病例可能在未转化前就死于并发症，因而未能显示出病情发展的全过程。

五、急性粒、单核细胞白血病特点

急性粒、单核细胞白血病（简称急粒单，ANUL – M5），骨髓或（和）外周血中有粒和单核两系细胞，或是"急粒单"的原始细胞既具粒系又具单核系形态特征。如以原粒和早幼粒细胞增生为主，则原幼单和单核细胞应超过 20%；如以原幼单核细胞增生为主，则原粒和早幼粒细胞应超过 20%。

在临床上，"急粒单"的表现有以下特点：

1. 齿龈增生、肿胀、出血、溃疡、坏死等较多见。

2. 鼻黏膜浸润、鼻塞、嗅觉减退、硬腭溃烂、咽喉水肿引起窒息等。

3. 皮肤白血病病损多见，可表现为弥散性斑丘疹，硬性结节，肿块，脓疱性、大疱性或剥脱性皮炎等。

4. 肠壁浸润、溃疡、胃肠功能紊乱等相对易见。

5. 肾功能衰竭、蛋白尿较多见，与单核细胞及粒细胞富含溶菌酶易形成溶菌酶血症及溶菌酶尿有关。

6. 关节疼痛与肿胀相对多见。

7. 在治疗上，急粒单与急单的疗效较其他急性非淋巴细胞白血病为差。

六、急性早幼粒细胞白血病特点

急性早幼粒细胞白血病是以早幼粒细胞增生

为主的急性白血病，为 FAB 分型的 M3 型。起病多急骤，迅速恶化，出血倾向明显，易发生弥散性血管内凝血。外周血白细胞数常不增高，骨髓中早幼粒细胞 >30%。这类白血病可通过诱导白血病细胞成熟分化或凋亡来缓解。

七、治疗

1. 化疗　急性白血病患者自诊断之日起即应给予积极化疗，除非患者在就诊时合并有严重感染（如肺炎或败血症等）或明显的全身出血倾向。可在积极抗感染、输血或单采血小板等治疗前提下，待患者一般情况稍为改善后再予积极的全身化疗。等待时期不应过长，因为白血病患者的感染或出血系白血病本身引起，由于白血病细胞在造血组织中占上风，抑制了正常造血，致使中性粒细胞、血小板等严重减少，才导致严重感染或出血，尽早控制白血病会有利于正常造血干细胞的早日恢复，也会帮助控制感染及出血倾向。

对慢性白血病患者，无论慢粒或慢淋，自诊断之日起也应给予相应的化疗，但治疗的强度应有别于急性白血病，这主要是因为慢性白血病患者发病年龄偏大，进展（尤其是慢淋）一般缓慢，过于强烈或积极的化疗，反可能增加治疗相关的危险性，如脏器功能衰竭或免疫力进一步低下致严重危及生命的感染等。

2. 溶瘤综合征　是指在白血病或其他肿瘤的化疗过程中，由于瘤细胞的大量崩解，释放出其细胞内容物和代谢产物而引起的一组症候群。包括高尿酸症、高磷酸血症、低钙血症、高钾血症、急性尿酸性肾病等均应给予对症治疗。通过足量补液、碱化利尿及预防性口服别嘌呤醇等，可起到一定的防治作用。

3. 白血病与骨髓移植　骨髓移植是指将他人骨髓移植到患者的体内，使其生长繁殖，重建免疫和造血的一种治疗方法。骨髓移植分为自体骨髓移植和异体骨髓移植，异体骨髓移植又分为血缘关系骨髓（同胞兄弟姐妹）移植与非血缘关系骨髓（志愿捐髓者）移植。自体骨髓移植易复发，在临床上较少采用。目前骨髓移植还是首选异体的骨髓进行移植。

骨髓移植是近年来治疗白血病的一项突破性进展。白血病患者，因造血组织恶变，产生异常的白细胞，抑制了正常血细胞的功能。传统的治疗方法仅用化疗来摧毁白血病细胞，大部分患者的白血病会复发。慢性粒细胞白血病患者几乎都会发生急变，剂量过大的化疗与放疗会使患者正常造血细胞无法恢复。骨髓移植治疗方案中患者需接受很大剂量的化疗与全身放疗，骨髓内的病变造血细胞被摧毁，而移植的正常骨髓完全替代患者原有的有病骨髓，重建造血与免疫机能。因此，大大增加了白血病的治愈率。

骨髓移植已成为许多疾病的唯一治疗方法，除了可以根治白血病以外，还能治疗其他血液病，如再生障碍性贫血、地中海贫血、异常骨髓细胞增生症、遗传性红细胞异常症、血浆细胞异常症等以及淋巴系统恶性肿瘤、遗传性免疫缺陷症、重症放射病等许多不治之症。

（1）骨髓移植治疗白血病机制：骨髓移植是从 20 世纪 50 年代逐渐发展起来的一种医疗技术。骨髓移植是指把骨髓细胞从一个人体内移植（一般是通过静脉输入）到另一个人体内。确切地说，"骨髓移植"应该称为"造血干细胞移植"。

造血干细胞是人体内所有血细胞的"种子"，血液中的红细胞、白细胞（包括粒细胞、单核细胞、淋巴细胞）和血小板等，都是由它经过多次分化发育而来的。造血干细胞具有自我复制（即产生新的造血干细胞），进行自我补充。

（2）造血干细胞移植的过程

第一步，对白血病患者先进行超大剂量化疗和放疗。主要目的：①最大限度杀灭患者体内的白血病细胞；②全面摧毁患者体内正常的造血功能和免疫功能，使免疫细胞不能攻击植入的异体细胞，为新植入的细胞提供生存空间。

第二步，将正常人捐献的造血干细胞输入白血病患者体内，让白血病患者恢复造血功能和免疫功能，达到治愈疾病的目的。

到 20 世纪 70 年代，骨髓移植技术逐步成熟，众多白血病、某些恶性肿瘤和血液病患者得到救治,50%～70%的急性和慢性白血病患者可以长期生存。为发展这项技术做出重要贡献的美国医学家托马斯(E. D. Thomas)于1990年获得了诺贝尔医学奖。

4.中医辨证施治

长期接触苯是诱发职业性白血病的重要因素。白血病又称血癌,是由于正气内虚、温热毒邪乘虚而入引起的,以热毒、血瘀、痰浊互结,人体伤血为基本病机,以发热、出血、贫血及肝、脾、淋巴结肿大等为主要临床表现的一种造血系统的恶性肿瘤。中医学中没有"白血病"这一病名,根据白血病证候特征,有关白血病的症候、治法、调护等内容散见于中医学的"虚劳""血证""温病""癥积""恶核"等病证之中。

《素问·通评虚实论》:"精气夺则虚。"《诸病源候论·温病衄候》说:"由五脏热结所为,心主血,肺主气,而开窍于鼻,邪热伤于心,故衄,衄者,血从鼻出也。"又在《恶核候》中说:"恶核者,是风热毒气,与血气相搏结成核生颈边,又遇风寒所折,遂不消不溃,名为恶核也。"《普济方·虚劳门》:"夫急劳之病,其证与热相似而得之差暴也,盖血气俱盛,积热内干心肺,脏腑壅滞,热毒不除而致之。缘禀受不足,忧思气细,营卫俱虚,心肺壅热,金火相刑,脏气传克,或应外邪,故烦躁体热、颊赤、心悸、头痛、盗汗、咳嗽、咽干、骨节酸痛、萎黄羸瘦,久则肌肤消烁,咯涎唾血者,皆是其候也。"上述记载的症候与白血病的临床特点很相似。

(1)病因病机:中医学认为白血病的发病多在内在虚损、阴阳失和、脏腑虚弱的基础上温热毒邪等乘虚而入所致,是由于精气内虚,温热毒邪入侵而人体伤血而成的病证。其病位在血及骨髓,因肝主藏血,脾主生血,肾主骨生髓,故与肝、脾、肾关系密切。常常是因虚而得病,因虚而致实。其虚因温热毒邪易伤津耗气而以气阴两虚、肝肾阴虚多见,久病则以气血亏虚为主;其实不外乎热毒、血瘀、痰浊为患。急性期有虚有实,但以标实为主;缓解期虽有毒邪内伏,但以虚为主。临床上多虚实互见,病机演变复杂多样,如急性期热毒不

解,可内传心包而出现神昏谵语的症状;热毒炽盛,引动肝风而出现颈强、抽搐之症;晚期则由于邪伤正气,正气日衰,而出现脾肾阳虚、气血两虚之证。

(2)辨证论治:以清热解毒,养阴补气,活血化瘀为治疗原则。清热解毒针对病因为温热毒邪以治本,温热毒邪易耗气伤阴,故在治本的同时配合养阴补气;温热毒邪又常灼血为瘀,故辅以活血化瘀治法。此外,因本病多在内虚基础上感邪而成,病变过程中正气受损,更见衰败之势,故针对患者气血阴阳虚衰的不同,适当加以补益,扶正培本,以增强体质,增加抗癌能力,增强对化疗药物的耐受力和敏感性是大有裨益的。在辨证论治的基础上选用具有一定抗白血病作用的中药进行治疗也属必要。

1)热邪炽盛

主症:急性发作,高热骤起而持续,发热不恶寒或微恶寒,汗出热不解,口渴喜冷饮,烦躁不安,鼻衄、齿衄、紫斑,骨关节疼痛,或颈、腋下触及痰核,或胁下症结,便秘,尿黄,舌红,苔黄,脉洪大。

治法:清热解毒,凉血救阴。

方药:清瘟败毒饮。

2)毒盛伤血

主症:壮热谵语,胸中烦闷,口干而渴,皮肤黏膜瘀点、瘀斑,色鲜红或紫红,全身各部均可出血,如鼻衄、齿衄、尿血、便血等,舌红绛,苔黄,脉弦数。

治法:清热解毒,凉血止血。

方药:神犀丹。

3)气阴两虚

主症:体倦乏力,语音低微,自汗盗汗,口渴,手足心热,反复低热,头晕目眩,皮肤紫斑或衄血,眠差,纳差,舌红或淡,少苔或花剥苔,脉细弱。

治法:益气养阴。

方药:生脉散。

4)脾肾阳虚

主症:面色㿠白,唇甲不荣,气短乏力,畏寒肢冷,四肢浮肿,腰酸膝软,皮肤紫斑、衄血、尿血、便血,消瘦纳呆,自汗便溏,小便清长,阳痿遗精,舌质淡、边有齿痕,苔白润,脉弱无力。

治法:温补脾肾。

方药:右归丸。

5)瘀血内阻

主症:形体消瘦,胸胁胀痛痞闷,腹中坚硬癥积,肝脾肿大明显,神疲乏力,面色黧黑,午后发热,手足心热,大便色黑,月经不调,舌红或紫,苔薄,脉涩。

治法:活血化瘀。

方药:膈下逐瘀汤。

6)血热毒盛

主症:低热不退,夜热早凉,咽喉肿痛,口腔糜烂,颈腋痰核肿大,头晕耳鸣,口渴咽干,盗汗,腰酸,全身骨节疼痛,鼻衄、齿衄,或见吐血、便血、尿血,皮肤紫斑,舌质红,脉细数。

治法:养阴清热,凉血解毒。

方药:青蒿鳖甲汤。

7)肝肾阴虚

主症:头晕眼花,目涩,视物不清,口干舌燥,心烦失眠,耳鸣耳聋,腰膝酸软,五心烦热,遗精,月经不调,皮肤紫斑,舌红少苔,脉弦细。

治法:滋补肝肾。

方药:麦味地黄丸。

六味地黄丸滋补肝肾,麦冬、五味子养阴敛阴。出血者,加血余炭、侧柏叶炭止血。

8)气血两亏

主症:面色㿠白,神疲倦怠,心悸气短,皮肤紫斑,或见其他部位出血,舌体胖边齿痕,舌质淡,苔薄白,脉弱。

治法:补益气血。

方药:八珍汤。

八、慢性淋巴细胞白血病的预后

病程长短不一,平均生存期1.7~9年,一般3~4年,也有长达10年以上,甚至29年,老年及女性预后相对较好。慢淋终末期可发生变异,有三种类型:①幼淋变或混合慢淋/幼淋细胞变:见于10%患者,其特点为幼淋细胞绝对计数>15 000/mm³,脾明显肿大(>8 cm),小鼠红细胞玫瑰花结形成<30%,表面膜免疫球蛋白强阳性;②Richter变:骤然发热及腹痛,伴发中枢神经系统症状,淋巴结、肝脾迅速肿大,骨髓及淋巴结中发现大淋巴—组织细胞,病理示弥漫性组织细胞性淋巴瘤,病程进展快,多在6个月内死亡;③急淋变:甚罕见,免疫标记显示来自同一B细胞株,原始细胞表达表面膜免疫球蛋白、CD19、CyCD22、末端脱氧核苷酸转移酶(TdT)。常见死亡原因为感染,尤其是肺炎,其次是全身衰竭,急变罕见。

九、预防

要减少苯的接触,慢性苯中毒主要损伤人体的造血系统,引起人白细胞、血小板数量的减少诱发白血病。从事以苯为化工原料生产的工人一定要注意加强劳动保护。

第十节　电离辐射与肿瘤

电离辐射可诱发人类恶性肿瘤,是在发现X线后不久就被认识的辐射生物学效应。铀矿工肺癌发病率的增加和镭接触工人骨肉瘤的发生,也引起了人们普遍的关注。对日本原子弹爆炸幸存者的长期随访研究,以及其后的辐射致癌实验研究,为人类辐射致癌提供了大量的流行病学调查结果和理论依据。已知电离辐射可诱发的人类恶性肿瘤,包括白血病、甲状腺癌、支气管肺癌、乳腺癌和皮肤癌等。在辐射诱发的恶性疾病中,白血病的发病率较高、潜伏期短,并且诱发剂量低。除慢性淋巴细胞型白血病外,其他各种类型的急、慢性白血病的发病率,都可因电离辐射照射而增加。这方面的临床流行病学资料,主要来自1950－1988年日本原子弹爆炸幸存者长期观察的数据。

辐射诱发的甲状腺癌,主要是乳头增生性,其死亡率相当低(10%~15%)。而在辐射诱发的支气管肺癌中,未分化小细胞肺癌较多,其中主要是燕麦样细胞癌,其恶性程度高、生长快、易转移。潜伏期在外照射引起者比内照射引起者短,分别为5~24.9年和21~24年。现已公认,吸入矿井中高浓度的氡及其子体,是其确定的致癌因素。调查资料证明,辐射与吸烟对肺癌的发病,有明显的联合作用,主要是缩短发病的潜伏期。乳腺对辐射致癌有很高敏感性,特别是对青年妇女,有报道0.1 Gy剂量就可引起乳腺癌发生。辐射诱发骨肉瘤,主要来自内照射,而外照射引起骨肉瘤发病率的增高,则需要相当大的剂量。

第十一节　间皮瘤

职业性胸膜间皮瘤包括石棉和毛沸石所致间皮瘤,为胸膜原发性肿瘤,是来源于脏层、壁层、纵隔或膈四部分胸膜的肿瘤。国外发病率高于国内,各为0.07%~0.11%和0.04%。死亡率占全世界所有肿瘤的1%以下。近年有明显上升趋势。50岁以上多见,男女之比为2:1。与石棉接触有关。目前,恶性型尚缺乏有效的治疗方法。

一、临床表现

主要有:①局限型者可无明显不适或仅有胸痛、活动后气促。②弥漫型者有较剧烈胸痛、气促、消瘦等。③患侧胸廓活动受限,饱满,叩诊浊音,呼吸音减低或消失。④可有锁骨上窝及腋下淋巴结肿大。

二、诊断原则

1.接触石棉粉尘累计工龄1年以上(含1年)。

2.必须有细胞病理学诊断。

3.潜隐性15年以上(含15年)。

三、诊断

1.胸膜间皮瘤是胸膜原发肿瘤,有局限型(多为良性)和弥漫型(都是恶性)之分。弥漫型恶性间皮瘤是胸部预后最差的肿瘤之一。

2.大多数患者年龄在40~70岁之间,男性多于女性。首发症状以胸痛、咳嗽和气短为最常见。也有以发热、出汗或关节痛为主诉症状者。约一半以上的患者有大量胸腔积液伴严重气短。

3.无大量胸水者胸痛常较为剧烈,体重减轻常见。普通X线胸片发现胸膜腔积液,同时肺被肿瘤组织包裹等,晚期病例可有心包渗液引起的心影扩大及软组织影和肋骨破坏等。

4.对于可疑恶性胸膜间皮瘤的患者,CT检查最为有用。

5.胸水的细胞学检查也有助于诊断。

6.常规实验室检查中,部分患者可有血小板增多、血清癌胚抗原(CEA)升高等。

7.对于常规检查不能明确诊断的,可用胸腔镜做胸膜活检。

一般大部分患者可因此而获得诊断。

四、治疗

1.治疗原则　局限型者应首选手术治疗,弥漫型者可手术与化疗相结合。

2.用药原则　有胸痛者,用颅通定、消炎痛、度冷丁等止痛。

3.阿霉素是治疗本病有效药物,多与顺铂、丝裂霉素、环磷酰胺、氨甲蝶呤等联合使用。γ-干扰素、白介素可作为辅助治疗措施。

4.胸水多者可用滑石粉、四环素等做胸膜粘连。目前仍然没有有效的根治方法。

治疗方法上,有姑息性治疗、外科治疗、化学治疗及放射治疗等,一般对于肿瘤相对局限的Ⅰ期患者,主张做根治的胸膜肺切除术。对于Ⅱ、Ⅲ、Ⅳ期患者,根治性手术已经没有意义了,只有施行姑息性手术。事实上,多数患者到疾病明确诊断时,已处于Ⅱ期以上。迅速增长的胸水常导致患者严重的呼吸困难,所以姑息性手术对于提高这些晚期患者的生活质量意义重大。以往采用胸腔内注入化疗药物等消退胸水或促使胸膜粘连闭锁的方法常难以奏效。我们采用胸腔镜胸膜固定术,在恶性胸膜间皮瘤的姑息性治疗中取得了良好的效果,胸腔镜手术可以彻底将胸水抽吸干净,并充分分离粘连,使肺复张,然后喷入消毒滑石粉,进行胸膜固定,控制胸水的产生,缓解晚期癌症患者的临床症状。我们自制的简易滑石粉喷洒装置,具有方便实用、喷洒效果良好等特点,已被国内同行所广泛采用,结合我们多年胸腔镜手术的经验,使我们在恶性胸膜间皮瘤的治疗上达到了国内乃至国际先进水平。

五、中医辨证施治

长期接触石棉和毛沸石是诱发间皮瘤的重要因素,大多为胸膜间皮瘤,约有20%为腹膜间皮瘤,其恶性程度相当高。胸膜间皮瘤首发症状以胸痛、咳嗽和气短为最常见。也有以发热、出汗或关节痛为主诉症状者,约一半以上的患者有大量胸腔积液伴严重气短。腹膜间皮瘤是指原发于腹膜间皮细胞的肿瘤。临床表现不具有特征性,常见的症状和体征有:腹痛、腹水、腹胀及腹部包块等。在中医文献中并无间皮瘤的记载,但是根据其表现的症状可以将其归类为"痰饮"范畴,且大多数间皮瘤均有胸腔积液,故本篇着重讨论痰饮中的"悬饮"之病。

《金匮要略·痰饮咳嗽病脉证并治》:"饮后水流在胁下,咳唾引痛,谓之悬饮。"《外台秘要》:"病源悬饮,谓饮水过多,留在胁下,令胁间悬痛,咳唾引胁痛,故云悬饮。"《太平圣惠方》:"夫悬饮者,由脏腑虚冷,荣卫不和,三焦痞满。因饮水过多,停积不散,水流走于胁下,则令两胁虚胀,咳唾引胁痛,故谓之悬饮也。"等,均为古代文献对悬饮的记载。

1.病因病机 悬饮为指肺气不足,外邪乘虚侵袭,肺失宣通,胸络郁滞,气不布津,以致饮停胸胁,出现咳唾胸胁引痛,或见胁肋饱满。悬饮的病位在肺与胸胁,与肝密切相关。多因素体不强,或原有其他慢性疾病,肺虚卫弱,外邪乘袭,肺失宣降,通调不利,气不布津,津停为饮,聚于胸胁而发病。初期以邪郁少阳,枢机不利为主;中期以饮停胸胁,肺失宣通为多;后期饮邪虽祛,肺络不畅,或气阴两伤。

2.辨证论治 本病的治疗当以攻逐水饮为大法,针对邪郁、饮停、气滞、阴伤的轻重主次,分别予以和解少阳、利水逐饮、理气和络、益气养阴等。若饮停胸腔过多,而见气息喘促不已者,当配合采用抽取胸腔积液等法,以救其急,慎防喘脱亡阳之变。

(1)邪郁少阳证:寒热往来,或恶寒发热,胸胁疼痛,咳嗽痰少。舌苔薄白或黄,脉弦数。

治法:和解宣利。

方药:柴枳半夏汤(《医学入门》)。

(2)饮停胸胁证:咳唾时胸胁引痛,转侧不利,偏卧于病侧则痛缓,肋间胀满,呼吸急促。舌苔薄白,脉象沉弦。

治法:逐水祛饮。

方剂:十枣汤(《伤寒论》)。

(3)肺络不畅证:胸胁疼痛,呼吸不畅,或有闷咳,迁延不已。舌苔薄,脉弦细。

治法:理气活络。

方剂:香附旋覆花汤(《温病条辨》)。

(4)气阴耗伤证:咳嗽无力,气短声低,午后潮热,面色㿠白,颧红者。

治法:益气养阴。

方剂:宜保真汤加减。

(5)脾肾阳虚证:喘促动则为甚,气短,食少,怯寒肢冷,小便不利,足跗浮肿者。

治法:温补脾肾,化饮利水。

方药:金匮肾气丸合苓桂术甘汤加减。

六、预防

胸膜间皮瘤,常与接触石棉有关,因此,注意劳动防护,减少或避免与石棉接触是预防本病的有效措施。局限型者多为良性,手术治疗效果好;

即使是恶性弥漫型者,应用以阿霉素为主的化疗 方案也可取得肯定的效果,可大大延长生存期。

第十二节　职业性肿瘤的预防

职业性致癌因素的确存在于某种职业中,但是其致癌危险性在很大程度上取决于生产过程中的控制预防措施及卫生保健情况是否有力,能否将其危险度控制在最低水平。

一、严格执行有关法律法规和职业卫生标准

我国在职业病防治方面已经制定了一些法律法规,如《中华人民共和国职业病防治法》《中华人民共和国尘肺防治条例》《职业病范围和职业病患者处理方法的规定》等,一些与职业性肿瘤有关的条款都应严格执行。我国对放射线的防护也有很多条例和标准,如《放射性同位素与放射装置放射防护条例》《放射卫生防护卫生标准》《医用诊断 X 线卫生防护标准》和《核电站放射卫生防护标准》等。对从事放射工作人员的剂量限值都有明确的规定,应当认真贯彻执行。一些职业性致癌因素因为是职业接触,限制其浓度或剂量的同时,应从工艺流程、生产技术等方面着手减少职工接触这些致癌因素的可能。

二、开展职业性肿瘤流行病学的调查研究

确定为可疑致癌性的职业因素,必须要有严格的人群流行病学调查研究和长期动物实验资料,并经权威机构组织的专家会议评审,肯定为人的致病因素。集簇发病,特别是罕见病例的高发是重要的线索,临床医师要从这方面入手深入调查。短期遗传毒理测试仅可提供线索或作为初筛,不能单独地据此做出对人致癌与否的判断。

随着致癌机制研究的深入,已经证明职业性肿瘤的发生,不仅与外环境有关,而且和人体的内环境也有密切的关系。致癌机理目前还不完全清楚。有关癌症的地理分布和人群分布及其与移民的关系等宏观方面的研究,正在日益深入。而微观方面的研究则在向分子水平和量子水平发展。

一些间接致癌物在体内代谢转化为最终致癌物和 DNA 结合的持续存在可能是癌变的决定性因素。化学结构、DNA 结合、酶谱活性和免疫功能以及调节功能等方面的基础研究,推动了癌症医学检测的发展。宏观、微观研究的结合,内因、外因的结合,已成为癌症病因研究发展的趋向。

一些国家把致癌物分为两大类:一类为可避免的,如 β - 萘胺、亚硝胺等,应停止生产与使用;另一类在目前仍需使用的工业化学物,如氯乙烯、碳基镍,则可根据现有资料,提出暂行标准,严格控制接触。

一些国家在制定安全使用措施时,应根据致癌剂是对动物与人均有致癌性,还是仅仅对动物有致癌性等不同情况,予以区别对待。例如美国,对含有 4 - 氨基联苯、联苯、4 - 硝基联苯、β - 萘胺、氯甲醚类的固体和液体混合物,因其对人有强致癌性,规定其含量不得超过 0.1% ;对另一些致癌物,如二甲亚硝胺、乙酰胺芴等,因仅对动物有致癌性,故规定为 1% 。至于新化学物质,则应做致癌性筛选,发现致癌性强者,应停止生产和使用。

三、改革工艺流程和加强卫生防护

对某些产生致癌物质的生产过程,应积极改进工艺流程或采用无毒或危害较小的替代用品,包括加强原料的选用,降低和规定产品中致癌物质的含量等。例如,英国已限制主要引起间皮瘤的青石棉的用量。在芳香胺生产中为了绕过有明显致癌作用的 β - 萘胺这一步流程,可先将萘酚磺化,然后再硝化,还可使游离的联苯胺或β - 萘胺先经重氮化作用,变成无致癌活性物质。这样,可使作业工人基本上不接触致癌物质。对无法避免使用或生产有致癌作用的物质,应限制原材料中毒物质的含量,最大限度减少致癌物质向生产

环境中排放,加强通风,减少粉尘排放;改革工艺流程,尽可能采用自动化、机械化和密封化生产方式,减少致癌物质与人体直接接触。

四、健全职业健康监护及工作场所的监测

除按一般规定进行就业的体检,以便发现就业禁忌证和保存必需的基础资料外,还应着重健全定期体格检查制度。对于接触职业性致癌因素的人群进行定期体格检查,是早期发现、及时处理癌的病变患者的重要措施。检查要有针对性,应根据不同工作性质及致病物可能损害的部位进行专科检查。例如,接触煤焦油、石油产品等致癌物应做全身皮肤和肺的检查;接触苯的工人应选择外周血常规作为重点检查项目;接触醇、石棉、镍、铬酸盐、氯甲醚类、放射性物质等,首先要考虑肺癌问题。只要严格实施防护措施,肯定可以减少职业性肿瘤的发生,降低职业性肿瘤带来的损失。

加强工作场所中致癌物浓度的监测,对生产环境中的致癌物浓度要进行经常性定期监测,以便能较准确地估计人体的接触水平,发现超过国家规定标准的浓度应立即采取措施,以确保工人身体健康。

五、加强健康教育注意个人卫生

加强卫生保健首先要加强卫生宣传教育,让职工了解致癌物的特性、进入人体途径和防护措施,要合理使用防护用具,建立安全生产制度。如避免太阳光的直射,减少紫外线的照射,在工作环境中穿好工作衣,使用必要的防护工具。在处理致癌物时,要严防污染厂外环境。改变不良生活习惯,戒烟对预防肿瘤是有益的,对于一般人群如此,对于接触致癌物的职业人群更是如此。

（李光杰　叶秀香　王　星　孟宪志）

第二十八章 其他职业病

2014 年最新《职业病分类和目录》中,在其他职业病中,一是将煤矿井下工人滑囊炎修改为滑囊炎(限于井下工人),二是增加股静脉血栓综合征、股动脉闭塞症或淋巴管闭塞症(限于刮研作业人员),但国家无诊断标准。

第一节 金属烟热

金属烟热是急性职业病,是吸入金属加热过程释放出的大量新生成的金属氧化物粒子引起的,以典型性骤起体温升高和血液白细胞数增多等为主要表现的全身性疾病。

各种重金属烟均可产生金属烟热。金属加热刚超过其沸点时,释放出高能量的直径 $0.2 \sim 1\ \mu m$ 的粒子,如氧化锌烟进入呼吸道深部,大量接触肺泡可引起金属烟热。吸入大量细小的金属尘粒也可发病。能引起金属烟热的金属是锌、铜、镁、银、铁、镉、铅、砷等,特别是氧化锌。

在含锌、铜、镉等矿物的冶炼、铸造、使用过程中,如防护不当,作业者可吸入新生的金属氧化物烟而致病。

一、接触机会

1. 金属加热作业 金属冶炼、铸造、锻造、喷金等作业都需要加高温。铸铜时其中的锌由于熔点和沸点低首先释放出来,并在空气中形成氧化锌烟,成为金属烟热最常见的原因。铜尘、锰尘等细小金属粒子也可引起发病。

2. 金属焊接 金属焊接和气割的高温可使镀锌金属或镀铬金属释放出氧化锌烟或氧化镉烟。焊接或气割合金也可释放出金属烟。

二、发病机制

意见尚不一致,可有以下一些学说:

1. 金属的直接毒性作用 考虑到初次接触 ZnO 烟即可发病,认为本病不像是由免疫机制引起的。金属烟损伤肺泡,释放出变性蛋白而产生症状。

2. 致热原 金属粒子被体内中性粒细胞吞噬,释放出内源性致热原,刺激体温中枢,产生热反应。

3. 变态反应 吸入金属氧化物粒子损伤肺组织,结合成金属—蛋白质复合物成为抗原,形成致敏原—抗体复合物可引起临床症状。

4. 炎症反应 接触焊接产生的锌烟后,支气管肺泡灌洗液中存在与接触剂量有关的中性粒细胞数增多。推测这种白细胞增加可能与细胞因子 IL-8、IL-1 或 TNF 有关。

三、临床表现

金属烟热呈急性发作,无慢性进展过程和后遗症。常在工作结束后 1~3 小时,往往在工作后回家的傍晚发病。开始时感觉头晕、全身乏力、食欲不振、咽干,有时干咳、胸闷、气短、呼吸困难、头痛,有时恶心、呕吐、腹痛、肌肉痛、关节痛、口渴、气短,以后发冷、寒战。在吸入金属烟后 10~12 小时,体温升至 38~39℃或更高。一般持续 4~8 小时,出汗退热。次日早晨症状几乎完全消失并能上班。

检查可见眼结膜、咽部充血,呼吸、心率加快,血压升高,肺部可闻细小捻发音。

急性发病有自限制,症状一般在 24~48 小时或更短时间内消退,无后遗症。可在第一次接触金属烟时发病。患者连续接触金属烟时可获得耐受性而不发热,但在休息 1~2 天恢复接触时可复发,因而本病有人命名为"星期一热"。

实验室检查:白细胞增多,主要是中性粒细胞增多,除 $20 \times 10^9/L$(20 000/mm³)以上者往往要持续 24 小时外,一般于 4~12 小时恢复正常。患者热退后,血沉增快持续 12 小时。如症状、发热及白细胞增多持续不恢复,应做进一步检查,与有关疾病相鉴别。

四、诊断

1. 诊断原则　根据金属氧化物烟的职业接触史,典型骤起的临床症状,特殊的体温变化及血白细胞数增多,参考作业环境,综合分析,排除类似疾病,方可诊断。

2. 诊断标准　金属烟热常在接触金属氧化物烟后,数小时内骤起发病。首先是头晕、疲倦、乏力、胸闷、气急、肌肉痛、关节痛,后有发热、血白细胞数增多,较重者伴有畏寒、寒战。

五、鉴别诊断

金属烟热应与疟疾、感冒、急性气管炎、急性支气管炎等疾病相鉴别。金属烟热在发病前的 12 小时内,有密切金属氧化物烟接触史;在发病期间,有典型的体温升高,并伴有血白细胞数增多,病情在 1 天内不经特殊处理可自愈。

六、治疗

本病一般不需要特殊治疗,轻症可以自愈。早期多进水,饮热茶、红糖生姜汤。发冷、发热时,应卧床休息。服用镇痛解热药,如复方阿司匹林或中成药,加银翘解毒片、感冒冲剂等防止继发感染。经适当休息痊愈后,可继续从事原工作,要求定期复查。

七、预防

冶炼、铸造作业应尽量采用密闭化生产、加强通风,以防止金属烟尘和有害气体逸出。在通风不良的场所进行焊接、切割时,应加强通风,操作者应戴送风面罩或防尘面罩,并缩短工作时间。

第二节　滑囊炎

滑囊是一种封闭的结缔组织小囊,扁平而壁薄,内含少量滑液,因此又称滑液囊,多位于肌腱与骨面相接触处,具有促进润滑、减少摩擦、增强运动灵活性之作用。滑囊炎有化脓性、类风湿性、结核性和创伤性之分。煤矿井下工人滑囊炎是指煤矿井下工人在特殊的劳动条件下,致使滑囊急性创伤或长期摩擦、受压等机械因素所引起的无菌性炎症改变。属创伤性滑囊炎。该滑囊炎是工人在煤矿井下劳动时,因跪、爬行、侧卧、肩扛等,以及金属和化工矿山开采、隧道开凿等所致的一种创伤性、无菌性滑囊炎症病变,故是煤工的常见病、多发病。我国亦已把煤矿井下工人滑囊炎列为职业病。

煤矿工人滑囊炎可发生于任何年龄,但随年龄的增长、井下工龄的延长,其患病率呈比例地增长。发病情况因煤层厚薄、作业条件、机械化程度和劳动保护措施等不同而各异。一般来说国家统配煤矿矿工的患病率较地方煤矿低,机械化程度高、劳动保护措施好的煤矿矿工患病率低;不同工种中,以采煤工最高,其次为掘进工和辅助工。

一、发病机制

慢性滑囊炎发病机制目前有两种学说:一是血小板衍化生长因子学说,近来一些学者通过免疫组织化学法发现在慢性滑囊炎时,结缔组织细胞上存在明显的血小板衍化,生长因子(PDGF)的表达;二是自由基学说,在滑囊炎时有充足的证据表明活性氧分子直接或间接参与致病过程,在炎性过程中,巨噬细胞、中性粒细胞、淋巴细胞和内皮细胞被分解或被刺激,均可产生活性氧分子,进而刺激周围的类脂、DNA、蛋白质和碳水化合物等产生氧化损伤。

二、临床表现

井下工人劳动条件和姿势较为特殊,滑囊炎的发生部位多达20余处。矿工因工种不同,其长期、持续、反复、集中摩压的部位不同,滑囊炎的好发部位也就不尽相同。在跪和爬行时,膝关节较易受累,髌前滑囊炎多见;在侧卧和爬行时,膝、肘关节较易受累,膝外侧滑囊炎和鹰嘴滑囊炎多见;在肩扛时,肩关节较易受累,肩峰下滑囊炎多见。临床表现为:

1. **急性期** 病程一般为10~14天。主要表现为关节周围呈圆形、椭圆形或不规则形囊性肿物,自觉疼痛,活动受限,压之轻痛和有波动感,穿刺囊液为血性渗出物。

2. **亚急性期** 病程一般为1~3个月。临床经过时间长且易反复发作,囊性肿物依然存在,走路或受压时有微痛,可触及明显的囊肿边界,穿刺液呈淡黄色透明黏液。

3. **慢性期** 病程为3个月以上。随时间的推移,局部持续、反复受摩压或多次穿刺和药物注射治疗的结果,滑囊逐渐萎缩退化,同时伴局部皮肤过度角化,呈胼胝样变。患者有皱襞感,压迫时疼痛,走路时局部有踩雪音感,滑囊内可残留少量滑液。

在井下工人中,以亚急性和慢性滑囊炎最为多见。当并发细菌感染时,可有急性炎症和局部红、肿、热、痛和关节功能障碍等临床表现。

X线检查可见软组织肿胀或呈块状,钙化呈点状、条状或弧状,局限性骨吸收,典型呈星月状,局限性反应性骨质增生。滑囊造影显示囊肿位于皮下、腱—腱或腱—骨间,囊壁呈毛刺状。

三、诊断

1. **诊断原则** 根据GBZ82-2002井下工人滑囊有急性创伤和长期摩擦或压迫的职业史、典型的临床表现,结合现场职业卫生学调查,综合分析,并排除其他类似表现的疾病,方可诊断。

2. **诊断与分期标准**

(1)急性滑囊炎:有急性创伤史,或在关节局部受摩擦、压迫的初期关节周围出现部位固定、表面光滑、有波动感、界限清楚、压之疼痛的囊性肿物,穿刺液为血性渗出液。

(2)亚急性滑囊炎:关节局部有受反复摩擦、压迫史,或急性滑囊炎史,局部有不适感,压之疼痛较轻,见有边界清晰的囊肿,常反复发作,穿刺液为淡黄色透明黏液。

(3)慢性滑囊炎:关节有长期反复摩擦、压迫史,或亚急性滑囊炎,经多次穿刺及药物注射后,局部皮肤有瘙痒、皱襞感,粗糙和胼胝样变,穿刺液为少量淡黄色黏液。

四、鉴别诊断

对煤矿井下工人滑囊炎诊断时,须注意与骨关节炎、腱鞘囊肿、滑膜瘤、滑膜囊肿、Baker囊肿、纤维瘤、脂肪垫以及化脓性滑囊炎、类风湿性滑囊炎和结核性滑囊炎等疾病相鉴别。诊断有困难时,可施行X线摄片和(或)滑囊造影。为明确滑囊炎的诊断分期,可做病理组织学活检。

五、治疗

1. **治疗原则**

(1)急性滑囊炎:在煤矿井下工人滑囊炎的治疗时,急性滑囊炎患者受伤后滑囊内有急性炎症变化,一般经1~2周可以自愈,故以休息为主,但患处应防止继续受伤或受摩擦、压迫,尤应防止继发感染。

(2)亚急性滑囊炎:穿刺抽液,囊内注入肾上腺糖皮质激素并加压包扎。非手术治疗无效时行滑囊切除术,可借助于X线平片检查和(或)滑囊造影术。

（3）慢性滑囊炎：以理疗为主，皮肤胼胝样变者不宜行滑囊切除术，以免伤口不易愈合或因术后瘢痕形成而影响关节功能。

2.其他处理　急性、亚急性滑囊炎患者治愈后可恢复原工作，亚急性患者久治不愈或反复发作者以及慢性患者应调离原工作岗位。

六、预防

对本病重点在于预防。改革生产技术，改善劳动条件，实现生产过程机械化、自动化。采煤工与其他工人定期轮换工种。加强个人防护，经常使用护膝、护肘及护肩，减少急性创伤或长期摩擦、受压等机械因素对膝、肘和肩部的经常性刺激。定期进行职业健康检查，使患者得以及时治疗。

第五篇　中医治疗职业病适宜技术

第二十九章　概　述

一、概念

中医适宜技术通常是指安全有效、成本低廉、简便易学的中医药技术，又称"中医药适宜技术"。现代医学认识"中医适宜技术"，也称为"中医传统疗法""中医保健技能""中医特色疗法"，或称为"中医民间疗法"，是祖国传统医学的重要组成部分，其内容丰富、范围广泛、历史悠久，经过历代医家的不懈努力和探索，取得了巨大的成就。

二、历史

自从有了人类就有医疗活动，我们的祖先为了生存和繁衍，在与疾病作斗争中，在寻找食物的同时，发现并认识了治病的草药，前人把这一探索过程称为"神农尝百草"或"食药同源"。在人类生活中，古代人发明了砭石和石针等作为医疗工具。新石器时代，石器成为人类改造征服自然的有力工具，也成了治疗疾病的器械，我们祖先就利用"砭石""砭针"切开脓肿腔排出脓液治疗脓肿，出现了最初的"砭石疗法"。据《山海经》载："高氏之山，有石如玉，可以为针。"《说文解字》注目："砭，以石刺病也。"历次出土的远古文物中，均有砭石发现，此时也出现了采用动物的角，进行类似今日的拔罐疗法之"角法"。这些都属于最早的手术器械，可谓传统特色疗法的起源。

春秋战国时期，"诸子蜂起，百家争鸣"，促进了医学的发展，传统特色疗法也有了很大的进步。1973年湖南长沙马王堆3号墓出土的古书《五十二病方》，是我国最早的临床医学文献，所记载的外治法有敷药、药浴、熏蒸、按摩、熨、砭、灸、腐蚀及多种手术。首创酒洗伤口，开外科消毒之源。《黄帝内经》的问世为中医外科治疗学的发展奠定了坚实的理论基础，系统确立了传统外治法的治疗原则，提出针、灸、砭、按摩、熨贴、敷药等外治法。

中医传统特色疗法是中医学的特殊疗法，既有源远流长的历史根基，又有着现代人特别是劳动人们所容易接受的医学治疗学方法，也有人称为"中医适宜技术"。

三、特点

中医适宜技术的特点为"简、便、效、廉"，是中医传统特点之一，同时也是中医的精髓所在。

四、分类

1. 针法类　"针"是指"针刺"，是一种利用各种针具刺激穴位来治疗疾病的方法。常用体针、头针、耳针、足针、梅花针、火针、电针、穴位注射、小针刀疗法等。传统医学对疑难病治疗常以针罐齐施、针药并用、内外同治获得最佳疗效。"针灸疗法，重在得气，得气方法，提插捻转，虚实分清，补泻适宜"。

针法类包含体针疗法、放血疗法、头针疗法、耳针疗法、足针疗法、腕踝针疗法、梅花针疗法、火针疗法、电针疗法、穴位疗法、针刀疗法、艾灸疗法、火罐疗法、刮痧疗法等。

2. 灸法类　"灸"是指艾灸，艾灸疗法简称灸法，是运用艾绒或其他药物点燃后直接或间接在体表穴位上熏蒸、温熨，借灸火的热力以及药物的作用，通过经络的传导，以起到温通气血，疏通经络、调和阴阳、扶正祛邪、行气活血、驱寒逐湿、消肿散结等作用，达到防病治病的一种治法。

艾灸不但可以预防疾病，而且也能够延年益寿。"人于无病时常灸足三里、三阴交、关元、气海、命门、中脘、神阙等穴，亦可保百余年寿也"。艾灸神厥穴可使人延年健康。

3. 按摩疗法　也属于"手法类"，其中包括头部按摩、足底按摩、踩跷疗法、整脊疗法、捏脊疗法、背脊疗法、按摩疗法、拨筋疗法、护肾疗法、按揉涌泉穴、小儿推拿疗法、点穴疗法等。按摩足底的涌泉穴能够起到养生保健,益寿延年的功效。

4.中医外治疗法　也叫外治疗法,包括刮痧疗法、灌肠疗法、火罐疗法、竹罐疗法、药摩疗法、天灸疗法、盐熨疗法、熏洗疗法、药浴疗法、香薰疗法、火熨疗法、芳香疗法、外敷疗法、膏药疗法、中药蜡疗、敷脐疗法、蜂针疗法等。

5.中医内服法　还应该包括方药应用(老中医验案、民间土单验方应用、古方今用、成药应用、临床自拟方应用)等,以及中药雾化吸入疗法、中药茶饮法、中药药酒疗法、传统背脊疗法、饮食药膳、养生保健、中医护理、膏方疗法以及冬病夏治等。

6.中药炮制适宜技术　"依法炮制,复方配伍",是中医临床用药的特点。

炮制是中医药的专业制药术语,其历史悠久,经过炮制的中草药降低或消除中药的毒副作用,保证用药安全,提高了中草药的效果。

五、理论

中医传统疗法有着较深的理论基础,它与中医脏腑学说、经络学说、中医体质辨识理论等有着密切的联系。

1.中医脏腑学说　脏腑,古代称为"藏象"。藏是指藏于内的内脏;象是指征象或形象,这里是指内脏的生理、病理所表现于外的征象。

2.经络学说　经络是人体运行气血,沟通内外,贯穿上下的通络。经络纵横交错,遍布于全身,将人体的五脏六腑、四肢百骸、五官九窍、筋脉肌肤联系成了一个有机的整体。

3.中医体质辨识理论　中医对体质的论述始于2 000多年以前的《黄帝内经》,但长期以来,有关中医体质内容,仅散见于一些医著和文献,并未形成专门的学科体系。2009年国家组织有关专家开始从事中医体质学说的理论、基础与临床研究,并逐步确立了中医体质理论体系,确定了包括平和质、气虚质、阳虚质、阴虚质、痰湿质、湿热质、瘀血质、气郁质、特禀质等9种基本类型,不同体质类型在形体特征、生理特征、心理特征、病理反应状态、发病倾向等方面各有特点。

六、物理学

中医理疗是以中医理论为基础,经络理论为指导的外治法,中医认为人体是一个有机的整体,脏腑之间在生理上是相互协调、相互促进的;同时我们又是自然界中的一分子,早在人类远古时代,人们就会利用自然带来的阳光、温泉水、冷水治疗疾病,强身健体。中医理疗是通过利用人工或自然界物理因素作用于人体,产生有利的反应,达到预防和治疗疾病的方法,也是康复治疗的重要组成部分。物理因素通过人体局部直接作用,和对神经、体液的间接作用引起人体反应,从而调整了血液循环,加快了新陈代谢,促进对细胞组织的修复,调节神经系统的功能,提高免疫功能,消除致病因素,改善病理过程,达到治病目的。常用的物理因素有电、光、声、气、磁、温度和机械力等。电疗分直流电、低频电、中频电、高频电和静电等疗法,光疗分红外线、远红外线、可见光线、紫外线和激光等疗法。

七、应用

中医适宜技术是中医药事业的组成部分,研究、发掘利用和推广中医适宜技术是一项重要的中医传承工作。中医适宜技术对职业病治疗康复具有重要价值。

2006年起,国家中医药管理局制定了第一批中医临床适宜技术推广计划项目(国中医药通〔2006〕1号)。2008年8月25日,《国家中医药管理局办公室关于做好基层常见病多发病中医药适宜技术推广项目实施工作的通知》(国中医药办发〔2008〕38号),该通知制定了《基层常见病多发病中医药适宜技术推广项目目标与要求》,确定了《46个基层常见多发病种中医药适宜技术推广目录》,制定了《25个基层常见病针灸推拿刮痧技术推广目录》。2009年5月13日国家中医药管理局办公室印发了《基层常见病多发病中医药适宜技术推广实施方案(2009－2010年)》的通知(国中医药办发〔2009〕18号)。

(尤家平　李光杰)

第三十章　毫针刺法

采用不同型号的金属毫针刺激人体一定的俞穴,以调和气血、疏通经络,从而达到扶正祛邪、防治疾病的目的,适用于各种急、慢性疾病。

一、针具的检修

针具在每次使用前后均须进行检查。如针具有损坏,应及时拣出,剔除剥蚀弯折过重及断裂不能修理者,余经修理后一般可再使用。

方法1:一手手指抵住针尖,另一手持针捻转,可以感觉针尖状态。

方法2:用棉球裹住针身下段,另一手将针边转边退。这种方法可以发现针具的光滑程度,若有毛钩,针尖退出时会带有棉絮。

二、体位的选择

意义:针灸治疗前,应该选择好适当的体位。患者体位合适舒适,有利于正确取穴施术,也有利于持久留针和艾炷的安放。

原则:以施术者能正确取穴,操作方便,患者舒适并能持久为原则。

常用体位:仰卧位、俯卧位、侧卧位、仰靠坐位、俯伏坐位、侧伏坐位。

仰卧位:适于取前头、颜面、前身部穴位。

俯卧位:适于取后头项、背腰部穴位。

侧卧位:适于取侧身部穴位。

仰靠坐位:适于取头面、颈前、上胸和肢体部的穴位。

俯伏坐位:适于取头顶、后项、背部和上肢部分穴位。

侧伏坐位:适于取侧头部、面颊、耳部及上肢部分穴位。

三、操作方法

1. 进针法

(1)指切进针法:又称爪切进针法。一般用左手拇指或食指端切按在穴位旁边,右手持针,用拇、食、中三指挟持针柄近针根处紧靠左手指甲面将针刺入。此法适宜于短针的进针。

(2)夹持进针法:或称骈指进针法。即用左手拇、食二指捏消毒干棉球,夹住针身下端,将针尖固定在所刺入俞穴皮肤表面位置,右手捻动针柄,将针刺入俞穴。此法适用于肌肉丰满部位及长针的进针。

(3)舒张进针法:用左手拇、食二指将所刺俞穴部位的皮肤绷紧,右手持针,使针从左手拇、食二指的中间刺入。此法主要用于皮肤松弛或有皱褶部位的俞穴,如腹部的穴位。

(4)提捏进针法:用左手拇、食二指将所刺俞穴部位的皮肤捏起,右手持针,从捏起的皮肤顶端将针刺入。此法主要用于皮肉浅薄部位的俞穴进针,如印堂穴。

2. 进针角度和深度

(1)角度:是指进针时针身与皮肤表面构成的夹角。

1)直刺:是针身与皮肤表面成90°角左右手垂直刺入。此法适用于人体大部分俞穴。

2)斜刺:是针身与皮肤表面成45°角左右倾斜刺入。此法适用于肌肉较浅薄处或内有重要脏器或不宜于直刺、深刺的俞穴。

3)平刺:即横刺,是针身与皮肤表面成15°角左右沿皮刺入。此法适用于皮薄肉少部位的俞穴,如头部。

(2)深度:是指针身刺入皮肉的深度,一般根据患者体质、年龄、病情及针刺部位而定。

1）体质：身体瘦弱，宜浅刺；肌肉丰满者，宜深刺。

2）年龄：小儿及年老体弱者，宜浅刺；中青年身强体壮者，宜深刺。

3）病情：阳证、新病宜浅刺；阴证、久病宜深刺。

4）部位：头面和胸背及皮薄肉少处的俞穴，宜浅刺；四肢、臀、腹及肌肉丰满处的俞穴，宜深刺。

3. 行针手法

（1）基本手法

1）提插法：当针刺入俞穴一定深度后，将针身提到浅层，再由浅层插到深层，以加大刺激量，使局部产生酸、麻、胀、重等感觉。

2）捻转法：当针刺入俞穴一定深度后，将针身大幅度捻转，幅度愈大，频率愈快，刺激量也就愈大。当针刺部位出现酸、麻、胀、重等感觉时，术者手下也会有沉、紧、涩的感觉，即为"得气"，说明针刺起到了作用。

（2）辅助手法

1）循法：循法是医者用手指顺着经脉的循环径路，在俞穴的上下部轻柔地循按的方法。针刺不得气时，可以用循法催气。

2）弹柄法：弹柄法是指针刺后在留针过程中，以手指轻弹针尾或针柄，使针体微微振动的方法，以加强针感，助气运行。

3）刮柄法：刮柄法是指毫针刺入一定深度后，经气未至，以拇指或食指的指腹抵住针尾，用食指（或中指）或拇指指甲，由下而上或由上而下频频刮动针柄，促使得气的方法。

4）摇柄法：摇柄法是指毫针刺入一定深度后，手持针柄，将针轻轻摇动以行经气的方法。

5）飞法：飞法是指对毫针刺入一定深度后不得气者，可用右手拇、食指执持针柄，细细捻搓数次，然后张开两指，一搓一放，反复数次，状如飞鸟展翅的方法。

6）震颤法：震颤法是指毫针刺入一定的深度后，右手持针柄，用小幅度、快频率的提插、捻转手法，使针身轻微震颤的方法。

4. 补泻手法

（1）基本补泻

1）捻转补泻：针下得气后，捻转角度小，用力轻，频率慢，操作时间短，结合拇指向前、食指向后（左转用力为主）者为补法。捻转角度大，用力重，频率快，操作时间长，结合拇指向后，食指向前（右转用力为主）者为泻法。

2）提插补泻：针下得气后，先浅后深，重插轻提，提插幅度小，频率慢，操作时间短，以下插用力为主者为补法；先深后浅，轻插重提，提插幅度大，频率快，操作时间长，以上提用力为主者为泻法。

（2）其他补泻

1）疾徐补泻：又称徐疾补泻，进针时徐徐刺入，少捻转，疾速出针为补法；进针时疾速刺入，多捻转，徐徐出针者为泻法。

2）迎随补泻：进针时针刺随着经脉循行去的方向刺入为补法，针尖迎着经脉循行来的方向刺入为泻法。

3）呼吸补泻：患者呼气时进针，呼气时出针为补法；吸气时进针，呼气时出针为泻法。

4）开阖补泻：出针后迅速按压针孔为补法；出针时摇大针孔而不按压为泻法。

5）平补平泻：进针得气后均匀提插、捻转的手法即为平补平泻。

四、得气的表现

得气的感觉来自受术者和施术者两方面。得气感应在受术者和施术者有时并不同步。有时受术者有较强感应而施术者指下却仍感空松无物；有时受术者只有极轻微感应而施术者却感针下沉紧。两者应结合综合判断。

1. 受术者 受术者主观感受，指针刺后出现酸、麻、胀、沉、热、凉、触电样、虫行感、跳跃感，或沿一定方向和部位传导扩散等。少数出现循经肌肤震颤，或受刺部位出现循经性皮疹。

上述感应有时单独出现，有时则两种以上感应同时出现。

2. 施术者 主要依据指下的感觉判断得气感，如针下出现沉重、紧涩或针体颤动，或可从外观上观察,如有时可看到针体震颤,针体周围皮肤紧张、凸起或陷下,肌肉跳动,沿经皮肤甚则出现色泽变化、出汗等。

金元·窦汉卿《标幽赋》说:"气之至也,若鱼吞钓饵之浮沉;气未至也,似闲处幽堂之深邃。"——得气时,指下感觉沉涩、发紧,好比钓鱼时鱼已吞食钓饵一样;而气未至时,则指下感觉空虚无物,就好比闲处于幽深的殿堂之感。

五、操作程序

1. 备齐用物,携至床旁,做好解释,取得患者配合。

2. 协助患者松开衣着,按针刺部位,取合理体位。

3. 选好俞穴后,先用拇指按压穴位,并询问患者有无感觉。

4. 消毒进针部位后,按俞穴深浅和患者胖瘦,选取合适的毫针,同时检查针柄是否松动,针身和针尖是否弯曲或带钩,术者消毒手指。

5. 根据针刺部位,选择相应进针方法,正确进针。

6. 当刺入一定深度时,患者局部产生酸、麻、胀、重等感觉或向远处传导,即为"得气"。得气后调节针感,一般留针10～20分钟。

7. 在针刺及留针过程中,密切观察有无晕针、滞针等情况。如出现意外,紧急处理。

8. 起针。一般用左手拇(食)指端按压在针孔周围皮肤处,右手持针柄慢慢捻动将针尖退至皮下,迅速拔出,随即用无菌干棉球轻压针孔片刻,防止出血。最后检查针数,以防遗漏。

9. 操作完毕,协助患者衣着,安置舒适卧位,整理床铺。

10. 清理用物,归还原处。

六、注意事项

1. 患者过于饥饿、疲劳、精神过度紧张时,不宜立即进行针刺。对身体瘦弱,气虚血亏的患者,进行针刺时手法不宜过强,并应尽量选用卧位。

2. 妇女怀孕3个月者,不宜针刺小腹部的俞穴。若怀孕3个月以上者,腹部、腰骶部俞穴也不宜针刺。至于三阴交、合谷、昆仑、至阴等一些通经活血的俞穴,在怀孕期亦应予禁刺。如妇女行经时,若非为了调经,亦不应针刺。

3. 小儿囟门未合时,头顶部的俞穴不宜针刺。

4. 常有自发性出血或损伤后出血不止的患者,不宜针刺。

5. 皮肤有感染、溃疡、瘢痕或肿瘤的部位,不宜针刺。

6. 对胸、胁、腰、背脏腑所居之处的俞穴,不宜直刺、深刺。肝、脾肿大,肺气肿患者更应注意。如刺胸、背、腋、胁、缺盆等部位的俞穴,若直刺过深,都有伤及肺脏的可能,使空气进入胸腔,导致创伤性气胸,轻者出现胸痛、胸闷、心慌、呼吸不畅;甚则呼吸困难、唇甲发绀、出汗、血压下降等症。因此,医者在进行针刺过程中精神必须高度集中,令患者选择适当的体位,严格掌握进针的深度、角度,以防止事故的发生。

7. 针刺眼区和项部的风府、哑门等穴以及脊椎部的俞穴,要注意掌握一定的角度,更不宜大幅度的提插、捻转和长时间的留针,以免伤及重要组织器官,产生严重的不良后果。

8. 对尿潴留等患者在针刺小腹部俞穴时,也应掌握适当的针刺方向、角度、深度等,以免误伤膀胱等器官出现意外的事故。

七、常见问题

1. 晕针是针刺过程中出现的"昏厥"现象。

(1)现象:轻者表现为精神疲倦,头晕目眩,恶心欲吐;重度患者突然心慌气短,面色苍白,大汗淋漓,四肢发冷;严重者神志昏迷,血压下降,二便失禁。

(2)原因:体质虚弱,精神过度紧张;饥饿、疲劳,大吐泻、大出血后施针;体位不当,施术手法过重;诊室内空气闷热、过度寒冷等。

2. 滞针是进针后针下沉紧、行针困难的现象。

(1)现象:进针后或提插、捻转、进退行针过程中,针下感觉沉重紧涩,捻转进退困难,患者有痛感。

(2)原因:精神紧张,毫针刺入后局部肌肉痉挛;针后移动体位;行针时用力过猛,或单向捻针,致肌纤维缠绕针身。

(3)处理:嘱患者消除紧张情绪,放松局部肌肉,延长留针时间,或辅以按摩;体位移动者,使其恢复针前体位后退针;捻针过度者,将针向反方向捻退,并左右轻捻使针松弛,以便退针。

(4)预防:做好针前解释工作,选好适当体位;进针后不可随便移动体位;行针捻转角度不可过大,更不可只朝一个方向强行捻针。

3.弯针是针刺过程中针体发生的弯曲现象。

(1)现象:针体弯曲,针柄改变了进针时刺入的方向和角度,行针和提插时涩滞困难,患者觉疼痛扭胀。

(2)原因:进针后体位移动;外力碰撞或压迫针柄;操作时用力过猛,针尖碰及坚硬组织。

(3)处理:立即停止行针;针身轻度弯曲者可顺着针弯曲的方向慢慢退出;针身弯曲角度较大者,则需轻微摇动针身,边摇边顺其弯度缓缓退出;针身弯曲不止一处,须视针柄扭转倾斜的方向逐渐分段退出,切忌猛力抽拔;体位移动所致者,须协助患者恢复进针时体位,使局部肌肉放松后依上法退针。

(4)预防:体位恰当,不可随意移动体位;针刺部位和针柄不得受外物的碰撞和压迫;手法熟练,指力轻巧均匀。

4.断针是针刺过程中针体离断,部分断端残留体内的现象。

(1)现象:针刺过程中,针身折断,残留于体内的针体或部分露于皮肤之外,或全部没于皮肤之下。

(2)原因:针前失于检查,使用有损伤剥蚀、质量低劣的针具;患者体位改变,肌肉强力收缩;操作时针身全部刺入穴内,行针时强力提插捻转,或电针时突然加大电流强度,局部肌肉猛烈痉挛;滞针、弯针时强力抽拔。

(3)处理:镇静沉着,嘱患者保持原有体位,切勿惊慌乱动,以防残段针向肌肉深处隐陷;如折针断端露出体表,立即用手挤压折针周围的皮肤,使断端暴露更多,用镊子取出;如残段完全没于皮下体内,应在X线下定位并通过手术取出。

(4)预防:针前仔细检查针具,剔除质次或有损伤的针具;进针行针时动作轻巧,不可强力猛刺;针刺时不可将针体全部进入体内,留2~3分(6~9 mm)露出皮外以防万一断针时便于取出;有滞针、弯针时应及时处理。

5.针后异常感 针后异常感是针刺结束后出现的多种异常感觉。

(1)现象:出针后,患者不能挪动肢体;重、麻、胀的感觉过强;原有症状加重;针孔出血,针处皮肤青紫、结节等。

(2)原因:肢体不能移动者,多因针未起尽,或体位不当致肢体活动受限;沉麻胀感过强者,多因行针手法过重或留针时间过长;原有病情加重者,多因手法与病情违逆;出血或皮下青紫者,多因刺伤血管,个别因于凝血功能障碍。

6.刺伤重要脏器 针刺伤及肺及胸膜,会致创伤性气胸。

(1)现象:针刺过程中,患者突感胸痛胸闷,气短,心悸,甚则呼吸困难,发绀,冷汗,恐惧,血压下降,出现休克。也有少数轻度患者间隔数小时后才逐渐出现呼吸困难等症状。检查肋间隙变宽;叩诊肺部过度反响;听诊肺泡呼吸音明显减弱或消失,严重者气管向健侧移位。X线胸部透视可见肺组织压缩现象。

(2)原因:针刺胸背部和锁骨附近穴时,角度、方向、深度失当,致毫针刺破脏层胸膜,伤及肺组织,使气体积聚胸腔所致。

(尤家平 李光杰)

第三十一章　艾灸法

艾灸——中医针灸疗法中的灸法，是点燃用艾叶制成的艾炷、艾条为主，熏烤人体的穴位以达到保健治病的一种自然疗法。

艾灸产生于中国远古时代，因为它的作用机制和针疗有相近之处，并且与针疗有相辅相成的治疗作用，通常针、灸并用，故称为针灸。针灸治病在国内外有着深远的影响，但现代人说针灸，多数时候仅指针疗，已经很少包含艾灸的内容了。

艾灸是用艾叶制成的艾灸材料产生的艾热刺激体表穴位或特定部位，通过激发经气的活动来调整人体紊乱的生理生化功能，从而达到防病治病目的的一种治疗方法。

一、分类与操作

1. 艾炷灸

（1）直接灸：是将大小适宜的艾炷直接放在皮肤上施灸。若施灸时需将皮肤烧伤化脓，愈后留有瘢痕者，称为瘢痕灸。若不使皮肤烧伤化脓，不留瘢痕者，称为无瘢痕灸。

1）瘢痕灸：又名化脓灸，施灸时先将所灸俞穴部位，涂以少量的大蒜汁，以增加黏附和刺激作用，然后将大小适宜的艾炷置于俞穴上，用火点燃艾炷施灸。每壮艾炷必须燃尽，除去灰烬后，方可继续易炷再灸，待规定壮数灸完为止。施灸时由于火烧灼皮肤，因此可产生剧痛，此时可用手在施灸俞穴周围轻轻拍打，借以缓解疼痛。在正常情况下，灸后1周左右施灸部位化脓形成灸疮，5~6周，灸疮自行痊愈，结痂脱落后而留下瘢痕。临床上常用于治疗哮喘、肺结核、瘰疬等慢性疾病。

2）无瘢痕灸：施灸时先在所灸俞穴部位涂以少量的凡士林，以使艾炷便于黏附，然后将大小适宜的艾炷，置于俞穴上点燃施灸，当灸炷燃剩五分之二或四分之一而患者感到微有灼痛时，即可易

炷再灸。若用麦粒大的艾炷施灸，当患者感到有灼痛时，医者可用镊子柄将艾炷熄灭，然后继续易位再灸，按规定壮数灸完为止。一般应灸至局部皮肤红晕而不起泡为度。因其皮肤无灼伤，故灸后不化脓，不留瘢痕。一般虚寒性疾患均可此法。

（2）间接灸：是用药物将艾炷与施灸俞穴部位的皮肤隔开，进行施灸的方法。如生姜间隔灸、隔盐灸等。

1）隔姜灸：在明·杨继洲的《针灸大成》即有记载："灸法用生姜切片如钱厚，搭于舌上穴中，然后灸之"。之后在明·张景岳的《类经图翼》中提到治疗痔疾"单用生姜切薄片，放痔痛处，用艾炷于姜上灸三壮，黄水即出，自消散矣"。在清代吴尚先的《理瀹骈文》和李学川的《针灸逢源》等书籍中有亦有载述。现代由于取材方便，操作简单，隔姜灸已成为最常用的隔物灸法之一。灸治方法与古代大体相同，亦有略加改进的，如在艾炷中增加某些药物或在灸片下面先填上一层药末，以加强治疗效果。

操作方法：取生姜一块，选新鲜老姜，沿生姜纤维纵向切取，切成0.2~0.5 cm厚的姜片，大小可据穴区部位所在和选用的艾炷的大小而定，中间用三棱针穿刺数孔。施灸时，将其放在穴区，置大或中等艾炷放在其上，点燃。待患者有局部灼痛感时，略略提起姜片，或更换艾炷再灸。一般每次灸5~10壮，以局部潮红为度。灸毕用正红花油涂于施灸部位，一是防皮肤灼伤，二是更能增强艾灸活血化瘀、散寒止痛功效。亦有针灸工作者采用隔姜行化脓灸法，对某些病症有较好的效果。其施灸方法及灸后护理可参照化脓灸法。

2）隔蒜灸：又称蒜钱灸。本法首载于晋·《肘后备急方》。而隔蒜灸一名，则最见于宋·陈自明的《外科精要》。古人主要用于治疗痈疽，宋代医

家陈言在所撰《三因极——病证方论·卷十四》中有较详细的论述:痈疽初觉"肿痛,先以湿纸复其上,其纸先干处即是结痈头也……大蒜切成片,安其送上,用大艾炷灸其三壮,即换一蒜,痛者灸至不痛,不痛者灸至痛时方住。"该书还提到另一种隔蒜灸法,即隔蒜泥饼灸:"若十数作一处者,即用大蒜研成膏作薄饼铺头上,聚艾于饼上灸之"。明代《类经图翼》又进一步发挥:"设或疮头开大,则以紫皮大蒜十余头,淡豆豉半合,乳香二钱,同捣成膏,照毒大小拍成薄饼,置毒上铺艾灸之",发展成隔蒜药饼灸法。

现代在灸治方法上基本上沿袭古代,有医者将其发展为铺灸;在治疗范围上则有所扩大,如用以治疗肺结核及疣等皮肤病证。

操作方法:分隔蒜片灸、隔蒜泥灸、铺灸。

①隔蒜片灸:取新鲜独头大蒜,切成厚 0.1~0.3 cm 的蒜片,用针在蒜片中间刺数孔。放于穴区,上置艾炷施灸,每灸 3~4 壮后换去蒜片,继续灸治。

②隔蒜泥灸:以新鲜大蒜适量,捣如泥膏状,制成厚 0.2~0.4 cm 的圆饼,大小按病灶而定。置于选定之穴区按上法灸之,但中间不必更换。

③铺灸:患者俯卧,取大蒜 500 g,去皮捣成蒜泥,沿脊柱正中自大椎穴至腰俞穴之间铺蒜泥一层,宽约 3 cm,厚约 0.5 cm,周围用棉皮纸封护,用中艾炷在大椎穴至腰俞穴点火施灸,不计壮数,直至患者觉口中有蒜味时停灸;再以温开水渗湿棉皮纸周围,移去蒜泥。

3)隔盐灸:也是临床上常用的隔物灸之一。最早载于《肘后备急方》,主张用食盐填平脐窝,上置大艾炷施灸,用以治疗霍乱等急症。后世的医籍《备急千金要方》《千金翼方》及元·危亦林的《世医得效方》等都有介绍。如《本草纲目·卷十一》:"霍乱转筋,欲死气绝,腹有暖气者,以盐填脐中,灸盐上七壮,即苏""小儿不尿,安盐于脐中,以艾灸之"。现代,在施灸的方法上有一定改进,如在盐的上方或下方增加隔物;治疗的范围也相应扩大,已用于多种腹部疾病及其他病症的治疗。

操作方法:令患者仰卧,暴露脐部。取纯净干燥之细白盐适量,可炒至温热,纳入脐中,使与脐平。如患者脐部凹陷不明显者,可预先有脐周围一湿面圈,再填入食盐。如需再隔其他药物施灸,一般宜先填入其他药物(药膏或药末),再放盐。然后上置艾炷施灸,至患者稍感烫热,即更换艾炷。为避免食盐受火爆裂烫伤,可预先在盐上放了一薄姜片再施灸。一般灸 3~9 壮,但对急性病证则可多灸,不拘壮数。

4)隔附子饼灸

操作方法:将附子研成粉末,用酒调和做成直径约 3 cm、厚约 0.8 cm 的附子饼,中间以针刺数孔,放在应灸俞穴或患处,上面再放艾炷施灸,直到灸完所规定壮数为止。多用治疗命门火衰而致的阳痿、早泄或疮疡久溃不敛等症。

2.艾条灸 是取纯净细软的艾绒 24 g,平铺在 26 cm 长、20 cm 宽的细草纸上,将其卷成直径 1.5 cm 圆柱形的艾卷,要求卷紧,外裹以质地柔软疏松而又坚韧的桑皮纸,用胶水或糨糊封口而成。也有每条艾绒中掺入肉桂、干姜、丁香、独活、细辛、白芷、雄黄各等分的细末 6 g,则成为药条。施灸的方法分悬起灸和实按灸。

(1)悬起灸:施灸时将点燃的艾条悬放在距离施灸部位一定高度上进行熏烤,不使艾条点燃端直接接触皮肤的灸法。

1)温和灸:施灸时将艾条的一端点燃,对准应灸的俞穴部位或患处,距皮肤 1.5~3 cm 进行熏烤。熏烤使患者局部有温热感而无灼痛为宜,一般每处灸 10~15 分钟,至皮肤红晕为度。对于昏厥、局部知觉迟钝的患者,医者可将中、食二指分开,置于施灸部位的两侧,这样可以通过医者手指的感觉来测知患者局部的受热程度,以便随时调节施灸的距离和防止烫伤。

2)雀啄灸:施灸时,将艾条点燃的一端与施灸部位的皮肤并不固定在一定距离,而是像鸟雀啄食一样,一上一下活动地施灸。另外也可均匀地上下或向左右方向移动或反复地旋转施灸。

3)回旋灸:距皮肤 1.5~3 cm,艾灸条在皮肤上做顺时针或逆时针转动。

3.温针灸 针刺与艾灸相结合的一种方法,

又称针柄灸。即在留针过程中,将艾绒搓团捻裹于针柄上点燃,通过针体将热力传入穴位。每次燃烧枣核大艾团1~3团。本法具有温通经脉、行气活血的作用。适用于寒盛湿重,经络壅滞之证,如关节痹痛、肌肤不仁等。

4. 温灸器灸　温筒灸多用铜制灸器、不锈钢灸器、竹制灸器,即用金属等材质特制的一种圆筒灸具。其筒底有尖有平,筒内套有小筒,小筒四周有孔。施灸时,将艾绒或掺加药物,装入温灸器的小筒,点燃后,将温灸器之盖扣好,即可置于俞穴或应灸部位,进行熨灸,直到所灸部位的皮肤红润为度。有调和气血,温中散寒的作用。

二、作用机制

灸法在我国已有两千多年的历史,其治疗效果已为无数临床实践所证实。而对其机制的认识,仍是一个未解之谜。现阶段认为灸疗作用机制与以下五个方面有关。

1. 局部刺激　灸疗是一种在人体基本特定部位通过艾火刺激以达到防病治病目的的治疗方法,其机制首先与局部火的温热刺激有关。正是这种温热刺激,使局部皮肤充血,毛细血管扩张,增强局部的血液循环与淋巴循环,缓解和消除平滑肌痉挛,使局部的皮肤组织代谢能力加强,促进炎症、粘连、渗出物、血肿等病理产物消散吸收;还可引起大脑皮质抑制性物质的扩散,降低神经系统的兴奋性,发挥镇静、镇痛作用;同时温热作用还能促进药物的吸收。

2. 经络调节　经络学说是祖国医学重要内容,也是灸疗的理论基础。人是一个整体,五脏六腑、四肢百骸是互相协调的,这种相互协调关系,主要是靠经络的调节作用实现的。现代研究表明经络俞穴具有三大特点:

(1)经络俞穴对药物的外敏性:即用同样艾灸方法选择一定的俞穴与一般的体表点,其作用是明显不同的。

(2)经络俞穴对药物作用的放大性:经络并不是一条简单的体表循行路线,而是多层次、多功能、多形态的调控系统。在穴位上施灸时,影响多

层次的生理功能,在这种循环感应过程中,它们之间产生相互激发、相互协同、作用叠加的结果,导致了生理上的放大效应。

(3)经络俞穴对药物的储存性:俞穴具有储存药物的作用,药物的理化作用较长时间停留在俞穴或释放到全身,产生整体调节作用,使疾病得以治愈。

3. 调节免疫　许多实验都证实灸疗具有增强免疫功能的作用。灸疗的许多治疗作用也是通过调节人体免疫功能实现的,这种作用具有双向调节的特性,即低者可以使之升高,高者可以使之降低,并且在病理状态下,这种调节作用更明显。

4. 药理作用　灸疗的用药情况,虽比不得内治法丰富,但从各种隔物灸及太乙、雷火针灸在临床应用的情况看也可窥灸疗辨证论治之一斑。特别值得一提的是灸疗主要原料艾的功能。清代吴仪洛在《本草从新》中说:"艾叶苦辛,生温熟热,纯阳之性,能回垂绝之亡阳,通十二经,走三阴,理气血,逐寒湿,暖子宫,止诸血,温中开郁,调经安胎,……以之艾火,能透诸经而除百病。"可以毫不夸张地说,离开了艾,灸疗学就不存在了。

5. 综合作用　灸疗作用于人体主要表现的是一种综合作用,是各种因素相互影响、相互补充效果的整体治疗作用。

首先,灸疗的治疗方式是综合的。如冬病夏治,以白芥子等药物贴敷膻中、肺俞、膏肓治疗哮喘的化脓灸,以及以隔附子饼灸肾俞等穴的抗衰老等,其方式即包括了局部刺激(局部化脓灸、隔物灸)、经络俞穴(特定选穴)、药物诸因素,它们相互之间是有机联系的,并不是孤立的,缺其一即失去了原来的治疗作用。

其二,治疗的作用是综合的。灸疗热的刺激对局部气血的调整,艾火刺激配合药物,必然增加了药物的功效;芳香药物在温热环境中特别易于吸收,艾灸施于穴位,则首先刺激了穴位本身激发了经气,调动了经脉的功能,使之更好地发挥行气血和阴阳的整体作用。

其三,人体反应性与治疗作用是综合的。治疗手段(灸疗)——外因只能通过内因(人体反应

性)起作用,研究人员发现,相同的灸疗对患相同疾病的患者,其感传不一样,疗效也不尽相同,究其原因,就是人体的反应性各有差异。

以上诸因素,在中医整体观念和辨证论治思想指导下,临证进行合理选择,灵活运用,方能发挥灸疗最大的效能。

三、作用

1. 温经散寒 人体的正常生命活动有赖于气血的作用,气行则血行,气止则血止,血气在经脉中流行,完全是由于"气"的推送。各种原因,如"寒则气收,热则气疾"等,都可影响血气的流行,变生百病。而气温则血滑,气寒则血涩,也就是说,气血的运行有遇温则散,遇寒则凝的特点。所以朱丹溪说:"血见热则行,见寒则凝"。因此,凡是一切气血凝涩,没有热象的疾病,都可用温气的方法来进行治疗。《灵枢·刺节真邪》篇中说:"脉中之血,凝而留止,弗之火调,弗能取之"。《灵枢·禁服》亦云:"陷下者,脉血结于中,血寒,故宜灸之"。灸法正是应用其温热刺激,起到温经通痹的作用。通过热灸对经络穴位的温热性刺激,可以温经散寒,加强机体气血运行,达到临床治疗目的。所以灸法可用于血寒运行不畅,留滞凝涩引起的痹证、腹泻等疾病,效果甚为显著。

2. 行气通络 经络分布于人体各部,内联脏腑,外布体表肌肉、骨骼等组织。正常的机体,气血在经络中周流不息,循序运行,如果由于风、寒、暑、湿、燥、火等外因的侵袭,人体或局部气血凝滞,经络受阻,即可出现肿胀疼痛等症状和一系列功能障碍。此时,灸治一定的穴位,可以起到调和气血、疏通经络、平衡机能的作用,临床上可用于疮疡疖肿、冻伤、瘰闭、不孕症、扭挫伤等,尤以外科、伤科应用较多。

3. 扶阳固脱 人生赖阳气为根本,得其所则人寿,失其所则人夭,故阳病则阴盛,阴盛则为寒、为厥,或元气虚陷,脉微欲脱。当此之时,正如《素问·厥论》所云:"阳气衰于下,则为寒厥"。阳气衰微则阴气独盛,阳气不通于手足,则手足逆冷。凡大病危疾,阳气衰微,阴阳离决等症,用大炷重

灸,能祛除阴寒,回阳救脱。此为其他穴位刺激疗法所不及。宋代《针灸资生经》也提到:"凡溺死,一宿尚可救,解死人衣,灸脐中即活"。《伤寒论》指出:"少阴病吐利,手足逆冷……脉不至者,灸少阴七壮。""下利,手足厥冷,烦躁,灸厥阴,无脉者,灸之。"说明凡出现呕吐、下利、手足厥冷,脉弱等阳气虚脱的重危患者,如用大艾炷重灸关元、神阙等穴,由于艾叶有纯阳的性质,再加上火本属阳,两阳相得,往往可以起到扶阳固脱、回阳救逆、挽救垂危之疾的作用,在临床上常用于中风脱证、急性腹痛吐泻、痢疾等急症的急救。

4. 升阳举陷 由于阳气虚弱不固等原因可致上虚下实,气虚下陷,出现脱肛、阴挺、久泄久痢、崩漏、滑胎等,《灵枢·经脉》篇云:"陷下则灸之",故气虚下陷,脏器下垂之症多用灸疗。关于陷下一证,脾胃学说创始者李东垣还认为"陷下者,皮毛不任风寒","天地间无他,唯阴阳二者而已,阳在外在上,阴在内在下,今言下陷者,阳气陷入阴气之中,是阴反居其上而复其阳,脉证俱见在外者,则灸之。"因此,灸疗不仅可以起到益气温阳、升阳举陷、安胎固经等作用,对卫阳不固、腠理疏松者,亦有效果。使机体功能恢复正常。如脱肛、阴挺、久泄等病,可用灸百会穴来提升阳气,以"推而上之"。又如《类经图翼》云:"洞泄寒中脱肛者,灸水分百壮"。总之,这也是灸法的独特作用之一。

5. 拔毒泄热 历代有不少医家提出热证禁灸的问题,如《圣济总录》指出:"若夫阳病灸之,则为大逆",近代不少针灸教材亦把热证定为禁灸之列。但古今医家对此有不同见解。在古代文献中亦有"热可用灸"的记载,灸法治疗痈疽,就首见于《黄帝内经》,历代医籍均将灸法作为本病症的一个重要治法。唐代《备急千金要方》进一步指出灸法对脏腑实热有宣泄的作用,该书很多处还对热毒蕴结所致的痈疽及阴虚内热证的灸治进行了论述:"小肠热满,灸阴都,随年壮",又如:"肠痈屈两肘,正灸肘尖锐骨各百壮,则下脓血,即差。""消渴,口干不可忍者,灸小肠俞百壮,横三间寸灸之。"金元医家朱丹溪认为热证用灸乃"从治"之

意;《医学入门》则阐明热证用灸的机理:"热者灸之,引郁热之气外发,火就燥之义也。"《医宗金鉴·痈疽灸法篇》指出:"痈疽初起七日内,开结拔毒灸最宜,不痛灸至痛方止,疮痛灸至不痛时。"总之,灸法能以热引热,使热外出。灸能散寒,又能清热,表明对机体原来的功能状态起双向调节作用。特别是随着灸疗增多和临床范围的扩大,这一作用日益为人们所认识。

6. 防病保健　我国古代医家中早就认识到预防疾病的重要性,并提出了"防病于未然""治未病"的学术思想,而艾灸除了有治疗作用外,还有预防疾病和保健的作用,是防病保健的方法之一,这在古代文献中有很多记载。早在《黄帝内经》就提到,在"犬所啮之处灸三壮,即以犬伤法灸之",以预防狂犬病。《备急千金要方》有"凡宦游吴蜀,体上常须三两处灸之,勿令疮暂瘥,则瘴疠温疟毒气不能着人。"说明艾灸能预防传染病。《针灸大成》提到灸足三里可以预防中风。民间俗话亦说"若要身体安,三里常不干""三里灸不绝,一切灾病息"。因为灸疗可温阳补虚,所以灸足三里、中脘,可使胃气常盛,而胃为水谷之海,荣卫之所出,五脏六腑,皆受其气,胃气常盛,则气血充盈;命门为人体真火之所在,为人之根本;关元、气海为藏精蓄血之所,艾灸上穴可使人胃气盛,阳气足,精血充,从而加强了身体抵抗力,病邪难犯,达到防病保健之功。现代,灸疗的防病保健作用已成为重要保健方法之一。

7. 延年益寿

穴位:足三里(位于小腿前外膝眼下3寸,胫骨前嵴外侧1横指处)、气海(位于腹正中线脐下1.5寸处)、关元(位于腹正中线脐下3寸处)。

分组:第一组,关元、气海、左侧足三里;第二组,关元、气海、右侧足三里。

方法:选准穴位后,点燃药用艾条,分别对准第一组穴位,每穴悬灸10分钟,以各穴位皮肤潮红色为度。第二天用同样的方法悬灸第二组穴位。如此交替悬灸,连续3个月为一个疗程。休息1周,再继续第二个疗程。使用时注意力要集中,艾火与皮肤的距离,以受灸者能忍受的最大热度为佳。注意不可灼伤皮肤。

说明:关元、气海、足三里是人体强壮保健要穴,每天艾灸1次,能调整和提高人体免疫机能,增强人的抗病能力。成书于宋代的《扁鹊心书》中说:"人于无病时,常灸关元、气海、命关、中脘,虽不得长生,亦可得百年寿。"特别是女士,艾灸此三个穴位后,神清气爽,容光焕发,全身特别是小腹部十分舒畅(此种感觉一般要连续灸半个月后才明显)。

(尤家平　李光杰)

第三十二章 拔 罐

拔罐法又名"火罐气""吸筒疗法",古称"角法"。这是一种以杯罐做工具,借热力排去其中的空气产生负压,使吸着于皮肤,造成瘀血现象的一种疗法。古代医家在治疗疮疡脓肿时用它来吸血排脓,后来又扩大应用于肺痨、风湿等内科疾病。随后,由于不断改进方法,使拔罐疗法有了新的发展,进一步扩大了治疗范围,成为针灸治疗中的一种疗法。

一、治病原理

1. 机械刺激 拔罐疗法通过排气造成罐内负压,罐缘得以紧紧附着于皮肤表面,牵拉了神经、肌肉、血管以及皮下的腺体,可引起一系列神经内分泌反应,调节血管舒缩功能和通透性,从而改善局部血液循环。

2. 负压效应 拔罐的负压作用使局部迅速充血、瘀血,小毛细血管甚至破裂,红细胞破坏,发生溶血现象。红细胞中血红蛋白的释放对机体是一种良性刺激,它可通过神经系统对组织器官的功能进行双向调节,同时促进白细胞的吞噬作用,提高皮肤对外界变化的敏感性及耐受力,从而增强机体的免疫力;其次,负压的强大吸拔力可使汗毛孔充分张开,汗腺和皮脂腺的功能受到刺激而加强,皮肤表层衰老细胞脱落,从而使体内的毒素、废物加速排出。

3. 温热作用 拔罐局部的温热作用不仅使血管扩张、血流量增加,而且可增强血管壁的通透性和细胞的吞噬能力。拔罐处血管紧张度及黏膜渗透性的改变,淋巴循环加速,吞噬作用加强,对感染性病灶,无疑形成了一个抗生物性病因的良好环境。另外,溶血现象的慢性刺激对人体起到了保健功能。

二、常用设备

罐的种类,常用的有下面几种:

1. 竹筒火罐 取坚实成熟的竹筒,一头开口,一头留节做底,罐口直径分3 cm、4 cm、5 cm三种,长短8~10 cm。口径大的,用于面积较大的腰背及臀部;口径小的,用于四肢关节部位。至于日久不常用的竹火罐,过于干燥,容易透进空气。临用前,可用温水浸泡几分钟,使竹罐质地紧密不漏空气然后再用。南方产竹,多用竹罐。

2. 陶瓷火罐 使用陶土,制成口圆肚大的形状,再涂上黑釉或黄釉,经窑里烧制的叫陶瓷火罐。有大、中、小和特小的几种。陶瓷罐里外光滑,吸拔力大,经济实用,北方农村多喜用之。

3. 玻璃火罐 是用耐热硬质玻璃烧制的。形似笆斗,肚大口小,罐口边缘略突向外,分1、2、3种号型,清晰透明,便于观察,罐口光滑、吸拔力好,因此,玻璃火罐,已被人们广泛地使用起来了。

4. 抽气罐 用青、链霉素药瓶或类似的小药瓶,将瓶底切去磨平,切口须光洁,瓶口的橡皮塞须保留完整,便于抽气时应用。现有用透明塑料制成,不易破碎。上置活塞,便于抽气。

三、方法类型

拔罐的方法目前常用的有以下几种:

1. 火罐法 就是利用燃烧时的火焰的热力,排去空气,使罐内形成负压,将罐吸着在皮肤上。

火罐疗法是祖国医学遗产之一,在中国民间使用很久。晋代医学家葛洪著的《肘后备急方》里,就有角法的记载。所谓角法,是用挖空的兽角来吸拔疮疡的外治方法。唐代王焘著的《外台秘要》,也曾介绍使用竹筒火罐来治病,如文内说:"取三指大青竹筒,长寸半,一头留节,无节头削令薄似剑,煮此筒子数沸,及热出筒,笼墨点处按之,良久,以刀弹破所角处,又煮筒子重角之,当出黄白赤水,次有脓出,亦有虫出者,数数如此角之,令恶物出尽,乃即除,当目明身轻也。"从以上介绍的角法和青竹筒制火罐的情况看来,中国晋、唐时代早已流行火罐了。

火罐疗法有下列几种方法:

(1)投火法:将薄纸卷成纸卷,或裁成薄纸条,燃着到1/3时,投入罐里,将火罐迅速扣在选定的部位上。投火时,不论使用纸卷和纸条,都必须高出罐口1寸多,等到燃烧1寸左右后,纸卷和纸条都能斜立罐里一边,火焰不会烧着皮肤。初学投火法,还可在被拔地方放一层湿纸或涂点水,让其吸收热力,可以保护皮肤。

(2)闪火法:用7～8号粗铁丝,一头缠绕石棉绳或线带,制成酒精棒。使用前,将酒精棒稍蘸95%酒精,用酒精灯或蜡烛燃着,将带有火焰的酒精棒一头,往罐底一闪,迅速撤出,马上将火罐扣在应拔的部位上,此时罐内已成负压即可吸住。闪火法的优点是:当闪动酒精棒时火焰已离开火罐,罐内无火,可避免烫伤,优于投火法。

(3)滴酒法:向罐子内壁中部,少滴1～2滴酒精,将罐子转动一周,使酒精均匀地附着于罐子的内壁上(不要沾罐口),然后用火柴将酒精燃着,将罐口朝下,迅速将罐子扣在选定的部位上。

(4)贴棉法:扯取大约0.5 cm见方的脱脂棉一小块,薄蘸酒精,紧贴在罐壁中段,用火柴燃着,马上将罐子扣在选定的部位上。

(5)架火法:准备一个不易燃烧及传热的块状物,直径2～3 cm,放在应拔的部位上,上置小块酒精棉球,将棉球燃着,马上将罐子扣上,立刻吸住,可产生较强的吸力。

2.水罐法　一般应用竹罐。先将罐子放在锅内加水煮沸,使用时将罐子倾倒用镊子夹出,甩去水液,或用折叠的毛巾紧扣罐口,乘热按在皮肤上,即能吸住。

3.抽气法　先将青、链霉素等废瓶磨成的抽气罐紧扣在需要拔罐的部位上,用注射器从橡皮塞抽出瓶内空气,使产生负压,即能吸住。或用抽气筒套在塑料杯罐活塞上,将空气抽出,亦即能吸着。

四、拔罐方法

1.单罐　用于病变范围较小或压痛点。可按病变的或压痛的范围大小,选用适当口径的火罐。如胃病在中脘穴拔罐,冈上肌肌腱炎在肩髃穴拔罐等。

2.多罐　用于病变范围比较广泛的疾病。可按病变部位的解剖形态等情况,酌量吸拔数个乃至十数个。如某一肌束劳损时可按肌束的位置成行排列吸拔多个火罐,称为"排罐法"。治疗某些内脏或器官的瘀血时,可按脏器的解剖部位的范围在相应的体表部位纵横并列吸拔几个罐子。

3.闪罐　罐子拔上后,立即起下,反复吸拔多次,至皮肤潮红为止。多用于局部皮肤麻木或机能减退的虚证病例。

4.留罐　拔罐后,留置一定的时间,一般留置5～15分钟。罐大吸拔力强的应适当减少留罐时间,夏季及肌肤薄处,留罐时间也不宜过长,以免损伤皮肤。

5.推罐　又称走罐,一般用于面积较大、肌肉丰富的部位,如腰背、大腿等部,须选口径较大的罐子,罐口要求平滑,最好用玻璃罐,先在罐口涂一些润滑油脂,将罐吸上后,以手握住罐底,稍倾斜,即后半边着力,前半边略提起,慢慢向前推动,这样在皮肤表面上下或左右来回推拉移动数次,至皮肤潮红为止。

6.药罐　常用的有两种:

(1)煮药罐:将配制成的药物装入布袋内,扎紧袋口,放入清水煮至适当浓度,再把竹罐投入药汁内煮15分钟,使用时,按水罐法吸拔在需要的部位上,多用于风湿痛等病。常用药物处方:麻黄、蕲艾、羌活、独活、防风、秦艽、木瓜、川椒、生乌头、曼陀罗花、刘寄奴、乳香、没药各2钱。

(2)贮药罐:在抽气罐内事先盛贮一定的药液(为罐子的2/3～1/2)。常用的为辣椒水、两面针酊、生姜汁、风湿酒等。然后按抽气罐操作法,抽去空气,使其吸在皮肤上。也有在玻璃罐内盛贮

1/3~1/2的药液,然后用火罐法吸拔在皮肤上。常用于风湿痛、哮喘、咳嗽、感冒、溃疡病、慢性胃炎、消化不良、牛皮癣等。

7.针罐　先在一定的部位施行针刺,待达到一定的刺激量后,将针留在原处,再以针刺处为中心,拔上火罐。如果与药罐结合,称为"针药罐",多用于风湿病。

8.刺血　用三棱针、陶瓷片、粗毫针、小眉刀、皮肤针、滚刺筒等,先按病变部位的大小和出血要求,按刺血法刺破小血管,然后拔以火罐,可以加强刺血法的效果。适用于各种急慢性软组织损伤、神经性皮炎、皮肤瘙痒、丹毒、神经衰弱、胃肠神经官能症等。

五、拔罐禁忌

家用真空抽气式罐由于它的简便、易学,已经走进了越来越多的百姓家中。当人们受凉、肩背疼痛时,年纪大一些的人都会说:"拔拔罐吧。"起罐后的一身轻松,能缓解甚至解除许多不适。但也有人因在使用中方法不当,反造成了一些新的不适。

下面几点是家庭拔罐常见的禁忌。

1.首先要确定拔罐者的体质。如体质过于虚弱者就不宜拔罐,因为拔罐中有泻法,反而使虚者更虚,达不到治疗的效果。

2.孕妇及年纪大且患有心脏病者拔罐应慎重。因孕妇的腰骶部及腹部是禁止拔罐部位,极易造成流产。在拔罐时,皮肤在负压下收紧,对全身是一种疼痛的刺激,一般人完全可以承受,但年老且患有心脏疾病的患者在这种刺激下可能会使心脏疾病发作。所以此类人群在拔罐时也要慎重。

3.局部有皮肤破溃或有皮肤病的患者,不宜拔罐。

4.拔罐时不易留罐时间过长(一般拔罐时间应掌握在8分钟以内),以免造成起疱(尤其是患有糖尿病者,应尽量降低起泡所带来的感染概率)。

5.若在拔罐后不慎起疱,一般直径在1 mm内散发的(每个罐内少于3个),可不用处理,自行吸收。但直径超过1 mm,每个罐内多于3个或伴有糖尿病及免疫功能低下者,应及时到医院处理。

6.注意罐子的清洁。如1人应专用1套罐具,一般每使用5次后应对罐具进行1次清洗,以防止感染。

7.儿童是否适用于拔罐,目前没有系统性研究,因儿童皮肤娇嫩,且发育未完全,拔罐前需要咨询临床中医师,确保安全。

六、注意事项

1.体位须适当,局部皮肉如有皱纹、松弛、疤痕凹凸不平及体位移动等,火罐易脱落。

2.根据不同部位,选用大小合适的罐。应用投火法拔罐时,火焰须旺,动作要快,使罐口向上倾斜,避免火源掉下烫伤皮肤。应用闪火法时,棉花棒蘸酒精不要太多,以防酒精滴下烧伤皮肤。用贴棉法时,须防止燃着棉花脱下。用架火法时,扣罩要准确,不要把燃着的火架撞翻。用煮水罐时,应甩去罐中的热水,以免烫伤患者的皮肤。

3.在应用针罐时,须防止肌肉收缩,发生弯针,并避免将针压入深处,造成损伤。胸背部俞穴均宜慎用。

4.在应用刺血拔罐时,针刺皮肤出血的面积,要等于或略大于火罐口径。出血量须适当,每次总量成人以不超过10 mL为宜。

5.在使用多罐时,火罐排列的距离一般不宜太近,否则因皮肤被火罐牵拉会产生疼痛,同时因罐子互相排挤,也不易拔牢。

6.在应用走罐时,不能在骨突出处推拉,以免损伤皮肤,或火罐漏气脱落。

7.起罐时手法要轻缓,以一手抵住罐边皮肤,按压一下,使气漏入,罐子即能脱下,不可硬拉或旋动。

8.拔罐后针孔如有出血,可用干棉球拭去。一般局部呈现红晕或发绀色(瘀血),为正常现象,会自行消退。如局部瘀血严重者,不宜在原位再拔。如留罐时间过长,皮肤会起水疱,小的不需处理,防止擦破引起感染;大的可以用针刺破,流出疱内液体,涂以甲紫药水,覆盖消毒敷料,防止感染。

七、预防烫伤

临床实践告诉我们,造成火罐烫伤的主要原因是酒精用得过多,滴在罐内皮肤,烫起一片血泡;火焰烧热罐口,容易叫罐口烙伤圆圈。留罐时间过长,容易拔起白水疱。前两种是真正烫伤,后一种不是烫伤。预防烫伤必须采取如下措施:

1.涂水　在拔罐地方,事前先涂些水(冬季涂温水)。涂水可使局部降温,保护皮肤,不致烫伤。

2.火焰朝罐底　酒精棉球火焰,一定要朝向罐底,万不可烧着罐口,罐口也不要沾上酒精。

3.留罐时间短　缩短留罐时间,不要过长,过长容易吸起水疱,一般 3～5 分钟即可,最多不要超过 10 分钟。

(尤家平　李光杰)

第三十三章 穴位贴敷法

穴位贴敷法是指在一定的穴位上贴敷药物，通过药物和穴位的共同作用以治疗疾病的一种外治方法。其中某些带有刺激性的药物贴敷穴位可以引起局部发泡化脓如"灸疮"，则此时又称为"天灸"或"自灸"，现代也称发泡疗法。若将药物贴敷于神阙穴，通过脐部吸收或刺激脐部以治疗疾病时，又称敷脐疗法或脐疗。

一、作用机制

穴位贴敷疗法的作用机理比较复杂，尚不完全清楚。我们认为其可能的机制有如下三个方面：一是穴位的刺激与调节作用；二是药物吸收后的药效作用；三是两者的综合叠加作用。

1. 穴位作用 经络"内属脏腑，外络肢节，沟通表里，贯穿上下"，是人体营卫气血循环运行出入的通道，而穴位则是上述物质在运行通路中的交汇点，是"肺气所发"和"神气游行出入"的场所。根据中医脏腑—经络相关理论，穴位通过经络与脏腑密切相关，不仅有反映各脏腑生理或病理的机能，同时也是治疗五脏六腑疾病的有效刺激点。各种致病之邪滞留在人体内部，脏腑功能受到损害和影响，致使经络涩滞，郁而不通，气血运行不畅，则百病生焉。此时，可能在经络循行部位（尤其在其所属俞穴部位）出现麻木、疼痛、红肿、结节或特定敏感区（带）等异常情况。而运用穴位贴敷疗法，刺激和作用于体表俞穴相应的皮部，通过经络的传导和调整，纠正脏腑阴阳的偏盛或偏衰，"以通郁闭之气……以散瘀结之肿"，改善经络气血的运行，对五脏六腑的生理功能和病理状态，产生良好的治疗和调整作用，从而达到以肤固表，以表托毒，以经通脏，以穴驱邪和扶正强身的目的。

2. 药效作用 清·徐大椿曾说："汤药不足尽病……用膏药贴之，闭塞其气，使药性从毛孔而入其腠理，通经活络，或提而出之，或攻而散之，较服药尤为有力"。贴敷药物直接作用于体表穴位或表面病灶，使局部血管扩张，血液循环加速，起到活血化瘀、清热拔毒、消肿止痛、止血生肌、消炎排脓、改善周围组织营养的作用；还可使药物透过皮毛腠理由表入里，通过经络的贯通运行，联络脏腑，沟通表里，发挥较强的药效作用。正如《理瀹骈文》所言："切于皮肤，彻于肉里，摄入吸气，融入渗液。""并随其用药，能祛邪、拔毒气以外出，抑邪气以内清；能扶正，通营卫，调升降，理阴阳，安五脏；能挫折五郁之气，而资化源。"

3. 综合作用 穴位贴敷疗法是传统针灸疗法和药物疗法的有机结合，其实质是一种融经络、穴位、药物为一体的复合性治疗方法，而不仅仅是单纯某一因素在起作用。

我们知道，一般情况下内服某药物能治某病，用某药外敷也同样治某病，如内服芒硝可治便秘，用芒硝敷脐也能治便秘。但有时也有例外，即外用某药贴敷能治某病，但内服某药却不能治某病，如葱白敷脐可治便秘，但葱白内服却不能治便秘。另外穴位贴敷疗法中单用一种药物，如炒葱白、炒盐、大蒜等外敷患处来治疗证型不一的疾病的情况有许多。一种药物治疗多种证型的疾病，仅从辨证施治和药物性味主治上考虑是难以理解的，我们认为除了中药的有效生物活性物质外，还有温热刺激作用和经络俞穴本身所具的外敏性及放大效应。我们还发现，治疗同一种疾病，在同一穴位上用药不同，疗效也有差异。如同为治疗哮喘的贴敷方，哮喘丸（白芥子、元胡、甘遂、细辛、丁香、肉桂、生姜汁）的疗法就明显优于哮喘糊（天南星、白芥子、生姜汁），说明药性也起着一定的作用。有的根据病的不同选用不同的贴敷部位或穴位,则更显示出穴位和经脉的作用。如咳嗽贴天突、定喘、肺俞有显著疗效,而贴敷他穴或非穴位则疗效不显;遗尿、痛经贴敷首选神阙穴。

这说明,穴位贴敷作用于人体主要表现是一种综合作用,既有药物对穴位的刺激作用,又有药物本身的作用,而且在一般情况下往往是几种治疗因素之间相互影响、相互作用和相互补充,共同发挥整体叠加治疗作用。首先是药物的温热刺激对局部气血的调整,而温热刺激配合药物外敷必然增加了药物的功效,多具辛味的中药在温热环境中特别易于吸收,由此增强了药物的作用。药物外敷于穴位上则刺激了穴位本身,激发了经气,调动了经脉的功能,使之更好地发挥了行气血、营阴阳的整体作用。

二、作用特点

1. 作用直接,适应证广　穴位贴敷疗法通过药物直接刺激穴位,并通过透皮吸收,使局部药物浓度明显高于其他部位,作用较为直接,其适应证遍及临床各科,"可与内治并行,而能补内治之不及",对许多沉疴痼疾常能取得意想不到的显著功效。

2. 用药安全,诛伐无过　穴位贴敷疗法不经胃肠给药,无损伤脾胃之弊,治上不犯下,治下不犯上,治中不犯上下。即使在临床应用时出现皮肤过敏或水疱,亦可及时中止治疗,给予对症处理,症状很快就可消失,并可继续使用。

3. 简单易学,便于推广　穴位贴敷有许多较简单的药物配伍及制作,易学易用,不需特殊的医疗设备和仪器。无论是医生还是患者或家属,多可兼学并用,随学随用。

4. 取材广泛,价廉药俭　穴位贴敷法所用药物除极少数是名贵药材外(如麝香),绝大多数为常见中草药,价格低廉,甚至有一部分来自于生活用品,如葱、姜、蒜、花椒等。并且本法用药量很少,既能减轻患者的经济负担,又可节约大量药材。

5. 疗效确切,无创无痛　贴敷疗法集针灸和药物治疗之所长,所用药方配伍组成多来自临床经验,经过了漫长岁月和历史的验证,疗效显著,并且无创伤、无痛苦,对惧针者、老幼虚弱之体、补泻难施之时,或不肯服药之人,不能服药之症,尤为适宜。

三、操作方法

1. 方药的选择　凡是临床上有效的汤剂、方剂,一般都可以熬膏或为研末用作穴位贴敷来治疗相应疾病。但与内服药物相比,贴敷用药多有以下特点:

(1)应有通经走窜、开窍活络之品。现在常用的这类药物有冰片、麝香、丁香、花椒、白芥子、姜、葱、蒜、肉桂、细辛、白芷、皂角、穿山甲。

(2)多选气味俱厚之品,有时甚至选用力猛有毒的药物。如生南星、生半夏、川乌、草乌、巴豆、班蝥、附子、大戟等。

(3)补法可用血肉有情之品,如羊肉、动物内脏、鳖甲。

(4)选择适当溶剂调和贴敷药物或熬膏,以达药力专、吸收快、收效速的目的。醋调贴敷药,而起解毒、化瘀、敛疮等作用,虽用药猛,可缓其性;酒调贴敷药,则起行气、通络、消肿、止痛等作用,虽用缓药,可激其性;水调贴敷药,专取药物性能;油调贴敷药,可润肤生肌。常用溶剂有水、白酒或黄酒、醋、姜汁、蜂蜜、蛋清、凡士林等。此外,还可针对病情应用药物的浸剂做溶剂。

2. 穴位的选择　穴位贴敷疗法的穴位选择与针灸疗法是一致的,也是以脏腑经络学说为基础,通过辨证选取贴敷的穴位,并力求少而精。此外,还应结合以下选穴特点:

(1)选择离病变器官、组织最近、最直接的穴位贴敷药物。

(2)选用阿是穴贴敷药物。

(3)选用经验穴贴敷药物,如吴茱萸贴敷涌泉穴治疗小儿流涎;威灵仙贴敷身柱穴治疗百日咳等。

3. 贴敷方法　根据所选穴位,采取适当体位,使药物能敷贴稳妥。贴药前,定准穴位,用温水将局部洗净,或用乙醇棉球擦净,然后敷药。也有使用助渗剂者,在敷药前,先在穴位上涂以助渗剂或助渗剂与药物调和后再用。

对于所敷之药,无论是糊剂、膏剂或捣烂的鲜品,均应将其很好地固定,以免移动或脱落,可直接用胶布固定,也可先将纱布或油纸覆盖其上,再用胶布固定。目前有专供贴敷穴位的特制敷料,使用固定都非常方便。如需换药,可用消毒干棉球蘸温水或各种植物油,或液体石蜡轻轻揩去粘在皮肤上的药物,擦干后再敷药。

一般情况下,刺激性小的药物,每隔 1~3 天换药 1 次,不需溶剂调和的药物,还可适当延长至 5~7 天换药 1 次;刺激性大的药物,应视患者的反应和发泡程度确定贴敷时间,数分钟至数小时不等,如需再贴敷,应待局部皮肤基本正常后再敷药。

对于寒性病证,可在敷药后,在药上热敷或艾灸。

四、适应范围

穴位贴敷法适应范围相当广泛,不但可以治疗体表的病证,而且可以治疗内脏的病证;既可治疗某些慢性病,又可治疗一些急性病证。

治疗病症主要有:感冒、咳嗽、哮喘、自汗盗汗、胸痹、不寐、胃脘痛、泄泻、呕吐、便秘、食积、黄疸、胁痛、头痛、眩晕、口眼歪斜、消渴、遗精、阳痿、月经不调、痛经、子宫脱垂、乳痈、乳核、疮疡肿毒、喉痹、牙痛、口疮、疟疾、关节肿痛、跌打损伤、小儿夜啼、厌食、遗尿、流涎等。此外,还可用于防病保健。

五、注意事项

1. 凡用溶剂调敷药物时,需随用随调,以防蒸发。

2. 若用膏药贴敷,在温化膏药时,应掌握好温度,以免烫伤或贴不住。

3. 对胶布过敏者,可改用肤疾宁膏或用绷带固定贴敷药物。

4. 对刺激性强、毒性大的药物,贴敷穴位不宜过多,贴敷面积不宜过大,贴敷时间不宜过长,以免发泡过大或发生药物中毒。

5. 对久病体弱消瘦以及有严重心脏病、肝脏病等的患者,使用药量不宜过大,贴敷时间不宜过久,并在贴敷期间注意病情变化和有无不良反应。

6. 对于孕妇、幼儿,应避免贴敷刺激性强、毒性大的药物。

7. 对于残留在皮肤的药膏等,不可用汽油或肥皂等有刺激性物品擦洗。

(尤家平　李光杰)

第三十四章　耳穴压豆法

中医认为,人的五脏六腑均可以在耳朵上找到相应的位置,当人体有病时,往往会在耳郭上的相关穴区出现反应,刺激这些相应的反应点及穴位,可起到防病治病的作用,这些反应点及穴位就是耳穴。

一、操作方法

耳穴压豆法是在耳针疗法的基础上发展起来的一种保健方法。具体操作是将表面光滑近似圆球状或椭圆状的中药王不留行籽或小绿豆等,贴于 0.6 cm×0.6 cm 的小块胶布中央,然后对准耳穴贴紧并稍加压力,使患者耳朵感到酸麻胀或发热。贴后嘱患者每天自行按压数次,每次 1~2 分钟。每次贴压后保持 3~7 天。

耳穴压豆的关键是选准穴位,即耳郭上的敏感点,常用的选穴方法有以下几种:

1. 直接观察法　对耳郭进行全面检查,观察有无脱屑、水泡、丘疹、充血、硬结、疣赘、色素沉着等,出现以上变形、变色点的相应脏腑器官往往患有不同程度的疾病,可以用耳穴贴压治疗。

2. 压痛点探查法　当身体患病时,往往在耳郭上出现压痛点,而这些压痛点,大多是压豆刺激所应选用的穴位。方法是,用前端圆滑的金属探棒或火柴棍,以近似相等的压力,在耳郭上探查,当探棒压迫痛点时,患者会呼痛、皱眉或出现躲闪动作。

二、适应证

1. 各种疼痛性疾病　如对头痛、偏头痛、三叉神经痛、肋间神经痛、带状疱疹、坐骨神经痛等神经性疼痛;扭伤、挫伤、落枕等外伤性疼痛;五官、颅脑、胸腹、四肢各种外科手术后所产生的伤口痛;麻醉后的头痛、腰痛等手术后遗痛,均有较好的止痛作用。

2. 各种炎性疾病　如对急性结膜炎、中耳炎、牙周炎、咽喉炎、扁桃体炎、腮腺炎、气管炎、肠炎、盆腔炎、风湿性关节炎、面神经炎、末梢神经炎等,有一定的消炎止痛功效。

3. 某些功能紊乱性疾病　如对眩晕症、心律不齐、高血压、多汗症、肠功能紊乱、月经不调、遗尿、神经衰弱、癔症等,具有良性调整作用,促进病症的缓解和痊愈。

4. 过敏与变态反应性疾病　如对过敏性鼻炎、哮喘、过敏性结肠炎、荨麻疹等,能消炎、脱敏、改善免疫功能。

5. 内分泌代谢性疾病　如对单纯性甲状腺肿、甲状腺功能亢进、经绝期综合征等,有改善症状、减少药量等辅助治疗作用。

6. 部分传染性疾病　如对菌痢、疟疾、青年扁平疣等,有恢复和提高机体的免疫防御功能,加速疾病的治愈。

7. 各种慢性疾病　如对腰腿痛、肩周炎、消化不良、肢体麻木等,有改善症状、减轻痛苦的作用。耳针除上述病症外,还可用于针刺麻醉中(耳针麻醉)。也可用于妇产科方面,如催产、催乳等。也能用于预防感冒、晕车、晕船,以及预防和处理输血、输液反应。还可用于戒烟、减肥,国外还用于戒毒等。

三、注意事项

1. 贴压耳穴应注意防水,以免脱落。

2. 夏天易出汗,贴压耳穴不宜过多,时间不宜过长,以防胶布潮湿或皮肤感染。

3. 如对胶布过敏者,可用黏合纸代之。

4.耳郭皮肤有炎症或冻伤者不宜采用。

5.对过度饥饿、疲劳、精神高度紧张、年老体弱、孕妇按压宜轻,急性疼痛性病证宜重手法强刺激,习惯性流产者慎用。

6.根据不同病症采用相应的体位,如胆石症取右侧卧位,冠心病取正坐位,泌尿系结石取病侧在上方的侧卧位等。

（尤家平　李光杰）

第三十五章　中医治疗适宜技术在尘肺治疗中的应用

第一节　针灸对尘肺的治疗

中医认为,尘肺与先天不足、禀赋虚弱、肺肾两虚有关。因肺部反复感染,邪气稽留,宣肃不彻,肺中津液受损,故渐生痰浊等病理产物。其病位在肺,与脾肾密切相关。病性以虚证为主,本虚而标实,虚在肺脾肾,实在痰热瘀浊。这给针灸治疗本病提供了依据。

1. 主穴　肺俞、心俞、膈俞、中府、定喘。

分型配穴:肺燥津亏型加太溪、太渊;痰浊壅肺型加天突、膻中、尺泽;痰热郁肺型加丰隆、合谷、列缺;肺肾气虚型加肾俞、膏肓。

2. 操作方法　患者取俯卧位,充分暴露治疗部位,医者双手及患者穴位常规消毒,取 0.30 mm×40 mm 的针灸针,采用单手持捏进针法快速刺入穴位,得气后留针 30 分钟。起针后改变体位为仰卧位,针刺前胸及四肢的穴位,针刺方法及留针时间同前,每日 1 次。10 次为一疗程,2 个疗程间休息 3 天,连续治疗 6 个疗程。

3. 注意事项　在背俞穴以及肩部进针时不宜过深,以免针刺入肺部造成气胸。

4. 治疗思路　在尘肺治疗的选穴中,以肺经俞穴和背俞穴为主。《灵枢·经脉》篇曰:"肺手太阴之脉……是动则病肺胀满膨膨而喘咳。"根据经脉所过,主治所及的原理,选取了肺经相关的穴位。《素问·痹论》曰:"五脏有俞,六腑有合,循脉之分,各有所发,各随其过,则病瘳也。"背俞穴是五脏六腑之气输注于背部的俞穴,除治疗相应脏腑病外,还可治疗与该脏腑相关联的脏腑病。肺俞配中府为俞募配穴,使肺气通调,清肃有权;心俞有养血安神,调理气血之功效,膈俞为血会,可理气降逆,活血通络。具体分型而论:①肺燥津亏型:加肺肾二经之原穴太溪、太渊,以达到清燥润肺之功效。②痰浊壅肺型:天突为任脉经穴,任脉入咽喉,刺天突可疏导咽喉及肺系气血,达到降气止咳的目的;膻中为气会,宽胸理气,舒展气机;尺泽清泻肺之壅邪,与主穴相配共起化痰降气之功效。③痰热郁肺型:列缺为肺之络穴,散风祛邪,宣肺解表,与合谷原络相配加强宣肺通络的作用;丰隆是足阳明胃经的络穴,为化痰之要穴,诸穴相配共起清肺化痰、降逆平喘之作用。④肺肾气虚型:膏肓主治虚劳咳嗽气喘,配肺俞补益肺气,配肾俞纳肾气,诸穴配合可补肺纳肾、降气平喘。

第二节　穴位贴敷对尘肺的治疗

1. 穴位选取　故常取穴位为定喘、大椎、肾俞、肺俞、膻中、气海。10~12 小时后去除敷药,每日 1 次,一般 10 日为一疗程。

2. 药物制备及其操作　白芥子、椒目、芫花各 10 g,延胡索、干姜、细辛各 5 g,肉桂 3 g。将上药制膏穴位外敷。治疗前应详细询问患者有无过敏史,若对胶布过敏,可采用绷带或一次性纸胶布固定。调制的药膏干湿适宜,摊制厚薄要均匀。贴敷后应妥善固定,避免活动后药膏脱落或移位。每穴位每次取膏 5~10 g,均匀敷布在穴位上。贴敷过程中注意室内温度,冬季应保暖,防止当风受凉。贴敷后应注意观察病情变化和不良反应,贴敷时间根据情况而定,一般 10~12 小时,若有皮肤瘙痒、灼热感等情况,应停止敷药。对于残留在皮肤的药膏,应用温水清洗,不宜使用肥皂等刺激性物品擦洗。

3. 注意事项　在帮助患者进行穴位敷贴时,皮肤会存在红晕、热感或者出现针尖到米粒大小的水疱,需要告诉患者这属于正常现象,无须特别处理,一般自然吸收即可,如有必要可帮助患者涂抹烧伤膏。

4. 禁忌证　严重肝肾功能障碍、严重脑血管疾病、恶性肿瘤、孕妇、发热、对贴敷药物或辅料成分过敏者、贴敷部位皮肤破溃者。

5. 治疗思路　穴位贴敷可以温阳行气,取以上穴位着重通络益肺、调和营卫、扶阳固本、温肺散寒、化瘀祛毒、扶正固本。

第三节　耳穴压豆对尘肺的治疗

1. 穴位选取　根据患者的证候取穴,咳嗽咳痰取肺、气管、神门、皮质下等穴;喘息气短取交感、心、胸、肺、皮质下等穴;腹胀、纳呆取脾、胃、三焦、胰、交感、神门等穴。每日按压药豆 3~5 次,每次每穴按压 30~40 秒,一般 5 日一个疗程。

2. 注意事项　操作前询问患者有无过敏史,若对胶布过敏,可选用脱敏或一次性胶布。贴压前应充分消毒耳郭。穴位刺激强度应从轻到重,以患者能耐受为宜。在治疗过程中应指导患者防止胶布潮湿或污染,避免药豆移位或感染。耳部有炎症或冻疮的部位,不宜粘贴。有严重心脏病、孕妇禁用此项操作。

第四节　拔罐对尘肺的治疗

1. 穴位选取　取双侧肾俞、脾俞、肺俞。

2. 操作　用 75% 乙醇常规无菌操作脊柱两侧皮肤,用中号火罐以闪火法将罐子吸附在穴位上,每次留罐 10 分钟,每日 1 次。

3. 注意事项　根据不同部位,选用大小合适的罐。应用投火法拔罐时,火焰须旺,动作要快,使罐口向上倾斜,避免火源掉下烫伤皮肤。应用闪火法时,棉花棒蘸酒精不要太多,以防酒精滴下烧伤皮肤。用贴棉法时,须防止燃着棉花脱下。

用架火法时,扣罩要准确,不要把燃着的火架撞翻。用煮水罐时,应甩去罐中的热水,以免烫伤患者的皮肤。起罐时手法要轻缓,以一手抵住罐边皮肤,按压一下,使气漏入,罐子即能脱下,不可硬拉或旋动。

4. 治疗思路　拔罐选取以上穴位,对尘肺治疗可以起到温阳行气、散寒驱邪、活血化瘀的作用。

第五节　穴位埋线对尘肺的治疗

1. 穴位选取　双侧定喘、肾俞、脾俞、肺俞。

2. 操作　患者取仰卧位和坐位,暴露埋线部位。用75%酒精消毒局部皮肤;准备针具和线体,采用一次性8号注射针头做套管,用28号毫针做针芯,取一段线体置于埋线针管前端,用镊子将线体推入针管;根据进针部位不同,左手拇食指绷紧或提起进针部位皮肤,右手提针。迅速刺入皮下,并根据穴位解剖特点,进一步深入到穴位适当深度;在获得针感后,边推针芯边推针管,将线体置入穴位皮下组织或深层肌层内;针出后立即用干棉球压迫针孔片刻,并贴胶贴,继续下一个穴位的操作。

3. 注意事项　在进行埋线之前,首先向患者详细介绍本疗法的治疗作用、埋线的过程,消除患者的恐惧;要根据患者病情和体质采用适当的刺激和强度;埋线疗法一个疗程3次,每次间隔10天。

4. 并发症及处理　出血和血肿应立即用干棉球压迫止血,血肿可先冷敷,24小时可以热敷止血;感染者给予局部抗感染处理,或是服用抗生素;埋线后局部出现红肿发热、瘙痒、丘疹,甚至线体排异者,给予抗感染处理,严重者给予抗过敏药物治疗。

（尤家平　李光杰）

第三十六章　针灸对电光性眼炎的治疗

1. 选穴　主穴为睛明,配穴为四白。针刺深度为 1～2 分。

2. 操作　患者取坐位或卧位。进针时用捻进法,缓缓进针,务必进针准确。眼睑甚至眼球发麻后,主穴用强刺激,每捣动 5 分钟左右,暂停 3 分钟,至明显疗效后留针不动,留针半小时后继续捣动;配穴用弱刺激,捣动后留针 15 分钟后再捣动

1 次。

3. 治疗思路　该病为眼受外界刺激后局部荣卫气血闭塞不通,致使眼球充血并产生一系列刺激症状,属有热并瘀血。睛明、四白可泄太阳与阳明两经之热;针法捣动为通法,经气通顺则睛部瘀血自除。

（尤家平　李光杰）

第三十七章　针灸对苯中毒的治疗

1. 选穴　大椎,命门。

2. 操作　施灸时将艾条的一端点燃,对准大椎、命门两穴俞穴,距皮肤 1.5～3 cm 进行艾灸。艾灸使患者局部有温热感而无灼痛为宜,一般每处灸 5～7 分钟,至皮肤红晕为度。

3. 注意事项

(1)防火:施灸时应注意防止落火,防止艾炷翻滚脱落烫伤患者甚至引发火灾。用艾条灸后,可将艾条点燃的一头塞入直径比艾条略大的瓶内,以利于熄灭。

(2)保暖和防暑:因施灸时要暴露部分体表部位,在冬季要保暖,在夏天高温时要防中暑,同时还要注意室内温度的调节和开换气扇,及时引入新鲜空气。

(3)防止感染:化脓灸或因施灸不当,局部烫伤可能起疮,产生灸疮,一定不要把疮弄破,如果已经破溃感染,要及时使用消炎药。

4. 治疗思路　苯中毒属于外邪侵入人体而致虚,治疗当以扶正为主,兼顾驱邪。选取手足三阳、督脉之会大椎穴通阳利气、散寒理血,督脉腰部要穴命门穴补肾温阳、健脾舒经,使正气得复,方能驱邪外出。

(尤家平　李光杰)

第三十八章　针灸对噪声性耳聋的治疗

1.选穴　取穴主穴为听宫、听会、耳门、百会、翳风、神庭、聪耳等;配穴为膏肓、气海、关元、太溪等。

2.操作　选用5 cm毫针,头部穴位行平补平泻法,其他穴位可依据病证采取补法或泻法;治疗连续3周,每日1次。

3.接触性皮炎

(1)选穴:主穴为大椎、委中、曲池、合谷、血海、膈俞、阿是穴。随症配穴:瘙痒重加神门;糜烂渗液加阴陵泉。

(2)操作:常规消毒。大椎、委中刺络拔罐,出血量5~10 mL;曲池、合谷、血海直刺0.8~1寸;膈俞斜刺0.5~0.8寸;阿是穴由皮损区周边沿皮下向中心平刺。施以泻法为主,中强刺激,留针20分钟,每隔10分钟行针1次。疗程:每日1次,5天为一疗程。休息1天后,行第2个疗程,隔日1次,治疗3次。

(3)治疗思路:该病多属热毒蕴湿,治则当为清热祛湿,凉血消毒。中医认为脾主湿,主运化,包括运化水谷和运化水液。脾的功能正常,则保证水液在体内的正常吸收、传输、布散。《脾胃论·脾胃盛衰论》中说:"百病皆由脾胃衰而生也",即是强调脾胃虚弱在发病过程中的重要性。饮食失节、贪食生冷,或因情志所伤,肝旺侮脾,以致脾虚而脾失健运,水湿停滞化热,湿热内生不得泄,加之外遇邪毒,浸淫肌肤成疮。肺主皮毛,主燥,肺经阴伤血燥则皮毛粗糙,如狐尿刺、毛发干枯易落、红斑角化等症。因大肠经与肺经相表里,故取合谷、曲池以宣泄肌肤之邪;取大椎穴退热,疏畅督脉之闭郁;膈俞、血海为血气会聚之处,分别擅长上下半身的血证,取之可凉血消风、活血化瘀,两穴配伍,则有统摄、补养全身之阴血和清热凉血、通畅全身瘀血的功能;脾主运化水湿,故取阴陵泉以清热化湿;神门是阴经以俞代原,心属火,火生土,因而又为心经子穴,用泻之,可通心络、清心火,以镇心安神止痒。上穴共奏清热祛湿、凉血解毒止痒之效,从而达到很好的治疗效果。

(尤家平　李光杰)

第六篇　职业健康监护

　　职业健康监护是对职业人群的健康状况进行各种检查，了解并掌握人群健康状况，早期发现工人健康损害征象的一种健康监控方法和过程。结合生产环境监测和职业流行病学资料的分析，可以发现职业病及工作有关疾病在人群中发生、发展规律，疾病的发病率在不同工业及不同地区之间随时间的变化，掌握对健康危害的程度，鉴定新的职业危害、职业性有害因素和可能受危害的人群，并进行目标干预，评价防护和干预措施效果，为制订、修订卫生标准及采取进一步控制措施提供科学依据，达到一级预防的目的。

　　职业健康监护是职业病防治工作的重要组成部分，主要以《中华人民共和国职业病防治法》《职业健康监护管理办法》及各省有关职业病防治的地方法规为管理依据。职业健康监护主要包括职业健康检查、职业性病伤患者的劳动能力鉴定及职业健康监护档案管理等。其中职业健康检查包括上岗前、在岗期间、离岗时、应急的健康检查及健康筛检。职业健康检查应当由依法取得资质认证的职业卫生技术服务机构承担。

第三十九章　职业健康检查

凡从事接触职业病危害作业的人员,都必须进行职业健康检查,目的是预防职业病危害因素对职工健康损害,保护职工健康。它是通过各种职业检查,早期检出受职业损害的患者,给予脱离治疗,防止病情发展恶化,促使其早期康复。同时,职业健康检查可发现就业禁忌证,及时做好处理,以达到保护劳动者健康的目的。

一、职业健康检查类别

1. 上岗前职业健康检查　是指用人单位对准备从事某种作业人员在参加工作以前进行的健康检查。目的是了解作业人员上岗前健康状况和鉴定是否有职业禁忌证。例如,对拟从事铅、苯作业的工人着重进行神经系统和血常规的检查,对拟从事粉尘作业的工人进行胸部X线检查,以确定该工人的健康状况能否适合从事该项作业,其健康资料还可作为今后定期健康检查的对照基础。有职业禁忌证者按国家颁布的有关国家职业病诊断标准及处理原则进行妥善安排。

2. 在岗期间定期健康检查　是指用人单位按一定时间间隔对已从事某种作业的工人的健康状况进行检查,属于第二级预防,是健康监护的重要内容。其目的是监护从事有害作业工人职业健康状况,及时发现职业性危害和职业病。对检出的可疑职业病患者名单应通知劳动者和受检单位,向有职业病诊断权的医疗卫生单位申请诊断。定期健康检查的时间间隔和内容应根据国家颁布的《职业健康监护管理办法》中的有关规定执行。

3. 离岗时的职业健康检查　是指职工调离当前工作岗位时或改换为当前工作岗位前所进行的检查,属于第二级预防,也是健康监护的一个重要内容。其目的是为了掌握职工在离岗或转岗时,职业性有害因素对其是否有相应的职业危害或职业

病,以明确法律责任。检查结果报送受检者所在单位,存入劳动者健康监护档案,并告知受检者本人。

4. 应急性职业健康检查　在劳动者遭受或可能遭受急性职业病危害时,应组织其进行应急性健康检查或医学观察。其目的是为了及时早期发现可能出现的急性职业病或健康损害,以便早期治疗,防止出现严重职业病,保护工人健康。

职业人群的健康资料、职业病及工作有关疾病在职业人群中的发生和分布,是评价职业危害的重要资料。因此,对从事有毒有害作业工人进行健康体检,并将检查结果汇总,可了解工人的一般健康情况,同时了解工人中多发病、工作有关疾病的患病情况。接触有毒、有害因素不同,职业健康检查内容也不同,一般包括:

(1)职业史:详细询问所在生产车间、操作岗位,担任何种工作,工龄长短,接触哪些职业病危害因素。若是接触多种危害因素,应问清以何种为主。接触职业病危害因素的程度,每日、每月接触的时间和量,是连续接触还是间断接触。生产场所的防护设施及其使用情况,个人防护及其使用情况。工作场所空气中有害因素的测定情况,是否超过国家容许浓度。同工种的发病情况,在考虑慢性中毒时,要注意一些潜伏期长、具有蓄积性的毒物作用,因此对于既往职业史应详细询问。对调换工作岗位的人员,重点了解以往从事有害作业的工种岗位及其变动情况、接触工龄、接触浓度。

(2)既往史:重点询问有无重要脏器和系统的疾病,如神经精神疾病、心血管疾病、结核病、肝肾疾病、血液系统疾病、皮肤病、过敏性疾病和遗传疾病等。询问病史时,要仔细耐心听取患者自述,可适当启发,但应避免暗示性提问。详细了解患者在接触职业病危害因素开始后多长时间发生症

状和进展情况。如有多种症状,还要问清各种症状发生的先后顺序和互相间的关系、程度轻重、目前最突出的症状等。

(3)体格检查

常规项目检查:内科常规检查(血压测定,心、肺、腹部检查,甲状腺、咽喉检查),握力,肌张力,腱反射,三颤(眼睑震颤、舌颤、双手震颤)。血常规,尿常规,肝功能,心电图,肝、脾B超,胸部X线摄片。

特殊项目检查:针对职业病危害因素对机体作用的特点,做有针对性的重点检查,如粉尘作业者,重点做肺部X线检查;铅作业者,重点查尿铅或血铅、尿粪卟啉或尿6-氨基乙酰丙酸、红细胞游离原卟啉、锌原卟啉测定;苯作业者,重点查血细胞计数和血红蛋白定量;局部振动作业定期进行手部末梢循环及末梢神经功能检查,观察是否有白指,是否发生局部振动病;三硝基甲苯作业定期进行眼科裂隙灯显微镜检查,观察眼晶体混浊情况;长期从事二硫化碳作业定期进行心电图、脑电图检查,必要时还要进行眼科视网膜血管荧光造影检查,早期发现二硫化碳中毒。

(4)实验室检查:实验室检查对职业病的诊断十分重要。除临床上常用的化验项目如血、尿、便常规及肝、肾功能等生化检查外,根据需要可做一些特殊的实验室检查。

毒物及其代谢产物测定:测定接毒者的排泄物、体液及头发中毒物含量,如尿、血、发中铅、汞、砷。测定毒物在体内的代谢产物,如接触苯测定尿酚,接触甲苯、二甲苯测定尿中马尿酸或甲基马尿酸含量。

(5)生理及生物化学指标测定:接触有机磷农药者,测定血清胆碱酯酶活力;接触苯的氨基、硝基化合物作业者,测定血液高铁血红蛋白含量及变性珠蛋白小体;一氧化碳中毒者测定血液碳氧血红蛋白含量等。

二、职业健康检查步骤

1. 体检前准备

(1)当地依法取得资质认证的职业卫生技术服务机构领导负责体检的全面领导工作,组织成员制订体检计划、实施措施,加强各有关部门配合并及时解决工作中遇到的困难。本单位职业健康体检中心负责体检中一些具体工作,包括体检人员组织安排,检查场所、职工数、应检人数,接触职业危害人数等。

(2)检查所需器械的准备。包括体检表格、各种检查单据、身高体重测量器、视力表、血压表、五官科检查器械、听诊器、叩诊锤、实验室常规检查仪器、显微镜、心电图机、B超机、X线机、肺功能仪等。对特殊项目检查准备相应器械。

(3)对参加体检人员技术培训,说明体检表格使用和要求,统一查体标准,统一填写表格标准,字迹要清晰整洁,资料统计应正规标准等。

2. 体检过程 按受检单位上报应体检人数,将体检表发放到用人单位,由该单位抽调专人把体检表格封面填写齐全。体检人员按体检安排计划进行工作。体检顺序采取流水作业法,按顺序进行。检查项目及方法执行职业健康检查技术规范及地方的有关细则。设专人统计当日体检表格,检查表格是否有丢失、漏查项目,检查质量是否合格等,发现问题及时纠正。

3. 资料整理与结果分析处理

(1)大量的职业健康体检表格,只是一些原始资料、分散资料。资料整理归纳后可了解职工健康状况,早期发现职业损害的患者,以便采取防治措施。先核定资料,检查原始体检表格中记录是否有遗漏。各项目是否已填齐;检查所有项目填写是否正确,各项目之间有无矛盾,数字有无不合理;对有错误、相互矛盾或重复、遗漏的资料,应作合理修正和补充,必要时应进行复查。之后进行分组整理,所谓分组是根据各项目的特性,性质相同的资料归纳到一起,使资料系统化,才能显示资料内部的规律性,得出正确的结论。

(2)资料整理好后,即可进行统计指标的计算,列出统计图表并写成报告。将结果进行分析,并根据职工健康状况提出相应的处理意见,包括:目前健康状况良好者,可继续工作;虽无明显中毒,但有某些阳性症状、体征者,需进行临床观察及必要对症处理;可疑职业病患者,短期内应调换其他工作,进一步住院检查和明确诊断;明确为职业病患者,应及时治疗,并按劳动能力鉴定结果妥善安置;患有禁忌证者,应调换到不接触该有害因素的作业。

4.资料整理汇总

(1)体检工作总结:每次体检完成后,应对所有的资料进行汇总,汇总的数据应包括各种职业危害因素接触人数、应检人数、实检人数、复查人数、阳性症状及体征人数、职业病患者数,统计指标主要有受检率和检出率。

(2)流行病学研究

1)在职业健康检查中,会留下很多档案、资料和数据,应充分利用这些资料进行流行病学研究。但是由于有些监护系统在开始工作时,没有注意到流行病学的一些基本要求,使体检资料存在很大的随意性和不少缺点。主要表现为:受测量的环境和受检的工人缺乏代表性;检查项目和频率有多有少,容易引起偏差;测定和检查方法不够标准化和缺少质量控制;资料登记不全、缺漏、字体不清、填写错误等;档案保存不善、丢失、毁坏。因此,在建立体检系统时要有较科学的设计和方法,工作开始时就应用流行病学研究方法进行科学的设计,资料收集要标准化,健康检查过程实施质量控制,更要特别避免偏差,以使职业健康检查资料得到有效利用。

2)利用职业健康检查做流行病学研究,第一步是在建档时就做一个横断面研究,依照流行病学的要求去设计。抽样方式要科学、样本量要够大。第二步是将样本建成一个队列,研究主要职业和非职业因素对死亡的影响。要有一套长期追踪死亡和搜集死亡证据的程序。第三步是进行病例对照研究。如果已有关于某些因素和某疾病的关系的假定,一开始便可以做一个独立的病例对照研究。有了研究结果后,才再用队列研究去确定这些结果。

(3)报表:每年的职业健康检查资料必须按职防工作要求汇总,填写年报表上报。

三、职业健康检查工作的管理

1.职业健康检查机构　职业健康检查应当依法取得资质认证的职业卫生技术服务机构承担。承担职业健康检查的机构必须具有相应的条件和能力。根据《职业健康检查管理办法》规定,承担健康检查的单位,应设有候诊室、化验室、档案室及卫生间等,并配备相应仪器设备,要有健全的临床检查、实验室检查、X线检查和管理等常规工作和程序,严格执行消毒、隔离制度和各项医护技术操作规范,并依法取得资质认证,方可在指定范围内开展职业健康检查工作。所用体检表,必须是国家卫计委统一规定的《职业健康检查表》。

2.职业健康检查工作考核　职业健康检查工作由各级卫生行政部门统一管理,每年要对本地区承担职业健康检查单位的健康检查工作进行一次全面检查。考核的内容包括:健康检查工作计划及其实施情况;健康检查对象是否属规定的主要行业工种,受检率是否达到要求;就业前和定期健康检查以及劳动能力鉴定工作质量,是否符合国家颁发的有关《职业病诊断及处理原则》规定的要求;对职业病患者是否及时做出医学观察、减轻工作、调离和治疗的决定;是否按职业病报告的要求做出职业病登记、报告及健康体检报告;职业健康检查资料档案是否完整、连续、规范。

3.职业健康检查职责分工　国家疾病预防控制机构制定职业健康检查管理的有关技术规范,并负责培训和指导;省级疾病预防控制机构在资质认可的项目范围内承担职业健康检查工作,并对获得资质认可的职业健康检查单位进行培训、指导和质量控制;省级以下疾病预防控制机构按照省级及以上卫生行政部门资质认可的项目范围承担职业健康检查工作。

(1)神经器质性疾病:作业环境中存在的一些以中枢神经系统和周围神经系统为主要靶器官的职业有害因素,短期大量接触或长期接触可导致神经系统的损害,临床上常表现类神经症、精神障碍、中毒性脑病和周围神经炎。因此,原有神经系统器质性疾病者,不宜从事接触高温、振动、有机磷、杀虫脒、拟除虫菊酯、锰、四乙基铅、羟基镍、三烷基锡、砷化氢、二硫化碳、氯丙烯、溴甲烷、丙烯腈、甲苯、一氧化碳、汽油、硫化氢、四氯化碳、三氯乙烯、氯丁二烯、五氯酚、1,2-二氯乙烷的作业。患有明显神经官能症者,不宜从事接触汽油、铅、四乙基铅的作业;类神经症患者,不宜接触甲苯;患有各种精神疾患者,不宜从事接触锰、四乙基铅、二硫化碳、硫化氢、1,2-二氯乙烷、高温的作业。

(2)肝脏疾病:消化道是毒物吸收、生物转化、排泄的途径之一,并可经肠肝循环再吸收。职业中毒时,消化系统常易受累,尤其是肝脏更易受损。因此,患有各种肝脏疾病者,不宜从事接触甲苯、三硝基甲苯、苯的氨基硝基化合物、氯、有机氟、氟丙烯、溴甲烷、磷化氢、砷化氢、硫化氢、有机磷、杀虫脒、丙烯腈、氨、三氯乙烯、1,2-二氯乙烷、四氯化碳、硫丁二烯、五氯酚、镉、铍、铅、四乙基铅、三烷基锡的作业。

(3)肾脏疾病:在工作或生产过程中,过量的生产性化学物质侵入机体,可引起肾脏功能与结构损伤。因此患有肾脏疾病者,不宜从事接触高温、氟、有机氟、氯丙烯、有机磷、杀虫脒、铅、四乙基铅、三氯乙烯、1,2-二氯乙烷、四氯化碳、砷化氢、硫化氢、磷化氢、铍、溴甲烷、氨、镉、三烷基锡、苯的氨基硝基化合物、五氯酚的作业。

(4)心血管器质性疾病:在生产活动中,接触一些有毒化学物和有害物理因素可引起心血管系统损害,因此患有心血管器质性疾病者,不得从事氟、有机氟、氯气、溴甲烷、磷化氢、硫化氢、丙烯腈、氨、氮氧化物、一氧化碳、光气、硫酸二甲酯、三氯乙烯、铅、铍、钒、金属烟热、粉尘、高温、振动的作业;Ⅱ、Ⅲ期高血压不宜接触镉;持续性高血压不宜接触高温;高血压及冠状动脉硬化性心脏病不宜接触二硫化碳、噪声。

(5)血液系统疾病:生产环境中的许多化学毒物,进入人体后可损害造血系统功能。因此患有各种血液病者,不宜从事接触苯、三硝基甲苯、苯的氨基硝基化合物的作业;明显贫血者不宜接触砷化氢、杀虫脒、镉、铅。

(6)呼吸系统疾病:呼吸道毒性刺激物及致敏物可造成呼吸道慢性炎症、肺肉芽肿、全身中毒及呼吸道刺激性炎症和呼吸道变态反应等,因此患有明显呼吸系统疾患者,不宜从事接触氟、有机氟、铍、有机磷、甲酯、氯丁二烯、硫化氢、光气、氯氧化物、氨、磷化氢、溴甲烷、硫酸二甲酯、钒、金属烟热、高温、粉尘的作业;活动性结核,不宜接触粉尘;明显肺部疾病,不宜接触羟基镍。

(7)内分泌疾病:一些职业性有害因素,可对内分泌系统产生损害。因此患有明显内分泌病者,不宜从事接触锰、振动、四乙基铅、杀虫脒、噪声的作业;糖尿病患者,不宜接触二硫化碳、氯丙烯、高温;甲状腺功能减退,不宜接触氯丙烯;甲状腺功能亢进,不宜接触高温;先天性代谢障碍引起叠氮碘试验阳性者,不宜接触二硫化碳。

(8)皮肤疾病:放射化学毒物可造成皮肤损害,引起职业性皮肤病。据统计,职业性皮肤病占职业病总数的40%~50%。因此患有严重的全身性皮肤病者,不宜从事接触苯、三硝基甲苯、铍、有机磷杀虫剂、氯丁二烯、甲醛、五氯酚、1,2-二氯乙烷的作业;过敏性皮肤病不宜接触汽油、丙烯腈、拟除虫菊酯;慢性皮肤病不宜接触三烷基锡、苯的氨基硝基化合物、拟除虫菊酯、钒、镉;患有黑变病和严重的色素沉着性皮肤病者,不宜从事橡胶加工及接触矿物油类、某些染(颜)料的工作。

(9)其他:①妇女妊娠期或哺乳期,不宜从事接触三烷基锡、汽油、五氯酚、铅的作业;月经过多或功能性子宫出血者,不宜接触苯。②晶体混浊或白内障者,不宜接触三硝基甲苯、微波;眼底病变者,不宜接触三氯乙烯;慢性结膜炎或角膜炎者,不宜接触硫酸二甲酯;活动性角膜疾病者,不宜接触紫外线;视网膜病患者,不宜接触二硫化碳。③严重的慢性鼻炎、副鼻窦炎、显著鼻中隔偏曲者,不宜接触铬;地方性氟病骨关节疾病者,不宜接触氟、有机氟;骨质软化症者,不宜接触镉;过敏性疾病者,不宜接触铍;结缔组织病者,不宜接触氯丙烯。④严重听力减退,不宜接触噪声、振动;乙型病毒性肝炎表面抗原携带者,不宜接触三硝基甲苯、氯丁二烯;全血胆碱酯酶活性明显低于正常者,不宜接触有机磷;对光敏感者,不宜从事接触光敏物质或在日光下工作;有光敏性疾病和白化病者,不宜从事接触人工紫外光源的工作。

四、常见职业病危害作业的职业健康检查

根据生产过程中产生的职业病危害因素不同,职业健康检查分为接触化学性毒物、粉尘、有害物理因素及生物因素的健康检查。检查类别分为上岗前检查、在岗期间及离岗时检查。检查内容包括职业史、病史、自觉症状、体征、化验室及实验室检查等。接触不同的职业病危害因素,职业健康检查的具体检查项目、检查周期、职业禁忌证等也有不同的要求,可参见国家卫计委发布的最新《职业健康监护管理办法》。本节简单介绍接触粉尘、高温、噪声、振动职业健康检查的内容。

1. 粉尘作业职业健康检查 对粉尘作业工人进行的职业健康检查,是了解就业工人的健康情况,及时发现特异的、非特异的疾病变化和早期的职业性危害,以便及早采取防治措施。粉尘作业检查内容包括:

(1)职业史:询问受检者过去从事的职业,特别要注意询问粉尘作业史,接触粉尘史是尘肺的诊断依据。粉尘接触史不仅能说明确实受到生产性粉尘的危害,而且能粗略地说明吸入粉尘总累积数量范围。询问并记录职业史要做到确切详尽,仅简单询问工种工龄是不够的,需要了解受检者的工作情况,包括作业条件及其变化,每日工作时间,以及本单位发展的历史背景。必要时需要到现场做实地调查。复员转业军人不要遗漏在部队的接尘史。

(2)既往史:特别要注意询问有无呼吸道疾病史、肺结核病史,有无与结核病患者密切接触史,发生症状的顺序、变化及其原因;家族史应注意结核发病情况等。询问吸烟史,吸烟量及时间,戒烟情况等。

(3)体格检查:主要询问有无明显症状,如咳嗽、咳痰、气短、胸痛、心悸、盗汗、哮喘等。体格检查注意上呼吸道、肺部及心血管系统检查有无阳性体征,详细记录检查结果。

上岗前检查项目有内科常规检查、心电图、肝功能、血常规、尿常规、胸部高压 X 线摄片、肺功能。在岗期间(包括离岗时)检查项目同上岗前。

(4)肺功能测定:连续的肺功能测定对监护尘肺病的发展及其严重程度,对尘肺患者的劳动能力评价可提供重要的依据。测定项目包括:肺活量(VC),用力肺活量(FVC),第一秒用力肺活量(FEVl.0)。

选择仪器时,仪器精确度应保持在 50 mL 或读数误差在 3% 以内;仪器测定的肺活量范围在 0~7 L(BTPs);测定流速装置应能够测定 0~12 L/s 的流速;仪器应该有和 BTPS 状态下相关的容量平均数;有记录流速—容量或时间—容量的装置。测定 FEV 1.0 纸速最低应达到 2 cm/s,容量至少每升应为 10 mm 高;仪器蓄积气体的时间至少要保持 10 不动,流量在 25~50 mL/s 之间时仪器至少在 0.5 秒内不应停顿;仪器应该能够在现场进行校正,容量校准装置应该至少提供 2 L 的容量位移。使用前进行水平调节,检查各滑轮转动情况,使其阻力减少至最小。

测定时,在受试者无感冒及呼吸道感染情况下进行。受试当天停止吸烟,受试前宜静息 10 分钟。受试者可取站位或坐位,让受试者松解衣服。测定时注意使受试者下颈部略抬高,颈部要伸展,要求受试者缓慢扩胸充分吸气至最大量后,以最大努力、最快速度,完全不中断地吹气到肺量计中。重复测定时应保持同前一样的姿势。

FVC 测定至少应该做 3 次,其中最好的 2 次结果读数之差应在 5% 之内。采用 FVC 与 FEV 1.0 数值最大者,以 BTPS 状况校正。

(5)胸片 X 线检查:对粉尘工人的健康检查都是拍摄后前位的 X 线胸片。检查时,被检查者应将胸壁紧贴摄影架,双脚自然分开,双臂内旋转使肩胛骨尽量不和肺野重叠;调整球管位置,中心线在第六胸椎水平;曝光应在充分吸气后屏气状态时进行。后前位胸片为常规检查,为诊断和鉴别诊断的需要必要时加侧位、斜位、体层摄影或 CT 检查等。

(6)体检周期:粉尘分无机粉尘(包括矽尘、石

棉尘、煤尘、炭黑尘、石墨尘、滑石尘、云母尘、水泥尘、陶土尘、铸尘、铝尘、焊尘及其他尘)和有机粉尘(包括棉尘、木尘、皮毛尘等)。无机粉尘作业(其他尘除外)体检周期为 2 年;无机粉尘(其中其他尘)及有机粉尘作业体检周期为 3~5 年。

(7)职业禁忌证:有活动性结核病、慢性呼吸系统疾病、明显影响肺功能的疾病。

2.高温作业职业健康检查

(1)职业史:询问从事各种高温作业时间、作业工种的改变,还要记录接触的其他有毒、有害因素及其接触程度,个人防护情况。

(2)既往史:仔细询问身体健康状况、瘦弱情况,有无胃病、易感冒、呼吸系统疾病、心血管系统疾病等。有无发热、昏迷、大汗、抽搐等中暑病史,要记录发病时间和次数。

(3)体格检查:除一般内科检查外,重点进行以下劳动生理功能项目的检查:

1)体温测定:一般用水银体温计测定舌下温,每次测定时间 3~5 分钟。正常情况下,成人的体温(舌下温)为 36.5~37℃。测量舌下温度前 0.5 小时勿进食、喝水,测量时不要说话,以免影响测定结果。测定时,应避免让热辐射对体温计的影响。

2)皮肤温度的测量:用半导体体温计或数字体温计在短时间内测定多点皮温。一般测点为额(两眉弓之间)、胸(胸骨上端)、背(肩胛之间)、手背(拇指与食指之间)、小腿(胫骨前中外侧)、脚背(踝关节正中)等六个点。如皮肤有汗,可用纱布轻抹去后再测量。要在 1~2 分钟内测完六个点。按下式计算平均皮温:

平均皮温 = 7% 额 + 25% 背 + 10% 手 + 25% 小腿 + 8% 脚 + 25% 胸

(3)脉搏测量:一般用手指触摸被测者的桡动脉。工前脉搏测量应先使受检者安静 5~10 分钟,测 1 分钟的脉搏数。取两次测量的平均值(两次相差以不超过 4 为准)。由于脉搏恢复很快,故劳动毕只宜测 15 秒的脉搏数,然后乘 4 得出 1 分钟的脉搏数。

(4)血压测量:测前应让工人休息 15 分钟,一般量坐位右臂血压。

(5)呼吸测量:用手掌接触被测者胸部或腹部,观察呼吸时起伏运动,便可直接测出呼吸次数。

(6)水、电解质代谢测定:测定高温作业工人的水、电解质代谢,可作为评价高温作业劳动条件的指标,还可为高温作业制定合理的饮水制度提供依据。水、电解质代谢的检查主要包括出汗量、进出水量的平衡与尿中电解质排出等方面。

出汗量:通常采用称体重法求出汗量。用灵敏度为 25 g 的磅秤,称量班前和班后的体重。每次称量体重前受检者应先排尿,脱去衣服和鞋袜,仅穿内裤。班后如有汗,需将汗水擦干再称。工作中间需认真记录工人的饮水量、尿量,如有大便,则应在大便前后各称一次体重,两次重量差即为大便量。

出汗量 = (班前体重 - 班后体重) + (饮水量 + 食物量) - (尿量 + 大便量)

食物量 = 进食前后两次体重之差

由于汗的密度与水几乎相同,因此,在运算中可用毫升为计算单位,也可用单位时间内若干千克或单位时间内若干升来表示出汗量。

出汗量多少与气温、辐射热及劳动强度等有关,而工人在高温环境下劳动时的耐受高温程度与出汗率有一定关系。有人提出出汗率 4.54 g/4 h 作为上限,以一个工作日出汗量 6 L 为生理最高限。

$$4 小时出汗率 = \frac{一段工作期间出汗量}{该段工作的时数} \times 4$$

进出水量的平衡:记录被测者在工作日内每小时的进水量,以观察其进水的动态与分布现状。

进水量 = 工作日内饮水量 + 食物含水量 + 食物在体内氧化产水量

详细记录每次饮水时间、水量,把水装在已知容量的水杯内,让工人饮水。

食物含水量可实际计算或约计,如米饭为 60%、稀饭 90%、菜 70%、馒头 40%。

食物在体内氧化生水量按每千克 24 小时氧化生水量 5 mL 计算。

出水量 = 出汗量 + 排尿量 + 大便水分量 + 呼气中水分量

收集每次排尿,并量其体积,大便水分量可按稀便90%、较稀便70%、一般便50%,或按每天由大便排出水200 mL计算。

呼气中水分量每天按300~400 mL计算。

缺盐(电解质)指标:用尿盐(电解质)排出量作为机体是否缺盐的指标是比较可靠的。以5 g/24 h和2 g/8 h(工作日内)作为高温作业工人的缺盐安全限。

一般正常人24小时内尿中氯化物排出量因,摄入量的变化而有较大波动,下列数值可供参考:

以氯计算:6~8 g/24 h。

以氯化钠计算:10~15 g/24 h。

3.噪声作业职业健康检查

(1)职业史:主要记录噪声接触史,应包括现工种、起止年月、每日噪声暴露时间、个人防护情况、听力情况。

(2)既往病史:有无传染病史,如麻疹、猩红热、白喉、腮腺炎、脑膜炎、肺炎、肝炎、结核、慢性疾病、发热等。有无耳毒药物应用史,如用链霉素、新霉素、卡那霉素、奎宁、水杨酸、庆大霉素等。有无中耳疾病史,如耳流脓、耳部手术和创伤史。心血管系统疾病史,是否患过高血压和心脏疾病。是否吸烟和饮酒等。父母是否患耳聋,高血压情况。

(3)体格检查:主要询问耳鸣、耳聋、头痛、头晕、睡眠障碍、乏力、记忆力减退、心悸、恶心等。除常规内科检查外,耳鼻喉科检查重点是耳科检查,包括外耳道和鼓膜。听力测试是噪声作业工人最主要的特殊检查,其包括:

1)测听仪器:用纯音听力计,应符合国际听力测试零级的标准。在测听前要用仿真耳对纯音听力计进行校准(一般由计量单位进行)。

2)测听环境要求:听力测试必须在一个基本上不受噪声干扰的环境下进行,一般测听环境噪声不大于30 dB(A)。

3)测听时间要求:永久性听阈位移测听时间一般在停止接触噪声12~16小时后进行;暂时性听阈位移测听时间应在停止接触噪声10分钟内进行。两耳听阈测试时间原则上不超过10分钟。

4)测试方法:测听前必须向被测试者讲明测试方法,再进行预测训练,待反应正确后方能正式进行测听。

测试纯音听阈:通常从1 000 Hz纯音开始,先给受检者一适宜强度的讯号[一般为30~40 dB(A),在选择分贝值上停留时间应为2~3秒,然后以5 dB(A)一档下降直至受检者听不到为止,接着以5 dB(A)为一档上下进退两次,前后基本一致,相差在5 dB(A)内],最后再确定其听阈。

气导听阈测试顺序:按1 000 Hz,1 500 Hz,2 000 Hz,3 000 Hz,4 000 Hz,6 000 Hz,8 000 Hz,1 000 Hz,500 Hz,250 Hz,125 Hz顺序。这里在1 000 Hz上重复1次,如前后两次基本一致[相差不超过5 dB(A)],则表示测试准确。

先测右耳,后测左耳。若两耳听力相差较大时,原则上先测健耳;测病耳时,应对健耳进行白噪声掩蔽,一般采用60~70 dB(A)。

骨导听阈调试:如气导听阈正常,则骨导可以免试;如气导不正常,需进行骨导测试。测试方法同气导。

听力测试记录:一般采用符号"O"表示右耳,"×"表示左耳,实线"-"表示气导,虚线"…"表示骨导。在测试某一纯音听阈时,如衰减器已调节到最大而被测者仍无反应时,则以"↓"符号表示。记录也可用"听力记录表"。

5)听力测试中注意事项:①操作要熟练,开始时应有专门训练且有人指导。②耳机与耳听计应匹配固定,使用时要小心,不得随意打开耳机。③气导耳机佩戴要妥善贴紧耳周,特别在测量低频听阈时,可令被测者用手轻轻压紧耳机,以保证测听效果。④测试前必须向受试者讲明测试方法,使测试者了解调试内容,务求准确回答。⑤每次给声时间为2~3秒。小于0.5秒时间太短,不易被感受(一般感受平均声强需0.012~0.025秒,听阈反应时间需0.2~0.5秒);给声时间太长,易引起听神经疲劳。间断时在3~5秒,要有长有短,使之避免产生反射性反应。

6)噪声可引起耳聋:职业禁忌证有各种病因引起的永久性感音神经性听力损失(500～1 000 Hz和2 000 Hz中的任一频率的纯音气导听阈)大于25 dB;各种能引起内耳听觉神经系统功能障碍的疾病。

4.振动作业职业健康检查

(1)职业史:询问工种,振动工具名称、实际接触振动时间,必须详细询问1年内每个月接触振动的天数,每天接触振动的小时数,同时记录工作姿势,被加工部件的名称。

(2)既往病史:询问疾病及创伤史,包括素质性"白指",心血管疾病、关节炎、四肢创伤史、手术史等。父母是否有心血管病史。个人吸烟史及饮酒情况。

(3)体格检查:除常规内科检查外,主要检查末梢循环功能、末梢感觉和运动神经功能等。主要包括:

1)手部皮肤温度测量和冷水复温试验:该项检查,要求在室温20℃±2℃的室内进行。受试者普通衣着,受试前至少2小时内不吸烟,24小时内不服用血管活性药物,非饥饿状态,休息30分钟后进行检查。

应用半导体温度计(或热电偶温度计),测定受试者无名指中间指节背面中点的皮肤温度(即基础皮温),随即将双手腕以下浸入10℃±0.5℃的冷水中,手指自然分勿接触盛水容器,浸泡10分钟,出水后迅速用干毛巾轻轻将水沾干,立即测定上述部位的温度(即刻皮温)。测量时两手自然放松,平心脏高度放在桌上,每5分钟测量和记录1次,观察指温恢复至基础皮温的时间(分钟)。冷试后30分钟仍未恢复者,视为异常。也可根据下式计算复温率:

冷试后5分钟和10分钟复温率=[冷试后5分钟(或10分钟)时皮温－冷试后即刻皮温/冷却前基础皮温－冷却后即刻皮温]×100%

5分钟复温率小于30%和10分钟复温率小于60%为异常参考值。

2)甲皱微循环检查:使用国产微循环显微镜。如以普通显微镜代替,一般宜用低压高电流的灯泡,高压汞灯(冷光源)是目前较为理想的光源。目镜应装有标定好的测微尺,以此测量毛细血管的长度、大小等。

检查方法:检查部位常以左手无名指或白指好发的手指的甲皱皮肤部分。受检部位皮肤应预先用不低于30℃的温水及肥皂仔细清洗,然后用乙醚擦拭,干燥后于局部放上一滴香柏油,于镜下直接观察。手应与心脏同一水平,姿势自如,手指最好用适当的指槽固定下来。在总放大倍数为80～160倍下,观察甲皱毛细血管的形态,分析30根(或第一排)管祥,计算异常百分率。如血管祥为发夹样则属正常,如为断裂、点状、扭曲、鹿角状、花瓣状或乳头状则属异常。还可用目镜测微尺测量毛细血管直径,如直径在10～20 μm属正常,小于10 μm为痉挛型,大于20 μm为扩张型。

3)振动觉阈值检查:检查室内温度、受试者在室内休息时间符合手部皮肤温度测量和冷水复温实验检查要求。

振动觉阈值的检查在尚无统一检查仪器时,检查方法应符合以下要求:振动频率,以125 Hz为主,条件许可时应同时包括63 Hz和250 Hz;检查部位,以食指为主,必要时检查中指和无名指;结果表示,测定结果以dB表示。

在上述条件下,食指振动觉阈值正常参考值一般为7.5～15.5 dB,17.5 dB作为上限值参考。

4)痛觉阈值检查:采用注射针管重量法。即用2 mL注射器做套管,将6号注射针头分别制成重量为1、2、3、4……15 g的痛觉刺针。

检查时令受试者闭目静坐,双手平伸,置于桌上,集中注意检查时的感觉。检查者将刺针置于套管内,手持套管,让针尖垂直接触受试者的皮肤,采用上升法即由小到大的重量检查左手无名指中间指节背面皮肤痛觉,受试者刚开始感到刺痛的重量,即为痛觉阈值(g)。

成年人的痛觉阈值正常参考值为6 g以下。

5)神经—肌电图检查:包括肌电图检查和神经传导速度检查。

①肌电图检查

检查前的准备:首先将检查要求及注意事项

向被检者交代清楚,使其避免精神紧张,争取被检者合作。被检者取合适体位,使肌肉得到支持和稳定,既能自然放松,又能按要求做各种运动。将接地电极放在所查肌肉同一肢体。局部皮肤用 2.5% 碘酒和 75% 酒精消毒。

检查程序:插入时的肌电活动:用同心轴针电极(针心面积为 0.45 mm²)快速插入肌腹,扫描速度为 50～100 ms/cm,灵敏度为 100 μV/cm,观察针极插入时电活动的特点及有无肌强直、肌强直样放电或插入电活动延长。

肌肉松弛时的电活动:扫描速度为 5～10 ms/cm,灵敏度为 100 μV/cm,观察有无自发电位,如纤颤电位、正相电位和束颤电位。

小力收缩(轻收缩)时的肌电活动:肌肉轻度收缩时,测定 20 个运动单元电位的平均时限与平均电压及多相电位的百分数(为测定运动单位平均时限,必要时应在同一肌肉选择 2～3 个不同位置进行检查)。为避免误差,每个波要同时出现 2～3 次,方能计算在内。时限是从基线最初的偏斜处起到最后偏斜回基线为止。运动单位的位相以波峰越过基线者为准。

大力收缩时的肌电活动:扫描速度 50～100 ms/cm,灵敏度为 500 μV/cm～1 mV/cm。被检者以最大力量收缩受检肌肉时,观察是否为干扰相、混合相或单纯相,并测其波峰值。

②神经传导速度检查:被检者皮温保持在 30℃以上,受检部位应用酒精擦洗干净,去除油渍;表面电极正确置于神经上,不宜推移皮肤;给予电刺激时,应注意安全,接地电极置于刺激电极与记录电极之间。

运动神经传导速度检查:放置电极。均用表面电极做刺激电极。除检查腓总神经时使用表面电极外,均用同心轴电极做记录电极。主要受检神经的电极放置部位如下:

尺神经:近端刺激点置于肱骨内上髁与尺骨鹰嘴窝之间,远端刺激点在腕横纹尺侧缘,记录电极置于手小指展肌。

正中神经:近端刺激点置于肱骨内上髁上方,远端刺激点在腕横纹中点,记录电极置于手拇短展肌。

胫神经:近端刺激点置于腘窝中央(委中穴),远端刺激点在内踝后部,记录电极置于踇展肌。

胫后神经:将刺激电极的正负针极刺入内踝与足根连线中点的皮下,相距 1 cm 处,负极针尖向前上方接近胫后神经,直至刺激量不足 1 mA 即可引出诱发电位。无关电极刺入附近皮下,相距 2 cm 处。记录电极置于踇展肌。

腓总神经:近端刺激点放置于腓骨小头外下方,远端刺激点在髁骨横纹处,记录电极置于踇趾短伸肌。

给予单脉冲方波刺激,1～1.5 次/秒,方波时限 0.1～0.2 ms,刺激强度需达超强刺激后(即加大刺激后,诱发电位不再加大),再增加强度 30%。

测量从刺激伪迹到诱发电位波形开始出现的时间(ms),称潜伏期。分别测定近端刺激点和远端刺激点的潜伏期,两者之差即为该段神经两点之间的传导时间(ms)。

用钢尺或骨盆尺精确测量近端刺激点与远端刺激点间的距离,即为该段神经两点间的长度(cm)。按下列公式即可计算出该段神经两点之间的传导速度。

$$传导速度(m/s) = \frac{距离(cm)}{传导时间(ms)} \times 10$$

远端神经传导采用远端运动潜伏期表示。

感觉神经传导速度检查:刺激电极除检查腓肠神经使用表面电极外,均用环形电极,绕于手指或足趾,负极置于近端指节,正极置于末端指节,两电极间相距至少 1 cm。电极放置部位如下:

正中神经:食指。

尺神经:小指。

腓肠神经:外踝后下方。

胫后神经:踇趾。

记录电极除检查胫后神经使用针极外,均用表面电极,其放置部位无论远端点或近端点皆应放在测定运动神经传导速度时引出最大诱发电位的部位,检查腓肠神经时记录电极置于小腿后侧距刺激电极 14 cm 处。

以单脉冲方波电进行刺激,增大刺激强度至

被检者感觉到或趾明显发麻(恒流刺激器的刺激量一般用 33～40 mA,最大不超过 50 MA)。需用叠加装置,叠加次数可根据图形的清晰度来定。测量诱发电位的峰至蜂的高度为电位波幅(电压)。潜伏期、刺激电极与记录电极间的距离的测定方法及神经传导速度的计算公式与运动神经传导速度检查相同。

(李光杰)

第四十章　职业性健康筛检

职业性健康筛检属于第二级预防措施之一，它是指应用医学检查及医学实验对接触职业病危害因素的人群中所进行的健康检查，可以是全面普查，也可以在一定范围内进行。职业性健康筛检应该根据接触职业有害因素的性质、暴露的剂量和时间定期开展，同时应该和环境监测联系起来，健康筛检是职业健康监护的主要工作之一。

职业性健康筛检目的是：①早期发现职业病及工作有关疾病，或有可疑职业病存在，早期采取干预措施或治疗措施。如尘肺或中毒的观察对象等。对一种新的生产环境来说，发现的首批或首例职业病病例，该病例则具有明确的警戒和提示作用，说明该生产环境可能还会有其他病例发生，同时提示其他相同的生产环境也存在发生职业病的可能。②评价暴露控制措施和其他初级预防措施效果。如在某生产环境长期没有尘肺病例发生，某次健康筛检发现了新病例，则提示该环境中防尘降尘措施不够或失效，应该进一步改进，同时应该对工人进行定期的健康检查。③根据毒理学和其他研究的结果，发现过去没有认识的、可疑的健康危害，并建议进一步进行确诊性检查。

一、职业性健康筛检的原则

在确定对某一职业人群进行职业性健康筛检之前，必须要考虑到所要检查的疾病的性质和所要采取的方法。其基本原则是：所要检查的目标疾病在没有临床症状之前有临床前期存在，并可以通过医学检查得到认定，并且在临床前期发现后采取有效的干预措施或治疗措施对疾病的发展是可以产生影响的。如果检查的目标疾病是职业病，主要应该考虑这些职业病的临床前期是否存在，以及所应用的检查方法和手段是否可以认定它。因为职业病只要能做到早期发现，一般来说，

施加干预措如停止接触、降低接触水平等都是可以发挥有效作用的。

职业性健康筛检所应用的检查方法必须具备以下基本条件：①对要检查的目标疾病有足够的敏感性和特异性。②检查方法要简单并且没有副作用，是受检人群可以接受的。③有标准化的方法，具有一致性、准确性和可重复性。④经费预算是合理的并可以保证的。对健康筛检来说，检查方法的敏感性较其特异性可能更重要，因为只有敏感的方法才有可能探查到临床前期的改变。健康筛检是群体性的，因此所需要的经费是否合理和能否保证会直接影响工作的开展，也涉及医学经济学的问题，是必须考虑的。由于医学检查实验方法的进展，有不少复杂的高技术的检查实验方法可供选择。职业性健康筛检多是定期开展的项目，其结果是健康监护资料的重要来源。因此，检查和实验方法的标准化及可重复性是非常重要的。

二、职业性健康筛检的设计

在职业人群中开展健康筛检，常是以职业病及工作有关疾病为检查的目标疾病，以接触有害因素的职业人群为检查对象。因此，健康筛检项目的设计主要包括：

1. 目标疾病　既然健康筛检是以发现临床前期疾病为目的，因此健康筛检项目必须首先确定检查的目标疾病（疾病前期或状态）是什么，是职业病，还是工作有关疾病；是一种疾病，还是几种疾病。检查的目标疾病除满足在原则中要求的基本条件外，该疾病还应该是能够引起显著的发病率和死亡率的增高，并在受检人群中有一定的普遍性和多发性。确定目标疾病后必须给予其明确的定义和明确的诊断标准，与之相关的是必须考

虑检查结果的分析和判定标准,什么是阳性结果,什么是阴性结果,什么是正常或异常,都必须有明确的界限标准。健康筛检设计都是围绕着目标疾病进行的。

2. 目标人群　受检的目标疾病确定后,关键就是要确定目标人群,也就是检查对象。检查对象必须是有发生目标疾病危险的人群。职业病或工作有关疾病常是在职业人群中开展健康筛检的目标疾病,因此检查对象就是接触可引起该职业病的有害因素的工人。但仅根据接触有害因素的有无来确定检查对象是不够的,还必须考虑目标疾病在人群中多发的可能性。如受检对象中包括了大量的不适当人群,会降低健康筛检的意义,也会造成经济和人力的浪费。因此,在确定受检人群时,不但要考虑暴露的有无,还要考虑暴露剂量的大小,暴露时间的长短以及目标疾病的潜伏期等因素。对受检人群也应该有明确的定义,应该使符合检查要求的人尽可能地都参加检查。

3. 检查方法　包括调查询问表、医师体检、医学影像学检查和医学实验检查。健康筛检项目应该应用哪几项检查方法,应根据项目的目的和所要检查的目标疾病来决定。仪器设备必须能够满足方法所要求的灵敏度,必须有经过培训的有经验的技术人员来执行。在设计中对仪器的名称、量程范围、灵敏度及操作步骤都要有明确的规定。

对检查结果和记录是否符合要求,也要有判定标准。各种方法都应该标准化,否则结果既无法汇总分析,又无质量保证。

4. 检查周期　职业性健康筛检应定期开展,其检查周期决定于毒物的种类及毒性、工人暴露的水平和时间、防护措施的效果、疾病的自然进程、潜伏期和发生频率等因素。检查频率太高,间隔时间太短,可能发现不了什么问题,造成经济上的浪费,受检工人也不愿意合作。检查频率太低,间隔时间过长,则会失去早期发现临床前期的机会。在设计中,要根据实际情况提出检查周期和阶段性追踪时间。

三、职业性健康筛检的实施

职业性健康筛检必须在有周密的实施计划和充分准备后才能进行,否则常使实际工作脱离原来的设计甚至不能完成。一次健康筛检从流行病学的观点来看就是一次横断面的调查,因此检查开始后应该在尽可能短的时间内完成。检查的时间必须和企业协商,要保证在该时间内受检对象都能参加,同时又是生产情况可以安排的。确定时间后必须尽早通知到每位应受检的人员,争取他们的合作。实施计划还包括人员的分工负责、仪器的校正和试剂的准备等各个细节。

(李光杰)

第四十一章　职业健康档案

为了全面掌握接触有害作业人员健康状况的变化情况,有效地开展职业病防治工作,都要建立完整的职业健康档案。职业健康档案是记录职业暴露因素对个体健康所产生的影响的文件,为分析、评价和治理职业危害提供依据。因此,职工健康档案不仅是为了观察个体健康状况,也是为了评价群体健康水平。

一、职业健康档案的内容

职业健康档案是工人中的所有个体,包括健康者和有病者(大部分是健康者)的健康记录,是根据职工接触不同有害因素进行的定期健康检查记录,即其具有计划性。就其内容来说,由于职业健康档案主要是记录和分析职业暴露和健康的关系,其格式、记录方式、内容等方面都有一定的规范要求,要使用规定的记录表格。表格中的栏目包括一般项目,如姓名、性别、种族、出生年月、出生地、居住地、婚姻等一般情况,还包括劳动者职业史、既往史和职业病危害接触史,相应作业场所职业病危害因素监测结果,职业健康检查结果及处理情况,职业病诊疗等劳动者健康资料。以下就几项记录内容作详细介绍:

1. 就业体检情况　就业体检的资料是评价以后职业暴露和健康关系的基础资料。同时,就业体检也是发现职业禁忌证,保证就业者健康的重要措施。就业体检必须根据工人将要从事的职业所存在的职业危害因素对健康体检的要求来进行,不同职业所接触的有害因素不同,检查的重点也不同。各项职业性体检的特殊项目必须按要求检查,并逐一记录。如对将要从事接触苯作业的工人,就业体检的常规血常规检查是十分重要的,必须认真检查并详细记录白细胞计数和分类、血小板计数、血红蛋白、红细胞等。就业体检结论中

也要明确记录有无从事该作业的禁忌证。

2. 职业史　记录职业史的目的是要根据职业史计算个体暴露量,评价个体暴露水平。因此,职业史的记录方法和内容应该以能达到这一目的为准。应从工人开始工作后记录,包括所在的工厂、车间、岗位,所在岗位有害因素的种类和浓度、个人防护情况等。职业史不仅是职工在本企业工作的时间和接触情况,也包括职工在本企业工作之前在其他企业从事有毒有害作业的接触史。

3. 上岗后定期体检　按照从事有毒有害作业工人定期体检的要求进行检查,并将记录归档。每次体检时必须补充和更新职业史。

4. 职业病诊断和处理　职业病诊断和职业病患者的处理是政策性很强的工作,必须根据职业病诊断标准,由职业病诊断组集体诊断。在定期健康体检的结论中,职业病诊断的病名、分期,对患者的处理意见,如是否需要暂时脱离原工作岗位或永久性调离,是否需要劳动能力鉴定和复查等,都必须符合职业病诊断标准的规定。结论中要填写诊断日期和诊断组名称,由诊断组负责人签字。

5. 急性中毒抢救和事故调查记录　职业性急性中毒病例多是由于生产事故导致短时间内大量高浓度毒物暴露所致,并且多是多人或集体同时发生中毒。因此,档案除临床检查、抢救、治疗记录外,事故原因调查是重要内容。要详细记录事故发生的地点、时间、事故发生的原因,如机械故障、设备破损、违反操作规程、规章制度不健全、管理疏漏等,每种原因都要详细分析。根据职业病报告办法的规定,急性中毒事故调查结果必须逐级上报。

6. 影响评价暴露作用的其他因素　影响评价暴露作用的因素很多,最常见的是吸烟。许多职

业危害因素如粉尘、刺激性气体等可引起呼吸系统损伤，而吸烟是公认的影响呼吸系统健康的危害因素。因此，在职工健康档案中，对吸烟的记录必须详细。不同毒物毒性和毒性作用靶器官不同，影响评价暴露作用的其他因素可能不同，应分情况予以重点记录，如肝脏毒物、个人饮酒史，则是重要的影响因素等。

二、职业健康档案管理

职业健康档案主要是基本情况资料和定期健康体检记录及原始材料，如体检表、X 线胸片、各种特殊检查和实验室检查报告、各种调查记录等。为便于管理，要建立索引卡，每人一卡。档案设计最好把个人基础资料和体检表分开，因为个人基础资料是不变的或很少变动的，有一张表格即可长期使用，而体检表、职业史是要不断补充和更新的。设计一份体检情况汇总表，包括体检日期、检查结果（诊断）、处理意见等主要项目，可避免逐张翻阅体检表的烦琐。目前，档案计算机管理已是可以普及的工作，所有资料统一归档，专人保管并建立微机数据库，以保证档案的完整、准确、连续。

（李光杰）

第四十二章　职业性病伤患者的劳动能力鉴定

一、概述

职业性病伤患者的劳动能力鉴定是遵照国家法规的要求，依据必要的医学检查结果，对在国家颁布的社会保险法规规定的医疗期满后仍未能康复的职业性病伤患者，对其健康状况做出科学的医学鉴定，或进行致残程度的鉴定。

职工工伤保险是社会保险制度的重要组成部分，具体实施时必须以对职业性伤残患者进行科学的劳动能力鉴定为基础，做出适当的工作安排，妥善的安置管理，或合理的经济补偿。因此，对职业性伤残患者的劳动的力鉴定是一项严肃、重要的任务，鉴定结果是企业实施职工工伤与职业病致残保险的医学依据。其目的是为了保障劳动者在工作中遭受事故伤害和患职业病后获得医疗救治、经济补偿和康复的权利。

职业性病伤患者的劳动能力鉴定是职工工伤保险的基础和组成部分，必须符合法制管理的要求。应由省、地（市）、县（市）组织当地劳动、卫生行政部门和工会的主管人员，组成各级劳动鉴定委员会负责实施。劳动鉴定委员会委托有条件的医疗卫生机构，或聘请具有鉴定资格的医师组成专家组进行劳动能力鉴定。

职业性病伤患者的劳动能力鉴定应对被鉴定者是否适合高原工作和其职业禁忌证提出建议，并对其劳动及生活上失去能力的情况进行客观的评估，严格执行工伤保险政策法规和评残标准，客观公正地做出鉴定结论。

二、职工工伤与职业病致残程度鉴定

劳动条件中存在各种职业性有害因素，这些因素在一定条件下可对劳动者产生不良影响，严重者可导致各种职业性病损，甚而导致伤残，危及劳动者生命。职业性病损包括职业病和工伤。工伤是指职业人群在生产劳动过程中由于事故而引起的机体组织突然性意外损伤。根据国家发布的《职工工伤与职业病致残程度鉴定标准》，应对患者进行职工工伤与致残程度的鉴定。在我国，职工工伤与职业病致残程度鉴定是指有关授权机构对劳动者在职业活动中因公负伤或患职业病后，于国家社会保险法规所规定的医疗期满时通过医学检查对伤残失能程度做出的判定结论。

1. 致残程度鉴定的要求

（1）鉴定机构：职业病致残程度评定由致残程度鉴定委员会负责。

（2）鉴定时间：为有关授权机构对劳动者在职业活动中因工负伤或患职业病后，在国家社会保险法规所规定的医疗期满时通过医学检查对伤残失能程度做出的判定结论。

（3）伤残标准：以器官缺损、功能障碍、对医疗与护理的依赖程度为主要依据，适当考虑一些特殊伤残造成的心理障碍和生活质量的损失，进行综合评定。

（4）要求被鉴定者的诊断明确，符合我国法定职业病或工伤的规定，医师必须对其健康状况做出科学的医学鉴定。

2. 鉴定步骤　首先由被鉴定人所在单位出具工伤和（或）职业病的证明，由于工伤和职业病所致伤残的种类繁多、错综复杂，必须依靠专科医师进行具体的医疗检查和残情评定。若被鉴定人同时具有多项伤残（如骨折、烧伤或患有尘肺）时，可由专科医师完成单项伤残等级的鉴定，然后交当地劳动能力鉴定委员会进行综合评定。

3. 鉴定内容　由于工伤和职业病可累及各个系统和器官，因此根据器官损伤、功能障碍、医疗依赖及护理依赖四方面，将工伤、职业病伤残程度分解为五个门类、三等十级,共470个条目。五门即:①神经内科、神经外科、精神科门;②骨科、整形外科、烧伤科门;③眼科、耳鼻喉科、口腔科门;④普外科、胸外科、泌尿生殖科门;⑤职业病内科门。将十级分为三等:完全丧失劳动能力(含一、二、三、四级),大部分丧失劳动能力(含五、六级)和部分丧失劳动能力(含七、八、九、十级)。

对于职业病患者的评残,应注意与职业病的分级诊断取得一致性。职业病内科包括各种职业病导致的肺、心脏、肝、血液或肾损害于医疗期满时需评定致残程度者。职业性肺疾患主要包括尘肺、铍病、职业性哮喘等,在评定残情分级时,除尘肺在分级表中明确注明外,其他肺部疾病可分别参照相应的国家诊断标准,以呼吸功能损害程度定级。

4.晋级原则　对于同一器官或系统多处损伤,或一个以上器官同时受到损伤者,应先进行单项伤残程度鉴定,如几项伤残等级不同,以重者定级;两项以上等级相同,最多晋升一级。

依据鉴定结论妥善安置职业病患者,并采取相应措施促进其在体力上和精神上的康复,防止或减少后遗症及其他不良影响。在病情许可的情况下,应根据患者的身体条件及其反应,逐步加强体能锻炼,进行必要的职业训练,以适应重新安排的工作。职业病患者的诊疗、康复费用,伤残以及丧失劳动能力的职业病患者的社会保障,按照国家有关工伤社会保险的规定执行;用人单位没有依法参加工伤社会保险的,职业病患者的医疗和生活保障由用人单位承担。

(李光杰)

参考文献

[1]中华人民共和国国家职业卫生标准 GBZ 70 - 2009. 尘肺病诊断标准. 北京:人民卫生出版社,2009,47 - 59

[2]陈灏珠,林果为主编. 实用内科学. 第13版. 北京:人民卫生出版,2009,867 - 873

[3]中华人民共和国国家职业卫生标准 GBZ 70 - 2015·职业性尘肺病的诊断. 北京:中国标准出版社,2015,1~12

[4]李德鸿. 我国尘肺防治工作50年. 中华劳动卫生职业病杂志,1999,17(5):258

[5]孙承业,丁茂柏. 我国尘肺临床研究焦点商榷. 工业卫生与职业病,1998,24(1):1200 - 126

[6]李光杰等主编. 当代职业病学. 天津:天津科学技术出版社,2012.4

[7]李光杰等主编. 当代尘肺病学. 天津:天津科学技术出版社,2010.4

[8]中华人民共和国国家职业卫生标准 GBZ 70 - 2008·职业性哮喘病诊断标准. 北京:人民卫生出版社,2009,25 - 39

[9]周安寿主编. 其他职业病及诊断鉴定管理. 北京:化学工业出版社,2010,156 - 160

[10]中华人民共和国卫生标准汇编 GBZ/T237 - 2011·职业性刺激性化学物致慢性阻塞性肺疾病的诊断. 819 - 823

[11]中华全国总工会劳动保护部. 尘肺病预防知识(图文版)[M]. 北京:中国工人出版社,2011

[12]于善法. 职业病案例与防治[M]. 河南:河南人民出版社,2010

[13]黄绍光,周新. 呼吸危重病学[M]. 北京:人民卫生出版社,2011

[14]李涛. 中外职业健康监护与职业病诊断鉴定制度研究[M]. 北京:人民卫生出版社,2013

[15]李瑞. 针灸学表解[M]. 北京:北京科学技术出版社,2014

[16]谢潇侠,王俊霞,李天玲等. 针灸、中药联合康复治疗尘肺病的临床随机对照研究[J]. 西部中医药,2014,08:1 - 4

[17]李长营,俞英华. 针灸治疗100例电光性眼炎的初步报告[J]. 天津医药杂志,1959,02:131

[18]殷之放,陈汉平,徐明海等. 针灸治疗苯中毒性白细胞减少的实验观察[J]. 职业医学,1989,06:64 - 65

[19]范业忠,孙海军. 针灸对噪声性耳聋飞行人员的干预[J]. 中国疗养医学,2008,09:548

[20]李冬梅. 针灸治疗急性变态反应性接触性皮炎的临床研究[D]. 北京中医药大学学报,2006

[21]谭光波,胡学军,尹天雷等. 冬病夏治敷贴疗法对 COPD 稳定期患者生活质量的影响[J]. 光明中医,2011,08:1585 - 1587

[22]王秀英,焦中军. 冬病夏治"三伏贴"对尘肺病肺纤维化治疗作用考略[J]. 中国医学创新,2011,05:163 - 164

[23]杜晓桦. 肺胀中医特色护理体会[J]. 中医药临床杂志,2015,12:1755 - 1756

[24]肖伟,汪瑛,孔红兵等. 背俞穴拔罐对慢性阻塞性肺疾病稳定期患者免疫功能的影响[J]. 安徽中医学院学报,2010,05:37 - 39

[25]王振伟,陈路军,汤杰等. 穴位埋线对 COPD 患者中医证候及焦虑抑郁障碍的影响[J]. 新中医,2011,02:113 - 115

[26]李西西,陈艳霞,陈晓文等. 硬金属肺病的临床特点. 中华劳动卫生职业病杂志,2015,33:387 - 391

[27]孙志平,李宝平,高丽妮.硬金属肺病诊疗进展.中华劳动卫生职业病杂志,2014.32:871

[28]孙志平,李宝平,高丽妮.金属及其化合物粉尘肺沉着病的研究进展.中华劳动卫生职业病杂志,2015,33:233-235

[29]刘艳芳.煤工尘肺中医证候初步研究[D].北京中医药大学学报,2013

[30]赵新泉.从络病理论论尘肺病防治[J].中国中医药现代远程教育,2007,08:12-13

[31]崔萍,侯强.尘肺病临床治疗研究概况[J].中国卫生监督杂志,2007,03:226-229

[32]郭锐,杜平,陈先友等.老年男性尘肺患者的五脏相音检测研究[J].江西中医学院学报,2007,03:41-43

[33]崔萍,侯强,刘光峰等.复方霜桑叶治疗尘肺病的疗效观察[J].中国工业医学杂志,2007,04:225-227+230

[34]王璟璠,金莉华,王占红.尘肺及并发肺心病的中医治疗概况[J].中国现代医生,2007,20:21-23

[35]王璟璠,金莉华,王占红.中医辨证论治尘肺188例分析[J].中外医疗,2008,15:3+21

[36]王慧娟,陈新,王永杰等.尘肺中医药治疗的研究进展及困惑[J].职业与健康,2013,04:501-502+505

[37]邰志宏,李树峰,田树文等.中药芩楼颗粒治疗煤工尘肺病的临床研究[J].中国中医基础医学杂志,2013,07:803-804+807

[38]杨泽,徐莉.尘肺病的治疗方法与进展[J].中国疗养医学,2014,04:303-305

[39]王璟璠,金莉华.芪苈强心胶囊治疗尘肺并肺心病慢性心衰76例分析[J].中国医药科学,2014,18:73-75

[40]刘哲.肺纤方提取物干预肺纤维化大鼠VEGF/VEGFR1、VEGFR2、PAI-1、VCAM-1 mRNA表达及肺微血管内皮细胞体外培养研究[D].北京中医药大学学报,2014

[41]吴得安.中西医结合治疗尘肺119例的临床研究[D].甘肃中医学院学报,2014

[42]李光杰,谢松俭,田红,等.中西医结合在尘肺治疗中应用探讨[J].中国职业医学,2011,04:316-317

[43]周镔,周馨,张金霞等.消尘止咳汤治疗尘肺咳嗽的临床疗效观察[J].中国临床研究,2011,10:946-947

[44]黄雪芳.浅谈中医益气法治疗老年煤工尘肺合并症[J].中外医疗,2012,03:140

[45]刘冰,肖正权,任小宇等.三补化结法治疗煤工尘肺贰期68例临床观察[J].中国煤炭工业医学杂志,2015,01:106-108

[46]邓小峰,郭集军,梁伟辉等.基于形神一体观构建尘肺稳定期综合性康复方案的思路和方法[J].世界中医药,2015,01:110-112+116

[47]谷晓新,王焱,王海燕等.对中药治疗尘肺的几点看法[J].中国工业医学杂志,2015,02:157-158

[48]张丽丽,王安霞,周英信等.综合康复训练联合中医药治疗对尘肺患者呼吸功能的影响[J].中国冶金工业医学杂志,2015,03:283-284

[49]杨华.中西医综合治疗尘肺病68例疗效观察[J].中国疗养医学,2015,07:783-784

[50]廉凯楠,宋思琪.针药并用联合西医治疗煤工尘肺临床观察[J].四川中医,2015,10:55-57

[51]郭锐,陈先友,杜平等.五脏相音:传统中医听音辨病的理论与技术对老年男性尘肺患者的临床检测研究[A].中国中西医结合学会,第三届世界中西医结合大会论文摘要集[C].中国中西医结合学会,2007:2

[52]吴多良.中医治疗肺栓尘肺[A].中华医学会,中华医学会呼吸病学分会,中华医学会呼吸病学年会——2013第十四次全国呼吸病学学术会议论文汇编[C].中华医学会,中华医学会呼吸病学分会,2013:2

[53]李作强.中医冬病夏治穴位贴敷应用于尘肺病防治的思路与方法[A].中华预防医学会劳动卫生与职业病分会.第十三次全国劳动卫生与职业病学术会议论文汇编[C].中华预防医学会

劳动卫生与职业病分会,2014:1

[54]张钊平.中医对尘肺病因论述初探[J].职业医学,1991,01:40

[55]赵峰,赵辉."煤矿尘肺病"的中医辨证论治[J].甘肃中医,1993,03:25－27

[56]李永强.智能洗肺机治疗矽肺犬的实验研究[D].第三军医大学学报,2012

[57]王星.宣肺涤尘汤治疗尘肺病的临床研究[D].山东中医药大学学报,2011

[58]中医辨证分型治疗矽肺和其他尘肺的初步探讨[J].医学研究通讯,1975,04:8－11

[59]陈玉柱.润燥解毒、化痰活血、消积散结法治疗61例煤工尘肺病的疗效观察[J].光明中医,2010,09:1594－1598

[60]赵义芹,曾庆玉,李宝平.尘肺病大容量肺灌洗影像学表现研究进展[J].中华临床医师杂志(电子版),2013,12:5501－5503

[61]王开菊.尘肺病康复中应用药膳治疗的临床研究[J].大家健康(学术版),2015,23:122－123

[62]李相云,吴培香,李诚.中药穴位敷贴联合艾灸治疗尘肺患者120例临床观察[J].临床医药文献电子杂志,2016,01:4－5

[63]周镔.消尘止咳汤治疗尘肺咳嗽的临床疗效观察[D].山东中医药大学学报,2010

[64]李娜.益气活血化痰法治疗尘肺病的临床研究[D].山东中医药大学学报,2010

[65]王志坚,王涛,白建华等.尘肺患者肺源性心脏病中医临床证型、影象诊断的探讨[J].职业与健康,1995,02:42－43

[66]陈玉柱.尘肺病的辨证论治[J].中医杂志,2009,S1:77－78

[67]王萍,董瑞.让中医走向世界——"肺纤维化"防治领域的前沿[N].健康报,2011－08－11

[68]Parkin DM. Global cancer statistics in the year 2000. Lancet Oncol,2001,2(9):533－543

[69]World Health Organization. The global burden of disease:2004 update. Geneva:WHO,2004:27

[70]Okuda K, Ohtsuki T, Obata H, et al. Natural history of hepatocellular carcinoma and prognosis in relation to treatment. Study of 850 patients. Cancer,1985,56(4):918－928

[71]Llovet JM, Burroughs A, Bruix J. Hepatocellular carcinoma. Lancet, 2003, 362(9399):1907－1917

[72]National compprehensive cancer network. NCCN clinical practice guidelines in oncology. EB/OL. 2009－04－15

[73]Bruix J, Llovet JM. Prognostic prediction and treatment strategy in hepatocellular carcinoma. Hepatology,2002,35(3):519－524

[74]Koller FL, Geevarghese SK, Gorden DL. Liver transplantation for hepatocellular carcinoma:current role and future opportunities. Curr Pharm Des,2007,13(32):3265－3273

[75]Livraghi T, Giorgio A, Marin G, et al. Hepatocellular carcinoma and cirrhosis in 746 patients:long－term results of percutaneous ethanol injection. Radiology,1995,197(1):101－108

[76]Lencioni R, Pinto F, Armillotta N, et al. Long－term results of percutaneous ethanol injection therapy for hepatocellular carcinoma in cirrhosis:a European experience. Eur Radiol, 1997, 7(4):514－519

[77]Galandi D, Antes G. Radiofrequency thermal ablation versus other interventions for hepatocellular carcinoma. Cochrane Database of Systematic Reviews,2004,2:CD003046

[78]Sakamoto M, Hirohashi S. Natural history and prognosis of adenomatous hyperplasia and early hepatocellular carcinoma:multi－institutional analysis of 53 nodules followed up for more than 6 months and 141 patients with single early hepatocellular carcinoma treated by surgical resection or percutaneous ethanol injection. Jpn J Clin Oncol,1998,28(10):604－608

[79]Llovet JM, Bruix J. Systematic review of randomized trials for unresectable hepatocellular

carcinoma: Chemoembolization improves survival. Hepatology,2003,37(2):429 – 442

[80] Koda M, Murawaki Y, Mitsuda A, et al. Combination therapy with transcatheter arterial chemoembolization and percutaneous ethanol injection compared with percutaneous ethanol injection alone for patients with small hepatocellular carcinoma: a randomized control study. Cancer, 2001,92(6):1516 – 1524

[81] Wiesenauer CA, Yip – Schneider MT, Wang Y,et al. Multiple anticancer effects of blocking MEK – ERK signaling in hepatocellular carcinoma. J Am Coll Surg,2004,198(3):410 – 421

[82] Huynh H, Nguyen TT, Chow KH, et al. Over – expression of the mitogen – activated protein kinase (MAPK) kinase (MEK) – MAPK in hepatocellular carcinoma:its role in tumor progression and apoptosis. BMC Gastroenterol,2003,3:19

[83] Hwang YH,Choi JY,Kim S,et al. Over – expression of c – raf – 1 proto – oncogene in liver cirrhosis and hepatocellular carcinoma. Hepatol Res, 2004,29(2):113 – 121

[84] Llovet JM, Ricci S, Mazzaferro V, et al. Sorafenib in advanced hepatocellular carcinoma. N Engl J Med,2008,359(4):378 – 390

[85] Lasfer M, Vadrot N, Schally AV, et al. Potent induction of apoptosis in human hepatoma cell lines by targeted cytotoxic somatostatin analogue AN – 238. J Hepatol,2005,42(2):230 – 237

[86] Jia WD,Xu GL,Xu RN,et al. Octreotide acts as an antitumor angiogenesis compound and suppresses tumor growth in nude mice bearing human hepatocellular carcinoma xenografts. J Cancer Res Clin Oncol,2003,129(6):327 – 334

[87] Kouroumalis E,Skordilis P,Thermos K,et al. Treatment of hepatocellular carcinoma with octreotide:a randomised controlled study. Gut,1998, 42(3):442 – 447

[88] Dimitroulopoulos D, Xinopoulos D, Tsamakidis K,et al. The role of sandostatin LAR in treating patients with advanced hepatocellular cancer. Hepatogastroenterology,2002,49(47):1245 – 1250

[89] Samonakis DN, Moschandreas J, Arnaoutis T,et al. Treatment of hepatocellular carcinoma with long acting somatostatin analogues. Oncol Rep, 2002,9(4):903 – 907

[90] Koga H, Sakisaka S, Ohishi M, et al. Expression of cyclooxygenase – 2 in human hepatocellular carcinoma: relevance to tumor dedifferentiation. Hepatology,1999,29(3):688 – 696

[91] Cao Y, Prescott SM. Many actions of cyclooxygenase –2 in cellular dynamics and in cancer. J Cell Physiol,2002,190(3):279 – 286

[92] Abiru S,Nakao K,Ichikawa T,et al. Aspirin and NS –398 inhibit hepatocyte growth factor – induced invasiveness of human hepatoma cells. Hepatology, 2002,35(5):1117 – 1124

[93] Huang DS,Shen KZ,Wei JF,et al. Specific COX – 2 inhibitor NS398 induces apoptosis in human liver cancer cell line HepG2 through BCL – 2. World J Gastroenterol,2005,11(2):204 – 207

[94] Li J,Chen X,Dong X,et al. Specific COX – 2 inhibitor, meloxicam, suppresses proliferation and induces apoptosis in human HepG2 hepatocellular carcinoma cells. J Gastroenterol Hepatol,2006,21(12): 1814 – 1820

[95] Cui W,Yu CH,Hu KQ. In vitro and in vivo effects and mechanisms of celecoxib – induced growth inhibition of human hepatocellular carcinoma cells. Clin Cancer Res,2005,11(22):8213 – 8221

[96] Nagasue N,Ogawa Y,Yukaya H,et al. Serum levels of estrogens and testosterone in cirrhotic men with and without hepatocellular carcinoma. Gastroenterology, 1985,88(3):768 – 772

[97] Eagon PK, Elm MS, Stafford EA, et al. Androgen receptor in human liver: characterization and quantitation in normal and diseased liver. Hepatology,1994,19(1):92 – 100

［98］Porter LE，Elm MS，Van Thiel DH，et al. Hepatic estrogen receptor in human liver disease. Gastroenterology，1987，92（3）：735 – 745

［99］Nowak AK，Findlay M，Culjak G，et al. Tamoxifen for hepatocellular carcinoma. Cochrane Database of Systematic Reviews，2004，3：CD001024

［100］ Villa E，Ferretti I，Grottola A，et al. Hormonal therapy with megestrol in inoperable hepatocellular carcinoma characterized by variant oestrogen receptors. Br J Cancer，2001，84（7）：881 – 885

［101］ Grimaldi C，Bleiberg H，Gay F，et al. Evaluation of antiandrogen therapy in unresectable hepatocellular carcinoma：results of a European Organization for Research and Treatment of Cancer multicentric double – blind trial. J Clin Oncol，1998，16（2）：411 – 417

［102］ Schwartz JD，Beutler AS. Therapy for unresectable hepatocellular carcinoma：review of the randomized clinical trials – II：systemic and local non – embolization – based therapies in unresectable and advanced hepatocellular carcinoma. Anticancer Drugs，2004，15（5）：439 – 452

［103］ Liaw YF，Sung JJ，Chow WC，et al. Lamivudine for patients with chronic hepatitis B and advanced liver disease. N Engl J Med，2004，351（15）：1521 – 1531

［104］Soga K，Shibasaki K，Aoyagi Y. Effect of interferon on incidence of hepatocellular carcinoma in patients with chronic hepatitis C. Hepatogastroenterology，2005，52（64）：1154 – 1158

［105］ Ikeda K，Arase Y，Saitoh S，et al. Interferon beta prevents recurrence of hepatocellular carcinoma after complete resection or ablation of the primary tumor – A prospective randomized study of hepatitis C virus – related liver cancer. Hepatology，2000，32（2）：228 – 232

［106］ El – Serag HB，Rudolph KL. Hepatocellular carcinoma：epidemiology and molecular carcinogenesis. Gastroenterology，2007，132（7）：2557 – 2576